前　言

执业医师资格考试是我们医学生涯中的必经桥梁与核心环节，中医学基础、中医经典、中西医结合临床、西医综合、医学人文、实践技能等模块摞在一块儿，就是数千万字的容量与 N 种不同的"玩法"，你可以用它来垫屁股乘凉，也可以用它来成就自己的梦想。当你已经准备好面对这茫茫书海死背到底了，很难想象这有多痛苦……好吧，这部小书也就应运而生了。

这部满满"24K 纯考点"的小书是我们数位多年从事相关专业教学与临床的老师用心整理总结出来的。它实用，便携，省时间，不论是在医院规培的零碎时间里，还是实验室的清冷寒灯旁，在人挤人的自习室里，亦或在图书馆的幽幽长廊下，都是你复习的最佳伴侣。

记得石学敏院士曾经说过——不管从事哪个

职业，基本功是它的灵魂。中医内科与伤寒泰斗姚梅龄先生也曾说过——比来比去比的是什么？是基础！这就是成功的秘诀，毕竟太阳底下无新鲜事，没有长期的基础积累与储备，在最终的考验面前也只是空中楼阁罢了……话不多说，尽早"赶路"。送予诸君一宝，愿现在手持此书的诸君在道阻且长的漫漫医师备考路上终得否极泰来，站在自己的峥嵘学畔，紧握住乾坤日月之旋转，成为自己想成为的样子。

目　录

中医基础理论

第一单元　中医学理论体系

一、中医学概念与学科属性

1. 中医学，是以中医药理论和实践经验为主体，研究人类生命活动中健康与疾病转化规律及其预防、诊断、治疗、康复和保健的综合性学科。

2. 中医学的学科属性是以自然科学知识为主体，与人文社会科学等多学科知识相交融的综合性医学科学知识体系。

二、中医学理论体系的形成与发展

（一）中医学理论的形成与确立

中医学理论体系形成于战国至两汉时期。《黄帝内经》（最早的医学巨著）及《难经》《伤寒杂病论》《神农本草经》的成书标志着中医学理论体系的初步形成和确立。

1. 理论框架的构建　《内经》注重整体观念，构建了藏象、经络理论，系统地反映了古代哲学思想的渗透。

《难经》补充了《内经》之不足。

《伤寒杂病论》分为《伤寒论》（外感病）和《金匮要略》（内伤杂病）；前者六经辨伤寒，后者脏腑辨杂病；首提"辨证论治"，首创"六经辨证"，奠定了临床医学发展的基础。

2. 治疗技术的发展　《神农本草经》是现存最早的药学专著，载药365种，其中将药品分为三品（上

品无毒，主益气；中品或有毒，或无毒，主治病补虚；下品有毒，主祛邪破积），首提四气五味，七情合合。

3. 中医学理论体系形成的基础
①有利的社会文化背景。②医药知识的积累。③对人体生命现象和自然现象的观察。④中国古代哲学思想的渗透。

4. 中医学理论体系形成的方法
古人对人体生命现象和自然现象的观察有两种不同的观察法：

（1）直接观察法：采用解剖的方法直接观察人体。

（2）整体观察法：把活着的人作为有机整体，结合环境天时，认识人体的生命活动规律。

（二）中医学理论体系的发展

1. 晋代，王叔和《脉经》，第一部脉学专著。皇甫谧《针灸甲乙经》，现存最早的针灸学专著。

2. 隋代，巢元方《诸病源候论》，第一部病因病机证候学专著。

3. 唐代，孙思邈《千金要方》《千金翼方》，《千金要方》是第一部医学百科全书。

4. 宋代，钱乙《小儿药证直诀》，最早的儿科专著。陈无择《三因极一病证方论》，首将病因分三类：外因（外感六淫）；内因（七情内伤）；不内外因（饮食、外伤、中毒）。

5. 金元时期，刘完素，寒凉派，《素问病机气宜保命集》《素问玄机原病式》。张从正，攻邪派，《儒门事亲》。李东垣，补土派，《脾胃论》《内外伤辨惑论》。朱丹溪，滋阴派，《格致余论》《丹溪心法》。

7. 明清时期，"命门学说"产生，温热病学形成并发展。吴又可《温疫论》，首创戾气说。叶天士《温热论》，首创卫气营血辨证。薛雪《湿热条辨》，详细论述湿热病。吴鞠通《温病条辨》，首创三焦辨证。王清任《医林改错》，发展了瘀血理论，提出记忆在脑不在心。

三、中医学理论体系的主要特点

中医学的主要特点是整体观念和辨证论治。

（一）整体观念

整体观念是中医学关于人体自身的完整性，以及人与自然、社会环境的统一性的认识。它认为人体是一个有机整体，构成人体的各部分之间，各脏器、形体、官窍之间，在结构上不可分割，功能上相互协调，病理上相互影响。人与自然、社会环境之间有着密切联系，即人体与自然界脏腑组织之间、人与自然、社会环境之间存在着统一性。

1. 人体是一个有机整体

（1）生理上的整体性：①五脏一体观：构成人体的各个组成部分在结构与功能上是完整统一的。人体由五脏、六腑、形体、官窍构成，其中以五脏为中心，通过经络系统的联络作用，构成了肝、心、脾、肺、肾五个生理系统。②形神一体观：人的形体与精神是相互依附、不可分割的，即形体与精神的结合与统一。

形体，指构成人体的脏腑、经络、组织、官窍及贮藏其中的精、气、血、津液。它们以五脏为中心，通过经络系统的联络作用，形成一个有机整体。

神，有广义和狭义之分。广义之神是指人体生命活动的主宰和总体现。狭义之神是指人的思维、意识、情感、性格等精神活动。

（2）病理上的整体性：①内脏有病，表现于外。②脏腑之间在病机上相互影响。③形与神在病变上相互影响。

著重整体，重视局部病变引起的整体反应和影响。

（3）诊治上的整体性：诊断上根据外在病理表现推断内在脏腑病变；治疗上注重整体调节，三因制宜。

2. 人与自然环境的统一性

自然环境（季节气候、昼夜时辰、地域环境）对人体的生理、病理及诊治有着密切影响，如旦慧、昼安、夕加、夜甚（气的中介作用，使万物得以相互感应）。

3. 人与社会环境的统一性

社会环境对人体的生理、病理及诊治有着密切关系。

（二）辨证论治

辨证论治是运用中医学理论辨析有关疾病的资料以确立证候（辨证，包括辨病因、病位、病性、病势），论定其治则、治法、方药并付诸实施的思维和实践过程（论治）。辨证是论治的前提和依据，论治是辨证的延续，二者是理论和实践相结合的体现，是指导中医临床的基本原则。

1. 病

即疾病，是致病邪气作用于人体，人体正气与之抗衡而引起的机体阴阳失调、脏腑组织损伤、生理机能失常或心理活动障碍的一个完整的异常生命过程。

2. 证

即证候，是疾病过程中某一阶段或某一类型的病理概括，一般由一组相对固定的、有内在联系的、能揭示疾病本质——阶段或某一类型病变本质的症状和体征构成。证是病机的外在反映；病机是证的内在本质。

3. 症

即症状（病人自觉）和体征（医生检查）的总称，是疾

病过程中表现出的个别的、孤立的现象。

一种病可能分为多种证，一种证也可能出现于多种病当中。

4. 同病异治和异病同治

（1）同病异治：指同一种病，分为多种证候，因为其病因病机不同，治则治法也就不同。

（2）异病同治：一种证可能出现于多种病当中，几种不同的疾病，其病因病机大致相同，故用大致相同的治则治法进行治疗。

第二单元　精气学说

一、精气学说的概念

精气学说滥觞于先秦，两汉时被"元气说"同化，即后世所谓"元气一元论"，是研究精气的内涵及运动变化规律，阐述宇宙本源及其发展变化的一种古代哲学。

1. 精的概念　广义是指充塞宇宙之中的无形而运动不息的极细微物质，是构成宇宙万物的本原。狭义是指精中的精粹部分，是构成人体的本源。

2. 气的概念　指存在于宇宙之中的无形而不断运动的极细微物质，是构成宇宙万物的本原。

3. 精气的概念　精气的概念源于"水地说"，气的概念源自"云气说"。精与气都是充塞于宇宙中无形而运动不息的极细微物质，是宇宙的共同本原。因而精与气的内涵是同一的，汇流于气学，后世发展为"气一元论"，认为宇宙万物均由气构成，两汉时期被同化为"元气一元论"。

二、精气学说的基本内容

1. 精气是宇宙万物的本原，人类亦由精气构成。

2. 精气自身的运动变化推动着宇宙万物的发生、发展与变化。

（一）精气是宇宙万物的本原

精或气是构成天地万物包括人类的共同原始物质。精气有"有形"和"无形"之分。

无形：精气处于弥散运动状态，肉眼不可见，是精气的基本存在形式。

有形：精气处于凝聚稳定状态，肉眼可见。

（二）精气的运动与变化

1. 气的运动　气的运动称为气机，其主要运动形式是升、降、聚、散（人体之气的基本运动形式是升、降、出、入，应予以区别）。气的运动具有普遍性，正所谓"升降出入，无器不有"。气机不仅推动新事物产生，而且促进旧事物灭亡，维持着自然界新陈代谢的平衡。

2. 气化　气化是指气的运动所产生的变化。宇宙中一切现象与变化都是气化的结果。气化的形式表现如下：

（1）气与形之间的转化：气生形，形化气。

（2）形与形之间的转化：水与冰的转化。

（3）气与气之间的转化：天气、地气的转化。

（4）有形之体自身的不断更新与变化：植物的生、长、化、收、藏，动物的生、长、壮、老、已。

气化分为两种类型：①化：指气的缓和运动促成的某些改变，是量变。②变：指气的剧烈运动促成的显著变化，是质变。二者皆取决于气的运动。

气机是气化的前提和条件，气化过程中又寓有各种形式的气机。

（三）精气是天地万物相互联系的中介

1. 精气维系天地万物之间的联

系，使之成为一个整体。

2. 精气使万物得以相互感应。感应的机理是"同气相求"。例如磁石相吸、潮汐升降、乐器共鸣、日夜季节变化对人体生理病理的影响（旦慧、昼安、夕加、夜甚）。

（四）天地精气化生为人

古代哲学认为，人由天地精气结合而成。此处精气是指气中的精粹部分，故曰："烦气为虫，精气为人。"

第三单元　阴阳学说

阴阳学说是研究阴阳的内涵及其运动变化规律，阐述宇宙本原及其发展变化的一种古代哲学。

一、阴阳的概念与特征

（一）阴阳的基本概念

阴阳是宇宙中相互关联的事物或现象对立双方属性的概括。阴阳的概念形成于西周，春秋战国时期应用于医学理论之中。

（二）事物的阴阳属性

阴阳既可以表示相互对立的事物或现象，又可以表示同一事物或现象内部对立着的两个方面。自然界中最能反映阴阳属性的物质是水与火。

阴——代表消极、后退、柔弱等特征。凡是静止的、内向的、下降的、寒凉的、有形的、晦暗的、抑制的都属阴。

阳——代表积极、进取、刚强等特征。凡是运动的、外向的、上升的、温热的、无形的、明亮的、兴奋的都属阳。

（三）阴阳的绝对性和相对性

阴阳既有绝对性的一面，又有相对性的一面。

1. 阴阳的绝对性　若事物总体属性或者比较对象没有发生变化，即对比是固定的，那么事物的阴阳属性是不可变的。例如，上与下、天与地，其阴阳属性是不可变的，一定意义上是绝对的。

2. 阴阳的相对性　若事物的总体属性发生变化，或者比较层次、比较对象发生了改变，则它的阴阳属性也随之改变。相对性主要表现在以下两方面：

（1）阴阳属性相互转化：事物的阴阳属性可以相互转化，即属阴的事物可以转化为阳，属阳的事物也可以转化为阴。

（2）阴阳中复有阴阳：事物可以归纳为阴阳两种属性，但任何事物内部又可以分为对立的两个方面，即阴中有阳，阳中有阴。例如，白昼为阳，黑夜为阴，其中上午为阳中之阳，下午为阳中之阴，前半夜为阴中之阴，后半夜为阴中之阳。

二、阴阳学说的基本内容

（一）阴阳对立制约

阴阳对立制约是指属性相反的阴阳双方在一个统一体中相互斗争、相互制约、相互排斥。如阴可以制约阳，阳也可以制约阴；热可以制约寒，寒也可以制约热。阴阳双方既是对立的，又是统一的，统一是对立的结果。阴阳对立制约维持着阴阳的动态平衡，促进事物的发生、发展和变化。

（二）阴阳互根互用

1. 阴阳互根　一切事物或现象中相互对立着的阴阳两方面，具有相互依存、互为根本的关系。阴阳任意一方都不能脱离另一方而单独存在，每一方都以另一方的存在作为自己存在的前提和条件。如上为阳，下为阴，若没有上就无所谓下，没有下也就无所谓上；上存在的前提和条件是有下的存在，同样，下存在的前提和条件是有上的存在。

若阴阳互根的关系被破坏，则造成亡阴亡阳的"阴阳离决"，有阴无阳谓之"孤阴"，有阳无阴谓之"独阳"，"孤阴不生，独阳不长"，事物发展变化便会停止而死亡。

2. 阴阳互用　阴阳双方具有相互资生、相互促进的关系。阴能促进阳的化生，阳能促进阴的生成，即"无阳则阴无以生，无阴则阳无以化"。若阴阳互用的关系失调，则会造成阴损及阳，阳损及阴。

阳在外，为阴之使也；阴在内，为阳之守也。这是阴阳互根互用的反映。

（三）阴阳交感互藏

1. 阴阳交感　指阴阳二气在运动中相互感应而交合的过程，即发生相互作用。阴阳交感是宇宙万物赖以生成和变化的根源。阴阳二气的运动是阴阳交感得以实现的基础。

2. 阴阳互藏　指相互对立的阴阳双方中的任意一方都包含着另一方，即阴中有阳，阳中有阴。阴阳互藏有以下三方面作用（与阴阳交感、互根互用、消长、转化有着密切关系）：

（1）阴阳互藏是阴阳双方交感和合的动力根源。天气下降，气流于地，地气上升，气腾于天。天之所以天气得以下降，地气得以上升，是因为天气虽然在上，但其中含有地之阴气，即所谓的阳中之阴，故而天气有"亲下"的趋势，因而天气在其所含有的地之阴气的作用下下降于地；同理地气上升。如此动静相召，上下相临，阴阳二气才能交感相错。天地虽远，之间有云雨阴阳之变化，便是阴阳互藏之道。

（2）阴阳互藏又是构建阴阳互根互用的基础和纽带。正因为阴阳互藏，阳中有阴，阳依阴而存在，阳以阴为源而生；同理阴中有阳，

即无阴则阳无以生，无阳则阴无以化。若阴阳中无阴或阴中无阳，便是"独阳"和"孤阴"，事物发展变化便会停止而死亡。

（3）阴阳互藏是阴阳消长与转化的内在根据。因为阴中有阳，阴才有向阳转化的可能，也正因为阴中寓阳，其阴性成分才能转变为阳性成分，即阴消阳长。若阴性事物在其内部的阴阳消长或转化的过程中，阴消阳长，其阴性成分仍占主导，那么此事物仍属阴；若阴性事物在其内部的阴阳消长或转化过程中，阴消阳长，其阳性成分占据主导，那么该事物的属性则由阴转阳，如寒证转化为热证。同理阳中有阴。

（四）阴阳消长平衡

阴阳不是一成不变的，而是处于不断增长和消减变化之中。阴阳在此消长运动中维持着平衡。导致阴阳消长的根本原因在于阴阳的对立制约和互根互用。阴阳消长的形式如下：

1. 阴阳互为消长　即阴消阴长，阴消阳长，这是阴阳双方彼此对立制约造成的。例如，从秋冬到春夏，气温逐渐升高，这是阳长阴消；从春夏到秋冬，气温逐渐降低，这便是阴长阳消。由此看来，阴阳之间的平衡是相对的，是动态平衡的。

2. 阴阳皆消皆长　即阴随阳长，阳随阴长，以及阴随阳消，阳随阴消，这是阴阳双方互根互用造成的。例如，从秋冬到春夏，阳气为主，虽然温度逐渐增高，但雨水也相应增多，这是阳随阴长，阴随阳长；从春夏到秋冬，阳气逐渐收敛，气温降低，但与此同时雨水也逐渐减少，这是阴随阳消，阳随阴消。注意，此时阴阳皆消皆长的部分是阴阳互藏的阴中之阳和阴中之阴。阴阳互藏是阴阳消长的内在

根据。

（五）阴阳相互转化

阴阳双方在一定条件下，可以向各自相反的方向转化。即属阳的事物可以转化为属阴的事物，属阴的事物可以转化为属阳的事物。阴阳转化是阴阳消长的结果，阴阳消长是量变过程，阴阳转化则是发生在量变积累上的质变。即阴阳消长到一定阶段，其内部阴阳属性发生了颠倒，事物的属性也就随之改变。例如，阴性事物在其内部的阴阳消长过程中，阴消阳长，其阳性成分占据了主导，那么该事物的属性就由阴转阳。

阴阳转化是有条件的，这个条件是"物极"，即"物极必反"，是阴阳消长达到了极限，量的积累到达了一定程度而发生的质变。如阳证高热的患者耗损正气，突然出现四肢厥冷、脉微欲绝，而转化为寒证。热极生寒，寒极生热，重阴必阳，重阳必阴，其中的"重""极"就是阴阳消长的极限，是发生阴阳转化的必要条件。

渐变——秋冬到春夏，温度逐渐增高。

骤变——炎炎夏日，突然气温骤降，雷雨交加。

（六）阴阳自和与平衡

1. 阴阳自和　阴阳双方自动维持和恢复其平衡协调状态的能力和趋势，是阴阳的本性。

2. 阴阳平衡　阴阳双方在相互斗争、相互作用中处于大体均势的状态，即阴阳协调稳定的状态，阴平阳秘。

三、阴阳学说在中医学中的应用

（一）说明人体组织结构

阳	上部	体表	六腑	背	气	络
阴	下部	体内	五脏	腹	血	经

（二）解释人体的生理活动

1. 物质与功能的矛盾运动　阳气（阳）——促进物质的新陈代谢（胃气→气血津液）。阴精（阴）——功能活动的物质基础（气血津液→胃气）。

2. 生命活动的基本形式　升降出入。升、出为阳；降、入为阴。

3. 功能与功能的矛盾运动　兴奋（阳）和抑制（阴）。

（三）说明人体病理变化及治疗

1. 阴阳偏衰（对立制约关系失调）。

2. 阴阳互损（互根互用关系失调）。

另外，寒之而热者取之阴，用治阴虚证。热之而寒者取之阳，用治阳虚证。

（四）指导诊断、用药、治疗及养生

1. 指导诊断

属性	色泽	气息	动静	喜恶	脉象			
					部位	动态	至数	形状
阳	鲜明	语声高亢洪亮、多言躁动	躁动不安	身热恶热	寸	至	数	浮大洪滑
阴	晦暗	语声低微无力、少言而沉静	蜷卧静默	身寒喜暖	尺	去	迟	沉涩细小

2. 指导用药

属性	四气	五味	升降浮沉
阳	温、热	辛、甘（淡）	升浮
阴	寒、凉	酸、苦、咸（涩）	沉降

3. 指导治疗及养生

（1）阴阳失调导致疾病的发生，因而及时调整阴阳，补其不足，损其有余，使之保持或恢复相对平衡，

达到阴平阳秘防治疾病的基本原则。

（2）遵循自然界阴阳的变化规律来调整人体之阴阳，使人体的阴阳与四时阴阳的变化相适应，如以"春夏养阳，秋冬养阴"及"冬病夏治，夏病冬养"之法，调养"能夏不能冬""能冬不能夏"之人。

第四单元　五行学说

五行学说是研究五行的概念、特性、生克制化乘侮规律，阐述宇宙发生发展变化的一种古代哲学。

一、五行的概念、特性及归类

（一）五行的概念

"五"指金、木、水、火、土五种基本物质，"行"指运动变化。五行即金、木、水、火、土五种基本物质及其运动变化。"五行"一词首见于《尚书》。

（二）五行的特性

五行特性可以概括为：水曰润下，火曰炎上，木曰曲直，金曰从革，土爰稼穑。

1. 木的特性　木曰曲直。曲直为能屈能伸之意。引申为凡具有生长、生发、条达、舒畅等性质或作用的事物和现象，归属于木。

2. 火的特性　火曰炎上。炎上是炎热、光明、上升之意。引申为凡具有温热、升腾、光明等性质或作用的事物和现象，归属于火。

3. 土的特性　土爰稼穑。稼穑泛指人类种植和收获谷物的农事活动。引申为凡具有生化、承载、受纳等性质或作用的事物和现象，归属于土。

4. 金的特性　金曰从革。从革意为顺从变革，指金有刚柔相济之性。引申为凡具有沉降、肃杀、收敛等性质或作用的事物和现象，归属于金。

5. 水的特性　水曰润下。润下是滋润、下行的意思，引申为凡具有寒凉、下行、闭藏、滋润等性质或作用的事物和现象，归属于水。

因此，五行学说的金、木、水、火、土不是指具体物质，而是对一种属性的概括。

（三）事物属性的五行归类

依据五行学说对自然界的各种事物属性进行归类，归类方法主要有两种：

1. 取象比类法　"取象"，即从事物的形象（形态、作用、性质）中找出能反映其本质的特有征象；"比类"，即以五行各自的抽象属性为准绳，与某种事物所特有的征象相比较，以确定其五行归属。如，日出东方，与木的升发特性相符，故东方属木。

2. 推演络绎法　即根据已知的某些事物的五行属性，推演归纳其他相关的事物，从而确定这些事物的五行归属。例如，心属火，与小肠相表里，在体合脉，其华在面，开窍于舌，已知心的五行属性为火，因此可推演络绎与其相关的小肠、脉、面、舌的五行属性也属火。

古人依据天人相应的理论，以五行为中心，提出了空间结构上的五方、时间结构上的五季、人体结构上的五脏等基本框架，形成了人与自然相统一、联系人体内外环境的五行结构系统。

二、五行学说的基本内容

（一）五行相生与相克

1. 五行相生，指木、火、土、金、水之间存在着有序的递相资生、助长和促进的关系。

五行相生顺序：木生火，火生土，土生金，金生水，水生木。

在五行相生关系中，任何一行都具有"生我"和"我生"两方面

关系。"生我"者为母,"我生"者为子。例如,以木为"我",水生木,故"生我"者为水,水为木之母;木生火,"我生"者为火,故火为木之子。

2.五行相克 指木、火、土、金、水之间存在着有序的递相制约、克制的关系。

五行相克顺序:木克土,土克水,水克火,火克金,金克木。

在五行相克关系中,任何一行都有"克我"和"我克"两方面关系。"克我"者为我"所不胜","我克"者为我"所胜"。例如,以木为"我",金克木,故"克我"者为金,金为木"所不胜";木克土,故"我克"者为土,土为木"所胜"。

(二)五行制化

五行之间既相互资生,又相互制约,维持平衡协调,共同推动事物间稳定有序的变化与发展。五行相生和相克是不可分割的两部分,二者相反相成,共同作用。

五行制化规律:五行中一行亢盛时,必然随之有制约,以防亢而为害。即在相生中有克制,在克制中求发展。例如,木生火,火生土,木又克土,如此生中有克。

(三)五行相乘与相侮

五行生克为生理状态,五行乘侮为病理状态。

1.五行相乘 指五行中一行对其所胜的过度克制或制约,又称"倍克"。五行相乘的次序与相克相同,即木乘土,土乘水,水乘火,火乘金,金乘木。相乘的出现有两种情况,即太过与不及。

(1)太过导致的相乘:五行中一行太过,对其所胜的过度克制。如木克土,木行太过就会过度克约土,这种情况称为"木旺乘土"。

(2)不及所致的相乘:五行中某一行虚弱,难以抵御其所胜的正常克制,使其本身更显虚弱。如木克土,土虚不能耐受木的正常克制而使自己更加虚弱,即"土虚木乘"。

2.五行相侮 指五行中一行对其所不胜的反向克制或制约,又称"反克"。相侮的次序与相克相反,即木侮金,金侮火,火侮水,水侮土,土侮木。造成相侮有两种情况,即太过与不及。

(1)太过所致的相侮:五行中的某一行过于强盛,使原来克制它的一行不仅不能克制它,反而受到它的反向制约。如金克木,现因木过于强盛,金不仅不能制木,反而被木反克,即"木亢侮金"。

(2)不及所致的相侮:五行中某一行过于虚弱,不能制约其所胜一行,反而被其反克。如木克土,如今土虚弱,不能制约土,反而被土制约,即"木虚土侮"。

《黄帝内经》曰:"气有余,则制己所胜而侮所不胜(乘和侮);其不及,则己所不胜侮而乘之(乘),己所胜轻而侮之(侮)。"

(四)五行的母子相及

1.母病及子 指五行中的某一行异常,累及其子行,导致母子皆病。其一般规律是:母行虚弱,累及子行,二者一并虚弱。如木生火,木行虚弱,导致火行一并虚弱。

2.子病及母 指五行中的某一行异常,累及其母行,导致母子皆病。其一般规律有三种:一是子病犯母,即子行亢盛引起母行一并亢盛;二是子母不足,即子行虚弱引起母行一并虚弱;三是子盗母气,即子行亢盛,损伤母行,以致子盛母衰。

通常情况下子病及母较母病及子严重。

三、五行学说在中医学中的应用

（一）在生理方面的应用

1.说明五脏的生理特点 心属火，肺属金，肝属木，脾属土，肾属水（详见"藏象"内容）。

2.说明五脏之间的生理关系

（1）五脏之间相互滋生：肾精养肝，肝血济心，心火温脾，脾化谷充肺，肺肺降助肾。

（2）五脏之间相互制约：肺降防肝气升发太过，肝疏泄制脾土壅滞，脾土运化制肾水泛溢，肾水凉润防心火亢烈，心火上炎防肺降太过。

（二）在病理方面的应用

1.相生传变 母病及子（轻）：疾病从母脏传及子脏。子病及母（重）：疾病从子脏传及母脏。

2.相克传变 相乘，如肝气亢盛，损伤脾土，木旺乘土；或脾虚不耐肝伐，土虚木乘。相侮，如肝火亢盛，反克肺金，木火刑金；或脾虚水肿，土虚水侮。

（三）在疾病诊断方面的应用

1.确定五脏病变部位 主要依据五行配属五色、情志。

五行	色（脉色）	情志（异常）	五脏（病位）
木	青	怒	肝
火	赤	喜	心
土	黄	思	脾
金	白	悲	肺
水	黑	恐	肾

2.推断病情轻重 五行学说根据五色生克关系，结合脉诊，可确定病情顺逆。

（1）主色，即五脏之色；客色，即应时之色。主色胜客色为逆，客色胜主色为顺。例如，肝病色青（主色），时逢秋季色白（客色），主色胜客色为逆。

（2）若色脉合，如肝病色青见弦脉，为顺。若色脉不合，则有两种情况：得生则生，如肝病色青（木）见洪脉（火，生脉）；得克则死，如肝病色青（木）见浮脉（金，克脉）。

（四）在疾病治疗方面的应用

1.确定治则治法

（1）根据相生规律确立的治则，即虚则补其母，实则泻其子。根据相生规律确立的治法，常用的有：①益火补土法：温肾阳以补脾阳。②滋水涵木法：滋肾阴以养肝阴。③培土生金法：健脾气以补肺气。④金水相生法：滋养肺肾之阴，用于肺阴虚、肾阴虚、肺肾阴虚。

（2）根据相克规律确立的治则，即实则泻其强，虚则补其弱。根据相克规律确立的治法，常用的有：①抑木扶土法：疏肝健脾，平肝和胃，用治肝脾不和、肝气犯胃。②培土制水法：健脾利水以治疗水湿停聚的病证。③佐金平木法：滋肺阴，清肝火，治疗肝木犯肺。④泻南补北法：泻心火，补肾水，治疗心肾不交证。

2.指导情志疾病的治疗 依据五行的相生相克，人的情志活动也有相互抑制作用。临床上可以运用不同情志变化的相互抑制关系来达到治疗的目的。如怒伤肝，悲胜怒；思伤脾，怒胜思；忧伤肺，喜胜忧；喜伤心，恐胜喜；恐伤肾，思胜恐。例如，过喜伤心，心神涣散以致疯癫，可通过恐吓的方法治愈。

第五单元　藏象学说

（一）藏象学说的概念

藏象学说是研究藏象的内涵，各脏腑生理病理及其与精、气、血、津液、神之间的关系，及各脏腑之间及与其自然环境之间的相互关系的学说。

（二）藏象的基本概念

藏象是指藏于体内的内脏及其表现于外的生理病理征象及与自然界的相互作用和关系。

藏，是藏于体内的内脏，包括五脏、六腑和奇恒之腑。藏之所指，实际上是以五脏为中心的五个生理系统。

象的含义有二：一是内在以五脏为中心的五个生理病理系统与外在自然环境的事物与现象的比象。二是表现于外的生理病理征象。

（三）藏象学说的特点

1.以五脏为中心的人体自身的整体性 人体是不可分割的整体，生理病理相互影响，以五脏为中心，通过经络系统将全身脏腑、组织、官窍联络起来，形成五大系统。这五大系统共同作用，维持人体的生命活动。

系统	脏	腑	体	窍	华	精神
心系统	心	小肠	脉	舌	面	神
肝系统	肝	胆	筋	目	爪	魂
脾系统	脾	胃	肉	口	唇	意
肺系统	肺	大肠	皮	鼻	毛	魄
肾系统	肾	膀胱	骨	耳及二阴	发	志

2.五脏与自然环境的统一性 人体不仅是一个有机整体，而且与自然环境保持统一性。自然环境可影响人的生理病理功能。

（四）藏象学说形成的基础

藏象学说形成的基础主要有四点：①古代解剖学知识的积累。②长期生活实践的观察总结。③古代哲学思想的渗透。④临床经验的大量积累。

（五）五脏、六腑、奇恒之腑的生理特点

中医以生理功能特点的不同作为区分脏腑的主要依据。

1.五脏的共同形态及生理特点 形态为实质性，功能是化生和贮藏精气，"精气而不泻"。精气宜充满，但不可呆滞，故满而不能实。

2.六腑的共同形态及生理特点 形态为空腔性，功能是受盛和传化水谷，"传化物而不藏"。六腑内应有水谷传导，但不能壅塞，故实而不能满。

3.奇恒之腑的共同形态及生理特点 形态为空腔性类似于腑，功能上贮藏精气类似于脏，似脏非脏，似腑非腑，与五脏六腑有明显区别。

第六单元 五脏

五脏即心、肝、脾、肺、肾的合称；一说心包也为一脏，故也有"六脏"之说。其形态为实质性，功能是化生和贮藏精气，生理特点为藏藏精气而不泻，精气宜充满但不可呆滞，故满而不能实。

一、五脏的生理功能及特性

（一）心的生理功能与特性

心为君主之官，生之本，神之变也，五脏六腑之大主，主血脉，主藏神，在体合脉，其华在面，开窍于舌，在志为喜，在液为汗，与小肠相表里，五行属火，为阳中之阳。

1.主血脉 指心气推动、调控血液在脉道中运行，发挥濡养作用。包括主血和主脉两部分。

（1）主血：①生血："奉心化赤"，水谷精微在心阳的作用下化为血液。②行血：推动血液运行，布散全身，濡养各器官。

（2）主脉：心气推动和调控心脏搏动和脉管收缩，使脉道通利，血流通畅。"壅遏营气，令无所避，是谓脉"，故脉为血之府。

（3）心、脉、血的关系：三者构成一个血液循环系统，血液正常运行以心气充沛、血液充盈、脉道通利为基本条件，其中心脏的正常

搏动起主导作用，所以说"心主身之血脉"。

（4）血液正常运行的基本条件：①心气充沛。②血液充盈。③脉道通利。④肺气统摄。⑤心阴心阳协调。⑥邪气不干。

2.主藏神 指心有主宰全身生命活动和精神活动的作用。

（1）人体之神，有广义和狭义之分。广义之神，是整个人体生命活动的主宰和总体现，指人的意识、思维、情感、性格等精神活动。

（2）心主血脉与主藏神的关系：心主血脉，血是神志活动的物质基础之一；心主藏神，血液的生成与运行需要神的调控。

3.生理特性 心为阳脏，主通明。心居胸中，五行属火，为阳中之阳。心以阳气为用，推动温通，使机体生生不息，故称阳脏。心主通明，指心脉以通畅为本，心神以清明为要。

4.与形、窍、志、液、时的关系

（1）在体合脉，其华在面：在体合脉，指全身血脉统属于心，由心主司。其华在面，指心脏精气的盛衰可以从面部色泽表现出来，心气充沛则面色红润。

（2）开窍于舌：指心脏精气盛衰及其机能常变可从舌的变化表现出来。理论依据有①心与舌体通过静脉相连。②心主血脉，舌体血管丰富，且无皮肤覆盖，最能反映心主血脉的功能。③舌具有感受味觉的功能，依赖于心血之养。④舌与语言声音有关，依赖于心神的调控。

（3）在志为喜：①生理之喜：正常程度的喜可以调畅心情，缓解紧张，使人舒畅；过度的喜可以使心神涣散，注意力不集中，甚者喜

笑不休。②病理之喜：不及的喜使人精神萎靡，产生悲哀。故曰："心气虚则悲，实则笑不休。"

（4）在液为汗：汗液的生成与排泄与心血、心神关系密切。心主血液，血液与津液同源互化，血液渗出脉外化为津液，津液为汗液生化之源，汗液排泄太过，津液大伤，必定耗伤心血、心神。此外，汗液排泄受心神主宰和调控。

（5）与夏气相通：夏季气候炎热，阳气旺盛，心为阳脏，同气相求，故心与夏气相应。

（二）肺的生理功能与特性

肺为相辅之官，气之本，魄之处也。主气司呼吸，行行水，朝百脉，主治节，在体合皮，其华在毛，开窍于鼻，在志为悲，在液为涕，与大肠相表里，五行属金，为阳中之阴。

1.主气司呼吸 包括主呼吸之气和主一身之气两个方面。

（1）肺主呼吸之气：指肺是气体交换的场所。通过肺的呼吸作用吸入自然界清气，不断呼出体内浊气。

（2）肺主一身之气：指肺有主司一身之气的生成和运行的作用。体现在两个方面：①宗气的生成。②对全身气机的调节作用。

2.主行水 即通调水道。肺气通过宣发肃降，推动和调节全身水液的输布与排泄。

（1）通过肺气的宣发作用向上、向外布散水液到头面、肌表，以起濡养作用，并在卫气作用下化为汗液，排出体外。

（2）通过肺气的肃降作用向下、向内布散水液到肾脏，以起濡养作用，并在膀胱气化作用下化为尿液，排出体外。

因为肺气通过宣发肃降作用参与水液代谢，故称"肺为水之

上源"。

3. 朝百脉, 主治节

(1) 肺朝百脉: 指全身血液都通过百脉流经于肺, 经肺的呼吸, 进行体内外清浊之气的交换, 然后再经过宣降作用, 将富有清气的血液通过百脉输送到全身。

(2) 肺主治节: 指肺气具有治理调节呼吸及全身之气、血、水的作用, 主要表现在四个方面: ①治理调节呼吸运动。②调理全身气机。③治理调节血液运行。④治理调节津液代谢。

4. 生理特性

(1) 肺为华盖: 肺位置最高, 覆盖五脏六腑之上, 故称华盖。

(2) 肺为娇脏: 肺叶娇嫩, 不耐诸邪; 肺又上通鼻窍, 外合皮毛, 易受邪气侵害, 故称娇脏。

(3) 肺气宣降: 肺气宣发, 是肺气向上向外的布散运动, 主要体现在三个方面: ①呼出体内浊气。②将肺所输布的津液和部分水谷精微上输头面诸窍, 外达于全身皮毛腠理。③宣发卫气, 调控汗液的生成与排泄。肺气肃降, 是肺气向下向内的布散运动, 主要体现在三个方面: ①吸入自然界之清气。②将脾转输至肺的津液及部分水谷精微向下向内布散于其他脏腑以濡润之。③肃清异物, 将浊液运至膀胱, 化生尿液, 排出体外。

5. 与形、窍、志、液、时的关系

(1) 在体合皮, 其华在毛: 指皮毛与肺关系密切, 人体肌表依赖于肺卫的温养, 并能反映肺卫的情况。

1) 肺对皮毛的作用: ①肺宣发卫气于皮毛, 起到"温分肉, 充皮肤, 肥腠理, 司开阖"及抵御外邪的作用。②肺气宣发, 散精于皮毛, 发挥濡润作用。

2) 皮毛对肺的作用: ①皮毛宣散肺气, 调控呼吸。《内经》中称汗孔为"玄府""气门"。②皮毛受邪, 可内合于肺。

(2) 开窍于鼻, 喉为肺之门户: 鼻是呼吸之气出入的通道, 与肺相连, 故肺开窍于鼻。喉位于肺系最上端, 为呼吸门户, 发音器官, 若肺气下损, 可见声音嘶哑, 称为"金破不鸣"; 若为外邪壅塞之实证, 则出现声音嘶哑, 称为"金实不鸣"。

(3) 在志为悲 (忧): ①生理之悲: 悲忧是人体正常的情绪变化和情感反应, 由肺精、肺气所化生。②病理之悲: 过度的悲可以损伤肺精、肺气, 影响肺的宣降功能。同样, 肺气宣降不利, 人体也会出现悲伤的情绪。

(4) 在液为涕: 涕即鼻涕, 由肺精所化, 通过宣发布散至鼻窍。涕也可以反映肺受邪的性质, 如感受风寒, 则鼻流清涕; 肺热壅盛, 则鼻流黄涕。

(5) 与秋气相通: 秋季肃杀, 草木皆败, 肺为阳中之阴, 清肃下行, 同气相求, 故与秋气相应。

(三) 脾的生理功能与特性

脾胃为仓廪之官, 营之居也, 主运化, 主统血, 在体合肉, 其华在唇, 开窍于口, 在志为思, 在液为涎, 与胃相表里, 五行属土, 为阴中之至阴, 被称为孤脏 (孤脏为三焦)。

脾居中焦, 主运化, 是人体对饮食物消化吸收的主要脏器。人体一切脏器都依靠脾所运化的水谷精微充养, 故又称脾为"后天之本"。

1. 主运化 指脾具有把饮食水谷转化为水谷精微和津液, 并将其吸收、转输到全身各脏腑的生理功能。运即转输运送; 化即消化吸收。包括以下两方面内容:

（1）运化水谷（食物）：指脾气具有促进食物的消化吸收并转输其精微的功能。

①消化：帮助胃腐熟水谷，并下送于小肠做进一步消化，分为清浊两部分。

②吸收：脾气激发小肠吸收清的部分（精微物质）。

③转输：脾气通过传输作用，布散于其他四脏。"脾为孤脏，中央土以灌四傍"。

（2）运化水液：指脾气运化、转输水精，调节水液代谢的功能。

2. 主统血　脾气具有统摄、控制血液在脉道中正常运行，而不逸出脉外的作用。其机理是气的固摄作用。

3. 生理特性

（1）脾气主升：指脾气升腾以上输水谷精微于心肺和维持内脏位置相对稳定的生理特性。包括两方面：①脾主升清：脾将胃肠吸收的精微物质上输至心肺，通过心肺作用化生血液布散全身。②升举内脏：脾气上升可以防止内脏下垂，维持内脏的相对稳定。

中气是脾胃二气的合称，是升降协调的冲和之气。

（2）喜燥恶湿：脾为太阴湿土之脏，喜燥恶湿；胃为阳明燥土之腑，喜湿恶燥，二者相对而言。脾气运化正常，须以脾体干燥而不被湿邪困阻才能正常发挥脾气运化、脾主升的作用。因此，脾气下陷的病机主要有：①脾气虚弱，升举无力。②脾被湿困，上升不利。

4. 与形、窍、志、液、时的关系

（1）在体合肉，主四肢：脾气运化功能与肌肉充实及其功能的正常发挥关系密切。人体四肢（又称四末）需要脾气运化的水谷精微充养才能发挥正常的生理功能，故说脾主四肢。若脾失健运，不能散精于四肢，则会出现四肢萎废不用。

（2）开窍于口，其华在唇：人的食欲、口味与脾气的运化密切有关。通过食欲和口味可以反映脾气、脾精的盛衰状态。

（3）在志为思：思即思虑，属人体的情志活动。思虽为脾志，但与心神有关，故有"思出于心，而脾应之"之说。思虑过度或所思不遂，最易妨碍脾气运化，致使脾胃之气结滞，出现不思饮食、脘腹胀闷、头晕目眩等。

（4）在液为涎：涎即唾液中较清稀的部分，由脾精、脾气化生。涎的状态可以反映脾的正常与否。若脾气不摄可以出现涎液过多而自流；若脾气失去推动激发功能则涎液分泌不足，口舌干燥。

（5）在时应长夏：长夏即夏至到处暑，此时气候炎热，雨水较多，酝酿生化，万物华实，合于土生万物之象，而人体的脾主运化，化生精气血津液，以奉生身，类于"土爱稼穑"之理，故脾与长夏同气相求而相通应。

（四）肝的生理功能与特性

肝为将军之官，魂之居也，主疏泄，主藏血，在体合筋，其华在爪，开窍于目，在志为怒，在液为泪，与胆相表里，五行属木，为阴中之阳。

1. 主疏泄　指肝具有疏通、畅达全身气机的作用。主要表现在以下几个方面：

（1）调节气机：肝气疏泄正常，全身气机畅达。若肝的调节气机功能失调，则会出现疏泄太过与不及两种病理情况。

①疏泄不及：肝气郁滞，出现胸胁、乳房、少腹胀痛。

②疏泄太过：肝气上逆，出现

胸胁、乳房、少腹胀痛，急躁易怒。

（2）调畅情志：人体的精神活动除受心主宰外，还与肝主疏泄的功能有关。肝主疏泄功能失调，则表现为情志抑郁和亢奋。

①抑郁：肝气疏泄不及，气机不畅，则表现为抑郁寡欢、闷闷不乐、善太息。

②亢奋：肝气疏泄太过，气机上逆，则表现为性情急躁、烦躁易怒、面红目赤。

（3）促进脾胃运化和胆汁的分泌排泄：肝气疏泄，调畅气机，有助于脾胃之气的升降，从而促进脾胃之气的功能。另外，胆汁为肝之余气所化生，其分泌和排泄受肝主疏泄功能的影响。

（4）促进血液运行和津液输布：血液运行和津液输布依赖于气机的调畅。肝气疏泄，调畅气机，使全身脏腑经络之气条达。此外，气行则血行，气行则津行，故肝能促进血液、津液运行。

（5）调节生殖功能：肝气疏泄能促进男子排精、女子排卵行经。

2. 主藏血　指肝具有贮藏血液、调节血量和防止出血的作用。肝藏血的生理意义主要表现在以下几个方面：

（1）涵养肝气：肝贮藏的血液可以化生和涵养肝气，防止肝气疏泄太过。

（2）调节血量：肝贮藏大量血液，可以根据需要调节各部分的血量分配。

（3）濡养肝及筋目：肝血涵养肝脏，使肝体柔和，并能濡养肝的形体官窍，使其发挥正常生理功能。目受血而能视，筋受血则屈伸柔和自如。

（4）为经血之源：冲脉起于胞中而通于肝，肝藏血充足，冲脉血液充盛，是经血来潮的重要保证。

（5）防止出血：肝气可以固摄血液，防止出血；肝主凝血，亦能发挥凝血功能而防止出血。

肝藏血失职引起出血的病机大致有三：①肝气虚弱，收摄无力。②肝阴不足，凝血不利。③肝火旺盛，灼伤脉络，迫血妄行。

肝主疏泄，其用属阳；肝主藏血，其体属阴，固有肝"体阴而用阳"。

3. 生理特性

（1）肝为刚脏：指肝气主升主动，具有刚强躁急的生理特性。肝气性喜条达，而恶抑郁。肝五行属木，木性曲直，肝气具有木的冲和条达、伸展舒畅之能。此外，肝为刚脏，肺为娇脏，肝气主左升，肺气主右降，二者相反相成，刚柔相济。

（2）肝气升发：指肝气向上升动和向外发散以调畅气机的生理特性。

4. 与形、窍、志、液、时的关系

（1）在体合筋，其华在爪：肝血充足，筋得其养，才能运动灵活有力，能耐受疲劳，并能较快地解除疲劳，故称肝为"罢极之本"。爪即指甲，爪为筋之余，能反映肝的生理病理情况。

（2）开窍于目：目之所以能视物辨色，依赖于肝血之滋养、肝气之疏泄的协调。肝之经脉上连目系，肝之血气循此经脉上注于目，使其发挥视觉作用。

（3）在志为怒：怒是人在情绪激动时的一种情志变化，由肝血、肝气所司。但大怒或怒不解，对于机体是一种不良的刺激，可引起肝气上逆或肝气郁结的病机变化。

（4）在液为泪：泪由肝精化生，可滋润、保护眼睛，反映肝的功能正常与否。若肝经湿热，则出现迎

风流泪；若肝血不足，则泪液分泌不足。

（5）与春气相通：春季为一年之始，阳气始生，自然界生机勃发，万物以荣。而肝主疏泄，其大升发，喜条达而恶抑郁，为阴中之少阳，故与春气同气相求而相应通。

（五）肾的生理功能与特性

肾为作强之官，精之居也，主藏精，主水，主纳气，在体合骨，其华在发，开窍于耳及二阴，在志为恐，在液为唾，与膀胱相表里，五行属水，为阴中之阴。

肾藏先天之精，为人体生命本原，故又称肾为"先天之本"。肾精化肾气，肾气分阴阳，肾阴、肾阳为一身阴阳之根本，故又称肾为"五脏阴阳之本"。肾藏精，主蛰，故又称肾为"封藏之本"。

1. 主藏精，主生长发育生殖与脏腑气化

（1）主藏精：指肾具有贮存、封藏精的生理功能。封藏禀受于父母的先天之精，以及从饮食物中摄取的后天之精。

（2）主生长发育生殖：指肾精、肾气促进机体生长发育与生殖机能成熟的作用。人体的生、长、壮、老、已都取决于肾精和肾气的盛衰。肾精充盈到一定程度，可化生天癸，天癸可以促进生殖器官的发育和成熟，维持人体的生殖功能。

（3）推动和调控脏腑气化：肾精、肾气及其分化的肾阴、肾阳在推动和调控脏腑机能的过程中起着极其重要的作用。

2. 主水 指肾具有主司和调节全身水液代谢的作用，是通过肾的气化作用实现的。主要表现在以下两个方面：

（1）肾气对参与水液代谢脏腑的促进作用：肾气及肾阴、肾阳对水液代谢过程中各脏腑之气的功能，

尤其是脾肺之气的运化和输布水液的功能，具有促进和调节作用。

（2）肾气的生尿和排尿作用：尿的生成和排泄是水液代谢的重要环节。各脏腑形体官窍产生的浊液下输于膀胱，在肾气的蒸化作用下，分为清浊；清者重吸收，浊者化为尿液，在肾与膀胱之气的推动作用下排出体外。

3. 主纳气 指肾具有摄纳肺所吸入的自然界清气，保持吸气的深度，防止呼吸表浅的作用，因而有"肺为气之主，肾为气之根"的说法。若肾精不足，肾气虚衰，摄纳无权，便会出现呼吸表浅，动则气喘的症状，称为"肾不纳气"。

4. 生理特性

（1）主蛰：指肾有潜藏、封藏、闭藏的生理特性，是对肾藏精机能的高度概括。肾藏精、主纳气、主生殖、主二便都是肾主蛰藏的具体体现。

（2）守位：指肾阳（相火）涵于肾中，潜藏不漏，以发挥其温煦、推动等作用。心属火，为君主之官，心阳称为君火，其他脏腑之火皆称为相火，肝之相火为"雷火"，肾之相火为"龙火"。正常情况下脏腑阳气称为"少火"，病理状况下称为"壮火"。君火与相火的关系是"君火以明，相火以位"。即君火在上，主发神明，主宰机体的生命活动；相火在肝肾，禀命行令，以潜藏守位为要，发挥温煦、推动作用。

5. 与形、窍、志、液、时的关系

（1）在体合骨、生髓，其华在发：肾主骨、生髓实际是指肾精、肾气促进机体生长发育的功能。头发的生长依赖血液充养，故"发为血之余"，但发的生机根源在于肾，肾精充盛，则头发亮丽；肾精亏虚，则头发干枯苍白。

（2）开窍于耳及二阴：听力与肾精的盛衰关系密切。前阴指排尿和生殖器官，后阴指排泄粪便的器官。二阴主司二便与生殖，同肾气的作用密切相关。

（3）在志为恐：恐即恐惧。肾居下位，肾气需通过中、上二焦布散全身，恐使肾气不得上行，反而下走，影响肾气的功能，所以说"恐伤肾""恐则气下"。

（4）在液为唾：唾为唾液中稠厚的部分，出于舌下，由肾精化生。若咽而不吐，可以回滋肾精；若久唾，便会损伤肾精，即"久唾伤肾"。

（5）与冬气相通应：冬季霜雪严凝，万物闭藏，肾为水脏，有闭藏之功，二者同气相求，故肾与冬气相通应。

附：命门

命门一词首见于《灵枢·根结》。命门作为内脏提出始于《难经》。

历代医家对命门的理解不同：《灵枢·根结》中指眼睛。《难经》中认为右肾为命门，即"左肾右命门"。元·滑寿首提两肾为命门。明·虞抟在《医学正传》中明确提出"两肾总号为命门"。明·赵献可提出命门位于两肾之间，他认为命门即是真火，主一身阳气。明·张介宾在《类经附翼》中指出命门为子宫、精室。《景岳全书》提出命门是元气之根、水火之宅。

二、五脏之间的关系

1.心与肺　心主一身之血，肺主一身之气。二者关系主要表现在气血互根互用上。

（1）肺气助心行血，心血载运肺气：血的运行需要气的推动，而气又需要血液作为载体才能输布。

（2）心主血脉，肺朝百脉：心

所主血脉要聚集于肺中，进行气体交换，运载清气。

2.心与脾　心主血，脾生血；心主行血，脾主统血。二者的关系主要在血液化生与运行上体现。

（1）血液生成：血由脾胃运化的水谷精微所化，脾胃为气血生化之源，脾胃运化的精微在心气的化赤作用下化为血液，二者相互协调，血液才能正常生化。

（2）血液运行：心气推动血液在脉中运行，脾气统摄血液，防止其逸出脉外，心脾功能正常，血液才能在脉中正常运行。

3.心与肝　心主行血，肝主藏血；心主神明，肝主疏泄。二者关系表现在血液运行与情志调节上。

（1）血液贮藏与运行：心主血脉的功能正常，则肝有所藏；肝藏血的功能正常，调节血量，才能保证血液充盈，使血液正常运行；同时肝主疏泄，也可助心行血。

（2）调节情志：心藏神，主宰一切精神情志活动，但也依赖肝主疏泄、调畅气机的作用。

4.心与肾　心与肾在生理上的联系称为心肾相交，主要表现在水火既济、精神互用、君相安位上。

（1）水火既济：心五行属火位居上位，肾五行属水位居下位。心火下温肾水以防肾水过寒，肾水上济心火以防心火过亢。

（2）精神互用：心藏神，肾藏精，精能化生神，神能控精驭气，故积精可以全神，神清可以控精。

（3）君相安位：心为君火，为一身主宰；肾为相火，为人身之根本，神明之基础。相火秘藏，则心阳充足；心阳充盛，则相火亦旺。君火相火，各安其位，才能上下相交。

心肾之间的水火、阴阳、精神的动态平衡失调，称为心肾不交。

5.肺与脾 肺主气司呼吸，脾主运化，肺主行水。二者关系表现在气的生成和水液代谢两方面。

（1）气的生成：一身之气包括先天之气和后天之气，后天之气分为肺吸入的自然界清气和脾胃运化的水谷之气，因而脾肺对后天之气的生成有举足轻重的作用。

（2）水液代谢：肺为水之上源，宣降水液，有助于脾气运化水液；脾气主升，运化水液，有助于肺宣降水液。

6.肺与肝 肺与肝的关系主要体现在人体气机升降的调节方面。肺气主降，肝气主升，升降相因，气血亦随之升降协调。

7.肺与肾 肾主水，肺主行水，肺主呼吸，肾主纳气。二者金水相生，其关系主要表现在水液代谢、呼吸运动、阴阳互资三个方面。

（1）水液代谢：肺宣发肃降而行水的功能依赖于肾气的激发和促进。肾气蒸化水液，有赖于肺气肃降作用使之下输膀胱。病理上二者互相影响，可造成水液代谢失调而产生水肿，其本末在肺，其制在肾，皆积水也"。

（2）呼吸运动：肺主气，肾主纳气。呼吸虽为肺所主，但肾具有摄纳肺气，保持呼吸深度，防止呼吸表浅的作用，故有"肺为气之主，肾为气之根"的说法。若肾藏精不足，肾气虚衰，摄纳无权，便会出现呼吸浅，动则气喘的症状，称为"肾不纳气"。

（3）阴阳互资：肺肾阴阳，相互滋生。肾阴阳充足，下输于肺，肾阴充盈，肾阴为诸阴之本，上滋于肺，使肺阴充足。肾阳为诸阳之本，能资助肺阳，推动津液输布，则痰饮不生，咳喘不作。

8.肝与脾 肝主疏泄，脾主运化；肝藏血，脾生血。二者关系表

现在饮食物消化和血液运行上。

（1）饮食物消化：肝主疏泄，调畅气机，可以促进脾胃的运化作用。肝之余气化生胆汁，通过胆排泄到肠道以促进饮食物消化。

（2）血液运行：肝主藏血，脾主统血，一方面调节人体各部的血液，使血液充盈；另一方面脾气统摄血液，使血液在脉道中正常运行，以免逸出脉外。

9.肝与肾 肝肾之间有"肝肾同源"或"乙癸同源"之称。其关系主要表现在精血同源、藏泄互用和阴阳互资互制三个方面。

（1）精血同源：肝藏血，肾藏精，精血皆由水谷之精化生和充养，且二者相互资生。一方面肝肾可以化生精血，另一方面肾封藏之精也需要肝血共同充养。

（2）藏泄互用：肝主疏泄，肾主封藏，肝气疏泄可使肾气封藏有度，肾气封藏又防肝气疏泄太过。疏泄与封藏相反相成，使女子月经和男子排精有度施泄。

（3）阴阳互资互制：肝气分为肝阴、肝阳，肾气分为肾阴、肾阳。肾阴为一身阴气之根本，肾阴滋补肝阴，共同制约肝阳，以免肝阳升发太过。肾水与肝木的这种关系称为"水能涵木"。肾阳也可资助肝阳，温煦肝脉，防止肝脉寒凝。

10.脾与肾 脾为后天之本，肾为先天之本，二者关系主要表现在先天与后天互促互助和水液代谢方面。

（1）先天后天相互资生：脾为后天之本，肾为先天之本，二者互资生、相互促进。先天激发资助后天，后天运化充养先天。脾之运化依赖肾阳之温煦，肾之藏精依赖脾胃运化的水谷精微充养。

（2）水液代谢：脾主运化水液，肾主水，二者相互作用，共同完成

水液代谢。

第七单元 六腑

六腑，即胆、胃、小肠、大肠、膀胱、三焦六个脏器的总称。其形态为空腔性，功能是受盛和传化水谷，生理特点是传化物而不藏。六腑内应有水谷传导，但不能塞满，故实而不能满。故六腑以通为用，以降为顺。

饮食物在其消化吸收和排泄过程中需经过七道门户，《难经》称为七冲门，即唇为飞门，齿为户门，会厌为吸门，胃为贲门，太仓下口为幽门，大肠小肠会为阑门，下级为魄门。

一、六腑的生理功能

（一）胆

胆居六腑之首，与肝相表里，为中正之官，又属奇恒之腑，故胆的生理功能主要有两个方面。

（1）贮藏和排泄胆汁：肝之余气化生胆汁，贮藏在胆中，并在肝气疏泄作用下排入肠道，参与饮食物的消化吸收。

（2）主决断：指胆具有判断事物，作出决定的作用。胆气虚怯的人会出现胆怯易惊、善恐失眠的症状。

（二）胃

胃与脾相表里，有"太仓""水谷之海"之称。胃又称胃脘，分为上、中、下三部：上部为上脘，包括贲门；下部为下脘，包括幽门；上下脘之间称为中脘，包括胃体。

1. 生理功能

（1）主受纳水谷：指胃具有接受和容纳饮食水谷的作用。

（2）主腐熟水谷：指胃气将饮食物初步消化，并形成食糜的作用。

胃气的受纳腐熟作用必须与脾气运化作用相互配合，纳运协调才能化饮食物为精微。

2. 生理特性

（1）主通降：指胃气向下传导水谷和糟粕的作用。主要体现在以下过程中：①饮食物入胃，胃容纳而不拒之。②饮食物经胃气腐熟化为食糜，下传于小肠进一步消化吸收。③食物残渣下传大肠，燥化后形成粪便。④粪便有节制地排泄出体外。

（2）喜润恶燥：指胃当保持充足的津液以利腐熟水谷。脾为太阴湿土之脏，喜燥恶湿；胃为阳明燥土之腑，喜湿恶燥，二者相对不同。

3. 胃气的含义

①推动胃肠的运动以发挥受纳腐熟水谷作用的一类精微物质，是一身之气分布到胃的部分。②脾气与胃气的合称，又称为中气。③指水谷之气，即水谷之精化生的气，简称谷气。④代指一身之气或正气。

（三）小肠

小肠为受盛之官，与心相表里，主要生理功能是受盛化物和泌别清浊。

（1）受盛化物：表现为两方面：①小肠接受由胃腑下传的食糜而盛纳之，即受盛作用。②由脾气对小肠中的食糜进一步消化，化为精微和糟粕两部分，即化物作用。

（2）主泌别清浊：指小肠中食糜在做进一步消化的过程中，随之分为清浊两部分：清者，即水谷精微和津液，由小肠吸收；浊者，即糟粕，下输至大肠。

（3）小肠主液：指小肠在吸收谷精的同时还吸收了大量的津液。小肠吸收的津液与谷精合为水谷之精，由脾气转输到全身，其中部分津液经三焦下渗膀胱，成为尿液生成之源。

小肠泌别清浊的功能正常，水

液和糟粕各走其道，二便才能正常。

（四）大肠

大肠为传导之官，与肺相表里，主要生理功能是传化糟粕和主津。

（1）传化糟粕：大肠接受小肠下传的食物残渣，吸收多余水分，形成粪便。大肠传化糟粕实为小肠泌别清浊的承续，并与胃气的通降、肺气的肃降、脾气的运化、肾气的推动和固摄作用相关。

（2）大肠主津：指大肠接受食物残渣，吸收津液，使之形成粪便，即所谓燥化作用。

（五）膀胱

膀胱为州都之官，与肾相表里，主要生理功能是汇聚水液、贮存和排泄尿液。

（1）汇聚水液：胃、小肠、大肠中的部分津液由脾吸收后，经三焦之腑渗入膀胱，成为水液生成之源，因此，膀胱是水液汇聚之处。

（2）贮存和排泄尿液：膀胱中尿液的贮存和排泄，由肾气及膀胱之气的激发和固摄作用调节。

（六）三焦

三焦，又称孤腑，为决渎之官，主要生理功能是通行诸气和运行津液。

1. 生理功能

（1）通行诸气：即三焦是一身之气上下运行的通道。诸气运行输布与周身，皆以三焦为通道，故曰："三焦者，原气之别使也。"

（2）运行津液：三焦是全身津液上下输布运行的通道。全身津液的输布和排泄，是在肺、脾、肾等脏腑的协同作用下完成的，但必须以三焦为通道。三焦水道不利，则津液代谢作用难以实现，所以把津液代谢的协调平衡状态称作"三焦气化"。

2. 三焦部位的划分及生理特点

（1）上焦如雾：上焦指横膈以

上的胸部，包括心、肺。上焦诸气宣发布散，若雾露之溉，实际喻指心肺输布气血的作用。

（2）中焦如沤：中焦指横膈以下、脐以上的部分，包括脾、胃、肝、胆。中焦具有消化吸收、输布精微的作用。中焦如沤实际是对脾胃肝胆运化食物的高度概括。

（3）下焦如渎：下焦指脐以下的部位，包括小肠、大肠、肾、膀胱、女子胞、精室等脏腑。下焦如渎实际喻指肾、膀胱、大肠等脏器生成和排泄二便功能。

二、脏与腑的关系

1. 心与小肠　二者通过经络相连，心阳温煦和心血濡养的作用有助于小肠化物；小肠化物，泌别清浊，吸收精微，将其中浓稠部分经脾气传于心，化生血液。

2. 肺与大肠　二者通过经络相连，肺气清肃下降，气机调畅，布散津液，促进大肠传导；大肠的正常传导，糟粕下行，亦有利于肺气肃降。

3. 脾与胃　二者经络相连，表里配属，同属中焦，功能相似。

（1）水谷纳运相得：胃主受纳、腐熟水谷，为脾主运化提供前提；脾主运化，消化食物，传输精微，为胃继续摄纳食物提供前提。只有二者的生理功能协调正常，才能维持食物正常消化吸收，为人体提供能量。

（2）气机升降相因：脾气主升，胃气主降，为气机升降之枢纽。二者升降相因，既保证了饮食纳运功能的正常运行，又维持着脏腑位置的相对稳定。若此关系失调，则表现为"清气在下，则生飧泄，浊气在上，则生䐜胀"。

（3）阴阳燥湿相济：脾为太阴湿土之脏，喜燥恶湿；胃为阳明燥

土之脏，喜湿恶燥，二者相对而言。脾气运化精微，上输于心肺，只有脾体干燥不被湿邪困阻才能正常发挥脾气运化、主升的作用。而胃则当保持充足的津液以腐熟水谷。脾易湿，得胃阳制约；胃易燥，得脾阴制约。

4. 肝与胆 二者同居胁下，经络相连。肝之余气化生胆汁，贮藏在胆中；胆排泄胆汁的作用也受肝气调节。若肝气郁滞，可影响胆汁疏利；胆腑郁热，也能影响肝之疏泄。此外，肝为将军之官，谋虑出焉；胆为中正之官，决断出焉，二者共主勇怯。

5. 肾与膀胱 肾为水脏，膀胱为水腑，二者结构相连，经络相通，互为表里。膀胱贮存和排泄尿液，实际是肾气蒸化和固摄作用的延续。

第八单元　奇恒之腑

奇恒之腑是脑、髓、骨、脉、胆、女子胞的总称。其形态为空腔性，似腑，功能为藏精气而似脏。

一、脑

脑位于头部的颅腔之内，为髓汇聚之处，故曰："脑为髓之海。""诸髓者，皆属于脑。"其生理功能如下：

（1）主宰生命活动：脑为"元神之府"，是生命的枢机，主宰人体生命活动。

（2）主司精神活动：脑为髓海，主人的思维意识和记忆，是精神活动的枢纽。

（3）主司感觉运动：人的感官位于头部，与脑相通，依赖脑髓的充养才能发挥感觉机能。脑主神，神能驭气，各类感觉随气运行于诸筋百节，调控肢体运动。

二、女子胞

1. 生理功能
（1）主持月经。
（2）孕育胎儿：胞宫是女性孕育胎儿的器官。

2. 与脏腑关系
（1）女子胞与肝：女子以血为本，肝藏血，为经血之源，肝主疏泄也与月经密切相关。

（2）女子胞与肾：肾藏精，主生长发育生殖，女子胞是生殖器官，依赖肾气、肾精和天癸的充养。

（3）女子胞与脾：脾主运化，为气血生化之源；脾主统血，又能固摄经血。

（4）女子胞与心：心主血，藏神，调控女子胞的功能。

3. 与经脉的关系
女子胞与十二经脉和冲、任、督、带均有关系。其中与冲脉和任脉关系最为密切。如《素问·上古天真论》曰：女子"二七而天癸至，任脉通，太冲脉盛，月事以时下，故有子。"

第九单元　精、气、血、津液、神

一、精

1. 人体之精的概念 精，是由禀受于父母的生命物质与后天水谷精微相融合而形成的一种精华物质，是人体生命的本原，是构成人体和维持人体生命活动的最基本物质。人体之精有广义、狭义之分。

（1）广义之精：指一切构成人体和维持人体生命活动的液态精华物质。如先天之精、水谷精微、生殖之精、脏腑之精，以及血、津液等。

（2）狭义之精：即生殖之精，这也是精的本始含义，是中医学精

概念产生的基础。

从具体物质的形成与功能而言，精与血、津液有所区别，一般来说，精的概念仅限于先天之精、生殖之精、水谷之精、脏腑之精。

2. 人体之精的生成 人体之精由禀受于父母的先天之精和后天获得的水谷之精融合而成，以先天之精为本，并得到后天之精的不断充养。

（1）先天之精：是禀受于父母的生殖之精，即遗传物质，与生俱来。

（2）后天之精：来源于脾胃运化的水谷，又称水谷之精，即水谷精微。

3. 人体之精的功能 人体之精的功能主要包括：①繁衍生命；②濡养脏腑形体官窍；③化血；④化气；⑤化神：精是神化生的物质基础之一。

4. 人体之精的分类

（1）先天之精与后天之精：人体之精按来源分类，有先天之精与后天之精。先天之精源于父母的生殖之精，是构成胚胎的原始物质，是生命产生的本源。后天之精源于饮食水谷，由脾胃等脏腑吸取饮食精华而产生，是维持人体生命活动的重要物质。

（2）生殖之精：生殖之精源于肾精，在天癸的促发下由肾藏的先天之精在水谷之精的资助充养下合化而成，起着繁衍后代的作用。

（3）脏腑之精：一身之精分藏于脏腑，成为脏腑之精。脏腑之精，指脏腑所藏的具有濡养、滋润本脏腑及其所属的形体、官窍等作用的液态精华物质。各脏腑之精都由先天之精与后天之精相融合而成，其中肾精主要由先天之精构成，而心、肺、脾、肝四脏之精主要由后天之精构成。

二、气

1. 人体之气的概念 气是人体内活力很强、运行不息的极精微物质，是构成人体和维持人体生命活动的基本物质之一。

2. 人体之气的生成

（1）人体之气的生气之源：人体之气来源于先天之精所化生的先天之气（即元气）、水谷之精所化生的水谷之气和自然界的清气，后两者又合称为后天之气（即宗气），三者结合起来而成一身之气。

（2）与气生成的相关脏腑：①肾为生气之根：肾藏精的功能对气的生成至关重要。先天之精是肾精的主要成分，其所化生的先天之气是人体之气的根本，故说"肾为生气之根"。②脾胃为生气之源：脾胃运化的水谷精微滋养全身，并能化生本身之气，是人体之气的主要来源，故称"脾胃为生气之源"。③肺为生气之主：肺主司呼吸，主司宗气生成，肺通过肃降作用将自然界的清气吸入体内，与脾胃运化的水谷之气合成宗气，故说"肺为生气之主"。

3. 人体之气的功能

（1）推动与调控作用

1）推动作用：指阳气的激发、兴奋、促进等作用。主要表现于：①激发和促进人体的生长发育和生殖机能。②激发和促进各脏腑经络的生理机能。③激发和促进精血津液的生成及运行输布。④激发和兴奋精神活动。

2）调控作用：指阴气的减缓、抑制、宁静等作用。主要表现于：①抑制和减缓人体的生长发育和生殖机能。②抑制和减缓各脏腑经络的生理机能。③抑制和减缓精血津液的生成及运行输布。④抑制和宁静精神活动。

（2）温煦与凉润作用

1）温煦作用：指阳气的促进产热，消除寒冷，使人体温暖的作用。主要表现在：①温煦机体，维持相对恒定的体温。②温煦各脏腑、经络、形体、官窍，助其进行正常的生理活动。③温煦精血津液，助其正常施泄、循行、输布，即所谓"得温而行，得寒而凝"。

2）凉润作用：指阴气的抑制产热，消除热量，使人体寒凉的作用。主要表现在：①凉润机体，维持相对恒定的体温。②凉润各脏腑、经络、形官窍，防止其生理机能亢进。③凉润精血津液，防其过度代谢和运行失常。

（3）防御作用：气既能护卫肌表，防御外邪入侵，同时也可以祛除人体内的病邪。即所谓"正气存内，邪不可干"，"邪之所凑，其气必虚"。

（4）固摄作用：指气对人体内血、津液、精等液态物质的顾护、统摄和控制作用，防止其无故流失保证它们发挥正常的生理作用。主要表现在：①统摄血液，使其在脉中正常运行，防止其逸出脉外。②固摄汗液、尿液、唾液、消化液，控制其分泌量、排泄量，防止其过多排泄及无故流失。③固摄精液，防止妄泄。

（5）中介作用：气充斥于各脏腑组织器官之间，是感应传递信息之载体，彼此相互联系的作用。

4. 人体之气的分类

人体之气，按其来源可分为元气、谷气；按分布部位可分为宗气、营气、卫气、脏腑之气和经络之气。

（1）元气：人体最根本、最重要的气，是人体生命活动的原动力。元气由肾所藏的先天之精化生，通过三焦流行于全身。元气的生理功能主要表现在两方面：一是推动调

节人体的生长发育和生殖；二是推动调控各脏腑、经络、形体、官窍的生理活动。

（2）宗气：是由谷气与自然界清气相结合而聚集于胸中的气。宗气居于胸中，通过上出咽喉、灌注心脉及沿三焦下行的方式布散全身。宗气在胸中的聚集之处称为气海，又名膻中。其盛衰可从虚里反映出来。它的生理功能主要是三个方面：助肺司呼吸；助心行气血；资助先天。

（3）营气：由脾胃运化的水谷之气中的精华部分化生，并进入脉中，运行全身，有化生血液和营养全身的生理作用。

（4）卫气：由脾胃运化的水谷之气中的剽悍滑利的部分化生，行于脉外，不受脉道约束，外达皮肤腠理，内至胸腹脏腑，布散全身。其生理功能表现在三个方面：防御外邪；温养全身；调控腠理（控制汗液排放）。

5. 人体之气的运动与气化

（1）气机：气的运动称为气机。其运动形式可以归纳为升、降、聚、出、入（哲学之气是升、降、散、予以写别）。一方面气机畅通无阻，另一方面升降出入平衡协调，气的运动才能正常，这种状态称为"气机调畅"。

脏腑之气的运动规律有其独特之处，每一个脏腑其气机有升有降，这样才能维持该脏腑正常的生理功能。但总体上来看，脏腑之气升降是有规律的：位在上者，其气以下行为顺；位在下者，其气以上行为顺。即心肺在上，其气主降；肝肾在下，其气主升；脾胃居中，为升降之枢纽。火火下降，肾水上升，使心火不亢，心肾相交。肺气下降，以防肝气升发太过；肝气上升，以免肺气肃降太过。

诸脏腑相互协调，才能维持人体机能平衡。

（2）气化：气的运动产生的变化称为气化。气化的实质是人体能量与物质新陈代谢的过程，是生命最基本的特征之一。

（3）二者的关系：气的运动具有普遍性，生命活动（气化）是在气的不断运动（气机）中产生的，因此气机是产生气化的根本。气化过程中蕴含着气的升降出入运动，气的各种运动形式实是从气化过程中体现出来的。

三、血

1.血的基本概念　血是循行于脉中而富有营养的红色液态物质，是构成人体和维持人体生命活动的基本物质之一。水谷精微和肾精是化生血液的基本物质，依赖心、肺、脾、胃、肾的协调作用。

2.血的生成　水谷之精是生成血液的基本物质。脾胃运化水谷，将吸收的水谷精微（其中包含营气和津液）上输至心肺，与肺吸入的自然界清气相合，灌注心脉，在心的化赤作用下生成血液。因此，营气和津液是化生血液的主要物质基础。

肾精也是生成血液的基本物质。精血可以互化，肾精充足可以化生肝血以养血。

3.血的运行　血液的正常运行以心气充沛、血液充盈、脉道通利为基本条件，此外还与脾气充沛和邪气不干有关。血液的正常运行与心（主血脉）、肺（朝百脉）、肝（藏血）、脾（主统血）等脏腑功能密切相关。

4.血的功能

（1）濡养：血液是富有营养的物质，行于脉中，在心气的推动下布散全身，营养周身。

（2）化神：血是机体精神活动的主要物质基础.血液充盈，精神才能充沛，思维才能敏捷。

四、津液

1.津液的基本概念　津液，是机体一切正常水液的总称，包括各脏腑形体官窍的内在液体及其正常的分泌物。津液是构成人体和维持人体生命活动的基本物质之一。津液是津和液的总称。

（1）津：质地清稀，流动性大，布散于体表皮肤、肌肉和孔窍，并能渗入脉中，起滋润作用。

（2）液：质地浓稠，流动性小，灌注于骨节、脏腑、脑、髓，起濡养作用。

2.津液的代谢

（1）津液的生成：津液来源于饮食水谷，通过胃的腐熟作用（"游溢精气"，吸收水分）、小肠泌别清浊（将残渣分为清浊，对清者吸收）、大肠主津（水液重吸收）来生成，由脾气运送至全身。

（2）津液的输布：主要依靠脾、肺、肝、肾和三焦等脏腑生理机能的配合来完成的：①脾：一方面脾气将津液上输至肺，通过肺宣发肃降作用布散全身；另一方面脾气直接将津液布散到其他脏腑。②肺：肺主行水，宣发肃降将津液散全身。③肾：一方面肾气对整个水液输布代谢起调控和推动作用，另一方面肾脏本身也是水液代谢的重要环节（蒸化作用）。④肝：肝主疏泄，调畅气机，气行则水行，保持水道通畅。⑤三焦：三焦是水液和诸气运行的通道，三焦通利，水液运行才能通畅。

（3）津液的排泄：主要依赖肺（宣发肃降）和肾（蒸化作用）两脏，同时大肠排泄的粪便也带有

定水分。

3.津液的功能 津液由水谷精微化生所以具有两方面功能，即滋润濡养和充养血脉。

五、神

1.人体之神的基本概念

（1）广义之神：指人体生命活动的主宰及其外在的表现，包括形色、眼神、言谈、表情、应答、举止、精神、情志、声息、脉象等方面。

（2）狭义之神：指人的意识、思维、情感等精神活动。

2.人体之神的生成 人体内的精、气、血、津液是化神之源。其化神的力度是血＞精＞气＞津液。

3.人体之神的分类

（1）五神：即神、魂、魄、意、志，是对人的感觉、意识等精神活动的概括。五神分属于五脏，如《素问·宣明五气》所说："心藏神，肺藏魄，肝藏魂，脾藏意，肾藏志"。

（2）情志：包括七情、五志，亦是精神活动的表现，属于神的范畴。七情，是喜、怒、忧、思、悲、恐、惊七种情志活动的概括。五志分属于五脏：心在志为喜，肝在志为怒，肺在志为忧，脾在志为思，肾在志为恐。

（3）思维：即思维活动，《内经》概括为意、志、思、虑、智。

4.人体之神的作用 ①调节精气血津液的代谢。②调节脏腑的生理功能。③主宰人体的生命活动。

六、精、气、血、津液之间的关系

1.气与血的关系 气与血的关系可概括为：气为血之帅，血为气之母。

（1）气为血之帅：①气能生血：血液化生，离不开气的推动作用，此外营气还是血液生成的主要物质。②气能行血：血液的运行依赖心气、肺气的推动和肝气的疏泄。③气能摄血：脾气得统摄作用，可以保证血液在脉中运行，防止其逸出脉外。

（2）血为气之母：①血能养气：指血液对气的濡养作用，血足则气旺。②血能载气：指气存于血中，依附于血而不致散失，赖血之运载而行全身。

2.气与津液的关系

（1）气能生津：津液的化生离不开气的推动作用。津液来源于水谷，依赖脾气的运化作用。

（2）气能行津：津液需通过脾、肺、肾、三焦之气的升降出入运动，布散全身，并与肝气的疏泄作用密切相关。

（3）气能摄津：气的固摄作用可以防止津液无故流失，维持体内水液代谢平衡。

（4）津能生气：津液在输布过程中受到各脏腑阳气的蒸腾温化，可以化生为气。

（5）津能载气：在血脉之内，气的运行依附于血液；在血脉之外，气的运行依附于津液。"吐下之余，定无完气"，说的便是津能载气的作用。

3.精、血、津液之间的关系

（1）精血同源：精与血都由水谷精微化生和充养，化源相同；两者之间又相互资生，相互转化，并都具有濡养和化神等作用，故说"精血同源"。由于肾精和肝血也可以相互资生转化，所以精血之间，又可称为"肝肾同源""乙癸同源"。

（2）津血同源：津液与血都由水谷精微化生，都具有滋润濡养作用，二者之间又可以相互资生，相互转化，这种关系称为"津血同

源"。脉外的津液可以渗入脉中，补充血液；脉中的津液也可渗出脉外，补充津液。津液在卫气的作用下可以化为汗液，所以又有"血汗同源"之说。古文中"夺汗者无血""衄家不可发汗""亡血家不可发汗"便是此说。

4. 精、气、神之间的关系

精、气、神三者相互依存，相互为用，不可分割，合称为人身"三宝"。

（1）气能化精、摄精：气的运行不息可以促进精的化生；气又能固摄精，防止其无故耗损外泄。

（2）精能化气：精在气的推动激发作用下可以化生为气。各脏之精化生各脏之气，推动和调控各脏腑形体官窍的生理活动。

（3）精气化神：精与气都是神得以化生的物质基础，神必须得到精和气的滋养才能正常发挥作用。神以精气为物质基础，但神又能驭气统精。形是神之宅，神为形之主，神安则精固气畅，神荡则精失气衰。

第十单元　经络

一、经络学说概述

1. 经络的基本概念　经络，是经脉和络脉的总称，是运行全身气血，联络脏腑形体官窍，沟通上下内外，感应传导信息的通路系统，是人体结构的重要组成部分。

2. 经络系统的组成

（1）经脉：包括十二经脉、奇经八脉，以及附属于十二经脉的十二经别、十二经筋、十二皮部。

（2）络脉：包括十五络脉和难以计数的浮络、孙络等。

二、十二经脉

1. 十二经脉的走向规律

手三阴经从胸走手，手三阳经从手走头，足三阳经从头走足，足三阴经从足走腹（胸）。

2. 十二经脉的交接规律

（1）相为表里的阴经与阳经在四肢末端交接。

（2）同名手足阳经在头面部交接：如手足阳明经交接于鼻旁，手足太阳经交接于目内眦，手足少阳经交接于目外眦。

（3）足手阴经在胸部交接：如足太阴经与手少阴经交接于心中，足少阴经与手厥阴经交接于胸中，足厥阴经与手太阴经交接于肺中。

3. 十二经脉的分布规律

（1）头面部的分布：阳经在头面部的分布特点是：阳明经主要行于面部，其中足阳明经行于额部；少阳经主要行于侧头部；手太阳经主要行于面颊部；足太阳经行于头顶和头后部。

（2）四肢部的分布：十二经脉在四肢的分布特点是：阴经行于内侧面，阳经行于外侧面。上肢内侧为太阴在前，厥阴在中，少阴在后；上肢外侧为阳明在前，少阳在中，太阳在后；下肢内侧，内踝尖上八寸以下为厥阴在前，太阴在中，少阴在后；内踝尖上八寸以上则太阴在前，厥阴在中，少阴在后；下肢外侧为阳明在前，少阳在中，太阳在后。

（3）躯干部的分布：十二经脉在躯干部的分布特点是：手三阴经均从胸部行于腋下，手三阳经行于肩部和肩胛部；足三阳经则阳明经行于前（胸腹面），太阳经行于后（背面），少阳经行于侧面。足三阴经均行于腹胸面。循行于腹胸面的经脉，自内向外依次为足少阴肾经、

足阳明胃经、足太阴脾经和足厥阴肝经。

4.十二经脉的表里关系 《素问·血气形志》说:"手太阳与少阴为表里,少阳与心主为表里,阳明与太阴为表里,是为手之阴阳也。""足太阳与少阴为表里,少阳与厥阴为表里,阳明与太阴为表里,是为足阴阳也。"

5.十二经脉的流注次序 手太阴肺经→手阳明大肠经→足阳明胃经→足太阴脾经→手少阴心经→手太阳小肠经→足太阳膀胱经→足少阴肾经→手厥阴心包经→手少阳三焦经→足少阳胆经→足厥阴肝经→手太阴肺经。

三、奇经八脉

1.奇经八脉的含义 奇经八脉,是督脉、任脉、冲脉、带脉、阴维脉、阳维脉、阴跷脉、阳跷脉的总称。因其与十二经脉不同而别道奇行,故称为奇经八脉。

2.奇经八脉的循行特点 奇者,异也。奇经八脉的分布不像十二经脉那样有规律,如上肢就无奇经分布;除带脉外,余者皆由下而上循行。奇经八脉同脏腑没有直接的相互络属关系;相互间又无表里配合关系。

3.奇经八脉的主要功能

(1)密切十二经脉之间的联系。

(2)调节十二经脉气血:当十二经脉气血满溢时,则流注于奇经八脉,蓄以备用;当十二经脉气血不足时,则由奇经"溢出"及时给予补充。

(3)与女子胞、脑、髓及肾脏等关系较为密切。

4.督脉、任脉、冲脉、带脉、跷脉和维脉的基本功能

(1)督脉:督,有总管、统率的含义。主要生理功能:①调节阳

经气血,为"阳脉之海";督脉行于背部正中,与六条阳经在大椎穴交会。②与脑、髓和肾的功能有关:督脉循行于脊柱中面,入颅络脑,分支属肾,肾能藏精生髓,脑为髓海,故督脉与脑、髓和肾的功能活动有着密切的联系。

(2)任脉:任,有担任、妊养之意。主要生理功能:①调节阴经气血,为"阴脉之海"。②任主胞胎:任脉起于胞中,与女子月经来潮及生殖功能有关。

(3)冲脉:冲,有要冲、要道之意。主要生理功能:①调节十二经气血:冲脉上行于头,下行于足,后行于背,前布于胸腹,贯穿全身,通受十二经之气血,为总领诸经气血之要冲,故有"十二经脉之海""五脏六腑之海"之称。②女子月经及孕育功能有关:女子月经及孕育功能皆以血为基础,冲脉又称"血海",因此女子月经来潮及妊娠与冲脉盛衰密切相关。

(4)带脉:带,有束带之意,指带脉循行绕身一周,"束带而前垂"的特点。主要生理功能:①约束纵行诸经。②固护胞胎。③主司带下。

(5)跷脉:跷,有轻健敏捷的意思。主要生理功能:①主司眼睑开阖。②主司下肢运动。

(6)维脉:维,有维系、连接之意。主要生理功能:阳维脉维系联络全身阳经;阴维脉维系联络全身阴经。

四、经别、别络、经筋、皮部

1.经别

(1)概念:经别,即别行的正经。十二经别,是从十二经脉别行分出,深入躯体深部,循行于胸、腹及头部的重要支脉。

(2)分布特点:可用"离、合、出、入"来概括。

（3）生理功能：①加强十二经脉中相为表里的两条经脉在体内的联系。②加强体表与体内、四肢与躯干的向心性联系。③加强十二经脉与头面的联系。④扩大十二经脉的主治范围。⑤加强足三阴、足三阳经脉与心脏的联系。

2. 别络

（1）概念：别络，也是从经脉分出的支脉，大多分布于体表。别络有十五条，即十二经脉各有一条，加上任脉、督脉的别络和脾之大络。

（2）特点：别络是络脉中比较主要的部分，对全身无数细小的络脉起着主导作用。

（3）生理功能：①加强十二经脉中相为表里的两条经脉在体表的联系。②加强人体前、后、侧面的统一联系，统帅其他络脉。③渗灌气血以濡养全身。

3. 经筋

（1）概念：经筋，是十二经脉之气濡养和支持筋肉骨节的体系，为十二经脉的附属部分。

（2）生理功能：约束骨骼，主司关节运动的作用。

4. 皮部

（1）概念：皮部，是十二经脉及其所属络脉在体表的分区，经气布散之所在，具有保卫机体、抗御外邪的作用，并能反映十二经脉的病证。

（2）应用：①用于疾病诊断：脏腑、经络的病变能在相应的皮部分区反映出来。②用于疾病治疗：通过对浅表皮部的刺激和渗透作用，结合经穴位所形成的敷贴、温灸、热熨、梅花针等疗法。

五、经络的生理功能与经络学说的应用

1. 经络的生理功能

（1）沟通联系作用：联络脏腑器官，沟通上下内外。

（2）运输渗灌作用：运行全身气血，营养脏腑组织。

（3）感应传导作用：感应传导信息，调节功能平衡。针对腧穴刺激引起的感应及传导，通常称为"得气"。即局部有酸、麻、胀的感觉并沿经脉走向传导，就是经络感应传导作用的体现。

（4）调节作用。

2. 经络学说的应用

（1）阐释病理变化及其传变：在正常生理情况下，经络有运行气血、感应传导的作用，所以在发生病变时，经络就可能成为传递病邪和反映病变的途径。

（2）指导疾病的诊断：由于经络有一定的循行路线和络属脏腑，可以反映所属脏腑的病证，故可作为疾病诊断的依据。

（3）指导疾病的治疗：①指导针灸推拿治疗：针灸推拿疗法主要是根据某一经或某一脏腑的病变，在病变的邻近部位或经络循行的远端部位取穴，通过针灸或按摩，以调整经络气血的功能活动，达到治疗的目的。②指导药物治疗："药物归经"，是指某种药对某脏、某经有特殊治疗作用，即将该药引入该经。"引经报使"，是指某种药物能引导其他药物选择性的治疗某脏、某经的病证。

第十一单元　体质

一、体质的概念和构成

1. 体质的概念　是指人体生命过程中，在先天禀赋和后天获得的基础上所形成的形态结构、生理功能和心理状态方面相对稳定的固有特质。

2. 体质的构成　①形态结构的差异性。②生理机能的差异性。

③心理特征的差异性。

3.体质的特点 ①先天遗传性。②差异多样性。③形神一体性。④群类趋同性。⑤相对稳定性。⑥动态可变性。⑦连续可测性。⑧后天可调性。

二、体质的生理学基础

1.体质与脏腑精气血津液的关系

（1）脏腑经络的盛衰偏颇决定体质的差异。

（2）精气血津液是决定体质特征的重要物质基础。

2.影响体质的因素 ①先天禀赋。②年龄因素。③性别差异。④饮食因素。⑤劳逸所伤。⑥情志因素。⑦地理因素。⑧疾病针药及其他因素。

三、体质学说的应用

1.体质与病因病机

（1）决定个体对某些病因的易感性。

（2）决定病变的从化和传变。

2.体质与诊治

（1）辨体论治，因人制宜。

（2）辨体施药，权衡性味。

（3）辨体针灸，治法各异。

（4）辨体康复，瘥后调理。

3.体质与养生 善于养生者，要根据各自不同的体质特征，选择相应的措施和方法。

第十二单元　病因

病因，即导致疾病发生的原因，又称为致病因素。如六气异常、疬气传染、七情内伤、饮食失宜、劳逸失度、持重努伤、跌仆金刃、外伤及虫兽所伤等，均可导致发病而成为病因。

中医学通过分析病证症状、体

征来推求病因，为治疗用药提供依据。这种方法称为"辨症求因"或"审症求因"。

一、六淫

1.六淫的概念

（1）六气：正常情况下，风、寒、暑、燥、湿、火是自然界六种不同的气候变化，是万物生长变化和人类赖以生存的条件。

（2）六淫：即风、寒、暑、湿、燥、火（热）六种外感病邪的统称。六气一般不会致病，但气候变化超过人体承受范围，或者人体正气不足，抗病能力下降，不能适应自然界气候变化而导致发病时，六气便成了病因，而伤人致病的六气便是六淫。六淫形成的条件有二：①六气太过或不及，非其时而有其气，以及气候骤变，超过人体可以承受的范围。例如夏天过热、冬季过冷或冬季应寒反而骤暖。②人体正气虚弱，不耐正常六气变化。

2.六淫的共同致病特点

（1）外感性：六淫致病多从肌肤、口鼻侵犯人体，由外入内，具有外感性。

（2）季节性：六淫致病具有明显的季节性。如春季多风病，夏季多暑病，长夏多湿病，秋季多燥病，冬季多寒病。

（3）地域性：六淫致病与工作、生活的环境密切相关。人类涉及地域广阔，气候各异，居住、工作环境也多有气候差异，因此六淫致病有地域性。如东北多寒病，高温环境作业者多热病。

（4）相兼性：六淫致病可以单独伤人，也可以两种以上合而为病，如风热感冒。

3.六淫各自的性质及致病特点

（1）风邪的性质和致病特点

1）风为阳邪，其性开泄，易

表阳位：风邪侵袭人体，具有向上向外的特性（阳邪），使腠理疏泄不紧密（开泄）；容易侵袭人体的上部（头、面）和肌表（阳位）。

2）风性善行而数变：风邪具有游走不定的特性（善行）；且风邪致病，发病急，变化多，传变快（数变）。

3）风性主动：风邪致病会出现动摇不定的症状，如眩晕、震颤、抽搐、角弓反张等。

4）风为百病之长：①风邪常合他邪侵袭人体，是外邪致病的先导载体。②风邪伤人致病最多（终岁常有，发病机会最多，无孔不入，表里内外均可涉及，易发生多种病证）。

（2）寒邪的性质和致病特点

1）寒为阴邪，易伤阳气：寒即阴盛的表现，故称为阴邪。寒气亢盛，在体内人体阳气不仅不足以抵抗反而被寒邪侵袭。

2）寒性凝滞：寒邪侵袭人体易使气血津液凝结，经脉受阻，产生疼痛，即"不通则痛"。

3）寒性收引：寒邪侵袭人体易使气机收敛，腠理郁闭，筋脉拘挛，即"寒则气收"。

（3）暑邪的性质和致病特点

1）暑为阳邪，其性炎热：暑为盛夏火热之气所化生，故为阳邪。暑邪致病出现一派阳热症状，如高热、心烦、面赤、脉洪大。

2）暑性升散，易扰心神，易伤津耗气：暑为阳邪，具有升散之性，易扰心神。暑邪侵袭人体，使腠理开泄而多汗伤津。汗出过多，不仅伤津，而且耗气，即气随津伤，《内经》中"炅则气泄"便是此意。

3）暑多夹湿：暑季气候炎热，雨水充沛，热蒸湿动，水气弥漫，故暑邪为病，多夹有湿邪，临床表现除暑邪特点外，往往还有大便不

爽、口舌黏腻的湿滞症状。

（4）湿邪的性质和致病特点

1）湿为阴邪，易伤阳气：湿与水同类，水属阴邪。阴邪侵入人体，机体阳气与之相抗争，故湿邪侵人，易伤阳气。脾主运化水液，性喜燥而恶湿，故外感湿邪，常易困脾，致脾阳不振，运化无权。

2）湿性重浊：重即沉重之意，指湿邪侵袭人体常出现以沉重感为特征的症状，如四肢困重、头重如裹。浊即混浊、秽浊的意思，指湿邪为病，分泌物具有秽浊不清的特征。

3）湿性黏滞，易阻气机：湿邪致病，其黏腻停滞的特性主要表现在三方面：①病程的黏滞性：湿邪为病，病程较长，多缠绵难愈。②症状的黏滞性：湿病症状多表现为黏滞，如口中黏腻、大便黏滞不爽。③阻气机：因湿为重浊之邪，故伤人最易留滞于脏腑经络，阻遏气机，使脏腑气机升降失常，经络阻滞不畅。

4）湿性趋下，易袭阴位：湿邪为重浊有质之邪，类水属阴，有趋下的性质。人体下部也属阴，所以说湿性趋下，易袭阴位，如水肿、湿疹下部多见。

（5）燥邪的性质和致病特点

1）燥邪干涩，易伤津液：燥邪侵袭人体，最易损伤津液，出现口鼻干燥等症状。需要注意的是：燥邪伤津，但不耗气。

2）燥易伤肺：肺为娇脏，喜清润而恶燥。燥邪多从口鼻而入，最易伤肺。

（6）火（热）之邪的性质和致病特点

1）火热为阳邪，其性炎上：火热之邪升腾、灼热，故为阳邪。火热之邪侵袭人体，多发生在人体上部，如咽喉肿痛、口舌生疮。

2）火热易扰心神：火与心相通，火热之邪入于营血，最易扰乱心神。

3）火热易伤津耗气：火热之邪侵袭人体，一方面迫使津液外泄，气随津脱，伤津耗气。另一方面火热直接消灼津液，耗伤人体阴气。即所谓"少火生气，壮火食气"。

4）火热易生风动血：即火热之邪侵袭人体，燔灼津液，劫伤肝阴，筋脉失养失润，易引起肝风内动的病证，又称"热极生风"。

5）火邪易致疮痈：火邪入于血分，结聚于局部，燔灼腐肉，易发为痈肿疮疡。

二、疠气

1.疠气的概念 疠气，是有别于六淫而具有强烈致病性和传染性病邪的统称。疠气可以通过空气传染，经口鼻侵入致病；也可以随饮食污染、蚊虫叮咬、皮肤接触等途径感染而发病。

2.疠气的致病特点 ①发病急骤，病情危笃。②传染性强，易于流行。③一气一病，症状相似。

三、七情内伤

1.七情内伤的基本概念 七情，指喜、怒、忧、思、悲、恐、惊七种引发或诱发疾病的情志活动。七情在正常情况下不会致病，若七情反应太过或不及，或者受到强烈持久的刺激（七情伤人的条件），超越了人体生理和心理的适应和调节能力，导致脏腑精气损伤，功能失调，七情则成为病因。

2.七情与脏腑精气的关系 情志活动是由脏腑精气应答外界各种刺激所产生的。脏腑精气是情志活动产生的内在基础。如果五脏精气发生病变，就会影响人的情志活动，出现异常的情志反应。另一方面，

外在环境的变化过于强烈，情志过激或持续不解，又可导致脏腑精气的失常，气血运行失调。

3.七情内伤的致病特点

（1）直接伤及内脏：七情是对内外环境变化所产生的复杂心理反应，以脏腑精气为物质基础，故七情内伤可直接伤及内脏。心藏神，为情志之主，因此七情内伤首先伤及心神。

1）损伤相应之脏：七情分属五脏，七情内伤可损及相应之脏。即心在志为喜，过喜则伤心；肝在志为怒，过怒则伤肝；脾在志为思，过度思虑则伤脾；肺在志为悲为忧，悲忧过度则伤肺；肾在志为恐，过恐则伤肾。

2）影响心神：心主神志，七情皆从心而发，故七情内伤均可作用于心神，导致心神不宁，甚至精神失常。

3）数情交织，易伤心肝脾：七情中的每一情可单独伤人，也可多情交织伤人。由于对情感反应最剧烈的是心、肝、脾三脏，因此数情交织，易伤心肝脾。

4）易损伤潜病之脏腑：潜病即已经发生，但还无明显临床表现的病证。此时虽无明显临床表现，潜病脏腑已发生病变，脏腑精气受损，对情志变化的承受能力减弱，因此情志致病，易损伤潜病之脏腑。

（2）影响脏腑气机：气机在情志活动中起着重要作用。脏腑之气的升降出入运动受心神掌控，情志致病首要影响心神，随之影响气机，导致脏腑气机升降失常而出现相应的临床表现。

1）怒则气上：过怒导致肝气疏泄太过，气机上逆，甚则血随气逆，并走于上。即"大怒则形气绝，而血菀于上，使人薄厥"。

2）喜则气缓：过度喜乐可导致

心气涣散，重者心气暴脱，神不守舍。即"喜乐者，神惮散而不藏"。

3）悲则气消：过度悲伤可导致肺失宣降，肺气耗伤。

4）恐则气下：过恐可使肾气失固，气陷于下，可见二便失禁、遗精滑精。

5）惊则气乱：猝然受惊，导致心神不定，气机逆乱，可见惊悸不安、惊慌失措。

6）思则气结：过度思虑导致脾气郁滞，运化失调。

此外，与气有关的还有"寒则气收""炅则气泄""劳则气耗"。

四、饮食失宜

1.饮食不节 指饮食没有节律和节制，包括过饱和过饥，以及饮食没有规律，时饥时饱。

2.饮食不洁 指因食用不清洁、不卫生或陈腐变质或有毒的食物而成为致病因素。

3.饮食偏嗜 指特别喜好某种性味的食物或专食某些食物。包括：①食类偏嗜。②五味偏嗜。③寒热偏嗜（嗜酒生湿、生痰、化热）。

五、劳逸失度

1.过度劳累 包括三个方面：①劳力过度（易耗伤肺气）。②劳神过度（易耗伤心神）。③房劳过度（易耗伤肾气）。

2.过度安逸 包括体力逸和脑力过逸。其致病特点主要表现在三个方面：①安逸少动，气机不畅。②阳气不振，正气虚弱。③长期用脑过少，加之阳气不振，可致神气衰弱。

六、痰饮

1.痰饮的概念 痰饮是人体水液代谢障碍所形成的病理产物，可分为有形之痰和无形之痰。有形之

痰即视之可见，闻之有声的痰液。无形之痰是指只见其征象，不见其形质，但能通过临床表现来推测其病因为痰。

2.痰饮的形成 多因外感六淫、七情内伤或饮食不节等导致脏腑机能失调，气化不利，水液代谢障碍，水湿停聚而成。故痰饮的形成与肺、脾、肾、肝和三焦的功能失常关系密切。

（1）脾：脾失健运，水湿内生，聚而成痰。

（2）肺：肺主行水，宣发肃降，将津液布散全身；若肺失宣肃，水液输布不利，则聚而成痰。

（3）肾：肾阳蒸化不利，也可以化生痰饮。

（4）肝：肝主疏泄，调畅气机，气行则水行；若肝气疏泄不利，则水液运行不畅，聚而成痰。

（5）三焦：三焦是水液和诸气运行的通道，三焦不利，则水液运行不畅，聚而成痰。

故说"脾为生痰之源"，"肺为贮痰之器"，"肾为生痰之本"。

3.痰饮的致病特点

（1）阻滞气血运行：痰饮为有形之邪，停滞于体内阻碍气机，影响气血运行。

（2）影响水液代谢：痰饮虽为水液代谢障碍产生的病理产物，但又可进一步影响水液代谢；痰饮阻滞气机，阻塞三焦，气行则水行，若气行不利，三焦不通，则水液运行更加不畅。

（3）易于蒙蔽心神：心神以清明为要，而痰饮为浊物，随气上行，易蒙蔽心神。

（4）致病广泛，变幻多端：痰饮随气流行，内而五脏，外而四肢，致病广泛。痰饮停留之处发病，症状又各有不同，且容易与他邪合而相感，临床上形成的病证繁多，症状表现

十分复杂，故有"百病多由痰作祟"之说。

七、瘀血

1. 瘀血的概念 瘀血是体内血行滞缓或血液停积而形成的病理产物。包括：①体内瘀积的离经之血。②因为血液运行不畅，停滞在经脉脏腑内的血液。瘀血属病因学概念。

血瘀是指血液运行不畅的病理状态，属于病机学概念。

2. 瘀血的形成 凡是影响血液正常运行，引起血液运行不畅，或致血离经脉而瘀积的内外因素，均可导致瘀血。

（1）血出致瘀。

（2）血行不畅致瘀：如气滞致瘀、因虚致瘀、血寒致瘀、血热致瘀等。

3. 瘀血的致病特点

（1）易于阻滞气机：瘀血一旦形成，必然影响和加重气机郁滞；且气机郁滞又可引起局部或全身的血液运行不畅。

（2）影响血脉运行：血脉是血液运行的通道，瘀血阻滞血脉，使血脉不利，导致局部或全身的血液运行失常。

（3）影响新血生成：瘀血已失去濡养作用，若日久不除，新生机受阻，势必影响新血生成。

（4）病位固定，病证繁多：瘀血一旦停滞于某脏腑组织，多难于及时消散，故其病位相对固定。瘀血的部位不同、原因不同，其临床表现也就不同。

4. 瘀血致病的症状特点 ①疼痛（刺痛，固定不移，拒按，夜间痛甚）。②肿块（部位固定）。③出血（瘀血阻滞，损伤血络，血逸脉外）。④色紫暗（面色紫暗、口唇、爪甲青紫，舌质紫暗，有瘀斑、瘀点）。⑤肌肤甲错，脉涩或结代。

第十三单元　发病

《内经》提出"外内合邪"，即外邪合内伤而侵入发病。《内经》中"冬伤于寒，春必温病；春伤于风，夏生飧泄；夏伤于暑，秋必痎疟；秋伤于湿，冬生咳嗽"，阐明了伏气的概念。

一、发病的基本原理

正气是决定发病的内在因素，邪气是发病的重要条件。

1. 正气不足是决定发病的内在因素

（1）正气的概念：正气，相对邪气而言，是指人体内具有抗病、祛邪、调节、修复等作用的一类精微物质。

（2）正气的防御作用：即抵御病邪入侵，及时祛除病邪、防止发病的作用。包括：①抵御外邪的入侵。②祛除病邪。③修复调节。④维持脏腑经络功能协调。

（3）正气在发病中的作用：正气强弱对疾病的发生发展和转归起主导作用。邪气之所以侵袭人体，是因为人体正气虚弱，即"邪之所凑，其气必虚"。

1）正虚感邪而发病：正气不足，抗邪无力或适应调节能力下降，外邪乘虚而入，疾病因之发生。

2）正虚生邪而发病：正气不足，调节脏腑、经络功能活动的能力下降，致脏腑经络的功能失常，精气血津液代谢失常，易发生内生五邪。

3）正气强弱可决定发病证候性质：邪气侵入，若正气充盛，奋起抗邪，多表现为实证；正气不足，脏腑功能减退，精气血津液亏损，多表现为虚证或虚实夹杂证。若正气衰，不能抗邪，邪气内陷，为

病多重。

2. 邪气是发病的重要条件

（1）邪气的概念：邪气，泛指各种致病因素，包括存在于外界或由人体内产生的种种具有致病作用的因素。

（2）邪气的侵害作用：邪气可对人体的机能和形质产生损害作用。主要体现在：①导致生理机能失常。②造成脏腑组织的形质损害。③改变体质类型。

（3）邪气在发病中的作用

1）邪气是疾病发生的原因：邪气侵袭人体，与正气搏结，使人发病。

2）影响发病的性质、类型和特点：不同的邪气作用于人体，表现出不同的发病特点。

3）影响病情和病位：一般来说，虚邪伤人，病情较重；正邪伤人，病情轻浅。受邪部位浅多为表证，受邪部位较深多为里证。表里两部同时受邪称为两感。

4）某些情况下主导疾病的发生：在邪气的毒力和致病力特别强，超越人体正气抗御能力和调节范围时，邪气对疾病的发生起着决定性作用。如疠气、高温、枪弹伤等。

二、影响发病的主要因素

1. 环境与发病　主要包括气候因素、地域因素、生活工作环境及社会环境等对发病的影响。

2. 体质与发病

（1）决定发病倾向：如体质强，抗病力强，则不易发病或病后多形成实证；若体质弱，抗病力弱，则易发病或病后多形成虚实夹杂证、虚证。

（2）决定对某种病邪的易感性。

（3）决定某些疾病发生的证候类型。

3. 精神状态与发病　精神状态能影响内环境的协调平衡，故能影响发病。精神状态好，情志舒畅，气机通畅，气血调和，脏腑机能协调，则正气强盛，邪气难以入侵，或虽受邪也易祛除。

三、发病类型

1. 感邪即发　又称猝发、顿发，即感邪之后立即发病。多见于新感外邪较盛、情志剧变、毒物所伤、外伤、感受疠气。

2. 徐发　又称缓发，即感邪后缓慢发病。多见于内伤疾病或正气不足之人感邪。

3. 伏而后发　即感受邪气后，邪气在机体内潜伏一段时间，或在诱因作用下，过时而发病。如冬伤于寒，春必温病；春伤于风，夏生飧泄；夏伤于暑，秋必痎疟；秋伤于湿，冬生咳嗽。

4. 继发　指在原发病基础上，继发新的疾病。继发病首先要有原发病，并且新产生的继发病与原发病在病理上有密切关系。如肝阳上亢导致的中风，小儿食积引发的疳积。

5. 合病　指外感病初起示两经同时受邪而发病，如太阳与阳明合病。

6. 并病　指一经病证未罢又出现另一经病证的发病特点，也可指具体疾病的病后增病，即可视为并发病证。

7. 复发　指疾病初愈或慢性疾病的缓解阶段，在某些诱因的作用下，引起疾病再度发作或反复发作的一种发病形式。引起复发的机理是余邪未尽，正气未复。

（1）复发的基本特点：①原病基本病症特点再度出现，但又不是原有病理过程的完全重现。大多比原病更复杂，病情更重。②复发的次数愈多，其宿根难除，且容易留

下后遗症。③大多有诱因。

（2）复发的诱因：①外感致复。②食复。③劳复。④药复。⑤情志致复。⑥某些气候因素、地域因素也可成为复发的诱因。

第十四单元　病机

病机，即疾病发生、发展和变化的规律和机理。

一、邪正盛衰

邪正盛衰，是指在疾病发展过程中，机体的抗病能力与致病邪气之间相互斗争所发生的盛衰变化。其有两方面内容：一方面是邪气对正气的损伤作用；另一方面是正气对邪气的抵御祛除作用，以及正气的康复机能。

（一）邪正盛衰与虚实变化

1. 虚实病机

（1）实：指邪气盛为主，但正气尚未虚衰。即邪气致病力亢盛，而正气抗病力未衰，仍能抗邪的表现。实证多见于外感六淫和疠气的初、中期，或由于湿痰、水饮、食积、气滞、瘀血等引起的内伤疾病。

（2）虚：指正气虚损为主，而邪气已退或不明显。即正气虚弱，抗病能力减弱，对致病邪气无力抵抗的表现。虚证多见于素体虚弱、外感疾病后期、各种慢性疾病，或因暴吐、暴下、大汗、亡血等使正气脱失的病变。

2. 虚实变化

（1）虚实错杂：①虚中夹实：即以正气虚为主，又兼有实邪为患的病理变化。如脾胃湿瘀病变，即是由于脾气亏损，运化无力，而致湿自内生，阻滞中焦所致。②实中夹虚：即以邪实为主，又兼有正气虚损的病理变化。如外感热病发展过程中，由于热邪耗伤津液，可形成

邪热炽盛兼津液损伤之证。

（2）虚实转化：指疾病过程中由于邪正力量的变化，疾病可发生由虚转实或由实转虚的变化。

（3）虚实真假：指一些情况下疾病的临床表现与其虚实本质不相符，而表现出与虚实本质相反的假象。①真实假虚：指疾病的本质为实，但表现出虚的临床表现。由于邪气亢盛，结聚体内，阻滞经络，气血不能外达所致，即"大实有羸状"。如热结胃肠，腹痛痞满，却见泻下臭秽的"热结旁流"症状。此时应避开假象，不可止泻，继续攻下体内热结，即通因通用。②真虚假实：指疾病的本质为虚，但表现出实的临床表现。由于正气虚弱，脏腑经络之气不足，气的推动激发功能减弱，即"至虚有盛候"。如脾胃气虚，运化无力，可见脘腹胀满实性假象。此时应补脾胃之气，而不可攻下食积，即塞因塞用。

（二）邪正盛衰与疾病转归

1. 正盛邪退

指在疾病过程中，正气奋起抗邪，正气渐趋强盛，邪气日渐衰弱，疾病向好转和痊愈的方向发展的一种病理变化。

2. 邪盛正衰

指在疾病过程中，邪气渐趋强盛，正气日渐衰弱，正气无力抗邪，疾病日趋恶化、危重，甚至向死亡方面转归的一种病理变化。

3. 邪正相持

指在疾病过程中，机体正气不甚虚弱，而邪气亦不亢盛，则邪正双方势均力敌，相持不下，病势处于迁延状态的一种病理变化。

4. 正虚邪恋

指在疾病过程中，正气大虚，余邪未尽，或邪气深伏伤正，正气无力祛除病邪，致使疾病处于缠绵难愈的病理变化。一般多见于疾病后期，且是多种疾病由急性转为慢性，或慢性病久治不愈、

或遗留某些后遗症的主要原因之一。

二、阴阳失调

阴阳失调，指在疾病的发生发展过程中，由于各种致病因素的影响，导致机体的阴阳双方失去相对的平衡而出现阴阳偏盛、偏衰、互损、格拒、亡失等一系列的病机变化。

1. 阴阳盛衰（对立制约关系失调）。

2. 阴阳互损（互根互用关系失调）。

3. 阴阳转化。

4. 阴阳格拒（对立制约关系失调）。

阴盛格阳：阴盛于内，逼迫阳气浮越于外的真寒假热证。

阳盛格阴：阳盛偏盛至极，深伏于里，格阴于外的真热假寒证。

5. 阴阳亡失（互根互用关系失调）。

亡阳：阳气突然脱失，机体机能衰竭。多见冷汗淋漓、脉微欲绝。

亡阴：阴气突然脱失，机体机能衰竭。多见汗出如油、脉数疾。

三、精、气、血失常

精、气、血失常，指在疾病过程中，由于邪正盛衰，或脏腑功能失调，导致精、气、血不足或运行失常及其相互关系失调的病机变化。

1. 精的失常

（1）精虚：指肾精（主要为先天之精）和水谷之精不足，及其功能低下所产生的病理变化。因先天禀赋不足，或后天失养，或过劳伤肾，以及脏腑精气不足，日久累及于肾等，均能导致肾精不足的病理变化。肾精不足常见生长发育不良、女子不孕、男子精少不育或滑遗过多、精神委顿、耳鸣、健忘，以及体弱多病、未老先衰等。脾失健运，或饮食不当，可致水谷之精生成

不足的病理变化。水谷之精不足，可出现面黄无华、肌肉瘦削、头昏目眩、疲倦乏力等羸弱状态。

（2）精的施泄失常

1）失精：指生殖之精和水谷精微大量丢失的病理变化。精脱为失精之重证。

2）精瘀：指男子精滞留精道，排精障碍而言。

2. 气的失常

（1）气虚：指一身之气不足及其功能低下的病理变化。

（2）气机失调：即气的升降出入运动失常，包括气滞、气逆、气陷、气闭、气脱等病理变化。

1）气滞：指气的运行不畅，或郁滞不通的病理变化。多是由于情志抑郁，或痰、湿、食积、热郁、瘀血等阻滞，影响到气的流通；或因脏腑功能低下，如肝气失于疏泄、大肠失于传导等所致。气滞大多属于邪实，但亦有因气虚推动无力而致者。

临床表现：肺气壅塞——胸闷、咳喘；肝郁气滞——情志不畅、胁肋或少腹胀满；脾胃气滞——脘腹胀痛，休作有时，大便秘结等。

气滞的表现共同特点是：闷、胀、痛。

2）气逆：指气升之太过，或降之不及，以致气逆于上的一种病理变化。

临床表现：肺气上逆——咳嗽上气；胃气上逆——嗳气、恶心、呕吐、呃逆；肝气逆于上——头痛头胀、面红目赤、易怒等。

3）气陷：指气的上升不足或下降太过，以气虚升举无力而下陷为特征的一种病理变化。气陷多由气虚发展而来，与脾的关系最为密切，通常又称"脾气下陷"。

临床表现：上气不足——指气不上荣，头目失养的病变，可见头晕、目眩、耳鸣；中气下陷——指

脾气虚损，升举无力，内脏位置维系无力，而发生某些内脏的位置下移，可见胃下垂、肾下垂、子宫脱垂、脱肛。

4）气闭：指气机闭阻，失于外达，甚至清窍闭塞，出现昏厥的一种病理变化。气闭病机有因触冒秽浊之气所致的闭厥，突然精神刺激所致的气厥，剧痛所致的痛厥，痰闭气道之痰厥等。

5）气脱：指气虚至极，不能内守而大量脱失，以致生命功能突然衰竭的一种病理变化。

临床表现：面色苍白、汗出不止、目闭口开、全身瘫软、手撒、二便失禁、脉微欲绝或虚大无根等症状。

3.血的失常

（1）血虚：指血液亏少，濡养功能减退的病理变化。

（2）血运失常：血液运行失常主要有血瘀和出血两种病理变化。

1）血瘀：指血液的运行不畅，甚至血液瘀滞不通的病理变化。血瘀主要是血液运行不畅，或形成瘀积，可为全身性病变，亦可瘀阻于脏腑、经络、形体、官窍等某一局部。血瘀病机的形成，多与气虚、气滞、痰浊、瘀血、血寒、血热、津亏等致血行不畅有关。

2）出血：指血液溢出血脉的病理变化。若突然大量出血，可致气随血脱而引起全身功能衰竭。出血病机的形成多与血热、气虚、外伤及瘀血内阻等有关。

4.精、气、血关系失调

（1）精与气血关系的失调

1）精气两虚：由于精可化气，气聚为精，故精气两虚或精伤及气、气伤及精，皆可见精气两虚。肾主藏精化生元气，因此，精气两虚多与肾有关。肾之精气亏虚，以生长、发育迟缓，生殖功能障碍以及早衰等为临床特征。

2）精血不足：肾藏精，肝藏血，两者精血同源。病及肝肾，或肝病及肾、肾病及肝皆可形成肝肾精血不足的病机。常见面色无华、眩晕、耳鸣、神疲健忘、毛发脱落稀疏、腰膝酸软，男子精少、不育，女子月经愆期、经少、不孕等。

3）气滞精瘀和血瘀精阻：气机阻滞，疏泄失司，或精道阻滞，血液涩滞，皆可致精道瘀阻而形成气滞精瘀或血瘀精阻的病机变化。

（2）气与血关系的失调

1）气滞血瘀：指气机阻滞，导致血液运行障碍，出现血瘀的病理变化。气滞可致血瘀，血瘀可致气滞，两者互相影响。多见于肝肺气滞而致心血、肝血瘀滞的病变，出现疼痛、癥聚、瘕积、咳喘、心悸、胸痹等。

2）气虚血瘀：指因气虚推动无力而致血行不畅，甚至瘀阻不通的病理变化。多见于心气不足，运血无力而致的惊悸怔忡、喘促、胸闷、水肿等症。

3）气不摄血：指因气虚摄血无力，以致血逸脉外而出血的病理变化。由于脾主统血，所以气不摄血的病变，多与脾气亏虚有关。

4）气随血脱：指在大量出血的同时，气随血液的流失而脱失，形成气血两脱的危重病理变化。常见于外伤失血、呕血，或妇女产后大出血的过程中。

5）气血两虚：即气虚和血虚同时存在的病理变化。多因久病气血耗伤，或先有失血，气随血耗，或先因气虚，血液生化障碍而日渐衰少而形成气血两虚。气血两虚，则脏腑经络、形体官窍失之濡养，出现脏腑组织不荣的病变。常见面色淡白或萎黄、少气懒言、疲乏无力、形体瘦削、心悸失眠、肌肤干燥、肢体麻木，甚至感觉障碍、肢体萎废不用等。

四、津液代谢失常

津液失常，指津液生成不足，或输布、排泄障碍的病机变化。

1.津液不足　指津液亏损，脏腑组织失于滋养，表现一系列干燥枯涩征象的病理变化。

导致津液不足的原因：一是热邪伤津，如外感燥热之邪，灼伤津液；二是丢失过多，如吐泻、大汗、多尿或久病耗津等；三是生成不足，如脏腑功能减退，津液生成不足。轻者，常见口渴引饮、大便燥结、小便短少色黄及口、鼻、皮肤干燥等；重者可出现目眶深陷、小便全无、精神委顿，甚至大肉尽脱、手足震颤、舌光红无苔等。

2.津液输布、排泄障碍　津液输布障碍，指津液转输、运行失调，津液停留于体内某些部位的病变。津液排泄障碍，指津液化为汗、尿的作用失调，导致水液潴留体内为患。

津液的输布障碍和排泄障碍，均导致津液停滞形成，且两者常相互影响，导致湿浊困阻、痰饮凝聚、水液潴留等多种病变。

3.津液与气血关系失调

（1）水停气阻：是指津液代谢障碍，水湿痰饮停留导致气机阻滞的病理变化。因水湿痰饮的形成，可因气滞而水停，而痰饮等有形之邪停滞，又易阻碍气的运行，故水停与气滞常常并见。

（2）气随津脱：指津液大量耗失，气先其依附而出现暴脱亡失的病理变化。多由高热伤津或大汗伤津，或严重吐泻耗伤津液等所致。如《金匮要略心典·痰饮篇》说："吐下之余，定无完气。"

（3）津枯血燥：指津液亏损，导致血燥虚热内生或血燥生风的病理变化。多因高热伤津，或烧伤导致津液耗损，或阴虚痨热，津液暗

耗，而致津枯血燥。

（4）津亏血瘀：指津液耗损导致血行瘀滞不畅的病理变化。津液充足是保持血脉充盈、血行通畅的重要条件。若因高热、烧伤，或吐泻、大汗出等因素，致使血中津液大量亏耗，则血液循行滞涩不畅，从而发生血瘀之病变。

（5）血瘀水停：指因血脉瘀阻，血行不畅导致津液输布障碍而水液停聚的病变。血瘀则津液不行，从而导致津停为水湿痰饮。

五、内生五邪

内生"五邪"，指在疾病过程中，机体自身由于脏腑功能异常而导致化风、化火、化寒、化燥、化湿的病理变化。因病起于内，又与风、寒、湿、燥、火外邪所致病证的临床征象类似，故分别称为"内风""内寒""内湿""内燥"和"内火"，统称为内生"五邪"。

1.风气内动　即"内风"，指在疾病过程中阳盛或阴不制阳导致阳气亢逆而引起动摇、眩晕、震颤等症状，出现动摇、眩晕、震颤等症状的一类"风"的症状，故称内风。由于内风与肝密切相关，故又称肝风或肝风内动。如《内经》所说："诸风掉眩，皆属于肝。""诸暴强直，皆属于风。"

（1）肝阳化风：多由于情志所伤，肝郁化火，或年老肾阴亏，或操劳过度等，耗伤肝肾之阴，导致阴虚阳亢，风气内动。常见临床表现：轻者可见筋惕肉、肢麻震颤、眩晕欲仆，或见口眼㖞斜、半身不遂；严重者则因血随气升而发猝然仆倒，或为闭证，或为厥证。

（2）热极生风：多见于热性病的极期，由于火热亢盛，煎灼津液，致使筋脉失养。临床表现：在高热不退基础上出现痉厥、抽搐、鼻翼扇动、目睛上吊、神昏谵语等。

037

（3）阴虚风动：多见于热病后期，或由于久病耗伤，阴气和津液大量亏损，阴虚则阳亢，抑制能力减弱，加之筋脉失之滋润，变生内风。临床可见筋挛肉润、手足蠕动等动风症状，并见低热起伏、舌光红少苔、脉细如丝等阴虚衰少表现。

（4）血虚生风：多由于生血不足或失血过多；或久病耗伤营血，肝血不足，筋脉失养；或血不荣络，致虚风内动。临床可见肢体麻木不仁、筋肉跳动，甚则手足拘挛不伸等症。

（5）血燥生风：指血虚津亏，失润化燥，肌肤失于濡养而生风的病理变化。临床可见皮肤干燥或肌肤甲错，并有皮肤瘙痒或落屑等症状。

2. 寒从中生　寒从中生，又称"内寒"，指机体阳气虚衰，温煦作用减退，阳不制阴而虚寒内生的病理变化。内寒与脾肾阳气不足关系密切，其中脾肾的阳气虚衰尤为重要，故曰："诸寒收引，皆属于肾"。阳气虚衰，气化不利，水液代谢障碍，形成水湿或痰饮，故有："诸病水液，澄澈清冷，皆属于寒"。

注意：寒邪直中于里，伤及脏腑阳气，称为"中寒"，属于外感邪气，并非内伤。

3. 湿浊内生　湿浊内生，又称"内湿"，指因体内水液输布排泄障碍而致湿浊停滞的病理变化。脾气的运化失职是湿浊内生的关键，但脾气运化有赖肾阳的温煦，故脾阳虚亦易导致湿浊内生。如湿邪留滞于经脉之间，可见头重如裹、肢体困重或屈伸不利，故说："诸痉项强，皆属于湿"。

4. 津伤化燥　津伤化燥，又称"内燥"，指津液耗伤，各脏腑形体官窍失其滋润而出现干燥枯涩的病理状态。多因久病伤津耗液，或

大汗、大吐、大下，或亡血失精导致津亏，也可因热性病过程中热盛伤津所致。内燥病变可发生于各脏腑形体官窍，但以肺、胃及大肠为多见。

5. 火热内生　火热内生，又称"内火""内热"，指阳气有余或阴虚阳亢，或由于气血瘀滞，邪气郁结而导致火热内扰，机体功能亢奋的病理状态。

（1）阳气过盛化火：阳气在正常状态下有温煦机体的作用，称为"少火"。阳气亢盛必然使物质消耗增加，损伤阴液，这种病理性的阳气亢盛称为"壮火"。

（2）邪郁化火：①病理性代谢产物（如瘀血、痰饮、结石等）和食积、虫积等都而化火。②外感六淫病邪郁滞，从阳化火，如寒郁化火。

邪郁化火的主要机理是病理因素导致人体之气的郁滞，气郁则生热化火。

（3）五志过极化火：由于情志刺激，影响脏腑阴阳的协调平衡，造成气郁或火盛，致使火热内生。

（4）阴虚火旺：此为虚火。多因为津液亏损，阴气大伤，不能制阳，阳气相对亢盛，致使虚火内生。

六、疾病传变

1. 疾病传变的形式

（1）病位转移：包括表里之间与内脏之间的传变。

（2）外感病传变：①六经传变。②三焦传变。③卫气营血传变。

（3）内伤病传变：①脏与脏之间的传变。②脏与腑之间的传变。③脏与腑传变。④形脏内外传。

2. 病性转化　①寒热转化。②虚实转化。

第十五单元　防治原则

一、预防

早在《内经》就提出了"治未病"的预防思想。预防的内容包括未病先防和既病防变两个方面。

1.未病先防　指在未病之前，采取各种措施，做好预防工作，防止疾病发生。

2.既病防变　指在疾病发生之后，力求做到早期诊治，防止疾病的传变。

（1）早期诊治：疾病初期，病邪危害较轻，此时积极诊断治疗，预后较好。

（2）防止传变：即防止疾病传发展，亦即防止疾病传变的内容：疾病有一定的传变规律和途径，正确有效的治疗，阻截病传途径是防止疾病发展恶化的最好措施。②先安未受邪之地：脏腑之间的病理可按五行生克乘侮关系传变，因此根据此规律，应预护未受邪的脏腑，以防传变。如"见肝之病，知肝传脾，当先实脾"。

二、治则

（一）治则、治法的基本概念

1.治则　是治疗疾病所必须遵循的基本原则。

2.治法　是在一定治则的指导下制定的针对疾病与证候的具体治疗大法和治疗措施。包括汗、吐、下、和、温、清、消、补。

治则指导治法，治法从属于治则。

（二）正治与反治

1.正治　是采用与疾病证候性质相反的方药以治疗的一种原则。由于采用的方药与疾病性质相逆，故又称"逆治"。

正治适用于疾病的征象与本质相符的疾病，是临床上最为常用的治疗原则。包括：①寒者热之。②热者寒之。③虚则补之。④实则泻之。

2.反治　指顺从病证的外在假象而治的一种治疗原则。由于采用的方药性质与病证假象性质相同，故又称为"从治"。包括：①热因热用：如真寒假热证，此时应抓住寒证本质，应用热性药物进行治疗。②寒因寒用。③塞因塞用。④通因通用。

（三）治标与治本

标本是一个相对概念，就邪正而言，正气为本，邪气为标；就病机与症状而言，病机为本，症状为标；就先病后病而言，旧病、原发病为本，新病、继发病为标；就病位而言，脏腑精气病为本，肌表经络病为标。

1.缓则治其本　病情缓和，病势迁延，暂无危重病证，应着眼疾病的本质治疗。

2.急则治其标　病情危急时，应以缓解症状为当务之急。

3.标本兼治　若标本病证或标本均不急时，应当标本兼治。

（四）扶正与祛邪

扶正，即扶助正气，增强体质，以提高机体的抗病及康复能力，即"虚则补之"。

祛邪，即祛除邪气，以消解病邪的侵袭和损害作用，即"实则泻之"。

1.单独应用

（1）扶正：适用于虚证或真虚假实证。

（2）祛邪：适用于实证或真实假虚证。

2.同时运用　即攻补兼施，适用于虚实夹杂证。

（1）扶正兼祛邪：即扶正为主，祛邪为辅，适用于正虚为主的虚实

039

夹杂证。

（2）祛邪兼扶正：即祛邪为主，扶正为辅，适用于邪实为主的虚实夹杂证。

3. 先后运用　扶正祛邪先后应用，也适用于虚实夹杂证。

（1）先扶正后祛邪：适用于正虚为主，兼祛邪更伤正气，机体不能耐受攻伐者。

（2）先祛邪后扶正：适用于邪盛为主，兼扶正反会助邪，或正气尚能耐受攻伐者。

（五）调整阴阳

调整阴阳，指根据机体阴阳盛衰的变化而损其有余或补其不足，使之重归于和谐平衡。调整阴阳，"以平为期"是中医治疗疾病的根本法则。《素问·至真要大论》曰："谨察阴阳所在而调之，以平为期。"

1. 损其有余　即"实则泻之"，适用于疾病过程中人体阴阳偏盛有余的实性病变。

（1）热者寒之：对"阳胜则热"所致的实热证，宜用寒凉药物以清泻其偏盛之阳热，此即"热者寒之"之法。若在阳偏盛的同时，由于"阳胜则阴病"，导致阴气亏虚，则不宜单纯清其阳热，而需兼顾阴气的不足，即清热的同时，配以滋阴之品。

（2）寒者热之：对"阴胜则寒"所致的实寒证，宜用温热药物以消解其偏盛之阴寒，此即"寒者热之"之法。若在阴偏盛的同时，由于"阴胜则阳病"，导致阳气不足，则不宜单纯温散其寒，而需兼顾阳气的不足，即在散寒的同时，配以扶阳之品。

2. 补其不足　即"虚则补之"，适用于疾病过程中人体阴阳中一方虚损不足的虚性病变。

（1）阴阳互制之调补阴阳：对"阴虚则热"所出现的虚热证，治宜滋阴以抑阳，即所谓"壮水之主，

以制阳光"。《素问·阴阳应象大论》称之为"阳病治阴"。"阳病"指的是阴虚导致的阳气相对偏亢；"治阴"即补阴之意。对"阳虚则寒"所出现的虚寒证，治宜扶阳以抑阴，所谓"益火之源，以消阴翳"。《素问·阴阳应象大论》称之为"阴病治阳"。"阴病"指的是阳虚导致的阴气相对偏盛；"治阳"即补阳之意。

（2）阴阳互济之调补阴阳：对于阴阳偏衰的虚热及虚寒证的治疗，明·张介宾提出"阴中求阳"与"阳中求阴"的治法，见于《景岳全书·新方八阵》："善补阳者，必于阴中求阳，则阳得阴助而生化无穷。善补阴者，必于阳中求阴，则阴得阳升而泉源不竭。"此即阴阳互济的方法。根据阴阳互根的原理，因阳得阴助而生化无穷，阴得阳升而泉源不竭。故治疗阴虚证时，宜在滋阴剂中适当佐以补阳药，即所谓"阳中求阴"；治疗阳虚证时，宜在助阳剂中适当佐以补阴药，即所谓"阴中求阳"。

3. 阴阳双补　由于阴根于阳，阳根于阴，故阴虚可以及阳，阳虚可以及阴，从而出现阴阳两虚的病证。治时当阴阳双补，但须分清主次而用，阳损及阴者，以阳虚为主，则应在补阳的基础上配以滋阴之品：阴损及阳者，以阴虚为主，则应在滋阴的基础上辅以补阳之品。

（六）调理精气血津液

精、气、血、津液是脏腑经络功能活动的物质基础，生理功能各不相同，彼此之间又互相为用。因此，调理精气血津液则是针对精气血津液失调而设的治疗原则。

1. 调精　补精，固精，疏精。

2. 调气　气虚宜补，气滞宜疏，气陷宜升，气逆宜降，气脱宜固，气闭则开。

3. 调血　血虚则补，血瘀则行，血寒则温，血热则凉，出血则止。

4.调津液 滋养津液，祛除水湿痰饮。

5.调理精气血津液的关系
①调理气与血的关系：气病治血，血病治气。②调理气与津液的关系。③调理气与精的关系。④调理精血津液的关系。

（七）三因制宜
三因制宜，即因时、因地、因人制宜，指治疗疾病，必须从实际出发，顺应季节、环境、体质、性别、年龄等实际情况，制定适当的治疗方法。

1.因时制宜 是根据时令气候特点，考虑用药的治则。即用温远温、用热远热、用凉远凉、用寒远寒。

2.因地制宜 是根据不同地域环境特点，考虑用药的治则。如西北地高寒，病多寒证，寒凉剂必须慎用，而温热剂则为常用；东南地区天气炎热，雨湿绵绵，病多温热、湿热，温热剂必须慎用，寒凉剂、化湿剂则为常用。

3.因人制宜 是根据病人的年龄、性别、体质等不同特点，考虑用药的治则。一般来说，成人药量宜大，儿童则宜小；壮者药量宜大，弱者宜少；素体阳虚者用药宜偏温，阳盛者用药宜偏凉；妇人有经、带、胎、产之特点，用药与男子则更有异。

第十六单元 养生与寿夭

一、养生

养生，又称道生、摄生、保生。

1.养生的原则 ①顺应自然。②形神兼养。③调养脾肾。④因人而异。

2.养生的方法 ①适应自然，避其邪气。②调摄精神，内养真气。③饮食有节，谨和五味。④劳逸结合，不可过劳。⑤和于术数，适当调补。

二、生命的寿夭

1.生命的寿夭规律 关于人体生命的产生，《内经》有两种说法：一是人体生命由父母媾精而产生。二是人类如同宇宙万物，由天地精气相合而生成。

关于人体生命进程及其规律，《内经》有多篇做了描述。如《素问·上古天真论》曰："女子七岁，肾气盛，齿更发长……五七，阳明脉衰，面始焦……七七，任脉虚，太冲脉衰少……丈夫八岁，发长齿更……八八，则齿发去。"

《内经》对人体生命的产生及其发展变化的论述，主要强调三点：一是肾精精气的充盛及其生理功能的协调是生命进程的基础；二是形神合一是生命的保证；三是肾精、肾气是构成生命、维持生命活动的根本。

2.决定寿夭的基本因素 ①脏腑功能协调者寿。②肾精肾气充盛者寿。③与天地融为一体，顺应自然规律者寿。

中医诊断学

第一单元　绪论

1. 中医诊断的基本原理　司外揣内，见微知著，以常衡变。

2. 中医诊断的基本原则　整体审察、四诊合参、病证结合。

第二单元　望诊

一、望神

（一）得神

得神，又称"有神"。

临床表现： 两目灵活，明亮有神，面色荣润，含蓄不露，神志清晰，表情自然，肌肉不削，反应灵敏。

临床意义： 提示精气充盛，体健神旺，为健康的表现；或虽病而精气未衰，病轻易治，预后良好。

（二）少神

少神，又称"神气不足"。

临床表现： 两目晦滞，目光乏神，面色少华，精神不振，思维迟钝，少气懒言，肌肉松软，动作迟缓。

临床意义： 提示精气不足，机能减退，多见于虚证或疾病恢复期患者。

（三）失神

失神，又称"无神"。

1. 精亏神衰

临床表现： 两目晦暗，目无光彩，面色无华，晦暗暴露，精神萎靡，意识模糊，反应迟钝，手撒尿遗，呼吸异常，骨枯肉脱，形体赢瘦。

临床意义： 提示精气大伤，机能衰减，多见于慢性久病重病之人，预后不良。

2. 邪盛神乱

临床表现： 神昏谵语，循衣摸床，撮空理线；或猝倒神昏，两手握固，牙关紧闭。

临床意义： 提示邪气亢盛，热扰神明，邪陷心包；或肝风夹痰，蒙蔽清窍，阻闭经络。皆属机体功能严重障碍，气血津液失调，多见于急性病人，亦属病重。

（四）假神

临床表现： 如原本目光晦滞，突然目似有光，但却浮光外露；本来面色晦暗，一时面似有华，但为两颧泛红如妆；本已神昏或精神极度萎靡，突然意识似清，想见亲人，言语不休，但精神烦躁不安；原本身体沉重难移，忽思起床活动，但并不能自己转动；本来毫无食欲，久不能食，突然索食，且食量大增。

临床意义： 提示脏腑精气极度衰竭，正气将脱，阴不敛阳，虚阳外越，阴阳即将离决，属于病危。古人比作"回光返照"或"残灯复明"，常是危重病人临终前的征兆。

（五）神乱

1. 焦虑恐惧（卑惵、脏躁） 是指病人时时恐惧，焦虑不安，心悸气促，不敢独处的症状。多属虚证，由心胆气虚，心神失养所致。

2. 狂躁不安（狂证） 是指病人狂躁妄动，胡言乱语，少寐多梦，打人骂詈，不避亲疏，语无伦次，登高而歌，弃衣而走。多属阳证，由暴怒气郁化火，煎津为痰，痰火扰乱心神所致。

3. 淡漠痴呆（癫病、痴呆） 是指病人表情淡漠，痴呆，喃喃自语，哭笑无常，悲观失望。多属阴证，多由忧思气结，津凝为痰，痰浊蒙蔽心神，或先天禀赋不足所致。

4. 猝然昏倒（痫病） 是指病人突然昏倒，口吐涎沫，两目上视，四肢抽搐，醒后如常。多由脏气失调，肝风夹痰上逆，阻闭清窍所致。

二、望面色

（一）常色与病色

1. 常色 总的特点为明润含蓄。

（1）主色：红黄隐隐，明润含蓄（黄色人种）。

（2）客色：属于常色范畴，可因气候、地域等发生变化。

2. 病色 总的特点为晦暗、暴露。

（1）善色：面色虽有异常，但仍光明润泽。

（2）恶色：面色异常，且枯槁晦暗。

（二）五色主病

1. 赤色 主热证，亦可见于戴阳证。

（1）实热证：满面通红。

（2）阴虚证：午后两颧潮红。

（3）戴阳证：久病、重病面色苍白，却颧颊部嫩红如妆，游移不定者。

2. 白色 主虚证（包括血虚、气虚、阳虚）、寒证、失血证。

（1）气虚血少，阳衰寒盛：面色发白。

（2）血虚证、失血证：面色淡白无华，唇舌色淡。

（3）阳虚证：面色㿠白。

（4）阳虚水泛：面色㿠白虚浮。

（5）亡阳、气血暴脱或阴寒内盛：面色苍白。

3. 黄色 主脾虚、湿证。

（1）脾虚，湿邪内蕴：面色

发黄。

（2）脾胃气虚，气血不足：面色萎黄。

（3）脾虚湿蕴：面黄虚浮。

（4）黄疸：面黄鲜明如橘皮色，属阳黄，湿热为患；面黄晦暗如烟熏色，属阴黄，寒湿为患。

4. 青色 主寒证、气滞、血瘀、疼痛、惊风。

（1）寒凝气滞，瘀血内阻，筋脉拘急，疼痛剧烈，热极动风：面见青色。

（2）寒盛、痛剧：面色淡青或青黑，如气滞腹痛、寒滞肝脉。

（3）阴寒内盛，心阳暴脱，或真心痛：突见面色青灰，口唇青紫，肢凉脉微。

（4）心气、心阳虚衰，血行瘀阻，肺气闭塞，呼吸不利：久病面色与口唇青紫。

（5）肝郁脾虚：面色青黄（即面色青黄相兼，又称苍黄）。

（6）惊风或惊风先兆：小儿高热抽搐，面部青紫，尤以鼻柱、两眉间及口唇四周为甚。

（7）肝强脾弱，月经不调：妇女面色青。

5. 黑色 主肾虚、寒证、水饮、血瘀、剧痛。

（1）肾阳虚、剧痛：面色发黑。

（2）肾阴虚：面黑暗淡或黧黑。

（3）肾阴虚：面黑干焦。

（4）肾虚水饮、寒湿带下：眼眶周围发黑。

（5）血瘀：面色黧黑，肌肤甲错。

（三）望色十法

1. 浮 面色浮显于皮肤之外，为表证。

2. 沉 面色沉隐于皮肤之内，为里证。

3. 清 面色清明，其色舒，为阳证。

4. 浊　面色浊暗，其色惨，为阴证。

5. 微　面色浅淡，为虚证。

6. 甚　面色深浓，为实证。

7. 散　面色疏散，其色开，主新病或病邪将解。

8. 抟　面色壅滞，其色闭，主久病或病邪渐聚。

9. 泽　面色润泽，为精气未衰，病轻易治。

10. 夭　面色枯槁，为精气已衰，病重难医。

（四）转归

1. 面色由浮转沉，是邪气由表入里；由沉转浮，是病邪自里达表。

2. 面色由清转浊，是病由阳转阴；由浊转清，是病由阴转阳。

3. 面色由微转甚，是病由虚而致实；由甚转微，是病由实而转虚。

4. 面色由抟转散，是病虽久而邪将解；由散转抟，是病虽近而邪渐聚。

5. 面色由泽转夭，是病趋危重；由夭转泽，是病情好转。

三、望形态

（一）形体胖瘦

1. 肥胖　胖而能食，为形气有余；胖而食少，为形盛气虚。

病因：嗜食肥甘，喜静少动，脾失健运，痰湿脂膏积聚等所致。"肥人多痰""肥人多湿"。

2. 消瘦　形瘦食多，为中焦有火；形瘦食少，为中气虚弱。

病因：脾胃虚弱，气血亏虚。"瘦人多火"。

《内经》所谓"大骨枯槁，大肉陷下"，为脏腑精气衰竭，属病危。

（二）形体强弱

1. 体强　身体强壮，形气有余。说明气血旺盛，脏腑坚实，抗病力强。

体强之人，一般不易患病；若

患病，恢复能力亦强，预后往往良好。

2. 体弱　身体衰弱，形气不足。说明气血不足，体质虚弱，抗病力弱。

体弱之人，易于患病；若患病，恢复能力亦弱，预后往往较差。

（三）动静姿态

1. 坐形

（1）坐而喜仰：多为哮病、肺胀、气胸，或痰饮停肺、肺气壅滞。

（2）坐而喜俯，少气懒言：为体弱气虚。

（3）但坐不能卧，卧则气逆，咳逆倚息：多为肺气壅滞，或心阳不足，水气凌心，或肺有伏饮。

（4）坐时常以手抱头，头倾不能昂，凝神熟视：为精神衰败。

2. 卧式

（1）卧时面常向里，喜静懒动，身重不能转侧：多为阴证、寒证、虚证。

（2）卧时面常向外，躁动不安，身轻自能转侧：多为阳证、热证、实证。

（3）仰卧伸足，掀去衣被：多为实热证。

（4）蜷卧缩足，喜加衣被：多为虚寒证。

（5）但卧不能坐，坐则眩晕，不耐久坐：多为气血俱虚，或夺气脱血，或肝阳化风。

（6）卧不安：多为烦躁，腹满胀痛。

3. 立姿

（1）站立不稳，其态似醉，常并见眩晕：肝风内动，或脑有病变。

（2）不耐久站，站立时常欲倚靠他物支撑：多属气血虚衰。

（3）站立（或坐）时常以两手扪心，闭目不语：多为心虚怔忡。

（4）以两手护腹，俯身前倾：多为腹痛。

4. 行态

（1）以手护腰，弯腰曲背，行动艰难：多为腰腿病。

（2）行走之际，突然止步不前，以手护心，伴脘腹痛或心痛。

（3）行走时身体震动不定：多为肝风内动、筋骨受损，或脑有病变。

（四）异常姿态

1. 颤动　患者睑、面、唇、指、趾不时颤抖或震摇不定，不能自主。多为热盛动风，或虚风内动。

2. 手足蠕动　手足时时掣动，动作迟缓无力，类似虫之蠕行。多为脾胃气虚，或阴虚动风。

3. 手足拘急　手足筋肉挛急不舒，屈伸不利。多为寒邪凝滞；或气血亏虚，筋脉失养。

4. 四肢抽搐　四肢筋脉挛急与弛张间作，舒缩交替，动作有力。多为惊风、痫病。

5. 角弓反张　患者颈项强直，脊背后弯，反折如弓。多为热极生风、破伤风、马钱子中毒。

6. 循衣摸床，撮空理线　重症患者神识不清，不自主地伸手抚摸衣被、床沿，或伸手向空，手指时分时合。多为病重失神。

7. 猝然跌倒　①猝然昏倒，不省人事，伴半身不遂、口眼㖞斜者，多为中风病。②猝倒神昏，口吐涎沫、四肢抽搐，醒后如常者，多为痫病。

8. 舞蹈病　儿童手足伸屈扭转，挤眉眨眼，努嘴伸舌，状似舞蹈，不能自制。多为先天禀赋不足，或气血不足，风湿内侵。

四、望头面

（一）头形异常

1. 巨颅　头颅增大，颅缝开裂，颜面较小，智力低下者。多为先天不足，肾精亏损，水液停聚于脑。

2. 小颅　头颅狭小，头顶尖圆，颅缝早合，智力低下者。多为肾精不足，颅骨发育不良。

3. 方颅　前额左右突出，头顶平坦呈方形者。多为肾精不足，或脾胃虚弱。见于佝偻病或先天性梅毒患儿。

（二）囟门异常

1. 囟填　囟门突起，为实证。多见于温病火邪上攻、脑髓有病，或颅内水液停聚。但小儿在哭泣时囟门暂时突起为正常。

2. 囟陷　囟门凹陷，为虚证。多见于吐泻伤津，气血不足；或先天肾精亏虚，脑髓失充。但6个月以内的婴儿囟门微陷属正常。

3. 解颅　囟门迟闭，为肾气不足，发育不良。多见于"佝偻病患儿"，常兼有"五软""五迟"。前囟呈菱形，出生后12～18个月闭合；后囟呈三角形，出生后2～4个月闭合。

（三）头发异常

1. 发黄

（1）精血不足：发黄干枯，稀疏易落。

（2）先天不足，肾精亏损：小儿头发稀疏黄软，生长迟缓，甚至久不生发。

（3）疳积：小儿发结如穗，枯黄无泽。

2. 发白

（1）肾虚：发白伴耳鸣、腰酸。

（2）劳神伤血：发白伴失眠、健忘。

（3）不属病态：因先天禀赋所致。

3. 脱发

（1）血虚受风：突然片状脱发，脱落处显露圆形或椭圆形光亮头皮，称为"斑秃"。

（2）肾虚：青壮年头发稀疏脱落，伴眩晕、健忘、腰膝酸软。

（3）血热化燥：头发已脱，头皮发痒、多屑、多脂。

（四）面形异常

1.面肿

（1）阳水：眼睑、颜面先肿，发病较速。为外感风邪，肺失宣降。

（2）阴水：面色㿠白，发病较慢。为脾肾阳衰，水湿泛溢。

（3）水气凌心：面唇青紫，心悸气喘，不能平卧。为心肾阳衰，血行瘀阻，水气凌心。

2.腮肿

（1）痄腮：一侧或两侧腮部以耳垂为中心肿起，边缘不清，按之有柔韧感及压痛。为外感温毒之邪所致，多见于儿童。

（2）托腮痈、发颐：颧下颌上耳前发红肿起，伴寒热疼痛。为阳明热毒上攻。

（3）腮腺肿瘤：耳下腮部出现肿块，不红不热。

3.面削颧耸 又称面脱，面部肌肉消瘦，两颧高耸，眼窝、颊部凹陷。为气血大衰，脏腑精气耗竭所致，多见于慢性病的危重阶段。

4.口眼㖞斜

（1）口僻：突发一侧口眼㖞斜而无半身瘫痪，患侧面肌弛缓，额纹消失，眼不能闭合，鼻唇沟变浅，口角下垂，向健侧㖞斜。为风邪中络。

（2）中风：口眼㖞斜兼半身不遂。为肝阳化风，风痰阻闭经络。

5.特殊面容

（1）惊怖貌：面部呈现恐惧状：①小儿惊风、癫病、瘿气等。②狂犬病：遇声、光、风刺激，或见水、闻水声时出现。

（2）苦笑貌：面部呈现无可奈何的苦笑样，见于破伤风。

五、望五官

（一）望目态

1.目色

（1）目赤肿痛（红眼、火眼）：实热证。

（2）白睛发黄：黄疸。

（3）目眦淡白：失血、血虚。

（4）目胞色黑晦暗：肾虚。

（5）黑睛灰白混浊：目生翳。

2.目形

（1）目胞浮肿：水肿。

（2）眼窝凹陷：吐泻伤津、气血亏虚。

（3）眼球突出：肺胀、瘿病。

3.目态

（1）瞳孔缩小：川乌、草乌、毒蕈、有机磷农药及吗啡、氯丙嗪等药物中毒。

（2）瞳孔散大：①多属肾精耗竭。②绿风内障、青风内障等五风内障（白内障）、青盲。③杏仁中毒或颠茄类药物中毒。④危急症患者，脏腑功能衰竭，心神散乱，濒临死亡。⑤温热病热极生风、中风、颅脑外伤或颅内肿瘤等。

（3）目睛凝视：①固定前视：瞪目直视。②固定上视：戴眼反折。③固定侧视：横目斜视。多属肝风内动，常有神昏、抽搐等，属病重。见于脏腑精气耗竭，或邪热内闭证。瞪目直视还见于"瘿气"。

（4）胞睑下垂（睑废）：①双睑下垂：先天不足，脾肾亏虚。②单睑下垂：脾气虚衰或外伤。

（5）睡眠露睛：脾气虚弱，气血不足，胞睑失养所致。常见于吐泻伤津和慢脾风的患儿。

（二）望口、唇

1.口之形色

（1）口角流涎：小儿多属脾虚湿盛。成人多为中风口歪不收。

（2）口糜：口腔肌膜糜烂成片，

口气臭秽。多因湿热内蕴。

（3）鹅口疮：小儿口腔、舌上出现片状白屑，状如鹅口。多因感受邪毒，心脾积热。

2. 口之动态

（1）口张：口开而不闭，属虚证。如鱼张口，但出不入，为肺气将绝。

（2）口噤：口闭而难开，牙关紧急，属实证。可见于中风、痫病、惊风、破伤风、马钱子中毒。

（3）口撮：①新生儿脐风：撮口不能吮乳。②破伤风：兼见角弓反张。

（4）口㖞：口僻或中风，风痰阻络。

（5）口振：阳衰寒盛。可见于温病、伤寒战汗时，或疟疾发作时。

（6）口动：①胃气虚弱：口频繁开合，不能自禁。②热极生风或脾虚生风：口角掣动不止。

3. 唇之色泽

（1）唇色红润：正常人的表现，说明胃气充足，气血调匀。

（2）唇色淡白：血虚或失血。

（3）唇色深红：热盛。①嘴唇红肿而干：热极。②嘴唇呈樱桃红色：煤气中毒。

（4）口唇青紫：血瘀证。

（5）口唇青黑：寒盛、痛极。

4. 唇之形态

（1）唇干而裂：燥热伤津或阴虚液亏。

（2）嘴唇糜烂：脾胃积热上蒸。

（3）唇内溃烂：虚火上炎。

（4）唇边生疮：心脾积热。①锁口疔：唇角生疔，麻木痒痛。②人中疔：人中生疔，人中沟变浅，麻木痒痛。

（5）人中满唇反：久病而人中沟变平，口唇翻卷不能覆齿。为脾气将绝。

（三）望齿、龈

1. 牙齿色泽

（1）牙齿洁白润泽坚固：正常人，为肾气充足、津液未伤的表现。

（2）牙齿干燥：胃阴已伤。

（3）牙齿光燥如石：阳明热盛，津液大伤。

（4）牙齿燥如枯骨：肾阴枯竭，精不上荣，见于热病晚期。

（5）牙齿枯黄脱落：久病骨绝，属病危。

（6）齿焦有垢：胃肾热盛，但气液未竭。

（7）齿焦无垢：胃肾阴甚，气液已竭。

2. 牙齿动态

（1）牙关紧急：风痰阻络或热极动风。

（2）咬牙龂齿：热盛动风。

（3）睡中龂齿：胃热、虫积、消化不良。

3. 牙龈色泽

（1）牙龈淡红而润泽：正常人的表现，说明胃气充足，气血调匀。

（2）牙龈淡白：血虚或失血。

（3）牙龈红肿疼痛：胃火亢盛。

4. 牙龈形态

（1）牙衄：外伤、胃热、肝火、阴虚火旺、脾不统血。

（2）牙宣：龈肉萎缩，牙根暴露，牙齿松动。多属肾虚或胃阴不足。

（3）牙疳：牙龈溃烂，流腐臭血水，甚则唇腐齿落。多由外感疫疠之邪，积毒上攻。

（四）望咽喉形态

1. 红肿

（1）乳蛾：肺胃热盛，邪客喉核；或虚火上炎，气血瘀滞所致。

（2）喉痈：脏腑蕴热，复感外邪。①成脓：肿势高突，色深红，周围红晕紧束，发热不退。②未成脓：肿势散漫，无明显界限，疼痛

047

不甚。

2. 溃烂

（1）溃烂分散表浅：肺胃之热轻浅或虚火上炎。

（2）溃烂成片或洼陷：肺胃热毒壅盛。

（3）溃腐日久，淡红或苍白：虚证。

3. 伪膜

（1）伪膜（假膜）：咽部溃烂处上覆白腐，形如白膜者。为肺胃热浊上壅于咽。

（2）白喉：伪膜坚韧，不易拭去，重剥则出血，或剥去随即复生。为儿童烈性传染病。

六、望躯体四肢

（一）望颈项

1. 外形

（1）瘿瘤：颈部喉结处有肿块突起，或大或小，或单侧或双侧，可随吞咽而上下移动。为肝郁气结，痰气搏结。

（2）瘰疬：颈侧颌下有肿块如豆，累累如串珠。为肺肾阴虚，虚火灼痰。

（3）颈痈：病名曰"鼠瘘"，颈部痈肿、瘰疬溃破后，久不收口，形成管道。为痰火久结，气血凝滞。

（4）项痈、颈痈：项部或颈部两侧焮红漫肿，疼痛灼热，甚至溃烂流脓。为风热邪毒蕴蒸，气血壅滞，痰毒互结。

（5）气管偏移：气管不居中，向一侧偏移。为悬饮、气胸、石瘿、肉瘿、肺部肿瘤。

2. 动态

（1）项强：①项部拘急牵引不舒，兼有恶寒、发热。为风寒侵袭太阳经脉，经气不利。②项部强硬，不能前俯，兼壮热、神昏、抽搐。为温病火邪上攻，或脑髓有病。③项强不适，兼头晕。为阴虚阳亢

或经气不利。④睡眠之后，项强而痛。为落枕。

（2）项软：①小儿项软，为佝偻病。②久病、重病颈项软弱，为脏腑精气衰竭之象（病危）。

（3）颈脉搏动：安静状态时出现颈侧人迎脉搏动明显。为肝阳上亢或血虚重证。

（4）颈脉怒张：颈部脉管明显胀大，平卧时更甚。为心血瘀阻，肺气痰滞及心肾阳衰、水气凌心。

（二）望四肢

1. 外形

（1）四肢萎缩：四肢或某一肢体肌肉消瘦、萎缩、松软无力。为气血亏虚，经络闭阻。

（2）肢体肿胀：①血瘀：四肢肿胀，兼红肿疼痛。②水肿：足跗肿胀，或兼全身浮肿。③丝虫病：下肢肿胀，皮肤粗厚如象皮。

（3）膝部肿大：①鹤膝风：膝部肿大而胫肝消瘦，形如鹤膝。多因寒湿久留，气血亏虚。②热痹：膝部红肿热痛，屈伸不利。多因风湿热结，蕴结膝关节。③外伤。

（4）小腿青筋：小腿青筋暴露，形似蚯蚓。为寒湿内侵，络脉血瘀。

（5）下肢畸形：膝内翻（"O"形腿）、膝外翻（"X"形腿）、足内翻、足外翻。属先天不足，后天失养。

（6）手指变形：风湿久蕴，痰瘀结聚；或久病心肺气虚，血瘀痰阻。

2. 动态

（1）肢体痿废：肢体肌肉萎缩，筋脉弛缓，痿软不用。多见于痿病、中风、脊髓外伤。

（2）四肢抽搐：四肢筋脉牵急与弛张间作，甚缩交替，动作有力。多见于惊风、肝风内动。

（3）手足拘急：手足筋肉牵急不舒，屈伸不利。多因寒邪凝滞，

气血亏虚。

（4）手足颤动：双手或下肢颤抖，或振摇不定，不能自主。多由血虚筋脉失养，或饮酒过度。

（5）手足蠕动：手足时时蠕动，动作迟缓无力，类似虫之蠕行。多为脾胃气虚，阴虚动风。

（6）扬手掷足：热病之中，神志昏迷，手足躁动不宁。为热扰心神。

（7）循衣摸床，撮空理线：重病神识不清，病人不自主地伸手抚摸衣被、床沿，或伸手向空，手指时分时合。为病重失神。

七、望皮肤

（一）皮肤色泽

1. 皮肤发赤（丹毒） 血分火热。

2. 皮肤白斑（白癜风） 风湿侵表，气血失和。

3. 皮肤发黑 劳伤肾精；或肾阳虚衰，失于温运。

4. 皮肤干枯 津液已伤；或营血亏虚，肌肤失养。

5. 肌肤甲错 瘀血日久，肌肤失养。

（二）皮肤形态

1. 斑 深红色或青紫色，片状斑块，平铺于皮肤，抚之不碍手，压之不褪色。

（1）阴斑：色多青紫，隐隐稀少，出没无常，伴面白、肢凉、脉虚等。为脾不统血或阳虚寒凝气血。

（2）阳斑：色多红紫，形似锦纹，先从胸腹出现，后延及四肢，伴高热、心烦、便秘等。为温病邪入营血。

2. 疹 红色或紫红色，粟粒状疹点，高出皮肤，抚之碍手，压之褪色。

（1）麻疹：疹色桃红，形似麻粒，先见于耳后发际，渐延至颜面、

躯干和四肢，疹发透彻后按出疹顺序依次消退。因外感时邪所致，属儿科常见传染病。

（2）风疹：疹色淡红，细小稀疏，瘙痒不已，时发时止。为外感风热时邪所致。

（3）瘾疹：皮肤上出现淡红色或苍白色风团，大小形态各异，瘙痒，搔之融合成片，高出皮肤，发无定处，出没迅速，时隐时现。为外感风邪或过敏所致。

3. 斑疹顺逆

（1）顺：色红身热，先见于胸腹，后延及四肢，斑疹发后热退神清，为邪去正安。

（2）逆：斑疹稠密成团，色深红或紫暗，先见于四肢，后延及胸腹，壮热不退，神识不清，为邪气内陷。

八、望排出物

（一）望痰

1. 痰白，质稀量多（寒痰） 寒邪客肺，津凝成痰；或脾阳不足，聚湿成痰。

2. 痰白，质稠量多，滑而易咳出（湿痰） 脾失健运，水湿内停，聚而成痰。

3. 痰黄，质稠（热痰） 邪热内盛，炼液成痰。

4. 痰少而黏，难于咳出（燥痰） 燥邪伤肺，或肺阴亏虚。

5. 痰中带血或咳血者 阴虚火旺。

6. 咳吐脓血痰，味腥臭者 肺痈。

（二）望涕

1. 新病鼻塞流清涕，属风寒表证；鼻塞流浊涕，属风热表证。

2. 反复阵发性清涕，多呈如注，伴鼻痒、喷嚏频作者，多属鼻鼽，是肺气虚，卫表不固，风寒乘虚侵入所致。

3. 久流浊涕，质稠、量多、气腥臭者，多为鼻渊，是湿热蕴阻

所致。

（三）望呕吐物

1.呕吐物清稀无酸臭味，或呕吐清水痰涎，或朝食暮吐 胃阳不足，寒邪犯胃，脾胃俱虚。

2.呕吐清水痰涎，伴有胃脘振水声 饮停胃脘。

3.吐不消化、味酸腐的食物 伤食。

4.呕吐黄绿苦水 肝胆湿热或郁热。

5.吐血色暗红或紫暗有块，夹有食物残渣 胃有积热，或肝火犯胃，或胃脘血瘀。

九、望小儿食指络脉

（一）望小儿食指络脉方法（亮、握、推）

诊察小儿指络脉时，应抱小儿向光，医生用左手拇指和食指固定小儿食指，以右手拇指从小儿食指指尖向指根部以轻柔适中的力度轻推几次，观察络脉的形色变化。

（二）三关测轻重

1.食指络脉显于风关 邪气入络，邪浅病轻。可见于外感初起。

2.食指络脉达于气关 邪深病重。

3.食指络脉达于命关 邪入脏腑，病情严重。

4.食指络脉直达指端（透关射甲） 提示病情凶险，预后不良。

（三）浮沉分表里

1.食指络脉浮而显露 外感表证。

2.食指络脉沉隐不显 内伤里证。

（四）红紫辨寒热

1.食指络脉偏红 外感表证、寒证。邪正相争，气血趋向于表，指纹浮显。

2.食指络脉紫红 里热证。里热炽盛，脉络扩张，气血壅滞。

3.食指络脉青色 疼痛、惊风。痛则不通，或肝风内动，使脉络郁滞，气血不通。

4.食指络脉淡白 脾虚、疳积。脾胃气虚，生化不足，气血不能充养脉络。

5.食指络脉紫黑 血络郁闭，病属重危。邪气亢盛，心肺气衰，脉络瘀阻。

（五）淡滞定虚实

1.食指络脉浅淡纤细 虚证。气血不足，脉络不充。

2.食指络脉浓滞增粗 实证。邪正相争，气血壅滞。

第三单元　望舌

一、舌诊的原理与方法

（一）舌诊的原理

1.脏腑经络联系于舌。
2.脏腑病变反映于舌。
3.气血津液充养于舌。

（二）舌诊方法与注意事项

1.舌诊方法 望舌时，医者姿势可略高于患者，以便俯视口部位。患者可以采用坐位或仰卧位，头略扬起，尽量张口，自然地将舌伸出口外，舌体放松，舌尖略向下，舌面平展，使舌体充分暴露。望舌的顺序是先看舌尖，再看舌中、舌边，最后看舌根部。先看舌质，再看舌苔。

2.注意事项

（1）光线的影响：以白天充足而柔和的自然光线为佳。

（2）饮食或药品的影响：染苔。

（3）口腔对舌象的影响：牙齿残缺，可造成同侧舌苔偏厚；镶牙、牙床不规整，可以使舌边留有齿痕；睡觉时张口呼吸者，可以使舌苔增厚、干燥等。

（4）伸舌姿势的影响：伸舌时

舌体蜷缩，或过分用力，或伸舌时间过长，会影响舌体血液运行而引起舌色改变，或导致舌苔紧凑变样，或舌苔干湿度发生变化。

一、正常舌象

舌质荣润，舌色淡红，大小适中，舌体柔软灵活自如；舌苔薄白均匀，苔质干湿适中，不黏不腻，揩之不去，其下有根。正常舌象说明胃气旺盛，气血津液充盈，脏腑功能正常。

三、望舌质

（一）舌神

1.荣舌 舌质滋润、红活鲜明，舌体运动自如。常见于健康人；病吉。

2.枯舌 舌质干枯死板、色泽晦暗无光，毫无生气，运动失灵。气血衰败；病凶。

（二）舌色

1.淡红舌 舌色淡红润泽、白中透红。多见于正常人，说明气血调和。病轻。

2.淡白舌 比正常舌色浅淡，白色偏多，红色偏少。主气血两虚、阳虚。

（1）淡白光莹，舌体瘦薄：属气血两虚。

（2）淡白湿润，舌体胖嫩：属阳虚水湿内停。

3.枯白舌 舌色白，几无血色。主脱血夺气，病情危重。

4.红舌 较正常舌色红，甚至呈鲜红色，红舌可见于整个舌体，亦可只见于舌尖、舌两边。主实热、阴虚。

（1）舌色稍红，或仅舌边尖略红：外感风热表证初起。

（2）舌体不小，色鲜红：实热证。

（3）舌尖红：心火上炎。

（4）舌两边红：肝经有热。

（5）舌体小，鲜红少苔，或有裂纹，或红光无苔：虚热证。

5.绛舌 较红舌颜色更深，或略带暗红色。主热盛、阴虚火旺。

（1）舌绛有苔：温病热入营血，或脏腑内热炽盛。

（2）舌绛少苔或无苔，或有裂纹：久病阴虚火旺，或热病后期阴液耗损。

6.青紫舌 主血行不畅（热极、寒极、血瘀、酒毒）。

（1）全舌青紫：全舌青紫色，或局部青紫斑点。多是全身性血行瘀滞。

（2）淡紫舌：淡而泛现青紫。阴寒内盛，或阳气虚衰，致寒凝血瘀。

（3）紫红舌：红而泛现紫色。若干枯少津，为热毒炽盛，内入营血，营阴受灼，津液耗损，气血壅滞。

（4）绛紫舌：绛而泛现紫色。若干枯少津，为热盛伤津，气血壅滞。

（5）斑点舌：局部出现青紫色斑点。多属瘀血阻滞于局部。

（三）舌形

1.老舌 舌质纹理粗糙或缩紧，坚敛而不柔软，舌色较暗。主实证。

2.嫩舌 舌质纹理细腻，浮胖娇嫩，舌色浅淡。主虚证。

3.胖舌 舌体较正常舌大而厚，伸舌满口。主水湿内停、痰湿热毒上泛。

（1）舌淡胖嫩（阴证）：脾肾阳虚。

（2）舌红胖大：脾胃湿热或痰热内蕴。

（3）舌红绛肿胀：心脾热盛，热毒上壅。

（4）先天性舌血管瘤：无全身辨证意义。

4.瘦舌 舌体比正常舌瘦小而薄。主气血阴液不足。

（1）舌体瘦薄而色淡：气血两虚。

（2）舌体瘦薄而色红绛干燥：阴虚火旺，津液耗伤。

5.点刺舌

（1）舌红而生芒刺：气分热盛。

（2）舌红而点刺色鲜红：血热内盛，或阴虚火旺。

（3）舌红而点刺色绛紫：热入营血，气血壅滞。

（4）舌尖生点刺：心火亢盛。

（5）舌边生点刺：肝胆火盛。

（5）舌中生点刺：胃肠热盛。

6.裂纹舌

（1）舌红绛而有裂纹：热盛伤津，或阴液亏损。

（2）舌淡白而有裂纹：血虚不润。

（3）舌淡白胖嫩，边有齿痕又兼见裂纹：脾虚湿侵。

（4）若生来舌面上就有裂沟、裂纹，裂纹中一般有苔覆盖，且无不适感，为先天性舌裂。

7.齿痕舌

（1）舌淡胖大而润，舌边有齿痕：寒湿壅盛，或阳虚水湿内停。

（2）舌质淡红，舌边有齿痕：脾虚或气虚。

（3）舌红而肿胀满口，舌边有齿痕：湿热痰浊壅滞。

（4）舌淡红而嫩，舌体不大，边有轻微齿痕：先天性齿痕舌。

（四）舌态

1.痿软舌 主伤阴，或气血俱虚。

（1）舌痿软，淡白无华：气血俱虚。

（2）新病舌干红而痿软：多是热灼津伤。

（3）久病舌绛少苔或无苔而痿软：多见于外感病后期，热极伤阴，或内伤杂病，阴虚火旺

2.强硬舌 主热入心包，或高热伤津，或风痰阻络。

（1）舌强硬，色红绛少津：邪热炽盛。

（2）舌强硬，胖大兼厚腻苔：风痰阻络。

（3）舌强，语言謇涩，伴肢体麻木、眩晕：中风先兆。

3.歪斜舌 伸舌时舌体偏向一侧，或左或右。多见于中风、喑痱或中风先兆。

4.颤动舌 主肝风内动（热盛、阳亢、阴亏、血虚）

（1）久病舌淡白，颤动：血虚动风。

（2）新病舌绛，颤动：热极生风。

（3）舌红少津，颤动：阴虚动风。

（4）酒毒内蕴：可见舌体颤动。

5.吐弄舌 主心脾有热。

（1）吐舌：疫毒攻心，或正气已绝。

（2）弄舌：热甚动风先兆。

（3）吐弄舌：可见于小儿智力发育不全。

6.短缩舌 主寒凝筋脉，气血俱虚，热极伤津，痰浊内阻。

（1）舌短缩，色淡白或青紫而湿润：寒凝筋脉。

（2）舌短缩，色淡白而胖嫩：多属气血俱虚。

（3）舌短缩，体胖而苔滑腻：多属痰浊内蕴。

（4）舌短缩，色红绛而干：多属热盛伤津。

四、望舌苔

（一）苔质

1.薄、厚苔 反映邪正盛衰和邪气深浅。

（1）薄苔：正常舌苔。

（2）厚苔：痰湿、食积、里热。

舌苔厚薄变化：①由薄转厚：邪气渐盛，表邪入里，为病进。②由厚转薄：正气胜邪，内邪消散外达，为病退。③骤然消退：正不胜邪，胃气暴绝。

2. 润、燥苔 反映津液的盈亏和输布

（1）润苔：正常舌苔。

（2）滑苔：痰饮、湿证、寒证。

（3）燥苔：津液已伤。

（4）糙苔：热盛伤津之重证。

舌苔润燥变化：①由润变燥：热重津伤，或津失输布。②由燥变润：热退津复，或饮邪始化。

3. 腻、腐苔 反映阳气与湿浊的消长

（1）腻苔：苔质颗粒细腻致密，揩之不去。为湿浊内蕴，阳气被遏，湿浊痰饮停聚于舌面。

1）苔白腻：食积，脾虚湿困。

2）苔白腻而滑：痰浊，寒湿内阻。

3）黄腻苔：脾胃湿热。

4）苔黄而厚腻：食积化热。

（2）腐苔：苔质颗粒疏松，粗大而厚，形如豆腐渣堆积舌面，揩之可去。若舌上黏厚一层，有如疮脓，则称"脓腐苔"。主湿浊、食积；脓腐苔主内痈。多因阳热有余，蒸腾胃中腐浊邪气上泛，聚集于舌面而成。

1）腐苔：食积胃肠，或痰浊内蕴。

2）脓腐苔：内痈，或邪毒内结，是邪盛病重的表现。

3）无根苔：腐苔脱落，不能续生新苔，为病久胃气衰败。

4. 剥（落）苔 主胃气不足、胃阴枯竭或气血两虚。

（1）舌红苔剥：阴虚。

（2）舌淡苔剥或类剥：血虚或气血两虚。

（3）镜面舌，舌色红绛：胃阴枯竭，胃乏生气。

（4）舌色㿠白如镜，甚至毫无血色：营血大亏，阳气欲脱。

（5）舌苔部分脱落，未脱处仍有腻苔：正气亏虚，痰浊未化。舌苔前剥，为肺阴不足；舌中剥，为胃阴不足；舌苔根剥，为肾阴枯竭。

（6）花剥苔：胃气阴两虚。

5. 偏、全苔

（1）全苔：主邪气散漫，湿痰阻滞。

（2）偏苔：舌所分候脏腑有邪气停聚。①偏于舌尖：邪气入里未深，而胃气已伤。②偏于舌根：外邪虽退，胃滞依然。③仅见于舌中：痰饮、食浊停滞中焦。④偏左或偏右：肝胆湿热。

6. 真、假苔 辨别疾病的轻重及预后。

（1）真苔：病之初、中期，舌见真苔且厚，为胃气壅实，病较深重；久病见真苔，胃气尚存。

（2）假苔：新病出现假苔，乃邪浊渐聚，病情较轻；久病出现假苔，胃气匮乏，病情危重。

舌面上浮一层厚苔，望似无根，刮后却见已有薄薄新苔者，是疾病向愈的善候。

（二）苔色

1. 白苔 主表证、寒证、湿证，亦可见于热证。

（1）薄白苔

①润：健康人，或风寒表证初起，或里证无明显热邪，或阳虚内寒。

②干：风热表证。

③滑：外感寒湿，或脾肾阳虚，水湿内停。

（2）厚白苔

①腻：湿浊内停，或痰饮、食积。

②积粉：外感秽浊，热毒内盛（瘟疫或内痈）。

③燥裂：燥热伤津。

2.黄苔　主热证、里证。

（1）薄黄苔：风热表证，或风寒化热入里。

（2）黄滑苔：阳虚寒湿化热，或痰饮聚久化热，或气血亏虚，复感湿热。

（3）黄燥苔：邪热伤津。

（4）焦黄苔：邪热伤津，燥结腑实。

（5）黄腻苔：湿热、寒痰内蕴，或食积化热。

（6）绛舌，黄白苔：气营两燔。

（7）绛舌，黄润苔：阴虚夹湿，或血热夹湿，或营热湿重，或热初入营。

（8）青舌，黄苔：寒湿内盛（真寒假热）。

3.灰黑苔　主阴寒内盛，或里热炽盛。

（1）白腻灰黑苔：舌面湿润。阳虚寒湿内盛，或痰饮内停。

（2）黄腻灰黑苔：湿热内蕴日久。

（3）苔焦黑干燥，舌干裂起刺：热极津枯。

（4）苔黄黑（霉酱苔）：湿浊宿食，积久化热，或湿热夹痰。

五、舌下络脉

1.气血不足，脉络不充　舌下络脉短而细，周围小络脉不明显，舌色偏淡。

2.血瘀　舌下络脉粗胀、分叉，或呈青紫、绛、绛紫、紫黑色；或舌下丝小络脉呈暗红色或紫色网络；舌下络脉曲张如紫色珠子状大小不等的瘀血结节等改变。

六、舌象综合分析

（一）舌质和舌苔的综合诊察

1.舌苔或舌质单方面异常　一般无论病之新久，提示病情尚属单纯。

2.舌苔和舌质均出现异常

（1）舌苔与舌质变化一致：提示病机相同，所主病证一致，说明病变比较单纯。

（2）舌苔和舌质变化不一：多提示病因病机比较复杂，此时结合二者的病因病机及相互关系进行综合分析。

（二）舌诊的临床意义

1.辨别病位深浅。

2.区别病邪性质。

3.判断邪正盛衰。

4.推断病势进退。

5.估计病情预后。

第四单元　闻诊

一、听声音

（一）音哑与失音

1.新病音哑或失音，多属实证，即所谓"金实不鸣"。多因外感风寒或风热袭肺，或痰湿壅肺。

2.久病音哑或失音，多属虚证，即所谓"金破不鸣"。多因肺肾阴虚，阴虚火旺。

3.暴怒喊叫或持续高声宣讲致突然音哑或失音，多属气阴耗伤。

4.久病重病，突见语声嘶哑，多属脏气将绝之危象。

5.妊娠末期，出现音哑或失音，称为妊娠失音（子喑）。

（二）六种病理性语声

1.谵语　神识不清，语无伦次，声高有力。热扰心神，热入心包证，阳明腑实证。

2.郑声　神识不清，语言重复，

时断时续，语声低弱模糊。心气大虚，精神散乱。见于久病、重病。

3. 独语 自言自语，喃喃不休，见人语止，首尾不续。心气不足，神失所养；气郁痰阻，蒙蔽心神，属阴证。见于癫病、郁病。

4. 错语 神识清楚，语言时有错乱，语后知错。心气不足，神失所养；实证多为痰湿、瘀血、气滞阻碍心窍。见于久病、老年人。

5. 狂言 精神错乱，语无伦次，狂叫骂詈。痰火扰心。见于狂病、伤寒蓄血证。

6. 语言謇涩（言謇） 神志清楚、思维正常而吐字困难，或吐字不清；或病中言语謇涩，每与舌强并见。风痰阻络。见于中风先兆或后遗症。

（三）病态呼吸

1. 喘 呼吸困难、短促急迫。

（1）实喘：发作急骤，呼吸深长，息粗声高，呼出为快。风寒袭肺或痰热壅肺，痰饮停肺，或水气凌心。

（2）虚喘：病势缓慢，呼吸短浅，息微声低，深吸为快。肺肾亏虚或心阳气虚。

2. 哮 指呼吸急促似喘，喉间有哮鸣音的症状。多因痰饮内伏，复感外邪所诱发，或因久居寒湿之地，或过食酸咸生冷所诱发。

喘以气息急迫、呼吸困难为主，哮以喉间哮鸣为特征。临床上喘与喘常同时出现，所以常并称为哮喘。

3. 短气 呼吸急促而不能连续，气短不足以息的轻度呼吸困难。其表现似喘而不抬肩，气急而无痰声。

（1）虚证：短气，兼有形瘦神疲、声低息微。多因体质衰弱或元气虚损所致。

（2）实证：短气，常兼有呼吸声粗，或胸部窒闷，或胸腹胀满。

多因痰饮、胃肠积滞，或气滞，或瘀阻所致。

（四）呕吐

1. 呕声低弱，吐势徐缓，吐物清稀，为虚寒证。

2. 呕声壮厉，吐势较猛，吐物黄稠，或酸或苦，为实热证。

3. 呕吐呈射状，多为热扰神明，或头颅外伤，或颅内有出血、肿瘤，病重。

4. 呕吐酸腐食物，为伤食。

（五）呃逆

呃逆（哕）指从咽喉发出的一种不由自主的冲击声，声短而频，呃呃作响的症状。

1. 呃声频作，声高而短，其声有力者，多属实证。

2. 呃声低沉，声弱无力者，多属虚证。

3. 新病呃逆，其声响亮有力者，为邪客于胃。

4. 久病、重病呃逆不止，声低气无力者，为胃气衰败。

（六）嗳气

嗳气（噫）指胃中气体逆上咽喉而发出的一种长而缓的声音。

1. 嗳气酸腐，兼脘腹胀满而厌食者，多为食滞胃脘。

2. 嗳气频作响亮，脘腹胀减，嗳气发作随情志变化而增减者，多为肝气犯胃。

3. 嗳气低沉断续，无酸腐气味，兼见纳呆食少者，多为脾胃气虚。多见于老年人或久病体弱者。

4. 嗳气频作，兼脘腹冷痛，得温症减者，多为寒邪客留，或胃阳亏虚。

（七）咳嗽

1. 咳声紧闷，多属寒湿咳嗽。

2. 咳声重浊，痰稀色白，为外感风寒。

3. 咳声低微无力，为肺气亏虚。

4. 咳声不扬，痰稠色黄，不易

咳出，为热邪犯肺。

5. 咳有痰声，痰多易咳，为痰湿阻肺。

6. 咳声清脆，为燥热。

7. 干咳无痰或少痰，为燥邪犯肺或阴虚肺燥。

8. 咳声短促，呈阵发性、痉挛性，连续不断，咳后有鸡鸣样回声，并反复发作者，称为顿咳（百日咳），多因风邪痰热搏结。常见于小儿。

9. 咳声如犬吠，伴有声音嘶哑、吸气困难，多因肺肾阴虚，疫毒攻喉。多见于白喉。

二、嗅气味

（一）口气

口气是指从口中散发出的异常气味。正常人呼吸或讲话时，口中无异常气味散出。

1. 口中散发臭气者，称为口臭，多与口腔不洁、龋齿、便秘及消化不良等因素有关。

2. 口气酸臭，兼见食少纳呆、脘腹胀满者，多属食积胃肠。

3. 口气臭秽者，多属胃热。

4. 口气腐臭，或兼咳吐脓血者，多是内有溃腐脓疡。

5. 口气臭秽难闻，牙龈腐烂者，为牙疳。

（二）排泄物之气

1. 便酸臭难闻者，多属肠中有郁热。

2. 大便溏泄而腥者，多属脾胃虚寒。

3. 大便泄泻，臭如败卵，或夹有未消化食物，矢气酸臭，多是食积化腐而下趋的表现。

4. 小便黄赤混浊，有臊腐味者，多属膀胱湿热。

5. 尿甜并散发烂苹果样气味，为消渴病。

6. 妇女经血臭秽者，多为热证。

7. 经血气腥者，多为寒证。

8. 妇女带下臭秽而黄稠者，多属湿热。

9. 带下腥臭而清稀者，多属寒湿。

10. 带下奇臭而色杂者，多见于癌症。

（三）病室之气

1. 病室臭气触人，多为瘟疫类疾病。

2. 病室有血腥味，病者多患失血。

3. 病室散有腐臭气，病者多患溃腐疮疡。

4. 病室尸臭，多为脏腑衰败，病情危笃。

5. 病室尿臊气（氨气味），见于肾衰竭。

6. 病室有烂苹果样气味（酮体气味），多为消渴并发症患者，属危重病症。

7. 病室有蒜臭气味，多见于有机磷中毒。

第五单元　问诊

一、问诊内容

1. 主诉　指患者就诊时最感痛苦的症状或体征及其持续时间，是促使患者就诊的主要原因。

2. 十问歌　"一问寒热二问汗，三问头身四问便，五问饮食六胸腹，七聋八渴俱当辨，九问旧病十问因，再兼服药参机变，妇女尤必问经期，迟速闭崩皆可见，再添片语告儿科，天花麻疹全占验"。

二、问寒热

（一）恶寒发热

1. 恶寒重发热轻　是风寒表证的特征。因寒为阴邪，束表伤阳，故恶寒明显。

2. 发热轻而恶风　是伤风表证

的特征。因风性开泄，使玄府开张，故自汗恶风。

3.发热重恶寒轻 是风热表证的特征。因热为阳邪，易致阳盛，故发热明显。

（二）但寒不热

1.新病恶寒 主要见于里实寒证。多因感受寒邪较重，寒邪直中脏腑、经络，郁遏阳气，机体失于温煦所致。

2.久病畏寒 主要见于里虚寒证。因阳气虚衰，形体失于温煦所致。

（三）但热不寒

1.壮热 高热（39℃以上）持续不退，不恶寒但恶热，属里实热证。

2.潮热 病人定时发热或定时热甚，有一定规律，如潮汐之有定时。

（1）日晡潮热：指下午3～5时（申时）热势较高者，又称阳明潮热。见于阳明腑实证。

（2）骨蒸潮热：午后或夜间潮热，其特点是午后和夜间有低热。多由阴虚火旺所致。

（3）湿温潮热：午后发热明显，其特点是身热不扬，肌肤初扪之不觉很热，扪之稍久即觉灼手，此属湿温，为湿郁热蒸之象。

（4）瘀血潮热：午后和夜间有低热，可兼见肌肤甲错，舌有瘀点瘀斑者，属瘀血积久，郁而化热。

3.微热 指发热不高，体温一般在37～38℃，或仅自觉发热的症状。

（1）气虚发热：长期微热，劳累则甚，兼疲乏、少气、自汗。

（2）血虚发热：时有低热，面白、头晕、舌淡、脉细等。

（3）阴虚发热：长期低热，兼颧红、五心烦热等。

（4）气郁发热：亦称郁热，每

因情志不舒而时有微热，兼胸闷、急躁易怒等。

（5）小儿夏季热：小儿于夏季气候炎热时长期发热，兼有烦渴、多尿、无汗等，至秋凉自愈。

（四）寒热往来

1.寒热往来无定时 自觉时冷时热，一日多次发作而无时间规律。为少阳病半表半里证。

2.寒热往来有定时

（1）疟疾：寒战栗与高热交替发作，每日或二三日发作一次，发有定时，兼见剧烈头痛、口渴、多汗等。

（2）气郁化火及妇女热入血室：寒热往来，似疟非疟。

三、问汗

（一）特殊汗出

1.自汗 指醒时经常汗出，活动后尤甚。多见于气虚证和阳虚证。

2.盗汗 指睡则汗出，醒则汗止。多见于阴虚证。

3.绝汗

（1）亡阳之汗：冷汗淋漓，兼见面色苍白、四肢厥冷、脉微欲绝，属亡阳证。

（2）亡阴之汗：汗热而黏腻如油，兼见躁扰烦渴、脉细数疾，属亡阴证。

4.战汗 先恶寒战栗，而后汗出，是疾病发展的转折点。

5.黄汗 汗出沾衣，色如黄柏汁，多因风湿热邪交蒸所致。

（二）局部汗出

1.但头汗出 病人仅头部或头颈部出汗较多，多因上焦热盛，或中焦湿热，或病危虚阳上越，或进食辛辣。

2.半身汗 汗出常见于健侧，无汗半身常是病变部位。多见于痿病、中风及截瘫病人。

3.手足心汗 指病人手足心汗

出较多。可因阴经郁热熏蒸，或阳明燥热内结，或脾虚运化失常，阴虚阳亢或中焦湿热郁蒸，或阳气内郁所致。

4. 阴汗　指外生殖器及其周围汗出，为下焦湿热郁蒸。

四、问疼痛

(一) 疼痛性质

1. 胀痛　胸、脘、腹胀痛，多是气滞。但头目胀痛，多因肝火上炎或肝阳上亢。

2. 刺痛　瘀血致痛的特征之一。

3. 冷痛　多因阳气亏虚（虚证）；或寒邪阻滞，常见于腰脊、脘腹、四肢关节等处；或寒凝肝脉，可见睾丸坠胀冷痛、少腹冷痛。

4. 灼痛　火邪窜络（实证），或阴虚火旺（虚证）。

5. 重痛　湿邪困阻气机；但头重痛，可因肝阳上亢，气血上壅所致。

6. 酸痛　湿邪侵袭，气血运行不畅；或肾虚骨髓失养。

7. 绞痛　多因瘀血、气滞、结石、虫积等有形实邪阻闭气机，或寒邪凝滞气机所致。如心脉痹阻引起的真心痛、结石阻塞尿路引起的腰腹痛、寒邪内侵胃肠所致的脘腹痛等。

8. 空痛　气血亏虚，或阴精不足。

9. 隐痛　精血亏虚，或阳气不足。

10. 走窜痛　若胸胁、脘腹疼痛而走窜不定者，称为窜痛，多因肝郁气滞所致；若肢体关节疼痛而游走不定者，称为游走痛，多见于痹病的行痹。

11. 固定痛　若胸胁、脘腹等处固定作痛，多是瘀血为患；若四肢关节固定作痛，多因寒湿、湿热阻滞，或热壅血瘀所致。

12. 掣痛　也称引痛、彻痛，多因筋脉失养，或筋脉阻滞不通所致。

(二) 疼痛部位

1. 头痛

（1）前额部连眉棱骨痛，属阳明经头痛。

（2）侧头部痛，痛在两侧太阳穴附近为甚者，属少阳经头痛。

（3）后头部连项痛，属太阳经头痛。

（4）颠顶痛，属厥阴经头痛。

（5）全头重痛，多为太阴经头痛。

（6）脑中痛，或牵及于齿，多属少阴经头痛。

2. 胸痛

（1）左胸心前区憋闷作痛，时痛时止者，多因痰、瘀等邪气阻滞心脉所致。

（2）胸痛剧烈，面色青灰，手足青冷者，多因心脉急骤闭塞不通所致，可见于真心痛等病。

（3）胸痛，壮热面赤，喘促鼻扇者，多因热邪壅肺，脉络不利所致，可见于肺热病等。

（4）胸痛，颧赤盗汗，午后潮热，咳嗽带血者，多因肺阴亏虚，虚火灼络所致，可见于肺痨等病。

（5）胸痛，壮热，咳吐脓血腥臭痰者，多因痰热阻肺，热壅血瘀所致，可见于肺痈等病。

3. 胁痛

（1）胁肋胀痛，太息易怒者，为肝郁气滞。

（2）胁肋胀痛，纳呆厌食，身目发黄者，为肝胆湿热。

（3）胁肋灼痛，面红目赤者，为肝胆火盛。

（4）胁肋刺痛，或胁下触及肿块，固定而拒按者，属肝血瘀阻。

（5）胁痛，患侧肋间饱满胀，咳唾引痛者，为悬饮痛，是饮邪停留胸胁所致。

肝气郁结、气滞血瘀、肝胆湿热、肝胆火盛、少阳证、肝阴虚寒凝肝脉、悬饮。

4. 胃脘痛

（1）实证：进食后疼痛加剧。

（2）虚证：进食后疼痛缓解。

（3）胃脘穿孔：胃脘剧痛暴作，出现压痛及反跳痛。

（4）胃癌：胃脘疼痛无规律，痛无休止而明显消瘦。

5. 腹痛

（1）腹部持续性疼痛，阵发性加剧，伴腹胀、呕吐、便闭：肠痹或肠结。

（2）全腹痛，有压痛及反跳痛：腹部脏器穿孔或热毒弥漫。

（3）胁外侧及下腹部突然剧烈绞痛，向大腿内侧及阴部放射，尿血：结石。

（4）腹部脏器破裂或癥瘤引起的腹痛：疼痛部位多是脏器破裂或癥瘤所在部位。

（5）妇女小腹及少腹部疼痛：痛经、异位妊娠破裂。

6. 腰痛

（1）腰部经常酸软而痛：肾虚。

（2）腰部冷痛沉重，阴雨天加重：寒湿。

（3）腰部刺痛，或痛连下肢：瘀血阻络或腰椎病变。

（4）腰部突然剧痛，向少腹部放射，尿血：结石阻滞。

（5）腰痛连腹，绕如带状：带脉损伤。

（6）肾痨、外伤亦可导致腰痛。

五、问头身胸腹

（一）头晕

1. 肝火上炎　头晕胀痛，口苦，易怒，脉弦数。

2. 气血亏虚　头晕面白，神疲乏力，舌淡脉弱。

3. 痰湿内阻　头晕身重，如物

缠裹，痰多苔腻。

4. 肾虚精亏　头晕耳鸣，腰酸遗精。

5. 瘀血阻滞　外伤后头晕刺痛。

（二）胸闷

1. 心气、心阳不足　胸闷，心悸气短，为心肺等脏气机不畅。

2. 痰饮停肺　胸闷，咳喘痰多。

3. 痰热壅肺　胸闷，壮热，鼻翼扇动。

4. 寒邪客肺　胸闷气喘，畏寒肢冷。

5. 肺肾气虚　胸闷气喘，少气不足以息。

6. 其他　气管、支气管异物，气胸、肝气郁结等，均可导致胸闷。

（三）心悸

1. 心胆气虚　突然受惊，气短神疲，惊悸不安。

2. 胆郁痰扰　心神不安，惊惕不宁，胆怯烦躁，失眠眩晕，呕恶。

3. 心血不足　心阴、心血亏虚，心神失养。

4. 心脉痹阻　心悸怔忡，心胸憋闷疼痛，痛引肩背内臂，时作时止。

5. 肾虚水泛　心悸，气短，咳喘痰鸣，形寒肢冷，下肢浮肿，舌质淡胖，苔白滑，脉沉迟无力。

（四）脘痞

1. 食积胃脘　脘痞，嗳腐吞酸。

2. 脾胃气虚　脘痞，食少，便溏。

3. 胃阴亏虚　脘痞，饥不欲食，干呕。

4. 湿邪困脾　脘痞，纳呆呕恶，苔腻。

5. 饮邪停胃　脘痞，胃脘有振水声。

（五）腹胀

1. 脾胃虚弱　腹部时胀时减而喜按者，多属虚证。

2. 食积燥结　持续胀满不减而

拒按者，多属实证。

（六）麻木

1. 气血亏虚 肌肤麻木，神疲乏力，舌淡白。

2. 肝风内动 肢体麻木，眩晕欲仆。

3. 痰瘀阻结 半身麻木，兼有口眼㖞斜。

4. 寒湿阻滞 四肢麻木，伴关节疼痛。

（七）身重

1. 湿困脾阳，阻滞经络 身重，脘闷苔腻。

2. 水湿泛溢肌肤 身重，浮肿。

3. 脾气亏虚 身重，嗜卧，疲乏。

4. 邪热耗伤气阴 热病后期身重乏力。

（九）身痒

多由风邪袭表、血虚风燥、湿热浸淫等所致。多见于风疹、瘾疹、疥疥、黄疸等疾患。

六、问耳目

（一）耳鸣、耳聋

1. 实证 突发耳鸣，声大如雷，按之鸣声不减，或新病暴聋者，多属实证。可因肝胆火盛、肝阳上亢、痰火壅结、气血瘀阻、风邪上袭，或药毒损伤耳窍等所致。

2. 虚证 渐起耳鸣，声细如蝉，按之可减，或耳渐失聪而听力减退者，多属虚证。可因肾精亏虚、脾气亏虚、肝阴血不足等引起。

（二）目眩

1. 实证 肝阳上亢、肝火上炎、肝阳化风及痰湿上蒙清窍。

2. 虚证 气虚、血亏、阴精不足。

（三）目昏、雀盲

目昏、雀盲的病因、病机基本相同，多由肝肾亏虚，精血不足，目失充养所致，常见于久病或年老、

体弱之人。

七、问睡眠

（一）失眠

1. 不易入睡，甚至彻夜不眠，兼心烦不寐者，多见于心肾不交。

2. 睡后易醒，不易再睡者，兼心悸、便溏，多见于心脾两虚。

3. 睡眠时时惊醒，不易安卧者，多见于胆郁痰扰。

4. 夜卧不安，腹胀嗳气酸腐者，多为食滞内停。

（二）嗜睡

1. 痰湿困脾 困倦嗜睡，头目昏沉，胸闷脘痞，肢体困重。

2. 脾失健运 饭后困倦嗜睡，纳呆腹胀，少气懒言。

3. 心肾阳虚 精神极度疲惫，神识蒙眬，困倦易睡，肢冷脉微。

4. 正气未复 大病之后，神疲嗜睡。

5. 邪闭心神 嗜睡伴轻度意识障碍，叫醒后不能正确回答问题。

八、问饮食与口味

（一）口渴与饮水

1. 口不渴 津液未伤，寒证，湿证。

2. 口渴多饮 津液损伤，燥证，热证。

3. 渴不多饮

（1）兼身热不扬，心中烦闷，苔黄腻者，属湿热证。

（2）兼身热夜甚，心烦不寐，舌红绛者，属热入营分证。

（3）口燥咽干而不多饮，兼颧红盗汗，舌红少津，为阴虚证。

（4）渴喜热饮而量不多，或水入即吐，为痰饮内停。

（5）口干，但欲漱水不欲咽，兼面色黧黑，或肌肤甲错，为血瘀证。

（二）食欲与食量

1.食欲减退

（1）脾胃虚弱：久病食欲减退，兼见面色萎黄，食后腹胀，疲倦无力。

（2）湿邪困脾：纳呆少食，兼见脘闷腹胀，头身困重，苔腻脉濡。

（3）食滞内脘：纳呆少食，兼见脘腹胀闷，嗳腐食臭。

2.厌食

（1）食滞内脘：厌食，兼脘腹胀痛，嗳腐食臭，舌苔厚腻。

（2）湿热蕴脾：厌食油腻，兼脘闷呕恶，便溏不爽，肢体困重。

（3）肝胆湿热：厌食油腻厚味，伴胁肋灼热胀痛，口苦泛恶。

3.消谷善饥

（1）胃火炽盛：消谷善饥，兼多饮多尿，形体消瘦，消渴病。

（2）胃强脾弱：消谷善饥，兼大便溏泄。

4.饥不欲食

指病人虽然有饥饿感，但不想进食或进食不多。

饥不欲食，兼脘痞，胃中有嘈杂、灼热感，舌红少苔，脉细数者，是因胃阴不足，虚火内扰所致。

5.除中

指危重病人，本来毫无食欲，突然索食，食量大增，是假神的表现之一，因胃气败绝所致。

（三）口味

1.口淡

味觉渐退，口中乏味，甚至无味。为脾胃虚弱、寒湿中阻、寒邪犯胃。

2.口甜

病人自觉口中有甜味。为湿热蕴结。

3.口黏腻

病人自觉口中黏腻不爽。为痰热内盛、湿热中阻、寒湿困脾。

4.口酸

病人自觉口中有酸味，或泛酸，甚至闻之有酸腐气味。为伤食、肝胃郁热。

5.口苦

病人自觉口中有苦味。为心（肝）火上炎、肝胆湿热。

6.口涩

病人自觉口有涩味，如食生柿子，多与舌燥同时出现。为燥热伤津，或脏腑热盛。

7.口咸

病人自觉口中有咸味。为肾病、寒水上泛。

九、问二便

（一）大便便次异常

1.便秘

（1）燥化太过：胃肠积热、气血阴津亏损。

（2）肠道阻结：阳虚寒凝、腹内兼块阻结。

2.泄泻

（1）外感风寒湿热疫毒。

（2）饮食所伤，食物中毒，痨虫或寄生虫积于肠道。

（3）情志失调，肝气郁滞，或脾肾阳气亏虚等，导致脾失健运所致。

（4）暴泻多实，久泻多虚。

（二）大便便质异常

1.完谷不化

（1）久病：脾虚、肾虚。

（2）新起：伤食食滞（酸腐臭秽）。

2.溏结不调

（1）时干时稀：肝郁脾虚。

（2）先干后稀：脾气虚弱。

3.便脓血

见于痢疾、湿热疫毒、肠癌。

（1）远血：便黑如柏油，或便血紫暗，其来较远，为远血，多见于胃脘等部位出血。

（2）近血：便血鲜红，血附在大便表面，或于排便前后滴出者，为近血，多见于肠道、肛裂等。

（三）大便排便感异常

1.肛门灼热

多因大肠湿热下注，或大肠积热下迫直肠所致，见于湿热泄泻或湿热病痢疾。

2.里急后重

多因湿热内阻，肠道气滞所致，常见于湿热病痢疾。

3. 排便不爽 多因湿热蕴结、肠道气机不畅；或肝气犯脾，肠道气滞；或因食滞胃肠等所致。

4. 大便失禁 多因脾肾虚衰、肛门失约所致，见于久病年老体衰，或久泻不愈的患者。

5. 肛门重坠 多属脾虚中气下陷，常见于久泻或久痢不愈的患者。

（四）小便频次异常

1. 小便频数

（1）新病：尿频、尿急、尿痛、小便短赤，为淋证。湿热蕴结膀胱。

（2）久病：尿频、色清、量多、夜间明显。肾阳虚或肾气不固，膀胱失约。

2. 癃闭

（1）实证（尿路阻塞）：瘀血结石、湿热、败精阻滞、阴部手术。

（2）虚证（气化不利）：肾虚（气虚、阳虚）气化失司。

（五）小便尿量异常

1. 尿量增多 虚寒证或消渴病。

2. 尿量减少 热盛伤津，或汗、吐、下后伤津；或脾、肺、肾功能失常，气化不利，水湿内停。

（六）小便排戾感异常

1. 尿道涩痛 见于淋证。可因湿热蕴结、热灼津伤、结石或瘀血阻塞等所致。

2. 余沥不尽 多因老年人肾阳亏虚，肾气不固所致。

3. 小便失禁 多属肾气不固，膀胱失约所致。

4. 遗尿 多属肾气不足，膀胱虚衰所致。

十、问经带

（一）经期异常

1. 月经先期 多因脾气亏虚、肾气不足，冲任不固，或因阳盛血热、肝郁化热、阴虚火旺，热扰冲任，血海不宁所致。

2. 月经后期 因营血亏损、肾

精不足，或因阳气虚衰，生血不足，使血海空虚所致者，属虚证；因气滞或寒凝瘀血，痰湿阻滞，冲任受阻所致者，属实证。

3. 月经先后无定期 多因肝气郁滞，或脾肾虚损，使冲任气血失调，血海蓄溢失常所致。

（二）经量异常

1. 月经过多 血热，气虚，或瘀阻胞络。

2. 月经过少 精亏血少；或寒凝瘀阻，痰湿阻滞。

3. 崩漏 热伤冲任，迫血妄行；或脾胃气虚，冲任不固；或瘀阻冲任，血不归经。

4. 闭经 血虚，胞宫阻滞（气滞血瘀、寒凝血瘀、痰湿阻滞），妊娠。

（三）经色、经质异常

1. 色淡红质稀 血少。

2. 色深红质稠 血热。

3. 色紫暗有血块 血瘀。

（四）痛经

1. 气滞血瘀 经前或经期小腹胀痛或刺痛拒按。

2. 湿热蕴结 小腹灼痛拒按，平素带下黄稠臭秽。

3. 寒凝或阳虚 小腹冷痛，遇暖则减。

4. 气血两虚 月经后期或行经后小腹隐痛、空痛。

（五）带下异常

1. 白带 脾肾虚损，寒湿下注。

2. 黄带 湿热下注，或湿热蕴结。

3. 赤白带 肝郁郁热，湿毒蕴结，或癌症。

第六单元　脉诊

一、脉诊概说

（一）脉象形成原理

1. 心脏搏动是形成脉象的动力。

2. 气血运行是形成脉象的基础。

3. 脏腑协同是脉象正常的前提。

（二）诊脉部位

寸口，又称气口或脉口，是指单独切按桡骨茎突内侧一段桡动脉的搏动，根据其搏动形象，以推测人体生理、病理状况的一种诊察方法。

（三）诊脉方法及注意事项

1. 诊脉的方法

（1）时间：清晨是诊脉的最佳时间。

（2）体位：取正坐位或仰卧位，前臂自然向前平展，与心脏置于同一水平。

（3）平息：医者在诊脉时要保持呼吸自然均匀，清心宁神，以自己的呼吸计算患者脉搏的至数。

（4）定三关：通常医生选用左手或右手的食指、中指与无名指进行诊脉。

（5）布指：寸、关、尺三部位置确定后，三指略呈弓形倾斜，指端平齐，与受诊者体表约呈45°角为宜，以使指目紧贴于脉搏搏动处。

（6）指力：医生布指之后，运用指力的轻重，或结合推寻以诊察、辨识脉象。常用的指力有举、按、寻等。

①举：指医生的手指较轻地按在寸口脉搏跳动部位以体察脉象，又称"浮取"。

②按：指医生手指用力较重，甚至按到筋骨以体察脉象，又称"沉取"。

③寻：医生往往用手指从轻到重，从重到轻，左右推寻，或在寸、关、尺三部仔细寻找脉动最明显的部位，或调节最适当的指力，以寻找脉动最明显的特征，统称"寻法"。

（7）指法：分为总按和单按。

①总按：三指用大小相等的指力一同诊脉的方法。

②单按：也称单诊，是用一个手指诊察一部脉象的方法。

（8）五十动：指医生对患者诊脉的时间一般不应少于50次脉搏跳动的时间。

2. 诊脉的注意事项

（1）保持环境安静。

（2）注意静心凝神。

（3）选择正确体位。

（四）脉象要素

诊脉四要素：脉位、脉数、脉形、脉势。

诊脉八要素：脉位、脉率（至数）、脉长、脉势（脉力）、脉宽、流利度、紧张度、均匀度。

二、正常脉象（平脉、常脉）

1. 有胃气 从容、和缓、流利。脉之胃气，主要反映脾胃运化功能的盛衰、营养状况的优劣和能量的储备状况。

2. 有神 脉律整齐、柔和有力。诊脉神之有无，可察精气之盈亏，并与胃气的盛衰有关。

3. 有根 尺脉有力、沉取不绝。主要说明肾气的盛衰。

三、常见病脉

（一）浮脉类（轻取即得）

1. 浮 举之有余，按之不足。表证，亦见于虚阳浮越证。

2. 洪 脉体宽大，充实有力，来盛去衰。阳明气分热盛。

3. 濡 浮细无力而软。虚证、湿困。

4. 散 浮取散漫而无根，数而脉力不匀。元气离散、正气将绝。

5. 芤 浮大中空，如按葱管。失血、伤阴。

6. 革 浮大搏指，中空外坚，如按鼓皮。亡血、失精、半产、崩漏。

（二）沉脉类（重按始得）

1.沉 轻取不应，重按始得。里证，亦见于平人。

2.伏 重按推筋着骨始得。邪闭、厥证、痛极。

3.弱 沉细无力而软。阳气虚衰、气血俱虚。

4.牢 沉取实大弦长，坚牢不移。阴寒内盛、疝气癥积。

（三）迟脉类（一息不足四至）

1.迟 一息不足四至。寒证、邪热结聚（如阳明腑实证）。

2.缓 一息四至，脉来怠缓。湿病、脾胃虚弱，亦见于平人。

3.涩 往来艰涩，迟滞不畅。气滞血瘀、精伤血少、痰食内停。

4.结 迟而时有一止，止无定数。阴盛气结、寒痰血瘀、癥瘕积聚。

（四）数脉类（一息五至以上）

1.数 一息五至以上，不足七至。热证，亦主里虚证。

2.疾 脉来急疾，一息七八至。阳极阴竭，元气欲脱。

3.促 数而时有一止，止无定数。阳盛实热、气血痰食停滞，亦见于脏气衰败。

4.动 脉短如豆，滑数有力。疼痛、惊恐。

（五）虚脉类（应指无力）

1.虚 三部脉举按无力，按之空虚。气血两虚。

2.细 脉细如线，应指明显。气血两虚、湿邪为病。

3.微 极细极软，按之欲绝。气血大虚、阳气暴脱。

4.代 迟而时止，止有定数。脏气衰微、疼痛、惊恐、跌仆损伤。

5.短 首尾俱短，不及本部。有力主气郁，无力主气虚。

（六）实脉类（应指有力）

1.实 举按充实而有力。实证、平人。

2.滑 往来流利，应指圆滑。痰湿、食积、实热、青壮年、孕妇。

3.弦 端直以长，如按琴弦。肝胆病、疼痛、痰饮、老年健康者。

4.紧 绷急弹指，状如转索。实寒证、疼痛、食积（宿食）。

5.长 首尾端直，超过本位。阳证、热证、实证、平人。

6.大 脉体宽大，无汹涌之势。健康人、病进。

四、相兼脉

（一）浮脉相兼

1.浮紧脉 表寒证、风寒痹痛。

2.浮缓脉 风邪伤卫，营卫不和的太阳中风证。

3.浮数脉 表热证。

4.浮滑脉 表证夹痰，素体多痰湿而复感外邪。

（二）沉脉相兼

1.沉迟脉 里寒证。

2.沉弦脉 肝郁气滞，水饮内停。

3.沉涩脉 阳虚而寒凝血瘀。

4.沉缓脉 脾虚，水湿潴留。

5.沉细脉 阴虚内热、血虚。

（三）弦脉相兼

1.弦紧脉 寒证、痛证。

2.弦数脉 肝郁化火或肝胆湿热、肝阳上亢。

3.弦滑数脉 肝火夹痰，肝胆湿热或肝阳上扰，痰火内蕴。

4.弦细脉 肝肾阴虚，或血虚肝郁，或肝郁脾虚。

（四）数脉相兼

1.滑数脉 痰热（火）、湿热、食积化热。

2.洪数脉 阳明经证、气分热盛。

3.浮数脉 表热证。

4.弦数脉 肝郁化火或肝胆湿热、肝阳上亢。

五、真脏脉

真脏脉又称"败脉""绝脉""死脉""怪脉"等，是由于无胃气而真脏之气外泄的脉象。其特点是无胃、无神、无根。

1. 无胃之脉　无冲和之意，应指坚搏。

（1）偃刀脉：脉来弦急，如循刀刃。

（2）转豆脉：脉动短小而坚搏，如循薏苡子。

（3）弹石脉：脉在筋肉之下，急促而坚硬。肾气竭绝之象。

2. 无神之脉　脉律无序，脉形散乱。

（1）雀啄脉：脉在筋肉之间，连连数急，三五不调，止而复作，如雀啄谷气已绝于内。

（2）屋漏脉：脉在筋肉之间，如屋漏残滴，良久一滴。脉搏极迟慢，溅起无力。胃气营卫将绝之候。

（3）解索脉：脉来乍疏乍密，如解乱绳，时快时慢，散乱无序。肾与命门之气皆亡。

3. 无根之脉　脉位表浅，虚大无根，微弱不应指。

（1）釜沸脉：脉在皮肤，浮数之极，至数不清，如釜中沸水，浮而无根。三阳热极，阴液枯竭。是脉绝，多是临死前的脉象。

（2）鱼翔脉：脉在皮肤，头定而尾摇，似有似无，如鱼在水中游。三阴寒极，阳亡于外。

（3）虾游脉：脉在皮肤，如虾游水，时而跃然而去，须臾又来，伴有急促躁动之象。孤阳无依，躁动不安，主大肠气绝。

六、小儿脉

（一）小儿正常脉象

正常小儿的平和脉象，较成人脉软而速，年龄越小，脉搏越快。若按成人正常呼吸定息，2～3岁的小儿，脉动6～7至为常脉，每分钟脉跳100～120次；5～10岁的小儿，脉动6至为常脉，每分钟脉跳100火左右。

（二）常见小儿病脉

1. 浮脉　表证。浮而有力为表实，浮而无力为表虚。

2. 沉脉　里证。沉而有力为里实，沉而无力为里虚。

3. 迟脉　寒证。迟而有力为实寒，迟而无力为虚寒。

4. 数脉　热证。浮数为表热，沉数为里热；数而有力为实热，数而无力为虚热。

5. 滑脉　痰热壅盛，或食积内停。

6. 濡脉　湿邪为病。

7. 歇止脉　心气、心阳不足。

七、诊妇人脉

（一）月经脉

1. 月经将至　左关、尺脉忽洪大于右手，口不苦，身不热，腹不胀。

2. 月经不利　寸、关脉调和而尺脉弱或细涩。

3. 闭经　①尺脉虚细而涩者，多为精血亏少的虚闭。②尺脉弦或涩者，多为气滞血瘀的实闭。③脉象弦滑者，多为痰湿阻于胞宫。

（二）妊娠脉

已婚妇女，平时月经正常，突然停经，脉来滑数冲和、兼饮食嗜者，多为妊娠之征。妇人两尺脉搏动强于寸脉或左寸脉滑数动者，均为妊娠之征。

第七单元　按诊

一、按诊的方法与注意事项

（一）按诊的方法

1. 触法　医生将自然并拢的第二、三、四、五指掌面或全手掌轻

轻接触或轻柔地进行滑动触摸患者局部皮肤，以了解肌肤的凉热、润燥等情况。

2. 摸法 医生用指掌稍用力寻抚患者局部，探明局部有无疼痛和肿物、肿胀部位的范围及性质等，以辨别病位及病性的虚实。

3. 按法 医生以重手按压或推寻患者体表某处，了解深部有无压痛或肿块，肿块的形态、大小、质地的软硬、光滑度、活动程度等，以辨脏腑虚实和邪气的痼结情况。

4. 叩法 医生用手叩击患者身体某部，使之震动产生叩击音、波动感或震动感，以此确定病变的性质和程度的一种检查方法。叩击法有直接叩击法和间接叩击法。

（二）按诊的注意事项

1. 体位 根据不同疾病所需的诊察目的和部位，选择适当的体位，要求患者全身放松，主动配合，准确地反映病位的感觉。

2. 态度 医生举止要稳重大方，态度要严肃认真，手法要轻巧柔和，避免突然暴力或冷手按诊，影响诊察的准确性。

3. 手法 触、摸、按、叩四种手法的选择应具有针对性，同时要边诊察边注意观察患者的反应，询问是否有压痛及疼痛程度，注意健康部位与疾病部位的比较，以了解病痛所在的准确部位、性质及程度。

二、按肌肤

按肌肤的寒热可了解人体阴阳的盛衰、表里虚实和邪气的性质。

1. 肌肤寒冷、体温偏低者为阳气衰少。

2. 肌肤冷而大汗淋漓、面色苍白、脉微欲绝者为亡阳之征象。

3. 肌肤灼热、体温升高者为阳盛，多为实热证。

4. 若汗出如油，四肢肌肤尚温

而脉躁疾无力者，为亡阴之征象。

5. 身灼热而肢厥为阳热内盛，格阴于外所致，属真热假寒证。

6. 外感病汗出热退身凉，为表邪已解。

7. 皮肤无汗而灼热者，为热证。

8. 身热初按热甚，久按热反转轻者为热在表，久按其热反甚者为热在里。

9. 肌肤初扪之不觉很热，但扪之稍久即感灼手者，称身热不扬。常兼头身困重、脘痞、苔腻等症，主湿热蕴结证。

10. 局部病变通过按肌肤之寒热可辨证之阴阳。皮肤不热，红肿不明显者，多为阴证；皮肤灼热而红肿疼痛者，多为阳证。

三、按手足

1. 阳虚之证 四肢犹温，为阳气尚存；若四肢厥冷，多病情危重。

2. 手足俱冷 寒证。

3. 手足俱热 热证。

四、按胸部虚里

1. 虚里搏动移位 先天性心脏病、鼓胀、癥积、气胸、悬饮、肿瘤、胸部畸形。

2. 虚里按之其动微弱 宗气内虚、支饮、心阳不足、肥胖（生理现象）。

3. 虚里动高 小儿食滞或痘疹将发，惊恐、大怒或剧烈运动后（生理现象），孕妇胎前产后（恶候）。

4. 虚里动而应衣 宗气外泄。

5. 按之弹手，洪大而搏，或绝而不应 心肺欲绝，属危候。

6. 虚里搏动数急而时有一止 宗气不守。

7. 虚里"其动欲绝"而无死候 痰饮。

8. 胸高而喘，虚里搏动散漫而

数　心肺气绝之兆。

五、按腹部

1. 腹痛喜按，按之痛减，腹壁柔软者，多为虚证，常见脾胃气虚等。

2. 腹痛拒按，按之痛甚，并伴有腹部硬满者，多为实证，如饮食积滞、胃肠积热之阳明腑实、瘀血肿块等。

3. 局部肿胀拒按者，多为内痈。

4. 按之疼痛，固定不移，多为内有瘀血。

5. 按之胀痛，病处按此联彼者，为病在气分，多为气滞。

6. 腹部有压痛，多提示该处腹腔脏器疾患。

7. 肿块按之有形，推之不移，痛有定处者，为癥积，病属血分。

8. 肿块推之可移，或痛无定处，聚散不定者，为瘕聚，病属气分。

六、按腧穴

诊断脏腑病变的常用腧穴

1. 肺病　中府、肺俞、太渊

2. 心病　巨阙、膻中、大陵

3. 肝病　期门、肝俞、太冲

4. 脾病　章门、太白、脾俞

5. 肾病　气海、太溪

6. 大肠病　天枢、大肠俞

7. 小肠病　关元

8. 胆病　日月、胆俞

9. 胃病　胃俞、足三里

10. 膀胱病　中极

第八单元　八纲辨证

八纲辨证，是指运用八纲对四诊所收集的各种病情资料，进行分析、归纳，从而辨别疾病现阶段病变部位浅深、疾病性质寒热、邪正斗争盛衰和病类别阴阳的方法。

一、表里

（一）表里基本证

1. 表证　是指六淫、疫疠等邪气，经皮毛、口鼻侵入机体的初期阶段，正气抗邪于肌表，以新起恶寒发热为主要表现的证。

临床表现： 新起恶风寒，或恶寒发热，头身疼痛，喷嚏、鼻塞、流涕，咽喉痒痛，微有咳嗽、气喘，舌淡红，苔薄，脉浮。

里证　是指病变部位在内，脏腑、气血、骨髓等受病，以脏腑受损或功能失调为主要表现的证。

临床表现： 范围极为广泛，其表现特征是无新起恶寒发热并见，以脏腑症状为主要表现。

3. 半表半里证　是指病变既非完全在表，又未完全入里，病位处于表里进退变化之中，以寒热往来等为主要表现的证。

临床表现： 寒热往来，胸胁苦满，心烦喜呕，默默不欲饮食，口苦，咽干，目眩，脉弦。

（二）表证与里证的鉴别要点

1. 寒热特点　表证——外感病中，恶寒发热同时并见；里证——但热不寒或但寒不热；半表半里证——寒热往来。

2. 兼症表现　表证——头身疼痛、鼻塞、喷嚏等为常见症，脏腑症状表现不明显；里证——以脏腑症状，如心悸、咳嗽、腹痛、呕吐等表现为主症；半表半里证——有胸胁苦满等独特表现。

3. 舌脉变化　表证及半表半里证的舌象变化不明显，里证舌象多有变化。表证——浮脉；里证——沉脉或其他脉象；半表半里证——弦脉。

二、寒热

（一）寒热基本证

1. 寒证 是指感受阴寒之邪，或阳虚阴盛，人体的功能活动衰减所导致的以寒象为主要表现的一类证候。寒证包括表寒、里寒、虚寒、实寒等证。

临床表现： 各类寒证其证候表现不尽一致，常见的有恶寒（或畏寒）恶寒，肢冷蜷卧，面色㿠白，口淡不渴或渴喜热饮，痰、涎、涕清稀，小便清长，大便溏薄，舌淡苔白润，脉迟或紧等。

2. 热证 是指感受火热之邪，或阴虚阳亢，人体的功能活动亢进所导致的以热象为主要表现的一类证候。热证包括表热、里热、虚热、实热等证。

临床表现： 各类热证的证候表现不尽一致，常见的有发热，恶热喜凉，面红目赤，烦躁不宁，口渴喜冷饮，痰、涕黄稠，吐血衄血，小便短赤，大便干结，舌红苔黄而干燥，脉数等。

（二）寒证与热证的鉴别要点

鉴别要点	寒证	热证
寒热喜恶	恶寒喜温	恶热喜凉
四肢	冷	热
口渴	不渴	渴
面色	白	红
大便	稀溏	干结
小便	清长	短黄
舌象	舌淡苔白润	舌红苔黄燥
脉象	迟或紧	数

（三）寒热证之间的相互关系

1. 寒热转化 是指在一定的条件下，寒证可以转化为热证，热证也可以转化为寒证。

（1）寒证化热：是指先为寒证，后出现热证，而寒证随之消失者。多由治疗不当，过用温燥之品；或失治寒邪未能及时温散，而体内的

阳气偏盛，寒邪从阳化热所致。

（2）热证转寒：是指先为热证，后出现寒证，而热证随之消失者。多由失治、误治，损伤阳气；或因邪气极盛，耗伤正气，正不胜邪，功能衰退，阳气耗散所致，故而转为虚寒证，甚至出现亡阳。

寒证与热证互相转化，其关键在于人体阳气的盛衰。一般而言，寒证转化为热证，说明机体正气强盛，阳气较旺盛，邪气易从阳化热；热证转为寒证，说明正不胜邪，阳气耗伤。

2. 寒热错杂 是指疾病某一阶段寒证与热证并存所表现的证候。寒热错杂主要有下热上寒、上热下寒、表寒里热、表热里寒之不同。

（1）上热下寒：是指患者在某一阶段，上部表现为热，下部表现为寒的证候，由阳盛于上，阴盛于下所致。如胸中烦热，频欲呕吐，口苦口干，腹痛喜暖，大便溏泄，夜尿清长等。

（2）上寒下热：是指患者在某一阶段，上部表现为寒，下部表现为热的证候，由阴盛于上，阳盛于下所致。如胃脘冷痛，呕吐清涎，尿频，尿急，尿痛，小便短赤等。

寒热错杂的辨证重在分清寒热孰多孰少。寒多热少者，寒为主，重在治寒，兼顾热证。热多寒少者，热为主，重在治热，兼顾寒证。

3. 寒热真假 是指疾病发展到寒极或热极的阶段，有时会出现某些与疾病本质相反的假象，如"寒极似热""热极似寒"，即所谓"真寒假热""真热假寒"。

（1）真寒假热：是指疾病本质为寒证，却见某些假热表现的危重证候。症见四肢厥冷、胸腹欠温、下利清谷、小便清长、舌淡苔白等一派寒象的同时，或有身热但反欲盖衣被；或面赤却两颧泛红如妆，

时隐时现，游移不定；或口渴，但不欲饮，或不多饮或喜热饮；或自感烦热，而胸腹必无灼热，下肢必厥冷；或咽喉痛，但不红肿；或脉大，但按之必无力等。

（2）真热假寒：是指疾病本质为热证，却见某些假寒表现的危重证候。症见高热恶热不恶寒、胸腹灼热、烦渴饮冷、口鼻气热、咽干口臭，甚则神昏谵语、小便短赤、大便燥结或热痢下重、舌红苔黄而干、脉滑数有力等一派热象的同时，又出现四肢厥冷，但却不恶寒，反恶热，且胸腹必灼热；或脉沉迟，但重按必有力等假寒之象。

三、虚实

（一）虚实基本证

1. 虚证 是指正气不足所表现的一类证候。虚证人体正气虚弱明显，而邪气并不亢盛。临床表现以不足、衰退、不固为基本特点，多见于慢性疾病或疾病的后期，病程较长。

2. 实证 是指邪气亢盛所表现的一类证候。实证虽邪气壅盛而正气未虚。临床表现以有余、亢盛、停聚为基本特征。

（二）虚证与实证的鉴别要点

鉴别要点	虚证	实证
病程	较长	较短
体质	多虚弱	多壮实
精神	萎靡	亢奋
声息	声低息微	声高气粗
疼痛	喜按	拒按
胸腹胀满	按之不痛，胀满时减	按之疼痛，胀满不减
发热	五心烦热，午后微热	蒸蒸壮热
恶寒	畏寒，得衣近火则减	恶寒，添衣加被不减
舌象	质嫩，苔少	质老，苔厚
脉象	无力	有力

（三）虚实证之间的相互关系

1. 虚实转化

（1）实证转虚：是指先有实证，后出现虚证，而实证随之消失者。多因邪气久留，或失治、误治，损伤人体正气所致转为虚证。

（2）虚证转实：可见于虚证患者。由于积极的治疗、休养、锻炼等，使正气来复，体质增强，虚证已消失，再次感受邪气而发病，表现为实证。而临床上更多见的是因虚致实，即由于正气不足，脏腑功能减退，导致痰、湿、水饮、瘀血等病理产物停积于体内。因虚致实不能理解为虚证转化为实证，实际上是由虚证转化为虚实夹杂证，或本虚标实证。

2. 虚实夹杂

（1）实中夹虚：该类证候的基本特点是以实邪为主，正虚为次。常见于实证过程中邪气特盛，正气受损较轻的患者；也可见于体质虚弱而新感外邪的患者。

（2）虚中夹实：该类证候的基本特点是以正虚为主，邪实为次。常见于邪实深重，迁延日久，正气大伤，余邪未尽的患者；也可见于素体大虚，复感较轻邪气的患者。

3. 虚实并重

该类证候的基本特点是正虚和邪实均明显，病情较重。常见于原为严重的实证，迁延日久，正气大伤而邪气未减者；也可见于素体正气甚弱，又感受较重邪气的患者。

4. 虚实真假

是指虚证或实证发展到复杂或严重的阶段，有时会出现某些与疾病本质相反的假象，即所谓"至虚有盛候""大实有羸状"。

（1）真虚假实：是指本为虚证却见某些盛实假象的复杂证候。

临床表现： 既有胸腹部柔软而喜按、神疲乏力、气短懒言、舌淡

脉弱等真虚症状，又见腹胀满、气喘、脉弦等假实表现。患者虽腹胀满，却时有减轻，按之痛减，按之柔软；虽喘促但气短息弱；脉虽弦却重按无力。

（2）真实假虚：是指本为实证却见某些虚羸假象的复杂证候。

临床表现：既有声高气粗、胸腹硬满或疼痛拒按、二便不利、脉有力等真实的表现，又有神情默默、倦怠懒言、泄泻体瘦、脉象沉细等假虚之征。虽神情默默、懒言，但语声高亢有力、呼吸气粗；虽倦怠乏力却动之觉舒；虽泻下稀水黑便，泻后反觉腹部爽快；脉沉细，但按之有力。

四、阴阳

（一）阴阳是辨证的总纲

1. 阴证　是指凡符合"阴"的一般属性的证候。

临床表现：形寒肢冷，精神萎靡，身重蜷卧，倦怠乏力，面色暗淡，语声低怯，纳差，口淡不渴，大便溏薄，小便清长，舌淡胖嫩，苔白滑，脉沉迟或细或微弱。

2. 阳证　是指凡符合"阳"的一般属性的证候。

临床表现：恶寒发热，壮热，肌肤灼热，烦躁不安，面色红，语声高亢，呼吸气粗，喘促痰鸣，口干渴欲饮，大便秘结奇臭，小便短赤，舌红绛有芒刺，苔黄黑，脉象浮数、洪大、滑实。

（二）阴阳辨证的特定内容

1. 阴虚证　是指阴液亏虚，不能制阳所致的虚热证候，又称虚热证。

临床表现：咽干口燥，形体消瘦，潮热盗汗，颧红，五心烦热，小便短赤，大便干结，舌红少津少苔，脉细数。

2. 阳虚证　是指阳气虚衰，不能制阴所致的虚寒证候，又称虚寒证。

临床表现：畏寒肢冷，面色㿠白，口淡不渴，或渴喜热饮，神疲乏力，少气懒言，自汗，小便清长，大便溏薄，舌淡胖嫩，苔白滑，脉沉迟无力。

3. 亡阴证　是指阴液严重耗损而欲竭所表现的危重证候。

临床表现：汗热味咸而黏、如珠如油，身热肢温，烦渴喜饮，呼吸急促，面赤唇焦，口渴欲饮，目眶凹陷，皮肤皱瘪，小便极少，舌红而干瘦，脉细数疾。

4. 亡阳证　是指体内阳气极度衰微而欲脱所表现的危重证候。

临床表现：冷汗淋漓，汗质清稀而味淡，表情淡漠，面色苍白，肌肤不温，四肢厥冷，口不渴或渴喜热饮，呼吸微弱，舌质淡润，脉微欲绝。

第九单元　病因辨证

六淫辨证

（一）风淫证

风淫证是指外感风邪所致的证候，亦称外风证。

临床表现：恶风寒，微发热，汗出，鼻塞流涕，喷嚏，咽喉干痒或咳嗽，舌苔薄白，脉浮缓；或发皮肤瘙痒、丘疹、风团、瘾疹；或肌肤麻木，口眼㖞斜；或关节游走性疼痛；或新起面睑肢体浮肿等。

（二）寒淫证

寒淫证是指外感寒邪引起的证候。

临床表现：恶寒重，发热轻，无汗，头身疼痛，鼻塞或流清涕，脉浮紧；或见咳嗽、哮喘、咳稀白痰；或脘腹疼痛、肠鸣腹泻、呕吐；或肢体拘急、冷痛，蜷卧，面色白

或青，舌苔白，脉沉紧或脉伏。

（三）暑淫证

暑淫证是指外感暑邪引起的证候，简称暑证。

临床表现： 伤暑则发热恶热，口渴，汗出，身体疲乏，小便黄，舌红苔黄少津，脉虚数；中暑则胸闷气短，呕恶腹痛，甚则神志不清，猝然昏倒。

（四）湿淫证

湿淫证是指感受湿邪引起证候，亦称外湿证。

临床表现： 头重如裹，胸闷脘痞，口腻纳呆，或恶心呕吐，食少腹胀，肢沉身困，关节肿痛、重着酸楚，便溏不爽，或淋浊带下量多，或阴部湿疹瘙痒，或下肢浮肿，舌淡胖而边有齿痕，苔白厚腻，脉濡缓。

（五）燥淫证

燥淫证是指外感燥邪引起的证候，亦称外燥证。

临床表现： 唇、鼻、咽干燥，皮肤干燥甚至皲裂，干咳少痰，痰黏难咳；或痰中带血，口渴，便结，尿少；或恶风发热，咽喉不利，苔干，脉浮。

燥淫证有凉燥与温燥之分。凉燥见鼻干而塞，咽干而痒，干咳少痰，恶风无汗，苔白而干，脉浮略紧；温燥见鼻干而热，咽干而痛，干咳少痰，苔薄黄干，脉浮略数。

（六）火淫证

火淫证是指外感火（热）邪，使机体阳热之气过盛所致之证候。

临床表现： 发热恶热，面红目赤，渴喜冷饮，尿short便秘，舌红或绛，苔黄或黑起芒刺，脉洪数有力；或见心烦失眠，神昏谵语，躁扰发狂。惊厥抽搐，吐血衄血，发斑疹，痈肿疮疡。

火热证与温热证都属热证，但有虚实之分。火热证呈现外感热性

病的病变过程，起病急，病势剧，一般为实火，属实证；虚热证由久病阴虚或实热证迁延转化而来，病程较长，属虚证。

第十单元　气血津液辨证

一、气病辨证

（一）气虚证

气虚证是指元气不足，气的推动、固摄、防御、气化等功能减退，或脏器组织的机能减退，以气短乏力、神疲、脉虚等为主要表现的虚弱证候。

临床表现： 气短声低，少气懒言，精神疲惫，体倦乏力，脉虚，舌质淡嫩，或有头晕目眩，自汗，动则诸症加重。

辨证要点： 病体虚弱，以神疲、乏力、气短、脉虚为主要表现。

（二）气陷证

气陷证是指气虚无力升举，清阳之气下陷，以自觉气坠，或脏器下垂为主要表现的虚弱证候。

临床表现： 头晕眼花，气短疲乏，脘腹坠胀感，大便稀溏，形体消瘦，或见内脏下垂、脱肛、阴挺等。

辨证要点： 体弱而瘦，以气短、气坠、脏器下垂为主要表现。

（三）气不固证

气不固证是指气失其固摄之能，以自汗，或大便、小便、经血、精液、胎元等不固为主要表现的虚弱证候。

临床表现： 气短，疲乏，面白，舌淡，脉虚无力，或见自汗不止，或为流涎不止，或见遗尿、余溺不尽、小便失禁，或为大便滑脱失禁，或妇女出现崩漏，或为滑胎、小产，或见男子遗精、滑精、早泄等。

辨证要点： 病体虚弱，以疲乏、

气短、脉虚及自汗，或二便、经、精等的不固为主要表现。

（四）气脱证

气脱证是指元气亏虚已极，急骤外泄，以气息微弱、汗出不止等为主要表现的危重证候。

临床表现： 呼吸微弱而不规则，汗出不止，口开目合，全身瘫软，神识朦胧，二便失禁，面色苍白，口唇青紫，脉微，舌淡，舌苔白润。

辨证要点： 病势危重，以气息微弱、汗出不止、脉微等为主要表现。

（五）气滞证

气滞证是指人体某一部分或某一脏腑、经络的气机阻滞，运行不畅，以胀闷疼痛为主要表现的证候。

临床表现： 胸胁、脘腹等处或损伤部位的胀闷或疼痛，疼痛性质可为胀痛、窜痛、攻痛，症状时轻时重，部位不固定，按之一般无形，通常随嗳气、肠鸣、矢气等而减轻，或症状随情绪变化而增减，脉象多弦，舌象可无明显变化。

辨证要点： 以胸胁、脘腹或损伤部位的胀闷、胀痛、窜痛为主要表现。

（六）气逆证

气逆证是指气机失调，气上冲逆，以咳嗽、喘促、呃逆、呕吐等为主要表现的证候。

临床表现： 咳嗽频作，呼吸喘促，呃逆、嗳气不止，或呕吐、呕血；头痛、眩晕，甚至昏厥，咯血等。

辨证要点： 以咳喘或呕吐、呃逆等为突出表现。

（七）气闭证

气闭证指邪气阻闭神机或脏器、官窍，以突发昏厥或绞痛为主要表现的实性急重证候。

临床表现： 突然发生势急、症重之昏厥，或内脏绞痛，或二便

闭塞，呼吸气粗，声高，脉沉弦有力等。

辨证要点： 以突发昏厥或绞痛、二便闭塞、息粗、脉实为主要表现。

二、血病辨证

（一）血虚证

血虚证是指血液亏虚，不能濡养脏腑、经络、组织，以面、睑、唇、舌色白，脉细为主要表现的虚弱证候。

临床表现： 面色淡白或萎黄，眼睑、口唇、舌质、爪甲的颜色淡白，头晕，或见眼花、两目干涩，心悸，多梦、健忘，神疲，手足发麻，或妇女月经量少、色淡、延期甚或经闭，脉细无力等。

辨证要点： 病体虚弱，以面、睑、唇、舌、爪甲的颜色淡白、脉细为主要表现。

（二）血脱证

血脱证是指突然大量出血或长期反复出血，血液亡脱，以面色苍白、心悸、脉微或芤为主要表现的危重证候。

临床表现： 面色苍白，头晕，眼花，心悸，气短，四肢逆冷，舌色枯白，脉微或芤。

辨证要点： 有血液严重耗失的病史，以面色苍白、脉微或芤为主要临床表现。

（三）血瘀证

血瘀证是指瘀血内阻，血行不畅，以固定刺痛、肿块、出血、瘀血色脉征为主要表现的证候。

临床表现： 疼痛特点为刺痛，痛久拒按，固定不移，常在夜间痛甚；肿块的性状是在体表者包块色青紫，腹内者触及质硬而拒按；出血的特征是出血反复不止，色紫暗或夹血块，或大便色黑如柏油状，

或妇女血崩、漏血；瘀血色脉征主要有面色黧黑，或唇甲青紫，或皮下紫斑，或肌肤甲错，或腹露青筋，或皮肤出现丝状红缕，或舌有紫色斑点、舌下络脉曲张，脉多细涩或结、代、无脉等。

辨证要点：以固定刺痛、肿块、出血、瘀血色脉征为主要表现。

（四）血热证

血热证是指火热内炽，侵迫血分，以身热口渴、斑疹吐衄、烦躁谵语、舌绛、脉数等为主要表现的实热证候，即血分的热证。

临床表现：身热夜甚，或潮热，口渴，面赤，心烦，失眠，躁扰不宁，甚或狂乱、神昏谵语，或见各种出血色深红，或斑疹显露，或为疮痈，舌绛，脉表疾等。

辨证要点：以身热口渴、斑疹吐衄、烦躁谵语、舌绛、脉数等为主要表现。

（五）血寒证

血寒证是指寒邪客于血脉，凝滞气机，血行不畅，以患处冷痛拘急、畏寒、唇舌青紫，妇女月经愆期、经色紫暗夹块等为主要表现的实寒证候，即血分的寒证。

临床表现：畏寒，手足或少腹等患处冷痛拘急、得温痛减，肤色紫暗发凉；或为痛经，月经愆期，经色紫暗，夹有血块，唇舌青紫，苔白滑，脉沉迟涩涩等。

辨证要点：以患处冷痛拘急、畏寒，唇舌青紫，妇女月经愆期、经色紫暗夹块等为主要表现。

三、气血同病辨证

（一）气虚血瘀证

气虚血瘀证是指气虚运血无力，导致血液瘀滞于体内所产生的证候，属本虚标实证。

临床表现：面色淡白，神疲乏力，气短懒言，食少纳呆，面色晦滞，局部青紫、肿胀、刺痛不移而拒按，或肢体瘫痪、麻木，或可触及肿块，舌淡紫或有瘀点瘀斑，脉细涩。

辨证要点：气虚证与血瘀证的症状共见。

（二）气滞血瘀证

气滞血瘀证是指气机郁滞，导致血行瘀阻所产生的证候。

临床表现：胸胁胀满疼痛，乳房胀痛，情志抑郁或易怒，兼见痞块刺痛、拒按，妇女痛经，经血色暗有块，或闭经，舌紫暗或有瘀点瘀斑，脉弦涩。

辨证要点：气滞证与血瘀证的症状共见。

（三）气血两虚证

气血两虚证是指气虚证和血虚证同时存在所表现的证候。

临床表现：头晕目眩，少气懒言，神疲乏力，自汗，面色淡白或萎黄，唇甲淡白，心悸失眠，形体消瘦，舌淡而嫩，脉细弱。

辨证要点：气虚证与血虚证的症状共见。

（四）气不摄血证

气不摄血证是指气摄血无力，导致血溢脉外所产生的证候。

临床表现：吐血、便血、崩漏、皮下瘀斑、鼻衄，神疲乏力，气短懒言，面色淡白，舌淡，脉弱。

辨证要点：血证与气虚证的症状共见。

（五）气随血脱证

气随血脱证是指由于大失血，导致元气外脱所产生的危重证候。

临床表现：大出血时，突然面色苍白，大汗淋漓，四肢厥冷，呼吸微弱，甚至晕厥，舌淡，脉微欲

绝或见芤脉。

辨证要点：大量失血，随即出现气少息微、大汗淋漓、脉微等症。

四、津液病辨证

（一）津液亏虚证

津液亏虚证是指体内津液亏少，脏腑、组织、官窍失却滋润、濡养、充盈，以口渴尿少，口、鼻、唇、舌、皮肤、大便干燥等为主要表现的证候。

临床表现：口、鼻、唇、舌、咽喉、皮肤、大便等干燥，皮肤枯瘪而缺乏弹性，眼球深陷，口渴欲饮水，小便短少而黄，舌红，脉细数无力等。

辨证要点：以口渴，尿少，便干，口、鼻、唇、舌、皮肤干燥等为主要表现。

（二）痰证

痰证是指痰浊内阻或流窜，以咳吐痰多、胸闷、呕恶、眩晕、体胖，或局部有圆滑包块，苔腻，脉滑等为主要表现的证候。

临床表现：常见咳嗽痰多，痰质黏稠，胸脘痞闷，呕恶，纳呆，或头晕目眩，或形体肥胖，或神昏而喉中痰鸣，或神志错乱而为癫、狂、痫，或某些部位出现圆滑柔韧的包块等，舌苔腻，脉滑。

辨证要点：以咳吐痰多、胸闷、呕恶、眩晕、体胖、局部圆韧包块、苔腻、脉滑等为主要表现。

（三）饮证

饮证是指水饮停聚于腔隙或胃肠，以脘腹痞胀、呕吐清水、咳吐清稀痰涎、肋间饱满、苔滑等为主要表现的证候。

临床表现：脘腹痞胀，泛吐清水，脘腹部水声辘辘，肋间饱满，咳唾引痛；胸闷，心悸，息促不得

卧；身体、肢节疼重；咳吐清稀痰涎，或喉间哮鸣有声；头目眩晕，舌苔白滑，脉弦或滑等。

辨证要点：胸闷脘痞、呕吐清水、咳吐清稀痰涎、肋间饱满、苔滑、脉弦等为主要表现。

（四）水停证

水停证是指体内水液因气化失常而停聚，以肢体浮肿、小便不利，或腹大痞胀、舌淡胖等为主要表现的证候。

临床表现：头面、肢体甚或全身水肿，按之凹陷不易起，或为腹水而见腹部膨隆，叩之音浊，小便短少不利，身体困重，舌淡胖，苔白滑，脉濡缓等。

辨证要点：肢体浮肿、小便不利，或腹大痞胀、舌淡胖等为主要表现。

第十一单元　脏腑辨证

一、心与小肠病辨证

（一）心血虚证

心血虚证是指血液亏虚，心失濡养，以心悸、失眠、多梦及血虚症状为主要表现的证候。

临床表现：心悸，失眠，多梦，健忘，头晕眼花，面色淡白或萎黄，唇舌色淡，脉细无力。

辨证要点：心悸、失眠、多梦与血虚症状共见。

（二）心阴虚证

心阴虚证是指阴液亏损，心失滋养，虚热内扰，以心悸、心烦、失眠及阴虚症状为主要表现的证候。

临床表现：心悸，心烦，失眠，多梦，口燥咽干，形体消瘦，或手足心热，潮热盗汗，两颧潮红，舌红少苔乏津，脉细数。

辨证要点：心悸、心烦、失眠与虚热症状共见。

（三）心气虚证

心气虚证是指心气不足，鼓动无力，以心悸、怔忡及气虚症状为主要表现的虚弱证候。

临床表现：心悸怔忡，气短胸闷，精神疲倦，或有自汗，动则诸症加剧，面色淡白，舌淡，脉虚。

辨证要点：心悸怔忡、神疲与气虚症状共见。

（四）心阳虚证

心阳虚证是指心阳虚衰，温运失司，鼓动无力，虚寒内生，以心悸怔忡、心胸憋闷及阳虚症状为主要表现的虚寒证候。

临床表现：心悸怔忡，心胸憋闷或痛，气短，自汗，畏冷肢凉，神疲乏力，面色㿠白，或面唇青紫，舌质淡胖或紫暗，苔白滑，脉弱或结代。

辨证要点：心悸怔忡、心胸憋闷与阳虚症状共见。

（五）心阳虚脱证

心阳虚证是指心阳虚衰，温运失司，鼓动无力，虚寒内生，以心悸怔忡、心胸憋闷及阳虚症状为主要表现的虚寒证候。

临床表现：心悸怔忡，心胸憋闷或痛，气短，自汗，畏冷肢凉，神疲乏力，面色.白，或面唇青紫，舌质淡胖或紫暗，苔白滑，脉弱或结代。

辨证要点：心悸、胸痛、神志模糊或昏迷与亡阳症状共见。

（六）心火亢盛证

心火亢盛证是指心火内炽，扰乱心神，迫血妄行，上炎口舌，热邪下移，以发热、心烦、吐衄、舌赤生疮、尿赤涩灼痛等为主要表现的实热证候。

临床表现：心烦失眠，或狂躁谵语，神识不清；或舌上生疮，溃烂疼痛；或吐血、衄血；或小便短赤，灼热涩痛。伴见发热口渴，便秘尿黄，面红舌赤，苔黄脉数。

辨证要点：心烦失眠、舌赤生疮、吐衄、尿赤与实热症状共见。

（七）心脉痹阻证

心脉痹阻证是指瘀血、痰浊、阴寒、气滞等因素阻痹心脉，以心悸怔忡、心胸憋闷疼痛为主要表现的证候。

临床表现：心悸怔忡，心胸憋闷疼痛，痛引肩背内臂，时作时止；以以刺痛为主，舌质晦暗，或有青紫斑点，脉细、涩、结、代；或以心胸憋闷为主，体胖痰多，身重困倦，舌苔白腻，脉沉滑或沉迟；或以遇寒痛剧为主，得温痛减，形寒肢冷，舌淡苔白，脉沉迟或沉紧；或以胀痛为主，与情志变化有关，喜太息，舌淡红，脉弦。

辨证要点：心悸怔忡、心胸憋闷疼痛与血瘀、痰阻、寒凝或气滞症状共见。

（八）痰蒙心神证

痰蒙心神证是指痰浊内盛，蒙蔽心神，以神志抑郁、错乱、痴呆、昏迷及痰浊症状为主要表现的证候，又称痰迷心窍证。

临床表现：神情痴呆，意识模糊，甚则昏不知人；或精神抑郁，表情淡漠，喃喃独语，举止失常；或突然昏仆，不省人事，口吐涎沫，喉有痰声，并见面色晦暗，胸闷呕恶，舌苔白腻，脉滑等症。

辨证要点：神志抑郁、错乱、痴呆、昏迷与痰浊症状共见。

（九）痰火扰神证

痰火扰神证是指火热痰浊交结，扰乱心神，以狂躁、神昏及痰热症

状为主要表现的证候，又称痰火扰心（闭窍）证。

临床表现： 烦躁不宁，失眠多梦，甚或神昏谵语，胸闷气粗，咯吐黄痰，喉间痰鸣，发热口渴，面红目赤；或狂躁妄动，打人毁物，不避亲疏，胡言乱语，哭笑无常；舌红，苔黄腻，脉滑或。

辨证要点： 烦躁不宁、失眠多梦、狂躁、神昏谵语与痰热症状共见。

（十）瘀阻脑络证

瘀阻脑络证是指瘀血阻滞脑络，以头痛、头晕及血瘀症状为主要表现的证。

临床表现： 头暈不已，头痛如刺，痛处固定，经久不愈，健忘，失眠，心悸，或头部外伤后昏不知人，面色晦暗，舌质紫暗或有紫斑、紫点，脉细涩。

辨证要点： 头痛、头晕与血瘀症状共见。

（十一）小肠实热证

小肠实热证是指心火下移小肠，热迫膀胱，气化失司以小便赤涩疼痛、心烦、舌疮及实热症状为主要表现的证候。

临床表现： 小便短赤，灼热涩痛，尿血，心烦口渴，口舌生疮，脐腹胀痛，舌红，苔黄，脉数。

辨证要点： 小便赤涩疼痛、心烦、舌疮与实热症状共见。

二、肺与大肠病

（一）肺气虚证

肺气虚证是指肺气虚弱，宣肃、卫外功能减退，以咳嗽、气喘、自汗、易于感冒及气虚症状为主要表现的证候。

临床表现： 咳喘无力，气短而喘，咳痰清稀，少气懒言，语声低怯，动则尤甚，神疲体倦，面色淡白，自汗，恶风，易于感冒，舌淡苔白，脉弱。

辨证要点： 咳嗽无力、气短而喘、自汗与气虚症状共见。

（二）肺阴虚证

肺阴虚证是指肺阴亏虚，虚热内生，肺失清润，清肃失司，以干咳无痰或痰少而黏及阴虚症状为主要表现的证候。

临床表现： 干咳无痰，或痰少而黏，甚或痰中带血，声音嘶哑，形体消瘦，口干咽燥，五心烦热，潮热盗汗，两颧潮红，舌红少津，脉细数。

辨证要点： 干咳无痰或痰少而黏与阴虚症状共见。

（三）风寒犯肺证

风寒犯肺证是指风寒侵袭，肺卫失宣，以咳嗽、咳稀白痰及风寒表证为主要表现的证候。

临床表现： 咳嗽，痰稀色白，恶寒发热，鼻塞，流清涕，头身疼痛，无汗，苔薄白，脉浮紧。

辨证要点： 咳嗽、痰稀色白与风寒表证共见。

（四）风热犯肺证

风热犯肺证是指风热侵犯，肺卫失宣，以咳嗽及风热表证为主要表现的证候。

临床表现： 咳嗽，痰稠色黄，发热，微恶风寒，鼻塞，流浊涕，口干微渴，咽喉肿痛，舌尖红，苔薄黄，脉浮数。

辨证要点： 咳嗽、咳痰黄稠与风热表证共见。

（五）燥邪犯肺证

燥邪犯肺证是指燥邪侵犯，肺失清润，肺卫失宣，以干咳无痰，或痰少而黏及口鼻干燥症状为主要表现的证候。

临床表现： 干咳无痰，或痰少而黏，难以咳出，甚则胸痛，痰中带血或咯血，口、唇、舌、鼻、咽干燥，或见鼻衄，微有发热恶风寒，少汗或无汗，苔薄干，脉浮数或浮紧。

辨证要点： 干咳无痰，或痰少而黏与燥淫诸证共见。

（六）肺热炽盛证

肺热炽盛证是指火热炽盛，壅积于肺，肺失清肃，以咳喘气粗、鼻翼扇动等为主要表现的实热证候，简称肺热证或肺火证。

临床表现： 咳嗽，气喘，胸痛，气息灼热，咽喉红肿疼痛，发热，口渴，大便秘结，小便短赤，舌红苔黄，脉数。

辨证要点： 咳嗽、气喘、胸痛与里实热证共见。

（七）痰热壅肺证

痰热壅肺证是指痰热交结，壅滞于肺，肺失清肃，以咳喘、痰多黄稠及痰热症状为主要表现的证候。

临床表现： 咳嗽，气喘息粗，胸闷，或喉中痰鸣，咳痰黄稠量多，或咳吐脓血腥臭痰，发热，口渴，小便短赤，大便秘结，舌红苔黄腻，脉滑数。

辨证要点： 咳嗽、气喘息粗与痰热症状共见。

（八）寒痰阻肺证

寒痰阻肺证是指寒饮或痰浊停聚于肺，肺失宣降，以咳喘、痰白量多易咳等为主要表现的证候，又名寒饮停肺证、痰浊阻肺证。

临床表现： 咳嗽，痰多、色白质稠或清稀，易咳，胸闷，气喘，或喉间有哮鸣声，恶寒，肢冷，舌质淡，苔白腻或白滑，脉弦或滑。

辨证要点： 咳喘、痰白量多易咳与寒痰症状共见。

（九）饮停胸胁证

饮停胸胁证是指水饮停于胸胁，阻滞气机，以胸廓饱满、胸胁胀闷或痛及饮停症状为主要表现的证候。即属痰饮病之"悬饮"。

临床表现： 胸廓饱满，胸胁部胀闷或痛，咳唾、气喘、呼吸、咳嗽或身体转侧时牵引胸痛，或有头目昏眩，舌苔白滑，脉沉弦。

辨证要点： 胸廓饱满、胸胁胀闷或痛与饮停症状共见。

（十）风水相搏证

风水相搏证是指风邪外袭，肺卫失宣，水湿泛溢肌肤，以突发头面浮肿及卫表症状为主要表现的证候。

临床表现： 眼睑头面先肿，继而遍及全身，上半身肿甚，来势迅速，皮肤薄而发亮，小便短少，或见恶寒重发热轻，无汗，舌苔薄白，脉浮紧，或见发热甚恶寒轻，咽喉肿痛，舌苔薄黄，脉浮数。

辨证要点： 骤起面睑浮肿与卫表症状共见。

（十一）大肠湿热证

大肠湿热证是指湿热壅阻肠道气机，大肠传导失常，以腹痛、泄泻及湿热症状为主要表现的证候，又称肠道湿热证。

临床表现： 腹痛，腹泻，肛门灼热，或暴注下泻，色黄味臭；或下痢脓血脓血，里急后重，口渴，小便短赤，或伴恶寒发热，或但热不寒；舌红苔黄腻，脉滑数或濡数。

辨证要点： 腹痛、泄泻与湿热症状共见。

（十二）肠热腑实证

肠热腑实证是指邪热入里，与肠中糟粕相搏，以腹满硬痛、便秘及里热炽盛症状为主要表现的证候。即六经辨证中的阳明腑实证。

临床表现：腹部硬满疼痛、拒按，大便秘结，或热结旁流，气味恶臭，壮热或日晡潮热，汗出口渴，甚则神昏谵语、狂乱，小便短黄，舌质红，苔黄厚而燥，或焦黑起刺，脉沉数有力，或沉迟有力。

辨证要点：腹满硬痛、便秘与里热炽盛症状共见。

（十三）肠燥津亏证

肠燥津亏证是指津液亏损，肠失濡润，传导失职，以大便燥结难下及津亏症状为主要表现的证候，又名大肠津亏证。

临床表现：大便干燥，状如羊屎，数日一行，腹胀作痛，或见左少腹触及包块，口干，或口臭，或头晕，舌红少津，苔黄燥，脉细涩。

辨证要点：大便燥结难下与津亏症状共见。

三、脾与胃病辨证

（一）脾气虚证

脾气虚证是指脾气不足，运化失职，以纳少、腹胀、便溏及气虚症状为主要表现的证候。

临床表现：不欲食或纳少，腹胀，食后胀甚，便溏，神疲乏力，少气懒言，肢体倦怠，或浮肿，或消瘦，或肥胖，面色萎黄，舌淡苔白，脉缓或弱。

辨证要点：纳少、腹胀、便溏与气虚症状共见。

（二）脾虚气陷证

脾虚气陷证是指脾气虚弱，升举无力而反下陷，以眩晕、泄泻、脘腹重坠、内脏下垂及气虚症状为主要表现的证候，又名中气下陷证。

临床表现：眩晕，久泄，脘腹重坠作胀，食后益甚，或小便混浊如米泔，或便意频数，肛门重坠，甚或内脏下垂，或脱肛、子宫下垂，

神疲乏力，气短懒言，面白无华，纳少，舌淡苔白，脉缓或弱。

辨证要点：眩晕、泄泻、脘腹重坠、内脏下垂与气虚症状共见。

（三）脾阳虚证

脾阳虚证是指脾阳虚衰，失于温运，阴寒内生，以纳少、腹胀、腹痛、便溏及阳虚症状为主要表现的证候。

临床表现：腹痛绵绵，喜温喜按，纳少，腹胀，大便清稀或完谷不化，畏寒肢冷，或肢体浮肿，或白带清稀量多，或小便短少，舌质淡胖或有齿痕，舌苔白滑，脉沉迟无力。

辨证要点：腹胀、腹痛、大便清稀与阳虚症状共见。

（四）脾不统血证

脾不统血证是指脾气虚弱，统血失常，血溢脉外，以各种慢性出血及脾气虚症状为主要表现的证候，又名气不摄血证。

临床表现：各种出血，如呕血、便血、尿血、肌衄、鼻衄、齿衄，妇女月经过多、崩漏等，食少，便溏，神疲乏力，气短懒言，面色萎黄，舌淡苔白，脉细弱。

辨证要点：各种慢性出血与脾气虚证共见。

（五）湿热蕴脾证

湿热蕴脾证是指湿热内蕴，脾失健运，以腹胀、纳呆、便溏及湿热症状为主要表现的证候。

临床表现：脘腹胀闷，纳呆，恶心欲呕，口苦口黏，渴不多饮，便溏不爽，小便短黄，肢体困重，或身热不扬，汗出热不解，或见面目发黄鲜明，或皮肤瘙痒，舌质红，苔黄腻，脉濡数。

辨证要点：腹胀、纳呆、便溏与湿热症状共见。

（六）寒湿困脾证

寒湿困脾证是指寒湿内盛，困阻脾阳，运化失职，以脘腹痞闷、纳呆、便溏、身重与寒湿症状为主要表现的证候。

临床表现： 脘腹痞闷，腹痛便溏，口腻纳呆，泛恶欲呕，头身重，面色晦黄，或身目发黄，黄色晦暗如烟熏，或妇女白带量多，或肢体浮肿，小便短少，舌淡胖，苔白腻，脉濡缓或沉细。

辨证要点： 脘腹痞闷、纳呆、腹胀、便溏、身重与寒湿症状共见。

（七）胃气虚证

胃气虚证是指胃气虚弱，胃失和降，以纳少、胃脘痞满或隐痛及气虚症状为主要表现的证候。

临床表现： 纳少，胃脘痞满，隐痛喜按，嗳气，面色萎黄，神疲乏力，少气懒言，舌质淡，苔薄白，脉弱。

辨证要点： 胃脘痞满、隐痛喜按、纳少与气虚症状共见。

（八）胃阳虚证

胃阳虚证是指胃阳不足，胃失温煦，以胃脘冷痛及阳虚症状为主要表现的证候。

临床表现： 胃脘冷痛，绵绵不已，喜温喜按，食后缓解，泛吐清水或夹有不消化食物，纳少脘痞，口淡不渴，倦怠乏力，畏寒肢冷，舌淡胖嫩，脉沉迟无力。

辨证要点： 胃脘冷痛、喜温喜按与阳虚症状共见。

（九）胃阴虚证

胃阴虚证是指胃阴亏虚，胃失濡润、和降，以胃脘隐隐灼痛、饥不欲食及阴虚症状为主要表现的证候。

临床表现： 胃脘隐隐灼痛，嘈杂不舒，饥不欲食，干呕，呃逆，口燥咽干，大便干结，小便短少，舌红少苔，脉细数。

辨证要点： 胃脘隐隐灼痛、饥不欲食与阴虚症状共见。

（十）寒滞胃肠证

寒滞胃肠证是指寒邪犯胃，阻滞气机，以胃脘冷痛、恶心呕吐及实寒症状为主要表现的证候。

临床表现： 胃脘冷痛剧烈，得温痛减，遇寒加重，恶心呕吐，吐后痛缓，或口泛清水，口淡不渴，恶寒肢冷，面白或青，舌淡苔白润，脉弦紧或沉紧。

辨证要点： 胃脘冷痛、恶心呕吐与实寒症状共见。

（十一）胃热炽盛证

胃热炽盛证是指火热壅滞于胃，胃失和降，以胃脘灼痛、消谷善饥及实热症状为主要表现的证候。

临床表现： 胃脘灼痛、拒按，消谷善饥，口气臭秽，齿龈红肿疼痛，甚则化脓、溃烂，或见齿衄，渴喜冷饮，大便秘结，小便短黄，舌红苔黄，脉滑数。

辨证要点： 胃脘灼痛、消谷善饥与实热症状共见。

（十二）食滞胃脘证

食滞胃脘证是指饮食停积胃脘，以胃脘胀满疼痛、拒按，嗳腐吞酸，泻下臭秽及气滞症状为主要表现的证候。

临床表现： 胃脘胀满疼痛、拒按，厌恶食物，嗳腐吞酸，或呕吐酸馊食物，吐后胀痛得减，或腹胀腹痛，泻下不爽，肠鸣，矢气臭如败卵，大便酸腐臭秽，舌苔厚腻，脉滑。

辨证要点： 胃脘胀满疼痛、嗳腐吞酸，或呕吐酸馊食物，或泻下酸腐臭秽与气滞症状共见。

四、肝与胆病辨证

（一）肝血虚证

肝血虚证是指肝血不足，机体失养，以眩晕、视力减退、肢体麻木及血虚症状为主要表现的证候。

临床表现： 头晕目眩，视力减退，或夜盲，爪甲不荣，肢体麻木，失眠多梦，妇女月经量少、色淡，甚则闭经，面唇淡白，舌淡，脉细。

辨证要点： 眩晕、视力减退、肢体麻木与血虚症状共见。

（二）肝阴虚证

肝阴虚证是指肝阴不足，虚热内生，以眩晕、目涩、胁痛及虚热症状为主要表现的证候。

临床表现： 头晕眼花，两目干涩，视物不清，胁肋隐隐灼痛，口燥咽干，五心烦热，两颧潮红，潮热盗汗，舌红少苔，脉弦细数。

辨证要点： 眩晕、目涩、胁肋隐痛与阴虚症状共见。

（三）肝郁气滞证

肝郁气滞证是指肝失疏泄，气机郁滞，以情志抑郁，胸胁、少腹胀痛及气滞症状为主要表现的证候，又名肝气郁结证。

临床表现： 胸胁、少腹胀满疼痛，走窜不定，情志抑郁，善太息，妇女可见乳房胀痛、月经不调、痛经、闭经，苔薄白，脉弦。

辨证要点： 情志抑郁，胸胁、少腹胀痛，脉弦与气滞症状共见。

（四）肝火炽盛证

肝火炽盛证是指火热炽盛，内扰于肝，气火上逆，以头痛、胁痛、烦躁、耳鸣及实热症状为主要表现的证候，又名肝火上炎证。

临床表现： 头目胀痛，眩晕，面红目赤，口苦口干，急躁易怒，失眠多梦，耳鸣耳聋，或耳痛流脓，或胁肋灼痛，或吐血、衄血，大便秘结，小便短黄，舌红苔黄，脉弦数。

辨证要点： 头目胀痛、胁痛、烦躁、耳鸣等与实热症状共见。

（五）肝阳上亢证

肝阳上亢证是指肝肾阴亏，阴不制阳，肝阳亢于上，以眩晕耳鸣、头目胀痛、头重脚轻、腰膝酸软及上盛下虚症状为主要表现的证候。

临床表现： 眩晕耳鸣，头目胀痛，面红目赤，急躁易怒，失眠多梦，腰膝酸软，头重脚轻，舌红少津，脉弦或弦细数。

辨证要点： 头目胀痛、眩晕耳鸣、急躁易怒、头重脚轻、腰膝酸软等上盛下虚症状共见。

（六）肝风内动证

1. 肝阳化风证 是指阴虚阳亢，肝阳升发无制，引动肝风，以眩晕头痛、肢麻震颤、㖞僻不遂为主要表现的证候。

临床表现： 眩晕欲仆，头摇而痛，言语謇涩，手足震颤，肢体麻木，步履不正；或猝然昏倒，不省人事，口眼㖞斜，半身不遂，喉中痰鸣，舌红苔腻，脉弦。

辨证要点： 以眩晕欲仆、肢麻震颤、口眼㖞斜、半身不遂等为主要表现。

2. 热极生风证 是指邪热亢盛，烧灼筋脉，引动肝风，以高热、神昏、抽搐与实热症状为主要表现的证候。

临床表现： 高热神昏，躁动谵语，颈项强直，四肢抽搐，角弓反张，牙关紧闭，舌质红绛，苔黄燥，脉弦数。

辨证要点： 高热、神昏、抽搐与实热症状共见。

3. 阴虚动风证 是指肝阴亏虚，

筋脉失养，虚风内动，以手足震颤或蠕动及虚热症状为主要表现的证候。

临床表现： 手足震颤或蠕动，眩晕耳鸣，两目干涩，视物模糊，五心烦热，潮热盗汗，舌红少苔，脉弦细数。

辨证要点： 手足震颤或蠕动与阴虚症状共见。

4. 血虚生风证 是指血液亏虚，筋脉失养，虚风内动，以手足颤动、肢体麻木及血虚症状为主要表现的证候。

临床表现： 手足颤动，头晕眼花，夜盲，失眠多梦，肢体麻木，肌肉眴动，皮肤瘙痒，爪甲不荣，面唇淡白，舌淡苔白，脉细或弱。

辨证要点： 手足颤动、肢体麻木与血虚症状共见。

（七）寒凝肝脉证

寒凝肝脉证是指寒邪侵袭表，凝滞肝经，以少腹、前阴、颠顶等肝经循行部位冷痛及实寒症状为主要表现的证候。

临床表现： 少腹冷痛，阴囊收缩，睾丸抽痛，或颠顶冷痛，遇寒痛甚，得温痛减，恶寒肢冷，舌白，脉沉弦或沉紧。

辨证要点： 少腹、前阴、颠顶冷痛与实寒症状共见。

（八）胆郁痰扰证

胆郁痰扰是指痰热内扰，胆郁失宣，以胆怯易惊、心烦失眠及痰热症状为主要表现的证候。

临床表现： 惊悸失眠，胆怯易惊，烦躁不安，犹豫不决，口苦呕恶，胸胁胀闷，眩晕耳鸣，舌红苔黄腻，脉弦数。

辨证要点： 惊悸失眠、胆怯易惊与痰热症状共见。

五、肾与膀胱病辨证

（一）肾阳虚证

肾阳虚证是指肾阳亏虚，机体失其温煦，以腰膝酸冷、性欲减退、夜尿多及阳虚症状为主要表现的证候。

临床表现： 腰膝酸软冷痛，畏寒肢冷，下肢尤甚，面色白或黧黑，神疲乏力；或见性欲冷淡，男子阳痿、滑精、早泄，女子宫寒不孕、白带清稀量多；或尿频清长，夜尿多，舌淡苔白，脉沉细无力，尺部尤甚。

辨证要点： 腰膝冷痛、性欲减退、夜尿多与虚寒症状共见。

（二）肾虚水泛证

肾虚水泛证是指肾的阳气亏虚，气化无权，水液泛溢，以水肿下肢为甚、尿少及肾阳虚症状为主要表现的证候。

临床表现： 全身浮肿，腰以下为甚，按之没指，小便短少，腰膝酸软冷痛，畏寒肢冷，腹部胀满，或心悸气短，咳喘痰鸣，舌淡胖，苔白滑，脉沉迟无力。

辨证要点： 浮肿以腰以下为甚、小便不利与肾阳虚症状共见。

（三）肾阴虚证

肾阴虚证是指肾阴亏损，失于滋养，虚热内扰，以腰酸而痛、遗精、经少、头晕耳鸣及阴虚症状为主要表现的证候，又名真阴（肾水）亏虚证。

临床表现： 腰膝酸软而痛，眩晕耳鸣，失眠多梦，形体消瘦，潮热盗汗，五心烦热，咽干颧红，男子阳强易举，遗精早泄，女子经少经闭，或见崩漏，舌红少苔或无苔，脉细数。

辨证要点： 腰酸耳鸣、男子遗精、女子月经失调与阴虚症状共见。

（四）肾精不足证

肾精不足证是指肾精亏损，脑与骨髓失充，以生长发育迟缓、生育机能低下、成人早衰等为主要表现的证候。

临床表现：小儿发育迟缓，身材矮小，囟门迟闭，骨骼痿软，智力低下，男子精少不育，性欲减退，女子经闭不孕；发脱齿摇，耳聋，耳鸣如蝉，智力减退，健忘恍惚，神情呆钝，动作迟钝，舌淡苔白，脉弱。

辨证要点：小儿生长发育迟缓、成人生育机能低下、早衰为主要表现。

（五）肾气不固证

肾气不固证是指肾气亏虚，失于封藏、固摄，以腰膝酸软，小便、精液、经带、胎元不固及肾虚症状为主要表现的证候。

临床表现：腰膝酸软，神疲乏力，耳鸣耳聋，小便频数清长，夜尿频多，或遗尿，或尿后余沥不尽，或尿失禁；男子滑精、早泄，女子月经淋沥不尽，带下清稀量多，或胎动易滑，舌质淡，苔白，脉弱。

辨证要点：腰膝酸软、小便频数清长、滑精、滑胎、带下量多清稀与肾虚症状共见。

（六）肾不纳气证

肾不纳气证是指肾气亏虚，纳气无权，以久病咳喘、呼多吸少、动则尤甚及肾虚症状为主要表现的证候，又称肺肾气虚证。

临床表现：久病咳喘，呼多吸少，气不接续，动则喘甚，腰膝酸软，或自汗神疲，声音低怯，舌淡苔白，脉沉弱；或喘息加剧，冷汗淋漓，肢冷面青，脉浮大无根；或气短息促，颧红心烦，口燥咽干，舌红少苔，脉细数。

辨证要点：久病咳喘、呼多吸少、动则尤甚与肾气虚症状共见。

（七）膀胱湿热证

膀胱湿热证是指湿热侵袭，蕴结膀胱，以小便频急、灼涩疼痛及湿热症状为主要表现的证候。

临床表现：尿频，尿急，尿道灼痛，小便短黄或混浊，或尿血，或尿中见砂石，小腹胀痛，或腰腹掣痛，或伴发热，舌红苔黄腻，脉滑数。

辨证要点：尿频，尿急，尿道灼痛，尿短黄与湿热症状共见。

六、脏腑兼病辨证

（一）心肾不交证

心肾不交证是指心肾水火既济失调，以心烦、失眠、梦遗、耳鸣、腰膝酸软等为主要表现的证候。

临床表现：心烦，心悸，失眠多梦，头晕耳鸣，腰膝酸软，梦遗，口燥咽干，五心烦热，潮热盗汗，或腰膝冷痛，舌红少苔，脉细数；或阳痿，腰膝冷痛，脉沉细无力等。

辨证要点：心烦、失眠、腰膝酸软、耳鸣、梦遗与虚热或虚寒症状共见。

（二）心肾阳虚证

心肾阳虚证是指心与肾的阳气虚衰，温煦失职，以心悸、腰膝酸冷、浮肿及阳虚症状等为主要表现的证候。其水肿明显者，可称为水气凌心证。

临床表现：心悸怔忡，腰膝酸冷，肢体浮肿，小便不利，形寒肢冷，神疲乏力，精神萎靡或嗜睡，唇甲青紫，舌质淡暗或青紫，苔白滑，脉弱。

辨证要点：心悸怔忡、腰膝酸冷、肢体浮肿与虚寒症状共见。

（三）心肺气虚证

心肺气虚证是指心肺两脏气虚，功能减退，以心悸、咳嗽、气喘及气虚症状为主要表现的证候。

临床表现：心悸胸闷，咳嗽，

气喘，气短，动则尤甚，咳痰清稀，神疲乏力，声低懒言，自汗，面色淡白，舌淡苔白；甚者可见口唇青紫，脉弱或结、代。

辨证要点：心悸、胸闷、咳嗽、气喘与气虚症状共见。

（四）心脾两虚证

心脾两虚证是指脾气亏虚，心血不足，以心悸怔忡、失眠多梦、食少、腹胀、纳呆及气血两虚症状为主要表现的证候。

临床表现：心悸怔忡，失眠多梦，食欲不振，腹胀便溏，面色萎黄，眩晕耳鸣，神疲乏力，或见各种慢性出血，血色淡，舌淡嫩，脉弱。

辨证要点：心悸怔忡、失眠多梦、食少便溏、慢性出血与气血两虚症状共见。

（五）心肝血虚证

心肝血虚证是指血液亏少，心肝失养，以心悸、多梦、眩晕、爪甲不荣、肢麻及血虚症状为主要表现的证候。

临床表现：心悸怔忡，失眠多梦，健忘，眩晕，视物模糊，雀盲，爪甲不荣，肢体麻木，甚则震颤、拘挛，面白无华，妇女月经量少色淡，甚则闭经，舌淡苔白，脉细。

辨证要点：心悸、失眠、眩晕、爪甲不荣等与血虚症状共见。

（六）脾肺气虚证

脾肺气虚证是指脾肺两脏气虚，以咳嗽、气喘、食少、腹胀、便溏及气虚症状为主要表现的证候。

临床表现：久咳不止，气短而喘，咳声低微，咳痰清稀，食少，腹胀便溏，面白无华，神疲乏力，声低懒言，或见面浮肢肿，舌淡苔白滑，脉弱。

辨证要点：咳嗽气喘、痰液清稀、食少便溏与气虚症状共见。

（七）肺肾阴虚证

肺肾阴虚证是指肺肾阴液亏虚，虚热内扰，以干咳、少痰、腰酸、遗精及阴虚症状为主要表现的证候。

临床表现：干咳咳少，或痰中带血，或声音嘶哑，腰膝酸软，形体消瘦，口燥咽干，骨蒸潮热，盗汗，颧红，男子遗精，女子经少或崩漏，舌红少苔，脉细数。

辨证要点：干咳少痰、腰酸、遗精与虚热症状共见。

（八）肝火犯肺证

肝火犯肺证是指肝火炽盛，上逆犯肺，肺失清肃，以胸胁灼痛、急躁易怒、咳嗽阵作或咳血及实热症状为主要表现的证候。

临床表现：胸胁灼痛，急躁易怒，头胀头晕，咳嗽阵作，痰黄黏稠，甚则咳血，烦热口苦，面红目赤，舌红苔薄黄，脉弦数。

辨证要点：胸胁灼痛、急躁易怒、咳嗽阵作或咳血与实热症状共见。

（九）肝胃不和证

肝胃不和证是指肝气郁结，横逆犯胃，胃失和降，以脘胁胀痛、嗳气、吞酸、情志抑郁及气滞症状为主要表现的证候。

临床表现：胃脘、胁肋胀痛或窜痛，胃脘痞满，呃逆，嗳气，吞酸嘈杂，饮食减少，情志抑郁，善太息，或烦躁易怒，舌淡红，苔薄白或或薄黄，脉弦。

辨证要点：脘胁胀痛、嗳气、吞酸、情志抑郁与气滞症状共见。

（十）肝郁脾虚证

肝郁脾虚证是指肝失疏泄，脾失健运，以胸胁胀满、腹痛、便溏、情志抑郁为主要表现的证候。

临床表现：胸胁胀满窜痛，腹胀纳呆，腹痛欲泻，泻后痛减，或便溏不爽，肠鸣矢气，善太息，情志抑郁，或急躁易怒，舌苔白，脉

弦或缓。

辨证要点： 胸胁胀痛、腹胀、便溏与情志抑郁共见。

（十一）肝胆湿热证

肝胆湿热证是指湿热内蕴肝胆，肝胆疏泄失常，以身目发黄、胁肋胀痛及湿热症状为主要表现的证候。以阴痒、带下黄臭及湿热症状为主要表现者，称为肝经湿热（下注）证。

临床表现： 胁肋胀痛，纳呆腹胀，泛恶欲呕，口苦厌油，身目发黄，大便不调，小便短黄；或寒热往来，舌红，苔黄腻，脉弦滑数；或阴部潮湿、瘙痒、湿疹，阴部肿痛，带下黄臭等。

辨证要点： 肝胆湿热以胁肋胀痛、身目发黄等与湿热症状共见；肝经湿热以阴部瘙痒、带下黄臭等与湿热症状共见。

（十二）肝肾阴虚证

肝肾阴虚证是指肝肾两脏阴液亏虚，虚热内扰，以腰酸胁痛、两目干涩、眩晕、耳鸣、遗精及阴虚症状为主要表现的证候。

临床表现： 头晕目眩，胸胁隐痛，两目干涩，耳鸣健忘，腰膝酸软，失眠多梦，口燥咽干，五心烦热，或低热颧红，男子遗精，女子月经量少，舌红少苔，脉细数。

辨证要点： 胸胁隐痛、腰膝酸软、眩晕耳鸣、两目干涩与虚热症状共见。

（十三）脾肾阳虚证

脾肾阳虚证是指脾肾阳气亏虚，温化失职，虚寒内生，以久泻久痢、浮肿、腰膝冷痛及阳虚症状为主要表现的证候。

临床表现： 腰膝、下腹冷痛，久泻久痢，或五更泄泻，完谷不化，便质清冷，或全身浮肿，小便不利，形寒肢冷，面色㿠白，舌淡胖，苔白滑，脉沉迟无力。

辨证要点： 腰腹冷痛、久泻久痢、五更泄泻与虚寒症状共见。

第十二单元　六经辨证

六经辨证，就是结合六经所系的脏腑经络、气血津液等，对外感病发生发展过程中的临床症状进行综合分析，判断证候类型的一种辨证方法。

一、太阳病证

太阳病证是指外感病初期所表现的证候。

1.太阳经证　是指六淫之邪侵袭人体肌表，正邪相争，营卫失和所表现的证候。太阳经证为外感病的初起阶段。其证候表现为恶寒、头项强痛、脉浮。

（1）太阳中风证：是指以风邪为主的风寒之邪侵袭太阳经脉，致使卫强营弱所表现的证候，临床又称外感表虚证。

临床表现： 发热，恶风，头痛，自汗出，脉浮缓；或见鼻鸣，干呕。

辨证要点： 发热，恶风，汗出，脉浮缓。

（2）太阳伤寒证：是指以寒邪为主的风寒之邪侵袭太阳经脉，使卫阳被遏，营阴郁滞所表现的证候。临床又称伤寒表实证。

临床表现： 恶寒，发热，头项强痛，肢体疼痛，无汗而喘，脉浮紧。

辨证要点： 恶寒，无汗，头身疼痛，脉浮紧。

2.太阳腑证　是指太阳经证不解，病邪循经内传太阳之腑所表现的证候。

（1）太阳蓄水证：是指太阳经证不解，邪气内传足太阳膀胱腑，邪与水结，膀胱气化失司，水液停蓄所表现的证候。

临床表现： 发热，恶寒，小腹满，小便不利，口渴，或水入则吐，脉浮或浮数。

辨证要点： 小腹满、小便不利与太阳经证症状共见。

（2）太阳蓄血证：是指太阳经证未解，邪热内传，邪热与瘀血互结于少腹所表现的证候。

临床表现： 少腹急结或硬满，小便自利，如狂或发狂，善忘，大便色黑如漆，脉沉涩或沉结。

辨证要点： 少腹急硬，小便自利，便黑。

二、阳明病证

阳明病证是指外感病发展过程中，病邪内传阳明而致，多系阳热亢盛，胃肠燥热所表现的证候。

1. 阳明经证 是指邪热亢盛，充斥阳明之经，弥漫全身，而肠中糟粕尚未结成燥屎所表现的证候。

临床表现： 身大热，汗出，口渴引饮，或心烦躁扰，气粗似喘，面赤，苔黄燥，脉洪大。

辨证要点： 壮热，汗出，口渴，脉洪大。

2. 阳明腑证 是指邪热内炽阳明之腑，并与肠中糟粕相搏，燥屎内结，阻滞肠道所表现的证候。

临床表现： 日晡潮热，手足溅然汗出，脐腹胀满硬痛而拒按，大便秘结不通，甚则谵语、狂乱、不得眠，舌苔黄厚干燥，或起芒刺，甚至苔焦黑燥裂，脉沉迟而实或滑数。

辨证要点： 潮热汗出，腹满硬痛，大便秘结，苔黄燥，脉沉实。

三、少阳病证

少阳病证是指邪犯少阳，正邪分争，枢机不利，胆火内郁，经气不畅所表现的证候。从其病看，少阳病虽属热证、实证，但相对

而言，亦多表现有正气相对不足的一面。

临床表现： 寒热往来，口苦，咽干，目眩，胸胁苦满，默默不欲饮食，心烦喜呕，脉弦。

辨证要点： 寒热往来，胸胁苦满，口苦，咽干，目眩，脉弦。

四、太阴病证

太阴病证是指脾阳虚弱，邪从寒化，寒湿内生所表现的证候。以脾虚寒湿为病变特点。

临床表现： 腹满而吐，食不下，口不渴，自利，时腹自痛，四肢欠温，脉沉缓而弱。

辨证要点： 腹满时痛、自利、口不渴与虚寒症状共见。

五、少阴病证

少阴病证是指伤寒六经病变的后期阶段出现心肾亏虚，全身性阴阳衰惫所表现的证候。

1. 少阴寒化证 是指病邪深入少阴，心肾阳气虚衰，从阴化寒，阴寒独盛所表现的虚寒证候。

临床表现： 无热恶寒，但欲寐，四肢厥冷，下利清谷，呕不能食，或食入即吐，脉微细，甚或欲绝，或见身热反不恶寒，甚则面赤。

辨证要点： 无热恶寒，四肢厥冷，下利清谷，脉微细。

2. 少阴热化证 指病邪深入少阴，肾阴虚，从阳化热所表现的虚热证候。

临床表现： 心烦不得眠，口燥咽干，或咽痛，舌尖红少苔，脉细数。

辨证要点： 心烦失眠，口燥咽干，舌尖红，脉细数。

六、厥阴病证

厥阴病证是指疾病发展传到较后阶段，出现阴阳对峙、寒热交

错，厥热胜复所表现的证候。

临床表现：消渴，气上撞心，心中疼热，饥而不欲食，食则吐蛔。

辨证要点：消渴，心中疼热，饥而不欲食。

七、六经病证的传变

六经病证循着一定的趋向发展，在一定的条件下发生转变，谓之传变。其表现为传经、直中、合病、并病四种方式。

1.传经 循经传是指按伤寒六经的顺序相传。越经传是指不按循经传次序，隔一经甚或隔两经相传。表里传是指六经中互为表里的阴阳两经相传。

2.直中 凡外感病邪不从阳经传入，而直接侵袭阴经者，称为直中。

3.合病 凡疾病发病之初，两经或三经的病证同时出现，称为合病。

4.并病 伤寒病凡一经病证未罢，又出现另一经病证，两经合并出现，称为并病。

第十三单元 卫气营血辨证

卫气营血辨证，是清代医家叶天士创立的一种辨治外感温热病的辨证方法。

（一）卫分证

卫分证是指温热病邪侵袭肌表，卫气功能失常所表现的证候，常见于外感温热病的初起阶段。

临床表现：发热，微恶风寒，头痛，口干微渴，舌边尖红，苔薄黄，脉浮数；或伴有咳嗽，咽喉肿痛。

辨证要点：发热，微恶风寒，舌边尖红、脉浮数等为主要表现。

（二）气分证

气分证是指温热病邪内传脏腑，

正盛邪炽，阳热亢盛所表现的里实热证。

临床表现：发热，不恶寒，反恶热，汗出，口渴，尿黄，舌红苔黄，脉数有力。

辨证要点：发热、汗出、口渴、舌红苔黄、脉数有力为主要表现。

（三）营分证

营分证是指病邪热内陷，营阴受损，心神被扰所表现的候证。营分证是温热病发展过程中较为深重的阶段。

临床表现：身热夜甚，口不甚渴或不渴，心烦不寐，甚或神昏谵语，斑疹隐隐，舌质红绛无苔，脉细数。

辨证要点：身热夜甚、心烦、舌红绛、脉细数等为主要表现。

（四）血分证

血分证是指温病邪热深入阴血，导致动血、动风、耗阴所表现的一类证候。血分证是温热病发展过程中最为深重的阶段，分为血分实热证、血分虚热证。

1. 血分实热证

辨证要点：发热、汗出、口渴、舌红苔黄、脉数有力等为温热类温病气分证的主要表现。

2. 血分虚热证

辨证要点：低热持续不退与形体干瘦，或手足蠕动、瘛疭等症状共见。

（五）卫气营血证的传变

1. 顺传 顺传是指温热病邪按照卫分→气分→营分→血分的次序传变。

2. 逆传 逆传是指温热病邪不按照上述次序及规律传变，如邪入卫分后，不经过气分阶段而直接深入营分、血分。

第十四单元 三焦辨证

三焦辨证是清代著名医家吴鞠通创立的一种诊治温热病的辨证方法。

（一）上焦病证

上焦病证是指温热之邪侵袭手太阴肺和手厥阴心包所表现的证候。

临床表现： 发热，微恶风寒，微汗出，头痛，咳嗽，鼻塞，口渴，舌边尖红，脉浮数；或但热不寒，多汗，烦躁口渴，咳嗽，气喘，苔黄，脉数；甚则高热，神昏，谵语，舌謇，肢厥，舌质红绛。

辨证要点： 邪犯肺卫，以发热、微恶风寒、舌边尖红、脉浮数为主要表现；邪热壅肺，以但热不寒、咳喘、苔黄、脉数为主要表现；邪陷心包，以高热、神昏、肢厥、舌质红绛为主要表现。

（二）中焦病证

中焦病证是指温热之邪侵犯中焦脾胃，从燥化或从湿化所表现的证候。

临床表现： 身热气粗，面红目赤，腹满便秘，渴欲饮冷，口燥咽干，唇裂舌焦，小便短赤，大便干结，苔黄燥或焦黑，甚则神昏谵语，脉沉实有力；或身热不扬，头身困重，胸脘痞闷，泛恶欲呕，小便不利，大便不爽或溏泄，舌苔黄腻，脉细而濡数。

辨证要点： 阳明燥热，以身热、腹满、便秘、苔黄燥、脉沉实等为主要表现；太阴湿热，以身热不扬、脘痞欲呕、头身困重、苔黄腻、脉濡数等为主要表现。

（三）下焦病证

下焦病证是指温热之邪犯及下焦，以劫夺肝肾之阴为主所表现的证候。

临床表现： 身热，手足心热甚于手足背，颧红，口舌干燥，神倦，耳聋，舌红少苔，脉虚大；或见手足蠕动，或瘈疭，心中憺憺大动，神倦，脉虚，舌绛苔少，甚或时时欲脱。

辨证要点： 肾阴亏虚，以身热颧红、神倦耳聋等与阴虚症状共见；肝阴亏虚，以手足蠕动、瘈疭、舌绛苔少、脉虚等与阴虚症状共见。

（四）三焦病证的传变

1. 顺传 三焦病证多由上焦手太阴肺经开始，继而传入中焦，最后传入下焦，此为"顺传"，标志着病情由浅入深，由轻到重的病理进程。

2. 逆传 温热病邪由肺卫直接传入手厥阴心包经，此为"逆传"，说明邪热炽盛，病情危重。

第十五单元 中医诊断思维与应用

一、中医诊断的基本思维方法

中医诊断的基本思维方法包括比较法、类比法、分类法、归纳法、演绎法、反证法、模糊判断法等。

二、中医诊断的思维过程

临床实际中首先是采集患者的信息，通过望、闻、问、切，了解患者有什么不舒服，以及可能出现的一些客观表现。在完成信息采集后，才运用所学的知识去分析、综合、辨别，最后判断是某一种证。

中药学

第一单元　中药的性能

一、四气

四气，指药物的寒、热、温、凉四种药性，又称四性。

一般来讲，寒凉药分别具有清热泻火、凉血解毒、滋阴除蒸、泄热通便、清热利尿、清化痰热、清心开窍、凉肝息风等作用；而温热药则分别具有温里散寒、暖肝散结、补火助阳、温阳利水、温经通络、引火归原、回阳救逆等作用。

二、五味

五味是指药物有辛、甘、酸、苦、咸五种不同的味道，因而具有不同的治疗作用。

辛：有发散、行气、行血的作用。

甘：有补益、和中、调和药性和缓急止痛的作用。

酸：有收敛、固涩的作用。

苦：有泄、燥、坚阴的作用。

咸：有软坚散结、泻下通便的作用。

淡：有渗湿、利小便的作用。

涩：与酸味药的作用相似，有收敛固涩的作用。

三、升降浮沉

升——上升；降——下降；浮——发散；沉——收敛固藏。

一般而言，发表、透疹、升阳、涌吐、开窍等药具有升浮作用，收敛固涩、泻下、利水、潜阳、镇惊安神、止咳平喘、止呕等药具有沉

降作用。

影响升降浮沉的主要因素：炮制和配伍。

四、归经

归经表示药物作用的定位。

归经理论的形成是以脏腑经络为依据，以药物所治疗的具体病证为依据，经过长期临床实践总结出来的用药理论。如朱砂、远志能治心悸失眠，归心经；桔梗、苦杏仁能治咳喘，归肺经；白芍、钩藤能治胁痛、抽搐，归肝经等。

五、毒性

毒性指药物对机体所产生的不良影响及损害性。

第二单元　中药的作用

一、中药的作用与副作用

1. 中药的作用　是指中药对机体影响，或机体对药物的反应。中药作用的基本原理——以偏纠偏。

2. 副作用　是指在常规剂量（治疗剂量）时出现的与治疗无关的不适反应。治疗作用与副作用是相对的，在一定条件下是可以相互转化的。

二、中药的功效

1. 对证功效　是针对中医所特有的证型发挥治疗作用的功效。

2. 对症功效　是针对疾病过程中某些症状或体征发挥治疗作用的功效。

3. 对病功效　是针对中医的

"病"发挥治疗作用的功效。

第三单元 中药的配伍

一、中药配伍的意义

适应复杂病情，增强疗效，减少毒副作用。

二、中药配伍的内容

1. 各种配伍关系的意义

（1）单行：单用一味药来治疗某种病情单一的疾病。

（2）相须：两种功效类似的药物配合应用，可以增强原有药物的功效。

（3）相使：一种药物为主，另一种药物为辅，两药合用，辅药可以提高主药的功效。

（4）相畏：一种药物的毒副作用能被另一种药物所抑制。

（5）相杀：一种药物能够减轻或消除另一种药物的毒副作用。

（6）相恶：两药合用，一种药物能降低另一种药物的功效。

（7）相反：两种药物同用能产生或增强毒性或副作用。

2. 各种配伍关系的临床对待原则

（1）相须和相使能增强功效，为临床常用配伍。

（2）相畏和相杀能减轻或消除毒副作用，保证用药安全。

（3）相恶属削弱或抵消原有功效，应避免使用。

（4）相反能产生或增强毒副作用，属禁忌。

第四单元 中药的用药禁忌

一、配伍禁忌

十八反：本草明言十八反，半蒌贝蔹及攻乌，藻戟遂芫俱战草，诸参辛芍叛藜芦。

十九畏：硫黄畏朴硝，水银畏砒霜，狼毒畏密陀僧，巴豆畏牵牛，丁香畏郁金，川乌、草乌畏犀角，牙硝畏三棱，官桂畏赤石脂，人参畏五灵脂。

二、证候禁忌

由于药物的药性不同，其作用各有专长和一定的适应范围，因此，临床用药也就有所禁忌，称"证候禁忌"。如麻黄性味辛温，功能发汗解表，散风寒，又能宣肺平喘利尿，故适用于外感风寒表实无汗或肺气不宣的喘咳，对表虚自汗及阴虚盗汗、肺肾虚喘则慎止使用。

三、妊娠用药禁忌

妊娠用药禁忌是指妇女在妊娠期间禁用或慎用某些药物。

禁用：毒性较强、药性峻猛、堕胎力强的药。

慎用：活血祛瘀药、行气药、攻下药、部分温里药。

四、服药饮食禁忌

一般在服药期间，应忌食生冷、油腻、腥膻、不易消化及有特殊刺激性的食物，以免妨碍脾胃功能，影响药物的吸收，使药物的疗效降低。

某些对治疗不利的食物也应忌口，如寒性病不宜吃生冷食物、清凉饮料等；热性病不宜吃辛辣、油腻、腥膻等食物。还要避免食用某些与所服药物可能存在不良反应的食物，如服使君子应忌茶，服绵马贯众应忌油等。

第五单元 中药的剂量与用法

一、剂量

1. 影响中药剂量的因素

（1）药物性质与剂量的关系。

（2）剂型、配伍与剂量的关系。

（3）年龄、体质、病情与剂量的关系。

（4）季节变化与剂量的关系。

（5）有毒药、峻猛药及某些名贵药的剂量。

二、中药的用法

1. 煎煮方法

（1）先煎：主要指一些有效成分难溶于水的金石、矿物、介壳类药物，应打碎先煎，煮沸20～30分钟，再下其他药物同煎，以使有效成分充分析出。如磁石、赭石、生铁落、生石膏、龙骨、牡蛎、石决明、龟甲、鳖甲等。此外，附子、乌头等毒副作用较强的药物，宜先煎45～60分钟后再下他药，久煎可以降低毒性，用药更安全。

（2）后下：主要指一些气味芳香的药物，久煎其有效成分易于挥发而降低药效，须在其他药物煎沸5～10分钟后放入，如薄荷、青蒿、砂仁等。另外，有些药物虽不属芳香类，但久煎也能破坏其有效成分，如钩藤、大黄、番泻叶等，亦属后下之列。

（3）包煎：主要指那些黏性强、粉末状及带有绒毛的药物，宜先用纱布袋装好，再与其他药物同煎，以防止药液混浊或刺激咽喉引起咳嗽及沉于锅底，加热时引起焦化或糊化。如滑石、青黛、旋覆花、车前子、蒲黄等。

（4）另煎：又称另炖，主要是指某些贵重药材，为了更好地煎出有效成分，还应单独另煎，即另煎2～3小时。煎液可以另服，也可与其他煎液混合服用。如人参、西洋参、羚羊角、鹿茸等。

（5）溶化：又称烊化，主要是指某些胶类药物及黏性大而易溶的药物，为避免入煎粘锅及黏附其他药物影响煎煮，可单用水或黄酒将此类药加热溶化即烊化后，用煎好的药液冲服，也可将此类药放入其他药物煎好的药液中加热烊化后服用，如阿胶、鹿角胶等。

（6）泡服：又叫焗服，主要是指某些有效成分易溶于水或久煎容易破坏药效的药物，可以用少量开水或复方中其他药物的煎出液趁热浸泡，加盖闷润，减少挥发，半小时后去渣即可服用。如藏红花、番泻叶、胖大海等。

（7）冲服：主要指某些贵重药，用量较轻，为防止散失，常需要研成细末制成散剂，用温开水或复方其他药物煎液冲服，如麝香、牛黄、珍珠、羚羊角、西洋参、鹿茸、人参等。某些药物高温容易破坏药效或有效成分难溶于水，也只能做散剂冲服，如雷丸、鹤草芽、朱砂等。

（8）煎汤代水：为了防止某些药物与其他药物同煎使煎液混浊，难于服用，宜先煎后取其上清液代水再煎煮其他药物，如灶心土等。此外，某些药物质轻用量多，体积大，吸水量大，如玉米须、丝瓜络、金钱草等，也需煎汤代水用。

2. 服药时间

汤剂一般每日1剂，煎2次分服，两次间隔时间为4～6小时。临床用药可根据病情增减，如急性病、热性病对1日2剂。至于饭前还是饭后服则主要取决于病变部位和性质。一般来讲，病在胸膈以上者，如眩晕、头痛、目疾、咽痛等宜饭后服；如病在胸膈以下，如胃、肝、肾等脏病变，则宜饭前服。某些对胃肠有刺激性的药物宜饭后服；补益药多滋腻碍胃，宜空腹服；驱虫药、泻下药也宜空腹服；治疟药宜在疟疾发作前的两小时服用；安神药宜睡前服；慢性病定时服；急性病、呕吐、惊

厥及石淋、咽喉病需煎汤代茶饮者，均可不定时服。

第六单元　解表药

发散表邪，解除表证——外感表证。

一、发散风寒药（风寒表证）

1. 麻黄

【性能】辛、微苦，温。归肺、膀胱经。

【功效】发汗解表，宣肺平喘，利水消肿。

【应用】①风寒感冒；②咳嗽气喘；③风水水肿。此外，取麻黄散寒通滞之功，也可用治风寒痹证，阴疽，痰核。

【用法用量】煎服，2～10g。发汗解表宜生用，止咳平喘多炙用。

【使用注意】本品发汗宣肺力强，凡表虚自汗、阴虚盗汗及肺肾虚喘者均慎用。

【药理】本品有发汗、平喘、止咳、祛痰、解热、镇痛、抗炎、利尿、抗病原微生物、兴奋中枢、升高血压、加快心率等作用。

2. 桂枝

【性能】辛、甘，温。归心、肺、膀胱经。

【功效】发汗解肌，温通经脉，助阳化气，平冲降气。

【应用】①风寒感冒；②寒凝血滞诸痛证；③痰饮、蓄水证④心悸、奔豚。

【用法用量】煎服，3～9g。

【使用注意】本品辛温助热，易伤阴动血，凡外感热病、阴虚火旺、血热妄行等证，均当忌用。孕妇及月经过多者慎用。

3. 紫苏

【性能】辛，温。归肺、脾经。

【功效】解表散寒，行气宽中，解鱼蟹毒。

【应用】①风寒感冒；②脾胃气滞，胸闷呕吐。此外，紫苏能解鱼蟹毒，对于进食鱼蟹中毒而致腹痛吐泻者，能和中解毒。可单用本品煎汤服，或配伍生姜、陈皮、藿香等药。

【用法用量】煎服，5～9g，不宜久煎。

4. 生姜

【性能】辛，温。归肺、脾、胃经。

【功效】解表散寒，温中止呕，温肺止咳。

【应用】①风寒感冒；②脾胃寒证；③胃寒呕吐；④肺寒咳嗽。此外，生姜对生半夏、生南星等药物之毒，以及鱼蟹等食物中毒，均有一定的解毒作用。

【用法用量】煎服，3～9g，或捣汁服。

【使用注意】本品助火伤阴，故热盛及阴虚内热者忌服。

5. 香薷

【性能】辛，微温。归肺、脾、胃经。

【功效】发汗解表，化湿和中，利水消肿。

【应用】①风寒感冒；②水肿脚气；③小便不利。

【用法用量】煎服，3～10g。用于发表，量不宜过大，且不宜久煎；用于利水消肿，量宜稍大，且须浓煎。

【使用注意】本品辛温发汗之力较强，表虚有汗及暑热证当忌用。

6. 荆芥

【性能】辛，微温。归肺、肝经。

【功效】祛风解表，透疹消疮，止血。

【应用】①外感表证；②麻疹不

透、风疹瘙痒；③疮疡初起兼有表证；④吐衄下血。

【用法用量】煎服，5～10g，不宜久煎。发表透疹消疮宜生用；止血宜炒炭用。荆芥穗长于祛风。

7. 防风

【性能】辛、甘、微温。归膀胱、肝、脾经。

【功效】祛风解表，胜湿止痛，止痉。

【应用】①外感表证；②风疹瘙痒；③风湿痹痛；④破伤风证。此外，以其升清燥湿之性，亦可用于脾虚湿盛，清阳不升所致的泄泻，可与人参、黄芪、白术等药配伍，如升阳益胃汤（《脾胃论》）。若用于土虚木乘，肝郁乘脾，肝脾不和，腹泻而痛者，常与白术、白芍、陈皮同用，如痛泻要方（《景岳全书》引刘草窗方）。

【用法用量】煎服，4.5～9g。

【使用注意】本品药性偏温，阴血亏虚、热病动风者不宜使用。

【鉴别用药】荆芥与防风均辛性微温，药味不燥，长于发表散风，对于外感表证，无论是风寒感冒，恶寒发热、头痛无汗，还是风热感冒，发热、微恶风寒、头痛、咽痛等，两者均可使用。同时，两者都可用于风疹瘙痒。但荆芥质轻透散，发汗之力较防风为强，风寒感冒、风热感冒均可使用；又能透疹、消疮、止血。防风质松而润，祛风之力较强，为"风药之润剂""治风之通用药"，又能胜湿、止痛、止痉，可用于外感风湿，头痛如裹、身重肢痛等证。

8. 羌活

【性能】辛、苦、温。归膀胱、肾经。

【功效】解表散寒，祛风胜湿，止痛。

【应用】①风寒感冒；②风寒湿痹。

【用法用量】煎服，3～9g。

【使用注意】本品辛香温燥之性较烈，故阴血亏虚者慎用。如用量过多致呕吐，脾胃虚弱者不宜服。

9. 白芷

【性能】辛，温。归肺、胃、大肠经。

【功效】解表散寒，祛风止痛，通鼻窍，燥湿止带，消肿排脓。

【应用】①风寒感冒；②头痛，牙痛，风湿痹痛；③鼻渊；④带下证；⑤疮痈肿毒。此外，本品祛风止痒，可用治皮肤风湿瘙痒。

【用法用量】煎服，3～9g。外用适量。

【使用注意】本品辛香温燥，阴虚血热者忌服。

10. 细辛

【性能】辛，温。有小毒。归肺、肾、心经。

【功效】解表散寒，祛风止痛，通窍，温肺化饮。

【应用】①风寒感冒，阳虚外感；②头痛，牙痛，风湿痹痛；③鼻渊；④肺寒咳喘。

【用法用量】煎服，1～3g；散剂每次服0.5～1g。外用适量。

【使用注意】阴虚阳亢头痛，肺燥伤阴干咳者忌用。不宜与藜芦同用。

【鉴别用药】细辛、麻黄、桂枝皆为辛温解表、发散风寒常用药，均可用治风寒感冒。然麻黄发汗作用较强，主治风寒感冒重证；桂枝发汗解表作用较为和缓，凡风寒感冒，无论表实无汗、表虚有汗均可用之；细辛辛温走窜，达表入里，发汗之力不如麻黄、桂枝，但散寒力胜，适当配伍还常用治寒犯少阴之阳虚外感证。

11. 藁本

【性能】辛，温。归膀胱经。

【功效】祛风散寒，除湿止痛。

【应用】①风寒感冒，颠顶疼痛；②风寒湿痹。

【用法用量】煎服，3～9g。

【使用注意】本品辛温香燥，凡阴血亏虚、肝阳上亢、火热内盛之头痛者忌服。

12. 苍耳子

【性能】辛、苦，温。有毒。归肺经。

【功效】发散风寒，通鼻窍，祛风湿，止痛。

【应用】①风寒感冒；②鼻渊；③风湿痹痛。此外，本品与地肤子、白鲜皮、白蒺藜等药同用，治风疹瘙痒。本品研末，用大风子油为丸，还治疥癣麻风，皆取散风除湿的作用。

【用法用量】煎服，3～9g。或入丸、散。

【使用注意】血虚头痛不宜服用。过量服用易致中毒。

13. 辛夷

【性能】辛，温。归肺、胃经。

【功效】散风寒，通鼻窍。

【应用】①风寒感冒；②鼻塞、鼻渊。

【用法用量】煎服，3～10g。本品有毛，易刺激咽喉，入汤剂宜用纱布包煎。

【使用注意】鼻病因于阴虚火旺者忌服。

二、发散风热药（风热感冒及温病初起）

1. 薄荷

【性能】辛，凉。归肺、肝经。

【功效】疏散风热，清利头目，利咽透疹，疏肝行气。

【应用】①风热感冒，温病初起；②风热头痛，目赤多泪，咽喉肿痛；③麻疹不透，风疹瘙痒；④肝郁气滞，胸闷胁痛。此外，本品芳香辟秽，兼能化湿和中，还可用治夏令感受暑湿秽浊之气，脘腹胀痛，呕吐泄泻，常与香薷、厚朴、金银花等同用，如薄荷汤（《痧胀玉衡》）。

【用法用量】煎服，3～6g；宜后下。薄荷叶长于发汗解表，薄荷梗偏于行气和中。

【使用注意】本品芳香辛散，发汗耗气，故体虚多汗者不宜使用。

2. 牛蒡子

【性能】辛、苦，寒。归肺、胃经。

【功效】疏散风热，宣肺祛痰，利咽透疹，解毒消肿。

【应用】①风热感冒，温病初起；②麻疹不透，风疹瘙痒；③痈肿疮毒，丹毒，痄腮，喉痹。

【用法用量】煎服，6～12g。炒用可使其苦寒及滑肠之性略减。

【使用注意】本品性寒，滑肠通便，气虚便溏者慎用。

3. 蝉蜕

【性能】甘，寒。归肺、肝经。

【功效】疏散风热，利咽开音，透疹，明目退翳，息风止痉。

【应用】①风热感冒，温病初起，咽痛音哑；②麻疹不透，风疹瘙痒；③目赤翳障；④急慢惊风，破伤风证。此外，本品还常用以治疗小儿夜啼不安。现代研究证明，该药能镇静安神，故用之有效。

【用法用量】煎服，3～10g，或单味研末冲服。一般病证用量宜小，止痉则需大量。

【使用注意】《名医别录》有"主妇人生子不下"的记载，故孕妇当慎用。

【鉴别用药】薄荷、牛蒡子与

蝉蜕三药皆能疏散风热，透疹，利咽，均可用于外感风热或温病初起，发热、微恶风寒、头痛；麻疹初起，透发不畅；风疹瘙痒等。但薄荷辛凉芳香，清轻凉散，发汗之力较强，故外感风热，发热无汗者，薄荷首选；且薄荷又能清利头目，疏肝行气。牛蒡子辛散苦泄，性寒滑利，兼能宣肺祛痰，故外感风热、发热、咳嗽、咳疾不畅者，牛蒡子尤为适宜。同时，牛蒡子外散风热，内解热毒，有清热解毒利咽之功。蝉蜕甘寒质轻，既能疏散肺经风热而利咽、透疹、止痒，又长于疏散肝经风热而明目退翳，凉肝息风止痉。

4. 桑叶

【性能】甘、苦，寒。归肺、肝经。

【功效】疏散风热，清肺润燥，平抑肝阳，清肝明目。

【应用】①风热感冒，温病初起；②肺热咳嗽，燥热咳嗽；③肝阳上亢眩晕；④目赤昏花。此外，本品尚能凉血止血，还可用治血妄行之咯血、吐血、衄血，宜与其他凉血止血药同用。

【用法用量】煎服，5～9g；或入丸、散。外用煎水洗眼。桑叶蜜制能增强润肺止咳的作用，故肺燥咳嗽多用蜜制桑叶。

5. 菊花

【性能】甘、苦，微寒。归肺、肝经。

【功效】疏散风热，平抑肝阳，清肝明目，清热解毒。

【应用】①风热感冒，温病初起；②肝阳眩晕，肝风实证；③目赤昏花；④疮痈肿毒。

【用法用量】煎服，5～9g。疏散风热宜用黄菊花，平肝、清肝明目宜用白菊花。

【鉴别用药】桑叶与菊花皆能疏散风热、平抑肝阳、清肝明目，同可用治风热感冒或温病初起，发热、微恶风寒、头痛；肝阳上亢，头痛眩晕、肝热或肝火上炎所致的目赤肿痛；以及肝肾精血不足，目暗昏花等证。但桑叶疏散风热之力较强，又能清肺润燥，凉血止血。菊花平肝、清肝明目之力较强，又能清热解毒。

6. 蔓荆子

【性能】辛、苦，微寒。归膀胱、肝、胃经。

【功效】疏散风热，清利头目。

【应用】①风热感冒，头昏头痛；②目赤肿痛，耳鸣耳聋。此外，取本品祛风止痛之功，也可用治风湿痹痛，每与羌活、独活、川芎、防风等同用，如羌活胜湿汤（《内外伤辨惑论》）。

【用法用量】煎服，5～9g。

7. 柴胡

【性能】苦、辛，微寒。归肝、胆经。

【功效】解表退热，疏肝解郁，升举阳气。

【应用】①表证发热，少阳证；②肝郁气滞证；③气虚下陷，脏器脱垂。此外，本品还可退热截疟，又为治疗疟疾寒热的常用药，常与黄芩、常山、草果等同用。

【用法用量】煎服，3～9g。解表退热宜生用，且用量宜稍重；疏肝解郁宜醋炙，升阳可生用或酒炙，其用量均宜稍轻。

【使用注意】柴胡性升散，古人有"柴胡劫肝阴"之说，阴虚阳亢，肝风内动，阴虚火旺及气机上逆者忌用或慎用。

【药理】本品有解热、镇静、镇痛、镇咳、抗炎、降血脂、保肝、利胆、抑制胃酸分泌、抗溃疡、抗

病原微生物、抗肿瘤及调节免疫等作用。

8. 升麻

【性能】辛、微甘，微寒。归肺、脾、胃、大肠经。

【功效】发表透疹，清热解毒，升举阳气。

【应用】①外感表证；②麻疹不透；③齿痛口疮，咽喉肿痛，温毒发斑；④气虚下陷，脏器脱垂，崩漏下血。

【用法用量】煎服，3～9g。发表透疹、清热解毒宜生用，升阳举陷宜炙用。

【使用注意】麻疹已透，阴虚火旺，以及阴虚阳亢者，均当忌用。

9. 葛根

【性能】甘、辛，凉。归脾、胃、肺经。

【功效】解肌退热，透疹，生津止渴，升阳止泻，通经活络，解酒毒。

【应用】①表证发热，项背强痛；②麻疹不透；③热病口渴，阴虚消渴；④热泻热痢，脾虚泄泻。此外，葛根能直接扩张血管，使外周阻力下降，而有明显降压作用，能较好缓解高血压病人的"项紧"症状，故临床常用治高血压病颈项强痛。

【用法用量】煎服，9～15g。解肌退热、透疹、生津宜生用，升阳止泻宜煨用。

【鉴别用药】柴胡、升麻、葛根三者皆能发表，升阳，均可用治风热感冒，发热，头痛，以及清阳不升等证。其中，柴胡、升麻两者均能升阳举陷，用治气虚下陷，食少便溏、久泻脱肛、胃下垂、肾下垂、子宫脱垂等脏器脱垂；升麻、葛根两者又能透疹，常用治麻疹初起，透发不畅。但柴胡主升肝胆之气，

长于疏散少阳半表半里之邪，退热，疏肝解郁，为治疗少阳证的要药。又常用于伤寒邪在少阳，寒热往来、胸胁苦满、口苦咽干、目眩；感冒发热；肝郁气滞，胸胁胀痛、月经不调、痛经等证。升麻主升脾胃清阳之气，其升提（升阳举陷）之力较柴胡为强，并善于清热解毒，又常用于多种热毒病证。葛根主升脾胃清阳之气而达到生津止渴、止泻，对热病烦渴，阴虚消渴，热泻热痢，脾虚泄泻等。同时，葛根解肌退热，对于外感表证，发热恶寒、头痛无汗、项背强痛，无论风寒表证、风热表证，均可使用。

10. 淡豆豉

【性能】苦、辛，凉。归肺、胃经。

【功效】解表，除烦，宣发郁热。

【应用】①外感表证；②热病烦闷。

【用法用量】煎服，6～12g。

第七单元　清热药

清解里热——里热证。

一、清热泻火药（气分实热证及脏腑火热证）

1. 石膏

【性能】甘、辛，大寒。归肺、胃经。

【功效】生用：清热泻火，除烦止渴；煅用：敛疮生肌，收湿，止血。

【应用】①温热病气分实热证；②肺热喘咳证；③胃火牙痛、头痛，实热消渴；④溃疡不敛，湿疹瘙痒，水火烫伤，外伤出血。

【用法用量】生石膏煎服，15～60g，宜先煎。煅石膏适量外

用，研末撒敷患处。

【使用注意】脾胃虚寒及阴虚内热者忌用。

【药理】本品有解热、解渴、增强免疫力、降血糖及一定的解痉、抗炎作用，煅石膏有生肌作用。另外，石膏的主要成分硫酸钙在水中的溶解度较低，不会因煎煮时间延长和温度增高而增加其水溶性。

2. 知母

【性能】苦、甘，寒。归肺、胃、肾经。

【功效】清热泻火，滋阴润燥。

【应用】①热病烦渴；②肺热燥咳；③骨蒸潮热；④内热消渴；⑤肠燥便秘。

【用法用量】煎服，6～12g。

【使用注意】本品性寒质润，有滑肠作用，故脾虚便溏者不宜用。

【鉴别用药】石膏、知母均能清热泻火，可用治温热病气分热盛及肺热咳嗽等证。但石膏泻火之中长于清解，重在清润肺胃实火，肺热喘咳、胃火头痛牙痛多用石膏；知母泻火之中长于清润，肺热燥咳、内热骨蒸、消渴多选知母。

3. 芦根

【性能】甘，寒。归肺、胃经。

【功效】清热泻火，生津止渴，除烦，止呕，利尿。

【应用】①热病烦渴；②胃热呕哕；③肺热咳嗽，肺痈吐脓；④热淋涩痛。

【用法用量】煎服，干品15～30g；鲜品加倍，或捣汁用。

【使用注意】脾胃虚寒者忌服。

【鉴别用药】芦根为芦苇的根茎，苇茎为芦苇的嫩茎。二者出自同一种植物，功效相近。但芦根长于生津止渴，苇茎长于清透肺热，略有侧重。

4. 天花粉

【性能】甘、微苦，微寒。归肺、胃经。

【功效】清热泻火，生津止渴，消肿排脓。

【应用】①热病烦渴；②肺热燥咳；③内热消渴；④疮疡肿毒。

【用法用量】煎服，10～15g。

【使用注意】不宜与乌头类药材同用。

5. 淡竹叶

【性能】甘、淡，寒。归心、胃、小肠经。

【功效】清热泻火，除烦，利尿。

【应用】①热病烦渴；②口疮尿赤，热淋涩痛。

【用法用量】煎服，6～9g。

6. 栀子

【性能】苦，寒。归心、肺、三焦经。

【功效】泻火除烦，清热利湿，凉血解毒。焦栀子凉血止血。

【应用】①热病心烦；②湿热黄疸；③热淋涩痛；④血热吐衄；⑤目赤肿痛；⑥火毒疮疡。焦栀子功专凉血止血，用于血热吐血、衄血、尿血、崩漏。

【用法用量】煎服，5～10g。外用生品适量，研末调敷。

【使用注意】本品苦寒伤胃，脾虚便溏者不宜用。

【药理】本品有保肝、利胆、解热、抗炎、镇静、镇痛、抗胰腺炎、抗病毒、抗内毒素等作用。

7. 夏枯草

【性能】辛、苦，寒。归肝、胆经。

【功效】清热泻火，明目，散结消肿。

【应用】①目赤肿痛，头痛眩晕，目珠夜痛；②瘰疬、瘿瘤；③乳痈肿痛。

【用法用量】煎服，9～15g；或熬膏服。

【使用注意】脾胃寒弱者慎用。

8. 决明子

【性能】甘、苦、咸，微寒。归肝、大肠经。

【功效】清热明目，润肠通便。

【应用】①目赤肿痛，羞明多泪，目暗不明；②头痛，眩晕；③肠燥便秘。

【用法用量】煎服，10～15g；用于润肠通便，不宜久煎。

【使用注意】气虚便溏者不宜用。

二、清热燥湿药（湿热证）

1. 黄芩

【性能】苦，寒。归肺、胆、脾、胃、大肠、小肠经。

【功效】清热燥湿，泻火解毒，止血，安胎。

【应用】①湿温、暑湿，胸闷呕恶，湿热痞满，黄疸泻痢；②肺热咳嗽，高热烦渴；③血热吐衄；④痈肿疮毒；⑤胎动不安。

【用法用量】煎服，3～10g。清热多生用，安胎多炒用，清上焦热可酒炙用，止血可炒炭用。

【使用注意】本品苦寒伤胃，脾胃虚寒者不宜使用。

2. 黄连

【性能】苦，寒。归心、脾、胃、胆、大肠经。

【功效】清热燥湿，泻火解毒。

【应用】①湿热痞满，呕吐吞酸；②湿热泻痢；③高热神昏，心烦不寐，血热吐衄；④痈肿疮毒，目赤牙痛；⑤消渴；⑥外治湿疹、湿疮、耳道流脓。

【用法用量】煎服，2～5g。外用适量。

【使用注意】本品大苦大寒，过服久服易伤脾胃，脾胃虚寒者忌用。

苦燥易伤阴津，阴虚津伤者慎用。

【药理】本品有较强而广泛的抗菌作用；能兴奋心脏，增强其收缩力，增加冠状动脉血流量，抗心律失常的作用；有解热、抗炎、降血糖、利胆、保肝、抗溃疡、抗腹泻、抗肿瘤等作用。

【鉴别用药】本品入药，除生用外，还有酒炙、姜汁炙、吴茱萸水炙等特殊炮制品，其功用各有区别。酒黄连善清上焦火热，多用于目赤肿痛、口疮；姜黄连善清肝和胃止呕，多用治寒热互结，湿热中阻，痞满呕吐；萸黄连善舒肝和胃止呕，多用治肝胃不和之呕吐吞酸。

3. 黄柏

【性能】苦，寒。归肾、膀胱、大肠经。

【功效】清热燥湿，泻火解毒，除骨蒸。

【应用】①湿热带下，热淋涩痛；②湿热泻痢，黄疸；③湿热脚气，痿证；④骨蒸劳热，盗汗，遗精；⑤疮疡肿毒，湿疹瘙痒。

【用法用量】煎服，3～12g。外用适量。

【鉴别用药】黄芩、黄连、黄柏三药性味皆苦寒，而黄连为苦寒之最。三药均以清热燥湿、泻火解毒为主要之功效，用治湿热内盛或热炽盛之证，常相须为用。但黄芩偏泻上焦肺火，肺热咳嗽者多用；黄连偏泻中焦胃火，并长于泻心火，中焦湿热，痞满呕逆及心火亢旺，高热心烦者多用；黄柏偏泻下焦相火，除骨蒸，湿热下注诸症及骨蒸劳热者多用。

4. 龙胆

【性能】苦，寒。归肝、胆经。

【功效】清热燥湿，泻肝胆火。

【应用】①湿热黄疸，阴肿阴痒，带下，湿疹瘙痒；②肝火头痛，

目赤耳聋，胁痛口苦；③惊风抽搐。

【用法用量】煎服，3～6g。

【使用注意】脾胃寒者不宜用，阴虚津伤者慎用。

5. 秦皮

【性能】苦、涩，寒。归肝、胆、大肠经。

【功效】清热燥湿，收涩止痢，止带，明目。

【应用】①湿热泻痢，带下阴痒；②肝热目赤肿痛，目生翳膜。

【用法用量】煎服，6～12g。外用适量，煎洗患处。

【使用注意】脾胃虚寒者忌用。

6. 苦参

【性能】苦，寒。归心、肝、胃、大肠、膀胱经。

【功效】清热燥湿，杀虫，利尿。

【应用】①湿热泻痢，便血，黄疸；②湿热带下，阴肿阴痒，湿疹湿疮，皮肤瘙痒，疥癣；③湿热小便不利。

【用法用量】煎服，5～10g。外用适量。

【使用注意】脾胃虚寒者忌用，反藜芦。

7. 白鲜皮

【性能】苦，寒。归脾、胃、膀胱经。

【功效】清热燥湿，祛风解毒。

【应用】①湿热疮毒，湿疹，疥癣；②湿热黄疸，风湿热痹。

【用法用量】煎服，5～10g。外用适量。

【使用注意】脾胃虚寒者慎用。

三、清热解毒药（热毒所致病证）

1. 金银花

【性能】甘，寒。归肺、心、胃经。

【功效】清热解毒，疏散风热。

【应用】①痈肿疔疮；②外感风热，温病初起；③热毒血痢。此外，尚可用治咽喉肿痛、小儿热疮及痱子。

【用法用量】煎服，6～15g。疏散风热、清泄里热以生品为佳；炒炭宜用于热毒血痢；露剂多用于暑热烦渴。

【使用注意】脾胃虚寒及气虚脓清者忌用。

【药理】本品有广谱抗病原微生物、抗病毒、解热、抗炎、增强免疫力、抗过敏、保肝、抗氧化、降血糖、降血脂、抗肿瘤等作用。

2. 连翘

【性能】苦，微寒。归肺、心、小肠经。

【功效】清热解毒，消肿散结，疏散风热。

【应用】①痈肿疮毒，瘰疬痰核；②风热外感，温病初起；③热淋涩痛。

【用法用量】煎服，6～15g。

【使用注意】脾胃虚寒及气虚脓清者不宜用。

【鉴别用药】连翘与金银花，均有清热解毒作用，既能透热达表，又能清里热而解毒。对外感风热、温病初起、热毒疮痈等证常相须为用。区别点是连翘清心解毒之力强，并善于消痈散结，为"疮家圣药"，亦治瘰疬痰核；而金银花疏散表热之效优，且炒炭后善于凉血止痢，用治热毒血痢。

3. 穿心莲

【性能】苦，寒。归心、肺、大肠、膀胱经。

【功效】清热解毒，凉血，消肿。

【应用】①外感风热，温病初起；②肺热咳喘，肺痈吐脓，咽痛

肿痛；③湿热泻痢，热淋涩痛，湿疹瘙痒；④痈肿疮毒，蛇虫咬伤。

【用法用量】煎服，6～9g。煎剂易致呕吐，故多作丸、散、片剂。外用适量。

【使用注意】不宜多服久服；脾胃虚寒者不宜用。

4. 大青叶

【性能】苦，寒。归心、胃经。

【功效】清热解毒，凉血消斑。

【应用】①热入营血，温毒发斑；②喉痹口疮，痄腮丹毒。

【用法用量】煎服，9～15g，鲜品30～60g。外用适量。

【使用注意】脾胃虚寒者忌用。

5. 板蓝根

【性能】苦，寒。归心、胃经。

【功效】清热解毒，凉血，利咽。

【应用】①外感发热，温病初起，咽喉肿痛；②温毒发斑，痄腮，丹毒，痈肿疮毒。

【用法用量】煎服，9～15g。

【使用注意】体虚而无实热火毒者忌服；脾胃虚寒者慎用。

【药理】本品有抗菌、抗病毒、抗钩端螺旋体、解热、抗炎、抗肿瘤、增强免疫力等作用。

6. 青黛

【性能】咸，寒。归肝、肺经。

【功效】清热解毒，凉血消斑，泻火定惊。

【应用】①温毒发斑，血热吐衄；②咽痛口疮，火毒疮疡；③咳嗽胸痛，痰中带血；④暑热惊痫，惊风抽搐。

【用法用量】内服1～3g。本品难溶于水，一般作散剂冲服，或入丸剂服用。外用适量。

【使用注意】胃寒者慎用。

【鉴别用药】大青叶为菘蓝叶；板蓝根为菘蓝或马蓝的根；青黛为

马蓝、蓼蓝或菘蓝的茎叶经加工制得的粉末。三者大体同出一源，功效亦相近，皆有清热解毒、凉血消斑之作用。相比较而言，大青叶凉血消斑力强；板蓝根解毒利咽效佳；青黛清肝定惊功胜。

7. 贯众

【性能】苦，微寒。有小毒。归肝、脾经。

【功效】清热解毒，止血，杀虫。

【应用】①风热感冒，温毒发斑；②血热出血；③虫疾。此外，本品还可用于治疗烧烫伤及妇人带下等病证。

【用法用量】煎服，4.5～9g。杀虫及清热解毒宜生用；止血宜炒炭用。外用适量。

【使用注意】本品有小毒，用量不宜过大。服用本品时忌油腻。脾胃虚寒者及孕妇慎用。

8. 蒲公英

【性能】苦、甘，寒。归肝、胃经。

【功效】清热解毒，消肿散结，利湿通淋。

【应用】①痈肿疔毒，乳痈内痈；②淋证涩痛，湿热黄疸。此外，本品还有清肝明目的作用，以治肝火上炎引起的目赤肿痛，可单用取汁点眼，或浓煎内服；亦可与菊花、夏枯草、黄芩等配伍使用。

【用法用量】煎服，9～15g。外用鲜品适量捣敷或煎汤熏洗患处。

【使用注意】用量过大，可致缓泻。

9. 紫花地丁

【性能】苦、辛，寒。归心、肝经。

【功效】清热解毒，凉血消肿。

【应用】①疔疮肿毒，乳痈肠痈；②毒蛇咬伤。此外，还可用于肝热目赤肿痛以及外感热病。

【用法用量】煎服，15～30g。外用鲜品适量，捣烂敷患处。

【使用注意】体质虚寒者忌服。

10. 野菊花

【性能】苦、辛，微寒。归肝、心经。

【功效】清热解毒，泻火平肝。

【应用】①痈疽疔疖，咽喉肿痛；②目赤肿痛，头痛眩晕。此外，本品内服并煎汤外洗也可治湿疹、湿疮、风疹瘙痒等。

【用法用量】煎服，10～15g。外用适量。

【鉴别用药】野菊花与菊花为同科植物，均有清热解毒之功，但野菊花苦寒之性尤胜，长于解毒消痈，疮痈疔毒肿痛多用之；而菊花辛散之力较强，长于清热疏风，上焦头目风热多用之。

11. 漏芦

【性能】苦，寒。归胃经。

【功效】清热解毒，消痈下乳，舒筋通脉。

【应用】①乳痈肿痛，瘰疬疮毒；②乳汁不下；③湿痹拘挛。

【用法用量】煎服，5～9g。外用，研末调敷或煎水洗。

【使用注意】气虚、疮疡平塌者及孕妇忌服。

12. 土茯苓

【性能】甘、淡，平。归肝、胃经。

【功效】解毒，除湿，通利关节。

【应用】①杨梅毒疮，肢体拘挛；②淋浊带下，湿疹瘙痒；③痈肿疮毒。

【用法用量】煎服，15～60g。外用适量。

【使用注意】肝肾阴虚者慎服。服药时忌茶。

13. 鱼腥草

【性能】辛，微寒。归肺经。

【功效】清热解毒，消痈排脓，利尿通淋。

【应用】①肺痈吐脓，肺热咳嗽；②热毒疮毒；③湿热淋证。此外本品又能清热止痢，还可用治湿热泻痢。

【用法用量】煎服，15～25g。鲜品用量加倍，水煎或捣汁服。外用适量，捣敷或煎汤熏洗患处。

【使用注意】本品含挥发油，不宜久煎。虚寒证及阴性疮疡忌服。

14. 大血藤

【性能】苦，平。归大肠、肝经。

【功效】清热解毒，活血，祛风止痛。

【应用】①热毒肠痈，疮痈肿毒；②铁打损伤，痛经，风湿痹痛。

【用法用量】煎服，9～15g。

【使用注意】孕妇慎用。

15. 败酱草

【性能】辛、苦，微寒。归胃、大肠、肝经。

【功效】清热解毒，消痈排脓，祛瘀止痛。

【应用】①肠痈肺痈，痈肿疮毒；②产后瘀阻腹痛。此外，本品亦可用治肝热目赤肿痛及赤白痢疾。

【用法用量】煎服，6～15g。外用适量。

【使用注意】脾胃虚弱，食少泄泻者忌服。

16. 射干

【性能】苦，寒。归肺经。

【功效】清热解毒，消痰，利咽。

【应用】①咽喉肿痛；②痰盛咳喘。

【用法用量】煎服，3～9g。

【使用注意】本品苦寒，脾虚便溏者不宜使用。孕妇慎用。

17. 山豆根

【性能】苦，寒。有毒。归肺、胃经。

【功效】清热解毒，利咽消肿。

【应用】①咽喉肿痛；②牙龈肿痛。此外，本品还可用于湿热黄疸、肺热咳嗽、痈肿疮毒等证。

【用法用量】煎服，3～6g。外用适量。

【使用注意】本品有毒，过量服用易引起呕吐、腹泻、胸闷、心悸等副作用，故用量不宜过大。脾胃虚寒者慎用。

18. 马勃

【性能】辛，平。归肺经。

【功效】清热解毒，利咽，止血。

【应用】①咽喉肿痛，咳嗽失音；②吐血衄血，外伤出血。

【用法用量】煎服，1.5～6g，布包煎；或入丸、散。外用适量，研末撒，或调敷患处，或作吹药。

【使用注意】风热伏肺，咳嗽失音者慎用。

19. 白头翁

【性能】苦，寒。归胃、大肠经。

【功效】清热解毒，凉血止痢。

【应用】①热毒血痢；②疮痈肿毒。

【用法用量】煎服，9～15g，鲜品15～30g。外用适量。

【使用注意】虚寒泻痢者忌服。

20. 马齿苋

【性能】酸，寒。归肝、大肠经。

【功效】清热解毒，凉血止血，止痢。

【应用】①热毒血痢；②热毒疮疡；③崩漏，便血。此外，本品还可用于湿热淋证、带下等。

【用法用量】煎服，9～15g，鲜品30～60g。外用适量，捣敷患处。

【使用注意】脾胃虚寒，肠滑作泻者忌服。

21. 鸦胆子

【性能】苦，寒。有小毒。归大肠、肝经。

【功效】清热解毒，止痢，截疟；外用腐蚀赘疣。

【应用】①热毒血痢，冷积久痢；②各型疟疾；③鸡眼赘疣。

【用法用量】内服，0.5～2g，以干龙眼肉包裹或装入胶囊包裹吞服，亦可压去油制成丸剂、片剂服，不宜入煎剂。外用适量。

【使用注意】本品有毒，对胃肠道及肝肾均有损害，内服需严格控制剂量，不宜多用久服。外用注意用胶布保护好周围正常皮肤，以防止对正常皮肤的刺激。孕妇及小儿慎用。胃肠出血及肝肾病患者，应忌服或慎用。

22. 白花蛇舌草

【性能】微苦，甘，寒。归胃、大肠、小肠经。

【功效】清热解毒消痈，利湿通淋。

【应用】①痈肿疮毒，咽喉肿痛，毒蛇咬伤。近年利用本品清热解毒消痈之功，已广泛用于各种癌症的治疗；②热淋涩痛。此外，本品既能清热又兼利湿，尚可用于湿热黄疸。

【用法用量】煎服，15～60g。外用适量。

【使用注意】阴疽及脾胃虚寒者忌用。

23. 山慈菇

【性能】甘，微辛，凉。归肝、脾经。

【功效】清热解毒，化痰散结。

【应用】①痈疽疔毒，瘰疬痰核；②癥瘕痞块。

【用法用量】煎服，3～9g。外用适量。

【使用注意】正虚体弱者慎用。

24. 熊胆粉

【性能】苦，寒。归肝、胆、心经。

【功效】清热解毒，息风止痉，清肝明目。

【应用】①热极生风，惊痫抽搐；②热毒疮痈；③目赤翳障。此外，还可用于黄疸、小儿疳积等。

【用法用量】内服，0.25～0.5g，入丸、散。由于本品有腥苦味，口服易引起呕吐，故宜用胶囊剂。外用适量，调涂患处。

【使用注意】脾胃虚寒者忌服。虚寒证当禁用。

四、清热凉血药（营分、血分实热证）

1. 生地黄

【性能】甘，寒。归心、肝、肾经。

【功效】清热凉血，养阴生津。

【应用】①热入营血，温毒发斑、吐血衄血；②阴虚内热，骨蒸劳热；③津伤口渴，内热消渴，肠燥便秘。

【用法用量】煎服，10～15g。鲜品用量加倍，或以鲜品捣汁入药。

【使用注意】脾虚湿滞，腹满便溏者不宜使用。

2. 玄参

【性能】甘、苦、咸，微寒。归肺、胃、肾经。

【功效】清热凉血，泻火解毒，滋阴。

【应用】①温邪入营，内陷心包，温毒发斑；②热病伤阴，津伤便秘，骨蒸劳嗽；③目赤咽痛，瘰疬，白喉，痈肿疮毒。

【用法用量】煎服，10～15g。

【使用注意】脾胃虚寒，食少便溏者不宜服用。反藜芦。

【鉴别用药】玄参与生地黄，均能清热凉血，养阴生津，用治热入营血、热病伤阴、阴虚内热等证，常相须为用。但玄参泻火解毒力较强，故咽喉肿痛、痰火瘰疬多用；生地黄清热凉血力较大，故血热出血、内热消渴多用。

3. 牡丹皮

【性能】苦、辛，微寒。归心、肝经。

【功效】清热凉血，活血祛瘀。

【应用】①温毒发斑，血热吐衄；②温病伤阴，阴虚发热，夜热早凉，无汗骨蒸；③血滞经闭、痛经，跌打伤痛；④痈肿疮毒。

【用法用量】煎服，6～12g。清热凉血宜生用，活血祛瘀宜酒炙用。

【使用注意】血虚有寒、月经过多及孕妇不宜使用。

4. 赤芍

【性能】苦，微寒。归肝经。

【功效】清热凉血，散瘀止痛。

【应用】①温毒发斑，血热吐衄；②目赤肿痛，痈肿疮疡；③肝郁胁痛，经闭痛经，癥瘕腹痛，跌打损伤。

【用法用量】煎服，6～12g。

【使用注意】血寒经闭者不宜使用。反藜芦。

5. 紫草

【性能】甘、咸，寒。归心、肝经。

【功效】清热凉血，活血消斑，解毒透疹。

【应用】①温病血热毒盛，斑疹紫黑，麻疹不透；②疮疡，湿疹，水火烫伤。

【用法用量】煎服，5～10g。外用适量，熬膏或用植物油浸泡

涂搽。

【使用注意】本品性寒而滑利，脾虚便溏者忌服。

6. 水牛角

【性能】苦，寒。归心、肝经。

【功效】清热凉血，解毒，定惊。

【应用】①温病高热，神昏谵语，惊风，癫狂；②血热妄行斑疹、吐衄；③痈病疮疡，咽喉肿痛。

【用法用量】镑片或粗粉煎服，15～30g，宜先煎3小时以上。水牛角浓缩粉冲服，每次1.5～3g，每日2次。

【使用注意】脾胃虚寒者忌用。

五、清虚热药（虚火内扰证）

1. 青蒿

【性能】苦、辛，寒。归肝、胆经。

【功效】清透虚热，凉血除蒸，解暑，截疟。

【应用】①温邪伤阴，夜热早凉；②阴虚发热，劳热骨蒸；③暑热外感，发热口渴；④疟疾寒热。

【用法用量】煎服，6～12g，不宜久煎；或鲜用绞汁服。

【使用注意】脾胃虚弱，肠滑泄泻者忌服。

【药理】本品有抗疟、抗血吸虫、抗菌、抗病毒、解毒、镇痛、降血压、抗肿瘤、抗辐射、抗硅肺、减慢心率等作用，还有明显的胚胎毒作用。

2. 白薇

【性能】苦、咸，寒。归胃、肝、肾经。

【功效】清热凉血，利尿通淋，解毒疗疮。

【应用】①阴虚发热，产后虚热；②热淋，血淋；③疮痈肿毒，毒蛇咬伤，咽喉肿痛；④阴虚外感。

【用法用量】煎服，4.5～9g。

【使用注意】脾胃虚寒，食少便溏者不宜服用。

3. 地骨皮

【性能】甘，寒。归肺、肝、肾经。

【功效】凉血除蒸，清肺降火。

【应用】①阴虚发热，盗汗骨蒸；②肺热咳嗽；③血热出血证。此外，本品为清热除蒸泻火之中，尚能生津止渴，故与生地黄、天花粉、五味子等同用，可治内热消渴。

【用法用量】煎服，9～15g。

【使用注意】外感风寒发热及脾虚便溏者不宜用。

4. 银柴胡

【性能】甘，微寒。归肝、胃经。

【功效】清虚热，除疳热。

【应用】①阴虚发热；②疳积发热。

【用法用量】煎服，3～9g。

【使用注意】外感风寒，血虚无热者忌用。

5. 胡黄连

【性能】苦，寒。归肝、胃、大肠经。

【功效】退虚热，除疳热，清湿热。

【应用】①骨蒸潮热；②小儿疳热；③湿热泻痢。此外，本品能治大肠湿火蕴结，还可用治痔肿疼痛、痔漏管管，常配刺猬皮、麝香为丸，如胡连追毒丸。

【用法用量】煎服，1.5～9g。

【使用注意】脾胃虚寒者慎用。

【鉴别用药】胡黄连与黄连，名称相似且均为苦寒清热燥湿之品，善除胃肠湿热，同为治湿热河痢之良药。然胡黄连善退虚热，除疳热，而黄连则善清心火，泻胃火，为解毒要药。

第八单元 泻下药

泻下通便——里实积滞证。

一、攻下药（里实证）

1.大黄

【性能】苦，寒。归脾、胃、大肠、肝、心包经。

【功效】泻下攻积，清热泻火，凉血解毒，逐瘀通经，除湿退黄。

【应用】①积滞便秘；②血热吐衄，目赤咽肿，牙龈肿痛；③热毒疮疡，烧烫伤；④瘀血诸证；⑤湿热痢疾、黄疸、淋证。此外，大黄可"破瘀实"，通脏腑，降湿浊，用于老痰癖囊，喘逆不得平卧，大便秘结者，如礞石滚痰丸（《泰定养生主论》）。

【用法用量】煎 服，3 ～ 15g；用于泻下不宜久煎。外用适量。

【使用注意】本品为峻烈攻下之品，易伤正气，如非实证，不宜妄用；本品苦寒，易伤胃气，脾胃虚弱者慎用；其性沉降，且善活血祛瘀，故妇女怀孕、月经期、哺乳期应忌用。

【药理】本品有增加肠蠕动、促进排便、抗急性胰腺炎、抗病原微生物、抗肝衰竭、保肝、利胆、抗溃疡、抗纤维化、降血脂、抗动脉粥样硬化、抗炎、抗肿瘤等作用。

【鉴别用药】生大黄泻下力强，久煎则泻下力减弱。酒制大黄泻下力较弱，活血作用较好，宜用于瘀血证。大黄炭则多用于血热有瘀出血证。

2.芒硝

【性能】咸、苦，寒。归胃、大肠经。

【功效】泻下攻积，润燥软坚，清火消肿。

【应用】①积滞便秘；②咽痛、口疮、目赤及痈疽肿痛。

【用法用量】内 服，6 ～ 12g；冲入药汁内或开水溶化后服。外用适量。

【使用注意】孕妇及哺乳期妇女忌用或慎用。不宜与硫黄、三棱同用。

【鉴别用药】芒硝、大黄均为泻下药，常相须用治肠燥便秘。然大黄味苦泻下力强，有荡涤肠胃之功，为治肠热结便秘之主药；芒硝味咸，可软坚润下，善除燥屎坚结。

3.番泻叶

【性能】甘、苦，寒。归大肠经。

【功效】泻热行滞，通便，利水。

【应用】①热结便秘；②腹水肿胀。此外，临床上以番泻叶小剂量，每日3g，代茶饮，用于中风昏迷者，可通肠腑，缓解症状，以利康复。

【用法用量】温开水 泡服，1.5 ～ 3g；煎服，2 ～ 6g，宜后下。

【使用注意】妇女哺乳期、月经期及孕妇慎用。

4.芦荟

【性能】苦，寒。归肝、胃、大肠经。

【功效】泻下通便，清肝，杀虫。

【应用】①热结便秘；②烦躁惊痫；③小儿疳积。此外，取其杀虫之效，可外用治疗癣疮。

【用法用量】入丸、散服，每次2 ～ 5g。外用适量。

【使用注意】脾胃虚弱，食少便溏及孕妇忌用。

二、润下药（津枯、阴虚、血虚便秘）

1.火麻仁

【性能】甘，平。归脾、胃、大肠经。

【功效】润肠通便。

【应用】肠燥便秘。

【用法用量】煎服，10～15g，打碎入煎剂。

2. 郁李仁

【性能】辛、苦、甘，平。归脾、大肠、小肠经。

【功效】润肠通便，下气利水。

【应用】①肠燥便秘；②水肿胀满，脚气浮肿。

【用法用量】煎服，6～12g。

【使用注意】孕妇慎用。

3. 松子仁

【性能】甘，微温。归肝、肺、大肠经。

【功效】润肠通便，润肺止咳。

【应用】①肠燥便秘；②肺燥干咳。

【用法用量】煎服，5～10g。

【使用注意】脾虚便溏、湿痰者禁用。

三、峻下逐水药（水肿、积水且正气未衰）

1. 甘遂

【性能】苦，寒。有毒。归肺、肾、大肠经。

【功效】泻水逐饮，消肿散结。

【应用】①水肿，鼓胀，胸胁停饮；②风痰癫痫；③疮痈肿毒。

【用法用量】入丸、散服，每次0.5～1g。外用适量，生用。内服醋制用，以减低毒性。

【使用注意】虚弱者及孕妇忌用。不宜与甘草同用。

2. 京大戟

【性能】苦，寒。有毒。归肺、脾、肾经。

【功效】泻水逐饮，消肿散结。

【应用】①水肿，鼓胀，胸胁停饮；②痈肿疮毒，瘰疬痰核。

【用法用量】煎服，1.5～3g；

入丸、散服，每次1g。外用适量，生用。内服醋制用，以减低毒性。

【使用注意】虚弱者及孕妇忌用。不宜与甘草同用。

3. 芫花

【性能】苦、辛，温。有毒。归肺、脾、肾经。

【功效】泻水逐饮；外用杀虫疗疮。

【应用】①胸胁停饮，水肿，鼓胀；③头疮、白秃、顽癣及痈肿。

【用法用量】煎服，1.5～3g；入丸、散服，每次0.6～0.9g。外用适量。内服醋制用，以降低毒性。

【使用注意】虚弱者及孕妇忌用。不宜与甘草同用。

【鉴别用药】甘遂、京大戟、芫花均为峻下逐水药，具有泻水逐饮之效，作用峻猛，常同用治疗水肿、鼓胀、胸胁停饮之证。但甘遂作用最强，其次为京大戟，最弱者为芫花。其中甘遂善行经隧之水湿，大戟偏行脏腑水湿，芫花泻胸胁水饮，并以祛痰止咳见长。另外，三者均有毒，不宜与甘草同用；内服时，多醋制，可降低其毒性。

4. 牵牛子

【性能】苦，寒。有毒。归肺、肾大肠经。

【功效】泻水通便，消痰涤饮，去积杀虫。

【应用】①水肿，鼓胀；②痰饮喘咳；③虫积腹痛。

【用法用量】煎服，3～6g。入丸、散剂，每次1.5～3g。本品炒用药性减缓。

【使用注意】孕妇忌用。不宜与巴豆、巴豆霜同用。

5. 巴豆霜

【性能】辛，热；有大毒。归胃、大肠经。

【功效】峻下冷积，逐水退肿，

豁痰利咽；外用蚀疮。

【应用】①寒积便秘；②腹水鼓胀；③喉痹痰闭；④痈肿脓成未溃、疥癣恶疮。

【用法用量】入丸、散服，每次0.1～0.3g。外用适量。

【使用注意】孕妇及体弱者忌用。不宜与牵牛子同用。

【药理】本品有泻下、促进平滑肌运动、抗肿瘤、抗菌、抗炎等作用。

第九单元　祛风湿药

祛除风湿，解除痹痛——风湿痹证。

一、祛风寒湿药（风寒湿痹）

1. 独活

【性能】辛、苦，微温。归肾、膀胱经。

【功效】祛风湿，通络止痛。

【应用】①风寒湿痹；②风寒夹湿表证；③少阴头痛。此外，其祛风湿之功，亦治皮肤瘙痒，内服或外洗皆可。

【用法用量】煎服，3～9g。外用适量。

【药理】本品有抗炎、镇痛、镇静、抗心律失常、降血压、抑制血小板聚集等作用。

【鉴别用药】羌活与独活，均能祛风湿，止痛，解表，以治风寒湿痹，风寒夹湿表证，头痛。但羌活性较燥烈，发散力强，常用于风寒，痛在上半身者，治头痛因于风寒者；独活性较缓和，发散力较羌活为弱，多用于风寒湿痹在下半身者，治头痛属少阴者。若风寒湿痹，一身尽痛，两者常配伍应用。

2. 威灵仙

【性能】辛、咸，温。归膀胱经。

【功效】祛风湿，通络止痛，消骨鲠。

【应用】①风湿痹证；②骨鲠咽喉。此外，本品宣通经络止痛，可治跌打伤痛、头痛、牙痛、胃脘痛等；并能消痰逐饮，用于痰饮、噎膈、痞积。

【用法用量】煎服，6～9g。外用适量。

【使用注意】本品辛散走窜，气血虚弱者慎服。

3. 川乌

【性能】辛、苦，热。有大毒。归心、肝、肾、脾经。

【功效】祛风除湿，温经止痛。

【应用】①风寒湿痹；②心腹冷痛，寒疝疼痛；③跌打损伤，麻醉止痛。

【用法用量】煎服，1.5～3g；宜先煎、久煎。外用适量。

【使用注意】孕妇忌用；不宜与贝母类、半夏、白及、白蔹、瓜蒌类（包括天花粉）同用；内服一般应炮制用，生品内服宜慎；酒浸、酒煎服易致中毒，应慎用。

4. 蕲蛇

【性能】甘、咸，温。有毒。归肝经。

【功效】祛风，通络，止痉。

【应用】①风湿顽痹，中风半身不遂；②小儿惊风，破伤风；③麻风，疥癣。此外，本品有毒，能以毒攻毒，可治瘰疬、梅毒、恶疮。

【用法用量】煎汤，3～9g；研末吞服，一次1～1.5g，一日2～3次。或酒浸、熬膏，入丸、散服。

【使用注意】阴虚内热者忌服。

5. 乌梢蛇

【性能】甘，平。归肝经。

【功效】祛风，通络，止痉。

【应用】①风湿顽痹，中风半身

不遂；②小儿惊风，破伤风；③麻风、疥癣。此外，本品又可治瘰疬、恶疮。

【用法用量】煎服，9～12g；研末，每次2～3g；或入丸剂、酒浸服。

【使用注意】血虚生风者慎服。

6.木瓜

【性能】酸，温。归肝、脾经。

【功效】舒筋活络，和胃化湿。

【应用】①风湿痹证；②脚气水肿；③吐泻转筋。此外，本品尚有消食作用，用于消化不良；并能生津止渴，可治津伤口渴。

【用法用量】煎服，6～9g。

【使用注意】内有郁热，小便短赤者忌服。

7.青风藤

【性能】辛，苦，平。归肝、脾经。

【功效】祛风湿，通经络，利小便。

【应用】①风湿痹痛；②关节肿胀，麻痹瘙痒。

【用法用量】煎服，6～12g。

二、祛风湿热药（风湿热痹）

1.秦艽

【性能】辛，苦，平。归胃、肝、胆经。

【功效】祛风湿，通络止痛，退虚热，清湿热。

【应用】①风湿痹证；②中风不遂；③骨蒸潮热，疳积发热；④湿热黄疸。此外，本品尚能治痔疮、肿毒等。

【用法用量】煎服，3～9g。

【药理】本品有镇静、镇痛、解热、抗炎、抗菌、抗病毒、保肝、降血压等作用。

2.防己

【性能】苦，寒。归膀胱、肺经。

【功效】祛风湿，止痛，利水消肿。

【应用】①风湿痹证；②水肿，小便不利，脚气；③湿疹疮毒。

【用法用量】煎服，4.5～9g。

【使用注意】本品大苦大寒易伤胃气，胃纳不佳及阴虚体弱者慎服。

3.桑枝

【性能】微苦，平。归肝经。

【功效】祛风湿，利关节。

【应用】风湿痹证。此外，本品尚能利水，治水肿；祛风止痒，治白癜风、皮疹瘙痒；生津液，治消渴。

【用法用量】煎服，9～15g。外用适量。

4.豨莶草

【性能】辛，苦，寒。归肝、肾经。

【功效】祛风湿，利关节，解毒。

【应用】①风湿痹痛，中风半身不遂；②风疹，湿疮，疮痈。此外，本品能降血压，可治高血压病。

【用法用量】煎服，9～12g。外用，适量。治风湿痹痛、半身不遂宜制用，治风疹湿疮、疮痈宜生用。

【鉴别用药】豨莶草能祛风湿，通经络，利关节。生用性寒，善清热解毒，化湿热，除风痒，故宜于风湿热痹，关节红肿者痛，以及风热疮痈、风疹、湿毒瘙痒等症；酒蒸制后转为甘温，祛风除湿之中寓有补益肝肾之功，故可用于风湿四肢麻痹、筋骨疼痛、腰膝酸软及中风半身不遂等，但单用作用缓慢，久服方效。

5.络石藤

【性能】苦，微寒。归心、肝、肾经。

【功效】祛风通络，凉血消肿。

【应用】①风湿热痹；②喉痹，痈肿；③跌仆损伤。

【用法用量】煎服，6～12g。外用适量，鲜品捣敷。

三、祛风湿强筋骨药（风湿日久）

1. 五加皮

【性能】辛、苦，温。归肝、肾经。

【功效】祛风湿，补肝肾，强筋骨，利水。

【应用】①风湿痹证；②筋骨痿软，小儿行迟，体虚乏力；③水肿，脚气。

【用法用量】煎服，4.5～9g；或酒浸，入丸、散服。

2. 桑寄生

【性能】苦、甘，平。归肝、肾经。

【功效】祛风湿，补肝肾，强筋骨，安胎。

【应用】①风湿痹证；②崩漏经多，妊娠漏血，胎动不安。此外，本品尚能降血压，可用于高血压病。

【用法用量】煎服，9～15g。

3. 狗脊

【性能】苦、甘，温。归肝、肾经。

【功效】祛风湿，补肝肾，强腰膝。

【应用】①风湿痹证；②腰膝酸软，下肢无力；③遗尿，白带过多。此外，狗脊的绒毛有止血作用，外敷可用于金疮出血。

【用法用量】煎服，6～12g。

【使用注意】肾虚有热，小便不利或短涩黄赤者慎服。

第十单元　化湿药

化湿运脾——湿阻中焦。

1. 广藿香

【性能】辛，微温。归脾、胃、肺经。

【功效】芳香化浊，和中止呕，发表解暑。

【应用】①湿滞中焦；②呕吐；③暑湿或湿温初起。

【用法用量】煎服，5～10g。鲜品加倍。

【使用注意】阴虚血燥者不宜用。

2. 佩兰

【性能】辛，平。归脾、胃、肺经。

【功效】芳香化湿，醒脾开胃，发表解暑。

【应用】①湿阻中焦；②暑湿、湿温初起。

【用法用量】煎服，5～10g。鲜品加倍。

3. 苍术

【性能】辛、苦，温。归脾、胃、肝经。

【功效】燥湿健脾，祛风散寒，明目。

【应用】①湿阻中焦证；②风湿痹证；③风寒夹湿表证。此外，本品尚能明目，用于夜盲症及眼目昏涩。可单用，或与羊、猪肝蒸煮同食。

【用法用量】煎服，5～10g。

【使用注意】阴虚内热、气虚多汗者忌用。

【鉴别用药】苍术、广藿香、佩兰均为芳香化湿药，具有化湿之力，用于湿阻中焦证。但苍术苦温燥烈，可燥湿健脾，不仅适用于湿阻中焦，亦可用于其他湿邪泛滥之证；而广藿香、佩兰微温或平，以化湿醒脾为主，多用于湿邪困脾之证。

4. 厚朴

【性能】苦、辛，温。归脾、胃、肺、大肠经。

【功效】燥湿消痰，下气除满。

【应用】①湿阻中焦，脘腹胀

满；②食积气滞，腹胀便秘；③痰饮喘咳。此外，七情郁结，痰气互阻，咽中如有物阻，咽之不下，吐之不出的梅核气，亦可取本品燥湿消痰，下气宽中之效，配伍半夏、茯苓、苏叶、生姜等药，如半夏厚朴汤《金匮要略》。

【用法用量】煎服，3～10g；或入丸、散。

【使用注意】本品辛苦温燥，易耗气伤津，故气虚津亏者及孕妇当慎用。

【药理】本品有调节胃肠道功能、抗病原微生物、抗炎、镇痛、兴奋呼吸、抗溃疡、降血压、松弛肌肉、抑制皮肤肿瘤等作用。

【鉴别用药】厚朴、苍术均为化湿药，性味辛苦温，具有化湿之功，常相须为用，治疗湿阻中焦之证。但厚朴以苦味为重，苦降下气消积除胀满，又下气消痰平喘，既可除无形之湿著，又可消有形之实满，为消除胀满的要药；而苍术辛散温燥为主，为治湿阻中焦之要药，又可祛风湿。

5. 砂仁

【性能】辛，温。归脾、胃、肾经。

【功效】化湿开胃，温脾止泻，理气安胎。

【应用】①湿阻中焦及脾胃气滞证；②脾胃虚寒吐泻；③气滞妊娠恶阻及胎动不安。

【用法用量】煎服，3～6g；入汤剂宜后下。

【使用注意】阴虚血燥者慎用。

6. 豆蔻

【性能】辛，温。归肺、脾、胃经。

【功效】化湿行气，温中止呕，开胃消食。

【应用】①湿阻中焦及脾胃气滞

证；②呕吐。

【用法用量】煎服，3～6g；入汤剂宜后下。

【使用注意】阴虚血燥者慎用。

【鉴别用药】豆蔻、砂仁同为化湿药，具有化湿行气，温中止呕、止泻之功，常相须为用，用治湿阻中焦及脾胃气滞证。但豆蔻化湿行气之力偏中上焦，而砂仁偏中下焦。故豆蔻临床上可用于湿温痞闷，温中偏管而善止呕；砂仁化湿行气力胜，温中重在脾胃而善止泻，并能行气安胎。

7. 草果

【性能】辛，温。归脾、胃经。

【功效】燥湿温中，除痰截疟。

【应用】①寒湿中阻证；②疟疾。

【用法用量】煎服，3～6g。

【使用注意】阴虚血燥者慎用。

第十一单元　利水渗湿药

通利水道，渗泄水湿——水湿内停。

一、利水消肿药（水湿内停的水肿、小便不利）

1. 茯苓

【性能】甘、淡，平。归心、肺、脾、肾经。

【功效】利水渗湿，健脾，宁心。

【应用】①水肿，小便不利；②痰饮；③脾虚泄泻；④心悸、失眠。

【用法用量】煎服，9～15g。

【使用注意】虚寒滑精者忌服。

2. 薏苡仁

【性能】甘、淡，凉。归脾、胃、肺经。

【功效】利水渗湿，健脾止泻，

除痹，排脓。

【应用】①水肿，小便不利，脚气浮肿；②脾虚泄泻；③湿痹拘挛；④肺痈，肠痈。

【用法用量】煎服，9～30g。清利湿热宜生用，健脾止泻宜炒用。

【使用注意】津液不足者慎用。

【药理】本品有调节胃肠功能、抗肿瘤、降血糖、镇痛、抑制溃疡、免疫调节、抗肥胖、抗癌等作用。

【鉴别用药】薏苡仁与茯苓功效相近，均能利水消肿，渗湿，健脾。然薏苡仁性凉而清热，排脓消痈，又善除痹。而茯苓性平，且补益心脾，宁心安神。

3. 猪苓

【性能】甘、淡，平。归肾、膀胱经。

【功效】利水消肿，渗湿。

【应用】水肿，小便不利，泄泻。

【用法用量】煎服，6～12g。

【鉴别用药】猪苓与茯苓均能利水消肿，渗湿，用治水肿、小便不利等证。然猪苓利水作用较强，无补益之功。而茯苓性平和，能补能利，既善渗泄水湿，又能健脾宁心。

4. 泽泻

【性能】甘，寒。归肾、膀胱经。

【功效】利水渗湿，泄热。

【应用】①水肿，小便不利，泄泻；②淋证，遗精。

【用法用量】煎服，5～10g。

5. 香加皮

【性能】辛、苦，温。有毒。归肝、肾、心经。

【功效】利水消肿，祛风湿，强筋骨。

【应用】①水肿，小便不利；②风湿痹证。

【用法用量】煎服，3～6g。浸酒或入丸、散，酌量。

【使用注意】本品有毒，服用不宜过量。

6. 冬瓜皮

【性能】甘，凉。归脾、小肠经。

【功效】利尿消肿，清热解暑。

【应用】①水肿，小便不利；②暑热口渴，小便短赤。

【用法用量】煎服，3～30g。

二、利尿通淋药（湿热蕴结下焦的淋证）

1. 车前子

【性能】甘，微寒。归肝、肾、肺、小肠经。

【功效】清热利尿通淋，渗湿止泻，明目，祛痰。

【应用】①淋证，水肿；②泄泻；③目赤肿痛，目暗昏花；④痰热咳嗽。

【用法用量】煎服，9～15g。宜包煎。

【使用注意】肾虚滑精无湿热者慎用。

2. 滑石

【性能】甘、淡，寒。归膀胱、肺、胃经。

【功效】利尿通淋，清热解暑；外用收湿敛疮。

【应用】①热淋，石淋，尿热涩痛；②暑湿，湿温；③湿疮，湿疹，痱子。

【用法用量】煎服，10～20g，宜先煎。外用适量。

【使用注意】脾虚、热病伤津及孕妇慎用。

3. 木通

【性能】苦，寒。有毒。归心、小肠、膀胱经。

【功效】利尿通淋，清心除烦，通经下乳。

【应用】①热淋涩痛，水肿；②口舌生疮，心烦尿赤；③经闭乳少；④湿热痹证。

【用法用量】煎服，3～6g。

【使用注意】本品有毒，故用量不宜过大，也不宜久服。肾功能不全者及孕妇忌服，内无湿热者、儿童与年老体弱者慎用。

4. 通草

【性能】甘、淡，微寒。归肺、胃经。

【功效】清热利尿，通气下乳。

【应用】①淋证，水肿；②产后乳汁不下。

【用法用量】煎服，6～12g。

【使用注意】孕妇慎用。

5. 瞿麦

【性能】苦，寒。归心、小肠经。

【功效】利尿通淋，破血通经。

【应用】①淋证；②闭经，月经不调。

【用法用量】煎服，9～15g。

【使用注意】孕妇忌服。

6. 萹蓄

【性能】苦，微寒。归膀胱经。

【功效】利尿通淋，杀虫止痒。

【应用】①淋证；②虫证，湿疹，阴痒。

【用法用量】煎服，9～15g。鲜者加倍。外用适量。

【使用注意】脾虚者慎用。

7. 地肤子

【性能】辛、苦，寒。归肾、膀胱经。

【功效】清热利湿，祛风止痒。

【应用】①淋证；②阴痒带下，风疹，湿疹。

【用法用量】煎服，9～15g。外用适量。

8. 海金沙

【性能】甘、咸，寒。归膀胱、小肠经。

【功效】利尿通淋，止痛。

【应用】淋证。

【用法用量】煎服，6～15g。宜包煎。

【使用注意】肾阴亏虚者慎服。

9. 石韦

【性能】甘、苦，微寒。归肺、膀胱经。

【功效】利尿通淋，清肺止咳，凉血止血。

【应用】①淋证；②肺热咳嗽；③血热出血。

【用法用量】煎服，6～12g。

10. 萆薢

【性能】苦，平。归肾、胃经。

【功效】利湿祛浊，祛风除痹。

【应用】①膏淋，白浊；②风湿痹痛。

【用法用量】煎服，10～15g。

【使用注意】肾阴亏虚，遗精滑泄者慎用。

三、利湿退黄药（湿热黄疸）

1. 茵陈

【性能】苦、辛，微寒。归脾、胃、肝、胆经。

【功效】清热利湿，利胆退黄。

【应用】①黄疸；②湿疮瘙痒；③暑湿，湿温。

【用法用量】煎服，6～15g。外用适量。煎汤熏洗。

【使用注意】蓄血发黄者及血虚萎黄者慎用。

【药理】本品有抗肝损伤、利胆、抗病原微生物、抗肿瘤、改善微循环、降血压、降血脂、抗凝血、利尿、解热、平喘、抗菌、消炎、去除蛔虫及抑制多种致病性皮肤真菌与细菌等作用。

2. 金钱草

【性能】甘、咸，微寒。归肝、

胆、肾、膀胱经。

【功效】利湿退黄，利尿通淋，解毒消肿。

【应用】①湿热黄疸；②石淋，热淋；③痈肿疔疮，毒蛇咬伤。

【用法用量】煎服，15～60g。鲜品加倍。外用适量。

3. 虎杖

【性能】微苦，微寒。归肝、胆、肺经。

【功效】利湿退黄，清热解毒，散瘀止痛，化痰止咳。

【应用】①湿热黄疸，淋浊，带下；②水火烫伤，痈肿疮毒，毒蛇咬伤；③经闭，癥瘕，跌打损伤；④肺热咳嗽。本品还有泻下通便作用，可用于热结便秘。

【用法用量】煎服，9～15g。外用适量。

【使用注意】孕妇忌服。

第十二单元　温里药

温里驱寒——里寒证。

1. 附子

【性能】辛、甘，大热。有毒。归心、肾、脾经。

【功效】回阳救逆，补火助阳，散寒止痛。

【应用】①亡阳证；②阳虚内寒证；③寒湿痹证。

【用法用量】煎服，3～15g。本品有毒，宜先煎0.5～1小时，至口尝无麻辣感为度。

【使用注意】孕妇及阴虚阳亢者忌用。反半夏、瓜蒌、贝母、白蔹、白及。生品外用，内服须炮制。若内服过量，或炮制、煎煮方法不当，可引起中毒。

2. 干姜

【性能】辛，热。归脾、胃、肾、心、肺经。

【功效】温中散寒，回阳通脉，温肺化饮。

【应用】①脾胃寒证，腹痛，呕吐，泄泻；②亡阳证；③寒饮喘咳。

【用法用量】煎服，3～10g。

【使用注意】本品辛热燥烈，阴虚内热、血热妄行者忌用。

3. 肉桂

【性能】辛、甘，大热。归肾、脾、心、肝经。

【功效】补火助阳，散寒止痛，温经通脉，引火归原。

【应用】①肾阳虚证；②脘腹冷痛，寒疝腹痛；③寒痹腰痛，胸痹，阴疽，闭经，痛经；④虚阳上浮。此外，久病体虚气血不足者，在补益气血方中加入少量肉桂，有鼓舞气血生长之效。

【用法用量】煎　服，1～5g，宜后下或焗服；研末冲服，每次1～2g。

【使用注意】阴虚火旺，里有实热，血热妄行出血及孕妇忌用。畏赤石脂。

【鉴别用药】肉桂、附子、干姜均性味辛热，能温中散寒止痛，用治脾胃虚寒之脘腹冷痛、大便溏泄等。然干姜主入脾胃经，长于温中散寒、健运脾阳而止呕；肉桂、附子味辛而大热，散寒止痛力强，善治脘腹冷痛甚者及寒湿痹痛证。二者又能补火助阳，用治肾阳虚证及脾肾阳虚证。肉桂还能引火归原、温经通脉，用治虚阳上浮及胸痹、阴疽、闭经、痛经等。附子、干姜能回阳救逆，用治亡阳证。此功附子力强，干姜力弱，常相须为用。干姜尚能温肺化饮，用治肺寒痰饮咳喘。

肉桂、桂枝均性味辛甘温，能散寒止痛、温经通脉，用治寒凝血滞之胸痹、闭经、痛经、风寒湿痹

证。肉桂长于温里寒，用治里寒证；又能补火助阳，引火归原，用治肾阳不足，命门火衰之阳痿、宫冷；下元虚衰，虚阳上浮之虚喘、心悸等。桂枝长于散表寒，用治风寒表证；又能助阳化气，用治痰饮、蓄水证。

4. 吴茱萸

【性能】辛、苦，热。有小毒。归肝、脾、胃、肾经。

【功效】散寒止痛，降逆止呕，助阳止泻。

【应用】①寒凝疼痛；②呕吐吞酸；③虚寒泄泻。

【用法用量】煎服，2～5g。外用适量。

【使用注意】本品辛热燥烈，有小毒，故不宜多用、久服。阴虚有热者忌用；孕妇慎用。

5. 小茴香

【性能】辛，温。归肝、肾、脾、胃经。

【功效】散寒止痛，理气和胃。

【应用】①寒疝腹痛，睾丸偏坠胀痛，少腹冷痛，痛经；②中焦虚寒气滞证。

【用法用量】煎服，3～6g。外用适量。

【使用注意】阴虚火旺者慎用。

6. 丁香

【性能】辛，温。归脾、胃、肺、肾经。

【功效】温中降逆，散寒止痛，温肾助阳。

【应用】①胃寒呕吐、呃逆；②脘腹冷痛；③阳痿，宫冷。

【用法用量】煎服，1～3g。外用适量。

【使用注意】热证及阴虚内热者忌用。畏郁金。

7. 高良姜

【性能】辛，热。归脾、胃经。

【功效】散寒止痛，温中止呕。

【应用】①胃寒冷痛；②胃寒呕吐。

【用法用量】煎服，3～6g。研末服，每次3g。

8. 花椒

【性能】辛、温。归脾、胃、肾经。

【功效】温中止痛，杀虫止痒。

【应用】①中寒腹痛，寒湿吐泻；②虫积腹痛，湿疹，阴痒。

【用法用量】煎服，3～6g。外用适量，煎汤熏洗。

第十三单元 理气药

疏畅气机——气滞或气逆证。

1. 陈皮

【性能】辛、苦，温。归脾、肺经。

【功效】理气健脾，燥湿化痰。

【应用】①脾胃气滞证；②呕吐、呃逆证；③湿痰、寒痰咳嗽；④胸痹。

【用法用量】煎服，3～9g。

【药理】本品有调节胃肠运动、抗过敏、平喘、抗肿瘤、升高血压、抗脂质过氧化、扩张支气管、祛痰、利胆、降低血清胆固醇等作用。

2. 青皮

【性能】苦、辛，温。归肝、胆、胃经。

【功效】疏肝破气，消积化滞。

【应用】①肝郁气滞证；②脘腹疼痛；③食积腹痛；④癥瘕积聚，久疟痞块。

【用法用量】煎服，3～9g。醋炙疏肝止痛力强。

【鉴别用药】陈皮、青皮二者皆可理中焦之气而健胃，用于脾胃气滞之脘腹胀痛、食积不化等证。但陈皮性温而不峻，行气力缓，偏入

脾肺，长于燥湿化痰，用于痰饮停滞肺胃之咳嗽气喘、呕哕、腹痛泄泻；青皮性较峻烈，行气力猛，苦泄下行，偏入肝胆，能疏肝破气，散结止痛，消积化滞，主治肝郁乳房胀痛或结块、胁肋胀痛、疝气疼痛、食积腹痛、癥瘕积聚等证。

3. 枳实

【性能】苦、辛、酸，微寒。归脾、胃经。

【功效】破气除痞，化痰消积。

【应用】①胃肠积滞，湿热泻痢；②胸痹，结胸；③气滞胸胁疼痛。此外，本品尚可用治胃扩张、胃下垂、子宫脱垂、脱肛等脏器下垂病症，可单用本品，或配伍补中益气之黄芪、白术等以增强疗效。

【用法用量】煎服，3～9g，大量可用至30g。炒后性较平和。

【使用注意】孕妇慎用。

4. 木香

【性能】辛、苦，温。归脾、胃、大肠、胆、三焦经。

【功效】行气止痛，健脾消食。

【应用】①脾胃气滞证；②泻痢里急后重；③腹痛胁痛，黄疸。此外，本品气芳香能醒脾开胃，故在补益方剂中用之，能减轻补益药的碍胃和滞气之弊，有助于消化吸收，如归脾汤（《济生方》）。

【用法用量】煎服，1.5～6g。生用行气力强，煨用行气力缓而实肠止泻，用于泄泻腹痛。

5. 沉香

【性能】辛、苦，微温。归脾、胃、肾经。

【功效】行气止痛，温中止呕，纳气平喘。

【应用】①寒凝气滞，胸腹胀痛；②胃寒呕吐；③虚喘证。

【用法用量】煎服，1.5～4.5g，宜后下；或磨汁冲服，或入丸、散

剂，每次0.5～1g。

6. 檀香

【性能】辛，温。归脾、胃、心、肺经。

【功效】行气温中，开胃止痛。

【应用】胸腹寒凝气滞证。

【用法用量】煎服，2～5g，宜后下；入丸散，1～3g。

【使用注意】阴虚火旺，实热吐衄者慎用。

7. 川楝子

【性能】苦，寒。有小毒。归肝、胃、小肠、膀胱经。

【功效】疏肝泄热，行气止痛，杀虫。

【应用】①肝郁化火诸痛证；②虫积腹痛。此外，本品苦寒有毒，能清热燥湿，杀虫而疗癣。可用本品焙黄研末，以油调膏，外涂治头癣、秃疮。

【用法用量】煎服，4.5～9g。外用适量。炒用寒性减低。

【使用注意】本品有毒，不宜过量或持续服用，以免中毒。又因性寒，脾胃虚寒者慎用。

8. 乌药

【性能】辛，温。归肺、脾、肾、膀胱经。

【功效】行气止痛，温肾散寒。

【应用】①寒凝气滞之胸腹诸证；②尿频，遗尿。

【用法用量】煎服，3～9g。

9. 荔枝核

【性能】辛、微苦，温。归肝、胃经。

【功效】行气散结，祛寒止痛。

【应用】①疝气痛，睾丸肿痛；②胃脘久痛，痛经，产后腹痛。

【用法用量】煎服，4.5～9g；或入丸、散剂。

10. 香附

【性能】辛、微苦、微甘，平。

归肝、脾、三焦经。

【功效】疏肝解郁，调经止痛，理气宽中。

【应用】①肝郁气滞胁痛、腹痛；②月经不调，痛经，乳房胀痛；③脾胃气滞脘腹痛。

【用法用量】煎服，6～9g。醋炙止痛力增强。

【鉴别用药】木香与香附均有理气止痛之功，并能宽中消食，均用于治疗脾胃气滞、脘腹胀痛、食少诸症，二者可配伍应用。但木香药性偏燥，主入脾胃，善治脾胃气滞之食积不化，脘腹胀痛，泻痢里急后重，兼可用于治疗胁痛、黄疸、疝气疼痛及胸膈心痛，为理气止痛之要药；香附性质平和，入肝气分，以疏肝解郁、调经止痛见长，主治肝气郁结之胁肋胀痛、乳房胀痛、月经不调、癥瘕疼痛等症，为妇科调经之要药。

11. 佛手

【性能】辛、苦，温。归肝、脾、胃、肺经。

【功效】疏肝理气，和胃止痛，燥湿化痰。

【应用】①肝郁胸胁胀痛；②气滞脘腹疼痛；③久咳痰多，胸闷作痛。

【用法用量】煎服，3～9g。

12. 薤白

【性能】辛、苦，温。归肺、胃、大肠经。

【功效】通阳散结，行气导滞。

【应用】①胸痹；②脘腹痞满胀痛，泻痢里急后重。

【用法用量】煎服，5～9g。

13. 大腹皮

【性能】辛，微温。归脾、胃、大肠、小肠经。

【功效】行气宽中，利水消肿。

【应用】①胃肠气滞，脘腹胀闷，大便不爽；②水肿胀满，脚气浮肿，小便不利。

【用法用量】煎服，4.5～9g。

第十四单元 消食药

消化食积——饮食积滞证

1. 山楂

【性能】酸、甘，微温。归脾、胃、肝经。

【功效】消食化积，行气散瘀，化浊降脂。

【应用】①肉食积滞；②泻痢腹痛，疝气痛；③血瘀证。现代单用本品制剂治疗冠心病、高血压、高脂血症、细菌性痢疾等，均有较好疗效。

【用法用量】煎服，10～15g。生山楂、炒山楂多用于消食散瘀，焦山楂、山楂炭多用于止泻痢。

【使用注意】脾胃虚弱而无积滞者或胃酸分泌过多者慎用。

【药理】本品有促进脂肪消化、增加胃消化酶分泌、扩张冠状动脉、增加冠脉血流量、降低血清胆固醇及甘油三酯、强心、降血压、抗心律失常、抗血小板聚集、抗氧化、增强免疫力、收缩子宫、抑菌等作用。

2. 神曲

【性能】甘、辛，温。归脾、胃经。

【功效】消食和胃。

【应用】饮食积滞证。此外，凡丸剂中有金石、贝壳类药物者，前人用本品糊丸以助消化，如磁朱丸。

【用法用量】煎服，6～15g。消食宜炒焦用。

3. 麦芽

【性能】甘，平。归脾、胃、肝经。

【功效】行气消食，健脾开胃，

回乳。【应用】①米面薯芋食滞证；②断乳、乳房胀痛。此外，本品又兼能疏肝解郁，常配川楝子、柴胡等，用治肝气郁滞或肝胃不和之胁痛、脘腹痛等。

【用法用量】煎服，10～15g。生麦芽功偏消食健胃；炒麦芽多用于回乳消胀。

【使用注意】哺乳期妇女不宜使用。

4. 稻芽

【性能】甘，温。归脾、胃经。

【功效】消食和中，健脾开胃。

【应用】米面薯芋食滞证及脾虚食少消化不良。

【用法用量】煎服，9～15g。生用长于和中；炒用偏于消食。

【鉴别用药】稻芽、麦芽均具消食和中、健脾之功，主治米面薯芋类食滞证及脾虚食少等。但麦芽消食健胃力较强；而稻芽力较弱，故稻芽更宜于轻证，或病后脾虚者。但二药临床常相须为用。

5. 莱菔子

【性能】辛、甘，平。归肺、脾、胃经。

【功效】消食除胀，降气化痰。

【应用】①食积气滞；②咳喘痰多，胸闷食少。此外，古方中有单用生品研服以涌吐风痰者，但现代临床很少用。

【用法用量】煎服，6～10g。生用涌吐风痰，炒用消食下气化痰。

【使用注意】本品辛散耗气，故气虚及无食积、痰滞者慎用。不宜与人参同用。

【鉴别用药】莱菔子、山楂均有良好的消食化积之功，主治食积证。但山楂长于消积化瘀，主治肉食积滞；而莱菔子尤善消食行气消胀，主治食积气滞证。

6. 鸡内金

【性能】甘，平。归脾、胃、小肠、膀胱经。

【功效】消食健胃，固精止遗，通淋化石。

【应用】①饮食积滞，小儿疳积；②肾虚遗精、遗尿；③砂石淋证，胆结石。

【用法用量】煎服，3～10g；研末服，每次1.5～3g。研末服效果比煎剂好。

【使用注意】脾虚无积滞者慎用。

第十五单元 驱虫药

祛除或杀灭人体寄生虫——虫证。

1. 使君子

【性能】甘，温。归脾、胃经。

【功效】杀虫消积。

【应用】①蛔虫病，蛲虫病；②小儿疳积。

【用法用量】煎服，9～12g，捣碎；取仁炒香嚼服，6～9g。小儿每岁1～1.5粒，1日总量不超过20粒。空腹服用，每日1次，连用3日。

【使用注意】大量服用可致呃逆、眩晕、呕吐、腹泻等反应；若与热茶同服，亦能引起呃逆、腹泻，故服用时当忌饮茶。

2. 苦楝皮

【性能】苦，寒。有毒。归肝、脾、胃经。

【功效】杀虫，疗癣。

【应用】①蛔虫病，蛲虫病，钩虫病；②疥癣，湿疮。

【用法用量】煎服，3～6g，文火久煎。外用适量。

【使用注意】本品有毒，不宜过量或持续久服。孕妇及肝功能不全

者慎服。

3. 槟榔

【性能】苦、辛，温。归胃、大肠经。

【功效】杀虫消积，行气，利水，截疟。

【应用】①肠道寄生虫病；②食积气滞，泻痢后重；③水肿，脚气肿痛；④疟疾。

【用法用量】煎服，3～10g。驱杀绦虫、姜片虫30～60g。生用力佳，炒用力缓；焦槟榔用治食滞不消，泻利厚重。

【使用注意】脾虚便溏或气虚下陷者忌用；孕妇慎用。

4. 雷丸

【性能】微苦，寒。有小毒。归胃、大肠经。

【功效】杀虫消积。

【应用】①绦虫病，钩虫病，蛔虫病；②小儿疳积。

【用法用量】入丸、散，15～21g。一次5～7g，饭后用温开水调服，一日3次，连服3日。

【使用注意】不宜入煎剂。因本品含蛋白酶，加热至60℃左右即易于破坏而失效。有虫积而脾胃虚寒者慎服。

5. 榧子

【性能】甘，平。归肺、胃、大肠经。

【功效】杀虫消积，润肠通便，润肺止咳。

【应用】①虫积腹痛；②肠燥便秘；③肺燥咳嗽。此外，可治丝虫病，以榧子肉与血余炭研调蜜为丸服，4天为1疗程，经1～2个疗程，常使微丝蚴转阴。

【用法用量】煎服，10～15g。炒熟嚼服，一次约15g。

【使用注意】入煎剂宜生用。大便溏薄、肺热咳嗽者不宜用。服榧

子时，不宜食绿豆，以免影响疗效。

第十六单元　止血药

制止体内外出血——出血证。

一、凉血止血药（热伤血络，迫血妄行之出血）

1. 小蓟

【性能】甘、苦，凉。归心、肝经。

【功效】凉血止血，散瘀解毒消痈。

【应用】①血热出血；②热毒痈肿。

【用法用量】煎服，10～15g，鲜品加倍。外用适量，捣敷患处。

2. 大蓟

【性能】甘、苦，凉。归心、肝经。

【功效】凉血止血，散瘀解毒消痈。

【应用】①血热出血；②热毒痈肿。

【用法用量】煎服，10～15g，鲜品可用30～60g。外用适量，捣敷患处。

【鉴别用药】大、小二蓟，首载于《名医别录》，因其性状、功用有相似之处，故大小蓟常混称。至《证类本草》《救荒本草》《本草纲目》才逐渐将其区别开来。二者均能凉血止血，散瘀解毒消痈，广泛用治血热出血诸证及热毒疮疡。然大蓟散瘀消痈力强，止血作用广泛，故对吐血、咯血及崩漏下血尤为适宜；小蓟兼能利尿通淋，故以治血尿、血淋为佳。

3. 地榆

【性能】苦、酸、涩，微寒。归肝、大肠经。

【功效】凉血止血，解毒敛疮，

117

中药

【应用】①血热出血；②烫伤、湿疹、疮疡痈肿。

【用法用量】煎服，10～15g，大剂量可用至30g；或入丸、散。外用适量。止血多炒炭用，解毒敛疮多生用。

【使用注意】本品性寒酸涩，凡虚寒性便血、下痢、崩漏及出血有瘀者慎用。对于大面积烧伤病人，不宜使用地榆制剂外涂，以防其所含鞣质被大量吸收而引起中毒性肝炎。

4. 槐花

【性能】苦，微寒。归肝、大肠经。

【功效】凉血止血，清肝泻火。

【应用】①血热出血；②肝热目赤，头痛眩晕。

【用法用量】煎服，10～15g。外用适量。止血多炒炭用，清热泻火宜生用。

【使用注意】脾胃虚寒及阴虚发热而无实火者慎用。

【鉴别用药】地榆、槐花均能凉血止血，用治血热妄行之出血诸证，因其性下行，故以治下部出血证为宜。然地榆凉血之中兼能收涩，凡下部之血热出血，诸如便血、痔血、崩漏、血痢等皆宜；槐花无收涩之性，其止血功在大肠，故以治便血、痔血为佳。

5. 侧柏叶

【性能】苦、涩，寒。归肺、肝、脾经。

【功效】凉血止血，化痰止咳，生发乌发。

【应用】①血热出血；②肺热咳嗽；③血热脱发，须发早白。

【用法用量】煎服，10～15g。外用适量。止血多炒炭用，化痰止咳宜生用。

6. 白茅根

【性能】甘，寒。归肺、胃、膀胱经。

【功效】凉血止血，清热利尿。

【应用】①血热出血；②水肿，热淋，黄疸；③胃热呕吐，肺热咳喘。

【用法用量】煎服，15～30g，鲜品加倍，以鲜品为佳，可捣汁服。多生用，止血亦可炒炭用。

【鉴别用药】白茅根、芦根均能清肺胃热而利尿，治疗肺热咳嗽、胃热呕吐和小便淋痛，且常相须为用。然白茅根偏入血分，以凉血止血见长；而芦根偏入气分，以清热生津为优。

二、化瘀止血药（瘀血内阻，血不循经之出血）

1. 三七

【性能】甘、微苦，温。归肝、胃经。

【功效】散瘀止血，消肿定痛。

【应用】①出血；②跌打损伤，瘀滞肿痛。

【用法用量】多研末吞服，每次1～3g；煎服，3～9g。外用适量。

【使用注意】孕妇慎用。

【药理】本品能缩短凝血时间、促进多功能造血干细胞的增殖、降低血压、减慢心率、降低心肌耗氧量和利用率、扩张脑血管、增强脑血管流量、提高体液免疫功能、镇痛、抗炎、抗衰老、预防肿瘤、改善记忆力、抗疲劳等作用。

2. 茜草

【性能】苦，寒。归肝经。

【功效】凉血祛瘀，止血，通经。

【应用】①出血；②血瘀经闭，跌打损伤，风湿痹痛。

【用法用量】煎服，10～15g，

大剂量可用 30g；亦入丸、散。止血炒炭用，活血通络生用或酒炒用。

3. 蒲黄
【性能】甘，平。归肝、心包经。

【功效】止血，化瘀，通淋。

【应用】①出血；②瘀血痛证；③血淋尿血。

【用法用量】煎服，5～10g，包煎。外用适量，研末外掺或调敷。止血多炒用，化瘀、利尿多生用。

4. 降香
【性能】辛，温。归肝、脾经。

【功效】化瘀止血，理气止痛。

【应用】①出血；②胸胁疼痛，跌损瘀痛；③呕吐腹痛。

【用法用量】煎服，9～15g，宜后下。外用适量，研末外敷。

三、收敛止血药（各类出血而无邪实者）

1. 白及
【性能】苦、甘、涩，寒。归肺、胃、肝经。

【功效】收敛止血，消肿生肌。

【应用】①出血；②痈肿疮疡，皮肤皲裂，水火烫伤。

【用法用量】煎服，3～10g，大剂量可用至30g；入散剂，每次用2～5g；研末吞服，每次1.5～3g。外用适量。

【使用注意】不宜与乌头类药材同用。

2. 仙鹤草
【性能】苦、涩，平。归心、肝经。

【功效】收敛止血，止痢，截疟，解毒，补虚。

【应用】①出血；②腹泻、痢疾；③疟疾；④疮疗痈肿、阴痒带下；⑤脱力劳伤。【用法用量】煎服，3～10g，大剂量可用至

30～60g。外用适量。

3. 棕榈炭
【性能】苦、涩，平。归肝、肺、大肠经。

【功效】收敛止血。

【应用】出血。此外，本品苦涩收敛，且能止泻止带，尚可用于久泻久痢、妇人带下。如《近效方》治泻痢，单用本品，烧研，以水调服；治赤白带下，以本品与蒲黄各等分，用酒调服，如棕毛散（《普济方》）。

【用法用量】煎服，3～10g；研末服1～1.5g。

【使用注意】出血兼有瘀滞、湿热下痢初起者慎用。

4. 血余炭
【性能】苦，平。归肝、胃经。

【功效】收敛止血，化瘀，利尿。

【应用】①出血；②小便不利。

【用法用量】煎服，6～10g；研末服1.5～3g。外用适量。

四、温经止血药（虚寒性出血）

1. 艾叶
【性能】辛、苦，温。有小毒。归肝、脾、肾经。

【功效】温经止血，散寒调经；外用祛湿止痒。

【应用】①出血；②少腹冷痛，经寒不调，宫冷不孕；③皮肤瘙痒。此外，将本品捣绒，制成艾条、艾炷等，用以熏灸体表穴位，能温煦气血，透达经络。

【用法用量】煎服，3～10g。外用适量。温经止血宜炒炭用，余生用。

2. 炮姜
【性能】苦、涩，温。归脾、肝经。

【功效】温经止血，温中止痛。

【应用】①出血；②腹痛、腹泻。

【用法用量】煎服，3～6g。

【鉴别用药】生姜、干姜和炮姜本为一物，均能温中散寒，适用于脾胃寒证。由于鲜干质量不同、炮制不同，其性能亦异。生姜长于散表寒，又为呕家圣药；干姜偏于祛里寒，为温中散寒之圣药；炮姜善走血分，长于温经而止血。

第十七单元　活血化瘀药

疏通血脉，促进血行，消散瘀血——瘀血证。

一、活血止痛药（气滞血瘀所致痛证）

1.川芎

【性能】辛，温。归肝、胆、心包经。

【功效】活血行气，祛风止痛。

【应用】①血瘀气滞证；②头痛，风湿痹痛。

【用法用量】煎服，3～9g。

【使用注意】阴虚火旺、多汗、热盛及无瘀之出血和孕妇慎用。

【药理】本品有抗心肌缺血、改善血液流变、抗脑缺血、解热、镇静等作用。

2.延胡索

【性能】辛，苦，温。归心、肝、脾经。

【功效】活血，行气，止痛。

【应用】气血瘀滞诸痛证。

【用法用量】煎服，3～10g。研粉吞服，每次1～3g。

3.郁金

【性能】辛、苦、寒。归肝、肺、心经。

【功效】活血止痛，行气解郁，清心凉血，利胆退黄。

【应用】①气滞血瘀诸痛证；②热病神昏、癫痫癫狂；③血热出血证；④肝胆湿热证。

【用法用量】煎服，5～12g；研末服，2～5g。

【使用注意】不宜与丁香、母丁香同用。

【鉴别用药】香附与郁金均能疏肝解郁，可用于肝气郁结证。然香附药性偏温，专入气分，善疏肝行气、调经止痛，长于治疗肝郁气滞之月经不调；而郁金药性偏寒，凉而不燥，入气分，又入血分，善活血止痛、行气解郁，长于治疗肝郁气滞血瘀之痛证。

4.姜黄

【性能】辛、苦，温。归肝、脾经。

【功效】活血行气，通经止痛。

【应用】①气滞血瘀诸痛证；②风湿痹痛。此外，以本品配白芷、细辛为末外用可治牙痛、牙龈肿胀疼痛，如姜黄散（《是斋百一选方》）；配大黄、白芷、天花粉等外敷，可用于疮疡痈肿，如如意金黄散（《外科正宗》）；单用本品外敷可用于皮癣痛痒。

【用法用量】煎服，3～10g。外用适量。

【使用注意】血虚无气滞血瘀者慎用；孕妇忌用。

【鉴别用药】郁金、姜黄为同一植物的不同药用部位，均能活血散瘀、行气止痛，用于气滞血瘀之证。但姜黄药用其根茎，辛温行散，祛瘀力强，以治寒凝气滞血瘀之证为好，且可祛风通痹而用于风湿痹痛。郁金药用块根，苦寒降泄，行气力强，且凉血，以治血热瘀滞之证为宜，又能利胆退黄、清心解郁而用于湿热黄疸、热病神昏等证。

120

5. 乳香

【性能】辛、苦，温。归心、肝、脾经。

【功效】活血定痛，消肿生肌。

【应用】①跌打损伤，疮疡痈肿，瘰疬痰核；②气滞血瘀诸痛证。

【用法用量】煎服，3～5g；或入丸、散。外用适量，研末外敷。

【使用注意】胃弱者及孕妇慎用。

6. 没药

【性能】辛、苦，平。归心、肝、脾经。

【功效】散瘀定痛，消肿生肌。

【应用】①跌打损伤，疮疡痈肿；②气滞血瘀诸痛证。

【用法用量】3～5g，炮制去油，多入丸、散。

【使用注意】同乳香。

7. 五灵脂

【性能】苦、咸、甘、温。归肝经。

【功效】活血止痛，化瘀止血。

【应用】①瘀血阻滞之痛证；②瘀滞出血证。

【用法用量】煎服，3～10g，宜包煎。

【使用注意】血虚无瘀及孕妇慎用。"十九畏"认为人参畏五灵脂，一般不宜同用。

二、活血调经药（月经病，其他瘀血所致疼痛）

1. 丹参

【性能】苦，微寒。归心、肝经。

【功效】活血祛瘀，调经止痛，凉血消痈，清心除烦。

【应用】①月经不调，闭经痛经，产后瘀滞腹痛；②血瘀心痛，脘腹疼痛，癥瘕积聚，跌打损伤，风湿痹证；③疮痈肿毒；④热病烦躁神昏，心悸失眠。

【用法用量】煎服，5～15g。活血化瘀宜酒炙用。

【使用注意】反藜芦。孕妇慎用。

【药理】本品有改善血液流变、抑制凝血和血小板功能、抑制血栓形成、改善冠脉循环、改善心肌缺血、改善微循环、降血脂、抗动脉粥样硬化的作用；并有镇静、抗缺氧、抗氧化、抗菌、抗炎、抗肿瘤、促进肝细胞再生、抗肝纤维化等作用。

2. 红花

【性能】辛、温。归心、肝经。

【功效】活血通经，祛瘀止痛。

【应用】①血滞经闭，痛经，产后瘀滞腹痛；②癥瘕积聚；③胸痹心痛、血瘀腹痛、胁痛；④跌打损伤，瘀滞肿痛；⑤瘀滞斑疹色暗。此外，红花还可用于回乳、瘀阻头痛、眩晕、中风偏瘫、喉痹、目赤肿痛等证。

【用法用量】煎服，3～10g。外用适量。

【使用注意】孕妇忌用。有出血倾向者慎用。

3. 桃仁

【性能】苦、甘，平。归心、肝、大肠经。

【功效】活血祛瘀，润肠通便，止咳平喘。

【应用】①瘀血阻滞诸证；②肺痈，肠痈；③肠燥便秘；④咳嗽气喘。

【用法用量】煎服，5～10g，捣碎用；桃仁霜入汤剂宜包煎。

【使用注意】孕妇忌用。便溏者慎用。本品有毒，不可过量。

4. 益母草

【性能】辛、苦，微寒。归心包、肝、膀胱经。

【功效】活血调经，利水消肿，

清热解毒。

【应用】①血滞经闭、痛经、经行不畅、产后恶露不尽、瘀滞腹痛；②水肿，小便不利；③跌仆损伤，疮痈肿毒，皮肤瘾疹。

【用法用量】10～30g，煎服；或熬膏，或入丸剂。外用适量，捣敷或煎汤外洗。

【使用注意】无瘀滞及阴虚血少者忌用。

5. 泽兰

【性能】苦、辛，微温。归肝、脾经。

【功效】活血调经，祛瘀消痈，利水消肿。

【应用】①血瘀经闭、痛经，产后瘀滞腹痛；②跌打损伤，瘀肿疼痛及疮痈肿毒；③水肿、腹水。

【用法用量】煎服，10～15g。外用适量。

【使用注意】血虚及无瘀滞者慎用。

【鉴别用药】益母草、泽兰均能活血调经、祛瘀消痈、利水消肿，常用于妇科产后血瘀诸证及跌打损伤、瘀肿疼痛、疮痈肿毒、水肿等证。然益母草辛散苦泄之力较强，性寒又能清热解毒，其活血、解毒、利水作用较泽兰为强，临床应用亦更广。

6. 牛膝

【性能】苦、甘、酸，平。归肝、肾经。

【功效】逐瘀通经，补肝肾，强筋骨，利水通淋，引火（血）下行。

【应用】①瘀血阻滞之经闭、痛经、经行腹痛、胞衣不下及跌仆伤痛；②腰膝酸痛，下肢痿软；③淋证，水肿，小便不利；④火热上炎，阴虚火旺之头痛、眩晕、齿痛、口舌生疮、吐血、衄血。

【用法用量】煎服，6～15g。

活血通经、利水通淋、引火（血）下行宜生用；补肝肾、强筋骨宜酒炙用。

【使用注意】本品为动血之品，性专下行，孕妇及月经过多者忌服。中气下陷，脾虚泄泻，下元不固，多梦遗精者慎用。

【鉴别用药】牛膝有川牛膝和怀牛膝之分。两者均能活血通经、补肝肾、强筋骨、利尿通淋、引火（血）下行。但川牛膝长于活血通经，怀牛膝长于补肝肾、强筋骨。

7. 鸡血藤

【性能】苦、微甘，温。归肝、肾经。

【功效】活血补血，调经止痛，舒筋活络。

【应用】①月经不调，痛经，闭经；②风湿痹痛，手足麻木，肢体瘫痪及血虚萎黄。

【用法用量】煎服，10～30g；或浸酒服，或熬膏服。

8. 王不留行

【性能】苦，平。归肝、胃经。

【功效】活血通经，下乳消痈，利尿通淋。

【应用】①血瘀经闭、痛经、难产；②产后乳汁不下，乳痈肿痛；③热淋，血淋，石淋。

【用法用量】煎服，5～10g。外用适量。

【使用注意】孕妇慎用。

三、活血疗伤药（跌打损伤，瘀肿疼痛，骨折筋伤）

1. 土鳖虫

【性能】咸，寒。有小毒。归肝经。

【功效】破血逐瘀，续筋接骨。

【应用】①跌打损伤，筋伤骨折，瘀肿疼痛；②血瘀经闭，产后瘀滞腹痛，积聚痞块。

【用法用量】煎服，3～10g；

研末服，1～1.5g，黄酒送服。外用适量。

【使用注意】孕妇忌服。

2. 自然铜

【性能】辛，平。归肝经。

【功效】散瘀止痛，续筋接骨。

【应用】跌打损伤，骨折筋断，瘀肿疼痛。

【用法用量】3～9g，多入丸、散服，若入煎剂宜先煎。外用适量。

【使用注意】不宜久服。凡阴虚火旺、血虚无瘀者慎用。

3. 苏木

【性能】甘、咸，平。归心、肝、脾经。

【功效】活血祛瘀，消肿止痛。

【应用】①跌打损伤，骨折筋伤，瘀滞肿痛；②经闭痛经，产后瘀阻，胸腹刺痛，痈疽肿痛等。

【用法用量】煎服，3～9g。外用适量，研末撒敷。

【使用注意】月经过多和孕妇慎用。

4. 骨碎补

【性能】苦，温。归肝、肾经。

【功效】活血止痛，补肾强骨；外用消风祛斑。

【应用】①跌打损伤或创伤，筋骨折伤；②肾虚腰痛，筋骨痿软，耳鸣耳聋，牙齿松动。此外，本品还可用于斑秃、白癜风等病证的治疗。

【用法用量】煎服，3～9g。外用适量，研末调敷或鲜品捣敷，亦可浸酒擦患处。

【使用注意】阴虚火旺、血虚风燥慎用。

5. 血竭

【性能】甘、咸，平。归肝经。

【功效】活血定痛，化瘀止血，敛疮生肌。

【应用】①跌打损伤，瘀滞心腹疼痛；②外伤出血；③疮疡不敛。

【用法用量】多入丸、散，研末服，每次1～2g。外用适量，研末或入膏药外敷。

【使用注意】无瘀血者不宜用，孕妇及月经期忌用。

四、破血消癥药（瘀血日久之癥瘕积聚）

1. 莪术

【性能】辛、苦，温。归肝、脾经。

【功效】破血行气，消积止痛。

【应用】①癥瘕积聚，经闭，心腹瘀痛；②食积脘腹胀痛。此外，本品既破血祛瘀，又消肿止痛，可用于跌打损伤、瘀肿疼痛，常与其他祛瘀疗伤药同用。

【用法用量】煎服，3～15g。醋制后可加强祛瘀止痛作用。外用适量。

【使用注意】孕妇忌用；月经过多者慎用。

2. 三棱

【性能】辛、苦，平。归肝、脾经。

【功效】破血行气，消积止痛。

【应用】①癥瘕积聚，经闭，心腹瘀痛；②食积脘腹胀痛。所治病证与莪术基本相同，常相须为用。然三棱偏于破血，莪术偏于破气。

【用法用量】煎服，3～10g。醋制后可加强祛瘀止痛作用。

【使用注意】孕妇禁用。不宜与芒硝、玄明粉同用

3. 水蛭

【性能】咸、苦，平。有小毒。归肝经。

【功效】破血通经，逐瘀消癥。

【应用】①血瘀经闭，癥瘕积聚；②跌打损伤，心腹疼痛。

【用法用量】煎服，1～3g；研

末服，0.3～0.5g。以入丸、散或研末服为宜，或以鲜活者放置于瘀肿局部吸血消瘀。

【使用注意】孕妇及月经过多者禁用。

4. 穿山甲

【性能】咸，微寒。归肝、胃经。

【功效】活血消癥，通经下乳，消肿排脓，搜风通络。

【应用】①癥瘕，经闭；②风湿痹痛，中风瘫痪；③产后乳汁不下；④痈肿疮毒，瘰疬。

【用法用量】煎服，3～10g。研末吞服，每次1～1.5g。

【使用注意】孕妇慎用。痈肿已溃者忌用。

第十八单元　化痰止咳平喘药

祛痰止咳平喘——痰证、咳嗽、喘息。

一、温化寒痰药（寒痰、湿痰证）

1. 半夏

【性能】辛，温。有毒。归脾、胃、肺经。

【功效】燥湿化痰，降逆止呕，消痞散结；外用消肿止痛。

【应用】①湿痰，寒痰证；②呕吐；③心下痞，胸痹，梅核气；④瘿瘤，痰核，痈疽肿毒，毒蛇咬伤。

【用法用量】煎服，3～9g，一般宜制用。炮制品中有姜半夏、法半夏等，其中姜半夏长于降逆止呕，法半夏长于燥湿且温性较弱，半夏曲则有化痰消食之功，竹沥半夏能清化热痰，主治热痰、风痰之证。外用适量。

【使用注意】不宜与乌头类药物同用。其性温燥，阴虚燥咳、血证、热痰、燥痰者应慎用。

2. 天南星

【性能】苦、辛，温。有毒。归肺、肝、脾经。

【功效】燥湿化痰，祛风解痉；外用散结消肿。

【应用】①顽痰咳嗽，湿痰寒痰证；②风痰眩晕，中风，癫痫，破伤风；③痈疽肿痛，痰核瘰疬，蛇虫咬伤。

【用法用量】煎服，3～9g，多制用。外用适量。

【使用注意】孕妇慎用。

【鉴别用药】半夏、天南星均药性辛温有毒，为燥湿化痰要药，善治湿痰、寒痰，炮制后又能治疗热痰、风痰。然半夏主入脾、肺，重在治脏腑湿痰，且长于止呕。天南星则善走经络，偏于祛风痰而能解痉止痰，用治风痰证。

3. 芥子

【性能】辛，温。归肺经。

【功效】温肺豁痰利气，散结通络止痛。

【应用】①寒痰喘咳，悬饮；②阴疽流注，肢体麻木，关节疼痛。

【用法用量】煎服，3～9g。外用适量。

【使用注意】本品辛温走散，耗气伤阴，久咳肺虚及阴虚火旺者忌用；消化道溃疡、出血者及皮肤过敏者忌用。

4. 旋覆花

【性能】苦、辛、咸，微温。归肺、脾、胃、大肠经。

【功效】降气消痰，行水止呕。

【应用】①咳嗽痰多，痰饮蓄结，胸膈痞满；②噫气，呕吐。此外，本品配香附等，还可治气血不和之胸胁痛，如香附旋覆花汤（《温病条辨》）。

【用法用量】煎服，3～9g，包煎。

【使用注意】阴虚劳嗽，津伤燥咳者忌用。

5. 白前

【性能】辛、苦，微温。归肺经。

【功效】降气，祛痰，止咳。

【应用】咳嗽痰多，气喘。

【用法用量】煎服，3～10g；或入丸、散。

二、清化热痰药（热痰、燥痰证）

1. 川贝母

【性能】苦、甘，微寒。归肺、心经。

【功效】清热化痰，润肺止咳，散结消痈。

【应用】①虚劳咳嗽，肺热燥咳；②瘰疬，乳痈，肺痈，疮痈。

【用法用量】煎服，3～10g；研末服1～2g。

【使用注意】不宜与乌头类药物同用。

2. 浙贝母

【性能】苦，寒。归肺、心经。

【功效】清热化痰止咳，解毒散结消痈。

【应用】①风热、痰热咳嗽；②瘰疬，瘿瘤，乳痈疮毒，肺痈。

【用法用量】煎服，3～10g。

【使用注意】同川贝母。

【鉴别用药】《本草纲目》以前历代本草，皆统称贝母。至明《本草汇言》始有本品以"川者为妙"之说，清《轩岐救正论》才正式有浙贝母之名。川、浙二贝之功，基本相同，但前者以甘味为主，性偏于润，肺热燥咳、虚劳咳嗽用之为宜；后者以苦味为主，性偏于泄，风热犯肺或痰热郁肺之咳嗽用之为宜。至于清热散结之功，川、浙二贝皆有，但以浙贝为胜。

3. 瓜蒌

【性能】甘、微苦，寒。归肺、胃、大肠经。

【功效】清热涤痰，宽胸散结，润燥滑肠。

【应用】①痰热咳嗽；②胸痹、结胸；③肺痈，肠痈，乳痈；④肠燥便秘。

【用法用量】煎服，全瓜蒌10～20g；瓜蒌皮6～12g；瓜蒌仁10～15g，打碎入煎。

【使用注意】本品甘寒而滑，脾虚便溏者忌用。不宜与乌头类药物同用。

【鉴别用药】本品入药有全瓜蒌、瓜蒌皮、瓜蒌仁之分。瓜蒌皮之功，重在清热化痰，宽胸理气；瓜蒌仁之功重在润燥化痰，润肠通便；全瓜蒌则兼有瓜蒌皮、瓜蒌仁之功效。

4. 竹茹

【性能】甘，微寒。归肺、胃经。

【功效】清热化痰，除烦止呕。

【应用】①肺热咳嗽，痰热心烦不寐；②胃热呕吐，妊娠恶阻。此外，本品还有凉血止血作用，可用于吐血、衄血、崩漏等。

【用法用量】煎服，6～10g。生用清化痰热，姜汁炙用止呕。

5. 竹沥

【性能】甘，寒。归心、肺、肝经。

【功效】清热豁痰，定惊利窍。

【应用】①痰热咳喘；②中风痰迷，惊痫癫狂。

【用法用量】内服15～30mL，冲服。

6. 天竺黄

【性能】甘，寒。归心、肝经。

【功效】清热豁痰，凉心定惊。

【应用】①小儿惊风，中风癫痫，热病神昏；②痰热咳喘。

【用法用量】煎服，3～6g；研粉冲服，每次0.6～1g。

【鉴别用药】竹茹、竹沥、天竺黄均来源于竹，性寒，均可清热化痰，治痰热咳喘。竹沥、天竺黄又可定惊，用治热病或痰热而致的惊风、癫痫、中风昏迷、喉间痰鸣。天竺黄定惊之力尤胜，多用于小儿惊风、热病神昏；竹沥性寒滑利，清热涤痰力强，成人惊痫中风、肺热顽痰胶结难咳者多用；竹茹长于清心除烦，多用治痰热扰心的心烦、失眠。

7. 前胡

【性能】苦、辛，微寒。归肺经。

【功效】降气化痰，散风清热。

【应用】①痰热咳喘；②风热咳嗽。

【用法用量】煎服，6～10g；或入丸、散。

【鉴别用药】白前与前胡，均能降气化痰，治疗肺气上逆，咳喘痰多，常相须为用。但白前性温，祛痰作用较强，多用于内伤寒痰咳喘；前胡性微寒，兼能散风清热，尤多用于外感风热或痰热咳喘。

8. 桔梗

【性能】苦、辛，平。归肺经。

【功效】宣肺，祛痰，利咽，排脓。

【应用】①咳嗽痰多，胸闷不畅；②咽喉肿痛，音哑失音；③肺痈吐脓。此外，本品又可宣开肺气而通二便，用治癃闭、便秘。

【用法用量】煎服，3～10g；或入丸、散。

【使用注意】本品性升散，凡气机上逆，呕吐、呃咳、眩晕、阴

虚火旺咯血等不宜用；胃、十二指肠溃疡者慎服。用量过大易致恶心呕吐。

【药理】本品有祛痰、止咳、抗菌、抗炎、增强免疫力、抑制胃液分泌、抗溃疡、降血压和胆固醇、镇静、镇痛、解热、抗过敏等作用。

9. 海藻

【性能】咸，寒。归肝、肾经。

【功效】消痰软坚散结，利水消肿。

【应用】①瘿瘤、瘰疬、睾丸肿痛；②痰饮水肿。

【用法用量】煎服，10～15g。

【使用注意】不宜与甘草同用。

10. 昆布

【性能】咸，寒。归肝、肾经。

【功效】消痰软坚散结，利水消肿。

【应用】同海藻，常与海藻相须为用。

【用法用量】煎服，6～12g。

11. 海蛤壳

【性能】咸，寒。归肺、胃经。

【功效】清肺化痰，软坚散结，制酸止痛；外用收湿敛疮。

【应用】①肺热，痰热咳喘；②瘿瘤、痰核。此外，本品有利尿、制酸之功，可用于水气浮肿、小便不利及胃痛泛酸之证。研末外用，可收湿敛疮，治湿疮、溃伤。

【用法用量】煎服，10～15g；蛤粉宜包煎。

三、止咳平喘药（咳嗽、喘息证）

1. 苦杏仁

【性能】苦，微温。有小毒。归肺、大肠经。

【功效】降气止咳平喘，润肠通便。

【应用】①咳嗽气喘；②肠燥

便秘。

【用法用量】煎服，3～10g，宜打碎入煎，或入丸、散。

【使用注意】阴虚咳喘及大便溏泄者忌用。本品有小毒，用量不宜过大；婴儿慎用。

2. 紫苏子

【性能】辛，温。归肺、大肠经。

【功效】降气化痰，止咳平喘，润肠通便。

【应用】①咳喘痰多；②肠燥便秘。

【用法用量】煎服，5～10g；煮粥食或入丸、散。

【使用注意】阴虚喘咳及脾虚便溏者慎用。

3. 百部

【性能】甘、苦，微温。归肺经。

【功效】润肺下气止咳，杀虫灭虱。

【应用】①新久咳嗽，百日咳，肺痨咳嗽；②蛲虫，阴道滴虫，头虱及疥癣。

【用法用量】煎服，3～9g。外用适量。久咳虚嗽宜蜜炙用。

4. 紫菀

【性能】苦、辛、甘，微温。归肺经。

【功效】润肺下气，化痰止咳。

【应用】咳嗽痰多。此外，本品还可用于肺痈、胸痹及小便不通等证，盖取其开宣肺气之力。

【用法用量】煎服，5～10g。外感暴咳生用，肺虚久咳蜜炙用。

5. 款冬花

【性能】辛、微苦，温。归肺经。

【功效】润肺下气，止咳化痰。

【应用】咳嗽气喘。

【用法用量】煎服，5～10g。

外感暴咳宜生用，内伤久咳宜炙用。

【鉴别用药】款冬花、紫菀，药性皆温，但温而不燥，既可化痰，又能润肺，咳嗽无论寒热虚实，病程长短均可用之。前者重在止咳，后者尤善祛痰。古今治咳嗽诸方中，二者每多同用，则止咳化痰之效益彰。

6. 枇杷叶

【性能】苦，微寒。归肺、胃经。

【功效】清肺止咳，降逆止呕。

【应用】①肺热咳嗽，气逆喘急；②胃热呕吐，哕逆，烦热口渴。本品能清胃热，降肺气而止呕吐、呃逆，常配陈皮、竹茹等同用。

【用法用量】煎服，5～10g，止咳宜炙用，止呕宜生用。

7. 桑白皮

【性能】甘，寒。归肺经。

【功效】泻肺平喘，利水消肿。

【应用】①肺热咳喘；②水肿。此外，本品还有清肝降压止血之功，可治衄血、咯血及肝阳、肝火偏旺之高血压。

【用法用量】煎服，5～15g。泻肺利水、平肝清火宜生用；肺虚咳嗽宜蜜炙用。

8. 葶苈子

【性能】苦、辛，大寒。归肺、膀胱经。

【功效】泻肺平喘，利水消肿。

【应用】①痰涎壅盛，喘息不得平卧；②水肿，胸腹积水，小便不利。

【用法用量】煎服，5～10g；研末服，3～6g。

【鉴别用药】桑白皮与葶苈子均能泻肺平喘，利水消肿，治疗肺热及肺中水气、痰饮咳喘及水肿，常相须为用。桑白皮甘寒，药性较缓，长于清肺热，降肺火，多用于

肺热咳喘、痰黄及皮肤水肿；而葶苈子力峻，重在泻肺中水气、痰涎，对邪盛喘满不得卧者尤宜，其利水力量也强，可兼治鼓胀、胸腹积水之证。

9. 白果

【性能】甘、苦、涩、平。有毒。归肺经。

【功效】敛肺定喘，止带缩尿。

【应用】①哮喘咳嗽；②带下，白浊，尿频，遗尿。

【用法用量】煎服，5～10g，捣碎。

【使用注意】本品生食有毒，不可多用，小儿尤当注意。其性收敛，咳喘痰稠，咳吐。

第十九单元　安神药

安定神志——心神不宁。

一、重镇安神药（心神不宁之实证）

1. 朱砂

【性能】甘，微寒。有毒。归心经。

【功效】清心镇惊，安神，明目，解毒。

【应用】①心悸易惊，失眠多梦；②惊风，狂乱，癫痫；③疮疡肿毒，喉痹，口疮。

【用法用量】内服，只宜入丸、散服，每次0.1～0.5g；不宜入煎剂。外用适量。

【使用注意】本品有毒，内服不可过量或持续服用，孕妇及肝肾功能不全者禁服。入药只宜生用，忌火煅。

2. 磁石

【性能】咸，寒。归心、肝、肾经。

【功效】镇惊安神，平肝潜阳，

聪耳明目，纳气平喘。

【应用】①心神不宁，惊悸失眠，癫痫；②肝阳上亢，头晕目眩；③耳鸣耳聋，视物昏花；④肾虚气喘。

【用法用量】煎服，9～30g；宜打碎先煎。

【使用注意】因吞服后不易消化，如入丸、散，不可多服，脾胃虚弱者慎用。

【鉴别用药】磁石、朱砂均为重镇安神常用药，二药质重性寒入心经，均能镇心安神。然磁石益肾阴、潜肝阳，主治肾虚肝旺，肝火扰心之心神不宁；朱砂镇心、清心而安神，善治心火亢盛之心神不安。

3. 龙骨

【性能】甘、涩，平。归心、肝、肾经。

【功效】镇惊安神，平肝潜阳，收敛固涩。

【应用】①心神不宁，心悸失眠，惊痫癫狂；②肝阳上亢，头晕目眩；③滑脱诸证；④湿疮痒疹，疮疡久溃不敛。

【用法用量】煎服，15～30g；宜先煎。外用适量。镇静安神、平肝潜阳多生用，收敛固涩宜煅用。

【使用注意】湿热积滞者不宜使用。

4. 琥珀

【性能】甘，平。归心、肝、膀胱经。

【功效】镇惊安神，活血散瘀，利尿通淋。

【应用】①心神不宁，心悸失眠，惊风，癫痫；②痛经经闭，心腹刺痛，癥瘕积聚；③淋证，癃闭。此外，本品亦可用于疮痈肿毒，内服能活血消肿，外用可生肌敛疮。

【用法用量】研末冲服，或入丸、散，每次1.5～3g。外用适量。

忌火煅。

二、养心安神药（阴血不足、心脾两虚等虚证）

1. 酸枣仁

【性能】甘、酸，平。归心、肝、胆经。

【功效】养心益肝，宁心安神，敛汗，生津。

【应用】①虚烦不眠，惊悸多梦；②体虚多汗。此外，本品味酸，酸能收敛，故有敛阴生津止渴之功，还可用治伤津口渴咽干者，可与生地黄、麦冬、天花粉等养阴生津药同用。

【用法用量】煎服，9～15g。研末吞服，每次1.5～2g。本品炒后质脆易碎，便于煎出有效成分，可增强疗效。

2. 柏子仁

【性能】甘，平。归心、肾、大肠经。

【功效】养心安神，润肠通便，止汗。

【应用】①心悸失眠；②肠燥便秘。本品质润，富含油脂，有润肠通便之功。此外，本品甘润，可滋补阴液，还可用治阴虚盗汗、小儿惊痫等。

【用法用量】煎服，10～20g。大便溏者宜用柏子仁霜代替柏子仁。

【使用注意】便溏及多痰者慎用。

【鉴别用药】柏子仁与酸枣仁皆味甘性平，均有养心安神之功，用治阴血不足、心神失养所致的心悸怔忡、失眠、健忘等症，常相须为用。然柏子仁质润多脂，能润肠通便而治肠燥便秘；酸枣仁安神作用较强，且味酸收敛止汗作用亦优，体虚自汗、盗汗等较常选用。

3. 合欢皮

【性能】甘，平。归心、肝、肺经。

【功效】解郁安神，活血消肿。

【应用】①心神不宁，忧郁失眠；②跌仆伤痛；③肺痈，疮痈肿毒。

【用法用量】煎服，6～12g。外用适量，研末调敷。

【使用注意】孕妇慎用。

4. 远志

【性能】苦、辛，温。归心、肾、肺经。

【功效】安神益智，祛痰开窍，消散痈肿。

【应用】①失眠多梦，心悸怔忡，健忘；②咳嗽痰多，咳痰不爽；③痈疽疮毒，乳房肿痛。

【用法用量】煎服，3～9g。外用适量。化痰止咳宜炙用。

【使用注意】凡实热或痰火内盛者，以及有胃溃疡或胃炎者慎用。

5. 首乌藤

【性能】甘，平。归心、肝经。

【功效】养血安神，祛风通络。

【应用】①心神不宁；②血虚身痛，风湿痹痛。

【用法用量】煎服，9～15g。外用适量，煎水洗患处。

第二十单元　平肝息风药

平肝潜阳，息风止痉——肝阳上亢，肝风内动证。

一、平抑肝阳药（肝阳上亢证）

1. 石决明

【性能】咸，寒。归肝经。

【功效】平肝潜阳，清肝明目。

【应用】①肝阳上亢，头痛眩晕；②目赤翳障，视物昏花。此外，煅石决明还有收敛、制酸、止

痛、止血等作用，可用于胃酸过多之胃脘痛；如研末外敷，可用于外伤出血。

【用法用量】煎服，3～15g，应打碎先煎。平肝、清肝宜生用，外用点眼宜煅用、水飞。

【使用注意】本品咸寒易伤脾胃，故脾胃虚寒、食少便溏者慎用。

【鉴别用药】石决明与决明子均有清肝明目之功效，皆可用治目赤肿痛、翳障等偏于肝热者。然石决明咸寒质重，凉肝镇肝、滋养肝阴，故无论实证、虚证之目疾均可应用，多用于血虚肝热之羞明、目暗、青盲等；决明子苦寒，功偏清泻肝火而明目，常用治肝经实火之目赤肿痛。

2. 珍珠母

【性能】咸，寒。归肝、心经。

【功效】平肝潜阳，安神定惊，明目退翳。

【应用】①肝阳上亢，头晕目眩；②惊悸失眠，心神不宁；③目赤翳障，视物昏花。此外，本品研细末外用，能燥湿收敛，用治湿疮瘙痒、溃疡久不收口、口疮等症。用珍珠粉内服，治疗胃、十二指肠球部溃疡，有一定疗效。

【用法用量】煎服，10～25g，宜打碎先煎；或入丸、散。外用适量。

【使用注意】本品属镇降之品，故脾胃虚寒者、孕妇慎用。

【鉴别用药】珍珠母、石决明皆为贝类咸寒之品，均能平肝潜阳，清肝明目，用治肝阳上亢、肝经有热之头痛、眩晕、耳鸣及肝热目疾、目昏翳障等症。然石决明清肝明目作用力强，又有滋养肝阴之功，尤适宜于血虚肝热之羞明、目暗、青盲等目疾，以及阴虚阳亢之眩晕、耳鸣等症；珍珠母又入心经，有镇

惊安神之效，故失眠、烦躁、心神不宁等神志疾病多用之。

3. 牡蛎

【性能】咸，微寒。归肝、胆、肾经。

【功效】重镇安神，潜阳补阴，软坚散结，收敛固涩，制酸止痛。

【应用】①心神不安，惊悸失眠；②肝阳上亢，头晕目眩；③痰核，瘰疬，癥瘕，瘰癖积聚；④滑脱诸证。此外，煅牡蛎有制酸止痛作用，可治胃痛泛酸，与乌贼骨、浙贝母共为细末，内服取效。

【用法用量】煎服，9～30g；宜打碎先煎。外用适量。收敛固涩宜煅用，其他宜生用。

【鉴别用药】龙骨与牡蛎均有重镇安神、平肝潜阳、收敛固涩作用，均可用治心神不安、惊悸失眠、阴虚阳亢、头晕目眩及各种滑脱证。然龙骨长于镇惊安神，且收敛固涩力优于牡蛎；牡蛎平肝潜阳功效显著，又有软坚散结之功。

4. 赭石

【性能】苦，寒。归肝、心、肺、胃经。

【功效】平肝潜阳，重镇降逆，凉血止血。

【应用】①肝阳上亢，头晕目眩；②呕吐，呃逆，噫气；③气逆喘息；④血热吐衄，崩漏。

【用法用量】煎服，10～30g，宜打碎先煎。入丸、散，每次1～3g。外用适量。降逆、平肝宜生用，止血宜煅用。

【使用注意】孕妇慎用。因含微量砷，故不宜长期服用。

【鉴别用药】赭石与磁石均为铁矿石类重镇之品，均能平肝潜阳、降逆平喘，用于肝阳上亢之眩晕及气逆喘息之证。然赭石主入肝经，偏重于平肝潜阳、凉血止血，善除

肺胃之逆气而止呕、止呃、止噫；磁石主入肾经，偏重于益肾阴而镇浮阳、纳气平喘、镇惊安神。

5. 蒺藜

【性能】辛、苦，微温。有小毒。归肝经。

【功效】平肝解郁，活血祛风，明目，止痒。

【应用】①肝阳上亢，头晕目眩；②胸胁胀痛，乳闭胀痛；③风热上攻，目赤翳障，白癜风；④风疹瘙痒，白癜风。

【用法用量】煎服，6～9g；或入丸、散剂。外用适量。

【使用注意】孕妇慎用。

6. 罗布麻叶

【性能】甘、苦，凉。归肝经。

【功效】平抑肝阳，清热利水。

【应用】①肝阳眩晕，心悸失眠；②浮肿尿少。

【用法用量】煎服，6～12g。

二、息风止痉药（眩晕、痉挛、抽搐）

1. 羚羊角

【性能】咸，寒。归肝、心经。

【功效】平肝息风，清肝明目，散血解毒。

【应用】①肝风内动，惊痫抽搐；②肝阳上亢，头晕目眩；③肝火上炎，目赤头痛；④温热病壮热神昏，热毒发斑。此外，本品有清肺、解毒之效，可用于肺热咳喘、疮痈热毒炽盛等。

【用法用量】煎服，1～3g；宜单煎2小时以上。磨汁或研粉服，每次0.3～0.6g。

【使用注意】本品性寒，脾虚慢惊者忌用。

2. 牛黄

【性能】甘，凉。归心、肝经。

【功效】凉肝息风，清心豁痰，开窍醒神，清热解毒。

【应用】①热病神昏；②小儿惊风，癫痫；③口舌生疮，咽喉肿痛，痈疽疔毒。

【用法用量】入丸、散剂，每次0.15～0.35g。外用适量，研末敷患处。

【使用注意】非实热证不宜用，孕妇慎用。

3. 珍珠

【性能】甘、咸，寒。归心、肝经。

【功效】安神定惊，明目消翳，解毒生肌，润肤祛斑。

【应用】①心神不宁，心悸失眠；②惊风，癫痫；③目赤翳障，视物不清；④口内诸疮，疮疡肿毒，溃久不敛。此外，本品亦可用治皮肤色斑，现多将本品用于化妆品中，以防治皮肤色素沉着，有润肤养颜之效。

【用法用量】内服多入丸、散剂，0.1～0.3g。外用适量。

【鉴别用药】珍珠与珍珠母来源于同一动物体，均有镇心安神、清肝明目、退翳、敛疮之功效，均可用治心悸失眠、心神不宁及肝火上攻之目赤翳障、湿疮溃烂等症。然珍珠重在镇惊安神，多用治心悸失眠、心神不宁、惊风、癫痫等证，且敛疮生肌力强；珍珠母偏重于平肝潜阳，多用治肝阳上亢、肝火上攻之眩晕，其安神、敛疮作用均不如珍珠，且无生肌之功。

4. 钩藤

【性能】甘，凉。归肝、心包经。

【功效】清热平肝，息风定惊。

【应用】①肝阳上亢，头痛，眩晕；②肝风内动，惊痫抽搐。此外，本品有轻清疏泄之性，能清热透邪，可用于外感风热，头痛、目赤及斑

疹透发不畅之证；且有凉肝止惊之效，与蝉蜕、薄荷同用，可治小儿惊啼、夜啼。

【用法用量】煎服，3～12g；入煎剂宜后下。

【药理】本品有抗癫痫、镇静、抗精神依赖、降血压、抗脑缺血等作用。

5. 天麻

【性能】甘，平。归肝经。

【功效】息风止痉，平抑肝阳，祛风通络。

【应用】①肝风内动，惊痫抽搐；②眩晕，头痛；③肢体麻木，中风手足不遂，风湿痹痛。

【用法用量】煎服，3～9g。研末冲服，每次1～1.5g。

【鉴别用药】钩藤、羚羊角、天麻均有平肝息风、平肝潜阳之功，均可治肝风内动、肝阳上亢之证。然钩藤性凉，轻清透达，长于清热息风，用治小儿高热惊风轻证为宜；羚羊角性寒，清热力强，除用治热极生风证外，又能清心解毒，多用于高热神昏、热盛发斑等症；天麻甘平质润，清热之力不及钩藤、羚羊角，但肝风内动、惊痫抽搐之寒热虚实皆可配伍应用，且能祛风止痛。

6. 地龙

【性能】咸，寒。归肝、脾、膀胱经。

【功效】清热定惊，通络，平喘，利尿。

【应用】①高热惊痫，癫狂；②气虚血滞，中风半身不遂；③风湿痹证；④肺热哮喘；⑤小便不利，尿闭不通。此外，本品有降压作用，常用治肝阳上亢型高血压。

【用法用量】煎服，4.5～9g；鲜品10～20g。研末吞服，每次1～2g。外用适量。

7. 全蝎

【性能】辛，平。有毒。归肝经。

【功效】息风镇痉，攻毒散结，通络止痛。

【应用】①痉挛抽搐；②疮疡肿毒，瘰疬结核；③风湿顽痹；④偏正头痛。

【用法用量】煎服，3～6g。外用适量。

【使用注意】本品有毒，用量不宜过大。孕妇慎用。

8. 蜈蚣

【性能】辛，温。有毒。归肝经。

【功效】息风镇痉，攻毒散结，通络止痛。

【应用】①痉挛抽搐；②疮疡肿毒，瘰疬结核；③风湿顽痹；④顽固性头痛。

【用法用量】煎服，3～5g。外用适量。

【使用注意】本品有毒，用量不宜过大。孕妇忌用。

【鉴别用药】蜈蚣、全蝎皆有息风镇痉、解毒散结、通络止痛之功效，二药相须有协同增效作用。然全蝎性平，息风镇痉、攻毒散结之力不及蜈蚣；蜈蚣力猛性燥，善走窜通络，息风镇痉功效较强，又攻毒疗疮，通痹止痛疗效亦佳。

9. 僵蚕

【性能】咸、辛，平。归肝、肺、胃经。

【功效】息风止痉，祛风止痛，化痰散结。

【应用】①惊痫抽搐；②风中经络，口眼㖞斜；③风热头痛，目赤，咽痛，风疹瘙痒；④痰核，瘰疬。

【用法用量】煎服，5～10g。散风热宜生用，其他多制用。

第二十一单元 开窍药

开窍醒神——闭证神昏。

1. 麝香

【性能】辛，温。归心、脾经。

【功效】开窍醒神，活血通经，消肿止痛。

【应用】①闭证神昏；②疮疡肿毒，瘰疬痰核，咽喉肿痛；③血瘀经闭，癥瘕积聚，心腹暴痛，头痛，跌打损伤，风寒湿痹；④难产，死胎，胞衣不下。

【用法用量】入丸、散，每次0.03～0.1g。不宜入煎剂。外用适量。

【使用注意】孕妇禁用。

【药理】本品对中枢神经系统有双向调节作用，小剂量兴奋，大剂量抑制；还能增强中枢神经系统的耐缺氧能力、抗脑水肿、改善脑循环、兴奋呼吸、强心、调节血压、抗炎、抗菌、抗早孕等。

2. 冰片

【性能】辛，苦，微寒。归心、脾、肺经。

【功效】开窍醒神，清热止痛。

【应用】①热闭神昏，惊厥，中风痰厥，气郁暴厥，中恶昏迷；②胸痹心痛，目赤，口疮，咽喉肿痛，耳道流脓。此外，本品用治冠心病心绞痛及齿痛，有一定疗效。

【用法用量】入丸、散，每次0.15～0.3g。外用适量，研粉点敷患处。

【使用注意】孕妇慎用。

【鉴别用药】冰片与麝香同为开窍醒神之品，均可用治热病神昏、中风痰厥、气郁暴厥、中恶昏迷等闭证。然麝香开窍力强而冰片力逊，麝香为温开之品，冰片为凉开之剂，但又常相须为用。二者均能消肿止痛、生肌敛疮，外用治疮疡肿毒。

但冰片性偏寒凉，以清热泻火止痛见长，善治口齿、咽喉、耳目之疾，外用有清热止痛、防腐止痒、明目退翳之功。麝香辛温，治疮痈肿毒多以活血散结、消肿止痛功效为用。二者均应入丸、散使用，不入煎剂。

3. 苏合香

【性能】辛，温。归心、脾经。

【功效】开窍，辟秽，止痛。

【应用】①寒闭神昏；②胸腹冷痛、满闷。此外，本品能温通散寒，为治冻疮的良药，可用苏合香溶于乙醇中涂敷冻疮患处。

【用法用量】入丸、散，0.3～1g。外用适量。不入煎剂。

4. 石菖蒲

【性能】辛，苦，温。归心、胃经。

【功效】开窍豁痰，化湿和胃，醒神益志。

【应用】①痰蒙清窍，神志昏迷，癫痫；②湿阻中焦，脘痞不饥；③噤口痢；④健忘，失眠，耳鸣，耳聋。此外，还可用于声音嘶哑、痈疽疮疡、风湿痹痛、跌打损伤等证。

【用法用量】煎服，3～9g。鲜品加倍。

第二十二单元 补虚药

补虚扶弱——虚证。

一、补气药（气虚证）

1. 人参

【性能】甘，微苦，微温。归肺、脾、心、肾经。

【功效】大补元气，复脉固脱，补脾益肺，生津养血，安神益智。

【应用】①元气欲脱，脉微欲绝；②脾虚食少，肺虚喘咳，阳痿宫冷；③热病气虚津伤口渴及消渴证；④气血亏虚，久病虚羸；⑤惊

中药

133

悸失眠。此外，本品还常与解表药、攻下药等祛邪药配伍，用于气虚外感或里实热结而邪实正虚之证，有扶正祛邪之效。

【用法用量】煎服，3～9g；挽救虚脱可用15～30g。宜文火另煎分次兑服。野山参研末吞服，每次2g，日服2次。

【使用注意】不宜与藜芦同用。

【药理】本品有增强免疫力、增强非特异性抵抗力、影响心血管功能、促进造血、降血糖、提高记忆力、延缓衰老、增强食欲、促进蛋白合成、性激素样作用及抗骨质疏松、抗肿瘤等作用。

2. 西洋参

【性能】甘、微苦，凉。归肺、心、肾、脾经。

【功效】补气养阴，清热生津。

【应用】①气阴两伤证；②肺气虚及肺阴虚证；③热病气虚津伤口渴及消渴。

【用法用量】另煎兑服，3～6g。

【使用注意】据《药典》记载，本品不宜与藜芦同用。·

【鉴别用药】人参与西洋参均有补益元气之功，可用于气虚欲脱之气短神疲、脉细无力等症。但人参益气救脱之力较强，单用即可收效；西洋参偏于苦寒，兼能补阴，较宜于热病等所致的气阴两脱之证。二药又皆能补肺脾之气，主治脾肺气虚之证，其中也以人参作用较强；但西洋参多用于脾肺气阴两虚之证。此二药还有益气生津作用，均常用于津伤口渴和消渴证。此外，人参尚能补益心肾之气，安神增智，还常用于失眠、健忘、心悸怔忡及肾不纳气之虚喘气短。

3. 党参

【性能】甘、平。归脾、肺经。

【功效】健脾益肺，养血生津。

【应用】①脾肺气虚证；②气血两虚证；③气津两伤证。此外，本品亦常与解表药、攻下药等祛邪药配伍，用于气虚外感或里实热结而气血亏虚等邪实正虚之证，以扶正祛邪，使攻邪而正气不伤。

【用法用量】煎服，9～30g。

【使用注意】据《药典》记载，本品不宜与藜芦同用。

【鉴别用药】人参与党参均具有补脾气、补肺气、益气生津、益气生血及扶正祛邪之功，均可用于脾气虚证、肺气虚、津伤口渴、消渴、血虚及气虚邪实之证。但党参性味甘平，作用缓和，药力薄弱，古方用以主治以上轻证和慢性疾病患者，可用党参加大用量代替，而急证、重证仍以人参为宜。但党参不具有人参益气救脱之功，凡元气虚脱之证，应以人参急救固脱，不能以党参代替。此外，人参还长于益气助阳、安神增智，而党参类似作用不明显，但党参兼有补血之功。

4. 太子参

【性能】甘、微苦，平。归脾、肺经。

【功效】益气健脾，生津润肺。

【应用】①食少倦怠。②病后虚弱，气阴不足，自汗口渴，肺燥干咳。

【用法用量】煎服，9～30g。

5. 黄芪

【性能】甘，微温。归脾、肺经。

【功效】补气升阳，固表止汗，利水消肿，托疮生肌。

【应用】①脾虚气陷证；②肺气虚证；③气虚自汗；④血虚萎黄，内热消渴；⑤半身不遂，痹痛麻木；⑥气血于虚，疮疡难溃难腐，或溃久难敛。此外，痹证、中风后遗症等气虚而致血滞，筋脉失养，症见

肌肤麻木或半身不遂者，亦常用本品补血以行血。治疗风寒湿痹，宜与川乌、独活等祛风湿药和川芎、牛膝等活血药配伍。对于中风后遗症，常与当归、川芎、地龙等品同用，如补阳还五汤（《医林改错》）。

【用法用量】煎服，9～30g。蜜炙可增强其补中益气作用。

【药理】本品有提高免疫力和机体非特异性抵抗力、促进胃肠运动、利尿、抗肾损伤、抗肝损伤、促进造血、延缓衰老、降血糖、降血脂、降血压等作用。

【鉴别用药】人参、党参、黄芪三药，皆具有补气及补气生津、补气生血之功效，常相须为用，能相互增强作用。人参作用较强，被誉为补气第一要药，又有益气救脱、安神增智、补气助阳之功。党参补气之力较为平和，专于补益脾肺之气，兼能补血。黄芪补益元气之力不及人参，但长于补气升阳、益卫固表、托疮生肌、利水退肿，尤宜于脾虚气陷及表虚自汗等证。

6. 白术

【性能】甘、苦，温。归脾、胃经。

【功效】健脾益气，燥湿利水，止汗，安胎。

【应用】①脾气虚证；②气虚自汗；③脾虚胎动不安。

【用法用量】煎服，6～12g。炒用可增强补气健脾止泻作用。

【使用注意】本品性偏温燥，热病伤津及阴虚燥渴者不宜使用。

【鉴别用药】白术与苍术，古时统称为"术"，后世逐渐分别入药。二药均具有健脾与燥湿两种主要功效。然白术以健脾益气为主，宜用于脾虚湿困而偏于虚证者；苍术以苦温燥湿为主，宜用于湿浊内阻而偏于实证者。此外，白术还有利尿、止汗、安胎之功，苍术还有发汗解表、祛风湿及明目作用，分别还有其相应的主治病证。

7. 山药

【性能】甘，平。归脾、肺、肾经。

【功效】补脾养胃，生津益肺，补肾涩精。

【应用】①脾虚食少，久泻不止；②肺虚喘咳；③肾虚遗精，带下，尿频；④虚热消渴。

【用法用量】煎服，15～30g。麸炒可增强补脾止泻作用。

8. 白扁豆

【性能】甘，微温。归脾、胃经。

【功效】补脾化湿，和中消暑。

【应用】①脾气虚证；②暑湿吐泻。

【用法用量】煎服，10～15g。炒后可使健脾止泻作用增强，故用于健脾止泻及作散剂服用时宜炒用。

9. 甘草

【性能】甘，平。归心、肺、脾、胃经。

【功效】补脾益气，清热解毒，祛痰止咳，缓急止痛，调和诸药。

【应用】①脾胃虚弱，倦怠乏力；②心悸气短；③咳嗽痰多；④脘腹、四肢挛急疼痛；⑤热毒疮疡，咽喉肿痛，药物、食物中毒；⑥调和药性。

【用法用量】煎服，2～10g。生用性微寒，可清热解毒；蜜炙药性微温，并可增强补益心脾之气和润肺止咳作用。

【使用注意】不宜与京大戟、芫花、甘遂同用。本品有助湿壅气之弊，湿盛胀满、水肿者不宜用。大剂量久服可导致水钠潴留，引起浮肿。

10. 大枣

【性能】甘，温。归脾、胃、心经。

【功效】补中益气，养血安神。

【应用】①脾虚证；②脏躁，失眠。此外，本品与部分药性峻烈或有毒的药物同用，有保护胃气、缓和其毒烈药性之效，如十枣汤（《伤寒论》），即用以缓和甘遂、大戟、芫花的烈性与毒性。

【用法用量】劈破煎服，6～15g。

11. 蜂蜜

【性能】甘，平。归脾、肺、大肠经。

【功效】补中，润燥，止痛，解毒；外用生肌敛疮。

【应用】①脾气虚证，脘腹疼痛；②肺虚燥咳，肠燥便秘；③解乌头类药毒。

【用法用量】煎服或冲服，15～30g。

二、补阳药（阳虚证）

1. 鹿茸

【性能】甘、咸，温。归肾、肝经。

【功效】益肾阳，益精血，强筋骨，调冲任，托疮毒。

【应用】①肾阳虚衰，精血亏虚，阳痿早泄，宫寒不孕，眩晕，耳鸣耳聋；②畏寒，腰背冷痛，筋骨痿软；③妇女冲任虚寒，崩漏带下；④疮疡久溃不敛，阴疽疮肿内陷不起。

【用法用量】研末吞服，1～2g；或入丸、散。

【使用注意】服用本品宜从小量开始，缓缓增加，不可骤用大量，以免阳升风动，头晕目赤，或伤阴动血。凡发热者均当忌服。

2. 紫河车

【性能】甘、咸，温。归肺、肝、肾经。

【功效】温肾补精，养血益气。

【应用】①虚劳羸瘦，阳痿遗精，不孕少乳；②久咳虚喘，骨蒸劳嗽；③面色萎黄，食少气短。

【用法用量】研末装胶囊服，1.5～3g，也可入丸、散。如用鲜胎盘，每次半个至一个，水煮服食。

【鉴别用药】鹿茸与紫河车能补肾阳，益精血，为滋补强壮之要药。鹿茸补阳力强，为峻补之品，用于肾阳之重证；且使阳生阴长，而用于精血亏虚诸证。紫河车养阴力强，而使阴长阳生，兼能大补气血，用于气血不足，虚损劳伤诸证。

3. 淫羊藿

【性能】辛、甘，温。归肾、肝经。

【功效】补肾阳，强筋骨，祛风湿。

【应用】①肾阳虚衰，阳痿遗精，腰膝无力；②风寒湿痹，肢体麻木。此外，现代用于肾阳虚之喘咳及妇女更年期高血压，有较好疗效。

【用法用量】煎服，3～15g。

【使用注意】阴虚火旺者不宜服。

4. 巴戟天

【性能】辛、甘，微温。归肾、肝经。

【功效】补肾阳，强筋骨，祛风除。

【应用】①肾虚阳痿、遗精，宫冷不孕，月经不调；②少腹冷痛，风湿痹痛，筋骨痿软。

【用法用量】水煎服，5～15g。

【使用注意】阴虚火旺及有热者不宜服。

5. 仙茅

【性能】辛，热。有毒。归肾、肝经。

【功效】温肾壮阳，强筋骨，祛寒除湿。

【应用】①肾阳不足，命门火衰之阳痿精冷、小便频数；②腰膝冷痛，筋骨痿软无力。此外，本品培补肝肾，用治肝肾亏虚，须发早白，目昏目暗，常与枸杞子、车前子、生熟地等同用，如仙茅丸（《圣济总录》）。

【用法用量】煎服，5～15g；或酒浸服，亦入丸、散。

【使用注意】阴虚火旺者忌服。本品燥烈有毒，不宜久服。

6. 杜仲

【性能】甘，温。归肝、肾经。

【功效】补肝肾，强筋骨，安胎。

【应用】①肝肾不足，腰膝酸软，筋骨无力，头晕目眩；②肝肾亏虚，妊娠漏血，胎动不安。此外，近年来单用本品或配入复方治高血压有较好辽西，多与夏枯草、桑寄生、菊花等同用。

【用法用量】煎服，10～15g。

【使用注意】炒用破坏其胶质有利于有效成分煎出，故比生用效果好。本品为温补之品，阴虚火旺者慎用。

7. 续断

【性能】苦、辛，微温。归肝、肾经。

【功效】补益肝肾，强筋健骨，止崩漏，疗伤续折。

【应用】①阳痿不举，遗精遗尿；②腰膝酸痛，寒湿痹痛；③崩漏下血，胎动不安；④跌打损伤，筋伤骨折。此外，本品活血祛瘀止痛，常配伍清热解毒之品，用治痈肿疮疡、血瘀肿痛。如《本草汇言》

以之与蒲公英配伍，治疗乳痈肿痛。

【用法用量】煎服，9～15g；或入丸、散。外用适量研末敷。崩漏下血宜炒用。

【使用注意】风湿热痹者忌服。

8. 肉苁蓉

【性能】甘、咸，温。归肾、大肠经。

【功效】补肾助阳，益精血，润肠通便。

【应用】①肾阳亏虚，精血不足之阳痿早泄、宫冷不孕、腰膝酸痛、痿软无力；②肠燥津枯便秘。

【用法用量】煎服，10～15g。

【使用注意】本品能助阳、滑肠，故阴虚火旺及大便泄泻者不宜服。肠胃实热、大便秘结亦不宜服。

9. 锁阳

【性能】甘，温。归肾、肝、大肠经。

【功效】补肾助阳，益精血，润肠通便。

【应用】①肾阳亏虚，精血不足之阳痿、不孕、下肢痿软、筋骨无力等；②血虚津亏，肠燥便秘。

【用法用量】煎服，10～15g。

【使用注意】阴虚阳亢、脾虚泄泻、实热便秘均忌服。

10. 补骨脂

【性能】苦、辛，温。归肾、脾经。

【功效】补肾壮阳，温脾止泻，纳气平喘；外用消风祛斑。

【应用】①肾阳不足，阳痿遗精、遗尿尿频、腰膝冷痛；②脾肾阳虚，五更泄泻；③肾不纳气，虚寒喘咳；④白癜风、斑秃。

【用法用量】煎服，5～15g。

【使用注意】本品性质温燥，能伤阴助火，故阴虚火旺及大便秘结者忌服。

11. 益智

【性能】辛，温。归肾、脾经。

【功效】暖肾固精缩尿，温脾止泻摄唾。

【应用】①下元虚寒之遗精、遗尿、小便频数；②脾胃虚寒，腹痛吐泻及口涎自流。

【用法用量】煎服，3～10g。

【鉴别用药】补骨脂与益智味辛性温热，归脾、肾经，均能补肾助阳、固精缩尿、温脾止泻，都可用治肾阳不足的遗精滑精、遗尿尿频，以及脾肾阳虚的泄泻不止等证，二者常相须为用。但补骨脂助阳的力量强，作用偏于肾，长于补肾壮阳，用于肾阳不足，命门火衰之腰膝冷痛、阳痿等证；也可用治肾不纳气的虚喘，能补肾阳而纳气平喘。益智则助阳之力较补骨脂为弱，作用偏于脾，长于温脾止泻摄唾，用于中气虚寒之食少多唾、小儿流涎不止、腹中冷痛者。

12. 菟丝子

【性能】辛、甘、平。归肾、肝、脾经。

【功效】补益肝肾，固精缩尿，养肝明目，止泻安胎；外用消风祛斑。

【应用】①肝肾不足，腰膝酸软，阳痿遗精，遗尿尿频；②肝肾不足，目暗不明；③脾肾阳虚，便溏泄泻；④肾虚胎动不安。此外，本品亦可治白癜风。

【用法用量】煎服，10～20g。

【使用注意】本品为平补之药，但偏补阳，阴虚火旺，大便燥结、小便短赤者不宜服。

13. 沙苑子

【性能】甘，温。归肝、肾经。

【功效】补肾固精，养肝明目。

【应用】①肾虚腰痛，阳痿遗精，遗尿尿频，白带过多；②目暗

不明，头昏目花。

【用法用量】煎服，10～20g。

【使用注意】本品为温补固涩之品，阴虚火旺及小便不利者忌服。

14. 蛤蚧

【性能】咸，平。归肺、肾经。

【功效】补肺益肾，纳气定喘，助阳益精。

【应用】①肺虚咳嗽，肾虚作喘，虚劳喘咳；②肾虚阳痿。

【用法用量】煎服，5～10g；研末每次1～2g，每日3次；浸酒服用1～2对。

【使用注意】风寒或实热咳喘忌服。

15. 冬虫夏草

【性能】甘，温。归肾、肺经。

【功效】补肾益肺，止血化痰。

【应用】①肺肾两虚，腰膝酸痛；②久咳虚喘，劳嗽痰血。此外，还可用于病后体虚不复或自汗畏寒，可用本品与鸡、鸭、猪肉等炖服，有补肾固本、补肺益卫之功。

【用法用量】煎服，5～15g；也可入丸、散。

【使用注意】有表邪者不宜用。

【鉴别用药】蛤蚧、冬虫夏草皆入肺肾经，善补肺益肾而定喘咳，用于肺肾两虚之喘咳。蛤蚧补益力强，偏补肺气，尤善纳气定喘，为肺肾虚喘之要药，兼益精血。冬虫夏草平补肺肾阴阳，兼止血化痰，用于久咳虚喘、劳嗽痰血，为诸痨虚损调补之要药。

三、补血药（血虚证）

1. 当归

【性能】甘、辛、温。归肝、心、脾经。

【功效】补血调经，活血止痛，润肠通便。

【应用】①血虚萎黄，眩晕心

悸；②血虚血瘀之月经不调、经闭、痛经等；③寒性腹痛，跌打损伤，痈疽疮疡，风湿痹痛等；④血虚肠燥便秘。

【用法用量】煎服，6～12g。一般生用，为加强活血效果需酒炒用。

【使用注意】湿盛中满、大便泄泻者忌服。

【药理】本品有促进造血、调节血压、改善微循环、抗凝血、降血脂、提高免疫力、抑制子宫平滑肌收缩及抗肝损伤、抗炎、镇痛等作用。

2. 熟地黄

【性能】甘，微温。归肝、肾经。

【功效】补血养阴，填精益髓。

【应用】①血虚诸证；②肝肾阴虚诸证。

【用法用量】煎服，10～30g。

【使用注意】本品性质黏腻，较生地黄更甚，有碍消化，凡气滞痰多、脘腹胀痛、食少便溏者忌服。重用久服宜与陈皮、砂仁等同用，防止黏腻碍胃。

【鉴别用药】地黄始见于《神农本草经》，现临床常用有鲜、生、熟三种，均有养阴生津之功，而治阴虚津亏诸证。鲜地黄甘苦大寒，滋阴之力虽弱，但长于清热凉血、泻火除烦，多用于温热邪盛，阴虚津亏证；生（干）地黄甘寒质润凉血之力稍逊，但长于养心肾之阴，故血热伤阴及阴虚发热者宜之；熟地黄性味甘温，入肝肾而功专养血滋阴、填精益髓，凡真阴不足，精髓亏虚者，可用之。

3. 白芍

【性能】苦，酸，微寒。归肝、脾经。

【功效】养血调经，敛阴止汗，

柔肝止痛，平抑肝阳。

【应用】①血虚萎黄，月经不调，崩漏下血；②自汗，盗汗；③肝脾不和之胸胁脘腹疼痛或四肢挛急疼痛；④肝阳上亢之头痛眩晕。

【用法用量】煎服，5～15g；大剂量15～30g。

【使用注意】阳衰虚寒之证不宜用。反藜芦。

【鉴别用药】白芍与赤芍在《神农本草经》中不分，通称芍药。唐末宋初，始将二者区分。二者虽同出一物而性微寒，但前人谓"白补赤泻，白收赤散"，一语而道破二者的主要区别。一般认为，在功效方面，白芍长于养血调经、敛阴止汗、平抑肝阳，赤芍则长于清热凉血、活血散瘀、清泻肝火。在应用方面，白芍主治血虚阴亏，肝阳偏亢诸证；赤芍主治血热、血瘀、肝火所致诸证。又白芍、赤芍皆能止痛，均可用治疼痛的病证。但白芍长于养血柔肝，缓急止痛，主治肝阴不足、血虚肝旺，肝气不疏所致的胁肋疼痛、脘腹四肢拘挛作痛；而赤芍则长于活血祛瘀止痛，主治血滞诸证，因能清热凉血，故血热瘀滞者尤为适宜。

4. 阿胶

【性能】甘，平。归肺、肝、肾经。

【功效】补血滋阴，润肺，止血。

【应用】①血虚证；②出血证；③肺燥咳嗽；④热病伤阴之心烦失眠，阴虚风动之手足瘈疭等。

【用法用量】3～9g，入汤剂宜烊化冲服。

【使用注意】本品黏腻，有碍消化，脾胃虚弱者慎用。

5. 何首乌

【性能】苦，甘，涩，微温。归

肝、肾经。

【功效】制用：补肝肾，益精血，乌须发，强筋骨，化浊降脂。生用：解毒，消痈，截疟，润肠通便。

【应用】①精血亏虚，头晕眼花，须发早白，腰膝酸软；②疮痈，风疹瘙痒，瘰疬，久疟，肠燥便秘等。

【用法用量】煎服，10～30g。

【使用注意】大便溏泄及湿痰较重者不宜用。

6. 龙眼肉

【性能】甘、温。归心、脾经。

【功效】补益心脾，养血安神。

【应用】思虑过度，劳伤心脾，而致惊悸怔忡、失眠健忘、食少体倦，以及脾虚气弱，便血崩漏等。

【用法用量】煎服，10～25g，大剂量用至30～60g。

【使用注意】湿盛中满或有停饮、痰、火者忌服。

四、补阴药（阴虚证）

1. 北沙参

【性能】甘、微苦、微寒。归肺、胃经。

【功效】养阴清肺，益胃生津。

【应用】①肺热燥咳，劳嗽痰血；②胃阴不足，热病津伤，咽干口渴。

【用法用量】煎服，4.5～9g。

【使用注意】《本草从新》谓北沙参"反藜芦"，《药典》（2015年版）亦认为北沙参"不宜与藜芦同用"，应加以注意。

2. 南沙参

【性能】甘、微寒。归肺、胃经。

【功效】养阴清肺，清胃生津，补气，化痰。

【应用】①肺阴虚证；②胃阴

虚证。

【用法用量】煎服，9～15g。

【使用注意】反藜芦。

【鉴别用药】北沙参与南沙参来源于两种不同的植物，因二者功用相似，均以养阴清肺（或补肺胃之阴、清肺胃之热）为主要功效。但北沙参清养肺胃作用稍强，肺胃阴虚有热之证较为多用。而南沙参尚兼益气及祛痰作用，较宜于气阴两伤及燥痰咳嗽者。

3. 百合

【性能】甘、微寒。归肺、心、胃经。

【功效】养阴润肺，清心安神。

【应用】①阴虚燥咳，劳嗽咳血；②阴虚有热之虚烦心悸、失眠多梦、精神恍惚及百合病心肺阴虚内热证。此外，本品还能养胃阴、清胃热，对胃阴虚有热之胃脘疼痛亦宜选用。

【用法用量】煎服，6～12g。蜜炙可增加润肺作用。

4. 麦冬

【性能】甘、微苦、微寒。归胃、肺、心经。

【功效】养阴生津，润肺清心。

【应用】①津伤口渴，内热消渴，肠燥便秘；②肺燥干咳，阴虚劳嗽，喉痹咽痛；③心烦失眠。

【用法用量】煎服，6～12g。

5. 天冬

【性能】甘、苦、寒。归肺、肾、胃经。

【功效】养阴润燥，清肺生津。

【应用】①肺燥干咳，顿咳痰黏；②腰膝酸软，骨蒸潮热，内热消渴；③热病伤津之食欲不振、口渴及肠燥便秘等证。

【用法用量】煎服，6～12g。

【使用注意】本品甘寒滋腻之性较强，脾虚泄泻、痰湿内盛者忌用。

【鉴别用药】天冬与麦冬，既能滋肺阴、润肠燥、清肺热，又可养胃阴、清胃热、生津止渴，对于热病伤津之肠燥便秘，还可增液润肠以通便。二药性能功用相似，常相须为用。然天冬苦寒之性较甚，清火与润燥之力强于麦冬，且入肾滋阴，还宜于肾阴不足、虚火亢旺之证。麦冬微寒，清火与滋润之力虽稍弱，但滋腻性亦较小，且能清心除烦，宁心安神，又宜于心阴不足及心热亢旺之证。

6. 石斛

【性能】甘，微寒。归胃、肾经。

【功效】益胃生津，滋阴清热。

【应用】①热病津伤，口干烦渴，胃阴不足，食少干呕；②病后虚热不退，阴虚火旺，骨蒸劳热，目暗不明，筋骨痿软。

【用法用量】煎服，6～12g；鲜品15～30g。

7. 玉竹

【性能】甘，微寒。归肺、胃经。

【功效】养阴润燥，生津止渴。

【应用】胃阴虚证；肺阴虚证。此外，本品还能养心阴，亦略能清心热，还可用于热伤心阴之烦热多汗、惊悸等症，宜与麦冬、酸枣仁等清热养阴安神之品配伍。

【用法用量】煎服，6～12g。

8. 黄精

【性能】甘，平。归脾、肺、肾经。

【功效】补气养阴，健脾，润肺，益肾。

【应用】①阴虚肺燥，干咳少痰，肺肾阴虚，劳咳久咳；②脾虚阴伤证；③肾精亏虚。

【用法用量】煎服，9～15g。

【鉴别用药】黄精与山药，均性味甘平，主归肺、脾、肾三脏，可

气阴双补。然黄精滋肾之力强于山药；而山药长于健脾，并兼有涩性，较宜于脾胃气阴两伤，食少便溏及带下等证。

9. 枸杞子

【性能】甘，平。归肝、肾经。

【功效】滋补肝肾，益精明目。

【应用】虚劳精血亏虚，腰膝酸痛，眩晕耳鸣，阳痿遗精，内热消渴，血虚萎黄，目昏不明。

【用法用量】煎服，6～12g。

10. 墨旱莲

【性能】甘、酸，寒。归肝、肾经。

【功效】滋补肝肾，凉血止血。

【应用】①肝肾阴虚证；②阴虚血热之失血证。

【用法用量】煎服，6～12g。

11. 女贞子

【性能】甘、苦，凉。归肝、肾经。

【功效】滋补肝肾，乌须明目。

【应用】肝肾阴虚，眩晕耳鸣，腰膝酸软，须发早白，目暗不明，内热消渴，骨蒸潮热。

【用法用量】煎服，6～12g。本品以黄酒拌后蒸制，可增强滋补肝肾作用，并使苦寒之性减弱，避免滑肠之弊。

12. 龟甲

【性能】咸、甘，寒。归肾、肝、心经。

【功效】滋阴潜阳，益肾健骨，养血补心，固精止崩。

【应用】①阴虚潮热，骨蒸盗汗，头晕目眩，虚风内动；②肾虚筋骨痿弱；③阴血亏虚之惊悸、失眠、健忘。此外，本品还能止血，因其长于滋养肾阴，性偏寒凉，故尤宜于阴虚血热，冲任不固之崩漏、月经过多，常与生地黄、黄芩、地

榆等滋阴清热、凉血止血之品同用。

【用法用量】煎服，9～24g，宜先煎。本品经砂炒醋淬后，有效成分更容易煎出；并除去腥气，便于制剂。

13. 鳖甲

【性能】咸，寒。归肝、肾经。

【功效】滋阴潜阳，退热除蒸，软坚散结。

【应用】①阴虚发热，退热除蒸，阴虚阳亢，头晕目眩，虚风内动，手足瘛疭；②癥瘕，久疟疟母。

【用法用量】煎服，9～24g，宜打碎先煎。本品经砂炒醋淬后，有效成分更容易煎出，并可去其腥气，易于粉碎，方便制剂。

【鉴别用药】龟甲与鳖甲，均能滋养肝肾之阴，平肝潜阳，均宜用于阴不足，虚火亢旺之骨蒸潮热、盗汗、遗精，以及肝阴不足，肝阳上亢之头痛、眩晕等症。但龟甲长于滋肾，鳖甲长于退虚热。此外，龟甲还兼有健骨、补血、养心等功效，还常用于肝肾不足，筋骨痿弱、腰膝酸软、妇女崩漏、月经过多及心血不足，失眠、健忘等。鳖甲还兼软坚散结作用，常用于腹内癥瘕积聚。

第二十三单元 收涩药

收敛固涩——滑脱病证。

一、固表止汗药（自汗、盗汗）

1. 麻黄根

【性能】甘，微涩，平。归肺经。

【功效】固表止汗。

【应用】自汗，盗汗。

【用法用量】煎服，3～9g。外用适量。

【使用注意】有表邪者忌用。

2. 浮小麦

【性能】甘、咸，凉。归心经。

【功效】益气，止汗，除热。

【应用】①自汗，盗汗；②阴虚发热。

【用法用量】煎服，6～12g。

【使用注意】表邪未解而汗出者不宜用。

二、敛肺涩肠药（虚喘证，久泻，久痢）

1. 五味子

【性能】酸、甘，温。归肺、心、肾经。

【功效】收敛固涩，益气生津，补肾宁心。

【应用】①久咳虚喘；②自汗，盗汗；③遗精滑精，遗尿尿频；④久泻不止；⑤津伤口渴，消渴；⑥心悸，失眠，多梦。

【用法用量】煎服，3～6g；研末服，1～3g。

【使用注意】凡表邪未解，内有实热，咳嗽初起，麻疹初期，均不宜用。

2. 乌梅

【性能】酸、涩，平。归肝、脾、肺、大肠经。

【功效】敛肺止咳，涩肠止泻，安蛔止痛，生津止渴。

【应用】①肺虚久咳；②久泻，久痢；③蛔厥腹痛，呕吐；④虚热消渴。此外，本品炒炭后，涩重于酸，收敛力强，能固冲止漏，可用于崩漏不止，便血等；外敷能消疮毒，可治胬肉外突、头疮等。

【用法用量】煎服，3～10g，大剂量可用至30g。外用适量，捣烂或炒炭研末外敷。止泻止血宜炒炭用。

【使用注意】外有表邪或内有实热积滞者均不宜服。

3. 五倍子

【性能】酸、涩，寒。归肺、大肠、肾经。

【功效】敛肺降火，涩肠止泻，固精止遗，敛汗止血，收湿敛疮。

【应用】①咳嗽，咯血；②自汗，盗汗；③久泻，久痢；④遗精，滑精；⑤崩漏，便血痔血；⑥湿疮，肿毒。

【用法用量】煎服，3～9g；入丸、散服，每次1～1.5g。外用适量，研末外敷或煎汤熏洗。

【使用注意】湿热泻痢者忌用。

【鉴别用药】五倍子与五味子，二药味酸收敛，均具有敛肺止咳、敛汗止汗、涩精止遗、涩肠止泻的作用，均可用于肺虚久咳、自汗盗汗、遗精滑精、久泻不止等病证。然五倍子于敛肺之中又有清肺降火、收敛止血的作用，故又可用于肺热痰嗽及咳嗽咯血者；而五味子则又能滋肾，多用于肺肾二虚之虚喘及肾虚精关不固之遗精滑精等。

4. 诃子

【性能】苦、酸、涩，平。归肺、大肠经。

【功效】涩肠止泻，敛肺止咳，降火利咽。

【应用】①久泻久痢，便血脱肛；②肺虚喘咳，久嗽不止，咽痛音哑。

【用法用量】煎服，3～10g。涩肠止泻宜煨用，敛肺清热、利咽开音宜生用。

【使用注意】凡外有表邪、内有湿热积滞者忌用。

5. 肉豆蔻

【性能】辛，温。归脾、胃、大肠经。

【功效】涩肠止泻，温中行气。

【应用】①虚泻，冷痢；②胃寒胀痛，食少呕吐。

【用法用量】煎服，3～9g；入

丸、散服，每次0.5～1g。内服须煨熟去油用。

【使用注意】湿热泻痢者忌用。

6. 赤石脂

【性能】甘、涩，温。归大肠、胃经。

【功效】涩肠止泻，收敛止血，敛疮生肌。

【应用】①久泻，久痢；②崩漏，便血；③疮疡久溃。

【用法用量】煎服，10～20g。外用适量，研细末撒患处或调敷。

【使用注意】湿热积滞泻痢者忌服。孕妇慎用。畏官桂。

三、固精缩尿止带药（肾虚不固所致诸证）

1. 山茱萸

【性能】酸、涩，微温。归肝、肾经。

【功效】补益肝肾，收敛固涩。

【应用】①腰膝酸软，头晕耳鸣，阳痿；②遗精滑精，遗尿尿频；③崩漏带下，月经过多；④大汗不止，体虚欲脱。此外，本品亦治内热消渴，多与生地黄、天花粉同用。

【用法用量】煎服，5～10g，急救固脱20～30g。

【使用注意】素有湿热而致小便淋涩者，不宜应用。

2. 桑螵蛸

【性能】甘、咸，平。归肝、肾经。

【功效】固精缩尿，补肾助阳。

【应用】①遗精滑精，遗尿尿频，小便白浊；②阳痿。

【用法用量】煎服，6～10g。

【使用注意】本品助阳固涩，故阴虚多火，内有湿热之遗精、膀胱湿热而致小便频数者忌用。

3. 金樱子

【性能】酸、涩，平。归肾、膀

胱、大肠经。

【功效】固精缩尿，固崩止带，涩肠止泻。

【应用】①遗精滑精，遗尿尿频，带下；②久泻，久痢。此外，取其收敛固涩之功，还可用于崩漏、脱肛、子宫脱垂等症。

【用法用量】煎服，6～12g。

4. 海螵蛸

【性能】咸、涩，微温。归肝、肾经。

【功效】涩精止带，收敛止血，制酸止痛，收湿敛疮。

【应用】①遗精滑精，赤白带下；②崩漏便血，吐血衄血；③胃痛吞酸；④外用治损伤出血、湿疮、湿疹、溃疡不敛。

【用法用量】煎服，6～12g；散剂酌减。外用适量。

【鉴别用药】海螵蛸与桑螵蛸，两药均有固精止遗作用，均可用以治疗肾虚精关不固之遗精、滑精等。但桑螵蛸固涩之中又能补肾助阳，而海螵蛸固涩力较强。

5. 莲子

【性能】甘、涩，平。归脾、肾、心经。

【功效】益肾固精，止带，补脾止泻，养心安神。

【应用】①遗精，滑精；②带下；③脾虚泄泻；④心悸，失眠。

【用法用量】煎服，10～15g，去心打碎用。

6. 芡实

【性能】甘、涩，平。归脾、肾经。

【功效】益肾固精，健脾止泻，除湿止带。

【应用】①遗精滑精，遗尿尿频；②脾虚久泻；③白浊带下。

【用法用量】煎服，10～15g。

【鉴别用药】芡实与莲子，二者同科属，性味甘涩平，主归脾、肾经，均能益肾固精、补脾止泻、止带，且补中兼涩，主治肾虚遗精、遗尿，脾虚食少、泄泻，脾肾两虚之带下等。但芡实益脾肾固涩之中，又能除湿止带，故为虚、实带下之常用药。

7. 椿皮

【性能】苦、涩，寒。归大肠、肝经。

【功效】清热燥湿，收敛止带，止泻，止血。

【应用】①赤白带下；②久泻久痢，湿热泻痢；③崩漏经多，便血痔血。此外，本品尚有杀虫功效，内服治蛔虫腹痛；外洗治疥癣瘙痒。

【用法用量】煎服，6～9g。外用适量。

【使用注意】脾胃虚寒者慎用。

第二十四单元　攻毒杀虫止痒药

攻毒疗疮，杀虫止痒——疮痈、湿疹、疥癣。

1. 雄黄

【性能】辛，温。有毒。归肝、胃、大肠经。

【功效】解毒杀虫，燥湿祛痰，截疟。

【应用】①痈肿疔疮，蛇虫咬伤；②虫积腹痛，癫痫，疟疾。

【用法用量】内服0.05～0.1g，入丸、散用。外用适量，香油调搽或烟熏。

【使用注意】内服宜慎，不可久服。外用不宜大面积涂擦及长期持续使用。孕妇禁用。切忌火煅，烧煅后有剧毒。

2. 硫黄

【性能】酸，温。有毒。归肾、大肠经。

【功效】外用解毒杀虫疗疮；内服补火助阳通便。

【应用】①外用治疥癣，湿疹，阴疽恶疮；②内服治阳痿，虚喘冷哮，虚寒便秘。

【用法用量】外用适量，研末敷或加油调敷患处。内服 1.5 ~ 3g，炮制后入丸、散服。

【使用注意】阴虚火旺及孕妇忌服。

【鉴别用药】硫黄和雄黄均能解毒杀虫，常外用于疥癣、恶疮、湿疹等。然雄黄解毒疗疮力强，主治痈疽恶疮及虫蛇咬伤；内服又能杀虫、燥湿、祛痰、截疟，亦治虫积腹痛、哮喘、疟疾、惊痫等。硫黄则杀虫止痒力强，用于疥癣、湿疹及皮肤瘙痒；并具补火助阳通便之效，内服可疗寒喘、阳痿、虚寒便秘等。

3. 白矾

【性能】酸、涩、寒。归肺、脾、肝、大肠经。

【功效】外用解毒杀虫，燥湿止痒；内服止血止泻，祛风除痰。

【应用】①外用治湿疹瘙痒，疮疡疥癣；②内服治便血、吐衄、崩漏。

【用法用量】外用适量，研末撒布、调敷或化水洗患处。内服 0.6 ~ 1.5g，入丸、散服。

【使用注意】体虚胃弱及无湿热痰火者忌服。

4. 蛇床子

【性能】辛、苦、温。有小毒。归肾经。

【功效】燥湿祛风，杀虫止痒，温肾壮阳。

【应用】①阴部湿痒，湿疹瘙痒，疥癣；②寒湿带下，湿痹腰痛；③肾阳阳痿，宫冷不孕。

【用法用量】外用适量，多煎汤熏洗或研末调敷。内服 3 ~ 9g。

【使用注意】阴虚火旺或下焦有湿热者不宜内服。

【鉴别用药】蛇床子、地肤子均可止痒，用治湿疮、湿疹、阴痒、带下。但蛇床子可散寒燥湿，杀虫止痒，宜于寒湿或虚寒所致者，并治疥癣；而地肤子为清热利湿以止痒，尤宜湿热所致者。蛇床子又温肾壮阳，治阳痿、宫冷不孕及湿疹腰痛；地肤子清热利湿又治小便不利、热淋涩痛。

5. 蟾酥

【性能】辛、温。有毒。归心经。

【功效】解毒，止痛，开窍醒神。

【应用】①痈疽疔疮，瘰疬，咽喉肿痛，牙痛；②痧胀腹痛，神昏吐泻。

【用法用量】内服 0.015 ~ 0.03g，研细，多入丸、散用。外用适量。

【使用注意】本品有毒，内服慎勿过量。外用不可入目。孕妇忌用。

6. 蜂房

【性能】甘、平。归胃经。

【功效】攻毒杀虫，祛风止痛。

【应用】①疮痈肿毒，乳痈瘰疬；②风湿痹痛，牙痛；③皮肤顽癣，瘾疹瘙痒。

【用法用量】煎服，3 ~ 5g。外用适量，研末油调敷患处，或煎水漱口，或外洗患处。

第二十五单元　拔毒化腐生肌药

拔毒化腐，生肌敛疮——痈疽疮疡。

1. 升药

【性能】辛、热。有大毒。归肺、脾经。

【功效】拔毒，去腐。

【应用】痈疽溃后，脓出不畅，或腐肉不去，新肉难生。此外，升药也可用治湿疮、黄水疮、顽癣及梅毒等。

【用法用量】外用适量。本品只供外用，不能内服。且不用纯品，而多配煅石膏外用。用时研极细粉末，干掺或调敷，或以药捻沾药粉使用。

【使用注意】本品有大毒，外用不可过量或持续使用。外疡腐肉已去或脓水已尽者，不宜用。

2. 砒石

【性能】辛，大热。有大毒。归肺、肝经。

【功效】外用攻毒杀虫，蚀疮去腐；内服祛痰平喘，截疟。

【应用】①腐肉不脱之恶疮，瘰疬，顽癣，牙疳，痔疮；②寒痰哮喘。此外，古方还用治疟疾，现已少用。

【用法用量】外用适量，研末撒敷，宜作复方散剂或入膏药、药捻用。内服一次 0.002～0.004g，入丸、散服。

【使用注意】本品有剧毒，内服宜慎；外用亦应注意，以防局部吸收中毒。孕妇忌服。不可作酒剂服

用。忌火煅。不宜与水银配伍。

3. 炉甘石

【性能】甘，平。归肝、胃经。

【功效】解毒明目退翳，收湿止痒敛疮。

【应用】①目赤翳障；②溃疡不敛，湿疮，湿疹，眼睑溃烂。

【用法用量】外用适量，研末撒布或调敷。水飞点眼、吹喉。

【使用注意】宜炮制后使用。一般不内服。

4. 硼砂

【性能】甘、咸，凉。归肺、胃经。

【功效】外用清热解毒，内服清肺化痰。

【应用】①咽喉肿痛，口舌生疮，目赤翳障；②痰热咳嗽。

【用法用量】外用适量，研极细末干撒或调敷患处，或化水含漱。内服，1.5～3g，入丸、散用。

【使用注意】本品以外用为主，内服宜慎。

方剂学

第一单元　总论

一、方剂与治法

1.方剂与治法的关系　治法是在审明病因、辨清证候的基础上制定的治疗方法。方剂则是在治法的指导下，按照组方原则配伍而成的药物有序组合，即"法随证立""方从法出"。只有治法与病证相符，方剂的功用与治法相同，才能祛邪正复。

2.常用治法　汗、吐、下、消、和、清、温、补。

二、方剂的组成与变化

1.方剂的组方原则　君、臣、佐、使。

2.方剂的变化　①药味的加减。②药量的加减。③剂型的更换。

三、剂型

1.汤剂　又称煎剂，古称汤液，是将药物饮片加水或酒浸泡后，再煎煮一定时间，去渣取汁而制成的液体剂型。主要供内服，如麻黄汤等。外用汤剂多作洗浴、熏蒸及含漱。

汤剂的特点：吸收快，能迅速发挥药效，尤其是具有其他剂型所无法比拟的适应"个性化"治疗的优势。

2.散剂　是将药物粉碎，混合均匀后所制成的粉末状制剂，分为内服、外用两类。内服散剂一般是将药物研成细粉，以温开水冲服，量小者亦可直接吞服，如七厘散，

亦有制成粗末，以水煎取汁服者，称为煮散，如银翘散。外用散剂一般用作外敷，掺撒疮面或患病部位；亦有作点眼、吹喉等使用。

散剂的特点：制作简便，吸收较快，节省药材，便于服用与携带。

3.丸剂　是将药物研成细粉或用其提取物，加入适宜的黏合剂所制成的球形固体剂型。丸剂适用于慢性、虚弱性疾病。

丸剂的特点：吸收较慢，药效持久，节省药材，便于携带。

4.膏剂　是将药物用水或植物油煎熬去渣而制成的剂型，有内服和外用两种。内服膏剂有流浸膏、浸膏、煎膏三种；外用膏剂分软膏、硬膏两种。

（1）煎膏：又称膏滋，体积小，含量高，便于服用，口味甜美，有滋润补益的作用，一般多用于慢性虚弱性疾病。

（2）软膏：又称药膏，多用于皮肤、黏膜或疮面。

（3）硬膏：又称膏药，用时加温摊涂在布或纸上，软化后贴于患处或穴位上，可用于治疗局部或全身性疾病。

第二单元　解表剂（汗法）

药物组成：以解表药为主。

功效：发汗、解肌、透疹。

适用范围：表证。

注意事项：不宜久煎。

一、辛温解表（风寒证）

麻黄汤

【功效】发汗解表，宣肺平喘。

【主治】外感风寒表实证。恶寒发热，无汗而喘，脉浮紧。

【方歌】麻黄汤中臣桂枝，杏仁甘草四般施，发汗解表宣肺气，伤寒表实无汗宜。

【配伍特点】麻桂相须，开腠畅营；麻杏相使，宣降相宜。

桂枝汤

【功效】解肌发表，调和营卫。

【主治】外感风寒表虚证。发热，恶风，汗出，脉浮缓。

【方歌】桂枝芍药等量伍，姜枣甘草微火煮，解肌发表调营卫，中风表虚自汗出。

【配伍特点】辛散与酸收相配，散中有收，汗不伤正；扶阳与益阴同用，阴阳兼顾，营卫并调。

九味羌活汤

【功效】发汗祛湿，兼清里热。

【主治】外感风寒湿邪，内有蕴热证。恶寒发热，头痛无汗，肢体酸楚疼痛，口苦微渴。

【方歌】九味羌活防风苍，辛芷芎草芩地黄，发汗祛湿兼清热，分经论治变通良。

【配伍特点】主以辛温，少佐寒凉，六经分治。

止嗽散

【功效】止咳化痰，疏风宣肺。

【主治】风邪犯肺。外感咳嗽已解，而仍咳嗽不止，咽痒，咳痰不爽，苔薄，脉不数。

【方歌】止嗽散用百部菀，白前桔草荆陈研，宣肺疏风止咳痰，姜汤调服不必煎。

【配伍特点】温润平和，不寒不热；重在治肺，兼解表邪。

小青龙汤

【功效】解表散寒，温肺化饮。

【主治】外寒内饮证。恶寒发热，无汗喘咳，痰多而稀，舌苔薄白，脉浮。

【方歌】解表蠲饮小青龙，麻桂姜辛夏草从，芍药五味敛气阴，表

寒内饮最有功。

【配伍特点】辛散与酸收相配，散中有收；温化与敛肺相伍，开中有合。

大青龙汤

【功效】发汗解表，兼清里热。

【主治】①外感风寒，内有郁热证。②溢饮。

【方歌】大青龙汤桂麻黄，杏草石膏姜枣藏，太阳无汗兼烦躁，风寒两解此为良。

【配伍特点】寒温并用，表里同治，重在辛温发汗。

二、辛凉解表（风热）

银翘散

【功效】辛凉透表，清热解毒。

【主治】温病初起。发热，微恶风寒，咽痛，口渴，脉浮数。

【方歌】银翘散主上焦疴，竹叶荆蒡豉薄荷，甘桔芦根凉解法，清疏风热煮无过。

【配伍特点】辛凉与辛温相伍，主以辛凉；疏散与清解相配，疏清兼顾。

桑菊饮

【功效】疏风清热，宣肺止咳。

【主治】风温初起。咳嗽，发热不甚，微渴，脉浮数。

【方歌】桑菊饮中桔杏翘，芦根甘草薄荷饶，清疏肺卫轻宣剂，风温咳嗽服之消。

【配伍特点】轻清疏风以解表，辛苦宣肺以止咳。

麻杏甘石汤

【功效】辛凉宣肺，清热平喘。

【主治】表邪未解，肺热咳喘证。发热，喘急，苔薄黄，脉数。

【方歌】仲景麻杏甘石汤，辛凉宣肺清热良，邪热壅肺咳喘急，有汗无汗均可尝。

【配伍特点】辛温与辛凉并用，共成辛凉之剂，宣肺而不助热，清肺而不凉遏。

柴葛解肌汤

【功效】辛凉解肌，清泄里热。

【主治】感冒风寒，邪郁化热证。恶寒发热，无汗，脉浮微洪。

【方歌】陶氏柴葛解肌汤，邪在三阳热势张，芩芍桔草姜枣芷，羌膏解表清热良。

【配伍特点】温清并用，三阳同治，表里兼顾，重在疏散透散。

三、扶正解表（兼见气血阴阳诸不足）

败毒散

【功效】散寒祛湿，益气解表。

【主治】气虚外感证。憎寒壮热，肢体酸痛，无汗，脉浮、按之无力。

【方歌】人参败毒茯苓草，羌独柴前枳桔共，薄荷少许姜三片，气虚感寒有奇功。

【配伍特点】辛辛温以解表，辅宣肃以止咳，佐益气以驱邪。

第三单元　泻下剂（下法）

药物组成：以泻下药为主。

功效：通便，泻热，攻积，逐水。

适用范围：里实证。

注意事项：①年老体弱、病后津亏、产后血虚及亡血家等应慎用或禁用泻下剂。②服用泻下剂后，不宜早进油腻及不易消化的食物，以防重伤胃气。③孕妇慎用。

一、寒下（里热积滞实证）

大承气汤

【功效】峻下热结。

【主治】①阳明腑实证。数日不大便，脘腹胀满，苔黄厚干或焦黑燥裂，脉沉有力。②热结旁流证；③里实热证而见热厥、痉病、发狂。

【方歌】大承气汤大黄硝，枳实厚朴先煮好，峻下热结急存阴，阳

明腑实重证疗；去硝名为小承气，轻下热结之效；调胃承气硝黄草，缓下热结此方饶。

【配伍特点】苦辛通降与咸寒合法，泻下与行气并重，相辅相成。

大陷胸汤

【功效】泻热逐水。

【主治】水热互结之结胸证。心下疼痛，拒按，按之硬，或从心下至少腹硬满疼痛，手不可近。

【方歌】大陷胸汤用硝黄，甘遂为末共成方，专治水热结胸证，泻热逐水效非常。

【配伍特点】寒热峻逐并用，前后分消，药简效宏。

二、温下（里寒积滞实证）

温脾汤

【功效】攻下寒积，温补脾阳。

【主治】阳虚冷积证。腹痛便秘，手足不温，畏寒喜热，苔白不渴，脉沉弦而迟。

【方歌】温脾附子大黄硝，当归干姜人参草，攻下寒积温脾阳，阳虚寒积腹痛疗。

【配伍特点】辛热、甘温、咸寒合法，寓补于攻，温下相成。

三、润下（肠燥便秘）

麻子仁丸

【功效】润肠泻热，行气通便。

【主治】脾约证。大便秘结，小便频数，舌苔微黄。

【方歌】麻子仁丸脾约治，杏仁大黄枳朴蜜，润肠泻热又行气，胃热肠燥便秘施。

【配伍特点】泻下与润下相伍，泻而不峻，下不伤正。

济川煎

【功效】温肾益精，润肠通便。

【主治】肾阳虚衰，阴津不足之便秘证。大便秘结，小便清长，腰膝酸软，舌淡苔白，脉沉迟或沉细。

【方歌】济川归膝肉苁蓉，泽泻

升麻枳壳从，肾虚津亏肠中燥，温润通便法堪宗。

【配伍特点】寓润下于温补之中，寄升清于降浊之内，为寓通于补之剂。

四、逐水（水饮壅盛于里的实证）

十枣汤

【功效】攻逐水饮。

【主治】悬饮，水肿。咳唾，胸胁引痛或水肿腹胀，二便不利，脉沉弦。

【方歌】十枣非�非汤剂，芫花甘遂合大戟，攻逐水饮力峻猛，悬饮水肿实证宜。

【配伍特点】主以峻下逐水，佐以甘缓补中。

五、攻补兼施（里实正虚之便秘）

黄龙汤

【功效】攻下热结，益气养血。

【主治】阳明腑实，气血不足证。自利清水，大便秘结，脘腹胀满，身热口渴，神倦少气，舌苔焦黄，脉虚。

【方歌】黄龙汤中枳朴黄，参归甘桔枣硝姜，攻下热结养气血，阳明腑实气血伤。

【配伍特点】峻下热结与补益气血并用，攻补兼施，以攻为主。

第四单元　和解剂（和法）

药物组成：寒热、补泻、疏敛等药物配用。

功效：调和寒热，疏调气血，扶正祛邪，燮理脏腑。

适用范围：不和病证。

注意事项：本类方剂虽然性质平和，但毕竟以祛邪为主，纯虚证不宜使用。

一、和解少阳（伤寒少阳证）

小柴胡汤

【功效】和解少阳。

【主治】伤寒少阳证；妇人热入血室。往来寒热，胸胁苦满，苔白，脉弦。

【方歌】小柴胡汤和解功，半夏人参甘草从，更加黄芩生姜枣，少阳为病此方宗。

【配伍特点】透散清泄以和解，升清降浊兼扶正。

蒿芩清胆汤

【功效】清胆利湿，和胃化痰。

【主治】少阳湿热证。寒热如疟，寒轻热重，胸胁胀闷，吐酸苦水，舌红苔腻，脉弦滑数。

【方歌】蒿芩清胆夏竹茹，碧玉赤苓枳陈辅，清胆利湿又和胃，少阳湿热痰浊阻。

【配伍特点】芳香清透以畅少阳之枢机，苦燥降利以化湿郁之痰浊。

二、调和肝脾（肝脾不调证）

四逆散

【功效】透邪解郁，疏肝理脾。

【主治】阳郁厥逆，肝脾不和证。手足不温，或胁肋疼痛，脉弦。

【方歌】阳郁厥逆四逆散，等份柴芍枳实甘，透邪解郁理肝脾，肝郁脾滞力能堪。

【配伍特点】疏柔相和，以适肝性；升降同用，肝脾共调。

逍遥散

【功效】疏肝解郁，养血健脾。

【主治】肝郁血虚脾弱证。两胁作痛，神疲食少，月经不调，脉弦。

【方歌】逍遥散用当归芍，柴苓术草加姜薄，肝郁血虚脾气弱，调和肝脾功效卓。

【配伍特点】疏柔合法，肝脾同调，气血兼顾。

痛泻要方

【功效】补脾柔肝，祛湿止泻。

【主治】脾虚肝郁之痛泻。肠鸣腹痛，大便泄泻，泻必腹痛，脉弦而缓。

【方歌】痛泻要方用陈皮，术芍防风共成剂，肠鸣泄泻腹又痛，治在泻肝与实脾。

【配伍特点】补脾柔肝，寓疏于补，扶土抑木。

三、调和肠胃（肠胃不和证）

半夏泻心汤

【功效】寒热平调，散结除痞。

【主治】寒热互结之痞证。心下痞满，呕吐，泻痢，苔腻微黄。

【方歌】半夏泻心配芩连，干姜人参草枣全，辛开苦降除痞满，寒热错杂痞证蠲。

【配伍特点】寒热平调以和阴阳，辛开苦降以调气机，补泻兼施以顾虚实。

第五单元　清热剂（清法）

药物组成：以清热药为主。

功效：清热、泻火、凉血、解毒、滋明透热。

适用范围：里热证。

注意事项：①辨寒热虚实、真假、部位。②护脾胃，保津液。

一、清气分热（气分热盛证）

白虎汤

【功效】清热生津。

【主治】阳明气分热盛证。身大热，汗大出，口大渴，脉洪大。

【方歌】白虎膏知粳米甘，清热生津止烦渴，气分热盛四大证，益气生津人参添。

【配伍特点】重用辛寒清气，佐以苦寒质润，少佐甘温和中，则清不伤阴，寒不伤中。

竹叶石膏汤

【功效】清热生津，益气和胃。

【主治】余热未清，气津两伤

证。身热多汗，气逆欲呕，烦渴喜饮，口干，舌红少津，脉虚数。

【方歌】竹叶石膏参麦冬，半夏粳米甘草从，清补气津又和胃，余热耗伤气津用。

【配伍特点】辛甘大寒与甘寒甘温合为清补之剂，清而不寒，补而不滞。

二、清营凉血（热入营血证）

清营汤

【功效】清营解毒，透热养阴。

【主治】热入营分证。身热夜甚，神烦少寐，斑疹隐隐，舌绛而干，脉数。

【方歌】清营汤治热传营，身热燥渴眠不宁，犀地银翘玄连竹，丹麦清热更护阴。

【配伍特点】辛苦寒凉以滋养清解，透热转气以引导入营清散。

犀角地黄汤

【功效】清热解毒，凉血散瘀。

【主治】热入血分，热伤血络证。各种失血，斑色紫黑，神昏谵语，身热，舌绛。

【方歌】犀角地黄芍药丹，清凉血散瘀专，热入血分服之安，蓄血伤络吐衄斑。

【配伍特点】咸苦甘寒，直入血分，清中有养，无耗血之弊；凉血散血，无留瘀之患。

三、清热解毒（热毒壅盛证）

黄连解毒汤

【功效】泻火解毒。

【主治】三焦火毒热盛证。大热烦躁，口燥咽干，舌红苔黄，脉数有力。

【方歌】黄连解毒柏栀芩，三焦火盛是主因，烦狂火热兼谵妄，吐衄发斑皆可平。

【配伍特点】苦寒直折，泻火解毒，三焦并清。

凉膈散

【功效】泻火通便，清上泻下。

【主治】上中二焦火热证。胸膈烦热，面赤唇焦，烦躁口渴，舌红苔黄，脉数。

【方歌】凉膈硝黄栀子翘，黄芩甘草薄荷饶，再加竹叶调蜂蜜，上中郁热服之消。

【配伍特点】清上之中寓泻下之法，以泻代清。

普济消毒饮

【功效】清热解毒，疏风散热。

【主治】大头瘟。头面肿盛，恶寒发热，舌红苔白兼黄，脉浮数。

【方歌】普济消毒芩芩连，甘桔蓝根勃翘盐，升麻陈薄僵蚕入，大头瘟毒服之痊。

【配伍特点】苦寒清泄与辛凉升散合法，清疏并用，药至病所，火郁发之。

四、清脏腑热（脏腑邪热偏盛）

导赤散

【功效】清心，利水，养阴。

【主治】心经火热证。心胸烦热，口渴，口舌生疮或小便赤涩，舌红，脉数。

【方歌】导赤木通生地黄，草梢煎加竹叶尝，清心利水又养阴，心经火热移小肠。

【配伍特点】甘寒与苦寒相合，利水不伤阴。

泻白散

【功效】清泻肺热，平喘止咳。

【主治】肺热喘咳证。气喘咳急，皮肤蒸热，舌红苔黄，脉细数。

【方歌】泻白桑皮地骨皮，粳米甘草扶肺气，清泻肺热平和剂，热伏肺中喘咳医。

【配伍特点】甘寒清降，泻中寓补，培土生金。

龙胆泻肝汤

【功效】清肝胆实火，泻肝经湿热。

【主治】肝胆实火上炎，肝经湿热下注。口苦溺赤，舌红苔黄，脉弦数有力。

【方歌】龙胆栀芩酒拌炒，木通泽泻车草草，当归生地益阴血，肝胆实火湿热消。

【配伍特点】苦寒清利，泻中寓补，降中寓升，以适肝性。

左金丸

【功效】清泻肝火，降逆止呕。

【主治】肝火犯胃证。胁痛口苦，呕吐吞酸，舌红苔黄，脉弦数。

【方歌】左金连萸六一比，胁痛吞酸悉能医，再加芍药名戊己，专治泻痢痛吞吐。

【配伍特点】辛开苦降，肝胃同治；寒热并用，主以苦寒。

清胃散

【功效】清胃凉血。

【主治】胃火牙痛。牙痛牵引头痛，口气恶臭，舌红苔黄，脉滑数。

【方歌】清胃散中当归连，生地丹皮升麻全，或加石膏泻胃火，能消牙痛与牙宣。

【配伍特点】苦寒辛散并用，降中有升，火郁发之。

玉女煎

【功效】清胃热，滋肾阴。

【主治】胃热阴虚证。牙痛齿松，烦热干渴，舌红苔黄而干。

【方歌】玉女石膏熟地黄，知母麦冬牛膝襄，肾虚胃火相为病，牙痛齿衄宜煎尝。

【配伍特点】甘寒清润合法，肾同治，泻实补虚，引热下行。

芍药汤

【功效】清热燥湿，调气和血。

【主治】湿热痢疾。痢下赤白，腹痛里急，苔腻微黄。

【方歌】芍药汤内用槟连，芩连归桂草木香，重在调气兼行血，里急便脓自然康。

【配伍特点】主以苦燥，辅以甘柔，佐温于寒，气血同调，通因

152 湿热。

通用。

白头翁汤
【功效】清热解毒，凉血止痢。
【主治】热毒痢疾。下痢赤多白少，腹痛里急后重，舌红苔黄，脉弦数。
【方歌】白头翁治热毒痢，黄连黄柏佐秦皮，清热解毒并凉血，赤多白少脓血医。
【配伍特点】苦寒之中寓凉血之功，清燥之内存收涩之意。

五、清虚热（虚热证）
青蒿鳖甲汤
【功效】养阴透热。
【主治】温病后期，邪伏阴分证。夜热早凉，热退无汗，舌红少苔，脉细数。
【方歌】青蒿鳖甲知地丹，热自阴来仔细看，夜热早凉无汗出，养阴透热服之安。
【配伍特点】滋中有清，清中有透，邪正兼顾，先入后出。

当归六黄汤
【功效】滋阴泻火，固表止汗。
【主治】阴虚火旺之盗汗。盗汗、面赤、心烦口干，便干溲赤，舌红，脉数。
【方歌】火炎汗出六黄汤，归柏芩连二地黄，倍用黄芪为固表，滋阴清热敛汗强。
【配伍特点】甘润养血滋阴，苦寒坚阴泻火，甘温益气固表，标本兼顾。

第六单元 祛暑剂

六一散
【功效】清暑利湿。
【主治】暑湿病。身热烦渴，小便不利。
【方歌】滑石甘草六一散，清暑利湿功用专，辰砂黛薄依次加，益元碧玉鸡苏裁。

【配伍特点】甘淡渗利以解暑，药简效专。

清暑益气汤
【功效】清暑益气，养阴生津。
【主治】暑热气津两伤证。体倦少气，口渴汗多，脉虚数。
【方歌】王氏清暑益气汤，暑热气津已两伤，洋参麦斛粳米草，翠衣荷连知竹尝。
【配伍特点】甘寒苦寒合法，清补并举，气津兼顾。

香薷散
【功效】祛暑解表，化湿和中。
【主治】阴暑。恶寒发热，无汗头痛，身重困倦，胸闷泛恶，或腹痛吐泻，舌苔白腻，脉浮。
【方歌】香薷散内扁豆朴，祛暑解表化湿阻；易豆为花加银翘，新加香薷治阴暑。
【配伍特点】辛温芳香以解表，苦温燥化以和中。

第七单元 温里剂（温法）

药物组成：以温热药为主。
功效：温里祛寒，回阳救逆，温经散寒。
适用范围：里寒证。
注意事项：①辨清病变部位。②辨清虚实真假。③因人、因时、因地制宜。④寒为阴邪，易伤阳气，故多配伍补气药物，以使阳气得复。

一、温中祛寒（中焦虚寒证）
理中丸
【功效】温中祛寒，补气健脾。
【主治】脾胃虚寒，阳虚失血证。吐利冷痛，畏寒肢冷，舌淡苔白，脉沉迟或迟细。
【方歌】理中干姜参术甘，温中健脾治虚寒，中阳不足痛呕利，丸汤两用腹中暖。
【配伍特点】辛热甘苦合方，温补并用，补中寓燥。

方剂

153

大建中汤

【功效】温中补虚，缓急止痛。

【主治】中阳虚衰，阴寒内盛证。胸腹寒痛，呕吐，舌苔白滑，脉沉紧，甚则肢厥脉伏。

【方歌】大建中汤建中阳，饴糖人参加椒姜，中阳衰弱胸腹痛，痛而拒按服之康。

【配伍特点】纯用辛甘，温补兼施，以温为主。

小建中汤

【功效】温中补虚，和里缓急。

【主治】虚劳里急证。腹痛喜温喜按，心悸发热，面色无华，舌淡红，脉沉弱或虚弦。

【方歌】小建中汤君饴糖，方含桂枝加芍汤，温中补虚和缓急，虚劳里急腹痛康。

【配伍特点】辛甘酸甘合化以调和阴阳，重用甘温质润以抑木缓急。

吴茱萸汤

【功效】温中补虚，降逆止呕。

【主治】胃寒呕吐，肝寒上逆，肾寒上逆证。口不渴，四肢欠温，呕吐或干呕涎沫，舌淡苔滑，脉细迟或弦细。

【方歌】吴茱萸汤重用姜，人参大枣共煎尝，厥阴头痛胃寒呕，温中补虚降逆良。

【配伍特点】肝肾胃三经同治，温降补三法并施，以温降为主。

二、回阳救逆（阳气衰微，阴寒内盛，甚或阴盛格阳、戴阳）

四逆汤

【功效】回阳救逆。

【主治】少阴病。四肢厥冷，神衰欲寐，舌淡苔白，脉微。

【方歌】四逆汤中附草姜，阳衰寒厥急煎尝，腹痛吐泻脉沉细，急投此方可回阳。

【配伍特点】大辛大热以速挽元阳，少佐甘缓防虚阳复耗。

三、温中散寒（寒凝经脉证）

当归四逆汤

【功效】温经散寒，养血通脉。

【主治】血虚寒厥证。手足厥寒，舌淡，脉细欲绝。

【方歌】当归四逆用桂芍，细辛通草甘大枣，养血温经通脉剂，血虚寒厥服之效。

【配伍特点】辛温甘酸并用，温通不燥，补养不滞。

暖肝煎

【功效】温补肝肾，行气止痛。

【主治】肝肾不足，寒滞肝脉证。睾丸或少腹疼痛，畏寒喜温，得温痛减，舌淡苔白，脉沉迟。

【方歌】暖肝煎中桂茴香，归杞乌沉茯加姜，温补肝肾散寒气，肝肾虚寒疝痛康。

【配伍特点】辛散甘温合法，纳纳散于温补，肝肾兼顾。

第八单元　表里双解剂（汗、下、清、温结合运用）

药物组成：以解表药＋泻下药、清热药、温里药为主。

功效：表里同治，内外分解。

适用范围：表里同病。

注意事项：必须既有表证，又有里证。

一、解表清里（表邪未解，里热已炽）

葛根芩连汤

【功效】解表清里。

【主治】表证未解，邪热入里。身热下利，苔黄，脉数。

【方歌】葛根芩连甘草伍，用时先将葛根煮，内清肠胃外解表，协热下利喘汗除。

【配伍特点】辛凉升散与苦寒清降共施，以成"清热升阳止利"之法。

二、解表攻里（外有表寒，里有实积）

大柴胡汤

【功效】和解少阳，内泻热结。

【主治】少阳阳明合病。往来寒热，胸胁苦满，心下满痛呕吐，苔黄，脉弦数有力。

【方歌】大柴胡汤用大黄，枳芩夏芍枣生姜，少阳阳明同合病，和解攻里效无双。

【配伍特点】和下并用，主以和解少阳，辅以内泻热结，佐以缓急降逆。

防风通圣散

【功效】疏风解表，泻热通便。

【主治】风热壅盛，表里俱实证。憎寒壮热无汗，口苦咽干，二便秘涩，苔黄腻，脉数。

【方歌】防风通圣大黄硝，荆芥麻黄栀芍翘，甘桔芎归膏滑石，薄荷芩术力偏饶。表里交攻阳热盛，外科疡毒总能消。

【配伍特点】汗下清利合法，分消表里邪热，养血益气扶正。

第九单元　补益剂（补法）

药物组成：以补益药为主。

功效：补益人体气血阴阳。

适用范围：虚证。

注意事项：①辨虚实真假。②注意顾护脾胃。③补益之剂多滋腻碍胃，宜佐以健脾和理气之品，以助运化。④分清正虚和邪实轻重缓急。⑤文火久煎，空腹服用。

一、补气（气虚证）

四君子汤

【功效】益气健脾。

【主治】脾胃气虚证。面色苍白，食少气短，四肢无力，舌淡苔白，脉虚弱。

【方歌】四君子汤中和义，人参

苓术甘草比，益气健脾基础剂，脾胃气虚治相宜。

【配伍特点】温而不燥，补而不峻。

参苓白术散

【功效】益气健脾，渗湿止泻。

【主治】脾虚夹湿证。饮食不化，胸脘痞闷，四肢乏力，形体消瘦，泄泻，舌苔白腻，脉虚缓。

【方歌】参苓白术扁豆陈，莲草山药砂苡仁，桔梗上浮兼保肺，枣汤调服益脾神。

【配伍特点】主以甘温补脾，纳芳化渗湿以助运止泻，佐引药入肺以培土生金。

补中益气汤

【功效】补中益气，升阳举陷。

【主治】①脾胃气虚；②气虚下陷；③气虚发热证。体倦乏力，少气懒言，面色苍白，脉虚软无力。

【方歌】补中益气芪参术，炙草升柴归陈助，清阳下陷能升举，气虚发热甘温除。

【配伍特点】主以甘温，补中寓升，共成虚者补之、陷者升之、甘温除热之剂。

生脉散

【功效】益气生津，敛阴止汗。

【主治】①温热，暑热，耗气伤阴证；②久咳肺虚，气阴两伤证。体倦气短，咽干，舌红，脉虚。

【方歌】生脉麦味与人参，保肺清心治暑淫，气少汗多兼口渴，病危脉绝急煎斟。

【配伍特点】甘温甘寒佐酸收，补敛气阴以复脉。

玉屏风散

【功效】益气，固表，止汗。

【主治】表虚自汗。自汗恶风，面色苍白，舌淡脉虚。

【方歌】玉屏组合少而精，芪术防风鼎足形，表虚汗多易感冒，固卫敛汗效特灵。

【配伍特点】甘温为主，辛散为

辅，补中有散，散中寓补，相反相成，药简效专。

二、补血（血虚证）

四物汤

【功效】补血调血。

【主治】营血虚滞证。心悸失眠，头晕目眩，面色无华，舌淡，脉细。

【方歌】四物熟地归芍芎，补血调血此方宗，营血虚滞诸多症，加减运用贵变通。

【配伍特点】阴柔辛甘相伍，补中寓行，补血不滞血，行血不伤血。

当归补血汤

【功效】补气生血。

【主治】血虚发热证。肌热面红，烦渴欲饮，脉洪大而虚，重按无力。

【方歌】当归补血君黄芪，芪归用量五比一，补气生血代表剂，血虚发热此方宜。

【配伍特点】重用甘温以补气，阳生阴长以生血，药简效宏。

归脾汤

【功效】益气补血，健脾养心。

【主治】①心脾气血两虚证；②脾不统血证。心悸失眠，体倦食少，面色萎黄，便血崩漏，舌淡苔薄白，脉细弱。

【方歌】归脾汤用术参芪，归草茯神远志齐，酸枣木香龙眼肉，煎加姜枣益心脾。

【配伍特点】心脾同治，重在补脾；气血兼补，重在补气。

三、气血双补（气血双亏证）

八珍汤

【功效】益气补血。

【主治】气血两虚证。面色苍白或萎黄，头晕目眩，四肢倦怠，气短懒言，心悸怔忡，饮食减少，舌淡苔薄白，脉细弱或虚大无力。

【方歌】四君四物八珍汤，气血

双补是名方，再加黄芪与肉桂，十全大补效更强。

【配伍特点】甘温质润相伍，四君四物相合，气血双补。

炙甘草汤

【功效】滋阴养血，益气温阳，复脉心悸。

【主治】①阴血不足，阳气虚弱证；②虚痨肺痿。脉结代，心动悸，虚羸少气，舌光少苔。

【方歌】炙甘草参枣地胶，麻仁麦桂姜酒熬，益气养血通阴脉，结代心悸肺痿疗，加芍去参枣桂姜，加减复脉滋阴饶。

【配伍特点】气血阴阳并补，补中寓通，滋而不腻，温而不燥。

四、补阴（阴虚证）

六味地黄丸

【功效】填精滋阴补肾。

【主治】肾阴精不足证。腰膝酸软，头晕目眩，口燥咽干，舌红少苔，脉沉细数。

【方歌】六味地黄山药萸，泽泻苓丹三泻侣，三阴并补重滋肾，肾阴不足效可居，滋阴降火知柏需，养肝明目加杞菊，都气五味纳肾气，滋补肺肾麦味续。

【配伍特点】"三补"与"三泻"相伍，以补为主；肾肝脾三脏兼顾，以滋肾精为主。

左归丸

【功效】滋阴补肾，填精益髓。

【主治】真阴不足证。头目眩晕，腰酸腿软，形体羸瘦，舌瘦质红少苔，脉细。

【方歌】左归丸内山药地，萸肉枸杞与牛膝，菟丝龟胶二胶合，壮水之主方季一。

【配伍特点】纯甘补阴，纯补无泻，阳中求阴。

大补阴丸

【功效】滋阴降火。

【主治】阴虚火旺证。骨蒸潮热，舌红少苔，尺脉数而有力。

【方歌】大补阴丸知柏黄，龟板脊髓蜜丸方，咳嗽咯血骨蒸热，阴虚火旺制亢阳。

【配伍特点】甘咸苦寒合方，滋阴培本为主，降火清源为辅。

一贯煎

【功效】滋阴疏肝。

【主治】肝肾阴虚，肝气郁滞证。胸胁疼痛，吞酸吐苦，舌红少津，脉虚弦。

【方歌】一贯煎中生地黄，沙参归杞麦冬藏，少佐川楝泻肝气，阴虚胁痛胃方良。

【配伍特点】肝肾脾胃兼顾，旨在涵木；甘凉少佐辛酸，以适肝性。

五、补阳（阳虚证）

肾气丸

【功效】补肾助阳，化生肾气。

【主治】肾阳气不足证。腰痛脚软，小便不利或反多，舌淡胖，脉虚而尺部沉细。

【方歌】肾气丸主肾阳虚，干地山药及山萸，少量桂附茯苓丹，水中生火在温煦；济生加入车牛膝，温肾利水消肿需；十补丸中有鹿茸味，主治阳精血虚。

【配伍特点】重用"三补三泻"，以益精泻浊；少佐温热助阳，以"少火生气"。

右归丸

【功效】温补肾阳，填精益髓。

【主治】肾阳不足，命门火衰证。气怯神疲，畏寒肢冷，腰膝酸软，脉沉迟。

【方歌】右归丸中地附桂，山药茱萸菟丝归，杜仲鹿胶枸杞子，益火之源此方魁。

【配伍特点】补阳补阴相配，阴中求阳，纯补无泻。

六、阴阳双补（阴阳两虚证）

地黄饮子

【功效】滋肾阴，补肾阳，开窍化痰。

【主治】喑痱证。舌强不语，足废不用。

【方歌】地黄饮萸麦味斛，苁戟附桂阴阳补，化痰开窍菖远茯，加薄姜枣喑痱服。

【配伍特点】阴阳并补，上下同治，以补阳治下为主。

第十单元 固涩剂

药物组成：以收涩药为主。

功效：收敛固涩。

适用范围：气、血、精、津耗散滑脱之证。

注意事项：①固涩剂所治的耗散滑脱之证，多由正气亏虚所致，故应根据气、血、精、津耗伤程度的不同，选配相应的补益药物，以标本兼顾。②外邪未尽者，不宜过早使用，以免"闭门留寇"。③实邪所致诸证不宜使用。

一、固表止汗（自汗盗汗）

牡蛎散

【功效】益气固表，敛阴止汗。

【主治】自汗，盗汗。汗出，心悸短气，舌淡，脉细弱。

【方歌】牡蛎散内用黄芪，麻黄根与小麦齐，益气固表又敛阴，体虚自汗盗汗宜。

【配伍特点】涩补并用，以涩为主；气阴兼顾，以气为主。

二、敛肺止咳（久咳不已）

九仙散

【功效】敛肺止咳，益气养阴。

【主治】久咳伤肺，气阴两虚证。久咳不止，气喘自汗，脉虚数。

【方歌】九仙罂粟乌梅味，参胶

桑皮款桔贝，敛肺止咳益气阴，久咳肺虚效堪谋。

【配伍特点】酸涩之中纳甘润以顾气阴，敛降之中佐宣升以适肺性。

三、涩肠固脱（久泻久痢）

真人养脏汤

【功效】涩肠固脱，温补脾肾。

【主治】久泻久痢，脾肾虚寒证。泻痢滑脱不禁，腹痛，食少神疲，舌淡苔白，脉迟细。

【方歌】真人养脏木香诃，当归肉蔻与粟壳，术芍参桂甘草共，肛脱久痢服之瘥。

【配伍特点】涩温相伍，涩中寓补，以涩为主；补中有行，重在补脾。

四神丸

【功效】温肾暖脾，固肠止泻。

【主治】脾肾阳虚之肾泄证。五更泄泻，不思饮食，舌淡苔白，脉沉迟无力。

【方歌】四神故纸与吴萸，肉蔻五味四般齐，大枣生姜同煎合，五更肾泄最相宜。

【配伍特点】温涩并用，以温为主；脾肾并补，重在治肾。

四、涩精止遗（遗精滑泄、小便失禁）

桑螵蛸散

【功效】调补心肾，涩精止遗。

【主治】心肾两虚证。尿频或遗尿遗精，心神恍惚，舌淡苔白，脉细弱。

【方歌】桑螵蛸散龙龟甲，参归茯神菖远加，调补心肾又涩精，心肾两虚尿频佳。

【配伍特点】补涩并用，心肾兼顾，气血并调。

五、固精止带（崩漏带下）

固冲汤

【功效】益气健脾，固冲摄血。

【主治】脾气虚弱，冲脉不固

证。出血量多，色淡质稀，腰膝酸软，脉微弱。

【方歌】固冲芪术山萸芍，龙牡倍棕茜海蛸，益气健脾固摄血，脾虚冲脉不固疗。

【配伍特点】补涩相合，以涩为主；脾肾同调，主补脾气；寄行于收，止不留瘀。

固经丸

【功效】滋阴清热，固经止血。

【主治】阴虚血热之崩漏。经水过多，崩中漏下，舌红，脉弦数。

【方歌】固经龟板芍药芩，黄柏椿根香附应，阴虚血热经量多，滋阴清热能固经。

【配伍特点】甘寒辅以苦寒，意在壮水灭火；酸收佐以辛行，意在涩而不滞。

易黄汤

【功效】补益脾肾，清热祛湿，收涩止带。

【主治】脾肾两虚，湿热带下证。带下黏稠量多，色黄如浓茶汁，其气腥秽，舌红，苔黄腻。

【方歌】易黄山药与芡实，白果黄柏车前子，能消带下黏稠秽，补肾清热又祛湿。

【配伍特点】补中有涩，涩中寓清，涩补为主，清利为辅。

第十一单元 安神剂

药物组成：以安神药为主。

功效：安神定志。

适用范围：神志不安的病证。

注意事项：①金石类（打碎先煎）、滋腻补益之品，不宜久服。②朱砂等具有一定毒性，久服可能引起慢性中毒。③注意心理疏导，改善生活方式。

一、重镇安神（实证）

朱砂安神丸

【功效】重镇安神，清热养血。

【主治】心火亢盛，阴血不足

证。惊悸失眠，舌红，脉细数。

【方歌】朱砂安神东垣方，归连甘草合地黄，怔忡不寐心烦乱，养阴清热可复康。

【配伍特点】质量苦寒，镇清并用，-清中兼补，治标为主。

二、滋养安神（虚证）

天王补心丹

【功效】滋阴养血，补心安神。

【主治】阴虚血少，神志不安证。心悸失眠，手足心热，舌红少苔，脉细数。

【方歌】补心地归二冬仁，远茯味砂桔三参，阴亏血少生内热，滋阴养血安心神。

【配伍特点】重用甘寒，补中寓清，心肾并治，重在养心。

酸枣仁汤

【功效】养血安神，清热除烦。

【主治】肝血不足，虚热内扰之虚烦不眠证。虚烦不眠，咽干口燥，舌红，脉弦细。

【方歌】酸枣仁汤治失眠，川芎知草茯苓煎，养血除烦清虚热，安然入睡梦乡甜。

【配伍特点】心肝同治，重在养肝；补中兼行，以适肝性。

第十二单元　开窍剂

药物组成：以芳香开窍药为主。
功效：开窍醒神。
适用范围：神昏窍闭证。
注意事项：①脱证禁用。②辨神昏之寒热虚实。③中病即止。④剂型多为丸、散，不作煎剂。⑤孕妇慎用。

一、凉开（热闭）

安宫牛黄丸

【功效】清热解毒，豁痰开窍。

【主治】邪热内陷心包证。神昏谵语，伴高热烦躁，舌红或绛，脉数。

【方歌】安宫牛黄开窍方，芩连栀郁朱雄黄，犀角珍珠冰麝箔，热陷心包如用良。

【配伍特点】苦寒清热与芳香开窍合法，主以清心泻火。

紫雪

【功效】清热开窍，息风止痉。

【主治】温热病，热闭心包及热盛动风证。高热烦躁，神昏谵语，痉厥，便秘，舌红绛苔干黄，脉数有力。

【方歌】紫血犀羚朱朴硝，硝石金寒滑磁膏，丁沉木麝升玄草，热陷痉厥服之消。

【配伍特点】甘寒咸凉与芳香辛行、金石重镇相伍，开窍之中更具息风之效。

至宝丹

【功效】清热开窍，化浊解毒。

【主治】痰热内闭心包证。神昏谵语，身热烦躁，痰盛气粗。

【方歌】至宝朱珀麝息香，雄玳犀角与牛黄，金银两箔紫龙脑，开窍清热解毒良。

【配伍特点】芳香辟秽与清解镇心合法，主以化浊开窍。

二、温开（寒闭）

苏合香丸

【功效】温通开窍，行气止痛。

【主治】寒闭证。突然昏倒，不省人事，牙关紧闭，苔白，脉迟。

【方歌】苏合香丸麝息香，木丁熏陆荜檀裹，犀冰术沉诃香附，再加龙脑温开方。

【配伍特点】芳香辛温相须，补敛寒镇相佐，温散寒则无耗气伤正之虞。

第十三单元　理气剂（消法）

药物组成：以理气药为主。
功效：行气或降气。

适用范围：气滞或气逆证。

注意事项：①应用本类方剂，首先注意辨清气病的种类。②本类方剂多针对气滞或气逆之实证而设，若兼正气不足者，宜适当配伍补益之品，以防进一步损伤正气。③理气剂多由芳香辛燥药物组成，易耗津伤气，故应中病即止，勿使过剂，尤其对素体阴亏气弱者，用之更须谨慎。

一、行气（脾胃气滞、肝气郁滞）

越鞠丸

【功效】行气解郁。

【主治】六郁证。胸膈痞闷，脘腹胀痛，饮食不消。

【方歌】行气解郁越鞠丸，香附芎苍栀曲研，气血痰火湿食郁，随证易君并加减。

【配伍特点】五药治六郁，诸法并举，重在调理气机。

柴胡疏肝散

【功效】疏肝解郁，行气止痛。

【主治】肝气郁滞证。胁肋疼痛，胸闷善太息，情志抑郁或易怒，或嗳气，脘腹胀满，脉弦。

【方歌】柴胡疏肝芍川芎，枳壳陈皮草香附，疏肝行气兼活血，胁肋疼痛皆能除。

【配伍特点】辛散酸敛合法，肝脾气血兼顾，主以辛散疏肝，辅以敛阴柔肝。

瓜蒌薤白白酒汤

【功效】通阳散结，行气祛痰。

【主治】胸痹，胸阳不振，痰气互结证。胸中闷痛，喘息短气，舌苔白腻，脉弦紧。

【方歌】瓜蒌薤白白酒汤，胸痹闷痛难治，喘息短气时咳唾，难卧仍加半夏良。

【配伍特点】行气祛痰与温通胸阳并用，药简力专。

半夏厚朴汤

【功效】行气散结，降逆化痰。

【主治】梅核气。咽中如有物阻，吞吐不得，苔白腻，脉弦滑。

【方歌】半夏厚朴与紫苏，茯苓生姜共煎服，痰凝气聚成梅核，降逆开郁气自舒。

【配伍特点】辛苦行降，痰气并治，行中有宣，散中有降。

厚朴温中汤

【功效】行气除满，温中燥湿。

【主治】中焦寒湿气滞证。脘腹胀满或疼痛，舌苔白，脉沉弦。

【方歌】厚朴温中苓陈草，干姜生姜一齐熬，行气燥湿蔻木香，脘腹胀痛服之消。

【配伍特点】辛苦温合法，辛行苦燥为主，佐以温散。

天台乌药散

【功效】行气疏肝，散寒止痛。

【主治】寒凝气滞证。小肠疝气，少腹痛引睾丸，舌淡苔白，脉沉弦。

【方歌】天台乌药木茴香，青姜巴豆制楝榔，行气疏肝散寒痛，寒滞疝痛酒调尝。

【配伍特点】辛香温行合法，重在行气疏肝，且寓去性存用之法。

二、降气（肺气上逆、胃气上逆）

苏子降气汤

【功效】降气平喘，祛痰止咳。

【主治】上实下虚之喘咳证。胸膈满闷，痰多稀白，苔白滑或白腻。

【方歌】苏子降气祛痰方，夏朴前苏甘枣姜，肉桂纳气归调血，上实下虚痰喘康。

【配伍特点】降以平上实，温以助下虚，肺肾兼顾，主以治上。

定喘汤

【功效】宣肺降气，清热化痰。

【主治】痰热内蕴，风寒外束之哮喘。痰多色黄，微恶风寒，苔白

腻，脉滑数。

【方歌】定喘白果与麻黄，款冬半夏白皮桑，苏子黄芩甘草宜，宣肺平喘效力彰。

【配伍特点】宣降清敛相伍，以适肺性，主以肃降肺气。

旋覆代赭汤

【功效】降逆化痰，益气和胃。

【主治】胃虚气逆痰阻证。心下痞硬，嗳气频作，呕逆，苔白滑，脉缓或滑。

【方歌】旋覆代赭重用姜，半夏人参甘枣尝，降逆化痰益胃气，胃虚痰阻痞噫康。

【配伍特点】沉降相须，消补相伍，下气而不伤正之虞。

第十四单元 理血剂（消法）

药物组成：以理血药为主。

功效：活血祛瘀或止血。

适用范围：瘀血或出血病证。

注意事项：①须辨清造成瘀血或出血的病因，分清标本缓急，做到急则治标，缓则治本，或标本兼顾。②活血祛瘀剂其性破泄，易于动血、伤胎，故凡妇女经期、月经过多及孕妇均当慎用或忌用。

一、活血祛瘀（血瘀证）

桃核承气汤

【功效】逐瘀泄热。

【主治】下焦蓄血证。少腹急结，小便自利，脉沉实或涩。

【方歌】桃核承气硝黄草，少佐桂枝温经妙，下焦蓄血小腹胀，泄热破瘀微利效。

【配伍特点】活血攻下，相辅相成；寒中寓温，以防凉遏。

血府逐瘀汤

【功效】活血化瘀，行气止痛。

【主治】胸中血瘀证。胸痛，痛有定处，舌暗红或有瘀斑，红花

枳壳草赤芍，柴胡芎桔牛膝等，血化下行不作劳。通窍全凭好麝香，桃红大枣与葱姜，归芎黄酒赤芍药，表里通经第一方。膈下逐瘀桃牡丹，赤芍乌药玄胡甘，香附开郁血亦安。少腹逐瘀小茴香，玄胡没药芎归姜，官桂赤芍蒲黄脂，经暗腹痛快煎尝。身痛逐瘀桃归芎，脂芤附羌与地龙，牛膝红花没草通，通络止痛力量雄。

【配伍特点】活血与行气相伍，祛瘀与养血同施；升降兼顾，气血并调。

补阳还五汤

【功效】补气，活血，通络。

【主治】中风之气虚血瘀证。半身不遂，口眼㖞斜，苔白，脉缓无力。

【方歌】补阳还五赤芍芎，归尾通经地龙红，四两黄芪为主药，血中瘀滞用桃红。

【配伍特点】重用补气，佐以活血，气旺血行，补而不滞。

复元活血汤

【功效】活血祛瘀，疏肝通络。

【主治】跌打损伤，瘀血阻滞证。胁肋瘀肿，痛不可忍。

【方歌】复元活血酒军柴，桃红归甲蒌根甘，祛瘀疏肝又通络，损伤瘀痛加酒煎。

【配伍特点】破瘀疏肝通络合法，升降相合，气血并调。

温经汤

【功效】温经散寒，祛瘀养血。

【主治】冲任虚寒，瘀血阻滞证。月经不调，小腹冷痛，经有瘀块，时发烦热。

【方歌】温经汤用萸桂芎，当归丹皮姜夏冬，参草益脾胶养血，调经重在暖胞宫。

【配伍特点】温清补消并用，以温经化瘀为主，温而不燥。

生化汤

【功效】养血活血，温经止痛。

【主治】血虚寒凝，瘀血阻滞证。产后恶露不行，小腹冷痛。

【方歌】生化汤是产后方，归芎桃草酒炮姜，消瘀活血功偏擅，止痛温经效亦彰。

【配伍特点】补消温相伍，养血活血之中寓祛瘀生新之法。

失笑散

【功效】活血祛瘀，散结止痛。

【主治】瘀血疼痛证。心腹刺痛，或妇人月经不调，少腹急痛。

【方歌】失笑灵脂蒲黄同，等量为散醋冲，瘀滞心腹时作痛，祛瘀止痛有奇功。

【配伍特点】独取祛瘀止痛之品，药简力专。

桂枝茯苓丸

【功效】活血化瘀，缓消癥块。

【主治】瘀阻胞宫证。腹痛拒按，或漏下不止，血色紫黑晦暗，或妊娠胎动不安，或闭经。

【方歌】金匮桂枝茯苓丸，桃仁芍药与牡丹，等分为末蜜丸服，缓消癥块胎可安。

【配伍特点】温通活血之中寓滋血养血之法，消补并行，渐消缓散。

二、止血（出血证）

十灰散

【功效】凉血止血。

【主治】血热妄行之上部出血证。血色鲜红，舌红，脉数。

【方歌】十灰散用十ың灰，柏茅茜荷丹栀煨，二蓟栀黄各炒黑，上部出血势能摧。

【配伍特点】炒炭存性，纳清降以助凉血，佐祛瘀以防留瘀。

咳血方

【功效】清肝宁肺，凉血止血。

【主治】肝火犯肺之咳血证。咳痰带血，胸胁作痛，舌红苔黄，脉弦数。

【方歌】咳血方中诃子收，瓜蒌海粉山栀投，青黛蜜丸口噙化，咳嗽痰血服之瘳。

【配伍特点】肝肺同治，主以清肝，于清泻之中求止血之功。

小蓟饮子

【功效】凉血止血，利水通淋。

【主治】热结下焦之血淋、尿血。小便赤涩热痛，舌红，脉弦数。

【方歌】小蓟生地藕蒲黄，滑竹通栀归草襄，凉血止血利通淋，下焦瘀热血淋康。

【配伍特点】凉血清利合法，止血之中寓以化瘀，清利之中寓以养阴。

槐花散

【功效】清肠止血，疏风理气。

【主治】风热湿毒，壅遏大肠，损伤血络之便血。血色鲜红或晦暗污浊，舌红，脉数。

【方歌】槐花侧柏荆枳壳，等分为末米饮调，清肠止血又疏风，血热肠风脏毒疗。

【配伍特点】寓行气于止血之中，寄疏风于清肠之内，相反相成。

黄土汤

【功效】温阳健脾，养血止血。

【主治】脾阳不足，脾不统血证。血色暗淡，舌淡苔白，脉沉细无力。

【方歌】黄土汤中芩知地黄，术附阿胶甘草尝，温阳健脾能摄血，便血崩漏皆之康。

【配伍特点】寓止血于温阳滋阴之中，寒热并用，刚柔相济。

第十五单元　治风剂

药物组成：以辛散祛风或平肝息风药为主。

功效：疏散外风或平息内风。

适用范围：风证。

注意事项：①首辨风病的类型，外风宜疏散，内风宜平息。②辨别病邪的兼夹及药性的虚实，配伍相应的药物。③外风与内风相互影响，

立法用方，应该分清主次，兼顾治之。

一、疏散外风（外风证）

川芎茶调散

【功效】疏风止痛。

【主治】外感风邪头痛。头痛，鼻塞，脉浮。

【方歌】川芎茶调有荆防，辛芷薄荷甘草羌，目昏鼻塞风攻上，偏正头痛悉能康。

【配伍特点】辛散疏风于上，诸经兼顾；佐以苦凉之品，寓降于升。

大秦艽汤

【功效】祛风清热，养血活血。

【主治】风邪初中经络证。口眼㖞斜，舌强不语，手足不能运动。

【方歌】大秦艽汤羌独防，辛芷芎芍二地当，苓术石膏黄芩草，风邪初中经络康。

【配伍特点】辛温甘寒，外散内补，气血兼顾，清养并行。

小活络丹

【功效】祛风除湿，化痰通络，活血止痛。

【主治】风寒湿痹。肢体筋脉挛痛，关节屈伸不利，舌淡紫，苔白。

【方歌】小活络França风湿寒，化瘀活血三者兼，二乌南星乳没龙，寒湿痰瘀痹痛蠲。

【配伍特点】辛热温通，峻药缓用。

牵正散

【功效】祛风化痰，通络止痉。

【主治】风痰阻络之口眼㖞斜。猝然口眼㖞斜，舌淡红，苔白。

【方歌】牵正散治口眼斜，白附僵蚕合全蝎，等分为末热酒下，祛风化痰痉能解。

【配伍特点】辛温上行以祛风痰，药简力宏。

消风散

【功效】疏风养血，清热除湿。

【主治】风疹，湿疹。皮肤瘙痒，疹出色红，或遍身云片斑点。

【方歌】消风散中有荆防，蝉蜕胡麻苦参苍，知膏牛通归地草，风疹湿疹解之康。

【配伍特点】辛散燥湿甘润相伍，外疏清利之中寓润养之法。

二、平息内风（内风证）

羚角钩藤汤

【功效】凉肝息风，增液舒筋。

【主治】肝热生风证。高热躁扰，手足抽搐，神昏，舌绛而干，脉弦数。

【方歌】羚角钩藤菊花桑，地芍贝茹茯草襄，凉肝息风又养阴，肝热生风急煎尝。

【配伍特点】咸寒而甘与辛凉合方，清息之中寓辛疏酸甘之意，共成"凉肝息风"之法。

镇肝熄风汤

【功效】镇肝息风，滋阴潜阳。

【主治】类中风（阴虚阳亢，气血逆上）。头晕目眩，脑部热痛，面色如醉，心中烦热，脉弦长有力。

【方歌】镇肝熄风芍天冬，玄参龟板赭茵从，龙牡麦芽膝草楝，肝阳上亢能奏功。

【配伍特点】镇降下行，重在治标；滋潜清疏，以适肝性。

天麻钩藤饮

【功效】平肝息风，清热活血，补益肝肾。

【主治】肝阳偏亢，肝风上扰。头痛，眩晕，失眠，舌红苔黄，脉弦。

【方歌】天麻钩藤石决明，栀牡寄生膝与芩，夜藤茯神益母草，主治眩晕与耳鸣。

【配伍特点】清平养并用，主以平肝；心肝肾同治，重在治肝。

大定风珠

【功效】滋阴息风。

【主治】阴虚动风证。真阴大亏，虚风内动而见神倦，舌绛苔少，

脉虚弱。

【方歌】大定风珠鸡子黄，麦地胶芍草麻桑，三甲并同五味子，滋阴息风是妙方。

【配伍特点】血肉有情之品与滋养潜镇之药合方，寓息风于滋养之中，共成"酸甘咸法"。

第十六单元　治燥剂

药物组成：以辛散轻宣或甘凉滋润药为主。

功效：轻宣燥邪或滋阴润燥。

适用范围：燥证。

注意事项：①分清内燥（部位）、外燥（温凉）。②燥邪化热，耗气伤阴，辛香、苦寒之品不宜，或配伍清热、益气生津之品。③治燥剂多甘寒滋腻，易助湿碍气，凡脾胃虚弱，痰湿内阻者应慎用。

一、轻宣外燥（外感凉燥或温燥证）

杏苏散

【功效】轻宣凉燥，理肺化痰。

【主治】外感凉燥证。恶寒无汗，咳嗽痰稀，鼻塞，苔白，脉数。

【方歌】杏苏散内夏陈前，枳桔苓草姜枣研，轻宣温润治凉燥，咳止痰化病自痊。

【配伍特点】苦辛微温，肺脾同治，重在治肺胜轻宣。

桑杏汤

【功效】轻宣温燥，润肺止咳。

【主治】外感温燥证。身微热，干咳无痰或痰少而黏，右脉数大。

【方歌】桑杏汤中浙贝宜，沙参栀豉与梨皮，干咳鼻涸又身热，清宣凉润温燥医。

【配伍特点】辛凉甘润，透散温燥而不伤津，凉润肺金而不滋腻。

清燥救肺汤

【功效】清燥润肺，益气养阴。

【主治】温燥伤肺证。身热干咳少痰，气逆而喘，舌红少苔，脉虚大而数。

【方歌】清燥救肺桑麦膏，参胶胡麻杏杷草，清宣润肺养气阴，温燥伤肺气阴耗。

【配伍特点】宣清合法，宣中有降，清中有润，气阴双补，培土生金。

二、滋阴润燥（脏腑津液精血不足之内燥证）

麦门冬汤

【功效】润肺益胃，降逆下气。

【主治】①肺热肺痿。②胃阴不足证。咳唾涎沫，短气喘促，舌干少苔，脉虚数。

【方歌】麦门冬汤用人参，枣草粳米半夏临，肺痿咳逆因虚火，清养肺胃此方珍。

【配伍特点】重用甘寒清润，少佐辛温降逆，滋而不腻，温而不燥，培土生金，肺胃并治。

增液汤

【功效】增液润燥。

【主治】阳明温病，津亏肠燥便秘证。大便秘结，口渴，舌干红，脉细数或沉而无力。

【方歌】增液汤用玄地冬，滋阴润燥有殊功，热病津枯肠燥结，增水行舟便自通。

【配伍特点】重剂咸寒甘润，增水行舟，寓泻于补。

百合固金汤

【功效】滋肾保肺，止咳化痰。

【主治】肺肾阴虚，虚火上炎证。咳嗽，咽喉燥痛，舌红少苔，脉细数。

【方歌】百合固金二地黄，玄参贝母桔草藏，麦冬芍药当归配，喘咳痰血肺家伤。

【配伍特点】主以甘寒，肺肾同治，金水相生，润中寓清。

玉液汤

【功效】益气生津，润燥止渴。

【主治】消渴之气阴两虚证。口渴尿多，困倦气短，脉虚细无力。

【方歌】玉液汤中芪葛根，鸡金知味药花粉，饮一溲一消渴证，益气生津显效能。

【配伍特点】甘温滋涩合法，脾肾同治，寓固肾于补脾之中，纳清降于生津之内。

第十七单元　祛湿剂（消法）

药物组成：以祛湿药为主。

功效：化湿利水，通淋泄浊。

适用范围：水湿病证。

注意事项：①分清内、外湿及邪气兼夹。②芳香温燥与甘淡渗利之品易伤阴耗液。③水湿为病，缠绵难愈，易于反复。

一、燥湿和胃（湿浊中阻，脾胃失和）

平胃散

【功效】燥湿润脾，行气和胃。

【主治】湿滞脾胃证。脘腹胀满，舌苔厚腻。

【方歌】平胃散内君苍术，厚朴陈草姜枣煮，燥湿运脾又和胃，湿滞脾胃胀满除。

【配伍特点】苦辛芳香温燥，主以燥化，辅以行气；主以运脾，兼以和胃。

藿香正气散

【功效】解表化湿，理气和中。

【主治】外感风寒，内伤湿滞证。恶寒发热，上吐下泻，舌苔白。

【方歌】藿香正气腹皮苏，甘桔陈苓朴白术，夏曲白芷加姜枣，风寒暑湿并能除。

【配伍特点】表里同治而以除湿治里为主，脾胃同调而以升清降浊为要。

二、清热祛湿（湿热外感、湿热内盛、湿热下注）

茵陈蒿汤

【功效】清热，利胆，退黄。

【主治】黄疸阳黄证。一身面目俱黄，黄色鲜明，舌红苔黄腻，脉沉数。

【方歌】茵陈蒿汤大黄栀，瘀热阳黄此方施，便难尿赤腹胀满，功在清热与利湿。

【配伍特点】苦寒清利通腑，分消退黄，药简效宏。

八正散

【功效】清热泻火，利水通淋。

【主治】湿热淋证。尿急尿频，溺时涩痛，舌苔黄腻，脉数。

【方歌】八正木通与车前，萹蓄大黄栀滑研，草梢瞿麦灯心草，湿热诸淋宜服煎。

【配伍特点】集寒凉降泻之品，纳通腑于清利之中。

二妙散

【功效】清热燥湿。

【主治】湿热下注证。筋骨疼痛，或湿热带下，或下部湿疮、湿疹，小便短赤，舌苔黄腻。

【方歌】二妙散中苍柏煎，若云其妙牛膝添，四妙再加薏苡仁，湿热下注皆癌痊。

【配伍特点】苦寒温燥相制，长于下焦，药简效专。

当归拈痛汤

【功效】利湿清热，疏风止痛。

【主治】湿热相搏，外受风邪证。遍身肢节烦痛，脚膝生疮，舌苔白腻，脉弦数。

【方歌】当归拈痛羌防升，猪泽黄芩葛茵陈，二术知苦人参蓁，疮疡湿热服俱平。

【配伍特点】辛散清利之中寓补气养血之法，表里同治，上下分消。

三仁汤

【功效】宣畅气机，清利湿热。

【主治】湿温初起及暑温夹湿之湿重于热证。头痛恶寒，身重疼痛，午后身热，苔白不渴。

【方歌】三仁杏蔻薏苡仁，朴夏通草滑竹存，宣畅气机清湿热，湿重热轻在气分。

【配伍特点】芳化苦燥寒清同用，宣上畅中渗下并行。

甘露消毒丹

【功效】利湿化浊，清热解毒。

【主治】湿温时疫，湿热并重证。发热倦怠，口渴尿赤，或咽颐肿痛，舌苔白腻或干黄，脉濡数。

【方歌】甘露消毒蔻藿香，茵陈滑石木通菖，芩翘贝母射干薄，湿热时疫是主方。

【配伍特点】苦寒芳化渗利同用，上解中化下利并行。

连朴饮

【功效】清热化湿，理气和中。

【主治】湿热霍乱。吐泻烦闷，小便短赤，舌苔黄腻，脉滑数。

【方歌】连朴饮用豆豉栀，菖蒲半夏焦山栀，芦根厚朴黄连入，湿热霍乱此方施。

【配伍特点】苦辛合用，寒温并用，清化降利以和中。

三、利水渗湿（水湿内盛）

五苓散

【功效】利水渗湿，温阳化气。

【主治】①蓄水证；②痰饮；③水湿内停证。小便不利，舌苔白，脉浮或缓。

【方歌】五苓散治太阳腑，白术泽泻猪苓茯，桂枝化气兼解表，小便通利水饮逐。

【配伍特点】主入下焦而兼运中州，渗利之中寓化气之法。

猪苓汤

【功效】利水渗湿，养阴清热。

【主治】水热互结伤阴证。小便不利，口渴身热，舌红，脉细数。

【方歌】猪苓汤内有茯苓，泽泻阿胶滑石并，小便不利兼烦渴，滋阴利水症自平。

【配伍特点】甘寒淡渗，寓养血于清利之中，利水而不伤阴。

防己黄芪汤

【功效】益气祛风，健脾利水。

【主治】气虚之风水、风湿证。汗出恶风，小便不利，苔白，脉浮。

【方歌】金匮防己黄芪汤，白术甘草加枣姜，益气祛风行水良，表虚风水风湿康。

【配伍特点】祛风除湿与益气固表并用，祛邪而不伤正，固表而不留邪。

四、温化寒湿（阳虚气不化水或湿从寒化）

苓桂术甘汤

【功效】温阳化饮，健脾利湿。

【主治】中阳不足之痰饮。胸胁支满，目眩心悸，舌苔白滑。

【方歌】苓桂术甘仲景剂，温阳化饮又健脾，中阳不足饮停胃，胸胁支满眩晕宜。

【配伍特点】淡渗甘温合法，温而不热，利而不峻，为治痰饮之和剂。

真武汤

【功效】温阳利水。

【主治】①脾肾阳寒，水气内停；②太阳病发汗太过，阳虚水泛。小便不利，肢体沉重或浮肿，苔白脉沉。

【方歌】真武汤行苓术芍姜，温阳利水壮肾阳，脾肾阳虚水气停，腹痛悸眩肌肠恙。

【配伍特点】辛热渗利合法，纳酸柔于温利之中；脾肾兼顾，重在温肾。

实脾散

【功效】温阳健脾，行气利水。

【主治】脾肾阳虚，水气内停之阴水。半身以下肿甚，胸腹胀满，舌淡苔腻，脉沉迟。

【方歌】实脾温阳行利水，干姜附苓术草随，木瓜香槟朴草果，阳

虚阴水效堪夸。

【配伍特点】辛热与淡渗合法，纳行气于温利之中，脾肾兼顾，主以实脾。

五、祛湿化浊（湿浊下注）

萆薢分清饮

【功效】温肾利湿，分清化浊。

【主治】下焦虚寒之膏淋、白浊。小便频数，尿色混浊如米泔。

【方歌】萆薢分清益智仁，菖蒲乌药盐煎成，下焦虚寒得温利，分清化浊效如神。

【配伍特点】利温相合，通中寓涩，分清别浊，药简效专。

完带汤

【功效】补脾疏肝，化湿止带。

【主治】脾虚肝郁，湿浊下注之带下。带下清稀色白，舌淡苔白，脉濡缓。

【方歌】完带汤中二术陈，人参甘草车前芍，柴芍怀山黑芥穗，化湿止带此方神。

【配伍特点】扶土抑木，补中寓散，升清除湿，脾肝同治，重在治脾。

六、祛风胜湿（风湿外袭）

羌活胜湿汤

【功效】祛风胜湿止痛。

【主治】风湿犯表之痹证。头项肩背腰脊重痛，苔白，脉浮。

【方歌】羌活胜湿独防风，蔓荆藁本草川芎，祛风胜湿止痛良，善治周身风湿痛。

【配伍特点】独取辛温行散之法，量小轻扬微汗蠲痹。

独活寄生汤

【功效】祛风湿，止痹痛，益肝肾，补气血。

【主治】痹证日久，肝肾两亏，气血不足证。腰膝疼痛，畏寒喜温，舌淡苔白，脉细弱。

【方歌】独活寄生艽防辛，归芎地芍桂茯均，杜仲牛膝人参草，顽痹风寒湿是因。

【配伍特点】辛温行散与甘温滋柔合法，益益肝肾、补气血于祛邪蠲痹之中，邪正兼顾。

第十八单元　祛痰剂（消法）

药物组成：以祛痰药为主。

功效：消除痰饮。

适用范围：痰饮证。

注意事项：①辨别痰证性质，分清寒热燥湿的不同。②痰嗽咳血者，则不宜应用辛温燥烈之剂。③表邪未解或痰多者，慎用滋润之品。

一、燥湿化痰（湿痰证）

二陈汤

【功效】燥湿化痰，理气和中。

【主治】湿痰证。咳嗽痰多易咳，舌苔白腻或白润，脉缓而滑。

【方歌】二陈汤用半夏陈，苓草梅姜一并存，理气祛痰兼燥湿，湿痰为患此方珍。

【配伍特点】燥化之中寓行运之法，重在治脾以消痰。

温胆汤

【功效】理气化痰，清胆和胃。

【主治】胆胃不和，痰热内扰证。舌苔白腻微黄，脉弦而滑或略见数。

【方歌】温胆夏茹枳陈助，佐以茯草姜枣煮，理气祛痰利胆胃，胆郁痰扰诸症除。

【配伍特点】化痰与理气并施，温而不燥；清胆与和胃并行，凉而不寒。

二、清热化痰（热痰证）

清气化痰丸

【功效】清热化痰，理气止咳。

【主治】热痰咳嗽。咳嗽，痰稠色黄，苔黄，脉数。

【方歌】清气化痰胆星蒌，夏苓杏陈枳实投，茯苓姜汁糊丸服，气

顺火清痰热瘰疬。

【配伍特点】苦寒与辛燥合法，清化佐以行降，气顺火清痰消。

小陷胸汤

【功效】清热涤痰，宽胸散结。

【主治】痰热互结之小结胸证。胸脘痞闷，按之则痛，苔黄腻，脉滑数。

【方歌】小陷胸汤连半蒌，宽胸开结涤痰优，膈上热痰痞满痛，苔黄腻服之休。

【配伍特点】苦辛润相合，辛开苦降，润燥相得，消痰除痞，药简效专。

三、润燥化痰（燥痰证）

贝母瓜蒌散

【功效】润肺清热，理气化痰。

【主治】燥痰咳嗽。咳痰不爽，咽喉干燥，苔白而干。

【方歌】贝母瓜蒌臣花粉，橘红茯苓加桔梗，肺燥有痰咳难出，润肺化痰此方珍。

【配伍特点】重用甘寒，清润化痰而不伤津。

四、温化寒痰（寒痰证）

三子养亲汤

【功效】温肺化痰，降气消食。

【主治】痰壅气逆食滞证。咳喘气逆，痰多，胸痞食少，苔腻，脉滑。

【方歌】三子养亲祛痰方，芥苏莱菔共煎汤，大便实硬加熟蜜，冬寒更可加生姜。

【配伍特点】祛痰理气消食共用，为药简治标之剂。

苓甘五味姜辛汤

【功效】温肺化饮。

【主治】寒饮咳嗽。咳嗽痰多，清稀色白，胸膈痞满，舌苔白滑，脉弦滑。

【方歌】苓甘五味姜辛汤，病属太阴里寒凉，冲气不显胸满甚，温中逐饮祛寒凉。

【配伍特点】温散之中佐以酸收，开阖相济，温肺散饮。

五、治风化痰（风痰）

半夏白术天麻汤

【功效】化痰息风，健脾祛湿。

【主治】风痰上扰证。眩晕呕恶，舌苔白腻。

【方歌】半夏白术天麻汤，苓草橘红枣生姜，眩晕头痛风痰盛，痰化风息复正常。

【配伍特点】"二陈"治痰之法伍息风之品，肝脾同调而成治风痰之剂。

第十九单元　消食剂（消法）

药物组成：以消食药为主。

功效：消食化滞，消除痞满，消癥散结，消疬散痈。

适用范围：饮食积滞、痞满、癥积、疬疡等。

注意事项：①辨寒热虚实，区分兼加邪。②重视痰病不同阶段的病机演变。③不宜长期或过量服用，以免损伤正气。

一、消食化滞（食积停滞）

保和丸

【功效】消食化滞，理气和胃。

【主治】食积证。脘腹胀满，嗳腐厌食，苔厚腻，脉滑。

【方歌】保和山楂莱菔曲，夏陈茯苓连翘取，炊饼为丸白汤下，消食和胃食积去。

【配伍特点】消食之中兼以行气理脾，以消为主。

枳实导滞丸

【功效】消食导滞，清热祛湿。

【主治】湿热食积证。脘腹胀满，大便失常，苔黄腻，脉沉有力。

【方歌】枳实导滞曲连芩，大黄术泽与茯苓，食湿两滞生郁热，痞满便秘效堪夸。

【配伍特点】下消清利合法，以下助消，消中寓补。

二、健脾消食（脾胃虚弱，食积内停）

健脾丸

【功效】健脾和胃，消食止泻。

【主治】脾虚食积证。脘腹痞闷，食少难消，大便溏薄，苔腻微黄，脉虚弱。

【方歌】健脾参术苓草陈，肉蔻香连合砂仁，楂肉山药曲麦炒，消补兼施不伤正。

【配伍特点】消补兼施，补重于消，补而不滞，消中寓清。

第二十单元　驱虫剂（消法）

药物组成：以驱虫药为主。

功效：驱虫或杀虫。

适用范围：寄生虫病。

注意事项：①空腹服药为宜，忌油腻食物。②年老体弱者、孕妇慎用。③虫去而脾胃虚弱者，宜调补脾胃善后。④方剂中含有毒药物时注意剂量。

乌梅丸

【功效】温脏安蛔。

【主治】蛔厥证。腹痛时作，烦闷呕吐，常自吐蛔，手足厥冷。

【方歌】乌梅丸用细辛桂，黄连黄柏及当归，人参椒姜加附子，温脏清热又安蛔。

【配伍特点】酸苦辛并进，则蛔静伏而下；寒热佐以甘温，则和肠胃扶正。

第二十一单元　治痈疡剂（消法）

药物组成：以清热解毒，活血化瘀药为主。

功效：解毒消肿，托里排脓，生肌敛疮。

适用范围：痈疽疮疡。

注意事项：辨寒热虚实，区分阴证阳证。

仙方活命饮

【功效】清热解毒，消肿溃坚，活血止痛。

【主治】痈疡肿毒初起。局部红肿灼痛，甚者伴有身热凛寒，脉数有力。

【方歌】仙方活命君银花，归芍乳没陈皂甲，防芷贝粉甘酒煎，阳证痈疡内消法。

【配伍特点】消散并举，清解之中寓活血祛瘀之法，佐辛透散活之品。

阳和汤

【功效】温阳补血，散寒通滞。

【主治】阴疽。患部漫肿无头，皮色不变，酸痛无热，脉迟细或沉细。

【方歌】阳和熟地鹿角胶，姜炭肉桂麻芥草，温阳补血散寒滞，阳疽寒凝阴疽疗。

【配伍特点】滋补之中寓温散之法，补而不滞。

大黄牡丹汤

【功效】泻热破瘀，消肿散结。

【主治】肠痈初起，湿热瘀滞证。少腹疼痛拒按，右足屈而不伸，舌苔黄，脉滑数。

【方歌】金匮大黄牡丹汤，桃仁芒硝瓜子襄，泻热破瘀散结肿，肠痈初起服之康。

【配伍特点】下消之中寓清利之能，以通为用。

苇茎汤

【功效】清肺化痰，逐瘀排脓。

【主治】肺痈，痰瘀互结，热毒壅滞证。胸痛，咳嗽，咳吐腥臭或脓血，舌红苔黄腻，脉数。

【方歌】苇茎瓜瓣苡桃仁，清肺化痰逐瘀能，热毒痰瘀致肺痈，脓成未成均胜任。

【配伍特点】药性平和，清化于上，降渗于下，凉而不寒。

方剂

中医经典

第一单元 内经

一、素问·上古天真论

上古之人，其知道者，法于阴阳，和于术数，饮食有节，起居有常，不妄作劳，故能形与神俱，而尽终其天年，度百岁乃去。

二、素问·四气调神大论

夫四时阴阳者，万物之根本也。所以圣人春夏养阳，秋冬养阴，以从其根，故与万物沉浮于生长之门。逆其根，则伐其本，坏其真矣。

三、素问·阴阳应象大论

1. 阴味出下窍，阳气出上窍。味厚者为阴，薄为阴之阳。气厚者为阳，薄为阳之阴。味厚则泄，薄则通。气薄则发泄，厚则发热。壮火之气衰，少火之气壮。壮火食气，气食少火。壮火散气，少火生气。

2. 善诊者，察色按脉，先别阴阳；审清浊，而知部分；视喘息，听音声，而知所苦；观权衡规矩，而知病所主；按尺寸，观浮沉滑涩，而知病所生。以治无过，以诊则不失矣。

3. 病之始起也，可刺而已；其盛，可待衰而已。故因其轻而扬之，因其重而减之，因其衰而彰之。形不足者，温之以气；精不足者，补之以味。其高者，因而越之；其下者，引而竭之；中满者，泻之于内。其有邪者，渍形以为汗；其在皮者，汗而发之；其慓悍者，按而收之；其实者，散而泻之。审其阴阳，以

别柔刚。阳病治阴，阴病治阳。定其血气，各守其乡。血实宜决之，气虚宜掣引之。

四、素问·经脉别论

1. 黄帝问曰：人之居处动静勇怯，脉亦为之变乎？岐伯对曰：凡人之惊恐恚劳动静，皆为变也。是以夜行则喘出于肾，淫气病肺。有所堕恐，喘出于肝，淫气害脾。有所惊恐，喘出于肺，淫气伤心。渡水跌仆，喘出于肾与骨。当是之时，勇者气行则已，怯者则着而为病也。故曰：诊病之道，观人勇怯、骨肉皮肤，能知其情，以为诊法也。故饮食饱甚，汗出于胃。惊而夺精，汗出于心。持重远行，汗出于肾。疾走恐惧，汗出于肝。摇体劳苦，汗出于脾。故春秋冬夏，四时阴阳，生病起于过用，此为常也。

2. 食气入胃，散精于肝，淫气于筋。食气入胃，浊气归心，淫精于脉。脉气流经，经气归于肺，肺朝百脉，输精于皮毛。毛脉合精，行气于府。府精神明，留于四脏，气归于权衡。权衡以平，气口成寸，以决死生。饮入于胃，游溢精气，上输于脾，脾气散精，上归于肺，通调水道，下输膀胱，水精四布，五经并行。合于四时，五脏阴阳，揆度以为常也。

五、素问·太阴阳明论

1. 帝曰：脾病而四肢不用，何也？岐伯曰：四肢皆禀气于胃，而不得至经，必因于脾，乃得禀也。今脾病不能为胃行其津液，四肢不得禀水谷气，气日以衰，脉道不利，

筋骨肌肉内，皆无气以生，故不用焉。

2.脾者土也，治中央，常以四时长四脏，各十八日寄治，不得独主于时也。脾脏者，常著胃十之精也，土者生万物而法天地，故上下至头足，不得主于时也。

六、灵枢·本神

1.所以任物者谓之心，心有所忆谓之意，意之所存谓之志，因志而存变谓之思，因思而远慕谓之虑，因虑而处物谓之智。

2.生之来谓之精，两精相搏谓之神，随神往来者谓之魂，并精而出入者谓之魄。

七、素问·生气通天论

阴者，藏精而起亟也；阳者，卫外而为固也。

八、素问·举痛论

余知百病生于气也，怒则气上，喜则气缓，悲则气消，恐则气下，寒则气收，炅则气泄，惊则气乱，劳则气耗，思则气结。

九、素问·至真要大论

1.诸风掉眩，皆属于肝。诸寒收引，皆属于肾。诸气膹郁，皆属于肺。诸湿肿满，皆属于脾。诸热瞀瘈，皆属于火。诸痛痒疮，皆属于心。诸厥固泄，皆属于下。诸痿喘呕，皆属于上。诸禁鼓栗，如丧神守，皆属于火。诸痉项强，皆属于湿。诸逆冲上，皆属于火。诸胀腹大，皆属于热。诸躁狂越，皆属于火。诸暴强直，皆属于风。诸病有声，鼓之如鼓，皆属于热。诸病胕肿，疼酸惊骇，皆属于火。诸转反戾，水液浑浊，皆属于热。诸病水液，澄澈清冷，皆属于寒。诸呕吐酸，暴注下迫，皆属于热。

2.逆者正治，从者反治，从少从多，观其事也。帝曰：反治何谓？岐伯曰：热因寒用，寒因热用，塞因塞用，通因通用。必伏其所主，而先其所因，其始则同，其终则异；可使破积，可使溃坚，可使气和，可使必已。

十、灵枢·百病始生

风雨寒热不得虚，邪不能独伤人。卒然逢疾风暴雨而不病者，盖无虚，故邪不能独伤人。此必因虚邪之风，与其身形，两虚相得，乃客其形。两实相逢，众人肉坚，其中于虚邪也，因于天时，与其身形，参以虚实，大病乃成。

十一、素问·热论

治之各通其脏脉，病日衰已矣。其未满三日者，可汗而已；其满三日者，可泄而已。

十二、素问·评热病论

劳风法在肺下，其为病也，使人强上冥视，唾出若涕，恶风而振寒，此为劳风之病。帝曰：治之奈何？岐伯曰：以救俯仰。巨阳引精者三日，中年者五日，不精者七日，咳出青黄涕，其状如脓，大如弹丸，从口中若鼻中出，不出则伤肺，伤肺则死也。

十三、素问·咳论

黄帝问曰：肺之令人咳，何也？岐伯对曰：五脏六腑皆令人咳，非独肺也。帝曰：愿闻其状？岐伯曰：皮毛者，肺之合也，皮毛先受邪气，邪气以从其合也。其寒饮食入胃，从肺脉上至于肺，则肺寒，肺寒则外内合邪，因而客之，则为肺咳。五脏各以其时受病，非其时，各传以与之。人与天地相参，故五脏各以治时，感于寒则受病，微则为咳，甚者为泄为痛。乘秋则肺先受邪，乘春则肝先受之，乘夏则心先受之，乘至阴则脾先受之，乘冬

经典

则肾先受之。

十四、素问·痹论

凡痹之客五脏者，肺痹者，烦满，喘而呕。心痹者，脉不通，烦则心下鼓，暴上气而喘，嗌干善噫，厥气上则恐。肝痹者，夜卧则惊，多饮，数小便，上为引如怀。肾痹者，善胀，尻以代踵，脊以代头。脾痹者，四支解堕，发咳，呕汁，上为大塞。肠痹者，数饮而出不得，中气喘争，时发飧泄。胞痹者，少腹膀胱按之内痛，若沃以汤，涩于小便，上为清涕。

十五、素问·痿论

阳明者，五脏六腑之海，主润宗筋，宗筋主束骨而利机关也。冲脉者，经脉之海也，主渗灌溪谷，与阳明合于宗筋，阴阳揔宗筋之会，合于气街，而阳明为之长，皆属于带脉，而络于督脉。故阳明虚，则宗筋纵，带脉不引，故足痿不用也。

十六、素问·异法方宜论

黄帝问曰：医之治病也，一病而治各不同，皆愈，何也？岐伯对曰：地势使然也。

十七、素问·汤液醪醴论

1.帝曰：何谓神不使？岐伯曰：针石，道也。精神不进，志意不治，故病不可愈。今精坏神去，荣卫不可复收。何者？嗜欲无穷，而忧患不止，精气弛坏，营泣卫除，故神去之而病不愈也。

2.平治于权衡，去宛陈莝，微动四极，温衣，缪刺其处，以复其形。开鬼门，洁净府，精以时服，五阳已布，疏涤五脏。

十八、素问·标本病传论

小大不利治其标，小大利治其本。

十九、灵枢·决气

1.黄帝曰：余闻人有精、气、津、液、血、脉，余意以为一气耳，今乃辨为六名，余不知其所以然。岐伯曰：两神相搏，合而成形，常先身生，是谓精。何谓气？

岐伯曰：上焦开发，宣五谷味，熏肤，充身，泽毛，若雾露之溉，是谓气。何谓津？岐伯曰：腠理发泄，汗出溱溱，是谓津。何谓液？岐伯曰：谷入气满，淖泽注于骨，骨属屈伸，泄泽补益脑髓，皮肤润泽，是谓液。何谓血？中焦受气取汁，变化而赤，是谓血。何谓脉？岐伯曰：壅遏营气，令无所避，是谓脉。

2.精脱者，耳聋；气脱者，目不明；津脱者，腠理开，汗大泄；液脱者，骨属屈伸不利，色夭，脑髓消，胫酸，耳数鸣；血脱者，色白，夭然不泽，其脉空虚，此其候也。

第二单元 伤寒论

一、辨太阳病脉证并治

1.太阳之为病，脉浮，头项强痛而恶寒。（1）

2.太阳中风，阳浮而阴弱。阳浮者，热自发，阴弱者，汗自出。啬啬恶寒，淅淅恶风，翕翕发热，鼻鸣干呕者，桂枝汤主之。（12）

3.太阳病，桂枝证，医反下之，利遂不止，脉促者，表未解也；喘而汗出者，葛根黄芩黄连汤主之。（34）

4.太阳病，头痛发热，身疼腰痛，骨节疼痛，恶风，无汗而喘者，麻黄汤主之。（35）

5.伤寒表不解，心下有水气，干呕发热而咳，或渴，或利，或噎，或小便不利、少腹满，或喘者，小

青龙汤主之。（40）

6. 太阳病，发汗后，大汗出，胃中干，烦躁不得眠，欲得饮水者，少少与饮之，令胃气和则愈；若脉浮，小便不利，微热消渴者，五苓散主之。（71）

7. 伤寒五六日，中风，往来寒热，胸胁苦满，嘿嘿不欲饮食，心烦喜呕，或胸中烦而不呕，或渴，或腹中痛，或胁下痞硬，或心下悸，小便不利，或不渴，身有微热，或咳者，小柴胡汤主之。（96）

8. 伤寒二三日，心中悸而烦者，小建中汤主之。（102）

9. 小结胸病，正在心下，按之则痛，脉浮滑者，小陷胸汤主之。（138）

10. 伤寒汗出解之后，胃中不和，心下痞硬，干噫食臭，胁下有水气，腹中雷鸣，下利者，生姜泻心汤主之。（157）

11. 伤寒发汗，若吐若下，解后心下痞硬，噫气不除者，旋覆代赭汤主之。（161）

12. 伤寒若吐、若下后，七八日不解，热结在里，表里俱热，时时恶风，大渴，舌上干燥而烦，欲饮水数升者，白虎加人参汤主之。（168）

13. 伤寒脉结代，心动悸，炙甘草汤主之。（177）

二、辨阳明病脉证并治

1. 阳明之为病，胃家实是也。（180）

2. 阳明病，发热汗出者，此为热越，不能发黄也。但头汗出，身无汗，剂颈而还，小便不利，渴引水浆者，此为瘀热在里，身必发黄，茵陈蒿汤主之。（236）

3. 三阳合病，腹满身重，难以转侧，口不仁，面垢，谵语遗尿。发汗则谵语，下之则额上生汗，手足逆冷。若自汗出者，白虎汤主之。

（219）

4. 阳明病，脉迟，虽汗出不恶寒者，其身必重，短气，腹满而喘，有潮热者，此外欲解，可攻里也。手足濈然汗出者，此大便已硬也，大承气汤主之；若汗多，微发热恶寒者，外未解也，其热不潮，未可与承气汤；若腹大满不通者，可与小承气汤，微和胃气，勿令至大泄下。（208）

三、辨少阳病脉证并治

少阳之为病，口苦，咽干，目眩也。（263）

四、辨太阴病脉证并治

1. 太阴之为病，腹满而吐，食不下，自利益甚，时腹自痛。若下之，必胸下结硬。（273）

2. 自利不渴者，属太阴，以其脏有寒故也，当温之，宜服四逆辈。（277）

五、辨少阴病脉证并治

1. 少阴之为病，脉微细，但欲寐也。（281）

2. 少阴病，始得之，反发热，脉沉者，麻黄细辛附子汤主之。（301）

3. 少阴病，得之二三日以上，心中烦，不得卧，黄连阿胶汤主之。（303）

4. 少阴病，二三日不已，至四五日，腹痛，小便不利，四肢沉重疼痛，自下利者，此为有水气。其人或咳，或小便利，或下利，或呕者，真武汤主之。（316）

5. 少阴病，下利清谷，里寒外热，手足厥逆，脉微欲绝，身反不恶寒，其人面色赤，或腹痛，或干呕，或咽痛，或利止脉不出者，通脉四逆汤主之。（317）

6. 少阴病，四逆，其人或咳，或悸，或小便不利，或腹中痛，

泄利下重者，四逆散主之。（318）

六、辨厥阴病脉证并治

1. 厥阴之为病，消渴，气上撞心，心中疼热，饥而不欲食，食则吐蛔，下之利不止。（326）

2. 手足厥寒，脉细欲绝者，当归四逆汤主之。（351）

3. 热利下重者，白头翁汤主之。（371）

第三单元　金匮要略

一、脏腑经络先后病脉证第一

1. 问曰：上工治未病，何也？师曰：夫治未病者，见肝之病，知肝传脾，当先实脾。四季脾王不受邪，即勿补之。中工不晓相传，见肝之病，不解实脾，惟治肝也。夫肝之病，补用酸，助用焦苦，益用甘味之药调之。酸入肝，焦苦入心，甘入脾。脾能制肝，肾气微弱，则水不行，水不行，则心火气盛，则伤肺；肺被伤，则金气不行，金气不行，则肝气盛，则肝自愈。此治肝补脾之要妙也。肝虚则用此法，实则不用之。经曰：虚虚实实，补不足，损有余，是其义也。余脏准此。

2. 夫人禀五常，因风气而生长，风气虽能生万物，亦能害万物，如水能浮舟，亦能覆舟。若五脏元真通畅，人即安和，客气邪风，中人多死。千般疢难，不越三条：一者，经络受邪，入脏腑，为内所因也；二者，四肢九窍，血脉相传，壅塞不通，为外皮肤所中也；三者，房室、金刃、虫兽所伤。以此详之，病由都尽。

若人能养慎，不令邪风干忤经络，适中经络，未流传脏腑，即医治之；四肢才觉重滞，即导引、吐纳、针灸、膏摩，勿令九窍闭塞；更能无犯王法、禽兽灾伤；房室勿令竭乏，服食节其冷热苦酸辛甘，不遗形体有衰，病则无由入其腠理。腠者，是三焦通会元真之处，为血气所注；理者，是皮肤脏腑之文理也。

3. 夫病痼疾，加以卒病，当先治其卒病，后乃治其痼疾也。

二、痉湿暍病脉证治第二

1. 太阳病，关节疼痛而烦，脉沉而细（一作缓者），此名湿痹。《玉函》云：中湿。湿痹之候，小便不利，大便反快，但当利其小便。

2. 风湿，脉浮，身重，汗出，恶风者，防己黄芪汤主之。

三、百合狐惑阴阳毒病证治第三

1. 论曰：百合病者，百脉一宗，悉致其病也。意欲食复不能食，常默默，欲卧不能卧，欲行不能行，饮食或有美时，或有不用闻食臭时，如寒无寒，如热无热，口苦，小便赤，诸药不能治，得药则剧吐利，如有神灵者，身形如和，其脉微数。

每溺时头痛者，六十日乃愈；若溺时头不痛，淅然者，四十日愈；若溺快然，但头眩者，二十日愈。其证或未病而预见，或病四五日而出，或病二十日，或一月微见者，各随证治之。

2. 百合病不经吐、下、发汗，病形如初者，百合地黄汤主之。

四、中风历节病脉证并治第五

1. 寸口脉浮而紧，紧则为寒，浮则为虚，寒虚相搏，邪在皮肤；浮者血虚，络脉空虚；贼邪不泻，或左或右；邪气反缓，正气即急，正气引邪，喎僻不遂。

邪在于络，肌肤不仁；邪在于经，即重不胜；邪入于腑，即不识人；邪入于脏，舌即难言，口吐涎。

2. 诸肢节疼痛，身体魁羸，脚

肿如脱，头眩短气，温温欲吐，桂枝芍药知母汤主之。

五、血痹虚劳病脉证并治第六

1. 血痹阴阳俱微，寸口关上微，尺中小紧，外证身体不仁，如风痹状，黄芪桂枝五物汤主之。

2. 夫失精家，少腹弦急，阴头寒，目眩（一作目眶痛）发落，脉极虚芤迟，为清谷、亡血、失精。脉得诸芤动微紧，男子失精，女子梦交，桂枝加龙骨牡蛎汤主之。

六、肺痿肺痈咳嗽上气病脉证治第七

1. 大逆上气，咽喉不利，止逆下气者，麦门冬汤主之。

2. 肺胀，咳而上气，烦躁而喘，脉浮者，心下有水，小青龙加石膏汤主之。

七、胸痹心痛短气病脉证治第九

1. 师曰：夫脉当取太过不及，阳微阴弦，即胸痹而痛，所以然者，责其极虚也。今阳虚知在上焦，所以胸痹、心痛者，以其阴弦故也。

2. 胸痹之病，喘息咳唾，胸背痛，短气，寸口脉沉而迟，关上小紧数，栝蒌薤白白酒汤主之。

八、腹满寒疝宿食病脉证治第十

病腹满，发热十日，脉浮而数，饮食如故，厚朴七物汤主之。

九、五脏风寒积聚病脉证并治第十一

肾着之病，其人身体重，腰中冷，如坐水中，形如水状，反不渴，小便自利，饮食如故，病属下焦，身劳汗出，衣（一作表）里冷湿，久久得之，腰以下冷痛，腹重如带五千钱，甘姜苓术汤主之。

十、痰饮咳嗽病脉证并治第十二

1. 问曰：四饮何以为异？师曰：其人素盛今瘦，水走肠间，沥沥有声，谓之痰饮；饮后水流在胁下，咳唾引痛，谓之悬饮；饮水流行，归于四肢，当汗出而不汗出，身体重，谓之溢饮；咳逆倚息，短气不得卧，其形如肿，谓之支饮。

2. 心下有痰饮，胸胁支满，目眩，苓桂术甘汤主之。

十一、消渴小便不利淋病脉证并治第十三

男子消渴，小便反多，以饮一斗，小便一斗，肾气丸主之。

十二、水气病脉证并治第十四

1. 师曰：病有风水、有皮水、有正水、有石水、有黄汗。风水，其脉自浮，外证骨节疼痛，恶风；皮水，其脉亦浮，外证胕肿，按之没指，不恶风，其腹如鼓，不渴，当发其汗；正水，其脉沉迟，外证自喘；石水，其脉自沉，外证腹满不喘；黄汗，其脉沉迟，身发热，胸满，四肢头面肿，久不愈，必致痈脓。

2. 师曰：诸有水者，腰以下肿，当利小便；腰以上肿，当发汗乃愈。

3. 风水恶风，一身悉肿，脉浮不渴，续自汗出，无大热，越婢汤主之。

十三、黄疸病脉证并治第十五

寸口脉浮而缓，浮则为风，缓则为痹，痹非中风，四肢苦烦，脾色必黄，瘀热以行。

十四、呕吐哕下利病脉证治第十七

呕而肠鸣，心下痞者，半夏泻心汤主之。

经典

十五、妇人妊娠病脉证并治第二十

1. 妇人宿有癥病，经断未及三月，而得漏下不止，胎动在脐上者，为癥痼害。妊娠六月动者，前三月经水利时，胎也。下血者，后断三月，衃也。所以血不止者，其癥不去故也，当下其癥，桂枝茯苓丸主之。

2. 妇人怀妊，腹中㽲痛，当归芍药散主之。

十六、妇人产后病脉证治第二十一

问曰：新产妇人有三病，一者病痉，二者病郁冒，三者大便难，何谓也？师曰：新产血虚，多汗出，喜中风，故令病痉；亡血复汗，寒多，故令郁冒；亡津液，胃燥，故大便难。

十七、妇人杂病脉证并治第二十二

1. 妇人咽中如有炙脔，半夏厚朴汤主之。

2. 妇人脏躁，喜悲伤欲哭，象如神灵所作，数欠伸，甘麦大枣汤主之。

第四单元　温病学

一、温热论

1. 温邪上受，首先犯肺，逆传心包。肺主气属卫，心主血属营，辨营卫气血虽与伤寒同，若论治法，则与伤寒大异也。盖伤寒之邪留恋在表，然后化热入里，温邪则热变最速，未传心包，邪尚在肺。肺合皮毛而主气，故云在表。初用辛凉轻剂。挟风加薄荷、牛蒡之属，挟湿加芦根、滑石之流。或透风于热外，或渗湿于

热下，不与热相搏，势必孤矣。

3. 不尔，风挟温热而燥生，清窍必干，谓水主之气不能上荣，两阳相劫也。湿与温合，蒸郁而蒙蔽于上，清窍为之壅塞，浊邪害清也。其病有类伤寒，验之之法，伤寒多有变证；温热虽久，总在一经为辨。

4. 前言辛凉散风，甘淡祛湿，若病仍不解，是渐欲入营也。营分受热，则血液受劫，心神不安，夜甚无寐，或斑点隐隐，即撤去气药。如从风热陷入者，用犀角、竹叶之属；如从湿热陷入者，犀角、花露之品，参入凉血清热方中。若加银翘、大便不通，金汁亦可加入。老年及平素有寒者，以人中黄代之，急速透斑为要。

5. 若斑出热不解者，胃津亡也，主以甘寒，重则如玉女煎，轻则如梨皮、蔗浆之类。或其人肾水素亏，虽未及下焦，先自彷徨矣，必验之于舌，如甘寒之中加入咸寒，务在先安未受邪之地，恐其陷入易易耳。

6. 若其邪始终在气分流连者，可冀其战汗透邪，法宜益胃，令邪与汗并，热达腠开，邪从汗出。解后胃气空虚，当肤冷一昼夜，待气还自温暖如常矣。盖战汗而解，邪退正虚，阳从汗泄，故渐肤冷，未必即成脱证。此时宜令病者安舒静卧，以养阳气来复；旁人切勿惊惶，频频呼唤，扰其元神，使其烦躁。但诊其脉，若虚软和缓，虽倦卧不语，汗出肤冷，却非脱证；若脉急疾，躁扰不卧，肤冷汗出，便为气脱之证矣。更有邪盛正虚，不能一战而解，停一二日再战汗而愈者，不可不知。

再论气病有不传血分，而邪留三焦，亦如伤寒中少阳病也。彼则和解表里之半，此则分消上下之势，随证变法，如近杏、朴、苓等类，或如温胆汤之走泄。因其仍在气分，犹可望其战汗之门户，转

8. 大凡看法，卫之后方言气，营之后方言血。在卫汗之可也，到气方可清气，入营犹可透热转气，如犀角、玄参、羚羊角等物，入血就恐耗血动血，直须凉血散血，如生地、丹皮、阿胶、赤芍等物。否则，前后不循缓急之法，虑其动手便错，反致贻误矣。

9. 且吾吴湿邪害人最广，如面色白者，须要顾其阳气，湿胜则阳微也，法应清凉，然到十分之六七，既不可过于寒凉，恐成功反弃，何以故耶？湿热一去，阳亦衰微也；面色苍者，须要顾其津液，清凉到十分之六七，往往热减身寒者，不可就云虚寒，而投补剂，恐炉烟虽熄，灰中有火也，须细察精详，方少少与之，慎不可直率而往也。又有酒客里湿素盛，外邪入里，里湿为合。在阳旺之躯，胃湿恒多；在阴盛之体，脾湿亦不少，然其化热则一。热病救阴犹易，通阳最难，救阴不在血，而在津与汗，通阳不在温，而在利小便，然较之杂证，则有不同也。

10. 再论三焦不得从外解，必致成里结。里结于何，在阳明胃与肠也。亦须用下法，不可以气血之分，就不可用下。但伤寒邪热在里，劫烁津液，下之宜猛；此多湿邪内搏，下之宜轻。伤寒大便溏为邪已尽，不可再下；湿温病大便溏为邪未尽，必大便硬，慎不可再攻也，以粪燥为无湿矣。

二、湿热病篇

1. 湿热证，始恶寒，后但热不寒，汗出胸痞，舌白，口渴不引饮。

2. 湿热证，恶寒无汗，身重头痛，湿在表分。宜藿香、香薷、羌活、苍术皮、薄荷、牛蒡子等味。头不痛者，去羌活。

3. 湿热证，恶寒发热，身重，关节疼痛，湿在肌肉，不为汗解。宜滑石、大豆黄卷、茯苓皮、苍术皮、藿香叶、鲜荷叶、白通草、桔梗等味。

4. 湿热证，寒热如疟，湿热阻遏膜原，宜柴胡、厚朴、槟榔、草果、藿香、苍术、半夏、干菖蒲、六一散等味。

5. 湿热证，数日后脘中微闷，知饥不食，湿邪蒙绕三焦。宜藿香叶、薄荷叶、鲜荷叶、枇杷叶、佩兰叶、芦尖、冬瓜仁等味。

6. 湿热证，初起发热，汗出胸痞，口渴舌白，湿伏中焦。宜藿香叶、蔻仁、杏仁、枳壳、桔梗、郁金、苍术、厚朴、草果、半夏、干菖蒲、佩兰叶、六一散等味。

7. 湿热证，舌根白，舌尖红，湿渐化热，余湿犹滞。宜辛泄佐清热，如蔻仁、半夏、干菖蒲、大豆黄卷、连翘、绿豆衣、六一散等味。

三、温病条辨

1. 温病者：有风温、有温热、有温疫、有温毒、有暑温、有湿温、有秋燥、有冬温、有温疟。

2. 太阴风温、温热、温疫、冬温，初起恶风寒者，桂枝汤主之；但热不恶寒而渴者，辛凉平剂银翘散主之。温毒、暑温、湿温、温疟，不在此例。

3. 太阴温病，血从上溢者，犀角地黄汤合银翘散主之。有中焦病者，以中焦法治之。若吐粉红血水者，死不治；血从上溢，脉七八至以上，面反黑者，死不治；可用清络育阴法。

4. 太阴温病，寸脉大，舌绛而干，法当渴，今反不渴者，热在营中也，清营汤去黄连主之。

5. 邪入心包，舌蹇肢厥，牛黄丸主之，紫雪丹亦主之。

6. 头痛恶寒，身重疼痛，舌白不渴，脉弦细而濡，面色淡黄，胸

闷不饥，午后身热，状若阴虚，病难速已，名曰湿温。汗之则神昏耳聋，甚则目瞑不欲言；下之则洞泄；润之则病深不解。长夏深秋冬日同法，三仁汤主之。

7.面目俱赤，语声重浊，呼吸俱粗，大便闭，小便涩，舌苔老黄，甚则黑有芒刺，但恶热，不恶寒，日晡益甚者，传至中焦，阳明温病也。脉浮洪躁甚者，白虎汤主之；脉沉数有力，甚则脉体反小而实者，大承气汤主之。暑温、湿温、温疟，不在此例。

8.阳明温病，下之不通，其证有五：应下失下，正虚不能运药，不运药者死，新加黄龙汤主之。喘促不宁，痰涎壅滞，右寸实大，肺气不降者，宣白承气汤主之。左尺牢坚，小便赤痛，时烦渴甚，导赤承气汤主之。邪闭心包，神昏舌短，内窍不通，饮不解渴者，牛黄承气汤主之。津液不足，无水舟停者，间服增液，再不下者，增液承气汤主之。

9.阳明温病，无汗，实证未剧，不可下。小便不利者，甘苦合化，冬地三黄汤主之。

10.风温、温热、温疫、温毒、冬温，邪在阳明久羁，或已下，或未下，身热面赤，口干舌燥，甚则齿黑唇裂，脉沉实者，仍可下之；脉虚大，手足心热甚于手足背者，加减复脉汤主之。

11.少阴温病，真阴欲竭，壮火复炽，心中烦，不得卧者，黄连阿胶汤主之。

12.夜热早凉，热退无汗，热自阴来者，青蒿鳖甲汤主之。

13.治外感如将（兵贵神速，机圆法活，祛邪务尽，善后务细，盖早平一日，则人少受一日之害）；治内伤如相（坐镇从容，神机默运，无功可言，无德可见，而人登寿域）。治上焦如羽（非轻不举）；治中焦如衡（非平不安）；治下焦如权（非重不沉）。

中西医结合内科学

第一单元　呼吸系统疾病

一、急性上呼吸道感染

1. 西医病因与发病机制

（1）病因：70%～80% 由病毒感染引起，20%～30% 由细菌感染引起。

（2）病机：人体在受凉、淋雨或过度疲劳等因素影响下，呼吸道局部防御功能处于低下状态，导致原有的病毒或细菌迅速繁殖。病毒和细菌等也可通过飞沫传播，或由接触鼻、咽、眼结膜表面的分泌物而经手传播。发病与年龄、体质及环境密切相关，尤其是老幼体弱或有慢性呼吸道疾病者更易罹患。

2. 实验室检查

血液检查：因多为病毒感染，白细胞计数正常或偏低，伴淋巴细胞比例升高。细菌感染者，可有白细胞计数与中性粒细胞增多和核左移现象。

3. 诊断

根据鼻咽部症状和体征，结合周围血象和阴性的胸部X线检查可作出临床诊断。特殊情况下可进行细菌培养和病毒分离，或病毒血清学检查等确定病原体。

4. 西医治疗

①对症治疗：发热、头痛、肢体酸痛者，可给予解热镇痛药。②抗感染治疗：如有继发细菌感染者，可选择抗菌药物治疗。③抗病毒治疗：对无发热、免疫功能正常、发病不超过2天的患者一般无需应用抗病毒药物。对于免疫缺陷病人，可早期常规使用。

5. 中医辨证论治

（1）风寒束表证

【证候】恶寒重，发热轻，无汗，头痛，肢体酸痛，鼻塞声重，喷嚏，时流清涕，喉痒，咳嗽，口不渴或喜热饮，舌苔薄白而润，脉浮或浮紧。

【治疗】辛温解表——荆防败毒散加减。

（2）风热犯表证

【证候】身热较著，微恶风寒，汗出不畅，头胀痛，目胀，鼻塞，流浊涕，口干而渴，咳嗽，痰黄黏稠，咽燥，或咽喉肿痛，舌苔薄白微黄，舌尖红，脉浮数。

【治疗】辛凉解表——银翘散或葱豉桔梗汤加减。

（3）暑湿伤表证

【证候】身热，微恶风，汗少，肢体酸重或疼痛，头昏重胀痛，咳嗽痰黏，鼻流浊涕，心烦口渴，渴不多饮，口中黏腻，胸脘痞闷，泛恶，小便短赤，舌苔黄而腻，脉濡数。

【治疗】清暑祛湿解表——新加香薷饮加减。

二、急性支气管炎

1. 临床表现

（1）症状：起病较急，通常全身症状较轻，可有发热。初为干咳或有少量黏液痰，随后痰量增多，咳嗽加剧，偶伴血痰。咳嗽、咳痰可延续2～3周，如迁延不愈，可演变成慢性支气管炎。

（2）体征：查体可无明显阳性表现；也可以在两肺闻及散在干、湿啰音，或伴哮鸣音，部位不固定，

咳嗽后可减少或消失。

2. 实验室检查及其他检查

（1）血常规检查：白细胞计数可正常。细菌感染时白细胞升高，或伴有中性粒细胞比例增加，血沉加快。

（2）痰培养：可见致病菌。

（3）X线检查：大多数正常或见肺纹理增粗。

3. 中医辨证论治

（1）风寒袭肺证

【证候】咳嗽初起，声重气急，咽痒，痰稀色白，多伴有头痛鼻塞，流清涕，骨节酸痛，恶寒，或有发热，无汗等表证，舌苔薄白，脉浮或浮紧。

【治疗】疏风散寒，宣肺止咳——三拗汤合止嗽散加减。

（2）风热犯肺证

【证候】咳嗽频作，咳声粗亢，或咳声嘎哑，咳痰黏稠或稠黄，咳时汗出，常伴鼻流黄涕，头痛口渴，喉燥咽痛，或有发热、微恶风寒等表证，舌苔薄黄，脉浮数或浮滑。

【治疗】疏风清热，宣肺止咳——桑菊饮加减。

（3）燥热伤肺证

【证候】咳嗽新起，咳声嘶哑，干咳无痰或痰少黏稠难出，或黏连成丝，或见唇胸痛，多伴有鼻燥咽干、恶风发热、头痛等表证，舌尖红，苔黄黄而干，脉浮数或小数。

【治疗】疏风润燥，清肺止咳——桑杏汤加减。

（4）凉燥伤肺证

【证候】干咳，痰少或无痰，咽干鼻燥，兼有头痛，恶寒，发热，无汗，苔薄白而干，脉浮紧。

【治疗】轻宣凉燥，润肺止咳——杏苏散加减。

三、慢性支气管炎

1. 西医病因

（1）吸烟是最重要的环境发病因素。

（2）职业粉尘和化学物质接触。

（3）空气污染。

（4）感染因素：感染是慢性支气管炎发生发展的重要因素，主要为病毒和细菌感染。

2. 临床表现

（1）症状：咳嗽、咳痰、喘息。

（2）体征：急性发作期在背底部可闻及湿性和（或）干性啰音。喘息性支气管炎在咳嗽或深吸气后可闻及哮鸣音，发作时可闻及广泛的湿啰音和哮鸣音。

3. 实验室检查及其他检查

（1）X线检查：早期可无异常，反复发作者表现为肺纹理增粗、紊乱，呈网状或条索状、斑点状阴影，以双下肺部明显。

（2）呼吸功能检查：早期无异常；如有小气道阻塞时，最大呼气流速容量曲线在75%和50%肺容量时流量明显降低。

（3）血液检查：细菌感染时可出现白细胞计数和（或）中性粒细胞增高。

（4）痰液检查：痰培养可发现致病菌。

4. 诊断　依据咳嗽、咳痰或伴有喘息，每年发病持续3个月，连续2年或2年以上，除外其有咳嗽、咳痰、喘息症状的其他疾病，即可诊断。

5. 西医治疗　控制感染，镇咳祛痰，解痉平喘。

6. 中医辨证论治

（1）实证（多见于急性加重期）

①风寒犯肺证

【证候】咳喘气急，胸部胀闷，痰白量多，伴有恶寒或发热，无汗，口不渴，舌苔薄而滑，脉浮紧。

【治疗】宣肺散寒，化痰止咳——三拗汤合止嗽散加减。

②风热犯肺证

【证候】咳嗽频剧，气粗或咳

声嘶哑，痰黄黏稠难出，胸痛烦闷，伴有鼻流清涕，身热汗出，口渴，便秘，尿黄，舌苔薄黄，脉浮或滑数。

【治疗】清热解表，止咳平喘——麻杏石甘汤加减。

③痰浊阻肺证

【证候】咳嗽，咳声重浊，痰多色白而黏，胸满窒闷，纳呆，口黏不渴，甚或呕恶，舌苔厚腻色白，脉滑。

【治疗】燥湿化痰，降气止咳——二陈汤合三子养亲汤加减。

④痰热郁肺证

【证候】咳嗽，喘息气促，胸中烦闷胀痛，痰多色黄黏稠，咳吐不爽，或痰中带血，渴喜冷饮，面红咽干，尿赤便秘，苔黄腻，脉滑数。

【治疗】清热化痰，宣肺止咳——清金化痰汤加减。

⑤寒饮伏肺证

【证候】咳嗽，喘逆不得卧，咳吐清稀白沫痰，量多，遇冷空气刺激加重，甚至面浮肢肿，常兼恶寒肢冷，微热，小便不利，舌苔白滑或白腻，脉弦紧。

【治疗】温肺化饮，散寒止咳——小青龙汤加减。

（2）虚证（多见于缓解期及慢性迁延期）

①肺气虚证

【证候】咳嗽气短，痰涎清稀，反复易感，倦怠懒言，声低气怯，面色㿠白，自汗畏风，舌淡苔白，脉细弱。

【治疗】补肺益气，化痰止咳——补肺汤加减。

②肺脾气虚证

【证候】咳嗽气短，倦怠乏力，咳痰量多易出，食后腹胀，便溏或食后即便，舌体胖边有齿痕，舌苔薄白或薄白腻，脉细弱。

【治疗】补肺健脾，止咳化痰——补肺汤合补中益气汤加减。

③肺肾阴两虚证

【证候】咳喘气促，动则尤甚，痰黏量少难咳，伴口咽发干，潮热盗汗，面亦心烦，手足心热，腰酸耳鸣，舌红，苔薄黄，脉细弱。

【治疗】滋阴补肾，润肺止咳——沙参麦冬汤合六味地黄丸加减。

四、慢性阻塞性肺疾病

1. 西医病因、发病机制与病理

（1）病因：与慢性支气管炎相似。

（2）发病机制：包括炎症机制、蛋白酶—抗蛋白酶失衡机制、氧化应激机制和其他机制（如自主神经功能失调、营养不良、气温变化等）。

（3）病理：慢性阻塞性肺疾病（COPD）的病理改变主要表现为慢性支气管炎及肺气肿的病理变化。肺气肿是指肺部终末细支气管远端气腔出现异常持久的扩张，并伴有肺泡和细支气管的破坏，而无明显的肺纤维化。

2. 临床表现与并发症

（1）临床表现：COPD起病缓慢，病程较长，患者多有慢性支气管炎等病史，每因外邪侵袭而诱发。

①症状：咳嗽、咳痰、喘息或呼吸困难（典型症状）。

②体征

视诊：桶状胸，呼吸变浅，频率增快，严重者可有缩唇呼吸等。

触诊：双侧语颤减弱。

叩诊：肺部过清音，心浊音界缩小，肺下界和肝浊音界下降。

听诊：呼吸音减弱，呼气延长，部分患者可闻及湿啰音和（或）干啰音。

（2）并发症：①慢性呼吸衰竭。②自发性气胸。③慢性肺源性心脏病。

3. 实验室检查及其他检查

（1）肺功能检查：是判断持续气流受限的主要客观指标。

（2）胸部X线检查：可出现肺气肿改变。X线胸片改变对COPD诊断的特异性不高。

（3）胸部CT检查：CT检查可见慢阻肺小气道病变的表现、肺气肿的表现，以及并发症的表现。

（4）血气分析：对确定发生低氧血症、高碳酸血症、酸碱平衡失调，以及判断呼吸衰竭的类型有重要价值。

4. 诊断

肺功能检查确定持续气流受限是慢阻肺诊断的必备条件；吸入支气管扩张剂后，$FEV_1/FVC < 70\%$ 为确定存在持续气流受限的界限。

5. 西医治疗

（1）急性加重期

1）支气管舒张药：包括短期按需应用以暂时缓解症状和长期规则应用以减轻症状。

①β_2受体激动剂：主要有沙丁胺醇气雾剂，每次 $100 \sim 200\mu g$（$1 \sim 2$ 喷），定量吸入，疗效持续 $4 \sim 5$ 小时，每 24 小时不超过 $8 \sim 12$ 喷。特布他林气雾剂亦有同样作用，可缓解症状。此外，尚有沙美特罗、福莫特罗等长效 β 受体激动剂，每日仅需吸入 2 次。

②抗胆碱能药：是治疗COPD常用的药物。主要为异丙托溴铵气雾剂，定量吸入，起效较沙丁胺醇慢，持续 $6 \sim 8$ 小时，每次 $40 \sim 80\mu g$，每日 $3 \sim 4$ 次。长效抗胆碱药有噻托溴铵，选择性作用于 M_1、M_3 受体，每次吸入 $18\mu g$，每日 1 次。

③茶碱类：茶碱缓释或控释片 $0.2g$，口服，每 12 小时 1 次；氨茶碱 $0.1g$，口服，每日 3 次。

有严重喘息症状者可给予较大剂量雾化吸入治疗，如应用沙丁胺醇 $500\mu g$，或异丙托溴铵 $500\mu g$，或沙丁胺醇 $1000\mu g$+异丙托溴铵 $250 \sim 500\mu g$，通过小型雾化器给患者吸入治疗以缓解症状。

2）持续低流量吸氧：发生低氧血症者可鼻导管吸氧，或通过文丘里（Venturi）面罩吸氧。鼻导管给氧时，吸入的氧浓度与给氧流量有关，估算公式为吸入氧浓度（%）=21+4×氧流量（L/min）。一般吸入氧浓度为 28%～30%，应避免吸入氧浓度过高抑制呼吸中枢而引起二氧化碳潴留。

3）控制感染：抗生素选择，应依据患者所在地常见病原菌类型及药物敏感情况。如给予 β 内酰胺类或 /β 内酰胺酶抑制剂、第二代头孢菌素、大环内酯类或喹诺酮类。门诊可用阿莫西林克拉维酸 $1 \sim 2$ 片，每 12 小时 1 次；头孢唑肟 $0.25g$，口服，每日 2 次；头孢呋辛 $0.5g$，口服，每日 2 次；左氧氟沙星 $0.2g$，口服，每日 2 次；莫西沙星或加替沙星 $0.4g$，口服，每日 1 次。较重者可应用第三代头孢菌素，如头孢曲松钠 $2g$ 加于 0.9% 氯化钠注射液中静脉滴注，每日 1 次。住院患者应根据疾病严重程度、细菌培养及药敏试验结果选择抗生素，给药一般采取静脉滴注。

4）糖皮质激素：对需住院治疗的急性加重期患者可考虑口服泼尼松龙 $30 \sim 40mg/d$，也可静脉给予甲泼尼龙 $40 \sim 80mg$，每日 1 次，连续 $5 \sim 7$ 日。

5）祛痰剂：溴己新 $8 \sim 16mg$，口服，每日 3 次；或盐酸氨溴索 $30mg$，口服，每日 3 次，酌情选用。

如患者有呼吸衰竭、肺源性心脏病、心力衰竭等，具体治疗方法可参阅有关章节治疗内容。

（2）稳定期治疗

COPD 稳定期初始药物治疗（2019 年慢性阻塞性肺疾病全球倡议，GOLD）

		D组 LAMA 或 LAMA+长效β2受体激动剂（LABA）*或吸入糖皮质激素（ICS）+LABA**
≥2次中度急性加重或≥1次导致住院的急性加重	C组 长效抗胆碱能药物（LAMA）	
0次或1次中度急性加重（未导致住院）	A组 一种长效支气管扩张剂	B组 LABA 或 LAMA
	改良版英国医学研究会呼吸问卷（mMRC）评分 0～1 分，慢阻肺评估测试（CAT）评分＜10 分	mMRC 评分 ≥2 分，CAT 评分 ≥10 分

注：*临床症状明显，CAT 评分＞20 分；**若嗜酸性粒细胞（EOs）≥30/μL。

1）支气管舒张药：药物同急性加重期。

2）祛痰药：对痰不易咳出者可应用。常用药物有盐酸氨溴索 30mg，口服，每日 3 次；N-乙酰半胱氨酸 0.2g，口服，每日 3 次；或羧甲司坦 0.5g，口服，每日 3 次；稀化黏素 0.3g，口服，每日 3 次。

3）糖皮质激素：有研究显示长期吸入糖皮质激素与长效β2受体激动剂联合制剂，可增加运动耐量，减少急性加重发作频率，提高生活质量，改善肺功能。目前常用剂型有沙美特罗加氟替卡松、福莫特罗加布地奈德。适于 D 组患者。

4）长期家庭氧疗（LTOT）：对

COPD 并发慢性呼吸衰竭者可提高生活质量和生存率。LTOT 指征：① PaO₂ ≤ 55mmHg 或 SaO₂ ≤ 88%，有或没有高碳酸血症。② PaO₂ 55～60mmHg 或 SaO₂＜89%，并有肺动脉高压、心力衰竭水肿或红细胞增多症（血细胞比容＞0.55）。一般用鼻导管吸氧，氧流量为 1.0～2.0L/min，吸氧时间 10～15h/d。目的是使患者在静息状态下，达到 PaO₂ ≥ 60mmHg 和（或）使 SaO₂ 升至 90%。

6. 中医辨证论治

（1）外寒内饮证

【证候】咳嗽气喘不得卧，气短气急，咳痰稀白量多，呈泡沫状，胸部胀满，口干不欲饮，面色青暗，周身酸楚，头痛，恶寒，无汗，舌体胖大，舌质暗淡，苔白滑，脉浮紧。

【治疗】温肺散寒，解表化饮——小青龙汤加减。

（2）痰热郁肺证

【证候】咳逆喘息气粗，烦躁胸满，咳黄白白，黏稠难咳，或身热微恶寒，有汗不多，渴黄便干，口渴，舌红，苔黄或黄腻，脉数或滑数。

【治疗】清肺化痰，降逆平喘——越婢加半夏汤或桑白皮汤加减。

（3）痰浊壅肺证

【证候】咳喘痰多，色白黏腻，短气喘息，稍劳即著，脘痞腹胀，倦怠乏力，舌质偏淡，苔薄腻或浊腻，脉滑。

【治疗】健脾化痰，降气平喘——三子养亲汤合二陈汤加减。

（4）肺脾气虚证

【证候】咳喘日久，气短，痰多稀白，胸闷腹胀，倦怠懒言，面色㿠白，食少便溏，舌淡苔白，脉细弱。

【治疗】补肺健脾，益气平

喘——补肺汤合四君子汤加减。

（5）肺肾两虚证

【证候】呼吸浅短难续，动则喘促更甚，声低气怯，咳痰，痰白如沫，咳吐不利，胸闷，心悸，形寒汗出，或腰膝酸软，小便清长，或尿有余沥，舌质淡或紫暗，脉沉细无力或代无。

【治疗】补肺益肾，降气平喘——平喘固本汤合补肺汤加减。

五、支气管哮喘

1. 西医病因与发病机制

（1）病因：具有哮喘易感基因的人群发病与否受环境因素的影响较大。

（2）发病机制：免疫-炎症反应、气道高反应性及神经机制等因素相互作用，而气道炎症是目前公认的最重要的发病机制。

2. 中医病因病机

宿痰内伏于肺，复感外邪、饮食、情志、劳倦等，诱动内伏之宿痰，致痰阻气道，痰饮气升，气因痰阻，壅塞气道，壅遏肺气，肺气上逆，气机不利而发病。

本病病位在肺，与脾、肾、肝、心密切相关。其病性属本虚标实。病理因素以痰为主。哮喘反复发作，寒痰伤及肾阳，痰热耗灼肺肾之阴，由实转虚，严重者易发生"喘脱"之危候。

3. 临床表现

（1）症状：本病呈发作性。典型的支气管哮喘，发作前有先兆症状，如打喷嚏、流涕、鼻痒、咳嗽、胸闷等，发作时患者突感胸闷窒息、咳嗽，迅即出现伴有哮鸣音的呼气性呼吸困难，严重者被迫采取坐位或呈端坐呼吸，甚则出现发绀、烦躁汗出。临床症状可持续数分钟或数小时自行或用支气管扩张剂治疗后缓解，具有在夜间及凌晨发作或加重的特点。

（2）体征：哮喘发作时胸部呈过度充气状态，有"三凹征"，双肺广泛哮鸣音，呼气音延长。但在轻度哮喘或哮喘严重发作时，哮鸣音可不出现。心率增快、奇脉、胸腹反常运动和发绀出现在严重哮喘患者中。

4. 实验室检查及其他检查

（1）痰液检查：嗜酸性粒细胞增多。

（2）肺功能检查

1）通气功能检测。

2）支气管激发试验（BPT）：激发试验适用于在预计值70%以上的患者。吸入激发剂（如组胺、醋甲胆碱）后通气功能下降，气道阻力增加。FEV_1下降 ≥ 20%（指在设定的激发剂量范围内），为激发试验阳性。

3）支气管舒张试验（BDT）：舒张试验阳性诊断标准是 FEV_1 较用药前增加12%或以上，且其绝对值增加200mL或以上。

4）PEF及其变异率的测定：PEF可反映气道功能的变化。哮喘发作时PEF下降。若PEF平均每日昼夜变异率 > 10%，或PEF周变异率 > 20%，可以考虑诊断为支气管哮喘。

（3）动脉血气分析：哮喘发作严重时可有缺氧，动脉血氧分压（PaO_2）降低，二氧化碳分压（$PaCO_2$）下降，pH上升而呈呼吸性碱中毒。哮喘持续状态，气道阻塞，不仅缺氧，动脉血氧分压下降，还可伴二氧化碳潴留，出现呼吸性酸中毒。如缺氧明显，可合并代谢性酸中毒。

5. 诊断

诊断标准：①反复发作喘息、呼吸困难、胸闷或咳嗽，多与接触变应原、冷空气、物理及化学性刺激，或病毒性上呼吸道感染、运动等有关。②发作时在双肺可闻及散在或弥漫性、以呼气相为

主的哮鸣音，呼气相延长。③上述症状和体征可经治疗缓解或自行缓解。④除外其他疾病所引起的喘息、胸闷和咳嗽。⑤症状不典型者（如无明显喘息或体征）应至少具备以下一项试验阳性：支气管激发试验或运动激发试验阳性；支气管扩张试验阳性，FEV增加≥12%，且其绝对值增加≥200mL；呼气流量峰值（PEF）每日昼夜（或2周）变异率≥20%。

符合1～4条或4、5条者，可以诊断为哮喘。

6. 西医治疗与控制水平分级

（1）立即脱离变应原是防治哮喘最有效的方法。

（2）药物治疗

1）支气管扩张剂

①β_2受体激动剂：吸入短效β_2受体激动剂是缓解轻至中度急性哮喘症状的首选药物。

②茶碱类：具有舒张支气管平滑肌的作用，并具有强心、利尿、扩张冠状动脉、兴奋呼吸中枢和呼吸肌等作用。

③抗胆碱药物：其与β_2受体激动剂联合吸入具有协同作用，尤其适用于夜间哮喘。

2）抗炎药

①激素：是最有效的控制气道炎症的药物。其给药途径包括吸入、口服和静脉应用等。

a. 吸入剂：吸入治疗是长期治疗哮喘的首选方法。

b. 口服剂：如泼尼松、泼尼松龙。用于吸入糖皮质激素无效或需要短期加强的患者，可大剂量短疗程（每日30～60mg）应用。

c. 静脉用药：适用于严重哮喘发作时，应及早应用琥珀酸氢化可的松（每日100～400mg），注射后4～6小时起作用，亦可用地塞米松（每日10～30mg）。

②色甘酸钠：为非激素类吸入性抗炎药。

③其他药物：白三烯受体拮抗剂，如扎鲁司特20mg，每日2次；或孟鲁司特10mg，每日1次，可作为轻度哮喘的替代治疗药物和中重度哮喘的联合治疗用药。第二代抗组胺药物（H_1受体拮抗剂）酮替酚、阿司咪唑、特非那定、氯雷他定，在哮喘治疗中的作用较弱，可用于伴有变应性鼻炎哮喘患者的治疗。

（3）急性发作期的治疗：支气管哮喘急性发作的治疗目标是尽快缓解气道痉挛，纠正低氧血症，恢复肺功能，预防进一步恶化或再次发作，防治并发症。

1）轻度：经MDI吸入SABA，在第1小时内每20分钟吸入1～2喷。随后轻度急性时可调整为第3～4小时吸入1～2喷。效果不佳时可加缓释茶碱片，或加用短效抗胆碱药物气雾剂吸入。

2）中度：吸入SABA（常用雾化吸入），第1小时内可持续雾化吸入。联合应用雾化吸入短效抗胆碱药、激素混悬液，也可联合静脉注射茶碱类。如果治疗效果欠佳，尤其是在控制性药物治疗的基础上发生的急性发作，应尽早口服激素，同时吸氧。

3）重度至危重度：持续雾化吸入SABA，联合雾化吸入短效抗胆碱药、激素混悬液及静脉应用茶碱类药物，吸氧。尽早静脉应用激素，待病情得到控制和缓解后改为口服给药。注意维持水、电解质平衡，纠正酸碱失衡，当pH＜7.20且合并代谢性酸中毒时，应适当补碱。经过上述治疗，临床症状和肺功能无改善甚至继续恶化，应及时给予机械通气治疗，其指征主要包括：呼吸肌疲劳、$PaCO_2$≥45mmHg、意识改变（需进行有创机械通气）。此外，应预防呼吸道感染等。

中西内

对所有急性发作的患者都要制订个体化的长期治疗方案。

（4）慢性持续期的治疗：慢性持续期的治疗应在评估和监测患者哮喘控制水平的基础上，定期根据长期治疗分级方案作出调整，以维持患者的控制水平。

对哮喘患者进行健康教育、有效控制环境、避免诱发因素，要贯穿于整个哮喘治疗过程始终。对大多数未经治疗的持续性哮喘患者，初始治疗应从第2级方案开始，如果初始评估提示哮喘处于严重未控制，治疗应从第3级方案开始。从第2级到第5级的治疗方案中都有不同的哮喘控制药物可供选择。而在每一级中缓解药物都应按需使用，以迅速缓解哮喘症状。

当使用该级治疗方案不能够使哮喘得到控制，治疗方案应该升级直至哮喘控制为止。当达到哮喘控制之后并能够维持至少3个月以上，且肺功能恢复并维持平衡状态，可考虑减量方案。建议减量方案如下：①单独使用中至高剂量ICS的患者，将剂量减少50%。②单独使用低剂量ICS的患者可改为每日1次用药。③联合吸入ICS/LABA的患者，先将ICS剂量减少50%，继续使用联合治疗。当达到低剂量联合治疗时，可选择改为每日1次联合用药或停用LABA，单用ICS治疗。若患者使用最低剂量控制物物达到哮喘控制1年，并且哮喘症状不再发作，可考虑停用药物治疗。以上方案为基本原则，必须个体化，以最小量、最简单的组合、不良反应最小，达到最佳哮喘控制为原则。

（5）免疫疗法：包括特异性和非特异性两种，前者又称脱敏疗法。脱敏疗法即采用特异性变应原（如花粉、螨、细菌毛等）做定期反复皮下注射，剂量由低到高，以产生免疫耐受性，使患者脱敏。脱敏治疗可产生局部反应（皮肤红肿、瘙痒、皮疹等）、全身反应（包括荨麻疹、喉头水肿、支气管痉挛甚至过敏性休克），因此应在有抢救措施的医院进行。非特异性免疫疗法，如注射转移因子、卡介苗、疫苗等生物制品，以抑制变应原反应的过程，有一定的疗效。

7. 中医辨证论治

（1）发作期

①寒哮证

【证候】呼吸急促，喉中哮鸣有声，胸膈满闷如塞，咳不甚，咳吐不爽，痰稀薄色白，面色晦滞，口不渴或渴喜热饮，天冷或受寒易发，形寒畏冷，初起多兼恶寒、发热、头痛等表证，舌苔白滑，脉弦紧或浮紧。

【治疗】温肺散寒，化痰平喘——射干麻黄汤加减。

②热哮证

【证候】气粗息涌，咳呛阵作，喉中哮鸣，胸高胁胀，烦闷不安，汗出，口渴喜饮，面赤口苦，咳痰色黄或色白，黏浊稠厚，咳吐不利，舌质红，苔黄腻，脉滑数或弦滑。

【治疗】清热宣肺，化痰定喘——定喘汤加减。

③寒包热哮证

【证候】喉中哮鸣有声，胸膈烦闷，呼吸急促，喘咳气逆，咳痰不爽，痰黏色黄或黄白相兼，烦躁，发热，恶寒，无汗，身痛，口干欲饮，大便偏干，舌苔白腻，舌尖边红，脉弦紧。

【治疗】解表散寒，清化痰热——小青龙加石膏汤或厚朴麻黄汤加减。

④风痰哮证

【证候】喉中痰涎壅盛，声如拽锯，或鸣声如吹哨笛，喘急胸满，但坐不得卧，咳痰黏腻难出，或为白色泡沫痰液，无明显寒热倾向，面色青晦，起病多急，常倏忽来去，

发前自觉鼻、咽、眼、耳发痒，喷嚏、鼻塞、流涕、胸部憋塞，随之迅即发作，舌苔厚浊，脉滑实。

【治疗】祛风涤痰，降气平喘——三子养亲汤加味。

（2）缓解期

①肺虚证

【证候】喘促气短，语声低微，面色㿠白，自汗畏风，咳痰清稀色白，多因气候变化而诱发，发前喷嚏频作，鼻塞流清涕，舌淡苔白，脉细弱或虚大。

【治疗】补肺固卫——玉屏风散加减。

②脾虚证

【证候】倦怠无力，食少便溏，面色萎黄无华，痰多而黏，咳吐不爽，胸脘满闷，恶心纳呆，或食油腻易腹泻，每因饮食不当而诱发，舌质淡，苔白滑或腻，脉细弱。

【治疗】健脾化痰——六君子汤加减。

③肾虚证

【证候】平素喘息促气短，呼多吸少，动则为甚，形瘦神疲，心悸，腰酸腿软，劳累后等喘易发，或面色苍白，畏寒肢冷，自汗，舌淡苔白，脉质嫩，脉沉迟；或颧红，五心烦热，汗出黏浊，舌质淡胖嫩，舌红少苔，脉细数。

【治疗】补肾纳气——金匮肾气丸或七味都气丸加减。

六、肺炎

1. 概述 细菌性肺炎是最常见的肺炎，主要表现为寒战、高热、咳嗽、咳痰、胸痛、呼吸困难等。

2. 西医病因与病理

（1）病因

①细菌：见于感染肺炎链球菌、金黄色葡萄球菌、甲型溶血性链球菌、肺炎克雷白杆菌、流感嗜血杆菌、铜绿假单胞菌等引起。肺炎链球菌肺炎，约占社区获得性肺

炎的半数。葡萄球菌有凝固酶阳性和阴性两种，前者如金黄色葡萄球菌（简称金葡菌），后者如表皮葡萄球菌。毒素与酶是其主要致病物质。金葡菌是化脓性感染的主要原因。

②非典型病原体：如军团菌、支原体和衣原体等。

③病毒：病毒感染在呼吸道感染性疾病中比例较高，约占90%。

④真菌。

⑤其他病原体：如立克次体、弓形虫、寄生虫等。

（2）病理

①大叶性（肺泡性）肺炎：典型者表现为肺实质炎症，通常并不累及支气管。致病菌多为肺炎链球菌。病理改变有充血期、红色肝变期、灰色肝变期及消散期。

②小叶性（支气管性）肺炎：肺炎病原体经支气管侵入，引起细支气管、终末细支气管及肺泡的炎症，常继发于其他疾病。其病原体有肺炎链球菌、葡萄球菌、病毒、肺炎支原体及军团菌等。常可闻及湿性啰音，无实变的体征。

③间质性肺炎：以肺间质为主的炎症。

3. 临床表现

（1）细菌性肺炎

1）肺炎链球菌肺炎

①症状：发热、胸痛、咳铁锈色痰。

②体征：患者呈急性热性病容，口角或鼻周可出现单纯性疱疹，严重者可见气急、发绀。早期肺部无明显异常体征，仅有可闻及湿性啰音、叩诊轻度浊音、听诊呼吸音减低。肺实变时有叩诊呈浊音、听诊语颤增强和支气管呼吸音等典型体征。

2）葡萄球菌肺炎

①症状：常发生于免疫功能受损的患者。起病较急，寒战、高热，胸痛、咳嗽、咳脓痰，痰带血丝或呈粉红色乳状，进行性呼吸困难，

发绀。

②体征：早期可无体征；病情发展可出现两肺散在湿啰音；病变较大或融合时可有肺实变体征。

（2）肺炎支原体肺炎

①症状：起病较缓慢。症状主要为乏力、咽痛、头痛、咳嗽、发热、食欲不振、腹泻、肌痛、耳鸣等。咳嗽多为阵发性刺激性呛咳，咳少量黏液痰。

②体征：体格检查可见咽部充血，儿童偶可并发鼓膜炎或中耳炎、颈淋巴结肿大。胸部体格检查与肺部病变程度常不相称，可无明显体征。

（3）肺炎衣原体肺炎

①症状：起病多隐袭，早期表现为上呼吸道感染症状。通常症状较轻，发热，寒战，肌痛，干咳，非咽膜状性胸痛，头痛，周身不适、乏力，少有咯血。

②体征：体格检查肺部偶可闻及湿啰音，随肺炎病变加重湿啰音可变得明显。

（4）病毒性肺炎

①症状：好发于病毒性疾病流行季节。起病急骤，发热、头痛、全身酸痛、倦怠等较突出，常在急性流感症状尚未消退时，即出现咳嗽、少痰或白色黏液痰、咽痛等呼吸道症状。小儿或老年人易发生重症病毒性肺炎，表现为呼吸困难、发绀、嗜睡、精神萎靡，甚至发生休克、心力衰竭和呼吸衰竭等并发症，也可发生急性呼吸窘迫综合征。

②体征：本病常无显著的胸部体征，病情严重者有呼吸急速、心率增快、发绀、肺部干湿性啰音。

（5）肺念珠菌病

①症状：临床上有支气管炎、肺炎两种类型。

②体征：支气管炎型除偶可闻及肺部啰音外，可无特殊体征。肺炎型可闻及湿啰音。

4.实验室检查及其他检查

（1）周围血象检查：①细菌性肺炎：白细胞计数增高，以中性粒增加为主。②病毒性肺炎：淋巴细胞增多，血沉增快。③霉菌性肺炎：中性粒细胞偏高。

（2）病原体检查：①痰涂片：在抗菌药物使用前具有临床意义。②培养：可做痰、呼吸道分泌物及血培养，以鉴别和分离出致病菌株。

（3）X线检查。

5.诊断 病原菌检测是确诊各型肺炎的主要依据。肺炎严重性取决于三个主要因素：局部炎症程度、肺部炎症的播散和全身炎症反应程度。

6.西医治疗
尽早使用抗生素是感染性肺炎的首选治疗手段。一经诊断、留取痰标本后，即应开始经验性抗感染治疗。

（1）细菌性肺炎

①肺炎链球菌肺炎：首选青霉素G；对青霉素过敏者，或耐青霉素，或多重耐药菌株感染者，可用氟喹诺酮类、头孢噻肟或头孢曲松等药物；多重耐药菌株感染者可用万古霉素、替考拉宁、利奈唑胺等。

②葡萄球菌肺炎：金黄色葡萄球菌对青霉素G的耐药率已高达90%左右，因此可选用耐青霉素酶的半合成青霉素或头孢菌素治疗。

（2）肺炎支原体肺炎：大环内酯类抗菌药物为首选，如红霉素、罗红霉素和阿奇霉素。

（3）肺炎衣原体肺炎：首选红霉素，亦可选用多西环素或克拉霉素；

（4）病毒性肺炎：临床常用利巴韦林、阿昔洛韦。

（5）肺念珠菌病：轻症患者通过消除诱因病情能逐渐好转，病情严重者则应及时应用抗真菌药物，如氟康唑、两性霉素B。

7.中医辨证论治

（1）邪犯肺卫证

【证候】咳嗽，咳痰不爽，痰色白或黏稠色黄，发热重，恶寒轻，无汗或汗少，口微渴，头痛，鼻塞，舌边尖红，苔薄白或微黄，脉浮数。

【治疗】疏风清热，宣肺止咳——三拗汤或桑菊饮加减。

（2）痰热壅肺证

【证候】咳嗽，咳痰黄稠或咳ే 锈色痰，呼吸气促，高热不退，胸膈痞满，按之疼痛，口渴烦躁，小便黄赤，大便干燥，舌红苔黄，脉洪数或滑数。

【治疗】清热化痰，宽胸止咳——麻杏石甘汤合千金苇茎汤加减。

（3）热闭心包证

【证候】咳嗽气促，痰声辘辘，烦躁，神昏谵语，高热不退，甚则四肢厥冷，舌红绛，苔黄而干，脉细滑数。

【治疗】清热解毒，化痰开窍——清营汤加减。

（4）阴竭阳脱证

【证候】高热骤降，大汗肢冷，颜面苍白，呼吸急迫，四肢厥冷，唇甲青紫，神志恍惚，舌淡青紫，脉微欲绝。

【治疗】益气养阴，回阳固脱——生脉散合四逆汤加减。

（5）正虚邪恋证

【证候】干咳少痰，咳嗽声低，气短懒言，身热，手足心热，自汗或盗汗，心胸烦闷，口渴欲饮或虚烦不眠，舌红，苔薄黄，脉细数。

【治疗】益气养阴，润肺化痰——竹叶石膏汤加减。

七、原发性支气管肺癌

1.病理

（1）按解剖学分类

①中央型肺癌：发生在段支气管至主支气管的癌肿称为中央型肺癌，约占 3/4，以鳞状上皮细胞癌和小细胞未分化癌较为多见。

②周围型肺癌：发生在段支气管以下的肺称为周围型肺癌，约占 1/4，以腺癌较为多见。

（2）按组织学分类

①小细胞肺癌（SCLC）：又称小细胞未分化癌。恶性程度最高，较早出现肺外转移，对放疗和化疗较敏感。癌细胞体积小，生长快，侵袭力强，远处转移早。

②非小细胞肺癌（NSCLC）：包括鳞状上皮细胞癌、腺癌、大细胞未分化癌和鳞状癌、支气管腺体癌等。

2.临床表现

（1）症状

①原发肿瘤引起的症状：刺激性干咳，或中带血或血痰，胸痛，发热，气促。当呼吸道症状超过2周，经对症治疗不能缓解，尤其是痰中带血、刺激性干咳，或原有的呼吸道症状加重，要高度警惕肺癌存在的可能性。

②当癌瘤侵及周围组织或转移时，可出现如下症状：肿瘤侵犯喉返神经，出现声音嘶哑；肿瘤侵犯上腔静脉，出现面、颈部水肿等上腔静脉梗阻综合征的表现；肿瘤侵犯胸膜，引起胸膜腔积液，往往为血性、大量积液可引起气促；肿瘤侵犯胸膜及胸壁，可以引起持续剧烈的胸痛；上叶尖部肺癌可侵入和压迫位于胸廓入口的器官组织，产生剧烈胸痛、上肢静脉怒张、水肿、臂痛和上肢运动障碍，同侧上睑下垂、瞳孔缩小、眼球内陷、面部无汗等颈交感神经综合征表现；近期出现的头痛、恶心、眩晕或视物不清等神经系统症状和体征应当考虑脑转移的可能；持续固定部位的骨痛、血浆碱性磷酸酶或血钙升高应考虑骨转移的可能；

右上腹痛，肝肿大，碱性磷酸

酶、天门冬氨酸氨基转移酶、乳酸脱氢酶或胆红素升高应考虑肝转移的可能；皮下转移时可在皮下触及结节；血行转移到其他器官可出现转移器官的相应症状。

（2）体征：①多数早期肺癌患者无明显相关阳性体征。②患者出现原因不明、久治不愈的肺外征象，如杵状指（趾）、非游走性关节疼痛、男性乳腺增生、皮肤黝黑或皮肌炎、共济失调和静脉炎等。③临床表现高度可疑肺癌的患者，体检发现声带麻痹、上腔静脉梗阻综合征、Horner征、Pancoast综合征等提示局部侵犯及转移的征象。④临床表现高度可疑肺癌的患者，体检发现肝肿大伴有结节、皮下结节、锁骨上窝淋巴结肿大等，提示远处转移的可能。

3. 实验室检查及其他检查

（1）影像学检查。

（2）内窥镜检查：①支气管镜检查是诊断肺癌最常用的方法。②经支气管针吸活检术（TBNA）和超声支气管引导的经支气管针吸活检术（EBUS-TBNA）。③经支气管肺活检术（TBLB）。④纵隔镜检查作为确诊肺癌和评估淋巴结分期的有效方法，是目前临床评价肺癌纵隔淋巴结状态的"金标准"。⑤胸腔镜检查。

（3）其他检查：①痰细胞学检查。②经胸壁穿刺肺活检（TTNA）。③胸腔穿刺术。④胸膜活检术。⑤浅表淋巴结及皮下转移结节活检术。

（4）病理学检查。

（5）血清学肿瘤标志物检测。

4. 诊断　对于有下列情况之一的人群（特别是40岁以上男性，长期或重度吸烟者）应提高警惕，及时进行早期排癌检查。

（1）刺激性咳嗽2～3周而抗炎、镇咳治疗无效。

（2）原有慢性呼吸道疾病，近来咳嗽性质改变者。

（3）近2～3个月持续痰中带血而无其他原因可以解释者。

（4）同一部位、反复发作的肺炎。

（5）原因不明的肺脓肿，无毒性症状，无大量脓痰，无异物吸入史，且抗感染治疗疗效不佳者。

（6）原因不明的四肢关节疼痛及杵状指（趾）。

（7）X线显示局限性肺气肿或段、叶性肺不张。

（8）肺部孤立性圆形病灶和单侧性肺门阴影增大者。

（9）原有肺结核病灶已稳定，而其他部位又出现新增大的病灶者。

（10）无中毒症状的血性进行性增多的胸腔积液者。

5. 西医治疗

（1）手术治疗：对非小细胞肺癌Ⅰ期和Ⅱ期患者应行以治愈为目标的手术切除治疗。

（2）小细胞肺癌首选化疗及放疗。

6. 中医辨证论治

（1）气滞血瘀证

【证候】咳嗽不畅，咳痰不爽，或痰血暗红，胸胁胀痛或刺痛，面青唇暗，肺中积块，大便秘结，舌质暗紫或有瘀斑，脉弦或涩。

【治疗】化痰散结，行气止痛——血府逐瘀汤加减。

（2）痰湿毒蕴证

【证候】咳嗽，痰多，气憋胸闷，肺中积块，或胸胁疼痛，纳差便溏，身热尿黄，舌质暗或有瘀斑，苔厚腻，脉滑数。

【治疗】祛湿化痰——二陈汤合瓜蒌薤白半夏汤加减。

（3）阴虚毒热证

【证候】咳嗽，无痰或少痰，或有痰中带血，甚则咯血不止，心烦，少寐，手足心热，或低热盗汗，或

邪热炽盛，羁留不退，口渴，大便秘结，舌质红，苔薄黄，脉细数或数大。

[治疗] 养阴清热，解毒散结——沙参麦冬汤合五味消毒饮。

（4）气阴两虚证

[证候] 咳嗽无力，有痰或无痰，痰中带血，神疲乏力，时有心悸，汗出气短，口干，发热或午后潮热，手足心热，纳呆脘胀，便干或稀，舌质红苔薄，或舌质胖嫩有齿痕，脉细数无力。

[治疗] 益气养阴，化痰散结——沙参麦冬汤加减。

八、慢性肺源性心脏病

1. 西医病因 根据基础病变发生部位，一般分为以下五类。

（1）支气管、肺疾病：COPD 最常见。

（2）严重的胸廓畸形。

（3）神经－肌肉病变。

（4）肺血管疾病：如肺动脉高压。

（5）其他：如原发性肺泡通气不足及先天性口咽畸形、睡眠呼吸暂停低通气综合征。

2. 临床表现与并发症

（1）临床表现

1）肺、心功能代偿期（缓解期）

①症状：咳嗽、咳痰、气促，活动后可有心悸、呼吸困难、乏力和劳动耐力下降。

②体征：可有不同程度的发绀和肺气肿体征。心音遥远，三尖瓣区收缩期杂音或剑突下心脏搏动增强（提示右心室肥厚）。

2）肺、心功能失代偿期（急性发作期）

①呼吸衰竭

a. 症状：呼吸困难加重，夜间为甚，常有头痛、失眠、食欲下降，但白天嗜睡，甚至出现表情淡漠、

神志恍惚、谵妄等肺性脑病的表现。

b. 体征：明显发绀、球结膜充血、水肿，严重时可有视网膜血管扩张、视神经乳头水肿等颅内压升高的表现。腱反射减弱或消失，出现病理反射。因高碳酸血症出现周围血管扩张的表现，如皮肤潮红、多汗。

②右心衰竭

a. 症状：心悸，食欲不振，腹胀，恶心。

b. 体征：周围性发绀，颈静脉怒张，心率增快，可出现心律失常，可闻及三尖瓣区舒张期杂音，肝大且有压痛，肝－颈静脉反流征阳性，下肢水肿，重者可有腹水。少数患者可出现肺水肿及全心衰竭的体征。

（2）并发症：①肺性脑病：为肺源性心脏病死亡的首要原因。②上消化道出血。③酸碱平衡失调及电解质紊乱。④休克。⑤弥散性血管内凝血（DIC）。⑥心律失常。⑦深静脉血栓形成。

3. 诊断

（1）有慢性胸肺疾病史，或具有明显的肺气肿、肺纤维化体征。

（2）出现肺动脉高压和右室增厚的客观征象，如剑突下明显的收缩期搏动，或三尖瓣区收缩期杂音，P_2 亢进，胸骨左缘第2～3肋间收缩期搏动。

（3）右心功能失代偿的表现。

（4）辅助检查。

4. 西医治疗

（1）急性加重期

1）控制呼吸道感染。

2）改善呼吸功能，控制呼吸衰竭：包括缓解支气管痉挛，清除痰液，畅通呼吸道，持续低浓度（24%～35%）给氧，应用呼吸兴奋剂等。必要时施行气管切开、气管插管和机械通气治疗等。

3）控制心力衰竭：①利尿剂：小剂量、短疗程、间歇应用、联合

使用排钾和保钾利尿剂（如氢氯噻嗪和螺内酯合用）。②正性肌力药：在呼吸道感染基本控制、呼吸功能改善后，心力衰竭症状仍较明显者，可用小剂量洋地黄类药物。最好选用作用快、排泄快的制剂，如西地兰或毒毛花苷K。③血管扩张剂。

4）控制心律失常。

5）抗凝治疗：应用普通肝素或低分子肝素防止肺微小动脉血栓形成及深静脉血栓形成。

6）应用肾上腺皮质激素。

7）营养支持疗法。

8）并发症的处理：积极救治并发症。

（2）缓解期：积极治疗肺部原发病，防治引起急性发作的诱因。

5. 中医辨证论治

（1）急性加重期

①痰浊壅肺证

【证候】咳嗽痰多，色白黏腻或呈泡沫样，短气喘息，稍劳即著，脘痞纳少，倦怠乏力，舌质偏淡，苔薄腻或浊腻，脉滑。

【治疗】健脾益肺，化痰降气——苏子降气汤加减。

②痰热郁肺证

【证候】喘息气粗，烦躁，胸满，咳嗽，痰黄或白，黏稠难咯，或身热，微恶寒，有汗不多，溲黄便干，口渴，舌红，舌苔黄或黄腻，边尖红，脉数或滑数。

【治疗】清肺化痰，降逆平喘——越婢加半夏汤加减。

③痰蒙神窍证

【证候】神志恍惚，谵语，烦躁不安，撮空理线，表情淡漠，嗜睡，昏迷，或肢体瞤动，抽搐，咳逆，喘促，痰鸣，舌质暗红或淡紫，苔白腻或浊黄腻，脉细数滑。

【治疗】涤痰开窍，息风止痉——涤痰汤加减，另服安宫牛黄丸或至宝丹。

④阳虚水泛证

【证候】面浮，下肢肿，甚则一身悉肿，腹部胀满有水，心悸，咳喘，咳痰清稀，脘痞，纳差，尿少，怕冷，面唇青紫，舌胖质暗，苔白滑，脉沉细。

【治疗】温肾健脾，化饮利水——真武汤合五苓散加减。

（2）缓解期

①肺肾气虚证

【证候】呼吸浅短难续，声低气怯，甚则张口抬肩，倚息不能平卧，咳嗽，痰白清稀如沫，胸闷，心慌形寒，汗出，舌淡或暗紫，脉沉细微无力，或有结代。

【治疗】补肺纳肾，降气平喘——补肺汤加减。

②气虚血瘀证

【证候】喘咳无力，气短难续，痰吐不爽，心悸，胸闷，口干，面色晦暗，唇甲发绀，神疲乏力，舌淡暗，脉细涩无力。

【治疗】益气活血，止咳化痰——生脉散合血府逐瘀汤加减。

九、呼吸衰竭

1. 西医发病机制　发生缺氧和二氧化碳潴留的主要机制有通气不足、弥散障碍、通气／血流比例失调及氧耗量增加。

2. 临床表现

（1）急性呼吸衰竭：低氧血症所致的呼吸困难和多器官功能障碍。表现：①呼吸困难。②发绀。③精神神经症状。④循环系统：多数患者有心动过速。严重低氧血症、酸中毒可引起心肌损害，亦可引起周围循环衰竭、血压下降、心律失常、心搏停止。⑤消化和泌尿系统表现：严重呼吸衰竭可导致肝功能损伤和肾功能损伤。

（2）慢性呼吸衰竭：缺氧和二氧化碳潴留所致的呼吸困难和多脏器功能紊乱。表现：①呼吸困难。②精神神经症状。③血液循环系统

表现：长期缺氧、二氧化碳潴留引起肺动脉高压，发生右心衰，表现为全身体循环淤血，如全身浮肿、肝脾肿大、颈静脉怒张等。

3. 实验室检查及其他检查

（1）动脉血气分析（ABG）

①氧分压（PaO₂）：正常人的血氧饱和度正常值为＞95%，氧分压（PaO₂）＞60mmHg；I型呼吸衰竭，其血气特点为PaO₂＜60mmHg，PaCO₂≤40mmHg；Ⅱ型呼吸衰竭，其血气特点为PaO₂＜60mmHg，PaCO₂＞50mmHg。

②二氧化碳分压（PaCO₂）：当PaCO₂升高、pH正常时，称为代偿性呼吸性酸中毒；若PaCO₂升高，pH＜7.35，则称为失代偿性呼吸性酸中毒。

③pH值和H⁺浓度的测定：正常动脉血H⁺浓度为（40±5）mmol/L，pH低于正常或H⁺高于正常为酸血症，pH高于正常或H⁺低于正常范围为碱血症。

④标准碳酸氢盐（SB）和实际碳酸氢盐（AB）。

⑤剩余碱（BE）和碱缺乏（BD）。

（2）其他辅助检查：根据原发疾病，可做相应的辅助检查，如X线胸片，脑或肺CT，痰培养，肝、肾功能检查及血电解质测定等。

4. 诊断
呼吸衰竭的诊断主要依靠血气分析，还要结合肺功能、胸部影像学和纤维支气管镜等检查。

5. 西医治疗

（1）保持呼吸道通畅：最基本、最重要的治疗措施。

①昏迷患者应使其处于仰卧位，头后仰，把下颌并将口打开。

②清除气道内分泌物及异物。

③必要时建立人工气道（一般包括简便人工气道、气管插管及气管切开）。气管插管和气管切开是重建呼吸通道最可靠的方法。

（2）氧疗

①吸氧浓度：确定吸氧浓度的原则是保证PaO₂迅速提高到60mmHg或脉搏容积血氧饱和度（SpO₂）达90%以上的前提下，尽量减低吸氧浓度，避免长时间高浓度给氧而导致急性氧中毒。I型呼衰患者应给予较高浓度（＞35%，但一般不超过40%）吸氧，使氧分压提高到7.98kPa（60mmHg），或动脉血氧饱和度（SaO₂）在90%以上；Ⅱ型呼衰的患者应给予持续低浓度（＜35%）给氧。

②吸氧装置：用鼻导管或鼻塞吸氧时，氧流量不要大于7L/min。吸入氧浓度与氧流量的关系：吸入氧浓度（%）=21＋4×氧流量（L/min）。面罩吸氧的优点为吸氧浓度相对稳定，可按需调节，对鼻黏膜刺激小；缺点为在一定程度上影响患者咳痰、进食。

（3）控制感染。

（4）应用呼吸兴奋剂：呼吸兴奋剂的使用原则：①必须保持气道通畅。②脑缺氧、水肿未纠正者慎用。③患者的呼吸肌功能基本正常。④不可突然停药。常用的药物有尼可刹米和洛贝林。

（5）病因治疗：在积极纠正呼吸衰竭的同时，针对不同病因采取适当的治疗措施十分必要。

（6）纠正酸碱平衡失调和电解质紊乱。

（7）支持治疗：防止多器官衰竭。

6. 中医辨证论治

（1）痰浊阻肺证

【证候】呼吸急促，喉中痰鸣，痰涎黏稠，不易咳出，胸中窒闷，面色暗红或青紫，唇舌紫暗，苔白或腻，脉滑数。

【治疗】化痰降气，宣肺平喘——二陈汤合三子养亲汤加减。

（2）肺肾气虚证

【证候】呼吸短浅难续，甚则张口抬肩，不能平卧，胸满气短，心悸、咳嗽，痰白如沫，咳吐不利，形寒汗出，舌淡或暗紫，苔白润，脉沉细无力或结代。

【治疗】补益肺肾，纳气平喘——补肺汤合参蛤散加减。

（3）脾肾阳虚证

【证候】咳喘，心悸怔忡，不能平卧，动则尤甚，腹部胀满，浮肿，肢冷尿少，面青唇紫，舌胖紫暗，苔白滑，脉沉细或结代。

【治疗】温肾健脾，化湿利水——真武汤合五苓散加减。

（4）痰蒙神窍证

【证候】呼吸急促，或伴痰鸣，神志恍惚，谵语，烦躁不安，嗜睡，甚则抽搐、昏迷，面唇发绀，舌暗紫，苔白腻，脉滑数。

【治疗】涤痰开窍，息风止痉——涤痰汤送服安宫牛黄丸、至宝丹。

（5）阳微欲脱证

【证候】喘逆剧甚，张口抬肩，鼻翼扇动，面色苍白，冷汗淋漓，四肢厥冷，烦躁不安，面色紫暗，舌紫暗，脉沉细无力或脉微欲绝。

【治疗】益气温阳，固脱救逆——独参汤灌服，同时用参附注射液静脉滴注。

第二单元　循环系统疾病

一、心力衰竭

1.基本病因与诱因　心力衰竭（heart failure，HF）是由于各种原因的心肌损伤和（或）心脏负荷过重（心肌梗死、心肌病、高血压、瓣膜疾病、炎症等），最后导致心室泵血和（或）充盈功能低下，临床上以组织血液灌注不足和肺循环和（或）体循环淤血为主要特征的一组临床综合征。

2.病理生理　心力衰竭是一种进行性的病变，一旦起始以后，即使没有新的心肌损害，临床亦处于稳定阶段，仍可通过心肌重构不断进展。

3.临床分类

（1）根据心力衰竭发生的缓急：分为急性心力衰竭和慢性心力衰竭。

（2）根据心力衰竭的主要部位：分为左心衰竭、右心衰竭和全心衰竭。

（3）根据心室舒缩功能障碍不同：分为收缩性心力衰竭和舒张性心力衰竭。

（4）根据心排血量的不同：分为低排血量性心力衰竭和高排血量性心力衰竭。

4.心力衰竭分期与心功能分级

（1）心力衰竭分期

A期（前心衰阶段）：患者存在心衰高危因素，但目前尚无心脏结构或功能异常，也无心衰的症状和（或）体征。

B期（前临床心衰阶段）：患者无心衰的症状和（或）体征，但已出现心脏结构改变。

C期（临床心衰阶段）：患者已有心脏结构改变，既往或目前有心衰的症状和（或）体征。

D期（难治性终末期心衰阶段）：患者虽经严格优化内科治疗，但休息时仍有症状，常伴有心源性恶病质，需反复长期住院。

（2）心功能分级

①NYHA分级：是按诱发心力衰竭症状的活动程度将心功能的受损状况分为四级。这一分级方案于1928年由美国纽约心脏病学会（NYHA）提出。

Ⅰ级：患者患有心脏病，但日常活动量不受限制，一般活动不引起疲乏、心悸、呼吸困难或心绞痛。

Ⅱ级：心脏病患者的体力活动

循环淤血为主要特征的一组临床综

受到轻度的限制，休息时无自觉症状，但平时一般活动下可出现疲乏、心悸、呼吸困难或心绞痛。

Ⅲ级：心脏病患者体力活动明显受限，小于平时一般活动即引起上述症状。

Ⅳ级：心脏病患者不能从事任何体力活动。休息状态下也出现心衰的症状，体力活动后加重。

②6分钟步行试验：此方法安全、简便、易行，已逐渐在临床应用，不但能评定患者的运动耐力，而且可预测患者预后。6分钟步行距离＜150m为重度心衰，150～425m为中度心衰，426～550m为轻度心衰。

二、急性心力衰竭

1.西医病因与病理

（1）病因：①慢性心衰急性加重。②急性心肌坏死和（或）损伤。③急性血流动力学障碍。④严重的心律失常。

（2）病理：主要的病理基础为左心室收缩突然严重减弱，心排血量急剧减少；或左室舒张末压迅速升高，肺静脉压快速增加，肺毛细血管内液体渗入到肺间质和肺泡内，形成急性肺水肿。

2.临床表现

（1）早期表现：原因不明的疲乏或运动耐力明显减低，以及心率增加15～20次/分，可能是左心功能降低的最早期征兆。继续发展可出现劳力性呼吸困难、夜间阵发性呼吸困难；查体可发现左心室增大，舒张早期或中期奔马律，P₂亢进，两肺底有细湿啰音。

（2）急性肺水肿：突发的严重呼吸困难、端坐呼吸、喘息不止、烦躁不安并有恐惧感，呼吸频率可达30～50次/分，频繁咳嗽或咳出大量粉红色泡沫样痰；听诊心率快，心尖部常可闻及奔马律，两肺

满布湿啰音和哮鸣音。

（3）心源性休克：①持续低血压：收缩压降至90mmHg以下，或高血压患者收缩压降低60mmHg，且持续30分钟以上。②组织低灌注状态：皮肤湿冷、苍白和发绀，出现紫色条纹；心动过速（HR＞110次/分）；尿量显著减少（＜20mL/h）；意识障碍，常有烦躁不安、激动焦虑、恐惧和濒死感；收缩压＜70mmHg，可出现抑制症状如神志恍惚、表情淡漠、反应迟钝，逐渐发展至意识模糊甚至昏迷。③血流动力学障碍。④低氧血症和代谢性酸中毒。

3.诊断

根据基础心脏病史，突然出现典型的急性心衰症状，如严重乏力、呼吸困难、端坐呼吸、烦躁不安、皮肤湿冷、频发咳嗽，甚至咳粉红色泡沫痰，听诊心率增快、双肺或肺底闻及湿啰音或哮鸣音、舒张期奔马律，P₂亢进，可作出初步诊断。结合心电图、胸部X线改变、血气分析异常（氧饱和度＜90%）、超声心动图和BNP/NT-proBNP异常，可作出明确诊断。

4.西医治疗

（1）一般处理

①体位：应取端坐位，双腿下垂以减少回心血量，降低心脏前负荷。

②四肢交换加压：以降低前负荷，减轻肺淤血和肺水肿。

③吸氧：低氧流量（1～2L/min）开始。

④做好救治的准备工作：至少开放2条静脉通道，并保持通畅。

⑤饮食：进易消化食物，少量多餐。

⑥出入量管理：肺淤血、体循环淤血及水肿明显者应严格限制饮水量和静脉输液速度。

（2）药物治疗

①镇静剂：主要应用吗啡，

2.5～5.0mg静脉缓慢注射，亦可皮下或肌内注射。

②支气管解痉剂：应用氨茶碱静脉推注。

③利尿剂：作用于肾小管襻的利尿剂应列为首选。

④血管扩张药物：主要有硝酸酯类、硝普钠、酚妥拉明，但钙拮抗剂不推荐用于急性心衰的治疗。

⑤正性肌力药物：洋地黄类、多巴胺、多巴酚丁胺、磷酸二酯酶抑制剂、左西孟旦。

（3）非药物治疗包括主动脉内球囊反搏（IABP）、机械通气、血液净化治疗、心室机械辅助装置、外科手术等。

三、慢性心力衰竭

1.西医病因病理 心力衰竭始于心肌损伤，导致病理性重塑，从而出现左心室扩大和（或）肥大。起初以肾素-血管紧张素醛固酮系统（RAAS）、抗利尿激素激活和交感神经兴奋为主的代偿机制尚能通过水钠潴留、外周血管收缩及增强心肌收缩等维持正常的心脏输出，但这些神经液机制最终将导致直接细胞毒性，引起心肌纤维化，致心律失常以及泵衰竭。

2.临床表现

（1）左心衰竭：以肺淤血及心排血量降低致组织器官低灌注的表现为主。

1）症状

①呼吸困难：劳力性呼吸困难、端坐呼吸、夜间阵发性呼吸困难。

②咳嗽、咳痰、咯血。

③其他：心排血量减少，器官、组织灌注不足可引起乏力、疲倦、头昏、心慌等症状。肾脏血流量明显减少，会出现少尿症状，而长期慢性的肾血流量减少可有肾功能不全的相应症状。

2）体征

①肺部湿啰音。

②心脏体征：除原有心脏病体征外，慢性左心衰一般均有心脏扩大、心率增快，肺动脉瓣第二心音亢进，心尖区可闻及舒张期奔马律和（或）收缩期杂音，可出现交替脉等。

（2）右心衰竭：主要是体循环淤血的表现。

1）症状：主要由慢性持续淤血引起各脏器功能改变所致。如长期胃肠道淤血引起食欲不振、腹胀、恶心、呕吐等；肝淤血引起上腹饱胀，甚至腹痛；肾脏淤血引起肾功能减退、白天少尿、夜尿增多、蛋白尿等。

2）体征：除原有心脏病体征外，右心衰竭时若右心室显著扩大形成功能性三尖瓣关闭不全，可有收缩期杂音。体循环静脉淤血的表现，如颈静脉怒张和（或）肝-颈静脉反流征阳性，下垂部位凹陷性水肿，胸水和（或）腹水，肝肿大、有压痛，晚期可有黄疸、腹水等。

（3）全心衰竭：左、右心衰竭均存在，有肺淤血、心排血量降低和体循环淤血的相关症状和体征。当由左心衰发展为全心衰时，因右心排血量减少，呼吸困难可因肺淤血改善而有不同程度的减轻。

3.实验室检查及其他检查

（1）X线检查：可反映心影大小和外形。

（2）心电图：可有左、右心室肥厚。V_1导联P波终末电势（$ptfV_1$）≤－0.04mm·s。

（3）超声心动图：提供心脏各心腔大小变化，心瓣膜结构，评估心脏的收缩、舒张功能。

（4）放射性核素检查。

（5）心衰标志物BNP/NT-proBNP的测定：有助于心衰的诊断和预后判断。BNP＜100ng/L时

不支持心衰的诊断；NT-proBNP < 300ng/L，可排除心衰。其阴性预测值为99%。

（6）有创性血流动力学检查

4. 诊断与鉴别诊断

（1）诊断：有明确器质性心脏病的诊断，结合症状、体征、实验室及其他检查可作出诊断。临床诊断应包括心脏病的病因（基本病因和诱因）、病理解剖、病理生理、心律及功能分级等诊断。

（2）鉴别诊断：①左心衰竭：主要针对呼吸困难（肺源性呼吸困难、支气管哮喘、急性肺源性心脏病）和咳嗽、咯血进行病因鉴别。②右心衰竭：主要针对水肿（心源性水肿、肾性水肿、肝病性水肿、营养不良水肿）、肝大（肝脏本身病变引起的肝大、肝病性肝硬化、心包积液、缩窄性心包炎）等进行病因鉴别诊断。

5. 西医治疗

（1）一般治疗。

（2）药物治疗：①利尿剂。②血管紧张素转换酶抑制剂（ACEI）。③血管紧张素Ⅱ受体拮抗剂（ARB）。④β受体阻滞剂。⑤洋地黄类。⑥醛固酮受体拮抗剂。

（3）非药物治疗：包括心脏再同步化治疗（CRT）、埋藏式心律转复除颤器（ICD）、心脏移植等。

6. 中医辨证论治

（1）气虚血瘀证

【证候】心悸怔忡，胸闷气短，甚则喘咳，动则尤甚，神疲乏力，面白自汗或咳嗽，自汗，口唇青紫，甚者脉痛积块，颈动脉怒张，舌暗或有瘀斑，脉虚涩或结代。

【治疗】养心补肺，活血化瘀——保元汤合血府逐瘀汤加减。

（2）气阴两虚证

【证候】心悸气短，身重乏力，心烦不寐，口咽干燥，小便短赤，

甚则五心烦热，潮热盗汗，眩晕耳鸣，肢肿形瘦，唇甲稍暗，舌质暗红，少苔或无苔，脉细数或促或结。

【治疗】益气养阴，活血化瘀——生脉饮合血府逐瘀汤加减。

（3）阳虚水泛证

【证候】心悸怔忡，气短喘促，动则尤甚，或端坐而不得卧，精神萎靡，乏力懒动，腰膝酸软，形寒肢冷，面色苍白或青紫，腹胀纳呆，下肢水肿，甚则腹脐脐突，尿少或夜尿频多，舌淡苔白，脉沉弱或迟。

【治疗】益气温阳，化瘀利水——真武汤合葶苈大枣泻肺汤加减。

（4）痰饮阻肺

【证候】喘咳气急，张口抬肩，不能平卧，痰多色白或黄稠，心悸烦躁，胸闷脘痞，面青汗出，口唇发绀，舌质紫暗，舌苔厚腻或白或黄，脉弦滑而数。

【治疗】温化痰饮，泻肺逐水——苓桂甘汤合葶参饮加减。

四、快速性心律失常

1. 概述　快速性心律失常临床上常见的有各种原因引起的过早搏动、心动过速、扑动和颤动，除窦性心动过速外，激动均起源于异位起搏点。本病相当于中医的心悸、怔忡。

2. 西医病因　快速性心律失常可见于无器质性心脏病者，但心脏病患者的发生率更高。

3. 临床表现

（1）主要症状：发作时患者感心悸、胸闷、头晕、乏力、胸痛或紧压感。持续时间长、心室率快者，可发生血流动力学障碍，表现为面色苍白、四肢厥冷、血压降低，偶可晕厥。

（2）体征：心脏听诊时，心律多规则，心率多在100～250次/分。如同时伴有房室传导阻滞或心

房颤动者，心室律可不规则。

4. 心电图诊断 各种快速性心律失常的诊断主要依据临床表现结合心电图检查。各种心电图的特征如下。

（1）室上性心动过速：室上性心动过速应分为房性以及与房室交界区相关的心动过速，但常因 P 波不易辨别，故统称为室上性心动过速（简称室上速）。其发作时有突发突止的特点，节律快而规则，频率一般在 160～250 次/分，QRS 波群形态一般正常（伴束支传导阻滞或室内差异性传导时，QRS 波群可增宽、畸形）。

（2）过早搏动

①房性早搏：提早出现的 P'波，形态与窦性 P 波不同；P'-R > 0.12 秒；QRS 形态正常，亦可增宽（室内差异性传导）或未下传；代偿间歇不完全。

②房室交界性早搏：提前出现的 QRS 波，而其前无相关 P 波，如有逆行 P 波，可出现在 QRS 之前、之中或之后；QRS 形态正常，也可因发生差异性传导而增宽；代偿间歇不完全。

③室性早搏：QRS 提早出现，宽大、畸形或有切迹，时间 ≥ 0.12 秒，前无窦性 P 波；T 波亦宽大，其方向与 QRS 主波方向相反；代偿间歇完全。

（3）室性心动过速：①3 个或以上的室早连发。②常没有 P 波或 P 波与 QRS 无固定关系，且 P 波频率比 QRS 波频率缓慢。③频率多数为每分钟 140～220 次，室律略有不齐。④偶有心室夺获或室性融合波。

（4）房颤与房扑

①房颤：P 波消失，代之以大小不等、形态不同、间隔不等的 f 波，频率为 350～600 次/分；QRS

波形态通常正常，但当心室率过快，QRS 可增宽畸形（室内差异性传导）；心室率快而不规则，多在每分钟 160～180 次；当心室率极快而无法辨别 f 波时，主要根据心室率完全不规则 QRS 及与 T 波形状变异诊断。

②房扑：P 波消失，代之以连续性锯齿样 f 波（各波大小、形态相同，频率规则，为 250～350 次/分）；QRS 波群及 T 波均呈正常形态，但偶尔可因室内差异性传导、合并预激综合征，或伴束支传导阻滞，使其增宽畸形；大多不能全部下传，常以固定房室比例（2：1 或 3：1～5：1）下传，心室率不规则。

5. 西医治疗

（1）室上性心动过速

1）急性发作的处理：如患者心功能、血压正常，可先尝试刺激迷走神经，如颈动脉窦按摩、Valsalva 动作、诱导恶心、压迫眼球法等。终止发作药物的选择：①腺苷：首选药物，腺苷 6～12mg，2 秒内静注。②普罗帕酮，缓慢静脉推注（如室上速终止则立即停止给药）；维拉帕米，静脉注入。③β 受体阻滞剂：普萘洛尔开始剂量 2～5mg 静注，根据需要 20～30 分钟后可再推注 5mg。④洋地黄制剂：西地兰 0.4mg 静脉推注，对伴心功能不全者可作为首选。⑤其他：合并低血压者，可应用升压药物如去甲肾上腺素、甲氧明、间羟胺等，但老年患者、高血压和急性心肌梗死患者等禁用。

2）防止发作：发作频繁者，应首选经导管射频消融术以根除治疗；对发作频繁者可口服 β 受体阻滞剂、胺碘酮等预防。

（2）过早搏动

1）房性早搏常用药物有 β 受

体阻滞剂、维拉帕米、普罗帕酮及胺碘酮等。

2）房室交界性早搏通常不需治疗。

3）室性早搏：无器质性心脏病亦无明显症状的室性早搏不必使用抗心律失常药物治疗。无器质性心脏病，但室性早搏频发，引起明显心悸症状，影响工作及生活，可酌情选用美西律、普罗帕酮；心率偏快、血压偏高者可用 β 受体阻滞剂，如阿替洛尔或美托洛尔。

以下情况均需治疗：急性心肌梗死发病早期出现频发室性早搏，室性早搏落在前一个心搏的 T 波上（R-on-T），或多源性室性早搏、成对的室性早搏均宜静脉使用利多卡因（利多卡因无效者，可用胺碘酮）。急性肺水肿或严重心力衰竭并发室性早搏，治疗应针对改善血流动力学障碍。慢性心脏病患者并发室性早搏，尽管药物能有效减少室性早搏，但总死亡率和猝死的风险反而增高。早期应用 β 受体阻滞剂虽对室性早搏疗效不显著，但能降低心肌梗死后猝死发生率。

3）室性心动过速：①终止发作：①有血流动力学障碍的持续性室性心动过速，应迅速施行直流电复律。②无血流动力学障碍的持续性室性心动过速，首先给予利多卡因 50～100mg，静脉注射，无效时可选胺碘酮静脉注射。③持续性室速伴心功能不全者，首选胺碘酮静脉注射。

2）预防复发：①药物预防：可选用终止发作有效的相同药物预防复发。②埋藏式心脏复律除颤器（ICD）。

（4）房颤：房颤的治疗目标是减少血栓栓塞、消除或减轻症状、控制心室率和（或）恢复及维持窦性心律。

（5）房扑：抗凝策略同房颤。直流电复律是终止房扑最有效的方法。射频消融可根治房扑，对于症状明显或引起血流动力学不稳定的房扑，应选用射频消融治疗。

6. 中医辨证论治

（1）心虚胆怯证

【证候】心悸不宁，善惊易恐，坐卧不安，恶闻声响，失眠多梦，舌苔薄白，脉虚数或结、代。

【治疗】镇惊定志，养心安神——安神定志丸加减。

（2）心血不足证

【证候】心悸气短，活动尤甚，眩晕乏力，失眠健忘，面色无华，食少纳呆，舌质淡，苔薄白，脉细弱。

【治疗】补血养心，益气安神——归脾汤加减。

（3）阴虚火旺证

【证候】心悸不宁，心烦少寐，头晕目眩，手足心热，耳鸣腰酸，舌质红，少苔，脉细数。

【治疗】滋阴清火，养心安神——天王补心丹加减。

（4）气阴两虚证

【证候】心悸气短，头晕乏力，胸痛胸闷，少气懒言，自汗盗汗，五心烦热，失眠多梦，舌质红，少苔，脉虚数。

【治疗】益气养阴，养心安神——生脉散加减。

（5）痰火扰心证

【证候】心悸时发时止，胸闷烦躁，失眠多梦，口干口苦，大便秘结，小便黄赤，舌质红，舌苔黄腻，脉弦滑。

【治疗】清热化痰，宁心安神——黄连温胆汤加减。

（6）心脉瘀阻证

【证候】心悸不安，胸闷不舒，

心痛时作，或见唇甲青紫，舌质紫暗或有瘀斑，脉涩或结、代。

[治疗] 活血化瘀，理气通络——桃仁红花煎加减。

（7）心阳不振证

[证候] 心悸不安，胸闷气短，神疲乏力，面色苍白，形寒肢冷，舌质淡白，脉虚弱。

[治疗] 温补心阳，安神定悸——参附汤合桂枝甘草龙骨牡蛎汤加减。

五、原发性高血压

1. 西医病因 ①血压调节机制失代偿。②遗传因素。③肾素－血管紧张素－醛固酮系统（RAAS）：多途径导致血压升高，维持处于高血压状态。④精神神经系统。⑤钠潴留。⑥血管内皮功能受损。⑦胰岛素抵抗。⑧其他：如缺少运动、肥胖、吸烟、过量饮酒、低钙、低镁、低钾等都与高血压有关。

2. 中医病因病机 本病形成的主要病因为情志失调、饮食不节、久病劳伤、先天禀赋不足等。主要病机环节为风、火、痰、瘀、虚，与肝、脾、肾等脏腑关系密切。病机性质为本虚标实，肝肾阴虚为本，肝阳上亢、瘀瘀内蕴为标。

3. 临床表现 高血压起病隐匿，进展缓慢，早期可无症状。随着病情进展，血压持续升高。

（1）症状：可见头晕、头痛、情绪易激动、注意力不集中、疲劳、心悸等。

（2）体征：除血压升高外，其他体征一般较少。

（3）并发症：可有心、脑、肾等靶器官损害。在我国，脑卒中是最主要的高血压并发症。

①心：血压持续升高致左心室肥厚、扩大形成高血压心脏病，最

终可导致充血性心力衰竭。

②脑：可并发急性脑血管病。

③肾：高血压会并发肾动脉硬化等肾脏病变，病情发展可出现肾功能损害。

④主动脉夹层：长期高血压，可形成主动脉夹层。

（4）高血压危重症

①恶性高血压：多见于中青年。发病急骤，血压显著升高，舒张压持续≥130mmHg，头痛，视力减退，视网膜出血、渗出和视神经乳头水肿。肾功能损害明显，出现蛋白尿、血尿、管型尿，迅速发生肾功能不全。

②高血压危象：由于交感神经活动亢进，在高血压病程中可发生短暂收缩压急剧升高（可达260mmHg），也可伴舒张压升高（120mmHg以上），同时出现剧烈头痛、心悸、气急、烦躁、恶心、呕吐、面色苍白或潮红、视力模糊等。

③高血压脑病：多发生在有高血压患者，多见严重头痛、呕吐、意识障碍，轻者仅有烦躁、意识模糊，或者一过性失明、失语、偏瘫等，严重者发生抽搐、昏迷。可能因为血压升高，超过脑血管调节极限，脑血管被动性扩张，脑灌注过多，血管内液体渗入脑组织，引起脑水肿及颅内压升高而致。

4. 诊断（血压分级与危险分层）

（1）按血压水平分类和分级

分类	收缩压 （mmHg）		舒张压 （mmHg）
正常血压	＜120	和	＜80
正常高值	120～139	和/或	80～89
高血压	≥140	和/或	≥90
1级高血压	140～159	和/或	90～99
2级高血压	160～179	和/或	100～109
3级高血压	≥180	和/或	≥110
单纯收缩期高血压	≥140	和	＜90

高血压定义为：在未使用降压药物的情况下，非同日3次测量血压，收缩压均≥140mmHg和/或舒张压≥90mmHg（每次不少于3次读数，取平均值）。以收缩压≥140mmHg和舒张压＜90mmHg为单纯性收缩期高血压。患者既往有高血压史，目前正在使用降压药物，血压虽然低于140/90mmHg，也诊断为高血压。根据血压升高水平，又进一步将高血压分为1级、2级和3级。当收缩压和舒张压分属于不同级别时，以较高的分级为准。单纯收缩期高血压也可按照收缩压分为1、2、3级。

（2）按心血管风险分层：心血管风险分层根据血压水平、心血管危险因素、靶器官损害、临床并发症和糖尿病，分为低危、中危、高危和很高危四个层次。3级高血压伴1项及以上危险因素，合并糖尿病，或有心、脑血管病或慢性肾脏疾病等并发症，皆属于心血管风险很高危患者。

高血压患者心血管风险水平分层

其他危险因素和病史	血压（mmHg）			
	SBP130～139和（或）DBP85～89	SBP140～159和（或）DBP90～99	SBP160～179和（或）DBP100～109	SBP≥180和（或）DBP≥110
无	/	低危	中危	高危
1～2个其他危险因素	低危	中危	中/高危	很高危
≥3个其他危险因素，靶器官损害或CKD3期，无并发症的糖尿病	中/高危	高危	高危	很高危
临床并发症或CKD≥4期，有并发症	高/很高危	很高危	很高危	很高危

5.西医治疗 高血压的治疗，首先要全面评估患者高血压分级是否存在危险因素，确定高血压的危险度，然后制定合理的方案给予治疗。心血管疾病常见危险因素包括吸烟、高脂血症、糖尿病、年龄大于60岁的男性或绝经后的女性、心血管疾病家族史等。高血压的治疗包括非药物治疗和药物治疗。

（1）非药物治疗。

（2）降压药物的应用

①利尿剂：有噻嗪类、襻利尿剂和保钾利尿剂三类。各种利尿剂的降压疗效相仿，噻嗪类使用最多，常用的有氢氯噻嗪、氯噻酮、苄氟噻嗪和吲达帕胺。

适应证：适用于轻、中度高血压，对单纯收缩期高血压、盐敏感性高血压、合并肥胖或糖尿病、更年期女性、合并心力衰竭和老年人高血压有较强降压效应。利尿剂可增强其他降压药的疗效。

②β受体阻滞剂：有选择性（β₁）、非选择性（β₁与β₂）和兼有α受体阻滞三类。常用的有美托洛尔、阿替洛尔、比索洛尔、卡维地洛、拉贝洛尔。

适应证：适用于各种不同严重程度高血压，尤其是心率较快的中、青年患者或合并心绞痛和慢性心力衰竭患者，对老年高血压疗效相对较差。

③钙通道拮抗剂（CCB）：钙拮抗剂分为二氢吡啶类和非二氢吡啶类，前者以硝苯地平为代表，后者有维拉帕米和地尔硫䓬。根据药物作用持续时间，钙拮抗剂又分为短效和长效。长效钙拮抗剂包括长半衰期药物，例如氨氯地平、左旋氨氯地平；脂溶性膜控型药物，例如拉西地平和乐卡地平；缓释或控释制剂，例如非洛地平缓释片、硝苯地平控释片等。

适应证：适用于各种不同程度高血压，尤其适用于老年高血压、单纯收缩期高血压，合并糖尿病、冠心病和外周血管病的患者。

④血管紧张素转换酶抑制剂（ACEI）：常用有卡托普利、依那普利、贝那普利、赖诺普利、西拉普利、培哚普利、雷米普利和福辛普利等。

适应证：尤其适用于伴有心力衰竭、心肌梗死、蛋白尿、糖耐量减退或糖尿病肾病的高血压患者。

⑤血管紧张素Ⅱ受体拮抗剂：常用的有氯沙坦、缬沙坦、厄贝沙坦、依普罗沙坦、伊贝沙坦、替米沙坦、坎地沙坦和奥美沙坦。

适应证：尤其适用于伴左室肥厚、心力衰竭、心房颤动预防、糖尿病肾病、代谢综合征、微量白蛋白尿或蛋白尿患者，以及不能耐受ACEI的患者。

⑥α受体阻滞剂：不作为一般高血压治疗的首选药。常用药物有哌唑嗪、特拉唑嗪。

适应证：适用于高血压伴前列腺增生患者，也用于难治性高血压患者的治疗。

⑦肾素抑制剂：为一类新型RAS阻滞降压药，其代表药为阿利吉伦，每次150～300mg，每日1次。妊娠高血压禁用。

（3）降压药的联合应用

1）降压应用的基本原则：①小

剂量。②优先选择长效制剂。③联合用药。④个体化。

2）联合应用降压药物已成为降压治疗的基本方法。优先推荐CCB+ARB、CCB+ACEI、ARB+噻嗪类利尿剂、ACEI+噻嗪类利尿剂、CCB+噻嗪类利尿剂、CCB+β受体阻滞剂。

（4）高血压急症的处理

1）治疗原则：①及时降低血压。②控制性降压：高血压急症时短时间内血压急剧下降，有可能使重要器官的血流灌注明显减少，应逐步控制性降压。③合理选择降压药。

2）降压药选择与应用：

①硝普钠：能同时直接扩张动脉和静脉，降低前、后负荷。

②硝酸甘油：扩张静脉和选择性扩张冠状动脉为主。硝酸甘油主要用于急性心力衰竭或急性冠脉综合征时高血压急症。

③尼卡地平：二氢吡啶类钙通道阻滞剂，作用迅速，持续时间较短，降压同时治疗脑血流量。尼卡地平主要用于高血压急症合并急性脑血管病和其他高血压急症。不良作用有心动过速、面部潮红等。

④地尔硫䓬：非二氢吡啶类钙通道阻滞剂，有升高和改善冠状动脉血流量和控制快速性室上性心律失常作用。主要用于高血压危象或急性冠脉综合征。不良作用有头痛、面部潮红等。

⑤拉贝洛尔：兼有α受体阻滞作用的β受体阻滞剂，主要用于妊娠或肾衰竭时高血压急症。不良反应有头晕、直立性低血压、心脏传导阻滞等。

6.中医辨证论治

（1）肝阳上亢证

【证候】头晕头痛，口干口苦，面红目赤，烦躁易怒，大便秘结，小便黄赤，舌质红，舌苔薄黄，脉

弦细有力。

【治疗】平肝潜阳——天麻钩藤饮加减。

（2）痰湿内盛证

【证候】头晕头痛，头重如裹，困倦乏力，胸闷，腹胀痞满，少食多寐，呕吐痰涎，肢体沉重，舌胖苔腻，脉濡滑。

【治疗】祛痰降油——半夏白术天麻汤加减。

（3）瘀血内停证

【证候】头痛经久不愈，固定不移，头晕阵作，偏身麻木，胸闷，时有心前区痛，口唇发绀，舌紫，脉弦细涩。

【治疗】活血化瘀——通窍活血汤加减。

（4）肝肾阴虚证

【证候】头晕耳鸣，目涩，咽干，五心烦热，盗汗，不寐多梦，腰膝酸软，大便干涩，小便热赤，舌质红少苔，脉细数或弦细。

【治疗】滋补肝肾，平潜肝阳——杞菊地黄丸加减。

（5）肾阳虚衰证

【证候】头晕眼花，头痛耳鸣，形寒肢冷，心悸气短，腰膝酸软，夜尿频多，大便溏薄，舌淡胖，脉沉弱。

【治疗】温补肾阳——济生肾气丸加减。

六、心绞痛

1. 病因与发病机制 任何原因引起冠状动脉的供血与心肌的需血之间发生矛盾，冠状动脉血流量不能满足心肌代谢的需要，引起心肌急剧的、暂时的缺血缺氧时，即可发生心绞痛。

2. 临床表现

（1）症状：心绞痛以发作胸痛为主要临床表现。

1）典型心绞痛的五大症状特点

①部位：主要在胸骨体中段或

上段之后，可波及心前区，常放射至左肩、左臂内侧达无名指和小指，或至颈、咽或下颌部。

②性质：胸痛常为压迫、发闷或紧缩性，也可有烧灼感。

③诱因：发作常由体力劳动或情绪激动所诱发，饱食、寒冷、吸烟、心动过速、休克等亦可诱发。

④持续时间：疼痛出现后常逐步加重，然后在3～5分钟逐渐消失，很少超过15分钟。

⑤缓解方式：休息或舌下含服硝酸甘油能在几分钟内缓解。

2）不稳定型心绞痛的胸痛部位、性质与稳定型心绞痛相似，但可具有以下特点：

①原为稳定型心绞痛，在1个月内疼痛发作的频率增加，程度加重，时限延长，诱发因素变化，硝酸酯类药物缓解作用减弱。

②1个月之内新发生的心绞痛，并因较轻的劳力负荷而诱发。

③休息状态下发作心绞痛或较轻微活动即可诱发，发作时表现为ST段抬高的变异型心绞痛。

此外，由于贫血、感染、甲亢、心律失常等原因诱发的心绞痛称之为继发性不稳定性心绞痛。

（2）体征：平时一般无异常体征。心绞痛发作时常见心率加快、血压升高、表情焦虑、皮肤冷或出汗，有时出现第四或第三心音奔马律。可有暂时性心尖部收缩期杂音、第二心音逆分裂或交替脉。

3. 实验室检查及其他检查

（1）心电图：是发现心肌缺血、诊断心绞痛最常用的检查方法。

①静息时心电图：约半数心绞痛患者在正常范围，部分患者可有ST段下移及T波倒置，可有陈旧性心肌梗死的改变，也可出现各种心律失常。

②心绞痛发作时心电图：大多数患者可出现典型的缺血性改变，

即以 R 波为主的导联中，出现 ST 段压低 ≥ 0.1mV，有时出现 T 波倒置，发作缓解后恢复。变异型心绞痛发作时可见相关导联 ST 段抬高，缓解后恢复。

③心电图运动负荷试验：通常使用活动平板运动或踏车运动试验。心电图改变主要以 ST 段水平型或下斜型压低 ≥ 0.1mV（J 点后 60～80 毫秒）持续 2 分钟作为阳性标准。

④动态心电图连续动态监测：连续记录 24 小时心电图，可从中发现心电图 ST-T 改变和各种心律失常，出现时间可与患者的症状和活动状态相对应。心电图中显示缺血性 ST-T 改变而当时并无心绞痛者，称为无痛性心肌缺血。

（2）冠状动脉造影：对冠心病具有确诊价值。可使左、右冠状动脉及其主要分支清楚地显影，可发现狭窄性病变的部位并估计其程度。一般认为，管腔直径狭窄 70%～75% 以上会严重影响血供，50%～70% 者也具有诊断意义。主要指征为：①可疑心绞痛而无创检查不能确诊者。②积极药物治疗时心绞痛仍较重，为明确动脉病变情况考虑介入性治疗或旁路移植手术者。③中危、高危组的不稳定型心绞痛患者。④临床疑似急性心肌梗死患者。

（3）冠脉 CT。

（4）超声检查。

（5）放射性核素检查。

4. 诊断

（1）诊断要点：根据典型心绞痛的发作特点和体征，结合存在的冠心病危险因素，除外其他原因所致的心绞痛，一般即可确立诊断。

（2）分型

1）稳定型心绞痛（稳定型劳力性心绞痛）

2）不稳定型心绞痛，主要包括：

①初发劳力型心绞痛：病程在 1 个月内新发生的心绞痛。

②恶化劳力型心绞痛：病情突然加重，表现为胸痛发作次数增加，持续时间延长，诱发心绞痛的活动阈值明显减低，按加拿大心血管学会（CCS）劳力性心绞痛分级加重一级以上并至少达到Ⅲ级，硝酸甘油缓解症状的作用减弱。

③静息心绞痛：心绞痛发生在休息或安静状态，发作持续时间相对较长，含硝酸甘油效果欠佳。

④梗死后心绞痛：指 AMI 发病 24 小时后至 1 个月内发生的心绞痛。

⑤变异型心绞痛：休息或一般活动时发生的心绞痛，发作时心电图显示 ST 段暂时性抬高。

（3）心绞痛严重程度的分级：根据加拿大心血管病学会分类，劳力性心绞痛分为四级。

Ⅰ级：一般体力活动（如步行和登楼）不受限，仅在强、快或长时间劳力时发生心绞痛。

Ⅱ级：一般体力活动轻度受限，快步、饭后、寒冷或刮风中、精神应激或醒后数小时内步行或登楼（步行 200m 以上、登楼一层以上）和爬山，均引起心绞痛。

Ⅲ级：一般体力活动明显受限，步行 200m、登楼一层引起心绞痛。

Ⅳ级：一切体力活动都引起不适，静息时可发生心绞痛。

5. 西医治疗　预防死亡是心绞痛治疗的最高目标。

（1）一般治疗：发作时立刻休息。

（2）预防并发症的治疗：主要是治疗动脉粥样硬化，以预防心肌梗死、心律失常、猝死等并发症。

（3）药物治疗

①发作时的治疗：若休息不能缓解者，可选用速效的硝酸酯制剂，常用硝酸甘油，亦可使用硝酸异山梨酯。

②缓解期的治疗：使用作用较持久的抗心绞痛药物以防止心绞痛发作，可单独选用、交替应用或联合使用用硝酸酯制剂、β受体阻滞剂、钙通道阻滞剂。治疗变异型心绞痛首选钙通道阻滞剂。

（4）介入治疗：主要包括经皮穿刺冠状动脉腔内成形术（PTCA）和支架置入术。

（5）外科手术治疗：主要是主动脉-冠状动脉旁路移植手术（CABG）。

（6）不稳定型心绞痛的处理

①一般处理：急性期卧床休息1～3天，吸氧，持续心电监测。

②抗血小板药（阿司匹林、氯吡格雷）和抗凝药（低分子肝素）。

缓解症状：硝酸酯类、β受体阻滞剂、钙通道阻滞剂（严重的不稳定型心绞痛患者常需三联用药）。

④介入和外科手术治疗。

6.中医辨证论治

（1）心血瘀阻证

【证候】胸痛较剧，如刺如绞，痛有定处，入夜加重，伴有胸闷，日久不愈，或因暴怒致心胸剧痛，舌质紫暗，或有瘀斑，舌下络脉青紫迂曲，脉弦涩。

【治疗】活血化瘀，通脉止痛——血府逐瘀汤加减。

（2）痰浊内阻证

【证候】胸闷痛如窒，气短痰多，肢体沉重，形体肥胖，纳呆恶心，舌苔浊腻，脉滑。

【治疗】通阳泄浊，豁痰宽胸——瓜蒌薤白半夏汤合涤痰汤。

（3）阴寒凝滞证

【证候】猝然胸痛如绞，天冷易发，感寒痛甚，形寒，甚则四肢不温，冷汗自出，心悸气短，舌质淡红，苔白，脉沉细或沉紧。

【治疗】辛温通阳，散寒止痛——枳实薤白桂枝汤合当归四逆汤加减。

（4）气虚血瘀证

【证候】胸痛隐隐，时轻时重，遇劳则发，神疲乏力，气短懒言，心悸自汗，舌质淡暗，伴有齿痕，苔薄白，脉缓弱或结、代。

【治疗】益气活血，通脉止痛——补阳还五汤加减。

（5）气阴两虚证

【证候】胸闷隐痛，时作时止，心悸气短，倦怠懒言，头晕目眩，心烦多梦，或手足心热，舌红少津，脉细弱或结、代。

【治疗】益气养阴，活血通络——生脉散合炙甘草汤加减。

（6）心肾阴虚证

【证候】胸闷痛或灼痛，心悸盗汗，虚烦不寐，腰膝酸软，头晕耳鸣，舌红少苔，脉沉细数。

【治疗】滋阴益肾，养心安神——左归丸加减。

（7）心肾阳虚证

【证候】心悸而痛，胸闷气短，甚则胸痛彻背，心悸汗出，畏寒肢冷，下肢水肿，腰酸无力，面色苍白，唇甲青紫，舌淡白或紫暗，脉沉细。

【治疗】温补阳气，振奋心阳——参附汤合右归丸加减。

七、急性心肌梗死

1.西医病因、发病机制与病理

冠状动脉粥样硬化是大多数心肌梗死的病因，其可造成一支或多支血管管腔狭窄和心肌供血不足。心肌严重而持久地急性缺血达20～30分钟以上，即可发生心肌梗死。

大多数患者冠状动脉内可见在粥样斑块的基础上有血栓形成，使管腔闭塞。心肌梗死主要影响左心室的功能，其严重程度与受累的部位、程度和范围有关。

2.临床表现

（1）先兆：患者在发病前数日

有乏力、胸部不适、活动时心悸、气急、烦躁、心绞痛等前驱症状，其中以新发生心绞痛或原有心绞痛加重最为突出。心绞痛发作较以往频繁、程度较剧、持续较久，硝酸甘油疗效差，诱因不明显。

（2）症状

①疼痛：是最先出现的症状，疼痛部位和性质与心绞痛相同，但诱因多不明显，且常发生于安静时，程度较重，持续时间较长，可达数小时或更长，休息和含服硝酸甘油片多不能缓解。

②全身症状：有发热、心动过速、白细胞增高和血沉增快等。

③胃肠道症状：疼痛剧烈时常伴有频繁的恶心、呕吐和上腹胀痛，重症者可发生呃逆。

④心律失常：以24小时内最多见，以室性心律失常最多，尤其是室性期前收缩。室颤是急性心肌梗死（AMI）早期，特别是入院前主要的死因。

⑤低血压和休克：主要是心源性，为心肌广泛（40%以上）坏死，心排血量急剧下降所致；神经反射引起的周围血管扩张属次要；有些患者尚有血容量不足的因素参与。

⑥心力衰竭：主要是急性左心衰竭。

（3）体征：血压降低。部分患者可出现心脏浊音界轻度至中度增大，心尖区第一心音减弱，可出现第四心音（房性）奔马律，少数有第三心音（心室性）奔马律；可有与心律失常、休克或心力衰竭相关的其他体征。

3.实验室检查及其他检查

（1）心电图

1）ST段抬高性AMI：①ST段抬高呈弓背向上型，在面向坏死区周围心肌损伤区的导联上出现。②宽而深的Q波（病理性Q波），在面向透壁心肌坏死区的导联上出

现。③T波倒置，在面向损伤区周围心肌缺血区的导联上出现。

2）非ST段抬高型AMI：①无病理性Q波，普遍性ST段压低≥0.1mV，但aVR导联（有时还有V₁导联）ST段抬高，或有对称性T波倒置。②无病理性Q波，也无ST段变化，仅有T波倒置。

3）定位和定范围

部位	特征性心电图改变导联
前间壁	$V_1 \sim V_3$
前壁	$V_3 \sim V_5$
广泛前壁	$V_1 \sim V_6$
下壁	II、III、aVF
高侧壁	I、aVL
正后壁	$V_7 \sim V_8$
右心室	$V_3R \sim V_5R$

（2）血清心肌坏死标志物与酶学检测：①肌红蛋白测定有助于早期诊断。②肌钙蛋白I（cTnI）或T（cTnT）是诊断心肌坏死最特异和敏感的首选标志物。③肌酸激酶同工酶（CK-MB）其增高的程度能较准确地反映梗死的范围。其高峰出现时间是否提前有助于判断溶栓治疗是否成功。

（3）超声心动图：有助于了解心室壁的运动和左心室功能，诊断室壁瘤和乳头肌功能失调等。

（4）冠状动脉造影：是诊断的"金标准"。

（5）放射性核素检查：有助于急性期的定位诊断。

4.诊断和鉴别诊断

（1）诊断：必须至少具备下列3条标准中的2条：①缺血性胸痛的临床病史。②心电图的动态演变。③血清心肌坏死标志物浓度的动态改变。

（2）鉴别诊断

①心绞痛：发作持续时间一般在15分钟以内，不伴恶心、呕吐、休克、心衰和严重心律失常，不伴血清酶增高，心电图无变化或有ST

段暂时性压低或抬高。

②主动脉夹层：呈撕裂样剧痛，胸痛一开始即达到高峰，常放射到背、胁、腹、腰两下肢，两上肢的血压和脉搏不对称，可有下肢暂时性瘫痪，偏瘫等表现，但无心肌坏死标志物升高。超声心动图检查、X线胸片可初步筛查，CT增强扫描有助于鉴别。

③急性肺动脉栓塞：可出现胸痛、咯血、呼吸困难和休克。有右心负荷急剧增加表现如发绀、肺动脉瓣区第二心音亢进、颈静脉充盈、肝大、单侧下肢水肿等，多见于长期卧床或下肢制动的患者。心电图呈 $S_I Q_{III} T_{III}$ 型，胸导联过渡区左移，右胸导联T波倒置等改变。肺CT增强扫描、肺动脉造影可资鉴别。

④急腹症：急性胰腺炎、消化性溃疡穿孔、急性胆囊炎、胆石症等，均有上腹部疼痛，可伴有休克。仔细地询问病史、结合体格检查所得阳性体征，进行心电图检查、心肌坏死标志物测定、血（尿）淀粉酶、腹部X线检查、胆囊超声检查等可协助鉴别。

⑤急性心包炎：心电图除aVR外，其余导联均有ST段弓背向下抬高。

5. 西医治疗 对ST段抬高性心肌梗死必须住院救治。强调及早发现，及早再灌注治疗，并加强院前转运与处理，医院绿色通道的建立。治疗原则是尽快恢复心肌的血液灌注，及时处理严重心律失常、泵衰竭和各种并发症，防止猝死。

（1）监护和一般治疗：①卧床休息。②监测：持续心电、血压和血氧饱和度监测，及时发现和处理心律失常、血流动力学异常和低氧血症。③建立静脉通道。④镇痛：应迅速给予有效镇痛剂。⑤吸氧。⑥抗血小板：所有患者只要

无禁忌证，均应立即嚼服肠溶阿司匹林300mg和硫酸氯吡格雷片300～600mg。⑦纠正水、电解质及酸碱平衡失调。⑧饮食和通便。

（2）心肌再灌注治疗：①介入治疗（PCI）。②溶栓疗法。③紧急主动脉-冠状动脉旁路移植术（CABG）。

（3）药物治疗：①硝酸酯类：急性心肌梗死早期，通常给予硝酸甘油静脉滴注24～48小时。②抗血小板药：阿司匹林使用上述首次剂量后，改为小剂量（100mg/d）维持。氯吡格雷在上述初始剂量后改为75mg/d维持。③抗凝药。④β受体阻滞剂。⑤ACEI类和血管紧张素Ⅱ受体阻滞剂。⑥极化液疗法。

（4）消除心律失常。

（5）治疗心力衰竭：主要是治疗急性左心衰竭：①利尿剂。②静脉滴注硝酸甘油，由10μg/min开始，逐渐加量，直到收缩压下降10%～15%，但不低于90mmHg。③尽早应用ACEI。④肺水肿合并严重高血压是静脉滴注硝普钠的最佳适应证，从10μg/min开始，根据血压调整剂量。⑤洋地黄制剂在发病24小时内甚至心肌梗死后数天应尽量避免使用，但心房颤动时，可用胺碘酮。⑥急性肺水肿伴严重低氧血症者可行人工机械通气。⑦必要时可使用小剂量多巴胺或多巴酚丁胺。

（6）控制休克：①补充血容量。②升压药。③主动脉内球囊反搏术（IABP）。④其他。

（7）恢复期的评价和处理。

（8）并发症的处理。

（9）右心室心肌梗死的处理：治疗措施与左心室梗死略有不同。右心室心肌梗死引起右心衰竭伴低血压而无左心衰竭的表现时，宜扩张血容量。

（10）非ST段抬高心肌梗死处

理：以积极抗凝、抗血小板治疗和PCI为主。

6. 中医辨证论治

（1）气滞血瘀证

【证候】胸中痛甚，胸闷气促，烦躁易怒，心悸不宁，脘腹胀满，唇甲青暗，舌质紫暗或有瘀斑，脉沉弦涩或结、代。

【治疗】活血化瘀，通络止痛——血府逐瘀汤加减。

（2）寒凝心脉证

【证候】胸痛彻背，心痛如绞，胸闷憋气，形寒肢冷，四肢不温，冷汗自出，心悸短气，舌质紫暗，苔薄白，脉沉紧或沉紧。

【治疗】散寒宣痹，芳香温通——当归四逆汤合苏合香丸加减。

（3）痰浊互结证

【证候】胸痛剧烈，如割如痛，胸闷如窒，气短痰多，心悸不宁，腹胀纳呆，恶心呕吐，舌苔浊腻，脉滑。

【治疗】豁痰活血，理气止痛——瓜蒌薤白半夏汤合桃红四物汤加减。

（4）气虚血瘀证

【证候】胸闷心痛，动则加重，神疲乏力，气短懒言，心绪自汗，舌体胖大，有齿痕，舌质暗淡，苔薄白，脉细弱无力或结、代。

【治疗】益气活血，祛瘀止痛——补阳还五汤加减。

（5）气阴两虚证

【证候】胸闷心痛，心悸不宁，气短乏力，心烦少寐，自汗盗汗，口干耳鸣，腰膝酸软，舌红，苔少或剥脱，脉细数或结、代。

【治疗】益气养阴，通脉止痛——生脉散合左归饮加减。

（6）阳虚水泛证

【证候】胸痛胸闷，喘促心悸，气短乏力，畏寒肢冷，腰部、下肢浮肿，面色苍白，唇甲淡白或青紫，舌淡胖或紫暗，苔滑，脉沉细。

【治疗】温阳利水，通脉止痛——真武汤合葶苈大枣泻肺汤加减。

（7）心阳欲脱证

【证候】胸闷憋气，心痛频发，四肢厥逆，大汗淋漓，面色苍白，口唇发绀，手足青至节，虚烦不安，甚至神志淡漠，或突然昏厥，舌质青紫，脉微欲绝。

【治疗】回阳救逆，益气固脱——参附龙牡汤加减。

八、心脏瓣膜病

（一）二尖瓣狭窄

1. 西医病因

（1）风湿热：二尖瓣狭窄的最常见病因为风湿热。急性风湿热后，形成二尖瓣狭窄至少需要 2 年以上，多数无症状期可为 10 年以上。

（2）其他：如先天性畸形、系统性红斑狼疮等。

2. 临床表现

一般在二尖瓣口面积 $< 1.5cm^2$（中度狭窄）时开始有明显症状。

（1）症状

1）呼吸困难。

2）咯血：可表现为：①突然咯出较大量鲜血，通常见于严重二尖瓣狭窄。②伴阵发性夜间呼吸困难，咳嗽时出现血性痰或带血丝痰。③急性肺水肿时咳出大量粉红色泡沫状痰。④肺梗死时咯暗红色血液。

3）咳嗽：多为干咳或泡沫痰，并发感染时咳黏液样痰或脓痰。常在夜间睡眠或劳动后出现，可能与支气管黏膜淤血水肿或扩大的左心房压迫主支气管有关。

4）声嘶：为扩大的左心房和肺动脉压迫喉返神经所致，较少见。

（2）体征

1）二尖瓣面容：口唇发绀，双颧暗红。常见于重度二尖瓣狭窄。

2）心脏体征：①心尖区第一心音（S_1）亢进，可闻及开瓣音（前

叶钙化僵硬则第一心音减弱、开瓣音消失）。出现开瓣音表示二尖瓣前叶的弹性及活动良好，是实施二尖瓣分离术的适应证之一。②心尖区可闻及低调的隆隆样舒张中晚期杂音，常伴舒张期震颤，此为二尖瓣狭窄最重要的体征（也有少数患者此杂音很轻或听不到，称为"哑型"二尖瓣狭窄，系二尖瓣口度度狭窄所致）。③肺动脉瓣区第二心音亢进，有时可伴分裂。此为肺动脉高压所致。④胸骨左缘第2肋间可闻及舒张早期吹风样杂音（Graham Steell 杂音），见于肺动脉扩张时。⑤胸骨左缘第4、5肋间隙可闻及全收缩期吹风性杂音，于吸气时增强，见于右室扩大伴三尖瓣关闭不全时。

3.并发症 ①心房颤动。②急性肺水肿。③血栓栓塞。④右室衰竭。⑤肺部感染。⑥感染性心内膜炎。

4.影像学检查

（1）X线检查：典型的心影改变为"梨形心"，左心房增大，肺动脉段突出，右心室肥大。

（2）心电图检查：左心房扩大可见"二尖瓣型P波"（P波宽度＞0.12秒，伴切迹）。右心室肥大可见电轴右偏和右心室肥厚征象。晚期可见心房颤动征象。

（3）超声心动图检查。

（4）心导管检查。

5.诊断与鉴别诊断 心尖区闻及舒张期隆隆样杂音，X线或心电图显示左心房增大，一般可确立二尖瓣狭窄的诊断。超声心动图检查可进一步明确诊断。有风湿热病史有助于风湿性二尖瓣狭窄的诊断。

6.治疗

（1）对症治疗

1）大咯血：应采取坐位，使用镇静剂，静脉注射利尿剂以降低肺静脉压。

2）急性肺水肿：处理原则与急

性左室衰竭所致的肺水肿相似。不同点为：①避免用扩张小动脉为主的扩血管药。②正性肌力药物对二尖瓣狭窄的治疗无益，只有为房颤伴快速心室率时可静注毛花苷C（西地兰）以降低心室率。

3）心房颤动：治疗原则为控制心室率，争取恢复窦性心律，预防血栓栓塞。

4）右室衰竭：以限制钠盐摄入，应用利尿剂和地高辛为主。

（2）抗凝治疗：有栓塞史或超声检查见左房血栓者，无论有无心房颤动，只要无禁忌证都应长期抗凝治疗。用药期间，注意监测凝血酶原时间。可选用：①华法林，治疗量 5～20mg/d，维持量 2.5～7.5mg/d。②尿激酶 50万～150万 U，溶于生理盐水100mL 静滴。③肝素首剂 5000U，加入生理盐水或葡萄糖溶液 100mL 静脉滴注，每隔 4～6 小时可重复 1 次，总量可达 25000U。

（3）治疗与手术治疗：解除二尖瓣狭窄为治疗本病的根本措施。当二尖瓣口有效面积＜1.5cm² 并伴有症状，特别当症状呈进行性加重时，应用介入治疗与手术治疗扩大狭窄瓣口面积，缓解梗阻。如肺动脉高压明显，即使症状轻也应及早选用介入治疗或手术治疗。

7.预后及预防 二尖瓣狭窄的死亡原因主要为心力衰竭、血栓栓塞和感染性心内膜炎。抗凝治疗减少了栓塞的发生，手术治疗提高了患者的生活质量和存活率。

二尖瓣狭窄的预防主要是预防风湿热，防止风湿活动。苄星青霉素 G 120 万 U，每 4 周肌内注射 1 次，长期甚至终身应用。

（二）二尖瓣关闭不全

1.病因与发病机制

（1）慢性二尖瓣关闭不全

①风湿热：是我国最常见的病因，

常伴二尖瓣狭窄和（或）主动脉瓣损害。②二尖瓣脱垂：为原发性黏液变性或先天性结缔组织发育不全造成的，是西方国家常见病因。③冠心病：由于室乳头肌或其基底的左室心肌慢性缺血或梗死后纤维化致使乳头肌功能失常所致。④腱索断裂：多数原因不明（特发性），偶可继发于二尖瓣脱垂。⑤二尖瓣环和环下部钙化：为退行性改变，多见于老年女性。⑥感染性心内膜炎：赘生物破坏瓣叶边缘、瓣叶穿孔或炎症愈合后瓣叶挛缩畸形。⑦左室显著扩大：瓣环扩张和乳头肌侧移引起继发性二尖瓣轻至中度关闭不全。⑧其他少见原因：先天性畸形、系统性红斑狼疮、类风湿关节炎、肥厚型梗阻性心肌病和左房黏液瘤等。

（2）急性二尖瓣关闭不全：①心肌梗死致乳头肌急性缺血、梗死或破裂。②感染性心内膜炎损害瓣叶或致腱索断裂。③创伤使二尖瓣破损。

2. 临床表现

（1）症状

①慢性二尖瓣关闭不全：轻度二尖瓣关闭不全可终身无症状。风心病从首次风湿热到无症状期或致二尖瓣狭窄者长，常超过20年；一旦出现明显症状时，多已有不可逆的心功能损害。严重反流以心排血量减少所致软弱乏力为首发突出表现。严重二尖瓣关闭不全晚期可出现左室衰竭，表现为呼吸困难等肺淤血的症状。

②急性二尖瓣关闭不全：轻度二尖瓣关闭不全仅有轻微劳力性呼吸困难。严重反流（如乳头肌破裂）很快出现急性左心衰竭，甚至发生急性肺水肿或心源性休克。

（2）体征：心尖搏动因左室增大而向左下移位。心尖搏动增强（心力衰竭后减弱），可呈抬举样。心尖

区可闻及响亮粗糙的3/6级以上的全收缩期吹风样杂音，向左腋下及肩胛下区传导，呼气时稍增强。

3. 影像学检查

（1）X线检查：急性二尖瓣关闭不全心影可正常，或左房轻度增大伴明显肺淤血，甚至出现肺水肿征。慢性重度反流常见左房和左室。在左衰竭时左室增大和间质性肺水肿征。二尖瓣环钙化时左侧位有前斜位可见致密而粗的C形阴影。

（2）心电图检查：急性二尖瓣关闭不全患者心电图多正常，慢性者早期可无变化，病变严重时可出现左心室肥大，晚期可伴心肌劳损。

（3）超声心动图检查：M型和二维超声心动图不能确定二尖瓣关闭不全。脉冲波多普勒和彩色多普勒血流显像可于左房内探及收缩期高速射流，诊断二尖瓣关闭不全的敏感性几乎可达100%，且可半定量反流程度。

4. 诊断

心尖区闻及3/6级以上全收缩期杂音，伴有左心房、左心室增大征象，即可确立二尖瓣关闭不全的诊断。根据风湿热病史可确定慢性二尖瓣关闭不全的病因。根据突然发生的呼吸困难、心尖区出现收缩期杂音、X线心影不大而肺淤血明显等确定急性二尖瓣关闭不全的诊断，并积极寻找病因。有风湿热病史有助于风湿性主动脉瓣关闭不全的诊断。

5. 治疗

（1）慢性二尖瓣关闭不全

①一般治疗：基本同"二尖瓣狭窄"。

②对症治疗：基本同"二尖瓣狭窄"。

③手术治疗：是恢复瓣膜关闭完整性的根本措施，但应在发生不可逆的左室功能不全之前施行，否则手术预后不佳。

（2）急性二尖瓣关闭不全

①内科治疗：一般为术前过渡措施，应尽可能在床旁球囊漂浮导管血流动力学监测下进行。静滴硝普钠扩张小静脉和小动脉以降低心脏前、后负荷，使左室充盈压降低，肺淤血减轻、前向排血量增加和反流量减少。也可使血管扩张药和正性肌力药可酌情使用。静注利尿剂可降低前负荷，纠正心力衰竭。部分经药物治疗后症状完全控制，进入慢性代偿期。

②手术治疗：为治疗二尖瓣关闭不全的根本措施，可视病因、病变性质、反流程度和对药物治疗的反应，采取紧急、择期或选择性手术（人工瓣膜置换术或整复术）。

（三）主动脉瓣狭窄

1. 病因与发病机制

（1）风湿热：临床很少见到单纯的风湿性主动脉瓣狭窄，多合并主动脉瓣关闭不全和二尖瓣损害。

（2）先天性畸形：如先天性二叶瓣钙化主动脉瓣狭窄和先天性主动脉瓣狭窄等。

（3）退行性老年钙化性主动脉瓣狭窄：为65岁以上老年人单纯性主动脉瓣狭窄的常见原因，常伴二尖瓣环钙化。

（4）其他：大的赘生物阻塞瓣口（如真菌感染性心内膜炎和系统性红斑狼疮）、类风湿关节炎伴瓣叶结节样增厚等。

2. 临床表现

（1）症状：轻度狭窄可无症状。中、重度狭窄常见主动脉瓣狭窄的"三联征"，即呼吸困难、心绞痛和晕厥。

（2）体征：颈动脉搏动显著。心尖搏动向左下移位。心尖搏动增强，可呈抬举样。心浊音界向左下扩大。主动脉瓣区第二心音减弱，可在呼气末闻及第二心音逆分裂，心尖区闻及明显的第四心音。胸骨右缘第2肋间闻及3/6级以上收缩期粗糙喷射性杂音，呈递增递减型，向颈部传导，这是主动脉瓣狭窄的特征性体征。

3. 并发症

（1）心律失常：可发生心房颤动、房室传导阻滞、室性心律失常等。

（2）心脏性猝死：一般发生于以前曾有症状者。无症状者很少发生猝死。

（3）其他：左心衰竭、感染性心内膜炎、体循环栓塞等。

4. 影像学检查

（1）X线检查：心影正常或左室轻度增大，呈靴形心影。升主动脉根部常见狭窄后扩张，在侧位透视下可见主动脉瓣钙化。晚期可有肺淤血征。

（2）心电图检查：左心室肥大和劳损，左心房亦可增大，部分可有电轴左偏及室内传导阻滞。

（3）超声心动图检查：此项检查为定性和定量诊断主动脉瓣狭窄的重要方法。二维超声心动图探测主动脉瓣异常较为敏感，有助于确定瓣膜狭窄情况和病因；经食管超声经胸超声更为准确，可测量瓣口面积；连续多普勒测定通过主动脉瓣的最大血流速度，可计算出平均和峰值跨瓣压差及瓣口面积。

一般认为：瓣口面积 $> 1cm^2$ 为轻度狭窄，$0.75 \sim 1cm^2$ 为中度狭窄；$< 0.75cm^2$ 为重度狭窄（以压差判断，平均压差 $> 50mmHg$ 为重度狭窄）。

5. 诊断　胸骨右缘第2肋间闻及3/6级以上收缩期粗糙喷射性杂音，呈递增递减型，向颈部传导，可初步诊断为主动脉瓣狭窄。超声心动图检查可确诊。有风湿热病史有助于风湿性主动脉瓣狭窄的诊断。

6. 治疗

（1）对症治疗：①心绞痛可试

用硝酸酯类药物。②频发房性期前收缩，须应用抗心律失常药物以预防心房颤动。③出现心力衰竭，应限制钠盐、使用强心苷制剂和小量应用利尿剂。过度利尿可因低血容量致左室舒张末压降低和心排血量减少，注意发生直立性低血压。避免使用作用于小动脉的血管扩张剂，以防血压下降。

（2）手术治疗：人工瓣膜置换术为治疗成人主动脉狭窄的主要方法。手术适应证：①重度狭窄伴心绞痛、晕厥或心力衰竭症状。②无症状的重度狭窄。③伴进行性心脏增大和（或）明显左室功能不全。

（3）介入治疗：经皮球囊主动脉瓣成形术可碎裂钙化结节和分离融合的病变，从而缓解阻塞，改善临床症状。适用于高龄患者或某些特殊情况（如换瓣危险性大、紧急需要、拒绝换瓣、妊娠等），但此术有较高的并发症和再狭窄率。

（四）主动脉瓣关闭不全

1. 病理　主动脉瓣叶萎缩、破裂，主动脉根部和瓣环扩张，致使瓣膜关闭不全。主动脉瓣关闭不全，舒张期左心室既接受从左心房正常流入的血液，又要接受从主动脉反流回的血液，左心室舒张期负荷量过重，随之产生代偿性扩张和肥厚，最终导致左心衰竭和右心衰竭。舒张期主动脉压低，冠状循环灌注减少，引起冠状动脉供血不足。

2. 临床表现

（1）症状

①慢性主动脉瓣关闭不全：早期可有心悸、心前区不适、头部强烈搏动感、体位性头晕等。晚期出现心绞痛和左室衰竭的表现。

②急性主动脉瓣关闭不全：轻者可无症状，重者出现急性左心衰竭和低血压。可产生各种心律失常而感觉心悸，甚至出现猝死。

（2）体征：心尖搏动向左下移位，呈抬举样搏动，常弥散而有力。主动脉瓣区第二心音减弱或缺如。主动脉瓣第二听诊区可闻及叹气样递减型舒张期杂音，向胸骨左下方和心尖区传导，前倾位最清楚，这是主动脉瓣关闭不全的特征性心脏体征。重度主动脉瓣关闭不全反流，反流血液冲击二尖瓣前叶造成相对性二尖瓣狭窄，在心尖区可闻及舒张中和（或）晚期隆隆样杂音（Austin-Flint 杂音）。周围血管征是主动脉瓣关闭不全的另一重要体征，包括随动脉明显搏动及随心搏出现的点头运动、水冲脉、主动脉枪击音和杜氏双重杂音、毛细血管搏动征。

3. 影像学检查

（1）X 线检查

①慢性主动脉瓣关闭不全：左室增大，可伴左房增大。升主动脉继发性扩张，可累及整个主动脉弓。左心衰竭时见肺淤血征。

②急性主动脉瓣关闭不全：心脏大小正常。除原有主动脉瓣扩大或由主动脉夹层所致之外，无主动脉扩大。常有肺淤血和肺水肿征。

（2）心电图检查：可显示左心室肥大和劳损，有时伴左束支或心室内传导阻滞。

（3）超声心动图检查：M 型超声见舒张期二尖瓣前叶或室间隔纤细扑动，急性者可见二尖瓣提前关闭，主动脉瓣舒张期纤细扑动，为瓣叶破裂的特征。二维超声提供瓣膜和主动脉根部的形态改变有助于确定病因，经食管超声有利于主动脉夹层、先天性畸形和感染性心内膜炎的诊断。脉冲波多普勒和彩色多普勒血流显像可在主动脉瓣下方可探及全舒张期高速射流，为最敏感的确定主动脉瓣反流方法，并可半定量其严重程度。

4. 诊断　主动脉瓣第二听诊区闻及叹气样递减型舒张期杂音，向

胸骨左下方和心尖区传导，前倾位最清楚，伴周围血管杂，可诊断为主动脉瓣关闭不全。超声心动图检查可进一步明确诊断。有风湿热病史有助于风湿性主动脉瓣关闭不全的诊断。有梅毒病史有助于梅毒性主动脉瓣关闭不全的诊断。

5. 治疗

（1）慢性主动脉瓣闭不全

1）一般治疗：基本同"二尖瓣狭窄"。

2）对症治疗：①舒张压＞90mmHg应用降压药。②无症状的严重主动脉瓣反流件左室功能正常，需长期服用钙通道阻滞剂（硝苯地平等）或血管紧张素转换酶抑制剂（赖诺普利等）或α受体阻滞剂（哌唑嗪等）扩张动脉，以使左室容量和负荷减少，增加射血分数，延长无症状和心功能正常时间，从而推迟手术的时间。③出现心力衰竭可应用强心苷剂、利尿剂和血管扩张剂。④心绞痛可试用硝酸酯类药物。⑤有症状的心律失常应予及时治疗。

3）手术治疗：人工瓣膜置换术为严重主动脉瓣关闭不全的主要治疗方法。其适应证有：①有症状和左室功能不全者。②无症状伴左室功能不全者，经一系列无创伤性检查（超声心动图、核素心室造影等）显示持续或进行性左室收缩末期容量增加或休息时射血分数降低者。③内科治疗效果不好，有症状而左室功能正常者。

（2）急性主动脉瓣关闭不全

1）内科治疗：一般为术前过渡措施，应尽可能在床旁球囊漂浮导管血流动力学监测下进行。静滴硝普钠于静脉和小动脉以降低心脏前、后负荷，使左室充盈压降低、肺淤血减轻、前向排血量增加和反流量减少。其他血管扩张药和正性肌力药可酌情使用。静注利尿剂可

降低前负荷，纠正心力衰竭。部分患者经药物治疗后症状能完全控制，进入慢性代偿期。

2）手术治疗：为急性主动脉瓣关闭不全的根本措施。紧急手术适用于血流动力学不稳定（严重肺淤血、肺水肿和前向心排血量明显降低）、主动脉夹层反流、创伤性主动脉瓣关闭不全者等。感染性心内膜炎所致的急性主动脉瓣关闭不全，争取在完成7～10天强有力抗生素治疗后手术。药物完全控制病情，心功能代偿良好者，可择期手术。手术方式主要是人工瓣膜置换术和主动脉瓣整复术，可根据不同情况选择。

九、病毒性心肌炎

1. 西医病因与发病机制

（1）病因：各种病毒均可引起心肌炎，以引起肠道和上呼吸道感染的病毒多见。其中又以柯萨奇B组病毒最多见，约占半数。埃可病毒所致的心肌炎占第二位。

（2）发病机制：目前认为病毒对心肌的直接损伤和继发性免疫损伤是主要的发病机制。第一阶段为病毒复制期，以病毒直接对心肌的损伤为主；第二阶段为免疫变态反应期，以免疫反应对心肌的损伤为主。

2. 临床表现

（1）症状

①病毒感染表现：多数患者发病前1～3周内有呼吸道或消化道感染的病史，表现为"感冒"样症状，或胃肠道症状。

②心脏受累表现：病毒感染1～3周后，患者出现心悸、气短、心前区不适或隐痛，重者呼吸困难、浮肿等。

（2）体征：①心率增快。②心脏扩大。③心音改变。④可闻及心脏杂音和心包摩擦音。

3. 实验室检查及其他检查

（1）胸部 X 线检查：可见心影扩大，有心包积液时可呈烧瓶样改变。

（2）心电图检查：常见 ST-T 改变，包括 ST 段轻度移位和 T 波倒置。合并急性心包炎的患者可有 aVR 导联以外 ST 段广泛抬高，少数可出现病理性 Q 波。可出现各型心律失常，特别是室性心律失常和房室传导阻滞等。

（3）非特异性炎症指标检测：非特异性炎症指标常升高。

（4）病毒血清学检查。

（5）心内膜心肌活检（EMB）：本检查主要用于病情急重、治疗反应差、原因不明的患者。

4. 诊断 病毒性心肌炎的诊断主要为临床诊断。根据典型的前驱感染史，相应的临床表现及体征，心电图、心肌酶学检查，或超声心动图、心肌磁共振成像（CMR）显示的心肌损伤证据，应考虑此诊断。确诊有赖于 EMB。

5. 西医治疗 ①急性期休息，酌情应用抗生素，必要时使用抗生素。②改善心肌代谢（三磷酸腺苷、维生素 C），调节机体免疫功能，防止并发症。③重症患者考虑短期使用糖皮质激素。

6. 中医辨证论治

（1）热毒侵心证

【证候】发热微恶寒，头身疼痛，鼻塞流涕，咽痛口渴，口干口苦，小便黄赤，心悸气短，胸闷或隐痛，舌红苔薄黄，脉浮数或结、代。

【治疗】清热解毒，宁心安神——银翘散加减。

（2）湿毒犯心证

【证候】发热微恶寒，恶心欲呕，腹胀腹痛，大便稀溏，困倦乏力，口渴，心悸，胸闷或隐痛，舌红苔黄腻，脉濡数或促、结、代。

【治疗】解毒化湿，宁心安神——葛根芩连汤合甘露消毒丹加减。

（3）心阴虚损证

【证候】心悸不宁，口干心烦，失眠多梦，或有低热盗汗，手足心热，舌红，无苔或少苔，脉细数或促、结、代。

【治疗】滋阴清热，养心安神——天王补心丹加减。

（4）气阴两虚证

【证候】心悸怔忡，胸闷或痛，气短乏力，失眠多梦，自汗盗汗，舌质红，苔薄或少苔，脉细数无力或促、结、代。

【治疗】益气养阴，宁心安神——炙甘草汤合生脉散加减。

（5）阴阳两虚证

【证候】心悸气短，胸闷或痛，面色晦暗，口唇发绀，肢冷畏寒，甚则喘促不能平卧，咳喘，咳吐痰涎，夜难入寐，浮肿，大便稀溏，舌淡红，苔白，脉沉细无力或促、结、代。

【治疗】益气温阳，滋阴通脉——参附养荣汤加味。

第三单元　消化系统疾病

一、急性胃炎

1. 西医病理 胃黏膜固有层炎症，以中性粒细胞浸润为主。

2. 临床表现

（1）症状：上腹饱胀、隐痛、食欲减退、恶心、呕吐和嗳气是急性胃炎的常见症状。严重者可有呕血、黑便。细菌感染者常伴腹泻。

（2）体征：上腹压痛或脐周压痛，肠鸣音亢进。

3. 实验室检查 感染原因导致的急性胃炎末梢血白细胞计数一般轻度增高，中性粒细胞比例增高；伴肠炎者，大便常规检查可见少量

黏液及红、白细胞，便隐血阳性；大便培养可检出病原菌。

4. 鉴别诊断

（1）急性胆囊炎：本病的特点是右上腹持续性疼痛或绞痛，阵发性加重，可放射对右肩部，墨菲（Murphy）征阳性。血常规、腹部B超、CT或MRI等检查可确立诊断。

（2）急性胰腺炎：本病常有暴饮暴食史或胆道结石病史，表现为突发性上腹部疼痛，伴持续性腹胀、恶心、呕吐，血、尿淀粉酶升高，B超、CT等辅助检查可发现胰腺呈弥漫性或局限性肿大。

5. 西医治疗 ①本病的治疗原则是祛除病因、保护胃黏膜和对症处理。②对严重疾病有可能引起胃黏膜损伤的，在积极治疗原发病的同时，可预防性使用 H_2 受体拮抗剂或质子泵抑制剂或胃黏膜保护剂。③以呕吐恶心或腹痛为主者可对症使用胃复安、东莨菪碱。④脱水者补充水和纠正电解质紊乱。⑤细菌感染引起者可根据病情选用敏感的抗生素。

6. 中医辨证论治

（1）寒邪客胃证

【证候】胃脘暴痛，遇冷痛剧，得热痛减，喜热饮食，脘腹胀满，舌淡苔白，脉弦紧急。

【治疗】温中散寒，和胃止痛——香苏散合良附丸加减。

（2）湿热中阻证

【证候】胃脘灼热，胸膈痞满，头身重着，口苦口黏，纳呆，肛门灼热，大便不爽，舌苔厚腻，脉弦滑。

【治疗】清化湿热，理气止痛——清中汤加减。

（3）饮食伤胃证

【证候】伤食胃痛，饱胀拒按，嗳腐酸臭，厌恶饮食，恶心欲吐，吐后症轻，舌苔厚腻，脉弦滑。

【治疗】消食导滞，调理气机——保和丸加减。

（4）肝气犯胃证

【证候】胃脘痞闷，胃部胀痛，痛窜胁背，气怒痛重，嗳气呕吐，嘈杂吐酸，舌苔薄白，脉弦。

【治疗】疏肝和胃，理气止痛——柴胡疏肝散加减。

（5）胃络瘀阻证

【证候】胃脘痛如针刺，痛有定处，拒按，入夜尤甚，舌暗红或有瘀斑，脉弦涩。

【治疗】活血通络，理气止痛——失笑散合丹参饮加减。

（6）脾胃虚寒证

【证候】胃脘隐痛，喜暖喜按，纳少便溏，倦怠乏力，遇冷痛剧，得暖痛减，口淡流涎，舌淡苔白，脉细弦紧。

【治疗】温补脾胃，散寒止痛——黄芪建中汤。

（7）胃阴不足证

【证候】胃热隐痛，口舌干燥，五心烦热，渴欲含漱，嘈杂干呕，大便干燥，舌红无苔，舌裂纹少津，脉细数。

【治疗】养阴益胃，和中止痛——一贯煎合芍药甘草汤加减。

二、慢性胃炎

1. 西医病因病理

（1）病因：①幽门螺杆菌感染是最主要的病因。②自身免疫。③理化因素。④其他。

（2）病理：慢性胃炎的病理变化是胃黏膜损伤与修复的慢性过程，主要组织病理学特征是炎症、萎缩和肠化生。

2. 影像学检查 胃镜及组织学检查是慢性胃炎诊断的最可靠方法。

（1）浅表性胃炎：胃镜下可见黏膜充血，色泽较红，边缘模糊，多为局限性，水肿与充血区共存，形成红白相间征象，黏膜粗糙不平，有出血点，可有小的糜烂。

（2）萎缩性胃炎：胃镜下可见

黏膜失去正常颜色，呈淡红、灰色，呈弥散性，黏膜变薄，皱襞变细平坦，黏膜血管暴露，有上皮细胞增生或明显的肠化生。

3. 诊断 确诊必须依靠胃镜检查及胃黏膜活组织病理学检查。幽门螺杆菌检测有助于病因诊断。怀疑自身免疫性胃炎应检测相关自身抗体及血清胃泌素。

4. 西医治疗

（1）一般治疗：消除与发病有关的病因和不利因素。戒除烟酒，注意饮食，少吃刺激性食物。

（2）减轻和消除损伤因子：①根除幽门螺杆菌；②抑酸护胃。

（3）增强胃黏膜屏障。

（4）对症处理。

5. 中医辨证论治

（1）肝胃不和证

【证候】胃脘胀痛或痛窜两胁，每因情志不舒而病情加重，得嗳气或矢气后稍缓，嗳气频作，泛酸嘈杂，舌淡红，苔薄白，脉弦。

【治疗】疏肝理气，和胃止痛——柴胡疏肝散加减。

（2）脾胃虚弱证

【证候】胃脘隐痛，喜温喜按，食后胀满痞闷，纳呆，便溏，神疲乏力，舌淡红，苔薄白，脉沉细。

【治疗】健脾益气，温中和胃——四君子汤加减。

（3）脾胃湿热证

【证候】胃脘灼热胀痛，嘈杂，脘腹痞闷，口干口苦，渴不欲饮，身重肢倦，尿黄，舌红，苔黄腻，脉滑。

【治疗】清利湿热，醒脾化浊——三仁汤加减。

（4）胃阴不足证

【证候】胃脘隐痛，嘈杂，口干咽燥，五心烦热，大便干结，舌红少津，脉细。

【治疗】养阴益胃，和中止
216 痛——益胃汤加减。

（5）胃络瘀阻证

【证候】胃脘疼痛如针刺，痛有定处，拒按，入夜尤甚，或有便血，舌暗红或紫暗，脉涩。

【治疗】化瘀通络，和胃止痛——失笑散合丹参饮加减。

三、消化性溃疡

1. 西医病因病理 目前尚未完全明确，但总缘于胃、十二指肠黏膜损伤因子与其自身防御因素失去平衡。典型溃疡形状呈圆形或椭圆形，边缘光整，底部洁净，覆有灰白色或灰黄色纤维渗出物。活动性溃疡周围黏膜常有炎症水肿。

2. 临床表现 典型消化性溃疡的临床特点是慢性反复发作过程、周期性发作和节律性发作。

（1）症状：周期性、节律性上腹痛为主要症状。

①性质：多为灼痛，或钝痛、胀痛、剧痛和（或）饥饿样不适感。

②部位：多位于上腹部，可偏左或偏右。

③典型节律性：十二指肠溃疡（DU）空腹痛和（或）午夜痛，腹痛多于进食或服用抗酸药后缓解。胃溃疡（GU）患者也可发生规律性疼痛，但多为餐后痛，偶有夜间痛。

④体征：缺乏特异性体征。在溃疡活动期，多数患者有上腹部局限性压痛。

3. 并发症

（1）出血：出血是消化性溃疡最常见的并发症。

（2）穿孔：溃疡病灶向深部发展穿透浆膜层即为穿孔。临床可分为急性、亚急性和慢性穿孔三类，以急性常见。

（3）幽门梗阻：主要为十二指肠溃疡引起，其次为球后溃疡，可分为功能性和器质性梗阻两类。临床表现为上腹饱胀不适，餐后明显，呕吐胃内容物，量多，呕吐后反episode

舒服，可引起失水、低氯低钾性碱中毒、营养不良和体重下降。上腹部空腹振水音和胃蠕动波是幽门梗阻的典型体征。

②癌变。

4.实验室检查及其他检查

（1）幽门螺杆菌检测：其方法可分为侵入性和非侵入性两类。常用的侵入性方法包括快速尿素酶试验、胃黏膜组织学检查等，为首选方法。非侵入性检测包括 ^{13}C 或 ^{14}C 尿素呼气试验，其敏感性和特异性高，无需胃镜检查。

（2）X线钡餐检查：X线发现龛影是消化性溃疡的直接征象，有确诊价值。

（3）内镜检查：是消化性溃疡最直接的诊断方法。溃疡镜下所见通常呈圆形或椭圆形，边缘锐利，基底光滑，覆盖有灰白色膜，周围黏膜充血、水肿。根据镜下所见分为活动期、愈合期和瘢痕期。

（4）胃液分析。

（5）血清胃泌素测定：有助于胃泌素瘤诊断。本病通常表现为胃泌素和胃酸水平升高。

5.诊断与鉴别诊断

（1）诊断

1）诊断要点：①长期反复发生的周期性、节律性、慢性上腹部疼痛，应用制酸药物可缓解。②上腹部可有局限深压痛。③X线钡餐造影见溃疡龛影，有确诊价值。④内镜检查是最可靠的诊断方法。

2）特殊类型的消化性溃疡：①复合性溃疡：指胃和十二指肠同时发生的溃疡。②幽门管溃疡：常伴胃酸过多，缺乏典型溃疡的周期性和节律性疼痛，餐后出现剧烈疼痛，制酸剂疗效差，易出现呕吐或幽门梗阻，易穿孔或出血。③球后溃疡：多发于十二指肠乳头的近端，夜间疼痛和背部放射痛更为多见，内科治疗效果差，易并发出血。

④巨大溃疡：直径大于2cm的溃疡，需要与恶性病变鉴别。⑤老年人消化性溃疡：多表现为无症状性溃疡。⑥无症状性溃疡：15%～30%消化性溃疡患者无任何症状。

（2）鉴别诊断

①胃癌：一般多为持续疼痛，制酸药效果不佳。大便隐血试验持续阳性，X线、内镜和组织病理学检查对鉴别两者意义较大。

②胃泌素瘤：其特点为多发性溃疡，不典型部位溃疡，难治，易穿孔和（或）出血。血清胃泌素常 > 500pg/mL。超声、CT等检查有助于病位诊断。

③功能性消化不良：多发于年轻女性。X线和胃镜检查正常或只有轻度胃炎。胃排空试验可见胃蠕动下降。

④慢性胆囊炎和胆石症：疼痛位于右上腹，多在进食油腻后加重，并放射至背部，可伴发热、黄疸、墨菲征阳性。胆囊B超和逆行胆道造影有助于鉴别。

6.西医治疗

（1）一般治疗。

（2）抑制胃酸分泌：①H_2受体拮抗剂。②质子泵抑制剂。

（3）根除幽门螺杆菌：目前推荐的方案有三联疗法和四联疗法。三联疗法一般为质子泵抑制剂或铋剂，加上克拉霉素、阿莫西林、甲硝唑中的任何两种。四联疗法则为质子泵抑制剂与铋剂合用，再加上任何两种抗生素（克拉霉素、阿莫西林、甲硝唑、喹诺酮类抗生素）。

（4）保护胃黏膜。

（5）非甾体抗炎药相关溃疡：首先应暂停或减少非甾体抗炎药的剂量，然后按上述方案治疗。若病情需要继续服用非甾体抗炎药，可合用质子泵抑制剂或米索前列醇。

（6）外科手术指征：①大出

血

中西内

血经内科处理无效。②急性穿孔。③器质性幽门梗阻。④GU疑有癌变。⑤内科治疗无效的顽固性溃疡。

7. 中医辨证论治

（1）肝胃不和证

【证候】胃脘胀痛，痛引两胁，情志不遂而诱发或加重，嗳气，泛酸，口苦，舌淡红，苔薄白，脉弦。

【治疗】疏肝理气，健脾和胃——柴胡疏肝散合五磨饮子加减。

（2）瘀血停胃证

【证候】胃脘刺痛，痛有定处，按之痛甚，食后加重，入夜尤甚，肢冷，汗出，甚至出现黑便或呕血，舌质紫暗或有瘀斑，脉涩。

【治疗】活血化瘀，通络和胃——失笑散合丹参饮加减。

（3）脾胃虚寒证

【证候】胃脘隐痛，绵绵不休，空腹痛甚，得食则缓，喜温喜按，泛吐清水，食少纳呆，大便溏薄，四肢不温，舌胖边有齿痕，舌淡苔白，脉迟缓。

【治疗】温中散寒，健脾和胃——黄芪建中汤加减。

（4）胃阴不足证

【证候】胃脘隐痛，有时嘈杂似饥，或饥而不欲食，口干咽燥，纳差，干呕，手足心热，大便干结，舌红少津，无苔，脉细数。

【治疗】健脾养阴，益胃止痛——益胃汤加减。

（5）肝胃郁热证

【证候】胃脘灼热疼痛，胸胁胀满，泛酸，口苦口干，烦躁易怒，大便秘结，舌红，苔黄，脉弦强。

【疗效】清胃泄热，疏肝理气——化肝煎合左金丸加减。

四、胃癌

1. 西医病因病理及转移途径

（1）病因：①环境及饮食因素，其中最主要的是饮食因素。②幽门螺杆菌感染。③遗传因素。④癌前

期变化：癌前病变是指易转变成癌组织的病理组织学变化，包括慢性萎缩性胃炎、慢性胃溃疡、胃息肉、残胃炎、巨大黏膜皱襞症。

（2）病理

①胃癌的发生部位：胃癌可发生于胃的任何部位，半数以上发生于胃窦部、胃小弯及前后壁，其次在贲门部，胃体区域相对较少。

②大体形态分型：早期胃癌指病灶局限且深度不超过黏膜下层的胃癌，而不论有无淋巴结转移。进展期胃癌指胃癌深度超过黏膜下层，侵及肌层者称中期胃癌，侵及浆膜或浆膜外者称晚期胃癌。

③组织学分型：根据分化程度可分为高分化、中分化、低分化3种。根据腺体的形成及黏液分泌能力可分为管状腺癌、黏液腺癌、髓样癌和弥散型腺癌4种。胃癌以腺癌为主。

（3）转移途径：癌细胞主要有4种转移途径，其中以淋巴结转移最为常见。

①直接蔓延：直接蔓延至食道、肝、脾、胰等相邻器官。

②淋巴结转移：是最早、最常见的转移方式。

③血行播散：最常转移到肝脏，其次是肺、腹膜及肾上腺，也可转移到肾、脑、骨髓等。

④腹腔内种植。

2. 临床表现

（1）症状

①因肿瘤增殖而发生的能量消耗与代谢障碍，表现为乏力、食欲不振、恶心、消瘦、贫血、水肿、发热、便秘、皮肤干燥和毛发脱落等。

②胃癌溃烂而引起上腹部疼痛、消化道出血、穿孔等。胃癌疼痛常为咬啮性，与进食无明确关系或进食后加重。癌肿出血时表现为粪便隐血试验阳性、黑粪或呕血，5%的

患者出现大出血。

③胃癌的机械性作用引起的症状，如由于胃充盈不良而引起的饱胀感、沉重感，以及乏味、厌食、疼痛、恶心、呕吐等。胃癌位于贲门附近可侵犯食管，引起打嗝、咽下困难，位于幽门附近可引起幽门梗阻，或腹腔内转移引起肠梗阻。

④癌肿扩散转移引起的症状。

（2）体征

①早期胃癌可无任何体征，中晚期癌的体征以上腹压痛最为常见。

②胃癌晚期或转移可有肝肿大、质坚、表面不规则、黄疸、腹水、左锁骨上淋巴结肿大等。

③胃癌的伴癌综合征包括血栓性静脉炎、黑棘病和皮肌炎等。

（3）并发症：①出血。②梗阻。③穿孔。

3.影像学检查

（1）X线钡餐检查：局部胃壁僵硬、皱襞中断、蠕动波消失、凸入胃腔内的充盈缺损、恶性溃疡直径多大于2.5cm，边缘不整齐，可示半月征、环堤征。

（2）内镜检查：胃镜结合黏膜活检是诊断胃癌最可靠的手段。

4.诊断

凡有下列情况者，应高度警惕，进行胃肠钡餐X线检查、胃镜和活组织病理检查，以明确诊断。

（1）40岁以后开始出现中上腹不适或疼痛，无明显节律性并伴明显食欲不振和消瘦者。

（2）胃溃疡患者，经严格内科治疗而症状仍无好转者。

（3）慢性萎缩性胃炎伴有肠上皮化生及轻度不典型增生，经内科治疗无效者。

（4）X线检查显示胃息肉＞2cm者。

（5）中年以上患者，出现不明原因贫血、消瘦和类便隐血持续阳

性者。

（6）胃大部切除术后10年以上者。

5.中医辨证论治

（1）脾胃虚寒证

【证候】胃脘隐痛，绵绵不断，喜按喜暖，食生冷痛剧，进热食则舒，时呕清水，大便溏薄，或朝食暮吐，暮食朝吐，面色少华，肢倦乏力，时吐清水，舌质淡，有齿痕，苔白滑，脉沉细或沉缓。

【治疗】温中散寒，健脾益气——理中汤合四君子汤加减。

（2）肝胃不和证

【证候】胃脘痞满，时时作痛，窜及两胁，嗳气频繁，或进食发噎，舌质红，苔薄白或薄黄，脉弦。

【治疗】疏肝和胃，降逆止痛——柴胡疏肝散加减。

（3）胃热伤阴证

【证候】胃脘嘈杂灼热，痞满吞酸，食后痛胀，口干喜冷饮，五心烦热，便结尿赤，舌质红绛，舌苔黄糙或剥苔、无苔，脉细数。

【治疗】清热和胃，养阴润燥——玉女煎加减。

（4）痰湿阻胃证

【证候】脘膈痞闷，呕吐痰涎，进食发噎不利，口淡纳呆，大便溏结时滞，舌体胖大有齿痕，苔白厚腻，脉滑。

【治疗】燥湿健脾，消痰和胃——开郁二陈汤加减。

（5）痰气交阻证

【证候】胸膈或胃脘痞闷作痛或痛，胃纳减退，厌食肉食，或有吞咽梗噎不顺，呕吐痰涎，苔白腻，脉弦滑。

【治疗】理气化痰，消痰散结——启膈散加减。

（6）瘀毒内阻证

【证候】脘痛剧烈或向后背放射，痛处固定，拒按，上腹肿块，肌肤甲错，眼眶暗黑，舌苔黄，舌

质紫暗或瘀斑，舌下脉络紫胀，脉弦涩。

【治疗】理气活血，软坚消积——膈下逐瘀汤加减。

（7）气血两虚证

【证候】神疲乏力，面色无华，少气懒言，动则气促，自汗，消瘦，舌苔薄白，舌质淡白，舌边有齿痕，脉沉细无力或虚大无力。

【治疗】益气养血，健脾和营——八珍汤加减。

五、肝硬化

1. 西医病因　在我国病毒性肝炎是肝硬化形成的最常见病因，且主要为乙型或丙型肝炎。酒精中毒所致的肝硬化也较常见。其他还有非酒精性脂肪性肝炎、胆汁淤积、肝脏淤血导致的肝硬化，以及遗传代谢性疾病、工业毒物或药物中毒、自身免疫性慢性肝炎所致的肝硬化等。

2. 临床表现及并发症

（1）肝功能代偿期：临床症状较轻，且缺乏特异性，体征多不明显。

（2）肝功能失代偿期

1）肝功能减退的临床表现

①全身症状：一般情况与营养状况较差，消瘦乏力，精神不振，严重者卧床不起，皮肤粗糙，面色晦暗、黝黑，呈肝病面容。部分患者有不规则低热和黄疸。

②消化道症状。

③出血倾向及贫血。

④内分泌紊乱：肝功能减退时，对内分泌激素的灭活作用减弱，主要有雌激素、醛固酮及抗利尿激素增多。男性患者常有性欲减退、睾丸萎缩、毛发脱落及乳房发育等；女性患者则有月经不调、闭经、不孕等。蜘蛛痣及肝掌的出现一般认为与雌激素增多有关。

2）门静脉高压症的临床表现

①脾肿大：主要由于门静脉压增高后脾脏慢性淤血，脾索纤维组织增生所致。

②侧支循环的建立和开放：临床上三大重要的侧支开放为食管下段与胃底静脉曲张、腹壁静脉曲张、痔静脉曲张。

③腹水：是肝硬化代偿功能减退最突出的体征。其最基本的因素是门静脉高压、肝功能障碍、血浆胶体渗透压降低等。

（3）并发症

①上消化道出血：是肝硬化最常见的并发症。

②肝性脑病：是肝硬化最严重的并发症，亦是最常见的死亡原因之一。

③感染：自发性腹膜炎是常见且严重的并发症。

④原发性肝癌。

⑤肝肾综合征。

⑥电解质和酸碱平衡紊乱：常见的电解质紊乱有低钠血症、低钾低氯血症与代谢性碱中毒。

3. 实验室检查及其他检查

（1）肝功能试验

1）血清酶学试验：①血清氨基转移酶：代偿期正常或轻度增高；失代偿期可有轻度或中度升高，一般以血清丙氨酸氨基转移酶（ALT）升高较显著。肝细胞广泛坏死时，天门冬氨酸氨基转移酶（AST）活力可高于ALT，AST/ALT比值升高。②腺苷脱氨酶（ADA）：失代偿期可升高。③胆碱酯酶（ChE）：失代偿期活力下降。④凝血酶原时间：肝功能代偿期多正常，失代偿期则有不同程度的延长。

2）胆红素代谢：失代偿期血清胆红素半数以上增高；有活动性肝炎或胆管阻塞时，直接胆红素可以增高。

3）蛋白质代谢：肝功能受损时，血清白蛋白（A）合成减少而球蛋白（G）增加，白蛋白与球蛋白比

值（A/G）降低或倒置。

（2）腹水检查：腹水呈淡黄色漏出液，外观透明。如并发腹膜炎时，其透明度降低，比重增高，一般＞1.018。利凡他试验阳性，白细胞数增多，常在 $500 \times 10^6/L$ 以上，其中性粒细胞（PMN）计数大于 $250 \times 10^6/L$。腹水培养可有细菌生长。腹水性状应高度怀疑癌变，应做细胞学检查。

（3）影像学检查：①X线检查。②CT和MRI检查。③超声检查。④放射性核素肝脾扫描。

（4）肝组织活检：可见肝细胞变性坏死，纤维组织增生，假小叶形成。

4. 诊断

（1）主要指征：①内镜或食道吞钡X线检查发现食管静脉曲张。②B超提示肝回声明显增强、不均、光点粗大；或肝表面欠光滑，凹凸不平或呈锯齿状；或门静脉内径＞13mm；或脾增大，脾静脉内径＞8mm。③CT显示肝外缘结节状隆起，肝裂扩大，尾叶/右叶比例＞0.05，脾大。⑤腹腔镜或肝穿刺活组织检查诊为肝硬化。

以上除⑤外，其他任何一项结合次要指征，可以确诊。

（2）次要指征：①实验室检查：一般肝功能异常（A/G倒置、蛋白电泳A降低、γ-G升高、血清胆红素升高、凝血酶原时间延长等），或血凝素（HA）、血清前胶原肽（PⅢP）、单胺氧化酶（MAO）、ADA、层粘连蛋白（LN）增高。②体征：肝病面容（脸色晦暗无华），可见多个蜘蛛痣、肝掌、黄疸，下肢水肿，肝脏质地偏硬，脾大，男性乳房发育。

5. 西医治疗

（1）一般治疗：①休息：代偿期宜适当减少活动；失代偿期应卧

床休息。②饮食：食用高热量、高蛋白、富含维生素、易消化的食物，禁酒，避免食用粗糙、坚硬的食物。肝功严重损坏或有肝性脑病先兆者应限制或禁食蛋白。应慎用巴比妥类镇静药；禁用损害肝脏药物。腹水者应少盐或无盐。

（2）药物治疗：①抗病毒治疗。②维生素类药物。③保护肝细胞的药物：水飞蓟素等。④抗纤维化药物：可酌情使用D-青霉胺、秋水仙碱。⑤抗脂肪肝类药物

（3）腹水的治疗：①限制钠、水的摄入。②利尿剂：临床常用醛固酮拮抗剂螺内酯与呋塞米联合应用。③提高血浆胶体渗透压：每周定期、少量、多次静脉输注白蛋白、血浆或鲜血。④放腹水加输注白蛋白：可以治疗难治性腹水。⑤腹水浓缩回输：适用于难治性腹水，特别适用于肝硬化腹水伴肾功能不全者，但禁用于感染性腹水。⑥外科治疗：腹腔-颈静脉引流。⑦肝移植：顽固性腹水是肝移植优先考虑的适应证。

（4）并发症的治疗：①上消化道出血。②肝性脑病：主要是减少氨的来源，减少氨的产生，增加排出，调节水、电解质平衡，应避免使用镇静剂等。③肝肾综合征：早期预防和消除诱发肝肾衰竭的因素；避免使用损害肾脏的药物；严格控制输液量，量出为入，纠正水、电解质和酸碱失衡；静脉输入右旋糖酐、白蛋白或浓缩腹水回输，提高有效循环血容量，改善肾血流。使用血管活性药物，能改善血流量，增加肾小球滤过率，降低肾小管阻力。④胆石症：以内科保守治疗为主。⑤肝肺综合征：早期肝硬化患者为了提高血氧浓度，可以予以吸氧或高压氧治疗。⑥自发性腹膜炎：应早期、联合、足量的抗感染药物治疗。应优先选用针对革兰阴

性杆菌并兼顾革兰阳性球菌的抗感染药物，并根据细菌培养结果调整药物。抗菌治疗要早期、联合、足量使用。⑦门静脉血栓形成：可以选择抗凝、溶栓等治疗手段。

6. 中医辨证论治

（1）气滞湿阻证

【证候】腹大胀满，按之软而不坚，胁下胀痛，饮食减少，食后胀甚，得嗳气或矢气稍减，小便短少，舌苔薄白腻，脉弦。

【治疗】疏肝理气，健脾利湿——柴胡疏肝散合胃苓汤加减。

（2）寒湿困脾证

【证候】腹大胀满，按之如囊裹水，甚则颜面微浮，下肢水肿，怯寒懒动，精神困倦，脘腹痞胀，得热则舒，食少便溏，小便短少，舌苔白腻或白腻，脉缓或沉迟。

【治疗】温中散寒，行气利水——实脾饮加减。

（3）湿热蕴结证

【证候】腹大坚满，脘腹撑急，烦热口苦，渴不欲饮，或有面目肌肤发黄，小便短黄，大便秘结或溏滞不爽，舌红，苔黄腻或灰黑，脉弦滑数。

【治疗】清热利湿，攻下逐水——中满分消丸合茵陈蒿汤加减。

（4）肝脾血瘀证

【证候】腹大胀满，脉络怒张，胁腹刺痛，面色晦暗黧黑，胁下癥块、面、颈、胸壁等处可见红点赤缕，手掌赤痣，口干不欲饮，或大便色黑，舌质紫暗，或有瘀斑，脉细涩。

【治疗】活血化瘀，化气行水——调营饮加减。

（5）脾肾阳虚证

【证候】腹大胀满，形如蛙腹，朝宽暮急，神疲怯寒，面色苍黄或白，脘闷纳呆，下肢水肿，小便短少不利，舌淡胖，苔白滑，脉沉迟无力。

【治疗】温肾补脾，化气利水——附子理中汤合五苓散加减。

（6）肝肾阴虚证

【证候】腹大胀满，甚或青筋暴露，面色晦滞，口干舌燥，心烦失眠，牙龈出血，时或鼻衄，小便短少，舌红绛少津，少苔或无苔，脉弦细数。

【治疗】滋养肝肾，化气利水——一贯煎合膈下逐瘀汤加减。

六、原发性肝癌

1. 西医病理及转移途径

（1）大体形态分型：①块状型：最多见。②结节型。③弥漫型：最少见。④小癌型：孤立的直径小于3cm的癌结节，或相邻两个癌结节直径之和小于3cm者，称为小肝癌，多无临床症状。

（2）细胞分型：①肝细胞型。②胆管细胞型。③混合型。

（3）转移途径

1）肝内转移：肝癌最早在肝内发生转移。

2）肝外转移：①血行转移：最常见的转移部位是肺。②淋巴转移：最常转移到肝门淋巴结。③种植转移：少见。

2. 中医病因病机　中医认为本病是由肝气不舒，脾失健运，气滞血瘀，痰结成积，热郁发黄，水聚成臌等引起。病位在肝，易损及脾土。基本病机为肝气亏虚，邪毒凝结于内。本病初起，气滞血瘀，邪气壅实，正气未虚，病理性质多属实；日久病势渐深，正气耗伤，可转为虚实夹杂之证；病至后期，气血衰少，体质羸弱，则往往转以正虚为主。

3. 临床表现及并发症

（1）肝区疼痛：是肝癌最常见的症状。

（2）肝大：肝呈进行性增大，质地坚硬，表面凹凸不平，有大小

222

不等的结节或巨块，边缘钝而不整齐，常有不同程度的压痛。

（3）黄疸。

（4）肝硬化征象：可有脾大、腹水、门静脉侧支循环形成等表现。

（5）全身表现：有进行性消瘦、发热、食欲不振、乏力、营养不良和恶病质等。

（6）转移灶症状：胸腔转移——胸水征；骨骼或脊柱转移——局部压痛或神经受压；颅内转移——神经定位体征。

（7）并发症

①肝性脑病：是最严重的并发症，见于肝癌终末期，约1/3的患者因此而死亡。

②上消化道出血：由肝癌并发肝硬化引起。

③肝癌结节破裂出血。

④继发感染：如肺炎、败血症、肠道感染。

4. 实验室检查及其他检查

（1）肿瘤标志物检测：①甲胎蛋白（AFP）目前仍是肝细胞癌特异性的标志物和主要诊断指标，现已广泛用于肝细胞癌的普查、诊断、疗效判断和预测复发。② γ-谷氨酰转移酶同工酶 II（ γ-GT$_2$）。③异常凝血酶原（APT）。④ α-L-岩藻糖苷酶（AFU）。

（2）超声显像：超声检测可显示肝内直径1cm以上的肿瘤。

（3）电子计算机X线体层显像（CT）：是肝癌诊断的重要手段，可显示直径2cm以上的肿瘤；如结合肝动脉造影（CTA）或造影时肝动脉内注射碘油，对1cm以下肿瘤的检出率可达80%以上，因此是目前诊断小肝癌的最佳方法。

（4）血管造影：由于肝癌区的血管一般较丰富，选择性腹腔动脉和肝动脉造影能显示直径在1cm以上的癌结节，阳性率达87%，结合AFP检测的阳性结果，常用于诊断小肝癌。

（5）放射性核素显像。

（6）磁共振显像（MRI）：应用MRI能清楚显示肝细胞癌内部的结构特征，对显示子瘤和瘤栓有价值。

（7）肝穿刺活检：阳性者即可确诊。

5. 诊断
2001年中国抗癌协会肝癌专业委员会修订的肝癌临床诊断标准为：

（1）AFP＞400μg/L，能排除活动性肝病、妊娠、生殖系胚胎源性肿瘤及转移性肝癌等，并能触及明显肿大、坚硬及有结节状肿块的肝脏，或影像学检查有肝癌特征的占位性病变者。

（2）AFP≤400μg/L，能排除活动性肝病、妊娠、生殖系胚胎源性肿瘤及转移性肝癌等，并有两种影像学检查具有肝癌特征的占位性病变；或有两种肝癌标志物阳性及一种影像学检查有肝癌特征的占位性病变者。

（3）有肝癌的临床表现，并有肯定的远处转移灶，能排除继发性肝癌者。

6. 西医治疗

（1）外科治疗（首选）：主要是肝切除术和肝移植手术。

（2）放射治疗：原发性肝癌对放射治疗不甚敏感。

（3）化学抗肿瘤药物治疗：肝动脉栓塞化疗（TACE）已成为肝癌非手术疗法中的首选方法。

（4）生物和免疫治疗：应用生物和免疫治疗可巩固和增强疗效。

7. 中医辨证论治

（1）气滞血瘀证

【证candidates】胸胁胀痛，腹部结块，推之不移，脘腹胀闷，纳呆乏力，嗳气泛酸，大便不实，舌质红或暗红、有瘀斑，苔薄白或薄黄，脉弦或涩。

【治疗】疏肝理气，活血化

瘀——逍遥散合桃红四物汤加减。

（2）湿热瘀毒证

【证候】胁下结块坚实，痛如锥刺，脘腹胀满，目眩黄赤，日渐加深，面色晦暗，肌肤甲错，或高热烦渴，口苦咽干，小便黄赤，大便干黑，舌质红、有瘀斑，苔黄腻，脉弦数或涩。

【治疗】清利湿热，化瘀解毒——茵陈蒿汤合鳖甲煎丸加减。

（3）肝肾阴虚证

【证候】腹大胀满，积块膨隆，形体羸瘦，潮热盗汗，头晕耳鸣，腰膝酸软，两肤隐隐作痛，小便短赤，大便干结，舌红少苔或光剥有裂纹，脉弦细或细数。

【治疗】养阴柔肝，软坚散结——滋水清肝饮合鳖甲煎丸加减。

七、溃疡性结肠炎

1. 西医病理 病变一般局限于大肠黏膜和黏膜下层。病变特点是具有弥漫性、连续性。黏膜广泛充血、水肿、糜烂及出血，镜检可见黏膜及黏膜下层有淋巴细胞、浆细胞、嗜酸性粒细胞及中性粒细胞浸润。

2. 临床表现及并发症

（1）症状：①腹泻和黏液脓血便。②腹痛：轻型及病变缓解期可无腹痛。一般呈轻度至中度腹痛，多局限于左下腹及下腹部，亦可为全腹痛。疼痛的性质常为痉挛性，有"疼痛→便意→便后缓解"的规律，常伴有腹胀。严重病例可有食欲不振、恶心及呕吐。

（2）体征：①轻、中型：左下腹有轻压痛，部分患者可触及痉挛或肠壁增厚的乙状结肠或降结肠。②重型和暴发型：可有明显鼓肠、腹肌紧张、腹部压痛及反跳痛。③急性期或急性发作期：常有低度或中度发热，重者可有高热及心动过速。④其他：可有关节、皮肤、眼、口及肝、胆等肠外表现。

（3）并发症：常有结节性红斑、关节炎、葡萄膜炎、口腔黏膜溃疡、慢性活动性贫血、溶血性贫血等免疫状态异常的改变。还可有大出血、穿孔、中毒性巨结肠及癌变等。

3. 实验室检查及其他检查

（1）血液检查。

（2）粪便检查：主要排除感染性肠炎。

（3）纤维结肠镜检查：是本病最有价值的诊断方法，病变多从直肠开始，呈连续性、弥漫性分布，表现为：①黏膜血管纹理模糊、紊乱，黏膜充血、水肿、易碎、出血及脓性分泌物附着，亦常见黏膜粗糙，呈细颗粒状。②病变明显处可见弥漫性多发糜烂及溃疡。③慢性病变者可见肠袋囊变浅、变钝或消失，假息肉及桥形黏膜等。

（4）钡剂灌肠检查：为重要的诊断方法。检查征象：①黏膜粗乱和（或）颗粒样改变。②肠管边缘呈锯齿状或毛刺样，肠壁有多发性小充盈缺损。③肠管缩短，袋囊消失呈铅管样。

（5）黏膜组织学检查：有活动期和缓解期的不同表现。

（6）免疫学检查。

4. 诊断

（1）具有持续或反复发作的腹泻和黏液脓血便，腹痛，里急后重，伴有（或不伴）不同程度的全身症状，在排除其他急性肠炎的基础上，具有上述肠镜检查特征性改变中至少1项及黏膜活检或具有X线钡剂灌肠检查征象中至少1项，可以诊断本病。

（2）分类与分期：①按临床类型可分为初发型、慢性复发型、慢性持续型、急性型。②按临床严重程度可分为轻度、中度和重度。③病变范围可分为直肠炎、左半结肠炎、全结肠炎。④按病情分期可

分为活动期和缓解期。

一个完整的诊断应包括疾病的临床类型、严重程度、病变范围、病情分期及并发症。

5. 西医治疗

（1）一般治疗。

（2）药物治疗：①5-氨基水杨酸制剂（5-ASA）：柳氮磺胺吡啶（SASP）适用于轻、中度患者或经糖皮质激素治疗已有缓解的重度 UC 患者。5-ASA 新型制剂有各种控释剂型的美沙拉嗪和奥沙拉嗪。②糖皮质激素：可用于对 5-ASA 疗效不佳的轻、中度患者，特别是对重度患者尤其适用。③免疫抑制剂。

本病缓解期控制炎症主要用 5-ASA 做维持治疗，一般认为至少要维持 4 年。

（3）手术治疗：主要针对，如大出血、急性穿孔、完全性肠梗阻等并发症，以及明确或高度怀疑癌肿、组织学检查发现重度异型增生或肿块性损害，或轻、中度异型增生者。

6. 中医辨证论治

（1）湿热内蕴证

【证候】腹痛，脓血便，里急后重，肛门灼热，溲赤，舌红苔黄腻，脉滑数或濡数。

【治疗】清热利湿——白头翁汤加减。

（2）脾虚虚弱证

【证候】大便时溏时泻，迁延反复，粪便带有黏液或脓血，脘腹胀，肢体倦怠，神疲懒言，舌淡胖或边有齿痕，苔薄白，脉细弱或濡缓。

【治疗】健脾渗湿——参苓白术散加减。

（3）脾肾阳虚证

【证候】腹泻迁延日久，腹痛喜温喜按，腹胀，腰膝酸软，形寒肢冷，神疲懒言，舌质淡、有齿痕，苔白润，脉沉细或尺弱。

【治疗】健脾温肾止泻——理中汤合四神丸加减。

（4）肝郁脾虚证

【证候】腹泻前有情绪紧张或抑郁恼怒等诱因，腹痛即泻，泻后痛减，食少，胸胁胀痛，嗳气，神疲懒言，舌质淡、苔白，脉弦或弦细。

【治疗】疏肝健脾——痛泻要方加味。

（5）阴血亏虚证

【证候】大便秘结或少量脓血便，腹痛隐隐，午后发热，盗汗，五心烦热，头晕眼花，舌红少苔，脉细数。

【治疗】滋阴养血，清热化湿——驻车丸。

（6）气滞血瘀证

【证候】腹痛，腹泻，泻下不爽，便血色紫暗，胸胁胀满，腹内包块，面色晦暗，肌肤甲错，舌紫或有瘀点，脉弦涩。

【治疗】化瘀通络——膈下逐瘀汤加减。

八、上消化道出血

1. 西医病因
临床上以消化性溃疡、食管—胃底静脉曲张破裂、急性胃黏膜损害和胃癌为上消化道出血的常见病因。

2. 临床表现
①呕血与黑便。②失血性周围循环衰竭。③贫血和血象变化。④发热。⑤氮质血症。

3. 实验室检查及其他检查

（1）血常规：出血早期血象无明显改变，3～4 小时后可出现不同程度的正细胞正色素性贫血，白细胞计数轻至中度升高。

（2）肾功能：氮质血症，一次性出血后可引起 BUN 增高上升，24 小时左右达高峰，4 天左右恢复正常。

（3）胃镜检查：为目前诊断上消化道出血病因的首选方法。一般主张在出血后 24～48 小时内检查，称为急诊胃镜检查。

（4）其他检查。

4. 诊断

（1）上消化道出血的确诊根据：呕血、黑便和失血性周围循环衰竭的典型临床表现，血象改变和呕吐物、粪便隐血试验强阳性，血红蛋白浓度、红细胞计数及血细胞比容下降的实验室证据，排除消化道以外的出血因素，即可诊断。

（2）出血严重程度的估计和周围循环状态的判断：成人每日消化道出血≥5mL 即可出现粪便隐血试验阳性，每日出血量 50～100mL 可出现黑便，胃内蓄积血液在 250～300mL 可引起呕血。一次出血量＜400mL 时，一般不出现全身症状；出血量超过 400～500mL，可出现乏力、心慌等全身症状；短时间内出血量超过 1000mL，可出现周围循环衰竭的表现。

5. 西医治疗

（1）一般治疗。

（2）积极补充血容量。

（3）止血

1）食管－胃底静脉曲张破裂出血：①药物止血：垂体后叶素、生长抑素及其人工合成类似物奥曲肽。②气囊压迫止血。③内镜治疗：经过抗休克和药物治疗后血流动力学稳定者，应立即行急诊胃镜检查，以明确出血原因和部位。④手术治疗：在药物治疗和内镜治疗仍未能控制出血时，经颈静脉肝内门腔分流术是一种挽救生命的方法，目前发生肝性脑病、溶血等。⑤预防再出血：常用药物为普萘洛尔，通过阻滞 β 受体收缩内脏血管、降低门静脉血流量而减低门静脉压力，初始剂量 10mg/d，每日加至 10mg，至静息心率下降至基础心率的 75% 时的剂量作为维量，长期服用。心动过缓、支气管哮喘、心衰、房室传导阻滞等为其禁忌证。

2）其他病因引起上消化道大出

血的止血措施：除食管－胃底静脉曲张破裂引起的出血外，临床上以消化性溃疡最为多见。其止血措施包括：①抑制胃酸分泌。②药物止血：去甲肾上腺素能收缩血管而止血。③内镜治疗：可用局部注射药物、激光、高频电灼、微波等方法止血。目前常用出血部位局部注射 0.01% 肾上腺素止血，简单有效。

第四单元　泌尿系统疾病

一、慢性肾小球肾炎

1. 西医病因病理

（1）病因：急性链球菌感染后肾炎迁延不愈，病程超过 1 年以上者可转为慢性肾炎。其他细菌及病毒感染亦可引起慢性肾炎。

（2）病理：慢性肾炎病理改变是双肾一致性的肾小球改变。常见的病理类型有系膜增生性肾小球肾炎（包括 IgA 和非 IgA 系膜增生性肾小球肾炎）、膜增生性肾小球肾炎、膜性肾病及局灶性节段性肾小球硬化。

2. 临床表现　慢性肾炎临床表现呈多样性，但以蛋白尿、血尿、高血压、水肿为基本临床表现。

3. 实验室检查

（1）尿液检查：尿蛋白一般为 1～3g/d。尿沉渣可见颗粒管型和透明管型。血尿一般较轻或完全没有，但在急性发作期，可出现镜下血尿甚至肉眼血尿。

（2）肾功能检查：肾功能不全时，主要表现为肾小球滤过率（CFR）下降，肌酐清除率（Ccr）降低。由于肾脏代偿功能很强，当 Ccr 降至正常值的 50% 以下时，血清肌酐和尿素氮才会升高，也可继而出现肾小球功能不全。

4. 诊断　凡尿液检查异常（蛋白尿、血尿、管型尿）、水肿及高血

压病史达 3 个月以上，无论有无肾功能损害均应考虑此病，在除外继发性肾小球肾炎及遗传性肾小球肾炎后，临床上可诊断为慢性肾炎。

5. 西医治疗

（1）控制高血压和减少尿蛋白

1）治疗原则：①力争把血压控制在理想水平，即蛋白尿 ≥ 1g/d，血压应控制在 125/75mmHg 以下；蛋白尿 < 1g/d，血压控制可放宽到 130/80mmHg 以下。②选择具有延缓肾功能恶化、保护肾功能作用的降血压药物。

2）降压药物选择：①有水钠潴留容量依赖性高血压患者可选用噻嗪类利尿药。②对肾素依赖性高血压应首选 ACEI 或 ARB。③心率较快的中、青年患者或合并心绞痛患者，可选用 β 受体阻滞剂。④老年患者，以及合并糖尿病、冠心病的患者，选用钙离子拮抗剂。⑤若高血压难以控制可以选用不同类型降压药联合应用。

（2）限制蛋白及磷的摄入量。

（3）血小板解聚药。

（4）糖皮质激素和细胞毒药物。

（5）避免对肾有害的因素。

6. 中医辨证论治疗

（1）本证

①脾肾气虚证

【证候】腰脊酸痛，神疲乏力，或浮肿，纳呆或脘胀，大便溏薄，尿频或夜尿多，舌质淡、有齿痕，苔薄白，脉细沼。

【治疗】补气健脾益肾——异功散加减。

②肺肾气虚证

【证候】颜面浮肿或肢体肿胀，疲倦乏力，少语懒言，易感冒，腰脊酸痛，面色萎黄，舌淡，苔白润，脉细弱。

【治疗】补益肺肾——玉屏风散合金匮肾气丸加减。

③脾肾阳虚证

【证候】全身水肿，面色苍白，畏寒肢冷，腰脊冷痛，神疲，纳少，便溏，遗精，阳痿，早泄，或月经失调，舌质嫩淡胖，边有齿痕，脉沉细或沉迟无力。

【治疗】温补脾肾——附子理中丸或济生肾气丸加减。

④肝肾阴虚证

【证候】目睛干涩或视物模糊，头晕耳鸣，五心烦热或手足心热，口干咽燥，腰脊酸痛，遗精，或月经失调，舌红少苔，脉弦细或细数。

【治疗】滋养肝肾——杞菊地黄丸加减。

⑤气阴两虚证

【证候】面色无华，少气乏力，或易感冒，午后低热，或手足心热，腰酸痛，或见水肿，口干咽燥或咽部暗红，咽痛，舌质红，少苔，脉细或弱。

【治疗】益气养阴——参芪地黄汤加减。

（2）标证

①水湿证

【证候】颜面或肢体水肿，舌苔白或白腻，脉缓或沉缓。

【治疗】利水消肿——五苓散合五皮饮加减。

②湿热证

【证候】面浮肢肿，身热汗出，口干不欲饮，胸脘痞闷，腹部胀满，纳差，尿黄短少，便溏不爽，舌红，苔黄腻，脉滑数。

【治疗】清热利湿——三仁汤加减。

③血瘀证

【证候】面色黧黑或晦暗，腰痛固定或刺痛，肌肤甲错，肢体麻木，舌色紫暗或有瘀斑，脉象细涩。

【治疗】活血化瘀——血府逐瘀汤加减。

④湿浊证

【证候】纳呆，恶心或呕吐，口

中黏腻，脘胀或腹胀，身重困倦，浮肿减少，精神萎靡，舌苔腻，脉沉细或沉缓。

【治疗】健脾化湿泄浊——胃苓汤加减。

二、肾病综合征

1. 西医病因与病理生理

（1）病因：根据病因可分为原发性和继发性两大类。

①原发性肾病综合征（NS）：以微小病变型肾病、系膜增生性肾炎、膜性肾病、系膜毛细血管性肾炎及肾小球局灶节段硬化5种临床病理类型最为常见；原发性肾小球疾病中的急性肾炎、急进性肾炎、慢性肾炎等均可在疾病过程中出现NS。

②继发性NS：病因很多，常见的有糖尿病肾病、肾淀粉样变性、系统性红斑狼疮肾炎、新生物（实体瘤、白血病及淋巴瘤）、药物及感染等。

（2）病理生理：①大量蛋白尿。②低白蛋白血症。③水肿。④高脂血症。

2. 临床表现

原发性NS常无明显病史。继发性NS常有明显的原发病史。临床常见"三高一低"（高度水肿、大量蛋白尿、高脂血症、低蛋白血症）。

（1）主要症状：水肿，纳差，乏力，肢节酸重，腰痛，甚至胸闷气喘、腹胀膨隆等。

（2）体征：①水肿：水肿的特点是首先出现在皮下组织较为疏松处的部位，然后出现于双下肢，呈凹陷性水肿，且水肿与体位有明显的关系。②高血压。③低蛋白血症与营养不良。

3. 并发症

①感染。②血栓、栓塞性疾病：以肾静脉血栓最为常见。③急性肾损伤。④脂肪代谢紊乱。⑤蛋白质代谢紊乱。

4. 实验室检查及其他检查

（1）尿常规及24小时尿蛋白定量：尿蛋白定性多为 +++ ～ ++++，定量多于3.5g/24h。

（2）血清蛋白测定：呈现低蛋白血症（≤30g/L）。

（3）血脂测定：血清胆固醇（TC）、甘油三酯（TG）、低和极低密度脂蛋白（LDL和VLDL）浓度增加，高密度脂蛋白（HDL）可以增加、正常或减少。

（4）尿蛋白电泳分析：微小病变型以中分子蛋白尿为主；滤过膜损害较严重的往往以高分子蛋白尿为主；混合性蛋白尿提示肾小球滤过膜损害较严重，并伴有肾小管-间质损害。

（5）肾功能检查：肾功能多数正常（肾前性氮质血症者除外）或有肾小球滤过功能减退。

（6）肾脏B超和肾脏ECT检查：有助于本病的诊断。

（7）肾活体组织检查：是确定肾组织病理类型的唯一手段。

5. 诊断与鉴别诊断

（1）诊断：①大量蛋白尿（尿蛋白定量＞3.5g/24h）。②低蛋白血症（血浆白蛋白≤30g/L）。③明显水肿。④高脂血症。

其中①、②两项为诊断的必要条件，临床上只要满足该两项，即可诊断为NS。NS分为原发性和继发性，首先除外继发性病因和遗传性疾病才能诊断为原发性NS。最好进行肾活检做出病理诊断，另外还要判定有无并发症。

（2）鉴别诊断：临床上确诊原发性NS时，需认真排除继发性NS的可能性。常见的鉴别NS如下：

①系统性红斑狼疮性肾炎：好发于青、中年女性，伴有发热、皮疹及关节痛，尤其是面部蝶形红斑最具诊断价值。免疫学检查可检测出多种自身抗体。

②过敏性紫癜性肾炎：好发于青少年，有典型的皮肤紫癜，可伴有关节痛、腹痛及黑便，多在皮疹出现后1～4周出现血尿和（或）蛋白尿。

③糖尿病肾病：多发生于糖尿病10年以上的患者，早期可发现尿微量白蛋白排出增加，以后逐渐发展成大量蛋白尿、NS。眼底检查可见微血管瘤。

④乙型肝炎病毒相关性肾炎：应有乙型肝炎病毒抗原阳性。肾活检证实乙型肝炎病毒或其抗原沉积才能确诊。

6. 西医治疗

（1）一般治疗：①休息。②饮食治疗：给予优质白蛋白饮食，减少高脂血症，水肿时低盐（＜3g/d）饮食。

（2）对症治疗：①利尿消肿：NS患者利尿治疗的原则是不宜过快、过猛。常用的药物有噻嗪类利尿剂、袢利尿剂、渗透性利尿剂、提高血浆胶体渗透压的药物。②控制血压，减少尿蛋白。

（3）免疫调节：①首选糖皮质激素。②细胞毒药物，如环磷酰胺、环孢素、他克莫司、吗替麦考酚酯。

（4）并发症的治疗。

7. 中医辨证论治

（1）风水相搏证

【证候】起始眼睑水肿，继而四肢、全身亦肿，皮肤光泽，按之凹陷易恢复，伴发热、咽痛、咳嗽、小便不利等症，舌苔薄白，脉浮。

【治疗】疏风解表，宣肺利水——越婢加术汤加减。

（2）湿毒浸淫证

【证候】眼睑水肿，延及全身，身发疮痍，恶风发热，小便不利，舌质红，苔薄黄，脉浮数或滑数。

【治疗】宣肺解毒，利湿消肿——麻黄连翘赤小豆汤合五味消毒饮。

（3）水湿浸渍证

【证候】全身水肿，按之没指，伴有胸闷腹胀，身重困倦，纳呆，泛恶，小便短少，舌苔白腻，脉濡缓。

【治疗】健脾化湿，通阳利水——五皮饮合胃苓汤。

（4）湿热内蕴证

【证候】浮肿明显，肌肤绷急，腹大胀满，胸闷烦热，口渴，口干，大便干结，小便短赤，舌红苔黄腻，脉沉数或濡数。

【治疗】清热利湿，利水消肿——疏凿饮子加减。

（5）脾虚湿困证

【证候】水肿，按之凹陷不易恢复，腹胀纳少，面色萎黄，神疲乏力，尿色清，大便或溏，舌质淡，苔白腻或白滑，脉沉缓或沉弱。

【治疗】温运脾阳，利水消肿——实脾饮加减。

（6）肾阳衰微证

【证候】面浮身肿，按之凹陷不起，心悸，气促，腰部冷痛酸重，小便量少或增多，形寒神疲，面色灰滞，舌质淡胖，苔白，脉沉细或沉迟无力。

【治疗】温肾助阳，化气行水——济生肾气丸合真武汤。

三、尿路感染

1. 西医病因

革兰阴性菌属引起的泌尿系感染约占75%，阳性菌约占25%。革兰阴性菌属中以大肠杆菌最为常见，约占80%；革兰阳性菌属中以葡萄球菌最为常见。

2. 临床表现及并发症

（1）膀胱炎：占尿路感染的60%以上。主要表现为尿频、尿急、尿痛、排尿困难、下腹部疼痛等，部分患者迅速出现排尿困难。一般无全身症状，少数患者可有腰痛、发热，体温多在38℃以下。多见于中青年妇女。

中西内

（2）肾盂肾炎

1）急性肾盂肾炎：育龄期妇女最多见，起病急骤。

①全身症状：高热、寒战、头痛、周身酸痛、恶心、呕吐，体温多在38℃以上，热型多呈弛张热，亦可呈间歇热或稽留热。

②泌尿系统症状：尿频、尿急、尿痛、排尿困难、下腹疼痛等，多有腰酸痛或钝痛，少数还有剧烈的腹部阵发性绞痛，沿输尿管向膀胱方向放射。

③体格检查：体检时在肋腰点（腰大肌外缘与第12肋交叉点）有压痛，肾区叩击痛。

2）慢性肾盂肾炎：半数以上患者有急性肾盂肾炎病史，可间断出现尿频、排尿不适、腰酸痛等。

（3）无症状性菌尿。

（4）并发症：①肾乳头坏死：主要临床表现为高热、剧烈腰痛和血尿。②肾周围脓肿：往往单侧腰痛，向健侧弯腰时疼痛加重。

3. 实验室检查及其他检查

（1）尿常规检查：可有白细胞尿、血尿、蛋白尿。尿沉渣镜检白细胞＞5/HP称为白细胞尿，对尿路感染诊断意义较大。

（2）尿细菌培养：可采用清洁中段尿、导尿及膀胱穿刺尿做细菌培养，其中膀胱穿刺尿培养结果最可靠。中段尿细菌定量培养≥10^5/mL，称为真性菌尿，可确诊尿路感染；尿细菌定量培养$10^4 \sim 10^5$/mL，为可疑阳性，需复查；如＜10^4/mL，可能为污染。

（3）尿涂片细菌检查：用高倍镜检查，若每个视野下可见1个或更多细菌，提示尿路感染。

（4）亚硝酸盐还原试验：诊断尿路感染的敏感性和特异性均较强。

（5）血常规：急性肾盂肾炎时白细胞常升高，中性粒细胞增多，核左移等。

（6）肾功能检查：慢性肾盂肾炎肾功能受损时可出现肾小球滤过率下降，血肌酐升高。

（7）影像学检查：尿路感染急性期不宜做静脉肾盂造影，可做B超检查。

4. 诊断　上尿路感染（急性肾盂肾炎）常有发热、寒战，甚至出现毒血症症状，伴明显腰痛、输尿管点和（或）肋脊点压痛、肾区叩击痛等。下尿路感染（膀胱炎）则常以膀胱刺激征为突出表现，一般少有发热、腰痛等。

5. 西医治疗

（1）一般治疗。休息，多饮水，勤排尿。

（2）碱化尿液：可用碳酸氢钠。

（3）抗感染治疗：①急性膀胱炎分为单剂量疗法（多种抗生素联用，一次顿服）和3日疗法（任选一种抗生素，连用3天，可选用磺胺类、喹诺酮类、半合成青霉素或头孢类等抗生素）。②肾盂肾炎：首选喹诺酮类、半合成青霉素类药物。

6. 中医辨证论治

（1）膀胱湿热证

【证候】小便频数，灼热刺痛，色黄赤，小腹拘急胀痛，或腰痛拒按，或见恶寒发热，或见口苦，大便秘结，舌质红，苔薄黄腻，脉滑数。

【治疗】清热利湿通淋——八正散加减。

（2）肝胆郁热证

【证候】小便不畅，少腹胀满疼痛，小便灼热刺痛，有时可见血尿，烦躁易怒，口苦口黏，或寒热往来，胸胁苦满，舌质暗红，可见瘀点，脉弦或弦细。

【治疗】疏肝理气，清热通淋——丹栀逍遥散合石韦散加减。

（3）脾肾亏虚，湿热屡犯证

【证候】小便淋沥不已，时作时止，每于劳累后发作或加重，尿

热，或有尿痛，面色无华，神疲乏力，少气懒言，腰膝酸软，食欲不振，口干不欲饮水，舌质淡，苔薄白，脉沉细。

【治疗】健脾补肾——无比山药丸加减。

（4）肾阴不足，湿热留恋证

【证候】小便频数，滞涩疼痛，尿黄赤混浊，腰酸�‍痛，手足心热，头晕耳鸣，四肢乏力，口干口渴，舌质红少苔，脉细数。

【治疗】滋阴益肾，清热通淋——知柏地黄丸加减。

四、急性肾损伤

急性肾衰竭（AKI）是由于各种原因使肾脏排泄功能在短期内迅速减退，或有肾内血液动力学改变、氮质废物堆积、水、电解质、酸碱平衡失调，血肌酐和血尿素氮呈进行性升高的一种临床综合征。通常血肌酐每日上升 $44.2 \sim 176.8 \mu mol/L$（$0.5 \sim 2mg/dL$），血尿素氮日升 $3.6 \sim 10.7mmol/L$（$10 \sim 30mg/dL$）或以上，常伴少尿（<400mL/24h）或无尿（<100mL/24h）。但也有尿量不减少者，称为非少尿型急性肾损伤。

1. 西医病因与发病机制

（1）病因：①肾前性急性肾损伤：血容量减少、有效动脉血容量减少和肾内血液动力学改变。②肾性急性肾损伤：肾实质损伤，常见的是肾缺血或肾毒性物质损伤肾小管上皮细胞。③肾后性急性肾损伤：特征是急性肾路梗阻。

（2）发病机制：①肾小管损伤。②肾小管上皮细胞代谢障碍。③肾血流动力学变化。④缺血再灌注损伤。⑤表皮生长因子降低。⑥炎症因子参与。

2. 临床表现及并发症

急骤性地发生少尿（<400mL/24h），个别严重病例可无尿（<100mL/24h）。但也有无少尿表现的，尿量在400mL/24h以上，称为非少尿型

AKI，其病情大多较轻，预后较好。

（1）症状

1）各系统症状：①消化系统：食欲减退、恶心、呕吐等，严重者可出现消化道出血。②呼吸系统：表现为呼吸困难、咳嗽等症状。③循环系统：出现高血压及心力衰竭的表现；各种心律失常及心肌病变。④神经系统：出现意识障碍、躁动、谵妄、抽搐、昏迷等尿毒症脑病症状。⑤血液系统：可有出血倾向及轻度贫血表现。

2）水、电解质和酸碱平衡紊乱：①代谢性酸中毒。②高钾血症。③低钠血症。

（2）体征：水肿，甚则全身浮肿，高血压；合并肺水肿者，可出现两肺满布湿啰音；高钾血症者，可见心率缓慢，心律不齐，甚至心室纤颤、停搏；酸中毒可见深大呼吸。

（3）主要并发症：①感染：尿路感染为最常见，其次为肺部感染和败血症。②循环系统并发症：常见心律失常、心力衰竭、心包炎、高血压甚至心包填塞。③电解质紊乱：常见高钾血症或低钾血症。

3. 实验室检查

（1）肾功能：急骤发生并与日俱增的氮质血症：①血尿素氮：进行性升高，每日上升 $3.6 \sim 10.7mmol/L$。血肌酐每日上升 $44.2 \sim 176.8 \mu mol/L$。②电解质紊乱：少尿期可出现高钾血症，血钾可超过 6.5mmol/L，可伴低钠血症及高磷血症。多尿期可出现低血钾、低血钠等电解质紊乱。③酸碱平衡紊乱：可出现酸中毒、二氧化碳结合力下降。

（2）尿常规：尿呈等张（比重 1.010 ～ 1.016），蛋白尿（常为＋～＋＋），尿沉渣镜检常有颗粒管型、上皮细胞碎片、红细胞和白细胞。

4.诊断

（1）常继发于各种严重疾病所致的周围循环衰竭或肾中毒后，但亦有个别病例可无明显的原发病。

（2）急骤地发生少尿（<400mL/24h），个别严重病例（肾皮质坏死）可无尿（<100mL/24h），但在非少尿型者可无少尿表现。

（3）急骤发生和与日俱增的氮质血症，血肌酐每日上升44.2～176.8μmol/L，尿素氮每日上升3.6～10.7mmol/L。

（4）经数日至数周后，如处理恰当，会出现多尿期。

（5）尿常规检查：尿呈扩张（比重1.010～1.016），蛋白尿（常为＋～＋＋），尿沉渣镜检常有颗粒管型、上皮细胞碎片、红细胞和白细胞。

5.西医治疗

（1）一般治疗：①纠正可逆因素。②营养支持。③积极控制感染。④维持水、电解质和酸碱平衡。

（2）对症治疗

1）高钾血症：血钾超过6.5mmol/L，心电图表现为QRS波增宽等变化，应给予紧急处理：①静脉推注10%葡萄糖酸钙10mL，于5～10分钟推完，如果需要，可于1小时后再静脉推注1次；5%碳酸氢钠100～200mL静脉注；50%葡萄糖溶液50～100mL加入6～12U胰岛素，缓慢静脉滴注。②口服聚磺苯乙烯钠散，每次15～30g，每日1～3次；或口服聚苯乙烯磺酸钙散，每日15～30g，分2～3次服用。若以上措施无效，则采取血液透析是最佳的治疗方式。

2）代谢性酸中毒：应及时治疗，轻度酸中毒可用5%碳酸氢钠100～250mL静脉滴注；对于严重酸中毒患者，应该立即选择透析治疗。

（3）透析疗法：对保守治疗无

效，出现下列指征的急性肾损伤患者，应考虑进行急诊透析：①少尿或无尿2天。②尿毒症状明显。③肌酐清除率较正常下降超过50%，或血尿素氮达到21mmol/L，血肌酐升高达442μmol/L。④血钾超过6.5mmol/L。⑤代谢性酸中毒，CO$_2$CP≤13mmol/L。⑥脑水肿、肺水肿或充血性心力衰竭。透析疗法包括血液透析、腹膜透析，以及连续性肾脏替代治疗（CRRT）等。

五、慢性肾衰竭

慢性肾衰竭（CRF）是在各种原发或继发性慢性肾脏病（CKD）的基础上，缓慢地出现肾功能减退而至衰竭。

1.西医病因

慢性肾小球肾炎最为常见，其次为肾小管间质性肾炎。而继发性肾病为全身系统性疾病和中毒等因素导致的肾脏继发性损害。我国常见的病因依次为肾小球肾炎、糖尿病肾病、高血压肾病、多囊肾、狼疮性肾炎等。

2.临床表现

（1）症状：在CRF的代偿期和失代偿早期，患者可以无任何症状；在晚期尿毒症时，可出现急性心衰、严重神经症状、消化道出血、中枢神经系统障碍等。

（2）体征：①高血压。②水肿或胸腹水。③贫血。

3.并发症

（1）水、电解质、酸碱平衡失调：常有水钠潴留、高钾血症、代谢性酸中毒、高磷血症、低钙血症等。

（2）各系统并发症：①心血管系统：患者可并发展尿毒性心肌病、心肌病，也可因水液代谢失调而出现心力衰竭。②血液系统：可出现肾性贫血。③神经肌肉系统：出现疲乏、失眠、抑郁或兴奋、精神异常等症状。周围神经病变者表现为

肢体麻木、疼痛，不宁腿综合征等。④消化系统：常见食欲不振、恶心、呕吐等症状。⑤皮肤症状：皮肤瘙痒是常见症状，可能与继发性甲状旁腺功能亢进有关。⑥肾性骨病：包括高转化性骨病、低转化性骨病（骨软化症和骨再生不良）和混合性骨病。其中以高转化性骨病最为常见，表现为纤维囊性骨炎、骨折及骨质疏松等。⑦内分泌功能紊乱：骨化三醇降低，促红细胞生成素降低，性功能障碍。⑧感染。⑨代谢失调。

4.实验室检查及其他检查

（1）肾功能检查：血尿素氮（BUN）、血肌酐（Scr）上升，Scr > 133μmol/L，内生肌酐清除率（Ccr） < 80mL/min，二氧化碳结合力下降，血尿酸升高。

（2）尿常规检查：可出现蛋白尿、血尿、管型尿或低比重尿。

（3）血常规检查：常出现不同程度的贫血。

（4）电解质检查：常表现为高钾、高磷、低钙等。

（5）B超检查：多数可见双肾明显缩小、结构模糊。

5.西医治疗

（1）一般治疗

1）治疗基础疾病，去除促使慢性肾衰竭恶化的因素。

2）延缓慢性肾衰竭的发展：①饮食治疗：低蛋白、高热量、低磷饮食。②应用必需氨基酸（EAA）。③控制全身性高血压和肾小球内高压力：首选血管紧张素转化酶抑制剂（ACEI）和血管紧张素受体拮抗剂（ARB）。

（2）并发症的治疗

1）纠正水、电解质平衡紊乱：①维持水平衡。②维持钾平衡。③慢性肾脏病-矿物质和骨异常的治疗。

2）代谢性酸中毒的治疗：轻度酸中毒时，可口服碳酸氢钠；若严重酸中毒，应静脉补碱。

3）肾性心力衰竭的治疗：①对利尿剂的反应较差。②对洋地黄制剂反应差，且易蓄积中毒。③高容量高血压性心力衰竭可用硝普钠、酚妥拉明静脉滴注。④对高容量性心力衰竭，应紧急透析，超滤脱水。⑤对心力衰竭有容量负荷，但又合并循环、呼吸功能不全者，以CRRT更合适。

4）肾性贫血的治疗：①促红细胞生成素。②补充铁剂和叶酸。③输全血或红细胞。

5）并发感染的处理：主要是抗生素的选择，禁用有肾毒性的药物。

（3）尿毒症的替代治疗：肾脏替代治疗包括血液透析、腹膜透析和肾移植。当血肌酐高于707μmol/L，或非糖尿病患者GFR < 10mL/（min·1.73m²），糖尿病患者GFR < 15mL/（min·1.73m²），且患者开始出现尿毒症临床表现，经治疗不能缓解时，应选择透析治疗。患者症情稳定先做一次透析，待病情稳定并符合有关条件后，可考虑进行肾移植术。

6.中医辨证论治

（1）本虚证

①脾肾气虚证

【证候】倦怠乏力，气短懒言，纳呆腹胀，腰酸膝软，大便溏薄，口淡不渴，舌淡有齿痕，苔白，脉沉细。

【治疗】补气健脾益肾——六君子汤加减。

②脾肾阳虚证

【证候】面色萎黄或黧黯晦暗，下肢浮肿，按之凹陷难复，神疲乏力，纳差，便溏或五更泄泻，口淡不渴，腰膝酸痛，腹部冷痛，畏寒肢冷，夜尿频多清长，舌淡胖嫩，齿痕明显，脉沉弱。

【治疗】温补脾肾——济生肾气

丸加减。

③气阴两虚证

【证候】面色少华，神疲乏力，腰膝酸软，口干唇燥，饮水不多，或手足心热，大便干燥或稀溏，夜尿清长，舌淡有齿痕，脉沉细。

【治疗】益气养阴，健脾补肾——参芪地黄汤加减。

④肝肾阴虚证

【证候】头晕头痛，耳鸣眼花，两目干涩或视物模糊，口干咽燥，渴而喜饮或饮水不多，腰膝酸软，大便量干，尿少色黄，舌淡红少津，苔薄白或少苔，脉弦或细弦。

【治疗】滋肾平肝——杞菊地黄汤加减。

⑤阴阳两虚证

【证候】浑身乏力，畏寒肢冷，或手足心热，口干欲饮，腰膝酸软，或腰部酸痛，大便黄赤或五更泄泻，小便黄赤或清长，舌苔白，舌胖润、有齿痕，脉沉细，全身虚弱症状明显。

【治疗】温扶元阳，补益真阴——金匮肾气丸或全鹿丸加减。

（2）标实证

①湿浊证

【证候】恶心呕吐，胸闷纳呆，或口淡黏腻，口有尿味。

【治疗】和中降逆，化湿泄浊——小半夏加茯苓汤加减。

②湿热证

【证候】中焦湿郁化热，常见口干口苦，甚则口臭，恶心频频，舌苔黄腻。下焦湿热可见小溲黄赤或溲解不畅，尿频、尿急、尿痛等。

【治疗】中焦湿热宜清化和中；下焦湿热宜清利湿热——中焦湿热者以黄连温胆汤加减；下焦湿热者以四妙丸加减。

③水气证

【证候】面、肢水肿或全身水肿，甚则有胸水、腹水。

【治疗】利水消肿——五皮饮或

五苓散加减。

④血瘀证

【证候】面色晦暗或黧黑，或口唇紫暗，腰痛固定，或肢体麻木，舌暗或有瘀点、瘀斑，脉涩或细涩。

【治疗】活血化瘀——桃红四物汤加减。

⑤肝风证

【证候】头痛头晕，手足蠕动，筋惕肉瞤，抽搐痉厥。

【治疗】镇肝息风——天麻钩藤饮加减。

第五单元　血液及造血系统疾病

一、缺铁性贫血

1.临床表现

（1）贫血本身的表现：皮肤黏膜苍白，疲乏无力，头晕眼花，记忆力减退，眩晕。

（2）组织缺铁症状

①精神和行为改变：如疲乏、烦躁和头痛在缺铁的妇女中较多见；缺铁可引起患儿发育迟缓和行为改变。

②消化道黏膜病变：如口腔炎、舌炎、唇炎、胃酸分泌缺乏及萎缩性胃炎。常见食欲减退、腹胀、嗳气、便秘等。部分患者有异食癖。

③外胚叶组织病变：皮肤干燥，毛发干枯脱落，指甲缺乏光泽、脆薄易裂甚至反平甲。

2.实验室检查

（1）血象：呈小细胞低色素性贫血。

（2）骨髓象：红细胞系增生活跃，幼红细胞比例增多，以中、晚幼红细胞增生为主。骨髓铁染色是诊断缺铁较为敏感和可靠的方法。

（3）血清铁、总铁结合力及血清蛋白：血清铁常 $< 8.95\mu mol/L$（$50\mu g/dL$），

总铁结合力＞64.44μmol/L（360μg/dL），转铁蛋白饱和度＜15%。贮铁下降是血清铁蛋白降低的唯一原因，故血清铁蛋白可作为贮铁缺乏的指标，也是反映缺铁较敏感的指标，可用于早期诊断和人群缺铁乏症的筛选。

（4）红细胞内游离原卟啉（FEP）和锌原卟啉（ZPP）：进入幼红细胞的铁在线粒体中与原卟啉结合形成血红素，由于铁的缺乏，血红素的合成减少，故缺铁性贫血时红细胞中FEP浓度增高，大于0.9μmol/L（50μg/dL），FEP/Hb＞4.5μg/gHb，ZPP＞0.96μmol/L。

3. 诊断 贫血为小细胞低色素性：男性Hb＜120g/L，女性Hb＜110g/L，孕妇Hb＜100g/L；平均红细胞体积（MCV）＜80fL，平均红细胞血红蛋白量（MCH）＜27pg，平均红细胞血红蛋白浓度（MCHC）＜32%。

4. 西医治疗 ①病因治疗。②铁剂治疗。③辅助治疗。

5. 中医辨证论治

（1）脾胃虚弱证

【证候】面色萎黄，口唇色淡，爪甲无泽，神疲乏力，食少便溏，恶心呕吐，舌质淡，苔薄腻，脉细弱。

【治疗】健脾和胃，益气养血——香砂六君子汤合当归补血汤加减。

（2）心脾两虚证

【证候】面色苍白，倦怠乏力，头晕目眩，心悸失眠，少气懒言，食欲不振，毛发干脱，爪甲裂脆，舌淡胖，苔薄，脉濡细。

【治疗】益气补血，养心安神——归脾汤或八珍汤加减。

（3）脾肾阳虚证

【证候】面色苍白，形寒肢冷，腰膝酸软，神倦耳鸣，唇甲淡白，或周身浮肿，甚则腹水，大便溏薄，小便清长，男子阳痿，女子经闭，

舌质淡或有齿痕，苔白腻，脉沉细。

【治疗】温补脾肾——八珍汤合无比山药丸加减。

（4）虫积证

【证候】面色萎黄少华，腹胀，善食易饥，恶心呕吐，或有便溏，嗜食生米、泥土、茶叶等，神疲肢软，气短头晕，舌质淡，苔白，脉虚弱。

【治疗】杀虫消积，补益气血——化虫丸合八珍汤加减。

二、再生障碍性贫血

1. 西医病机 ①造血干细胞减少或减弱。②骨髓造血微环境异常。③免疫机制异常。

2. 临床表现

（1）再障主要表现：①贫血多呈进行性。②出血以皮肤黏膜多见，严重者有内脏出血。③容易感染，引起发热。可伴随有头晕、乏力、心悸、气短、食欲减退、出虚汗、低热等。④体检时均有贫血面容，睑结膜、甲床及黏膜苍白，皮肤可见出血点及紫癜。贫血重者，可有心率加快，心尖部可闻及收缩期风样杂音，一般无肝脾肿大。按病程经过分为急性与慢性两型。

（2）重型再障（SAA）：起病急，进展快，病情重；少数可由非重型AA进展而来。

①贫血：苍白、乏力、头昏、心悸和气短等症状进行性加重。

②感染：以呼吸道感染最为常见。感染细菌以革兰阴性杆菌、金黄色葡萄球菌和真菌为主，常合并败血症。

③出血。

（3）非重型再障（NSAA）：起病和进展均较缓慢，贫血、感染和出血的程度较重型轻。

3. 实验室检查及其他检查

（1）血象：多呈全血细胞减少。

（2）骨髓象：多部位骨髓增生

减低。

（3）骨髓活检：再障患者红骨髓显著减少，被脂肪组织所代替，并可见非造血细胞分布在间质中；三系细胞均减少，巨核细胞多有变性。

4.诊断

（1）全血细胞减少，网织红细胞绝对值减少。

（2）一般无肝脾肿大。

（3）骨髓检查显示至少一个部位增生减低或重度减低。

（4）能除外其他引起全血细胞减少的疾病。

（5）一般抗贫血药物治疗无效。

5.西医治疗

（1）一般治疗。

（2）支持疗法：①控制感染。②止血。④护肝治疗。

（3）刺激骨髓造血功能的药物：①雄激素：为治疗 NSAA 的首选药物。②造血生长因子：特别适用于 SAA。

（4）免疫抑制剂：适用于年龄大于 40 岁或无合适供髓者。如抗胸腺球蛋白（ATG）和抗淋巴细胞球蛋白（ALG）、环孢素 A（CsA）。

（5）造血干细胞移植（HSCT）：HSCT 是治疗造血干细胞缺陷引起 SAA 的最佳方法，且能达到根治的目的。

6.中医辨证论治

（1）肾阴虚证

【证候】面色苍白，唇甲色淡，心悸乏力，潮热盗汗，手足心热，口渴思饮，腰膝酸软，出血明显，便结，舌质淡，舌苔薄，或舌红少苔，脉细数。

【治疗】滋阴补肾，益气养血——左归丸合当归补血汤加减。

（2）肾阳虚证

【证候】形寒肢冷，气短懒言，面色苍白，唇甲色淡，大便稀溏，面浮肢肿，出血不明显，舌体胖嫩，

舌质淡，苔薄白，脉细无力。

【治疗】补肾助阳，益气养血——右归丸合当归补血汤加减。

（3）肾阴阳两虚证

【证候】面色苍白，倦怠乏力，头晕心悸，手足心热，腰膝酸软，畏寒肢冷，齿鼻衄血或皮肤紫斑，舌质淡，苔白，脉细无力。

【治疗】滋阴助阳，益气补血——左归丸、右归丸合当归补血汤加减。

（4）肾虚血瘀证

【证候】心悸气短，周身乏力，面色晦暗，头晕耳鸣，腰膝酸软，皮肤紫斑，肌肤甲错，胁痛，出血不明显，舌质紫暗，有瘀点或瘀斑，苔薄，脉细或涩。

【治疗】补肾活血——六味地黄丸或肾气丸合桃红四物汤加减。

（5）气血两虚证

【证候】面白无华，唇淡，头晕心悸，气短乏力，动则为甚，舌淡，苔薄白，脉细弱。

【治疗】补益气血——八珍汤加减。

（6）热毒壅遏证

【证候】壮热，口渴，咽痛，鼻衄，齿衄，皮下紫癜、瘀斑，心悸，舌红而干，苔黄，脉洪数。

【治疗】清热凉血，解毒养阴——清瘟败毒饮加减。

三、急性白血病

1.临床表现

（1）正常骨髓造血功能受抑制表现：贫血、发热、出血。

（2）白血病细胞增殖浸润表现：①淋巴结和肝脾肿大。②骨骼和关节疼痛：患者常有胸骨下端局部压痛，可出现关节、骨骼疼痛。③眼部：粒细胞肉瘤可引起眼球突出、复视或失明。④口腔和皮肤：牙龈增生、肿胀；可出现蓝灰色斑丘疹或皮肤粒细胞肉瘤，局部皮肤隆起、

变硬，呈紫蓝色皮肤结节。⑤中枢神经系统白血病（CNSL）：以急性淋巴细胞白血病（ALL）最常见，儿童患者尤甚。临床上轻者表现为头痛、头晕，重者有呕吐、颈项强直，甚至抽搐、昏迷。⑥睾丸浸润：睾丸出现无痛性肿大，多以一侧，多见于 ALL 化疗后的男性幼儿或青年。

2. 实验室检查及其他检查

（1）血象：多为正细胞性贫血。大多数患者白细胞增多，超过 $10 \times 10^9/L$ 者称为白细胞增多性白血病。低者可 $< 1.0 \times 10^9/L$，称为白细胞不增多性白血病。血涂片分类检查可见数量不等的原始和幼稚细胞，约 50% 的患者血小板低于 $60 \times 10^9/L$，晚期血小板往往极度减少。

（2）骨髓象：是诊断急性白血病（AL）的主要依据和必做检查。FAB 协作组提出原始细胞≥骨髓有核细胞（ANC）的 30% 为 AL 的诊断标准。WHO 分类将骨髓原始细胞≥20% 定义为 AL 的诊断标准。多数病例骨髓象有核细胞增生明显活跃或极度活跃，以原始细胞为主，而较成熟的中间阶段细胞缺如，并残留少量成熟粒细胞，形成所谓"裂孔"现象。

（3）细胞化学：协助形态学鉴别各类白血病。

（4）免疫学检查：根据白血病细胞表达的系列相关抗原，确定其系列来源。

（5）染色体和基因改变。

（6）血液生化改变。

3. 诊断

根据临床表现、血象和骨髓象的特点诊断，明确后应进一步区分亚型。

4. 西医治疗

（1）一般治疗：①高白细胞血症紧急处理：当循环血液中白细胞≥$200 \times 10^9/L$ 时，患者可产生白细胞淤滞症，表现为呼吸困难、呼吸窘迫、低氧血症、反应迟钝、言语不清、颅内出血等；当白细胞＞$100 \times 10^9/L$ 时，应立即使用白细胞分离机单采清除过高白细胞（M3型不首选），同时予以化疗和水化。②防治感染。③成分输血支持。④防治高尿酸血症肾病。⑤维持营养。

（2）抗白血病治疗：化疗策略是诱导缓解治疗，化学治疗是此阶段白血病治疗的主要方法，目标是使患者迅速获得完全缓解（CR）。达到 CR 后进入缓解后治疗，主要方法为化疗和 HSCT。目前多采用联合化疗，药物组合应符合以下各条件：①作用于细胞周期不同阶段的药物。②各药物间有相互协同作用，以最大限度地杀灭白血病细胞。③各药物毒性反应应不重叠，对重要脏器损伤较小。

进行异基因骨髓移植或病情持续缓解半年以上行自身骨髓移植是完全治愈白血病的有效措施，但必须设法使骨髓移植成功。

5. 中医辨证论治

（1）热毒炽盛证

【证候】壮热，口渴多汗，烦躁，头痛面赤，身痛，口舌生疮，咽喉肿痛，面颊肿胀疼痛，或咳嗽，咳黄痰，皮肤、肛门疖肿，便秘尿赤，或见吐血、衄血、便血、尿血、斑疹，或神昏谵语，舌质红绛，苔黄，脉大。

【治疗】清热解毒，凉血止血——黄连解毒汤合清营汤加减。

（2）痰热瘀阻证

【证候】腹部积块，颌下、腋下、颈部有痰核单个或成串，痰多，胸闷，走窜，纳呆，发热，肢体困倦，心烦口苦，目眩，骨痛，胸部刺痛，口渴而不欲饮，舌质紫暗，或有瘀点、瘀斑，舌苔黄腻，脉滑数或沉细而涩。

【治疗】清热化痰，活血散

结——温胆汤合桃红四物汤加减。

（3）阴虚火旺证

【证候】皮肤瘀斑，鼻衄，齿龈出血，发热或五心烦热，口苦口干，盗汗，乏力，体倦，面色晦滞，舌质红，苔黄，脉弦数。

【治疗】滋阴降火，凉血解毒——知柏地黄丸合二至丸加减。

（4）气阴两虚证

【证候】低热，自汗，盗汗，气短，乏力，面色不华，头晕，腰膝酸软，手足心热，皮肤瘀点、瘀斑，鼻衄，齿衄，舌淡，有齿痕，脉沉细。

【治疗】益气养阴，清热解毒——五阴煎加味。

（5）湿热内蕴证

【证候】发热，有汗而热不解，头身困重，腹胀纳呆，大便不爽或下利不止，肛门灼热，小便黄赤而不利，关节酸痛，舌红，苔黄腻，脉滑数。

【治疗】清热解毒，利湿化浊——葛根芩连汤加味。

第六单元　内分泌与代谢疾病

一、甲状腺功能亢进症

1. 西医病因与发病机制　目前一般认为本病的发生与自身免疫有关，属于器官特异性自身免疫病。

（1）遗传因素。

（2）自身免疫：Graves病（GD）患者的血清中存在针对甲状腺细胞促甲状腺激素（TSH）受体的特异性自身抗体，称为TSH受体抗体（TRAb）。TSH受体抗体有两种类型，即TSH受体刺激性抗体（TSAb）和TSH受体刺激阻断性抗体（TSBAb）。TSAb与TSH受体结合，激活腺苷酸环化酶信号系统，导致甲状腺细胞增生和甲状腺激素合成、分泌增加。TSAb是GD的致

病性抗体。GD浸润性突眼主要与细胞免疫有关。

（3）环境因素。

（4）感染、性激素、应激等因素亦参与GD的发病。

2. 临床表现　本病多见于女性，20～40岁最多见，典型者有甲状腺毒症、甲状腺肿及眼征三组临床表现，可单独或先后出现。

（1）甲状腺毒症表现

1）高代谢综合征。

2）精神神经系统：神经过敏、多言好动、烦躁易怒、失眠不安、思想不集中、记忆力减退，甚至幻想、躁狂症或精神分裂症，舌、手指伸出时有细微颤动，腱反射亢进。偶尔表现为寡言抑郁、淡漠。

3）心血管系统：心悸、气短、胸闷等。体征有：①心动过速，常为窦性，休息和睡眠时心率仍快。②第一心音亢进，心尖区常有2/6级以下收缩期杂音。③收缩压升高、舒张压降低，脉压增大，可见周围血管征。④心脏肥大和心力衰竭。⑤心律失常，以心房颤动、房性早搏等房性心律失常多见，偶见房室传导阻滞。

4）消化系统：食欲亢进，稀便，排便次数增加。重症可有肝肿大、肝功能异常，偶有黄疸。少数患者食欲减退、厌食、恶心、呕吐。

5）肌肉骨骼系统：表现为肌无力和消瘦。主要是甲状腺毒症性周期性瘫痪，多见于青年男性患者，发病诱因有剧烈运动、高碳水化合物饮食、注射胰岛素等，病变主要累及下肢，发作时血钾降低，病程呈自限性。部分患者是甲亢性肌病，呈进行性肌无力和肌肉萎缩，多见于近心端的肩胛和骨盆带肌群。

6）生殖系统：女性月经减少或闭经；男性阳痿，偶有乳腺增生。

7）造血系统：外周血白细胞计数和粒细胞数可降低，淋巴细胞绝

238

多，可有低色素性贫血，可伴血小板减少性紫癜。

8）皮肤及指端：小部分患者有典型的对称性黏液性水肿，局部皮肤增厚变粗，可继发感染和色素沉着。可有增生性骨膜下骨炎、杵状指（趾）。

（2）甲状腺肿大：大多数患者有程度不等的甲状腺肿大。甲状腺呈弥漫性、对称性肿大，质软，久病较硬或呈橡皮感，无压痛，随吞咽而上下移动，可触及震颤，闻及血管杂音。少数不对称或无甲状腺肿大。

（3）眼征：有25%～50%的患者伴有眼征，部分可为单侧。按照病变程度可分为单纯性（良性、非浸润性）和浸润性（恶性）突眼两类。

1）单纯性突眼：主要与交感神经兴奋和甲状腺激素（TH）的β肾上腺素能样作用致眼外肌和提上睑肌张力增高有关。常无明显症状，仅有下列眼征：①轻度突眼，突眼度一般不超过18mm（正常≤16mm）。②Stellwag征：瞬目减少，睑裂增宽，炯炯发亮。③Von Graefe征：双眼向下看时，由于上眼睑不能随眼球下落，显现白色巩膜。④Joffroy征：向上看时前额皮肤不能皱起。⑤Mobius征：两眼看近物时，眼球聚合不良。

2）浸润性突眼：因自身免疫炎症引起眶内软组织肿胀、增生和肌明显病变所致。多见于成年男性，常有明显症状，如眼内异物感、眼部胀痛、畏光、流泪、复视及视力减退等。眼征较单纯性突眼更明显，突眼度超过正常值上限4mm，左右眼可不等（相差≥3mm）。严重者眼睑肿胀肥厚、闭合不全，结膜充血水肿，角膜溃疡或全眼球炎，甚至失明。多数病例眼征可自发性减轻，少数持续恶化。

3. 特殊临床表现及类型

（1）甲亢危象：是甲状腺毒症急性加重的一个综合征，多发生于较重甲亢未予治疗或治疗不充分的患者，死亡率在20%以上。其发病机制有：①血TH迅速明显升高。②机体对TH的耐受性下降。③肾上腺素能神经兴奋性增高，其临床表现有高热（≥39℃）、心率快（≥140次／分）、烦躁不安、大汗淋漓、厌食、恶心、呕吐、腹泻，严重者可有心衰、休克或昏迷。白细胞计数及中性粒细胞常升高。血T_3、T_4升高，TSH显著降低，病情轻重与TH值不平行。

（2）甲状腺毒症性心脏病：甲状腺毒症对心脏有三个作用：①增强心脏β受体对儿茶酚胺的敏感性。②直接作用于心肌收缩蛋白，增强心肌的正性肌力作用。③继发于甲状腺激素所致的外周血管扩张，阻力下降，心脏输出量代偿性增加。上述作用导致心动过速、心脏排出量增加、心房颤动和心力衰竭。此病并发的心力衰竭分为两种类型：一类为"高排出量型心力衰竭"；另一类为心脏泵衰竭，是诱发和加重已有或潜在缺血性心脏病发生的心力衰竭。

（3）淡漠型甲亢：多见于老年人。其起病隐袭，高代谢综合征、眼征及甲状腺肿均不明显。主要表现为神情淡漠、心率减慢、心动过缓、明显消瘦或仅有腹泻、厌食或房颤；或以慢性肌病、甲亢性心脏病表现为主。老年人不明原因的突然消瘦、新发心房颤动时应考虑本病。本病易发生甲状腺毒症危象。

（4）T_3型甲状腺毒症。

（5）亚临床甲亢：其特点是血T_3、T_4正常，TSH降低。

（6）妊娠期甲亢：需注意以下几个问题：①妊娠期甲亢应依据血

清 FT_4、FT_3 和 TSH 诊断。②妊娠 3 个月左右易出现一过性甲状腺毒症。③母体甲亢可引起胎儿或新生儿甲亢。④产后易出现甲亢。⑤患者甲亢未控制，建议不要怀孕。

4. 实验室检查

（1）血清甲状腺激素测定

①血清总三碘甲状腺原氨酸（TT_3）和血清总甲状腺素（TT_4）：T_4 全部由甲状腺产生，血清中的 T_4 绝大部分与甲状腺激素结合球蛋白（TBG）结合。TT_4 测定的是这部分结合于蛋白的激素。20% 的血清 T_3 由甲状腺产生，80% 的 T_3 在外周组织由 T_4 转换而来。血清 TBG 水平、蛋白与激素结合力的变化都会影响测定的结果。

②血清游离三碘甲状腺原氨酸（FT_3）和血清游离甲状腺素（FT_4）：游离甲状腺激素是不与蛋白结合具生理活性的甲状腺素，且不受血中 TBG 浓度和结合力的影响。甲亢时升高，是诊断临床甲亢的首选指标。

（2）TSH 测定：TSH 是反映甲状腺功能最敏感的指标。在原发性甲亢时 TSH 降低，继发性甲亢时 TSH 升高。

（3）甲状腺自身抗体测定：TRAb 包括 TSAb 和 TSBAb，其意义有：①未治疗的 Graves 病 80% 以上 TRAb 和 TSAb 阳性，随治疗转阴。②甲状腺功能正常的 Graves 眼病，TSAb 也增高。③为治疗效果评价、停药时机确定及预测复发的重要指征。

（4）甲状腺 ^{131}I 摄取率：甲亢时 ^{131}I 摄取率表现为总摄取量增加，高峰前移。本方法现在主要用于甲状腺毒症病因的鉴别。

5. 诊断

（1）甲亢的诊断：①高代谢症状和体征。②甲状腺肿大或甲状腺结节。③血清 TT_3、FT_3、TT_4、FT_4 增高，TSH 减低。具备以上 3 项诊

断即可成立。

（2）GD 的诊断：①临床甲亢症状和体征。②甲状腺弥漫性肿大。③血清 TSH 浓度降低，甲状腺激素浓度增高。④眼球突出和其他浸润性眼征。⑤胫前黏液性水肿。⑥TRAb 或 TSAb 阳性。其中①～③项为诊断必备条件，④～⑥项为诊断的辅助条件，也是 GD 甲亢诊断的重要佐证。

6. 西医治疗 主要针对甲状腺功能亢进症，包括抗甲状腺药物治疗、^{131}I 放射性治疗、手术治疗三种疗法。

（1）一般治疗：适当休息，减少碘摄入量。

（2）甲状腺功能亢进症的治疗

1）抗甲状腺药物（ATD）治疗：有硫脲类和咪唑类两类药物。硫脲类有丙硫氧嘧啶（PTU）；咪唑类有甲巯咪唑（MMI）和卡比马唑（CMZ）。临床首选 MMI，严重病例、甲状腺危象、妊娠早期伴发甲状腺功能亢进症时优先选用 PTU。

适应证：①病情轻、中度患者。②甲状腺轻、中度肿大。③年龄 <20 岁。④孕妇、高龄或由于其他严重疾病不宜手术者。⑤手术前和 ^{131}I 治疗前的准备。⑥手术后复发且不适 ^{131}I 治疗者。为提高远期缓解率，应连续用药 1 年半以上。

2）放射性 ^{131}I 治疗

适应证：①成人 GD 伴甲状腺大Ⅱ度以上者。②ATD 治疗失败或过敏。③甲状腺功能亢进症手术后复发。④甲状腺毒症心脏病或甲状腺功能亢进症伴其他病因的心脏病。⑤甲状腺功能亢进症合并白细胞和（或）血小板减少或全血细胞减少。⑥老年甲状腺功能亢进症。⑦甲状腺功能亢进症合并糖尿病。⑧多结节性毒性甲状腺肿。⑨自主功能性甲状腺结节合并甲状腺功能亢进症。

禁忌证：妊娠和哺乳期妇女、

甲状腺功能减退症为主要并发症折。

3）手术治疗

适应证：①中、重度甲状腺功能亢进症，长期服药效果不佳。②停药后复发，甲状腺较大。③对周围脏器有压迫，或胸骨后甲状腺肿。④结节性甲状腺肿伴甲状腺功能亢进症者。⑤疑似与甲状腺癌并存者。⑥儿童甲状腺功能亢进症用甲状腺药物治疗效果差者。⑦妊娠期甲状腺功能亢进症药物控制不佳者可在妊娠中期（第13～24周）进行手术治疗。

禁忌证：①伴严重 Graves 眼病。②合并较重心、肝、肾疾病，不能耐受手术。③妊娠初3个月和6个月以后。

4）其他药物治疗：复方碘溶液、β 受体阻滞剂。

5）甲状腺危象的治疗：①抑制甲状腺激素的合成。②抑制甲状腺激素的释放。③应用肾上腺糖皮质激素，抑制组织 T_4 向 T_3 转化。④应用 β 受体阻滞剂。⑤对症处理。

（4）妊娠期甲亢的治疗：抗甲状腺药治疗首选 ATD。

7. 中医辨证论治

（1）气滞痰凝证

【证候】颈前肿胀，烦躁易怒，胸闷，两胁胀满，善太息，失眠，月经不调，腹胀便溏，舌淡红，苔白腻，脉弦或弦滑。

【治疗】疏肝理气，化痰散结——逍遥散合二陈汤加减。

（2）肝火旺盛证

【证候】颈前肿胀，眼突，烦躁易怒，手指颤抖，多汗，面红目赤，头晕目眩，耳鸣，大便秘结，月经不调，舌红苔黄，脉弦数。

【治疗】清肝泻火，消瘿散结——龙胆泻肝汤加减。

（3）阴虚火旺证

【证候】颈前肿大，眼突，心悸

多汗，手颤，易饥多食，消瘦，口干咽燥，五心烦热，急躁易怒，失眠多梦，月经不调，舌红少苔，脉细数。

【治疗】滋阴降火，消瘿散结——天王补心丹加减。

（4）气阴两虚证

【证候】颈前肿大，眼突，心悸失眠，头晕，神疲乏力，气短汗多，口干咽燥，手足心热，纳差，大便溏薄，舌质红或淡红，苔少，脉细或细数无力。

【治疗】益气养阴，消瘿散结——生脉散加味。

二、甲状腺功能减退症

1. 西医病因与发病机制 根据病变发生的部位分为三类：

（1）原发性甲减：是由甲状腺腺体本身病变引起的甲减，占全部甲减的95%以上；且90%以上原发性甲减是由自身免疫、甲状腺手术和甲亢 ^{131}I 治疗所致。

（2）中枢性甲减：是由下丘脑和垂体病变引起的 TRH 或 TSH 产生和分泌减少所致的甲减。垂体照射、垂体大腺瘤、颅咽管瘤及产后大出血是其较常见的原因，其中由于下丘脑病变引起的甲减称为三发性甲减。

（3）甲状腺激素抵抗综合征：是指由于甲状腺激素在外周组织实现生物效应障碍引起的综合征。

2. 临床表现 甲状腺功能减退症的临床表现取决于起病年龄。成年型甲减主要影响代谢及脏器功能。甲减发生于胎儿或婴幼儿时，大脑和骨髓的生长发育受阻，患儿身材矮小、智力低下。

3. 实验室检查

（1）甲状腺功能检查：原发性甲减者血清 TSH 增高，TT_4、FT_4 均降低，是诊断甲减的必备指标。

（2）自身抗体检查：TPOAb 和

TGAb 显著增高，是确定原发性甲减病因的重要指标和诊断自身免疫性甲状腺炎的主要指标。

（3）其他检查：患者可有轻、中度贫血，血清总胆固醇升高，心肌酶谱也可升高。

4. 诊断

（1）有甲减的症状和体征。

（2）实验室检查血清 TSH 增高，FT_4 减低，原发性甲减即可成立，应进一步寻找甲减的病因。如果 TPOAb 阳性，可考虑甲减的病因为自身免疫性甲状腺炎。

（3）实验室检查血清 TSH 减低或者正常，TT_4、FT_4 减低，考虑中枢性甲减，应做 TRH 刺激试验证实，再进一步寻找垂体和下丘脑的病变。

5. 西医治疗

（1）治疗目标：将血清 TSH 和甲状腺激素水平恢复到正常范围，临床症状和体征消失。在甲状腺素（L－T_4）替代治疗 TSH 目标值为 0.5～2mU/L。

（2）补碘。

（3）临床甲减的甲状腺素补充或替代治疗：目前临床上最常用的是左甲状腺素（L－T_4），其为甲减长期补充或替代治疗的首选制剂。

（4）亚临床甲减的治疗。

（5）黏液性水肿昏迷的治疗：①去除和治疗诱因。②补充 L－T_4。③保温供氧，保持呼吸道通畅。④应用糖皮质激素。⑤保持水钠平衡。⑥对症治疗。

6. 中医辨证论治

（1）脾肾气虚证

【证候】神疲乏力，少气懒言，反应迟钝，纳呆腹胀，面色萎黄，腰膝酸软，小便频数而清，白带清稀，大便溏，舌质淡，脉沉弱。

【治疗】益气健脾补肾——四君子汤合大补元煎加减。

（2）脾肾阳虚证

【证候】神疲乏力，畏寒肢冷，记忆力减退，头晕目眩，耳鸣耳聋，毛发干燥易脱落，面色苍白，少气懒言，厌食腹胀，便秘，男子可见遗精阳痿，女子可见月经量少，闭经或不孕，舌淡胖，有齿痕，苔白，脉沉细而缓。

【治疗】温补脾肾——以脾阳虚为主者，附子理中丸加减；以肾阳虚为主者，右归丸加减。

（3）心肾阳虚证

【证候】形寒肢冷，面浮肢肿，心悸胸闷，腰膝酸软，女性月经不调，甚则闭经，男性阳痿，舌质淡暗或青紫，苔白，脉沉缓。

【治疗】温补心肾，利水消肿——真武汤合苓桂术甘汤加减。

（4）阳气衰竭证

【证候】嗜睡，昏睡，甚至昏迷，肢软体凉，呼吸微弱，舌质淡，脉迟微弱，甚至脉微欲绝。

【治疗】益气回阳救逆——四逆加人参汤。可同时应用大剂量参附注射液。

三、亚急性甲状腺炎

1. 西医病因 病毒感染，最常见的是柯萨奇病毒，其次是腮腺炎病毒、流感病毒及腺病毒等。

2. 临床表现

（1）临床特点：多发于 20～50 岁的成人，男女之比为 1∶（3～4）。起病急骤，初起常有发热、畏寒、全身不适等症状。

（2）症状：特征性的甲状腺部位疼痛，常向下颌、耳部及枕骨放射。

（3）体征：甲状腺轻度结节性肿大，质地中等，压痛明显，常位于一侧，或一侧消失后又在另一侧出现。

3. 实验室检查

（1）血沉：早期明显增快，可达 100mm/h 以上。

（2）甲状腺功能检查：甲状腺滤泡破坏阶段，血清 T_3、T_4 水平

一过性增高，甲状腺摄^{131}I率显著降低，呈特征性分离现象。甲状腺滤泡内激素减少后，T_3、T_4下降，TSH增高。

4. 诊断 甲状腺肿大、结节、疼痛、压痛，伴有全身症状，甲状腺摄^{131}I率和血清T_3、T_4呈分离现象，诊断即可成立。

5. 西医治疗

（1）轻症患者，可予非甾体抗炎药。

（2）症状较重者，给予泼尼松10～15mg，每日3～4次，症状及血沉改善后可逐渐减量，维持4～6周。停药后如有复发，再予泼尼松治疗仍有效。

（3）伴一过性甲状腺毒症，可给予普萘洛尔。

（4）伴一过性甲减可适当补充甲状腺制剂。

6. 中医辨证论治

（1）肝胆郁热证

【证候】颈前肿胀疼痛，发热，口苦咽干，心悸易怒，多汗口渴，颜面潮红，小便短赤，大便秘结，舌红苔黄，脉浮数或弦数。

【治疗】清肝泻阳，消肿止痛——龙胆泻肝汤加减。

（2）阴虚火旺证

【证候】颈前肿块或大或小、质韧，疼痛，口燥咽干，潮热盗汗，心悸，失眠多梦，舌质红，苔少或无苔，脉细数。

【治疗】滋阴清热，软坚散结——清肝散加减。

（3）痰瘀互结证

【证候】颈前肿块坚硬，疼痛不移，入夜尤甚，情绪不畅，口干不欲饮，舌质紫暗，或有瘀点、瘀斑，脉细涩。

【治疗】理气活血，化痰消瘿——海藻玉壶汤加减。

（4）脾阳不振证

【证候】颈前肿块，疼痛不甚，面色无华，疲乏无力，头晕多梦，畏寒肢冷，纳呆，腹胀，便溏，舌质淡，苔白腻，脉沉细。

【治疗】温阳健脾，化气行水——实脾饮加减。

四、糖尿病

1. 西医病因与发病机制

（1）1型糖尿病：某些环境因素作用于遗传易感性个体，激活T淋巴细胞介导的一系列自身免疫反应，选择性引起胰岛 β 细胞破坏和功能衰竭，胰岛素分泌绝对缺乏则导致1型糖尿病。

（2）2型糖尿病：主要发病机制有两个基本环节，即胰岛素抵抗和β 细胞胰岛素分泌缺陷。

2. 临床表现 糖尿病的临床表现通常被描述为"三多一少"，即多尿、多饮、多食和体重明显减轻。

（1）1型糖尿病：患者起病年龄多＜30 岁，出现症状较快，体形消瘦，体重减轻较多，临床症状为中度或重度，常有酮症酸中毒，空腹C肽水平低，有自身免疫反应标志性抗体，常无家族糖尿病史，常有其他自身免疫病。

（2）2型糖尿病：患者起病年龄常＞40 岁，出现症状时间缓慢，常要数月至数年，多肥胖，临床症状轻度或者缺如，少见酮症酸中毒，空腹C肽水平正常或高或低，没有自身免疫反应标志性抗体，有家族糖尿病史，无其他自身免疫病。

3. 并发症

（1）急性并发症：①糖尿病酮症酸中毒。②高血糖高渗状态。③乳酸性酸中毒。

（2）慢性并发症

1）糖尿病视网膜病变：是糖尿病高度特征性的微血管病变。

2）糖尿病肾病（DN）

① Ⅰ期：隐匿期，患者无肾病的临床表现，常规检查难以发现异常。

② Ⅱ期：静息期，此期肾脏增

大，高滤过状态持续存在，开始出现肾小球结构和功能的变化，但仍无任何肾病临床表现。

③Ⅲ期：微量白蛋白尿期，即临床上早期诊断的DN。此期GFR大多已正常或仍处于高滤过状态，尿蛋白定性试验阴性，出现持续性微量白蛋白尿，尿中微量白蛋白明显增加。

④Ⅳ期：临床期，出现大量白蛋白尿，尿白蛋白排泄率（UAE）＞200μg/min，24小时尿蛋白＞0.5g。常伴有高血压、水肿。水肿开始时仅位于眼睑部，以后逐步波及全身，与体位关系不大。严重水肿时，出现低白蛋白症、浆膜腔积液。

⑤Ⅴ期：终末期，出现肾功能衰竭，常继发感染。需透析和肾移植治疗。

3）糖尿病心脏病：是在糖、脂肪等代谢紊乱的基础上所发生的心脏大血管、微血管及神经病变。糖尿病是心、脑血管病变的独立危险因素。

4）糖尿病性脑血管病。

5）糖尿病性神经病：①周围神经病变：常损害四肢的末梢部位，其特点为多发性、对称性，下肢较上肢严重。②自主神经病变。

6）糖尿病足：是指与下肢远端神经异常和不同程度周围血管病变相关的足部溃疡、感染和（或）深层组织破坏，为糖尿病较为特征性的病变。轻者表现为足部畸形、皮肤干燥和发凉、肿胀（高危足）；重者可出现下肢疼痛、间歇性跛行、足部溃疡和坏疽。糖尿病足的基本致病因素是神经病变、血管病变和感染。糖尿病足是糖尿病最严重和治疗费用最高的慢性并发症之一，严重者可截肢、致残。

7）其他：白内障是糖尿病患者双目失明的主要原因之一。此外，糖尿病还可伴有青光眼、视网膜黄

斑病和虹膜睫状体病变等。皮肤病变也很常见。牙周病是糖尿病最常见的口腔并发症。

（3）感染性并发症：①皮肤化脓性感染。②肺结核。③真菌感染。④泌尿系感染。

4. 实验室检查

（1）血糖测定：常用葡萄糖氧化酶法测定，可用血浆、血清或全血。诊断糖尿病时必须用静脉血浆测定血糖。

（2）口服葡萄糖耐量试验（OGTT）：在血糖高于正常范围而又达不到糖尿病诊断标准时，需做OGTT。试验前应禁食10～16小时，将75g葡萄糖溶于250～300mL水中，5分钟内饮完。分别抽静脉血测定空腹及服糖后0.5、1、2、3小时的血糖，其中服糖后2小时的血糖测定是关键。儿童口服葡萄糖以1.75g/kg体重计算，总量不超过75g。对于已确诊的糖尿病患者，若需观察其胰岛素释放试验，应将葡萄糖用相当于75g葡萄糖的100g馒头代替，分别测定其空腹及餐后1、2、3小时的血糖和胰岛素。

糖尿病及其他高血糖的诊断标准

[血糖浓度单位 mmol/L]

疾病或状态		静脉血浆
空腹血糖受损（IFG）	空腹	6.1～7.0
	糖负荷后2小时	＜7.8
糖耐量减低（IGT）	空腹	＜7.0
	糖负荷后2小时	7.8～11.1
糖尿病（DM）	空腹	≥7.0
	糖负荷后2小时	≥11.1

（3）糖化血红蛋白 A_1（GHbA$_1$）测定：糖化血红蛋白可反映8～12周的血糖控制情况。

（4）糖化血浆白蛋白测定：FA测定可反映糖尿病患者近2～3周内总的血糖水平，其正常值为1.7～2.8mmol/L。

（5）血浆C肽及胰岛素测定：

糖尿病

血浆中 C 肽的含量不受外源性胰岛素的影响，能较准确反映胰岛 β 细胞的功能。正常人基础血浆 C 肽水平为 0.4nmol/L。胰岛素的测定可直接反映胰岛 β 细胞的分泌功能，正常人空腹血浆胰岛素水平为 35～145pmol/L（5～20mU/L）。

（6）自身免疫反应的标志性抗体。

（7）尿糖测定：正常人 24 小时尿糖定量少于 0.5g，尿糖定性试验为阴性。

5. 诊断 有糖尿病症状，随机血糖 ≥11.1mmol/L（200mg/dL），或空腹血糖（FPG）≥7.0mmol/L（126mg/dL），或 OGTT 中 2hPG ≥11.1mmol/L（200mg/dL）可诊断为糖尿病。若症状不典型，则需择日再次证实。不主张做第三次 OGTT。

6. 西医治疗

（1）口服药治疗

①磺脲类：主要作用机理为促进胰岛素释放，增强靶组织细胞对胰岛素的敏感性，抑制血小板凝集，减轻血液黏稠度。

②双胍类：主要作用机理为增加周围组织对葡萄糖的利用，抑制葡萄糖从肠道吸收，增加肌肉内葡萄糖的无氧酵解，抑制糖原的异生，增加靶组织对胰岛素的敏感性。

③α-葡萄苷酶抑制剂：主要作用机理为延缓小肠对葡萄糖的吸收，降低餐后血糖。

④噻唑烷二酮：主要作用机理为增强靶组织对胰岛素的敏感性，减少胰岛素抵抗。

⑤格列奈类：非磺脲类胰岛素促泌剂，主要作用机理为改善早相胰岛素分泌。

（2）胰岛素治疗

1）适应证：①T₁DM 替代治疗。②糖尿病酮症酸中毒（DKA）、高渗性昏迷和乳酸性酸中毒伴高血糖。③T₂DM 口服降糖药物治疗无效。④妊娠期糖尿病（GDM）。⑤糖尿病合并严重并发症。⑥全胰腺切除引起的继发性糖尿病。⑦因伴发病需要外科手术的围手术期。

2）不良反应：主要不良反应是低血糖反应，其他包括过敏反应、胰岛素性水肿、屈光不正、注射部位脂肪营养不良等。

（3）并发症的治疗

1）糖尿病酮症酸中毒：①补液：静脉输注生理盐水，补液速度宜先快后慢，最初 2 小时内输入 1000～2000mL，以后酌情调整补液量及速度。②应用胰岛素。③当二氧化碳结合力降至 4.5～6.7mmol/L，应予纠酸。④补钾。⑤处理诱因和并发症。

2）糖尿病非酮症高渗性昏迷：①补液。②小剂量胰岛素疗法。③补钾。④积极治疗诱发病和防治并发症。

7. 中医辨证论治

（1）阴虚燥热证

①上消（肺热伤沣证）

【证候】烦渴多饮，口干舌燥，尿频量多，多汗，舌边尖红，苔薄黄，脉洪数。

【治疗】清热润肺，生津止渴——消渴方加减。

②中消（胃热炽盛证）

【证候】多食易饥，口渴多尿，形体消瘦，大便干燥，苔黄，脉滑实有力。

【治疗】清胃泻火，养阴增液——玉女煎加减。

③下消（肾阴亏虚证）

【证候】尿频量多，混浊如膏脂，或尿有甜味，腰膝酸软，乏力，头晕耳鸣，口干唇燥，皮肤干燥、瘙痒，舌红少苔，脉细数。

【治疗】滋阴固肾——六味地黄丸加减。

（2）气阴两虚证

【证候】口渴引饮，能食与便溏并见，或饮食减少，精神不振，四肢乏力，体瘦，舌质淡红，苔白而干，脉弱。

【治疗】益气健脾，生津止渴——七味白术散加减。

（3）阴阳两虚证

【证候】小便频数，混浊如膏，甚则饮一溲一，面色黧黑，耳轮焦干，腰膝酸软，形寒畏冷，阳痿，舌淡苔白，脉沉细无力。

【治疗】滋阴温阳，补肾固涩——金匮肾气丸加减。

（4）痰瘀互结证

【证候】"三多"症状不明显，形体肥胖，胸脘腹胀，肌肉酸胀，四肢沉重或刺痛，舌暗或有瘀斑，苔厚腻，脉滑。

【治疗】活血化瘀祛痰——平胃散合桃红四物汤加减。

（5）脉络瘀阻证

【证候】面色晦暗，消瘦乏力，胸中闷痛，肢体麻木或刺痛，夜间加重，唇紫，舌暗或有瘀斑，或舌下青筋怒张，苔薄白或少苔，脉弦或沉涩。

【治疗】活血通络——血府逐瘀汤加减。

（6）并发症

①疮痈

【证候】消渴易发生疮疡痈疽，反复发作，日久难愈，甚则高热烦昏，舌红，苔黄，脉数。

【治疗】清热解毒——五味消毒饮合黄芪六一散加减。

②白内障、雀盲、耳聋

【证候】初期视物模糊，渐至昏蒙，直至失明，或夜间不能视物，白昼基本正常，也可出现暴盲，或见耳鸣耳聋，逐渐加重。

【治疗】滋补肝肾，益精养血——杞菊地黄丸、羊肝丸、磁朱丸加减。

五、水、电解质代谢和酸碱平衡失调

（一）低血钾症

1. 西医病因病理

（1）缺钾性低钾血症：机体总钾量、细胞内钾、血清钾浓度均减少。常见于：①钾的摄入不足。②钾的排出量增加。③其他原因，如大面积烧伤、腹膜透析术等。

（2）转移性低钾血症：机体总钾量正常，细胞内钾增多，血清钾浓度降低。常见于：①代谢性或呼吸性碱中毒，或酸中毒的恢复期。②注射大量葡萄糖（特别是注射给予胰岛素时）。③使用叶酸和维生素B_{12}治疗贫血。④急性应激状态和周期性瘫痪。⑤反复输入冷藏的红细胞等。

（3）稀释性低钾血症：水潴留时，血钾浓度相对降低，但机体总钾量正常，细胞内钾正常。

2. 临床表现

（1）缺钾性低钾血症

①骨骼肌症状：骨骼肌无力，表现为活动困难，腱反射迟钝或消失，严重者可发生软瘫、呼吸肌麻痹。

②中枢神经症状：轻者表现为萎靡不振；重者反应迟钝，定向力障碍，嗜睡，甚至意识障碍、昏迷。

③消化系统症状：恶心，呕吐，腹胀，肠蠕动减弱，肠麻痹等。

④心血管症状：可发生各种心律失常，严重者呈低钾性心肌病。

⑤泌尿系统症状：排出大量低比重尿，夜尿多，进而发生失钾性肾病。

⑥代谢紊乱：代谢性碱中毒，细胞内酸中毒，反常性酸性尿。

（2）转移性低钾血症：也称周期性瘫痪，常于半夜或凌晨突然起病，主要表现为发作性软瘫或肢体软弱无力，多以双下肢为主。

246

（3）稀释性低钾血症：见于水过多或水中毒。

3. 诊断 血钾浓度低于3.5mmol/L有确诊意义。一般需详细询问病史，了解有无丢失钾的病因，结合血清钾测定才可作出诊断。特异性的心电图（早期 T 波低平、双相倒置）有助于诊断。反复发作的周期性瘫痪是转移性低钾血症的重要特点。

4. 治疗

（1）积极治疗原发病。

（2）给予富含钾的食物。

（3）补钾

1）补钾量：①轻度缺钾：血清钾在 3.0～3.5mmol/L，可补充钾100mmol（相当于氯化钾 8g）。②中度缺钾：血清钾在 2.5～3.0mmol/L，可补充钾 300mmol（相当于氯化钾 24g）。③重度缺钾：血清钾在 2.0～2.5mmol/L，可补充钾 500mmol（相当于氯化钾 40g）。

2）药物补钾方法：①速度：一般静脉补钾的速度以 20～40mmol/h 为宜，不超过 50～60mmol/h。②浓度：静脉滴注法补钾，液体以含钾 20～40mmol/L 或氯化钾 1.5～3g/L 为宜。

3）注意事项：①补钾时须检查肾功能和尿量，尿量＞700mL/d 或＞30mL/h 时较安全。②在静脉补钾过程中，为预防高血钾，可将氯化钾加入 5%～10% 葡萄糖溶液中。③补钾应采取总量控制，分次补给，每天补钾量一般不超过 6g，补钾浓度不超过 0.3%，力求 3～4 天内纠正低血钾。

（二）高钾血症

血钾浓度超过 5.5mmol/L，即为高钾血症。

1. 西医病因与发病机制

（1）钾过多性高钾血症：主要由于摄入钾过多，和（或）肾排钾减少。

（2）转移性高钾血症：主要是细胞内钾释放或转移到细胞外。①组织破坏。②细胞膜转运功能障碍：代谢性酸中毒时钾离子转移到细胞外，氢离子转移到细胞内；严重失水、癫痫持续等；剧烈运动、癫痫持续等，均可使钾从细胞内释放或转移到细胞外，导致高钾血症。

（3）浓缩性高钾血症：如发生严重失水、失血、休克等，且多同时伴有肾前性少尿，排钾减少。

2. 临床表现

（1）病史：有原发病的患者可见引起高钾血症原发病的表现。

（2）症状：有骨骼肌肉系统：有疲乏无力，四肢松弛性瘫痪，手足、口唇麻木，腱反射消失；也可出现中枢神经症状。②心血管系统：主要表现为对心肌的抑制作用，心肌收缩功能低下，心音低钝，可使心脏停搏于舒张期；各种心律失常。血压早期升高，晚期降低，出现血管收缩的类缺血症，如皮肤苍白、湿冷、麻木、酸痛等。③消化系统：有恶心、呕吐、腹胀与肠麻痹的表现。

3. 诊断 有导致血钾增高，特别是肾排钾减少的因素，血清钾＞5.5mmol/L 可确诊。

4. 治疗

（1）积极治疗原发病。

（2）紧急处理：血钾＞6.0mmol/L 或心电图有典型高钾表现者，需紧急处理。治疗原则是保护心脏，降低血钾。

1）对抗射心脏抑制作用：①促进钾进入细胞内，碱化细胞外液。②利用钙对钾的拮抗作用。

2）促进排钾：①肠道排钾：降钾树脂口服。②肾排钾：高钠饮食，应用排钾利尿剂、盐皮质激素等。③透析疗法。

（三）酸碱平衡失调

1.西医病因与发病机制

（1）代谢性酸中毒：是指细胞外液的 H^+ 相对过多，或者 HCO_3^- 丧失过多而引起的一种酸碱平衡紊乱。

（2）代谢性碱中毒：是指体内酸性物质经胃肠、肾脏丢失过多，或从体外进入体内的碱过多而导致的原发性血 HCO_3^- 升高和 pH 值升高的一种酸碱平衡紊乱。

（3）呼吸性酸中毒：呼吸功能障碍，使 CO_2 产生过多。常因呼吸中枢受抑制或呼吸肌麻痹、周围性肺通气或换气障碍而引起。

（4）呼吸性碱中毒：是指因 CO_2 从肺部排除过多所致。

2.临床表现

（1）代谢性酸中毒：代偿阶段可无症状，只有化验值改变。失代偿后，除原发病外轻者可仅感头痛、乏力、心率增快、呼吸加深、胃纳不佳。呼吸增强是代谢性酸中毒的重要临床表现。重者可出现呼吸深而快（Kussmaul 呼吸）、心律失常、烦躁、嗜睡、感觉迟钝，甚则可起呼吸衰竭、血压下降、昏迷，甚至心力衰竭、呼吸停止。

（2）代谢性碱中毒：代谢性碱中毒可以抑制呼吸中枢，表现为呼吸浅慢。组织中的乳酸生成明显增多，游离钙下降，常出现神经肌肉兴奋性增高，如面部及手足搐搦，口周及手足麻木。伴低血钾时，可有软瘫、腹胀。脑缺氧可导致烦躁不安、头昏、嗜睡，严重者引起昏迷。有时伴室上性及室性心律失常或低血压。

（3）呼吸性酸中毒：呼吸性酸中毒除原发病特点外，多伴有低氧血症及意识障碍。呼吸缓急，可分为急性及慢性呼吸性酸中毒两种。

①急性呼吸性酸中毒：患者因急性缺氧和二氧化碳潴留，表现为发绀、气促、躁动不安，呼吸常不规则或呈潮式呼吸，可因脑水肿而呼吸骤停。酸中毒和高钾血症可引起心律失常，甚则心室纤颤或心脏骤停。

②慢性呼吸性酸中毒：临床表现为原发性疾病所掩盖。患者感到倦怠、头痛、兴奋、失眠；若 $PaCO_2 > 75mmHg$ 时，出现 CO_2 麻醉，患者嗜睡、半昏迷或昏迷；可伴视神经乳头水肿、震颤、抽搐、瘫痪。

（4）呼吸性碱中毒：主要表现为呼吸加快和换气过度。急性呼吸性碱中毒时，血钙总量虽属正常，但血浆中游离钙含量减少，神经肌肉兴奋性亢进，可出现低钙血症表现。严重者往往伴有呼吸困难、眩晕、视物模糊及意识改变，但发绀可不明显。慢性呼吸性碱中毒时，常见持续性低钙血症。

3.诊断

（1）代谢性酸中毒

①存在有饥饿性酮症酸中毒、乙醇性酮症酸中毒、肾功能衰竭、腹泻等常见病因者。

血气分析：血 pH 及 HCO_3^-、实际碳酸氢盐（AB）、标准碳酸氢盐（SB）下降，剩余碱（BE）负值增加，是代谢性酸中毒的典型表现。CO_2CP 降低，阴离子间隙（AG）> 16mmol/L，在排除呼吸因素后，可诊断代谢性酸中毒。

（2）代谢性碱中毒：HCO_3^-、AB、SB、缓冲碱（BB）及 pH 值即可升高，如能除外呼吸因素的影响，CO_2CP 升高有助于诊断。失代偿期血 pH 值 > 7.45，H^+ 浓度 < 35nmol/L；缺钾性碱中毒者血清钾降低，尿呈酸性；低氯性碱中毒者血清氯降低，尿 $Cl^- > 10mmol/L$。

（3）呼吸性酸中毒：急性呼吸性酸中毒常伴有明确的原发病，呼吸加深加快，心率增快；慢性呼吸性酸中毒多存在慢性阻塞性肺疾病。

结合辅助检查：血 pH 值 < 7.35，急性呼吸性酸中毒时，pH 值可在数分钟内降至 7.0；慢性呼吸性酸中毒时，血 pH 值可接近正常。$PaCO_2$ > 48mmHg，SB 升高，AB > SB，血清钾升高，血清氯降低。

（4）呼吸性碱中毒：特点是换气过度。确诊依赖于实验室检查：血 pH 值 > 7.45；血 $PaCO_2$ < 35mmHg，SB 降低，AB > SB；CO_2CP < 22mmol/L，除外代谢因素。

4.治疗

（1）代谢性酸中毒：去除病因，纠正缺水，恢复肾、肺功能。轻度者，应将病因治疗放在首位。重度者则应立即静脉给予碱性溶液，常用碱性药有：①碳酸氢钠（$NaHCO_3$）：效果迅速、直接、动用最广，是最为常用。②乳酸钠：在肝功能不全、婴幼儿酸中毒、休克时，尤其是乳酸性酸中毒时不可采用。③三羟甲基氨基甲烷（THAM）。

（2）代谢性碱中毒：①积极治疗原发病。②代谢性碱中毒几乎都有低钾血症，需同时补充氯化钾。③重症可以补充酸溶液。需补酸量（mmol/L）=［测得 HCO_3^-（mmol/L）- 希望达到的 HCO_3^-（mmol/L）］× 体重（kg）×0.4。④碱中毒合并低钙血症而出现手足抽搐者，可予钙剂。⑤纠正碱中毒不宜过速，一般也不要求完全纠正。

（3）呼吸性酸中毒：①急性呼吸性酸中毒：尽快去除病因，保持呼吸道通畅，改善通气功能，必要时行气管插管或气管切开，或使用呼吸机。②慢性呼吸性酸中毒：积极治疗原发病，包括控制感染、扩张小支气管、促进咳痰等措施，改善肺泡的通气功能。

（4）呼吸性碱中毒：对于一般轻型患者，无须特殊治疗；对有器

质性心脏病、神经系统疾病，或热病等所致者，除治疗原发病外，可试用吸入含 5% 二氧化碳的氧气。严重者可用药物阻断自主呼吸，然后气管插管进行辅助呼吸，但需对血 pH 值及血 $PaCO_2$ 进行严密监测。

六、高尿酸血症与痛风

1.西医病因与发病机制 痛风分为原发性和继发性两大类。

（1）原发性痛风：有一定的家族遗传性，与肥胖、糖尿病、胰岛素抵抗、血脂异常、动脉硬化和冠心病等关系密切。

（2）继发性痛风：发生于其他疾病过程中，由尿酸生成增多，或排出减少所致。

2.临床表现 按照痛风的自然病程可分为无症状期、急性期、间歇期、慢性期四大类。

（1）无症状期：仅有持续性或波动性高尿酸血症而无临床症状。

（2）急性关节炎：通常是首发症状。典型发作起病急骤，凌晨关节疼痛惊醒，进行性加重，剧痛如刀割样或咬噬样。拇趾及第一跖关节最易受累，局部红、肿、热、痛，功能受限，触痛明显，可伴有发热、头痛、恶心、心悸、寒战、血沉增快。

（3）痛风石及慢性关节炎期：痛风石是痛风的特征性临床表现，常见于耳轮、跖趾、指间和掌指关节，常为多关节受累，且多见于关节远端。

（4）肾脏病变：①痛风性肾病。②尿酸性尿路结石。

3.实验室检查

（1）尿酸测定：血液中血尿酸 ≥ 420μmol/L 为高尿酸血症。

（2）尿尿酸测定：低嘌呤饮食 5 天后，24 小时尿尿酸 > 3.57mmol，为尿酸生成过多；如果尿酸

3.57mmol 而血尿酸 ≥420μmol/L，为尿酸排泄减少。

（3）滑液检查：急性关节炎期，行关节穿刺抽取滑液，在偏振光显微镜下，滑液中可见白细胞内有负性双折光针状尿酸盐结晶，阳性率约为90%。穿刺或活检痛风石内容物，可发现同样形态的尿酸盐结晶。本项检查具有确诊意义，为痛风诊断的"金标准"。

4. 诊断

（1）正常嘌呤饮食状态下，非同日2次空腹血尿酸水平：男性和绝经后女性 >420μmol/L（7.0mg/dL）、绝经前女性 >350μmol/L（5.8mg/dL）。

（2）中老年男性如出现特征性关节炎表现、尿路结石或肾绞痛发作，伴有高尿酸血症应考虑痛风。关节液穿刺或痛风石活检证实为尿酸盐结晶可作出诊断。

5. 西医治疗

（1）非药物治疗：低嘌呤饮食，避免饮酒，每日饮水量在2000mL以上。慎用抑制尿酸排泄的药物，如噻嗪类利尿药、阿司匹林等。适度运动，保持体重。伴发代谢综合征者，应进行调脂、控制血压，改善胰岛素抵抗等综合治疗。

（2）高尿酸血症和痛风间歇期的治疗：①抑制尿酸合成药：主要有别嘌醇。②促尿酸排泄药：常用药物苯溴马隆。③碱性药物。

（3）急性期的治疗：急性发作时应卧床休息，抬高患肢，避免关节负重，并立即给予有效药物。①秋水仙碱：为治疗痛风急性发作的特效药。②非甾体抗炎药。③糖皮质激素。

6. 中医辨证论治

（1）风寒湿阻证

【证候】肢体关节疼痛，屈伸不利，或呈游走性疼痛，或疼痛剧烈，痛处不移，或肢体关节重着，肿胀疼痛，肌肤麻木，阴雨天加重，舌

苔薄白，脉弦紧或濡缓。

【治疗】祛风散寒，除湿通络——蠲痹汤加减。

（2）风湿热郁证

【证候】关节红肿热痛，痛不可触，遇热痛甚，得冷则舒，病势较急，兼发热，口渴，心烦，汗出不解，舌质红，苔黄或黄腻，脉滑数。

【治疗】清热疏风，除湿，祛风通络——白虎加桂枝汤加减。

（3）痰瘀痹阻证

【证候】关节疼痛反复发作，日久不愈，时轻时重，或呈刺痛，固定不移，关节肿大，甚至强直畸形，屈伸不利，皮下囊肿或痛风石，破溃流浊，舌质紫暗或有瘀点、瘀斑，苔白腻或厚腻，脉细涩。

【治疗】化瘀祛痰，通络止痛——桃红饮加减。

（4）脾肾亏虚证

【证候】关节疼痛，经久不愈，时常反复发作，或关节呈游走性疼痛，甚至关节变形，腰膝酸软，神疲乏力，气短懒言，面色无华，舌淡，苔白，脉细无力。

【治疗】补益肝肾，祛风通络——独活寄生汤加减。

第七单元　风湿性疾病

一、类风湿关节炎

1. 西医病因病理

（1）病因：类风湿关节炎（RA）是一种抗原驱动、T细胞介导及遗传相关的自身免疫病。

（2）病理：类风湿关节炎的基本病理改变为滑膜炎。

2. 临床表现

（1）临床特点：多以缓慢、隐袭方式发病。受累关节以腕关节、掌指关节和近端指间关节最常见，其次为足、膝、踝、肘、肩、颈、颞颌及髋关节。

（2）关节表现：①晨僵。②关节痛与压痛。③关节肿胀呈对称性。④关节畸形。⑤特殊关节受累的表现：有时因颈椎半脱位而出现脊髓受压；髋关节常表现为臀部和下腰部疼痛；颞颌关节受累时，早期表现为讲话或咀嚼时疼痛加重，严重者张口受限。⑥关节功能障碍：美国风湿病学会将其分为4级：Ⅰ级——能照常进行日常生活和工作；Ⅱ级——能生活自理，并参加一定工作，但活动受限；Ⅲ级——仅能生活自理，不能参加工作和其他活动；Ⅳ级——生活不能自理。

（3）关节外表现：①类风湿结节：是本病较特异的皮肤表现，多在关节的隆突部位或皮肤的受压部位，常提示疾病处于活动阶段。②类风湿血管炎：重症患者可见血性疹疹，或指（趾）端甲床、皮肤溃疡、巩膜炎等。③肺：多伴有咳嗽、气短症状，并有X线片异常改变。④心脏：可伴发心包炎、心肌炎和心内膜炎。

3.实验室检查及其他检查

（1）血象：有轻至中度贫血，活动期血小板可增高，白细胞计数及分类大多正常。

（2）炎性标志物：血沉和C反应蛋白（CRP）常升高。

（3）自身抗体：①类风湿因子（RF）：70%患者 IgM型 RF阳性。②抗蛋白抗体谱：抗核周因子（APF）、抗角蛋白抗体（AKA）、抗聚角蛋白微丝蛋白抗体（AFA）、抗环瓜氨酸多肽抗体（抗 CCP）等，对早期诊断有一定意义。

（4）关节滑液：类风湿关节炎时滑液增多，微混浊，黏稠度降低，呈炎性特点。滑液中白细胞升高。

（5）X线检查：对RA诊断、关节病变分期、病变演变的监测均很重要。初诊至少应摄手指及腕关节的X线片，早期可见关节周围软

组织肿胀影、关节端骨质疏松（Ⅰ期）；进而关节间隙变窄（Ⅱ期）；关节面出现虫蚀样改变（Ⅲ期）；晚期可见关节半脱位和关节破坏后的纤维性和骨性强直（Ⅳ期）。

诊断

典型病例按美国风湿病学会1987年修订的分类标准，共7项：①晨僵持续至少1小时（≥6周）。②3个或3个以上关节肿胀（≥6周）。③腕关节或掌关节或近端指间关节肿胀（≥6周）。④对称性关节肿胀（≥6周）。⑤类风湿结节。⑥手和腕关节的X线片有关节端骨质疏松和关节间隙狭窄。⑦类风湿因子阳性。

上述7项中，符合4项即可诊断为类风湿关节炎。

5.西医治疗

（1）一般治疗

（2）药物治疗：①非甾体抗炎药。②改善病情的抗风湿药：甲氨蝶呤是目前治疗RA的首选药。③生物制剂：可治疗 RA 的生物制剂主要包括肿瘤坏死因子-α 拮抗剂、IL-1 和 IL-6 拮抗剂、抗 CD20 单抗以及 T 细胞共刺激信号抑制剂等。④糖皮质激素。

（3）外科治疗

6.中医辨证论治

（1）阴虚内热证

【证候】午后或夜间发热，盗汗或兼自汗，口干咽燥，手足心热，关节肿胀疼痛，小便赤涩，大便秘结，舌质干红，少苔，脉细数。

【治疗】养阴清热，祛风通络——丁氏清络饮加减。

（2）寒热错杂证

【证候】低热，关节灼热疼痛，或有红肿，形寒肢凉，阴雨天疼痛加重，得温则舒，舌质红，苔白，脉弦细或数。

【治疗】祛风散寒，清热化湿——桂枝芍药知母汤加减。

（3）湿热痹阻证

【证候】关节红肿热痛以下肢为重，晨僵，发热，口渴，纳呆，困乏，大便黏滞不爽，小便黄，舌质红，苔黄或黄腻，脉滑数。

【治疗】清热除湿，祛风通络——四妙丸加减。

（4）痰瘀互结证

【证候】关节肿痛日久不消，屈伸受限，或肌肉刺痛，痛处不移，肢体顽麻，晨僵，皮下结节，肌肤紫暗，舌质暗红或有瘀点、瘀斑，苔薄白，脉弦涩。

【治疗】活血化瘀，祛痰通络——身痛逐瘀汤合指迷茯苓丸加减。

（5）肝肾亏虚证

【证候】骨节烦疼、僵硬，肿大变形，活动受限，筋脉拘急，肌肉萎缩，形体消瘦，腰膝酸软无力，舌质淡红，苔薄白，脉细弱。

【治疗】益肝肾，补气血，祛风湿，通经络——独活寄生汤加减。

二、系统性红斑狼疮

1.西医病因病理

（1）病因：①遗传因素。②环境因素：包括阳光和药物、化学试剂、微生物病原体等，都可能诱发系统性红斑狼疮（SLE）。③雌激素：SLE女性患者占绝对多数，男女比例为1：（8～10）。在育龄期、妊娠期发病率明显增加。④免疫异常。

（2）病理：本病的主要病理改变是炎症反应和血管异常。

2.临床表现

活动期多出现发热，以低、中度热为常见，还可见疲倦、乏力、体重减轻等。皮肤表现以水肿性红斑常见，好发于颧部两侧，融合呈蝴蝶状，并可见于指（趾）甲周、甲床远端、前额、耳垂甚至眉梢等处。偶可为盘状红斑，多见于日晒部位。肾衰竭是SLE常见的死亡原因。

3.实验室检查及其他检查

（1）一般检查：血沉在活动期常增高；CRP通常不高，合并感染或关节炎较突出者可增高；活动期SLE的血细胞三系中可有一系或多系减少；尿常规出现尿蛋白、红细胞、白细胞、管型等提示临床肾损害。

（2）自身抗体：①抗核抗体。②抗双链DNA（dsDNA）抗体：诊断SLE的标志性抗体之一。③抗ENA抗体。④抗Sm抗体。

（3）补体：CH50、C_3、C_4降低，有助于SLE的诊断，提示疾病处于进展期。血清补体C_3、C_4水平与SLE活动度呈负相关。

（4）肾活检：病理检查对狼疮肾炎的诊断、治疗和预后评估均有价值。

（5）影像学检查：有助于早期发现器官损害。

4.诊断

美国风湿病学会1997年推荐的SLE诊断标准：①颊部红斑：平的或高于皮肤的固定性红斑。②盘状红斑：面部的隆起红斑，可覆有鳞屑。③光过敏：日晒后皮肤过敏。④口腔溃疡。⑤关节炎：非侵蚀性关节炎，≥2个外周关节。⑥浆膜炎：胸膜炎或心包炎。⑦肾脏病变：蛋白尿>0.5g/d或细胞管型。⑧神经系统病变：癫痫发作或精神症状。⑨血液系统异常：溶血性贫血，或白细胞减少，或淋巴细胞绝对值减少，或血小板减少。⑩免疫学异常：狼疮细胞阳性或抗dsDNA或抗Sm抗体阳性，或梅毒血清试验假阳性。⑪抗核抗体阳性。

在上述11项中，符合4项或以上者，在除外感染、肿瘤和其他结缔组织病后，可诊断为SLE。

5.西医治疗

（1）一般治疗。

（2）轻型SLE患者，以对症治

疗为主。关节肌肉疼痛，可予非甾体抗炎药消炎止痛；以皮疹为主者，可用羟氯喹等抗疟药治疗。小剂量糖皮质激素（泼尼松≤10mg/d）有助于控制病情，必要时可间歇使用甲氨蝶呤、硫唑嘌呤等口服免疫抑制剂。对于病情活动度高、有重要脏器损害的中、重型SLE，分为诱导缓解和维持治疗两个阶段，应使用糖皮质激素联合免疫抑制剂诱导缓解和巩固治疗。

6. 中医辨证论治

（1）气营热盛证

【证候】高热，满面红赤，皮肤红斑，咽干，口渴喜冷饮，尿赤而少，关节疼痛，舌红绛，苔黄，脉滑数或洪数。

【治疗】清热解毒，凉血化斑——清瘟败毒饮加减。

（2）阴虚内热证

【证候】长期低热，手足心热，面红潮红而有暗紫斑，口干咽痛，渴喜冷饮，目赤齿龈，关节肿痛，烦躁不寐，舌质红少苔或苔薄黄，脉细数。

【治疗】养阴清热——玉女煎合增液汤加减。

（3）热郁积饮证

【证候】胸闷胸痛，心悸怔忡，时有微热，咽干口渴，烦热不安，红斑皮疹，舌红苔厚腻，脉滑数，濡数，偶有结代。

【治疗】清热蠲饮——葶苈大枣泻肺汤合泻白散加减。

（4）瘀热痹阻证

【证候】手足瘀点累累，斑疹斑块红紫，两手白紫相继，两腿青斑如网，肢皮，口疮，脱发，肌衄，关节肿痛疼痛，小便短赤，有蛋白尿、血尿，低热，烦躁多怒，苔薄舌红，舌光红刺或边有瘀斑，脉细弦或涩数。

【治疗】清热凉血，活血散瘀——犀角地黄汤加减。

（5）脾肾两虚证

【证候】神疲乏力，畏寒肢冷，时而午后烘热，口干，小便短小，两腿浮肿，进而腰腹俱肿，腹大如鼓，舌胖、舌偏红或偏淡，苔薄白或薄腻，脉弦细或细弱。

【治疗】滋肾填精，健脾利水——济生肾气丸加减。

（6）气血两虚证

【证候】心悸怔忡，健忘失眠，多梦，面色不华，肢体麻木，舌质淡，苔薄白，脉细缓。

【治疗】益气养血——八珍汤加减。

（7）脑虚瘀热证

【证候】身灼热，肢厥，神昏谵语，或昏愦不语，或痰壅气粗，舌謇，舌蜷缩，脉细弱。

【治疗】清心开窍——清宫汤送服或鼻饲安宫牛黄丸或至宝丹。

（8）瘀热伤肝证

【证候】低热绵绵，口苦纳呆，两胁胀痛，月经提前，经血暗紫带块，烦躁易怒，或黄疸，肝脾肿大，皮肤红斑、瘀斑，舌质紫暗或瘀斑，脉弦。

【治疗】疏肝清热，凉血活血——茵陈蒿汤合柴胡疏肝散加减。

第八单元　神经系统疾病

一、短暂性脑缺血发作

1. 西医病因与发病机制

短暂性脑缺血发作（TIA）的病因目前尚不十分确定，其发病机制有多种学说。主要与高血压动脉粥样硬化、动脉狭窄、心脏病、血液成分改变及血流动力学变化等有关。

（1）微栓子：主要来源于颈内动脉系统动脉硬化性狭窄处的附壁血栓和动脉粥样硬化斑块的脱落、血小板聚集物、胆固醇晶体等。微栓子随血流阻塞小动脉后出现缺血

症状。

（2）脑动脉痉挛：脑动脉硬化后使血管腔狭窄可形成血流漩涡，刺激血管壁发生血管痉挛，而出现TIA的症状。

（3）血液成分、血流动力学改变。

（4）颈部动脉受压：多属椎－基底动脉系统缺血。

（5）其他：脑实质内的血管炎、血管壁发育异常或小灶出血、脑外盗血综合征及SLE等也可引起TIA。

2. 临床表现

TIA常见于中老年人，男性多于女性。患者多有高血压、糖尿病、心脏病、血脂异常等病史。本病常突然起病，出现局灶性神经功能缺损的症状和体征；持续时间短暂，一般10～15分钟，多在1小时内缓解，最长不超过24小时。患者恢复完全，一般不遗留神经功能缺损。患者多有反复发作史，每次发作症状基本相似。临床表现取决于累及的血管。

（1）颈内动脉系统TIA：最常见症状为病变对侧发作性轻偏瘫、单肢瘫或面瘫，优势半球病变可出现失语。颈内动脉主干病变的特征性症状表现为同侧单眼一过性黑蒙，对侧偏瘫（眼动脉交叉瘫）；同侧Horner征，对侧偏瘫（Horner征交叉瘫）。还可能出现的症状有病变对侧偏身或单肢感觉障碍、同侧性偏盲等。

（2）椎－基底动脉系统TIA：最常见症状为眩晕、平衡障碍，伴或不伴有耳鸣。特征性症状有：①跌倒发作。②短暂性全面性遗忘。③双眼视力障碍发作。还可能出现的症状有复视、吞咽困难和构音不良、交叉性运动障碍或感觉障碍等。

3. 实验室检查及其他检查

（1）头部CT及MRI检查正常或无责任病灶。DSA、CTA、MRA、TCD检查可见血管狭窄、动脉粥样硬化斑块。频繁发作的TIA患者TCD监测可发现微栓子信号。颈动脉超声可显示颈动脉和椎－基底动脉颅外段动脉硬化斑块或狭窄。

（2）监测血压、血糖、血脂、凝血功能和同型半胱氨酸等常规实验室检查项目，心电图、心脏彩色超声检查，对查找危险因素、判断预后及预防卒中也有十分重要的意义。

4. 诊断

TIA诊断主要依靠病史。中老年人突然出现局限性神经功能缺失症状，符合颈内动脉系统与椎－基底动脉系统及其分支缺血的表现，并在短时间内症状完全缓解（多不超过1小时），应高度怀疑为TIA。头颅CT和MRI正常或未显示责任病灶，在排除其他疾病后，可诊断为TIA。

5. 西医治疗

（1）药物治疗：①抗血小板治疗：为急性非心源性TIA的首选治疗，常用药物如阿司匹林、氯吡格雷。②抗凝治疗：心源性TIA可选用抗凝治疗，常用药物如华法林、肝素、达比加群、利伐沙班。③扩容治疗。④脑保护治疗：频繁发作的TIA，可选用钙拮抗剂，保护脑组织。⑤降纤治疗。⑥中药治疗。

（2）控制危险因素。

（3）手术和介入治疗。

6. 中医辨证论治

（1）肝肾阴虚，风阳上扰证

【证候】头晕目眩，甚则欲仆，目胀耳鸣，心中烦热，多梦健忘，肢体麻木，或猝然半身不遂，言语謇涩，但瞬时即过，舌质红，苔薄白或少苔，脉弦或细数。

【治疗】平肝息风，育阴潜阳——镇肝熄风汤加减。

（2）气虚血瘀，脉络瘀阻证

【证候】头晕目眩，动则加剧，言语謇涩，或一侧肢体软弱无力，渐觉不遂，偶有肢体瘛疭，口角流

涎，舌质暗淡或有瘀点，苔白，脉沉细无力或涩。

【治疗】补气养血，活血通络——补阳还五汤加减。

（3）痰瘀互结，阻滞脉络证

【证候】头晕目眩，头重如蒙，肢体麻木，胸脘痞闷，或猝然半身不遂，移时恢复如常，舌质暗，苔白腻或黄厚腻，脉滑数或涩。

【治疗】豁痰化瘀，通经活络——黄连温胆汤合桃红四物汤加减。

二、动脉硬化性脑梗死

1. 西医病因病理

（1）病因：①动脉管腔狭窄和血栓形成：最常见的是动脉粥样硬化斑导致管腔狭窄和血栓形成。主要发生在管径 $> 500\mu m$ 的供血动脉，于脑部的大动脉、中动脉的分叉处以及弯曲处多见。②血管痉挛。

（2）病理：脑缺血病变发生后闭塞血管内可见血栓形成和栓子、动脉粥样硬化和血管炎等变化。局部血液供应中断引起的脑梗死多为白色梗死；大面积脑梗死常可继发红色梗死。缺血、缺氧性损害表现为神经细胞坏死或凋亡两种形式。

2. 临床表现

（1）一般表现：部分患者病前有一次或多次短暂性脑缺血发作史。常于安静时或睡眠中发病，出现神经功能缺损的症状体征，1～2天内症状逐渐达到高峰。除脑干梗死和大面积梗死外，多数患者意识清楚，颅内压增高不明显。

（2）不同动脉闭塞的症状和体征

①颈内动脉闭塞：可出现病灶侧单眼一过性黑蒙，偶可为永久性视力障碍，或病灶侧 Horner 征这一特征性病变；常见症状有对侧偏瘫、偏身感觉障碍和偏盲等（大脑中动脉或大脑中、前动脉缺血）；主侧半

球受累可有失语症。

②大脑中动脉闭塞：是血栓性梗死的主要血管，发病率最高，占脑血栓性梗死的70%～80%。"三偏征"为特征，即病灶对侧中枢性面舌瘫及偏瘫，偏身感觉障碍和同向偏盲或象限盲。上下肢瘫痪程度基本相等；可有不同程度的意识障碍；主侧半球受累可见失语症，非主侧半球受累可见体象障碍。

③大脑前动脉闭塞：病变对侧偏瘫，以下肢为主，可有精神症状和嗅觉障碍，也可有尿失禁等。

④大脑后动脉闭塞：丘脑膝状动脉闭塞见丘脑综合征，表现为对侧偏身感觉障碍，以深感觉为主，有自发性疼痛、感觉过度、轻偏瘫，共济失调和不自主运动，可有舞蹈、手足徐动症和震颤等椎体外系症状。

⑤椎－基底动脉闭塞：表现极其复杂多样，可出现眩晕、共济失调、构音障碍、吞咽困难、交叉性运动和感觉障碍、瞳孔变化、眼球震颤等。

3. 实验室检查及其他检查

（1）头颅CT：通常在起病24小时后逐渐可见与闭塞血管一致的低密度灶，并能显示周围水肿的程度，有无合并出血灶等。

（2）头颅MRI：可清晰显示早期梗死、小脑及脑干梗死等，梗死数小时即可出现 T_1 低信号、T_2 高信号病灶；弥散加权成像（DWI）在发病2小时（甚至数分钟）内即可显示病灶情况。

（3）腰穿检查。

（4）血管病变检查：颈部血管超声、TCD、MRA、CTA 和 DSA 等可显示血管狭窄和闭塞情况。

4. 诊断

①中老年人既往有高血压、糖尿病、心脏病等病史。②急性起病，出现局灶性神经功能缺损，少数为全面神经功能缺损。③症状或体征持续时间不限（当影

像学显示有责任缺血性病灶时），或持续24小时以上（当缺乏影像学责任病灶时）。④头颅CT或MRI检查有助于确诊。

5. 西医治疗

（1）一般治疗：①保持呼吸道通畅。②血压调整：约70%的脑梗死患者急性期血压升高，通常不需特殊处理。应先处理紧张焦虑、疼痛、恶心呕吐及颅内压增高等情况。③血糖控制：血糖超过10mmol/L时可给予胰岛素治疗，使血糖水平控制在7.7～10mmol/L。血糖低于3.3mmol/L时，可给予10%～20%葡萄糖口服及注射治疗。④降颅压治疗：颅内压增高是急性重症脑梗死的常见并发症，是死亡的主要原因之一。根据病情酌情选用20%甘露醇125～250mL，快速静脉滴注，每6～8小时1次；呋塞米20～40mg，静脉注射，每天2～3次；10%白蛋白10g，静脉滴注，每天1～2次；甘油果糖每次250mL，静脉滴注，每天1～2次。⑤防止感染。⑥防治消化道出血。⑦营养支持。⑧预防深静脉血栓。

（2）溶栓治疗：是目前最重要的恢复血流措施。溶栓应在起病6小时内的治疗时间窗内进行才有可能挽救缺血半暗带。

常用溶栓药物及其使用：常用尿激酶（UK）、重组的组织型纤溶酶原激活剂（rt-PA）。

适应证：①年龄18～80岁。②发病4.5小时以内（rt-PA）或6小时内（尿激酶）。③脑功能损害的体征持续存在超过1小时，且比较严重。④CT排除颅内出血，且无早期大面积脑梗死影像学改变。

其他特殊治疗：①抗血小板聚集治疗。②抗凝治疗。③降纤治疗。④脑保护治疗。⑤其他药物治疗。⑥手术治疗和介入治疗。⑦康复治疗。

6. 辨证论治

（1）肝阳暴亢，风火上扰证

【证候】平素头晕头痛，耳鸣目眩，突然发生口眼㖞斜，舌强语謇，或手足重滞，甚则半身不遂，或伴麻木等症，舌质红苔黄，脉弦。

【治疗】平肝潜阳，活血通络——天麻钩藤饮加减。

（2）风痰瘀血，痹阻经脉证

【证候】肌肤不仁，手足麻木，突然口眼㖞斜，语言不利，口角流涎，舌强语謇，甚则半身不遂，或兼见手足拘挛，关节酸痛，恶寒发热，舌苔薄白，脉浮数。

【治疗】祛风化痰通络——真方白丸子加减。

（3）痰热腑实，风痰上扰证

【证候】半身不遂，舌强语謇或不语，口眼㖞斜，偏身麻木，口黏痰多，腹胀便秘，头晕目眩，舌红，苔黄腻或黄厚燥，脉弦滑。

【治疗】通腑泄热，化痰理气——星蒌承气汤加减。

（4）气虚血瘀证

【证候】肢体不遂，软弱无力，形体肥胖，气短声低，面色萎黄，舌质淡暗或有瘀斑，苔薄白，脉细弱或沉弱。

【治疗】益气养血，化瘀通络——补阳还五汤加减。

（5）阴虚风动证

【证候】突然口眼㖞斜，舌强语謇，半身不遂，平素头痛头晕，耳鸣目眩，腰膝酸软，舌红，苔黄，脉弦细而数或弦滑。

【治疗】滋阴潜阳，镇肝息风——镇肝熄风汤加减。

（6）脉络空虚，风邪入中证

【证候】肌肤不仁，或突然口眼㖞斜，口角流涎，甚则半身不遂，或见恶寒发热，肢体拘急，关节酸痛，舌苔薄白，脉浮弦或弦细。

【治疗】祛风通络，养血和

营——大秦艽汤加减。

（7）痰热内盛，蒙闭清窍证

【证候】突然昏仆，口噤目张，气粗息高，或两手握固，或躁扰不宁，口眼㖞斜，半身不遂，昏不知人，颜面潮红，大便干结，舌红，苔黄腻，脉弦滑数。

【治疗】清热化痰，醒神开窍——首先灌服（或鼻饲）至宝丹或安宫牛黄丸以辛凉开窍，继用羚羊角汤加减。

（8）痰湿壅盛，阻闭心神证

【证候】突然昏仆，不省人事，牙关紧闭，口噤不开，痰涎壅盛，静而不烦，四肢欠温，舌淡，苔白滑而腻，脉沉。

【治疗】辛温开窍，豁痰息风——涤痰汤加减。

（9）元气败脱，心神涣散证

【证候】突然昏仆，不省人事，目合口开，鼻鼾息微，手撒肢冷，汗多不止，二便自遗，肢体软瘫，舌痿，脉微欲绝。

【治疗】益气回阳，救阴固脱——立即用大剂参附汤合生脉散加减。

三、脑栓塞

1.西医病因 脑栓塞依据栓子的来源分为三类。

（1）心源性：最常见。最多见的直接原因是慢性心房纤颤。在青年人中，风湿性心脏病是并发脑栓塞的重要原因；感染性心内膜炎时瓣膜上的炎性赘生物脱落；心肌梗死或心肌病的附壁血栓亦常引起。

（2）非心源性：主动脉弓及其发出的大血管的动脉粥样硬化斑块和附着物脱落是较常见的原因。

（3）来源不明：约30%脑栓塞不能确定原因。

2.临床表现

（1）病史：以青壮年多见，多

在活动中突然发病，常无前驱表现，症状多在数秒至数分钟内发展到高峰，是发病最急的脑卒中，且多表现为完全性卒中。

（2）症状和体征

①意识障碍。

②局限性神经缺失症状：与栓塞动脉供血区的功能相对应。约4/5脑栓塞累及大脑中动脉主干及其分支，出现失语、偏瘫、单瘫、偏身感觉障碍和局限性癫痫发作等，偏瘫多以面部和上肢为重，下肢较轻；约1/5发生在椎－基底动脉系统，表现为眩晕、复视、共济失调、交叉瘫、四肢瘫、发音及吞咽困难等；较大栓子偶可栓塞在基底动脉主干，造成突然昏迷、四肢瘫或基底动脉尖综合征。

3.实验室检查及其他检查

（1）头颅CT及MRI检查：可显示梗死灶多发，见于两侧；或病灶大，呈以皮质为底的楔形；绝大多数位于大脑中动脉支配区，且同一individual脑动脉支配区常见多个、同一时期梗死灶。可有缺血性梗死和出血性梗死的改变，出现出血性梗死更支持脑栓塞的诊断。一般于24～48小时后可见低密度梗死区，故应定期复查。MRI可发现颈动脉及主动脉狭窄，判断程度，显示栓塞血管的部位。

（2）脑脊液检查：压力正常，大面积栓塞时可增高。出血性梗死者脑脊液可呈血性或镜下可见红细胞；亚急性细菌性心内膜炎等感染性脑栓塞脑脊液白细胞增高，一般可达$200×10^6$/L，早期以中性粒细胞为主，晚期以淋巴细胞为主；脂肪栓塞者脑脊液可见脂肪球。

4.诊断

（1）无前驱症状，突然发病，病情进展迅速且多在几分钟内达高峰。

（2）局灶性脑缺血症状明显，

伴有周围皮肤、黏膜和/或内脏和肢体栓塞症状。

（3）明显的原发疾病和栓子来源。

（4）脑CT和MRI能明确脑栓塞的部位、范围、数目及性质（出血性与缺血性）。

5. 西医治疗

（1）大面积脑栓塞以及小脑梗死应积极进行脱水、降颅压治疗。若颅内高压难以控制，或有脑疝形成，可进行预开颅瓣切除减压。

（2）大脑中动脉主干被栓塞者，若在发病的3～6小时时间窗内，可争取溶栓治疗，但由于出血性梗死多见，溶栓适应证更应严格掌握，也可立即施行栓子摘除术。气栓的处理应采取头低位、左侧卧位。如系减压病应立即行高压氧治疗，可使气栓减少，脑含氧量增加。气栓常引起癫痫发作，应严密观察，及时进行抗癫痫治疗。脂肪栓的处理可用扩容剂、血管扩张剂，也可用5%碳酸氢钠注射液250ml静脉滴注，每日1～2次。感染性栓塞需选用有效足量的抗生素抗感染治疗。

（3）防止栓塞复发。房颤患者可采用抗心律失常药物或电复律，如果复律失败，应采取预防性抗凝治疗。

（4）部分心源性脑栓塞患者发病后2～3小时内，用较强的血管扩张剂如罂粟碱静滴或吸入亚硝酸异戊酯，可收到较满意疗效。

6. 中医辨证论治 参见"动脉硬化性脑梗死"的中医治疗。

四、腔隙性梗死

1. 西医病因 ①高血压。②动脉粥样硬化。③血流动力学异常与血液成分异常。④各种类型小栓子。

2. 临床表现

（1）本病多发生于40～60岁及以上的中老年人，男性多于女性，常有多年高血压病史。

（2）发病常较突然，多为急性发病，部分为渐进性或亚急性起病，多在白天活动中发病；20%以下表现为TIA样起病。临床表现多样，其特点是症状较轻、体征单一，多可完全恢复，预后较好，但可反复发作，无头痛、颅内压增高和意识障碍等全脑症状。

3. 影像学检查

（1）头颅CT：可见深穿支供血区单个或多个直径2～15mm病灶，呈圆形、卵圆形、长方形或楔形腔隙性阴影，边界清晰，无占位效应，增强时可见轻度斑片状强化，阳性率为60%～96%。

（2）头颅MRI：可清晰显示脑干病灶，对病灶进行准确定位，并能区分陈旧性腔隙系由腔隙性梗死或颅内小出血所致，是最有效的检查手段。

4. 诊断 目前国内外尚无统一的诊断标准，以下标准可参考：①中年以后发病，有长期高血压病史。②临床表现符合腔隙综合征之一。③CT或MRI影像学检查可证实存在与神经功能缺失一致的病灶。④脑电图（EEG）、腰椎穿刺或DSA等均无肯定的阳性发现。⑤预后良好，多数患者可在短期内恢复。

5. 西医治疗 主要是针对病因，对脑部已形成的梗死，治疗原则上和TIA及脑栓塞相同。

（1）有效控制高血压和防治脑动脉硬化是关键。

（2）应用抑制血小板聚集药物（如阿司匹林）防止复发。

（3）急性期可适当应用扩血管药物（如烟酸占替诺等）增加脑组织的血液供应，促进神经功能恢复。

（4）尼莫地平、氟桂利嗪等钙离子拮抗剂可减少血管痉挛，改善脑血液循环，降低腔隙性梗死的复

发率）。

（5）控制其他可干预危险因素，如吸烟、酗酒、糖尿病、血脂异常等。

（6）须慎用抗凝剂以免发生脑出血。

6. 中医辨证论治 参见"动脉硬化性脑梗死"的中医治疗。

五、脑出血

1. 西医病因 高血压合并小动脉硬化是脑出血的主要因素。

2. 临床表现

（1）病史：发病年龄常在50～70岁，多数有高血压史，起病常突然而无预兆，多在活动或情绪激动时发病，症状常在数小时内发展至高峰。

（2）症状和体征：急性期常见的主要表现有头痛、头晕、呕吐、意识障碍、肢体瘫痪、失语、大小便失禁等。发病时常有显著的血压升高，一般在180/110mmHg以上，体温升高，尤其是脑干出血常引起高热。临床上根据出血部位不同可分以下几型：

1）基底节区（内囊区）出血：占脑部出血的70%，其中壳核出血最为常见，占全部的60%，丘脑出血占全部的10%。

①壳核出血：表现为突发病灶对侧偏瘫、偏身感觉障碍和同向偏盲，双眼球向病灶对侧凝视不能，主侧半球可有失语、失用。

②丘脑出血：急性起病，95%在数小时内达高峰。突发对侧偏瘫、偏身感觉障碍和同向偏盲（表现为上视障碍，或凝视鼻尖），下肢瘫痪均等，深浅感觉障碍以深感觉障碍明显，意识障碍多见且较重，出血波及下丘脑或破入第三脑室可出现昏迷加深、瞳孔缩小、去皮质体等；累及丘脑中间腹侧核可出现运动性震颤、帕金森综合征；累

及优势侧丘脑可有丘脑性失语；可伴有情感改变，视听幻觉及定向、记忆障碍。

③尾状核头出血：较少见，与蛛网膜下腔出血相似，仅有脑膜刺激征而无明显瘫痪，可有对侧中枢性面舌瘫。

2）脑叶出血：又称皮质下白质出血。临床表现以头痛、呕吐等颅内压增高症状及脑膜刺激征为主，也可出现各脑叶的局灶症状，如单瘫、偏盲、失语等。抽搐较其他部位出血常见，昏迷较少见，部分病例缺乏脑叶的定位症状。出血以顶叶最常见，其次为颞叶、枕叶、额叶，也可有多发脑叶出血。

3）脑桥出血：占脑出血的8%～10%。轻症或早期检查时可发现单侧脑桥损害的体征，如出血侧的面神经和展神经麻痹及对侧肢体弛缓性偏瘫（交叉性瘫痪），头和双眼凝视病灶瘫痪侧。重症脑桥出血多很快波及对侧，患者迅速出现昏迷、四肢瘫痪，大多呈弛缓性，如果呈去大脑强直，双侧病理征阳性，双侧瞳孔极度缩小呈针尖样，但对光反射存在；持续高热，明显呼吸障碍，眼球浮动，呕吐咖啡样胃内容物等。

4）小脑出血：约占脑出血的10%。多为小脑上动脉分支破裂所致。多数表现为突发眩晕，频繁呕吐，枕部头痛，患侧肢体共济失调而无明显瘫痪，但可有病侧周围性面瘫，但无肢体瘫痪；少数呈急性进行性，类似小脑占位性病变。

5）脑室出血：占脑出血的3%～5%。小量出血表现为头痛、呕吐、脑膜刺激征；大量出血表现为昏迷、脑膜刺激征、四肢迟缓性瘫、阵发性强直性痉挛或去大脑强直状态，面部充血多汗，预后差。

259

3. 影像学检查

（1）CT检查：为确诊脑出血（ICH）的首选检查。急性期血肿呈边界清楚的肾形、类圆形或不规则形均匀高密度影。

（2）MRI检查：慢性期（≥3周）T_1WI呈低信号，T_2WI呈高信号，周边可见含铁血黄素沉积所致的低信号环，此期MRI探测较CT敏感。

4. 诊断

50岁以上中老年患者，有长期高血压病史，在情绪激动或体力活动时突然发病，出现头痛、呕吐、意识障碍等症状，发病后血压明显增高，有偏瘫、失语等局灶性神经功能缺损的表现时，应高度怀疑脑出血，头颅CT扫描见脑内高密度影可确诊。

5. 西医治疗

治疗原则为脱水降颅压，减轻脑水肿；调整血压，改善循环；防止继续出血；保护神经功能，促进恢复；加强护理，防止并发症。

（1）内科治疗

1）一般治疗。

2）降低颅内压：ICH后且有脑水肿，脑水肿在48～72小时达高峰。其中约有2/3发生颅内压增高，严重高颅压可导致脑疝形成，积极降低颅内压极为重要。

3）控制血压：ICH后的血压升高是对颅内压升高的一种反射性自我调节，应先降低颅内压，再根据血压情况决定是否降压治疗。

4）止血治疗：对于凝血功能正常的患者，一般不建议常规使用止血药。合并重要凝血功能障碍者，如口服抗凝药物（华法林）相关的脑出血，可静脉应用维生素K对抗；普通肝素相关的脑出血，可用硫酸鱼精蛋白治疗；溶栓药物相关的脑出血，可选择输注凝血因子和血小板治疗。

5）防治并发症：①感染：预防

性抗生素治疗。②应激性溃疡：可用H_2受体阻滞剂或质子泵抑制剂，并可用氢氧化铝凝胶。③抗利尿激素分泌异常综合征（稀释性低钠血症）：缓慢纠正低钠。④痫性发作：安定或苯妥英钠。⑤中枢性高热：物理降温，效果不佳可用多巴胺能受体激动剂（溴隐亭）。⑥下肢深静脉血栓形成：勤翻身，抬高瘫痪肢体，给予肝素。

（2）手术治疗。

5. 中医辨证论治

参照"动脉硬化性脑梗死"的"辨证论治"。

六、蛛网膜下腔出血

1. 西医病因

先天性动脉瘤常见，约占50%以上；其次是脑血管畸形和高血压动脉硬化性动脉瘤。还可见于烟雾病、各种感染引起的动脉炎、肿瘤破坏血管、血液病、抗凝治疗的并发症。

2. 临床表现

（1）病史与发病：脑血管畸形破裂多发生于青少年，先天性脑内动脉瘤破裂则多发于青年以后，老年以动脉硬化而致发病者为多。绝大多数病例为突然起病，可有用力、情绪激动等诱因。

（2）症状体征：起病时最常见的症状是突然剧烈头痛、恶心、呕吐，可有局限性或全身性痫性发作，短暂意识不清甚至昏迷。体征方面最主要的是脑膜刺激征，颅神经中以一侧动眼神经麻痹最常见。少数患者早期有某一肢体轻瘫或感觉障碍等局灶性神经症状。

（3）临床表现与年龄、病变部位、破裂血管大小等有关。

（4）60岁以上的老年患者临床表现常不典型，头痛、呕吐、脑膜刺激征均可不明显，而意识障碍较重。

3. 常见并发症

①再出血。

②脑血管痉挛。③急性非交通性脑积水。④正常颅压脑积水。

4. 影像学检查

（1）颅脑CT检查：为诊断蛛网膜下腔出血（SAH）的首选方法，安全性高，敏感性出血24小时内阳性率达90%以上。

（2）颅脑MRI检查：CT扫描阴性时，可行MRI进一步明确诊断。

（3）脑脊液检查：为均匀血性，压力增高，离心后呈淡黄色。

（4）脑数字减影血管造影（DSA）：是最有价值的方法。一般选择在出血3天内或3～4周后进行。

（5）其他：经颅多普勒超声（TCD）对迟发性脑血管痉挛的动态监测有积极意义。

5. 诊断 突发剧烈头痛伴呕吐、颈项强直等脑膜刺激征，伴或不伴意识模糊，反应迟钝，应高度提示蛛网膜下腔出血。如CT证实脑池和蛛网膜下腔高密度出血征象，腰穿有压力明显增高和血性脑脊液，眼底检查玻璃体下块状出血等，可临床确诊。DSA、MRA、CTA等脑血管影像学检查有助于明确病因。

6. 西医治疗 治疗原则为防治再出血，降低颅内压，防治迟发性脑血管痉挛，减少并发症，寻找出血原因，治疗原发病和预防复发。

（1）一般处理。

（2）降颅压治疗：同前。

（3）防治再出血：适量应用抗纤维蛋白溶解药，剂量不宜太大。

（4）防治迟发性脑血管痉挛：尽早使用尼莫地平。

（5）手术治疗：动脉瘤的消除是防止动脉性SAH再出血的最好方法。

7. 中医辨证论治 参照"动脉

硬化性脑梗死"的辨证论治。

第九单元 理化因素所致疾病

一、急性一氧化碳中毒

1. 病因与发病机制 日常生活中一氧化碳（CO）主要来源于生产和生活环境中含碳物质的不完全燃烧。CO中毒主要是引起组织缺氧。CO与血红蛋白的亲和力比氧与血红蛋白的亲和力强240倍。

2. 临床表现 按照中毒程度分为3级。

（1）轻度中毒：血液碳氧血红蛋白（COHb）浓度为20%～30%。患者有轻度乏氧症状。

（2）中度中毒：血液COHb浓度为30%～40%。患者出现胸闷、气短、呼吸困难、幻觉、视物不清、判断力降低、运动失调、嗜睡、意识模糊甚至浅昏迷，口唇黏膜、甲床偶可呈樱桃红色，瞳孔对光反射及角膜反射迟钝，氧疗后患者可恢复正常且无明显并发症。

（3）重度中毒：血液COHb浓度达40%～60%。患者迅速出现重度昏迷、呼吸抑制、肺水肿、心律失常或心力衰竭，脑局灶性损害如锥体系或锥体外系损害体征。患者可呈去皮质综合征状态。

3. 实验室检查及其他检查

（1）血液COHb测定。

（2）脑电图检查：可见弥漫性低波幅慢波，与缺氧性脑病进展相平行。

（3）头部CT检查：脑水肿时可见脑部有病理性密度减低区。

4. 诊断 根据吸入较高浓度CO的接触史，急性发生的中枢神经损害的症状和体征，结合及时血液COHb测定可作出CO中毒诊断。职业性CO中毒多为意外事故，接触史比较明确；疑有生活性中毒者，

应询问发病时的环境情况。

血液COHb测定是有价值的诊断指标，但采取血标本要求在脱离中毒现场8小时以内尽早抽取静脉血。

5.西医治疗 ①终止CO吸入。②氧疗：吸氧、高压氧舱。③重要器官功能支持。④防治脑水肿。⑤防治并发症和后遗症。

二、有机磷杀虫药中毒

1.临床表现

（1）胆碱能兴奋或危象：是急性有机磷杀虫药中毒的典型表现。

①毒蕈碱样症状：此组症状出现较早，表现为平滑肌痉挛和腺体分泌。

②烟碱样症状：是乙酰胆碱作用于横纹肌和交感神经节所致，其症状与烟碱中毒症状相似，均有肌张力增强、肌纤维震颤、肌束颤动。

③中枢神经系统症状：中枢神经系统受乙酰胆碱刺激后出现头晕、头痛、疲乏、嗜睡、烦躁不安、共济失调、谵妄、抽搐和昏迷，可因中枢性呼吸衰竭而死亡。

（2）迟发性多发性神经病：少数急性中毒患者在急性症状恢复2～4周，出现进行性肢体麻木、刺痛，呈对称性手套、袜套样感觉异常，伴四肢无力，双手不能持物，双下肢行走困难，重症者可出现全瘫。

（3）中间综合征：表现为中毒后1～4天（个别患者7天）突然出现不能抬头，眼球活动受限、外展障碍，肢体有不同程度的软瘫无力，面瘫；严重者呼吸肌麻痹，甚至呼吸衰竭而死亡。

2.实验室检查

（1）血胆碱酯酶（ChE）活力测定：以正常人血ChE活力均值作为100%，急性有机磷杀虫药（OPI）

中毒时，ChE活力值在70%～50%为轻度中毒，50%～30%为中度中毒，30%以下为重度中毒。对长期OPI接触者，血ChE活力值测定可作为生化监测指标。

（2）毒物检测：呕吐物、清洗液、尿液或血液中测到相应毒物或其代谢产物可以明确有机磷农药的具体名称甚至浓度，有助于诊断和治疗。

3.诊断 根据患者OPI接触史、呼出气体、呕吐物或皮肤等部位有特异性的大蒜味，以及胆碱能兴奋或危象的临床表现，特别是流涎、多汗、瞳孔缩小、肌纤维颤动和意识障碍等，结合及时测定的实验室检查结果，一般不难诊断。毒物接触史不明确的，实验室检查对诊断就更加重要。

4.西医治疗

（1）清除毒物：应迅速脱离现场，去除污染的衣物，用大量清水或肥皂水清洗皮肤、毛发和指甲。口服中毒者应及时彻底洗胃，间隔2小时左右可多次重复洗胃。洗胃液常用清水、1：5000高锰酸钾溶液（对硫磷禁用）、2%碳酸氢钠（美曲磷酯禁用）。洗胃后再用硫酸镁导泻。

（2）解毒药：在清除毒物过程中，应该同时应用胆碱受体阻断药和胆碱酯酶复能药。用药原则为早期、足量、联合和重复应用解毒药。

①胆碱受体阻断药：阿托品为代表药物。

②胆碱酯酶复能药：氯磷定是目前临床上首选的ChE复能药。

第十单元 内科常见危重症

休克

1.休克的病理生理基础 有效

循环血容量锐减、组织灌注不足及产生炎症介质是各类休克共同的病理生理基础。

2. 休克分类 通常将休克分为低血容量性（包括失血性及创伤性）、感染性、心源性神经源性和过敏性休克五类。低血容量性和感染性休克在外科最常见。

3. 中医病因病机 厥脱，不外邪气闭阻和正气耗脱两方面。正气耗脱则必致气血不畅；邪气闭阻，亦可耗损气阴，所以本证实为虚实兼夹，以虚为主之候。

4. 临床表现

（1）休克代偿期：患者发生休克后尚处于代偿阶段，表现为神志清楚、精神紧张、面色苍白、四肢发凉、出冷汗、口渴、心率加快、脉搏细速、脉压缩小、皮下静脉瘦陷，血压稍升高或正常，随后轻度或急剧下降。

（2）休克失代偿期：患者神情淡漠，反应迟钝，甚至可出现意识模糊或昏迷，出冷汗，口唇放绀加剧，脉搏细速，血压进行性下降；严重时全身皮肤、黏膜发绀，四肢厥冷，脉搏摸不清，血压测不出，尿少甚至无尿。若皮肤、黏膜出现紫斑或消化道出血，病情已发展至弥散性血管内凝血阶段，表现为进行性呼吸困难、脉数、烦躁，吸氧一般不能改善呼吸状态，应考虑并发急性呼吸窘迫综合征的可能。

5. 诊断 关键是早期发现并准确分期。

（1）凡遇到严重损伤、大量出血、重度感染、过敏患者和有心脏病史者，应考虑并发休克的可能。

（2）临床观察时，对于有出汗、兴奋、心率加快、脉压小或尿少等症状者，应疑为休克。

（3）若患者出现神情淡漠、反应迟钝、皮肤苍白、呼吸浅快、收缩压降至90mmHg以下及尿少或无

尿者，标志其已进入休克失代偿期。

6. 西医治疗

（1）紧急治疗包括积极处理引起休克的原发伤病，如创伤制动、大出血止血、保证呼吸道通畅等。采取头和躯干抬高20°～30°、下肢抬高15°～20°体位，以增加回心血量。及早建立静脉通路，并用药维持血压。早期予以输管或面罩吸氧，注意保温。在对重症或创伤患者的处理中，应掌握三项原则：①保证呼吸道通畅。②及时控制活动性出血。③手术控制出血的同时予血制品及一定量的晶体液扩容。

（2）补充血容量是纠正休克引起的组织低灌注和缺氧的关键。

（3）积极处理原发病。

（4）纠正酸碱平衡失调在休克早期，又可能因过度换气引起低碳酸血症、呼吸性碱中毒。目前对酸碱平衡的处理多主张宁酸毋碱。根本措施是改善组织灌注，并适当给予碱性药物。

（5）血管活性药物的应用：①血管收缩剂：有多巴胺、去甲肾上腺素和间羟胺等。②血管扩张剂：有α受体阻滞剂和抗胆碱能药两类。前者包括酚妥拉明、酚苄明等，后者包括阿托品、山莨菪碱。③强心药：包括兴奋α和β肾上腺素能受体兼有强心功能的药物，如多巴胺和多巴酚丁胺等。

（6）治疗DIC：改善微循环。对诊断明确的DIC，可用肝素抗凝。

（7）皮质类固醇和其他药物的应用：皮质类固醇可用于感染性休克和其他较严重的休克。一般主张应用大剂量，静脉滴注，一次滴完。为了防止多用皮质类固醇可能产生的副作用，一般只用1～2次。

7. 中医辨证论治

（1）气阴耗伤

【证候】精神萎靡，面色苍白，气短急促，心烦口渴，汗出热黏或

汗出肢冷，甚则大汗淋漓，喘喝，神昏，舌红或淡红，脉细数无力，或见脉散大。

【治疗】益气固脱，敛阴生脉——生脉散。

（2）真阴衰竭

【证候】神志恍惚，心悸或慌乱，面色潮红，汗出如油，口渴欲饮，饮不解渴，或见身热心烦，四肢温暖，舌光干枯无苔，脉虚数或结、代。

【治疗】育阴潜阳，复脉救逆——三甲复脉汤加减。

（3）阳气暴脱

【证候】神情淡漠或神志不清，面色苍白或青灰，冷汗淋漓，四肢厥冷，息促气微，体温不升，舌淡，脉微欲绝或不能触及。

【治疗】回阳救逆——四逆汤加味。

（4）热毒炽盛

【证候】兼见壮热，口渴，烦躁，舌红苔黄燥，脉沉细而数或沉数。

【治疗】清里泄热解毒——黄连解毒汤。

（5）气滞血瘀

【证候】兼见口唇青紫，皮肤瘀斑，腹胀，胸闷，气促，舌暗紫，脉沉细涩或结、代。

【治疗】理气开闭，活血通脉——四逆散合血府逐瘀汤加减。

（6）心气不足

【证候】兼见怔忡不安，气短而促，舌淡，脉细而促或结、代。

【治疗】补养心气——炙甘草汤加减。

第十一单元　肺系病证

喘证

1.概论　喘即为气喘、喘息。喘证是以呼吸困难，甚至张口抬肩，

鼻翼扇动，不能平卧为临床特征的病证。喘证的症状轻重不一，轻者仅表现为呼吸困难，不能平卧；重者稍动则喘息不已，甚则张口抬肩，鼻翼扇动；严重者，喘息持续不解，烦躁不安，面青唇紫，肢冷，汗出如珠，脉浮大无根，甚则发为喘脱。

2.病因病机　喘证常由多种疾患引起，病因复杂，概言之有外感、内伤两大类。外感为六淫外邪侵袭肺系；内伤为饮食不当、情志失调、劳欲久病等导致肺气上逆，宣降失职；或气无所主，肾失摄纳而成。

3.辨证论治

（1）风寒壅肺证

【证候】喘息咳逆，呼吸急促，胸部胀闷，痰多稀薄而带泡沫，色白质黏，常有头痛，恶寒，或有发热，口不渴，无汗，苔薄白而滑，脉浮紧。

【治疗】宣肺散寒——麻黄汤合华盖散加减。

（2）表寒肺热证

【证候】喘逆上气，胸胀或痛，息粗，鼻扇，咳而不爽，吐痰稠黏，伴形寒，身热，烦闷，身痛，有汗或无汗，口渴，舌边红，苔薄白或微黄，脉浮数或滑。

【治疗】解表清里，化痰平喘——麻杏石甘汤加减。

（3）痰热郁肺证

【证候】喘咳气涌，胸部胀痛，痰多质黏色黄，或夹有血色，伴胸中烦闷，身热，有汗，口渴而喜冷饮，面赤，咽干，小便赤涩，大便或秘，舌质红，苔薄黄或腻，脉滑数。

【治疗】清热化痰，宣肺平喘——桑白皮汤加减。

（4）痰浊阻肺证

【证候】喘而胸满闷塞，甚则胸盈仰息，咳嗽，痰多黏腻色白，咳吐不利，兼有呕恶，食少，口黏不渴，舌苔白腻，脉滑或濡。

【治疗】祛痰降逆，宣肺平喘——二陈汤合三子养亲汤加减。

（5）肺气郁痹证

【证候】每遇情志刺激而诱发，发时突然呼吸短促，息粗气憋，胸闷胸痛，咽中如窒，但喉中痰鸣不著，或无痰声，平素常多忧思抑郁、失眠、心悸，苔薄，脉弦。

【治疗】开郁降气平喘——五磨饮子加减。

（6）肺气虚耗证

【证候】喘促短气，气怯声低，喉有鼾声，咳声低弱，咳吐稀薄，自汗畏风，或见咳呛，痰少质黏，烦热而渴，咽喉不利，面颧潮红，舌质淡红有苔剥，脉细数。

【治疗】补肺益气养阴——生脉散合补肺汤加减。

（7）肾虚不纳证

【证候】喘促日久，动则喘甚，呼多吸少，气不得续，形瘦神惫，跗肿，汗出肢冷，面青唇紫，舌淡苔白或黑而润滑，脉微细或沉弱；或见喘咳，面红烦躁，口咽干燥，足冷，汗出如油，舌红少津，脉细数。

【治疗】补肾纳气——金匮肾气丸合参蛤散加减。

（8）正虚喘脱证

【证候】喘逆剧甚，张口抬肩，鼻扇气促，喘坐不能平卧，稍动则咳喘欲绝，或有痰鸣，心慌动悸，烦躁不安，面青唇紫，汗出如珠，肢冷，脉浮大无根，或见歇止，或模糊不清。

【治疗】扶阳固脱，镇摄肾气——参附汤送服黑锡丹。

第十二单元 心系病证

不寐

1. 概述　不寐亦称失眠，是由心神失养或心神不安所致，以经常不能获得正常睡眠为特征的一类病证。临床主要表现为睡眠时间和深度的不足，其程度轻重有别，轻者入睡困难，或寐而不酣，时寐时醒，或寐后不能再寐，重者则彻夜不寐。

2. 病因病机　人之寤寐，由心神控制，而营卫阴阳的正常运行是保证心神调节寤寐的基础。饮食不节，情志失常，劳倦、思虑过度及病后、年迈体虚等因素，可导致心神不安，心神不守，不能由动转静而致不寐病证。

3. 辨证论治

（1）肝火扰心证

【证候】不寐多梦，甚则彻夜不眠，急躁易怒，伴头晕目胀，目赤耳鸣，口干而苦，不思饮食，便秘溲赤，舌红苔黄，脉弦而数。

【治疗】疏肝泻火，镇心安神——龙胆泻肝汤加减。

（2）痰热扰心证

【证候】心烦不寐，胸闷脘痞，泛恶嗳气，伴口苦，头重，目眩，舌质红，苔黄腻，脉滑数。

【治疗】清化痰热，和中安神——黄连温胆汤加减。

（3）心脾两虚证

【证候】不易入睡，多梦易醒，心悸健忘，神疲食少，伴头晕目眩，四肢倦怠，腹胀便溏，面色少华，舌淡苔薄，脉细无力。

【治疗】补益心脾，养血安神——归脾汤加减。

（4）心肾不交证

【证候】心烦不寐，入睡困难，心悸多梦，伴头晕耳鸣，腰膝酸软，潮热盗汗，五心烦热，咽干少津，男子遗精，女子月经不调，舌红少苔，脉细数。

【治疗】滋阴降火，交通心肾——六味地黄汤合黄连阿胶汤。

（5）心胆气虚证

【证候】虚烦不寐，触事易惊，

终日惕惕，胆怯心悸，伴气短自汗，倦怠乏力，舌淡，脉弦细。

【治疗】益气镇惊，安神定志——安神定志丸合酸枣仁汤加减。

第十三单元　脾系病证

一、胃痛

1.概述　痞满是指以自觉心下痞塞，胸膈胀满，触之无形，按之柔软，压之无痛为主要症状的病证。

2.病因病机　感受外邪、内伤饮食、情志失调等可引起中焦气机不利，脾胃升降失职而发生痞满。

3.辨证论治

（1）饮食内停证

【证候】脘腹痞闷而胀，进食尤甚，拒按，嗳腐吞酸，恶食呕吐，或大便不调，矢气频作，味臭如败卵，舌苔厚腻，脉滑。

【治疗】消食和胃，行气消痞——保和丸加减。

（2）痰湿中阻证

【证候】脘腹痞塞不舒，胸膈满闷，头晕目眩，身重困倦，呕恶纳呆，口渴不喝，小便不利，舌苔白厚腻，脉沉滑。

【治疗】除湿化痰，理气和中——二陈平胃汤加减。

（3）湿热阻胃证

【证候】脘腹痞闷，或嘈杂不舒，恶心呕吐，口干不欲饮，口苦，纳少，舌红苔黄腻，脉滑数。

【治疗】清热化湿，和胃消痞——泻心汤合连朴饮加减。

（4）肝胃不和证

【证候】脘腹痞闷，胸胁胀满，心烦易怒，善太息，呕恶嗳气，或吐苦水，大便不爽，舌质淡红，苔薄白，脉弦。

【治疗】疏肝解郁，和胃消痞——越鞠丸合枳术丸加减。

（5）脾胃虚弱证

【证候】脘腹满闷，时轻时重，喜温喜按，纳呆便溏，神疲乏力，少气懒言，语声低微，舌质淡，苔薄白，脉细弱。

【治疗】补气健脾，升清降浊——补中益气汤加减。

（6）胃阴不足证

【证候】脘腹痞闷，嘈杂，饥不欲食，恶心嗳气，口燥咽干，大便秘结，舌红少苔，脉细数。

【治疗】养阴益胃，调中消痞——益胃汤加减。

二、腹痛

1.概述　腹痛是指胃脘以下，耻骨毛际以上的部位发生的以疼痛为主症的病证。

2.病因病机　感受外邪、饮食所伤、情志失调及素体阳虚等，均可导致气机阻滞、脉络痹阻或经脉失养而发生腹痛。

3.辨证论治

（1）寒邪内阻证

【证候】腹痛急暴，得温痛减，遇冷更甚，口淡不渴，小便清利，大便秘结或溏薄，舌苔白腻，脉沉紧。

【治疗】温中散寒，理气止痛——良附丸合正气天香散加减。

（2）湿热壅滞证

【证候】腹痛拒按，胸闷不舒，大便秘结或溏滞不爽，烦渴引饮，自汗，小便短黄，舌红苔黄腻或黄燥，脉滑数。

【治疗】泄热通腑，行气导滞——大承气汤加减。

（3）中虚脏寒证

【证候】腹痛绵绵，时作时止，喜热恶冷，痛时喜按，饥饿劳累后更甚，得食或休息后稍减，大便溏薄，兼有神疲、气短、怯寒等症，舌淡苔白，脉沉细。

痞

【治疗】温中补虚，缓急止痛——小建中汤加减。

（4）饮食积滞证

【证候】脘腹胀满，疼痛拒按，恶心呕恶，嗳腐吞酸，或腹痛而欲泻，泻后痛减，或大便秘结，舌苔腻，脉滑实。

【治疗】消食导滞，理气止痛——枳实导滞丸加减。

（5）肝郁气滞证

【证候】脘腹胀闷或痛，攻窜不定，痛引少腹，兼疼窜两胁，得嗳气或矢气则胀痛酌减，遇恼怒则剧，舌红苔薄白，脉弦。

【治疗】疏肝解郁，理气止痛——柴胡疏肝散加减。

（6）瘀血内停证

【证候】腹痛较剧，痛如针刺，痛处固定，经久不愈，舌质紫暗，脉涩。

【治疗】活血化瘀，和络止痛——少腹逐瘀汤加减。

三、泄泻

2. 概述 泄泻是指排便次数增多、粪质稀薄，甚至泻出如水样为特征的病证。古有将大便溏薄，时作时止，病势缓者称为"泄"；大便清稀，如水直下，病势急者称为"泻"，现临床一般统称为泄泻。

2. 辨证论治

（1）暴泻

①寒湿内盛证

【证候】泄泻清稀，甚则如水样，脘闷食少，腹痛肠鸣，或兼恶寒发热，肢体酸痛，头痛，舌苔白或白腻，脉濡缓。

【治疗】芳香化湿，解表散寒——藿香正气散加减。

②湿热伤中证

【证候】泄泻腹痛，泻下急迫，或泻而不爽，粪色黄褐臭秽，肛门灼热，烦热口渴，小便短黄，舌红苔黄腻，脉濡数或滑数。

【治疗】清热利湿，分利止泻——葛根芩连汤加减。

③食滞肠胃证

【证候】腹痛肠鸣，泻下粪便臭如败卵，夹有不消化之物，泻后痛减，脘腹胀满，嗳腐酸臭，不思饮食，舌苔垢腻或厚腻，脉滑。

【治疗】消食导滞，和中止泻——保和丸加减。

（2）久泻

①脾胃虚弱证

【证候】大便时溏时泻，夹有不消化食物，迁延反复，日久不愈，饮食减少，食后脘闷不舒，稍进油腻食物，则大便次数明显增多，面色萎黄，神疲倦怠，舌淡，苔薄白，脉细弱。

【治疗】健脾益气，化湿止泻——参苓白术散加减。

②肾阳虚衰证

【证候】黎明之前脐腹作痛，肠鸣即泻，泻下完谷，泻后则安，腹部冷痛，喜温喜按，形寒肢冷，腰膝酸软，舌淡苔白，脉沉细。

【治疗】温补脾肾，固涩止泻——四神丸加减。

③肝气乘脾证

【证候】每逢抑郁恼怒，或精神紧张之时，发生腹痛泄泻，泻后痛减，矢气频作，素有胸胁胀闷，嗳气食少，舌淡红，脉弦。

【治疗】抑肝扶脾——痛泻要方加减。

四、便秘

辨证论治

（1）实秘

①热秘

【证候】大便干结，腹胀腹痛，面红身热，口干口臭或口舌生疮，小便短赤，舌红，苔黄燥，脉滑数。

【治疗】泄热导滞，润肠通便——麻子仁丸加减。

②气秘

【证候】大便秘结，或大便不甚干结，欲便不得出，或便而不畅，腹中胀痛，胸胁痞满，嗳气频作，纳食减少，舌苔薄腻，脉弦。

【治疗】顺气散结，通便导滞——六磨汤加减。

③冷秘

【证候】大便艰涩，腹中拘急胀满拒按，胁下偏痛，手足不温，呃逆呕吐，舌苔白，脉弦紧。

【治疗】温里散寒，通便止痛——温脾汤加减。

（2）虚秘

①气虚秘

【证候】大便并不干硬，虽有便意，但临厕努挣乏力，挣则汗出短气，面白神疲，倦怠懒言，舌淡苔白，脉弱。

【治疗】益气润肠——黄芪汤加减。

②血虚秘

【证候】大便秘结，面色无华，头晕目眩，心悸气短，唇甲色淡，舌淡苔白，脉细。

【治疗】养血润燥——润肠丸加减。

③阴虚秘

【证候】大便干结，状如羊屎，头晕耳鸣，形体消瘦，心烦少寐，两颧红赤，或潮热盗汗，腰膝酸软，舌红少苔或无苔，脉细数。

【治疗】滋阴通便——增液汤加减。

④阳虚秘

【证候】大便干或不干，排出困难，小便清长，面色㿠白，四肢不温，腹中冷痛，喜温喜按，腰膝酸冷，舌淡苔白，脉沉迟。

【治疗】温阳通便——济川煎加减。

第十四单元　肝胆病证

一、胁痛

1. 概述　胁痛是指以一侧或两侧胁肋部疼痛为主要表现的病证，是临床上比较多见的一种自觉症状。胁，指侧胸部，为腋以下至第十二肋骨部的总称。

2. 病因病机　胁痛的病因主要有情志不遂、饮食不节、跌仆损伤、久病体虚等多种因素。这些因素导致肝气郁结，肝失条达；瘀血停着，痹阻胁络；湿热蕴结，肝失疏泄；肝阴不足，络脉失养等诸多病理变化，最终导致胁痛发生。

3. 辨证论治

（1）肝郁气滞证

【证候】胁肋胀痛，走窜不定，甚则引及胸背肩臂，疼痛每因情志变化而增减，胸闷腹胀，嗳气频作，得嗳气而胀痛稍舒，纳少口苦，舌苔薄白，脉弦。

【治疗】疏肝理气——柴胡疏肝散加减。

（2）肝胆湿热证

【证候】胁肋胀痛或灼热疼痛，口苦口黏，胸闷纳呆，恶心呕吐，小便黄赤，大便不爽，或兼有身热恶寒，身目发黄，舌红苔黄腻，脉弦滑数。

【治疗】清热利湿——龙胆泻肝汤加减。

（3）瘀血阻络证

【证候】胁肋刺痛，痛有定处，痛处拒按，入夜痛甚，胁肋下或有癥块，舌质紫暗，脉沉涩。

【治疗】祛瘀通络——血府逐瘀汤或复元活血汤加减。

（4）肝络失养证

【证候】胁肋隐痛，悠悠不休，遇劳加重，口干咽燥，心中烦热，

头晕目眩，舌红少苔，脉细弦而数。

【治疗】养阴柔肝——一贯煎加减。

二、黄疸

1. 概述 黄疸是指以身黄、目黄、小便发黄为特征的病证。黄疸在古代称为黄瘅，由于"疸"与"瘅"成其义相同。

2. 病因病机 黄疸的病因有外感和内伤两个方面，外感多属湿热疫毒所致，内伤常与饮食、劳倦、病后有关。黄疸的病机关键是湿，由于湿邪困遏脾胃，壅塞肝胆，疏泄失常，胆汁泛溢而发生黄疸。

3. 类病鉴别

（1）黄疸型肝炎：是由多种肝炎病毒引起的常见传染病，具有传染性强、传播途径复杂、流行面广、发病率较高等特点。临床以乏力、食欲减退、恶心、厌油、茶色尿、肝功能损害为主要表现。病原学检查一般为阳性。

（2）溶血性黄疸：有药物或感染的诱因，常有红细胞本身缺陷，表现为贫血、血红蛋白尿、网织红细胞增多、血清间接胆红素升高，粪、尿中尿胆原增多。

（3）梗阻性黄疸：肝肿大较常见，胆囊肿大常见，肝功能改变较轻；有黄疸前的症状、体征，如胆绞痛、Murphy 征阳性、腹腔内肿块；实验室检查血血清碱性磷酸酶和胆固醇显著上升，X线及超声检查发现胆石症、肝内外胆管扩张等。

4. 辨证论治

（1）阳黄

①湿热兼表证

【证候】黄疸初起，轻度目黄或不明显，恶寒发热，皮肤瘙痒，肢体困重，乏力，咽喉红肿疼痛，脘痞恶心，舌苔薄腻，脉濡数。

【治疗】清热化湿解表——甘露

消毒丹合麻黄连翘赤小豆汤。

②湿重于热证

【证候】身目俱黄，其色不甚鲜明，无发热，或身热不扬，头重身困，胸脘痞满，食欲减退，恶心呕吐，厌food油腻，腹胀，便溏，小便短黄，舌苔厚腻微黄，脉弦滑或濡缓。

【治疗】利湿化浊——茵陈四苓散加减。

③热重于湿证

【证候】身目俱黄，黄色鲜明，发热口渴，或见心中懊恼，腹部胀满，口干，口苦，恶心呕吐，胁胀痛而拒按，小便短少黄赤，大便秘结，舌质红，苔黄腻，脉弦数或滑数。

【治疗】清热利湿——茵陈蒿汤加味。

④胆腑郁热证

【证候】身目黄染，右胁疼痛，牵引肩背，发热或寒热往来，口苦口渴，恶心呕吐，大便秘结，小便黄赤短少，舌质红，苔黄腻，脉弦数。

【治疗】清泄胆热——大柴胡汤加减。

⑤热毒炽盛证（急黄）

【证候】发病急骤，黄疸迅速加深，其色金黄鲜明，高热烦渴，呕吐频作，胁痛腹满，神昏谵语，或见衄血、便血，或肌肤出现瘀斑，尿少便结，舌质红绛，苔黄而燥，脉弦数或细数。

【治疗】清热解毒——犀角散加减。

（2）阴黄

①寒湿困脾证

【证候】身目俱黄，黄色晦暗，或如烟熏，头重身困，恶心纳少，脘痞腹胀，大便不实，神疲畏寒，舌质淡，苔白腻，脉濡缓。

【治疗】温中散寒，健脾渗

湿——茵陈术附汤加减。

②脾虚血亏证

【证候】面色萎黄，身体虚弱，肌肤不荣，面容憔悴，神疲乏力，气短懒言，纳食日少，大便溏薄，舌淡瘦小或灰暗，脉虚。

【治疗】健脾益气——黄芪建中汤加减。

三、积聚

1. 概述 积聚是腹内结块，或痛或胀的病证。积属有形，结块固定不移，痛有定处，病在血分，是为脏病；聚属无形，包块聚散无常，痛无定处，病在气分，是为腑病。因积与聚关系密切，故两者往往一并论述。

2. 病因病机 积聚的发生，多因情志失调、饮食所伤、寒邪内犯，以及他病之后，肝脾受损，脏腑失和，气机阻滞，瘀血内结而成。

3. 类病鉴别

（1）积聚与痞满：痞满是指脘腹部痞塞胀满，系自觉症状，而无块状物可扪及。积聚则是腹内结块，或痛或胀，不仅有自觉症状，而且有结块可扪及。

（2）癥积与瘕聚：癥就是积，癥积指腹内结块触之有形，固定不移，痛有定处，病属血分，多为脏病，形成的时间较长，病情一般较重；瘕即是聚，瘕聚是指腹内结块聚散无常，痛无定处，病在气分，多为腑病，病史较短，病情一般较轻。《难经·五十五难》说："故积者，五脏所生；聚者，六腑所成也。积者，阴气也，其始发有常处，其痛不离其部，上下有所终始，左右有所穷处；聚者，阳气也，其始发无根本，上下无所留止，其痛无常处，谓之聚。故以是别知积聚也。"

4. 辨证论治

（1）聚证

①肝气郁结证

【证候】腹中结块柔软，时聚时

散，攻窜胀痛，脘胁胀闷不适，苔薄，脉弦等。

【治疗】疏肝解郁，行气散结——逍遥散合木香顺气散加减。

②食滞痰阻证

【证候】腹胀或痛，腹部时有条索状物累起，按之胀痛更甚，便秘，纳呆，舌苔腻，脉弦滑等。

【治疗】理气化痰，导滞散结——六磨汤加减。

（2）积证

①气滞血阻证

【证候】腹部积块质软不坚，固定不移，胀痛不适，舌苔薄，脉弦。

【治疗】理气消积，活血散瘀——柴胡疏肝散合失笑散加减。

②瘀血内结证

【证候】腹部积块明显，质地较硬，固定不移，隐痛或刺痛，形体消瘦，纳谷减少，面色晦暗黧黑，面颈胸臂或有血痣赤缕，女子可见月事不下，舌质紫或有瘀斑瘀点，脉细涩。

【治疗】祛瘀软坚，佐以扶正健脾——膈下逐瘀汤合六君子汤加减。

③正虚瘀结证

【证候】久病体弱，积块坚硬，隐痛或剧痛，饮食大减，肌肉瘦削，神倦乏力，面色萎黄或黧黑，甚则面肢浮肿，舌质淡紫，或光剥无苔，脉细数或弦细。

【治疗】补益气血，活血化瘀——八珍汤合化积丸加减。

四、鼓胀

1. 概述 鼓胀是指腹部胀大如鼓的一类病证。临床以腹大胀满、绷急如鼓、皮色苍黄、脉络显露为特征，故名鼓胀。

2. 病因病机 鼓胀病因比较复杂，概言之，有酒食不节、情志刺激、虫毒感染、病后续发四个方面。形成本病的机理，主要在于肝脾肾受损，气滞血结，水停腹中。

3.诊断与病证鉴别

（1）诊断：初起脘腹作胀，食后尤甚，继则腹部胀大如鼓，重者腹壁青筋显露，脐孔突起。常伴乏力、纳差、尿少及齿衄、鼻衄、皮肤紫斑等出血症状，可见面色萎黄、黄疸、手掌殷红、面颈胸部红丝赤缕、血痣及蟹爪纹。

（2）病证鉴别

①鼓胀与水肿：鼓胀主要为肝、脾、肾受损，气、血、水互结于腹中，以腹部胀大为主，四肢肿不甚明显。晚期方伴肢体浮肿，每兼见面色青晦，面颈部有血痣赤缕，胁下癥积坚硬，腹皮青筋显露等。水肿主要为肺、脾、肾功能失调，水湿泛溢肌肤。其浮肿多从眼睑开始，继则延及头面及肢体，或下肢先肿，后及全身，每见面色㿠白、腰酸倦怠等，水肿较甚者亦可伴见腹水。

②气臌、水臌与血臌：腹部膨隆，嗳气或矢气则舒，腹部按之空空然，叩之如鼓，为"气臌"，多属肝郁气滞；腹部胀满膨大，或状如蛙腹，按之如囊裹水，常伴下肢浮肿，是为"水臌"，多属阳气不振，水湿内停；脘腹坚满，青筋显露，腹内积块痛而拒刺，面颈部赤丝血缕，或见"血臌"，多属肝脾血瘀水停。临床上气、血、水三者常相兼为患，但各有侧重，掌握上述特点，有助于辨证。

4.辨证论治

（1）气滞湿阻证

【证候】腹胀按之不坚，胁下胀满或疼痛，饮食减少，食后甚，得嗳气、矢气稍减，小便少，舌苔薄白腻，脉弦。

【治疗】疏肝理气，运脾利湿——柴胡疏肝散合胃苓汤加减。

（2）水湿困脾证

【证候】腹大胀满，按之如囊裹水，甚则颜面微浮，下肢浮肿，脘腹痞胀，得热则舒，精神困倦，怯

寒懒动，小便少，大便溏，舌苔白腻，脉缓。

【治疗】温中健脾，行气利水——实脾饮加减。

（3）水热蕴结证

【证候】腹大坚满，脘腹胀急，烦热口苦，渴不欲饮，或有面、目、皮肤发黄，小便赤涩，大便秘结或溏垢，舌边尖红，苔黄腻或兼灰黑，脉象弦数。

【治疗】清热利湿，攻下逐水——中满分消丸合茵陈蒿汤加减。

（4）瘀结水留证

【证候】脘腹坚满，青筋显露，胁下癥结痛如针刺，面色晦暗黧黑，或见赤丝血缕，面、颈、胸、臂出现血痣或蟹爪纹，口干不欲饮水，或见大便色黑，舌质紫黯或有紫斑，脉细涩。

【治疗】活血化瘀，行气利水——调营饮加减。

（5）阳虚水盛证

【证候】腹大胀满，形似蛙腹，朝宽暮急，面色苍黄，或呈苍白，脘闷纳呆，神倦怯寒，肢冷浮肿，小便短少不利，舌体胖，质紫，苔淡白，脉沉细无力。

【治疗】温补脾肾，化气利水——附子理苓汤或济生肾气丸加减。

（6）阴虚水停证

【证候】腹大胀满，或见青筋暴露，面色晦滞，唇紫，口干而燥，心烦失眠，时或鼻衄，牙龈出血，小便短少，舌质红绛少津，苔少或光剥，脉弦细数。

【治疗】滋肾柔肝，养阴利水——六味地黄丸合一贯煎加减。

五、眩晕

1.概述

眩晕是目眩与头晕的总称。目眩即眼花或眼前发黑，视物模糊；头晕即感觉自身或外界景物旋转，站立不稳。二者常同时并

见，故统称为"眩晕"。其轻者闭目可止，重者如坐车船，旋转不定，不能站立，或伴有恶心、呕吐、汗出、面色苍白等症状，甚则突然仆倒。

2. 病因病机 头痛之病因不外外感与内伤两类。外感多因六淫邪气侵袭，内伤多与情志不遂、饮食劳倦、跌仆损伤、体虚久病、禀赋不足、房劳过度等因素有关。

3. 类病鉴别

（1）脑动脉硬化症：多见于60岁左右的中老年人，伴有记忆力减退、腰膝酸软，头颅影像学检查可见脑沟变宽，少数患者可发展为痴呆。

（2）高血压：可见头痛、头晕、颈项板紧、注意力不集中、疲劳、心悸等。其诊断的主要依据是动脉血压测量值达到高血压标准。

（3）椎-基底动脉供血不足：眩晕多伴眼球运动失常、复视、平衡障碍、偏瘫、感觉障碍等，经颅多普勒超声检查可见动脉血流改变。

4. 辨证论治

（1）肝阳上亢证

【证候】眩晕耳鸣，头胀痛，急躁易怒，失眠多梦，脉弦，或兼面红，目赤，口苦，便秘尿赤，舌红苔黄，脉弦数；或兼腰膝酸软，健忘，遗精，舌淡红或暗红，甚或眩晕欲仆，泛泛欲吐，头痛如掣，肢麻震颤，语言不利，步履不正。

【治疗】平肝潜阳，清热息风——天麻钩藤饮或羚羊角汤加减。

（2）气血亏虚证

【证候】眩晕，动则加剧，劳累即发，神疲懒言，气短声低，面白少华，心悸失眠，纳减，兼食后腹胀，大便溏薄，或兼畏寒肢冷，唇甲淡白，或兼纳失血症，舌质淡嫩，边有齿印，苔少或厚，脉细或虚大。

272 【治疗】补益气血，健运脾

胃——八珍汤加减。

（3）肾精不足证

【证候】眩晕，精神萎靡，腰膝酸软，或遗精，滑泄，耳鸣，发落，齿摇，少寐多梦，健忘，舌瘦嫩或嫩红，少苔或无苔，脉弦细或弱或细数。

【治疗】补益肾精，充养脑髓——河车大造丸加减。

（4）痰浊内蕴证

【证候】眩晕，倦怠或头重如蒙，胸闷恶心，呕吐痰涎，少食多寐，舌胖，苔白腻，脉濡滑。

【治疗】燥湿祛痰，健脾和胃——半夏白术天麻汤加减。

（5）瘀血阻窍证

【证候】眩晕，头痛，兼见健忘，失眠，心悸，精神不振，耳聋耳鸣，面唇紫暗，舌暗有瘀斑，脉涩或细涩。

【治疗】祛瘀生新，活血通窍——通窍活血汤加减。

第十五单元　肾系病证

水肿

1. 概述 水肿是指人体津液输布失常，引起水液潴留，泛溢肌肤，出现以眼睑、头面、四肢、腹背甚至全身浮肿为主要临床表现的一类病证。严重者还可伴有胸水、腹水。

2. 病因病机 水肿一证，其病因有风邪袭表、疮毒内犯、外感水湿、饮食不节及禀赋不足、久病劳倦。形成本病的机理为肺失通调，脾失转输，肾失开阖，三焦气化不利。

3. 类病鉴别

（1）肾性水肿：肾性水肿的特点是疾病早期可于早晨起床时发现眼睑或颜面浮肿，后扩展至全身。主要见于肾病综合征、急性肾炎、慢性肾炎。

（2）心源性水肿：是指心脏功能障碍引起的水肿。常见于风湿病、高血压、梅毒等各种疾病，以及瓣膜、心肌等各种病变引起的充血性心力衰竭、缩窄性心包炎等。

（3）肝源性水肿：腹水往往为主要表现，而双下肢足、踝等部位表现却不明显；多有慢性肝炎的病史，肝脾肿大、质硬，腹壁有刺青循环、食管静脉曲张；有些患者可见蜘蛛痣和肝掌；实验室检查可见肝功能明显受损，血浆白蛋白降低。

（4）营养不良性水肿：是由于营养物质缺乏引起的。水肿发生较慢，其分布一般是从组织疏松处开始，然后扩展至全身皮肤。

（5）内分泌性水肿：系指内分泌激素过多或过少干扰了水盐代谢或体液平衡而引起的水肿。主要见于：垂体前叶功能减退症、肾上腺皮质功能亢进、甲状腺功能异常。

（6）特发性水肿：为一种原因尚未明的全身性水肿，只见于女性，且以中年妇女居多。

4. 辨证论治

（1）阳水

①风水泛滥证

【证候】眼睑浮肿，继则四肢全身皆肿，来势迅速，多有恶风发热，肢节酸楚，小便不利等症。偏于风热者，伴咽喉红肿疼痛，舌质红，脉浮滑数。偏于风寒者，兼恶寒，咳喘，舌苔薄白，脉浮滑或浮紧。如水肿较甚，亦可见沉脉。

【治疗】散风解表，宣肺行水——越婢加术汤加减。

②湿毒浸淫

【证候】眼睑头面浮肿，延及全身，皮肤光亮，尿少色赤，身发疮痍，甚者溃烂，恶风发热，舌质红，苔薄黄，脉浮数或滑数。

【治疗】宣肺解毒，利湿消肿——麻黄连翘赤小豆汤合五味消

毒饮加减。

③水湿浸渍证

【证候】全身水肿，按之没指，小便短少，身体困重，胸闷，纳呆，泛恶，腹胀，苔白腻，脉沉缓，起病缓慢，病程较长。

【治疗】健脾化湿，通阳利水——五皮饮合胃苓汤加减。

④湿热壅盛证

【证候】遍体浮肿，皮肤绷急光亮，胸脘痞闷，烦热口渴，小便短赤，或大便干结，舌红，苔黄腻，脉沉数或濡数。

【治疗】分利湿热——疏凿饮子加减。

（2）阴水

①脾阳虚衰证

【证候】水肿日久，腰以下为甚，按之凹陷不易恢复，脘腹胀闷，纳呆便溏，面色萎黄，神疲乏力，四肢倦怠，小便短少，舌质淡，苔白腻或白滑，脉沉缓或沉弱。

【治疗】温运脾阳，以利水湿——实脾饮加减。

②肾阳衰微证

【证候】水肿反复消长不已，面浮身肿，腰以下肿甚，按之凹陷不起，腰部冷痛酸重，尿量减少，四肢厥冷，怯寒神疲，面色灰滞或㿠白，甚者心悸胸闷，喘促难卧，腹大脐满，舌质淡胖，苔白，脉沉细或沉迟无力。

【治疗】温肾助阳，化气行水——济生肾气丸合真武汤加减。

③瘀水互结证

【证候】水肿延久不退，肿势轻重不一，四肢或全身浮肿，以下肢为主，皮肤瘀斑，腰部刺痛，或伴血尿，舌质紫暗或有瘀斑，苔白，脉沉细涩。

【治疗】活血祛瘀，化气行水——桃红四物汤合五苓散加减。

第十六单元　气血津液病证

一、郁证

1. 概述　郁证为内科病证中最为常见的一种，由情志不舒，气机郁滞所致，以心情抑郁、情绪不宁、胸部满闷、胁肋胀痛，或易怒喜哭，或咽中如有异物梗塞等为主要临床表现的一类病证。

2. 病因病机　郁证的病因总属情志所伤，肝失疏泄、脾失健运，心失所养，脏腑阴阳气血失调所致。其病机主要为气机郁滞，脏腑功能失调。

3. 类病鉴别
（1）抑郁症：女性多于男性，临床表现为心情压抑、郁闷沮丧、失望、缺乏信心。心理测试、抑郁量表检查有助于识别。
（2）更年期综合征：抑郁、焦虑等现象发生于45～52岁的围绝经期女性，伴有潮热、出汗、头痛、耳鸣、眼花等自主神经功能紊乱的症状，有性激素水平的改变。

4. 辨证论治
（1）肝气郁结证
【证候】精神抑郁，情绪不宁，胸部满闷，胁肋胀痛，痛无定处，脘闷嗳气，不思饮食，大便不调，舌质淡红，苔薄腻，脉弦。
【治疗】疏肝解郁，理气畅中——柴胡疏肝散加减。
（2）气郁化火证
【证候】性情急躁易怒，胸胁胀满，口苦而干，或头痛、目赤、耳鸣，或嘈杂吞酸，大便秘结，舌质红，苔黄，脉弦数。
【治疗】疏肝解郁，清肝泻火——丹栀逍遥散加减。
（3）血行郁滞证
【证候】精神抑郁，性情急躁，头痛，失眠，健忘，或胸胁疼痛，

或身体某部位有发冷或发热感，舌质紫暗，或有瘀点、瘀斑，脉弦或涩。
【治疗】活血化瘀，理气解郁——血府逐瘀汤加减。
（4）痰气郁结证
【证候】精神抑郁，胸部闷塞，胁肋胀满，咽中如有物梗塞，吞之不下，咯之不出，苔白腻，脉弦滑。
【治疗】行气开郁，化痰散结——半夏厚朴汤加减。
（5）心阴亏虚证
【证候】心悸，健忘，失眠，多梦，五心烦热，盗汗，口咽干燥，舌红少津，脉细数。
【治疗】滋阴养血，补心安神——天王补心丹加减。
（6）心脾两虚证
【证候】多思善疑，头晕神疲，心悸胆怯，失眠健忘，纳差，面色不华，舌质淡，苔薄白，脉细。
【治疗】健脾养心，补益气血——归脾汤加减。
（7）肝肾阴虚证
【证候】眩晕，耳鸣，目干畏光，视物昏花，或头痛且胀，面红目赤，急躁易怒，或肢体麻木，筋惕肉瞤，舌干红，脉弦细数。
【治疗】滋养阴精，补益肝肾——杞菊地黄丸加减。
（8）心神失养证
【证候】精神恍惚，心神不宁，多疑易惊，悲忧善哭，喜怒无常，或时时欠伸，或手舞足蹈，骂詈喊叫，舌质淡，苔薄白，脉弦。
【治疗】甘润缓急，养心安神——甘麦大枣汤加减。

二、汗证

1. 概述　汗证是指人体阴阳失调，营卫不和，腠理不固，而致汗液外泄失常的病证。不因外界因素的影响，而白昼时时汗出，动辄益甚者，称为自汗；寐中汗出，醒来

自止者，称为盗汗。

2. 类病鉴别

（1）甲状腺功能亢进症：女性多见。有甲状腺毒症表现，如怕热多汗，皮肤潮湿，多食易饥，体重减轻，多言好动，紧张焦虑，易怒失眠，震颤，心悸气短，心动过速，脉压增大，心房颤动，甲状腺肿大及突眼等。

（2）低血糖：见于进食过少、体力活动过度或糖尿病患者有注射胰岛素或口服降糖药等，临床表现为多汗、饥饿感、心悸等，尿糖阴性，血糖显著降低。

3. 辨证论治

（1）自汗

①营卫不和

【证候】汗出恶风，周身酸楚，或微发热，头痛，或失眠，多梦，心悸，苔薄白，脉浮或缓。

【治疗】调和营卫——桂枝汤加减。

②肺气虚弱

【证候】汗出恶风，动则益甚，或因久病体虚，平时不耐风寒，易于感冒，体倦乏力，苔薄白，脉细弱。

【治疗】益气固表——玉屏风散加减。

③心肾亏虚

【证候】动则心悸汗出，或身寒汗出，胸闷气短，腰酸膝软，面白唇淡，小便频数而色清，夜尿多，舌淡嫩，舌体胖润，有齿痕，苔白，脉沉细。

【治疗】益气温阳——芪附汤加减。

④热郁于内

【证候】蒸蒸汗出，或但头汗出，或手足汗出，或兼面赤，发热，气粗口渴，口苦，喜冷饮，胸腹胀，烦躁不安，大便干结，或见胁肋胀，身目发黄，小便短赤，舌质红，苔黄厚，脉洪大或滑数。

【治疗】清泄里热——竹叶石膏汤加减。

（2）盗汗

①心血不足

【证候】睡则汗出，醒则自止，心悸怔忡，失眠多梦，或眩晕健忘，气短神疲，面色少华或萎黄，口唇色淡，舌质淡，苔薄，脉虚或细。

【治疗】补血养心——归脾汤加减。

②阴虚火旺

【证候】寐则汗出，虚烦少寐，五心烦热，或久咳虚喘，形体消瘦，两颧发红，午后潮热，女子月经不调，男子梦遗，舌质红少津，少苔，脉细数。

【治疗】滋阴降火——当归六黄汤加减。

（3）脱汗

【证候】多在病情危重之时，出现大汗淋漓，汗出如油，或兼精神疲惫，四肢厥冷，气短息微，舌痿少津，脉微欲绝，或脉大无力。

【治疗】益气回阳固脱——参附汤加味。

（4）战汗

【证候】多在急性热病中，突然全身恶寒、战栗，而后汗出，或兼发热口渴，躁扰不宁，舌质红，苔薄黄，脉疾数。

【治疗】扶正祛邪——战栗恶寒而汗出顺利者，一般不需特殊治疗；若恶寒战栗而无汗者，用人参、生姜煎汤服以扶正祛邪；若汗出过多，见精神疲惫、四肢厥冷者，用参附汤、生脉散煎服；若战汗之后，汗出不解，再战汗病情反复者，已无表证，里热内结，增液承气汤加减；若表证未尽，腑气热结，凉膈散加减。

（5）黄汗

【证候】汗出色黄，染衣着色，或兼身目黄染，胁肋胀痛，小便短赤；或有发热，口渴不欲饮，或身

体浮肿，舌质红，苔黄腻，脉弦滑或滑数。

【治疗】清热化湿——龙胆泻肝汤。

三、内伤发热

1. 概述　内伤发热是指以内伤为病因，以脏腑功能失调，气、血、阴、阳亏虚或气、血、湿、湿等郁结为基本病机，以发热为主要临床表现的病证。

2. 类病鉴别

（1）体温调节中枢功能失常：①化学性：如重度安眠药中毒。②机械性：如脑出血、脑震荡、颅骨骨折等。上述各种原因可直接损害体温调节中枢，致使其功能失常而引起发热。高热无汗是这类发热的特点。

（2）自主神经功能紊乱：由于自主神经功能紊乱，影响正常的体温调节过程，使产热大于散热，体温升高，但多为低热，且常伴有自主神经功能紊乱的其他表现，属功能性发热范畴。

3. 辨证论治

（1）阴虚发热证

【证候】午后潮热，或夜间发热，不欲近衣，手足心热，烦躁，少寐多梦，盗汗，口干咽燥，舌质红，或有裂纹，苔少甚至无苔，脉细数。

【治疗】滋阴清热——清骨散加减。

（2）血虚发热证

【证候】发热，热势多为低热，头晕眼花，体倦乏力，心悸不宁，面白少华，唇甲色淡，舌质淡，脉细弱。

【治疗】益气养血——归脾汤加减。

（3）气虚发热证

【证候】发热，热势或低或高，常在劳累后发作或加剧，倦怠乏力，

气短懒言，自汗，易于感冒，食少便溏，舌质淡，苔薄白，脉弱弱。

【治疗】益气健脾，甘温除热——补中益气汤加减。

（4）阳虚发热证

【证候】发热而欲近衣，形寒怯冷，四肢不温，少气懒言，头晕嗜卧，腰膝酸软，纳少便溏，面色㿠白，舌质淡胖，或有齿痕，苔白润，脉沉细无力。

【治疗】温补阳气，引火归原——金匮肾气丸加减。

（5）气郁发热证

【证候】发热多为低热或潮热，热势常随情绪波动而起伏，精神抑郁，胁肋胀满，烦躁易怒，口干而苦，纳食减少，舌红苔黄，脉弦数。

【治疗】疏肝理气，解郁泄热——丹栀逍遥散加减。

（6）血瘀发热证

【证候】午后或夜晚发热，或自觉身体某些部位发热，口燥咽干，但不多饮，肢体或躯干有固定痛处或肿块，面色萎黄或晦暗，舌质青紫或有瘀点、瘀斑，脉弦或涩。

【治疗】活血化瘀——血府逐瘀汤加减。

（7）痰湿郁热证

【证候】低热，午后热甚，心内烦热，胸闷脘痞，不思饮食，渴不欲饮，呕恶，大便稀薄或黏滞不爽，舌苔白腻或黄腻，脉濡数。

【治疗】燥湿化痰，清热和中——黄连温胆汤合中和汤加减。

四、虚劳

1. 概述　虚劳又称虚损，是以脏腑亏损，气血阴阳虚衰，久虚不复证成劳为主要病机，以五脏虚损为主要临床表现的多种慢性虚弱证候的总称。

2. 类病鉴别

（1）体质性低血压：常见于体质较瘦弱的人，女性较多，临床上

常见低血压及神经官能症状而无器质性病变或营养不良的表现。

（2）心律失常：包括窦性、房性、室性期前收缩及心动过速、心动过缓。多有心悸不适、低血压、少尿、晕厥、气促、心绞痛等。心电图检查可以确诊。

3. 辨证论治

（1）气虚

①肺气虚证

【证候】咳嗽无力，痰液清稀，短气自汗，声音低怯，时寒时热，平素易于感冒，面白，舌淡，脉细软弱。

【治疗】补益肺气——补肺汤加减。

②心气虚证

【证候】心悸，气短，劳则尤甚，神疲体倦，自汗，舌质淡，脉弱。

【治疗】益气养心——七福饮加减。

③脾气虚证

【证候】饮食减少，食后胃脘不舒，倦怠乏力，大便溏薄，面色萎黄，舌淡苔薄，脉弱。

【治疗】健脾益气——加味四君子汤加减。

④肾气虚证

【证候】神疲乏力，腰膝酸软，小便频数而清，或白带清稀，舌质淡，脉弱。

【治疗】益气补肾——大补元煎加减。

（2）血虚

①心血虚证

【证候】心悸怔忡，健忘，失眠，多梦，面色不华，舌淡，脉细或结、代。

【治疗】养血宁心——养心汤加减。

②肝血虚证

【证候】头晕，目眩，胁痛，肢

体麻木，筋脉拘急，或惊惕肉瞤，妇女月经不调甚则闭经，面色不华，舌质淡，脉弦或细涩。

【治疗】补血养肝——四物汤加减。

（3）阴虚

①肺阴虚证

【证候】干咳，咽燥，甚或失音，咳血，潮热，盗汗，面色潮红，舌红少津，脉细数。

【治疗】养阴润肺——沙参麦冬汤加减。

②心阴虚证

【证候】心悸，失眠，烦躁，潮热，盗汗，或口舌生疮，面色潮红，舌红少津，脉细数。

【治疗】滋阴养心——天王补心丹加减。

③胃阴虚证

【证候】口干唇燥，不思饮食，大便燥结，甚则干呕，呃逆，面色潮红，舌干，舌少苔或无苔，脉细数。

【治疗】养阴和胃——益胃汤加减。

④肝阴虚证

【证候】头痛，眩晕，耳鸣，目干畏光，视物不明，急躁易怒，或肢体麻木，筋惕肉瞤，面潮红，舌红少津，脉弦细数。

【治疗】滋养肝阴——补肝汤加减。头痛、眩晕、耳鸣较甚，或筋惕肉瞤，用镇肝熄风汤加减以平肝息风潜阳。

⑤肾阴虚证

【证候】腰酸，遗精，两足软弱，眩晕，耳鸣，甚则耳聋，口干，咽痛，颧红，舌红少津，脉沉细。

【治疗】滋补肾阴——左归丸加减。

（4）阳虚

①心阳虚证

【证候】心悸，自汗，神倦嗜卧，心胸憋闷疼痛，形寒肢冷，面

中西内

色苍白，舌质淡，脉细弱或沉迟。

【治疗】益气温阳——保元汤加减。

②脾阳虚证

【证候】面色萎黄，食少，形寒，神倦乏力，少气懒言，大便溏薄，肠鸣腹痛，每因受寒或饮食不慎而加剧，舌淡苔薄，脉弱。

【治疗】温中健脾——附子理中汤加减。

③肾阳虚证

【证候】腰背酸痛，遗精，阳痿，多尿不禁，面色苍白，畏寒肢冷，下利清谷或五更泄泻，舌质淡胖，有齿痕，脉沉迟。

【治疗】温补肾阳——右归丸加减。

五、厥证

1. 概述 厥证是指由于气机逆乱，气血运行失常所引起的以突然昏倒、不省人事，或伴有四肢厥冷为主要临床表现的中医内科急症之一。

2. 类病鉴别

（1）血管迷走神经性晕厥：常见于体弱的青年女性；可由多种原因诱发，发作前常有无力、头昏、汗出等症状，立即坐下或平卧可缓解或消失。倾斜试验有助于鉴别。

（2）低血糖状态：多与饥饿、胰腺疾病、肝病等有关；多发生于空腹或劳动之后；发作时血糖低于2.8mmol/L。

3. 辨证论治

（1）气厥

①实证

【证候】多因精神刺激而诱发，突然昏倒，不省人事，或四肢厥冷，呼吸急促，口噤不开，舌淡红，苔薄白，脉沉弦。

【治疗】顺气解郁，开窍醒神——先用通关散吹鼻醒神，继用五磨饮子加减。

②虚证

【证候】平素身体虚弱，发作前有明显的精神紧张，劳倦、饥饿太过，眩晕昏仆，面色苍白，汗出肢冷，气息低微，舌淡，苔薄，脉沉弱。

【治疗】益气回阳固脱——独参汤或四味回阳饮加减。

（2）血厥

①实证

【证候】多因急躁恼怒诱发，突然昏倒，不省人事，牙关紧闭，面红目赤，舌暗红，脉弦有力。

【治疗】开窍活血，顺气降逆——通瘀煎或羚角钩藤汤加减。

②虚证

【证候】多见于吐衄、便血或崩漏之后，突然昏厥，面色苍白，呼吸低微，口唇无华，四肢震颤，自觉肢冷，舌质淡，脉芤或细数无力。

【治疗】补益气血——先服独参汤以固脱，继服人参养荣汤或当归补血汤加减。

（3）痰厥

【证候】素有咳喘宿痰，或恣食肥甘，多湿多痰，复因恼怒、暴咳突然昏仆，喉中痰鸣，或呕吐涎沫，呼吸气粗，舌苔白腻，脉沉滑。

【治疗】行气豁痰——导痰汤加减。

（4）暑厥

【证候】多发于暑热夏季或高温环境，突然昏倒，甚则谵妄，面红身热，头晕头痛，汗出，舌红干，脉洪数。

【治疗】清暑益气，开窍醒神——先用紫雪丹醒神开窍，继用白虎加人参汤加减。

第十七单元　肢体经络病证

一、痿证

1. 概述　痿证是指肢体筋脉弛缓，软弱无力，日久不能随意运动而致肌肉萎缩的一种病证。

2. 类病鉴别

（1）多发性肌炎：以四肢近端肌肉疼痛、无力、萎缩为主要表现，多累及四肢近端及颈部肌群，还常累及多种脏器并伴发肿瘤。血清肌酸激酶升高，肌电图、肌活检皆有特征性改变。

（2）急性感染性多发性神经根炎：发病前常有上呼吸道或消化道感染的前驱症状，如发热、腹泻等，1～2周后四肢呈不同程度的对称性下运动神经元性瘫痪，并常由双下肢开始，呈上升性累及双上肢。脑脊液在发病后1～2周出现蛋白-细胞分离现象。

（3）重症肌无力：人体任何部位的随意肌都可以受到乙酰胆碱抗体的侵犯而出现肌无力和易疲劳现象，以晨轻暮重、休息轻活动重为突出表现。电生理检查有诊断价值。

（4）运动神经元病：多隐袭起病，为缓慢进展的上、下运动神经元性瘫痪、肌肉萎缩和肌束震颤，有健反射亢进和病理反射，多无根性疼痛和感觉障碍，在下运动神经元损区呈现神经源性肌萎缩的肌电图表现。

（5）肌营养不良：本病为缓慢进展的肌肉萎缩、肌无力及不同程度的运动障碍，为原发于肌肉组织的遗传性疾病。血清肌酸激酶明显升高，肌电图提示肌源性损害。

3. 辨证论治

（1）热毒炽盛，气血两燔证

【证候】四肢痿软无力，伴颜面红斑赤肿，或皮肤瘙痒，伴壮热，烦躁不宁，口渴，咽痛，饮食呛咳，尿黄或赤，大便干，舌质红绛，苔黄燥，脉洪数。

【治疗】清热解毒，凉血活血——清瘟败毒饮加减。

（2）肺热津伤，筋失濡润证

【证候】病起发热，或热病后突然出现肢体软弱无力，皮肤枯燥，心烦口渴，咳呛少痰，咽干不利，小便黄少，大便干燥，舌质红，苔黄，脉细数。

【治疗】清热润燥，养肺生津——清燥救肺汤加减。

（3）湿热浸淫，气血不运证

【证候】四肢痿软，身体困重，或麻木、微肿，尤以下肢多见，或足胫热气上腾，或有发热，胸痞脘闷，小便短赤涩痛，苔黄腻，脉细数。

【治疗】清热利湿，通利筋脉——加味二妙散加减。

（4）脾胃亏虚，精微不运证

【证候】肢体痿软无力，逐渐加重，食少，便溏，腹胀，面浮不华，气短，神疲乏力，苔薄白，脉细。

【治疗】补脾益气，健运升清——参苓白术散合补中益气汤加减。

（5）肝肾亏损，髓枯筋痿证

【证候】起病缓慢，下肢痿软无力，腰脊酸软，不能久立，或伴目眩发落，咽干耳鸣，遗精或遗尿，或妇女月经不调，甚至步履全废，腿胫大肉消脱，舌红少苔，脉细数。

【治疗】补益肝肾，滋阴清热——大补阴煎加减。阴阳两虚可服用鹿角胶丸。

二、腰痛

1. 概述　腰痛是因感受外邪或

跌仆闪挫引起的腰部气血运行不畅，或因肾虚引起腰部失于濡养所致的以腰部一侧或两侧疼痛为主要症状的一类病证。

2. 类病鉴别

（1）强直性脊柱炎：多见于青壮年，男性明显多于女性。病变主要累及骶髂关节、腰椎、颈椎。腰椎平片显示，早期小关节间隙模糊，晚期前纵韧带和侧韧带明显钙化，呈竹节样脊柱，或呈方形脊柱。HLA-B27呈阳性。

（2）腰肌劳损：急性腰肌劳损多有外伤史，表现为突然出现的一侧或双侧腰肌剧烈疼痛，髂后上棘的内侧第4、5腰椎旁有压痛，伴肌肉痉挛，可伴放射性腿痛，但无坐骨神经痛的体征。

3. 辨证论治

（1）寒湿腰痛证

【证候】腰部冷痛重着，转侧不利，逐渐加重，虽静卧而痛不减，寒冷或阴雨天气发作或加重，舌质淡，苔白腻，脉沉而迟缓。

【治疗】散寒祛湿，温经通络——甘姜苓术汤加减。

（2）湿热腰痛证

【证候】腰部疼痛，痛处伴有热感，暑湿阴雨天加重，活动后或可减轻，小便短赤，苔黄腻，脉濡数或弦数。

【治疗】清热利湿，舒筋止痛——四妙丸加减。

（3）瘀血腰痛证

【证候】腰痛如刺，痛有定处，痛处拒按，昼轻夜重，轻者俯仰不利，重者转侧不能，舌质暗紫，或有瘀斑，脉涩。部分患者有外伤、劳损史。

【治疗】活血化瘀，理气止痛——身痛逐瘀汤加减。

（4）肾虚腰痛证

【证候】腰痛隐隐，绵绵不已，喜揉喜按，腿膝无力，遇劳更甚，卧则减轻，常反复发作。偏阳虚者，少腹拘急，面色㿠白，恶寒肢冷，少气乏力，舌淡，苔薄白，脉沉细；偏阴虚者，心烦失眠，口咽燥干，面色潮红，手足心热，舌红少苔，脉细弱。

【治疗】补肾益精——偏阳虚者，以右归丸为主方；偏阴虚者，以左归丸为主方。

中西医结合外科学

第一单元 中医外科证治概要

一、中医外科疾病命名与专业术语

专业术语

（1）疡：又名外疡，是一切外科疾病的总称。古代称外科为疡科、外科医生为疡医。

①疮疡：有广义和狭义之分。广义者指一切体表外科疾患；狭义者指发于体表的化脓性疾病。

②肿疡：指体表外科疾病尚未溃破的肿块。

③溃疡：指一切外科疾病已溃破的疮面。

④胬肉：指疮疡溃破后过度生长，高突于疮面或暴翻于疮口之外的肉芽组织。

（2）痈：指气血被邪毒壅聚而发生的化脓性疾病，一般分为外痈和内痈两大类。

①外痈：是指生于体表皮肉之间的化脓性疾患。

②内痈：是指生于脏腑的化脓性疾患。

（3）疽：指气血被毒邪阻滞而发于皮肉筋骨的疾病，常见有头疽和无头疽两类。

①有头疽：是指发生在肌肤间的急性化脓性疾病。

②无头疽：是指发于骨骼或关节间等深部组织的化脓性疾病。

（4）根盘：指肿疡基底部周围之坚硬区，边缘清楚。

（5）根脚：指肿疡之基底部。

（6）应指：患处已化脓，或有其他液体，用手按压时有波动感。

（7）护场：指在疮疡的正邪交争过程中，正气能够约束邪气，使之不至于陷落或扩散所形成的局部肿胀范围。有护场提示正气充足，疾病易愈；无护场提示正气不足，预后较差。

（8）袋脓：溃疡疮口缩小或切口位置不当，致空腔如袋，脓液不易排出而蓄积于内，即为袋脓。

（9）痔：痔有峙突之意，古代将生于肛门、耳道、鼻孔等九窍中的突起小肉称为痔。由于痔的发病以肛门部最多见，故归属于肛门疾病类。

（10）漏：指溃疡疮口处脓水淋漓不止，久不收口，犹如滴漏，包括瘘管和窦道两种不同性质的病理改变。

①瘘管：是指体表与脏腑之间有内、外口的病理性管道，或指疮口与溃疡相通的病理性管道。

②窦道：是指深部组织通向体表的病理性盲管，一般只有外口而无内口。

（11）痰：是指发于皮里膜外、筋肉骨节之间的或软或硬、按之有囊性感的包块，属有形之征，多为阴证。

（12）结核：即结聚成核之意，既是症状，又是病名。泛指一切皮里膜外浅表部位的病理性肿块。

（13）岩：指病变部位的肿块坚硬如石，高低不平，固定不移，形似岩石，破溃后疮面中间凹陷较深，状如岩穴。

（14）瘤：凡瘀血、痰饮、浊气停留于人体组织之中，聚而成形所

结成的块状物，称为瘤。

（15）五善："善"是好的征象。在病程中出现善的症状表示预后较好。"五善"包括心善、肝善、脾善、肺善、肾善。

（16）七恶："恶"是坏的征象。在病程中出现恶的症状表示预后较差。"七恶"包括心恶、肝恶、脾恶、肺恶、肾恶、脏腑败坏、气血衰竭（脱证）。

（17）顺证：外科疾病在其发展过程中，按顺序出现应有的症状者，称为"顺证"。

（18）逆证：外科疾病在其发展过程中，不以顺序而出现不良的症状者，称为"逆证"。

二、诊法与辨证

1. 阴阳辨证

（1）阴阳辨证既是八纲辨证的总纲，又是外科疾病辨证的总纲。

（2）临床按照发病缓急、病位深浅、皮肤颜色、皮肤温度、肿形高度、肿胀范围、肿块硬度、疼痛感觉、脓液稀稠、病程长短、全身症状、预后顺逆来辨别阴阳。

① 热、红、稠、动、痛、短——阳。

② 冷、白、稀、静、隐、长——阴。

2. 部位辨证

（1）发于上部的疾病的病因与特点：病因——风温、风热；特点——多发于头面、颈项、上肢。

（2）发于中部的疾病的病因与特点：病因——气郁、火郁；特点——多发于胸、腹、腰、背。

（3）发于下部的疾病的病因与特点：病因——寒湿、湿热；特点——多发于臀、前后阴、腿、胫、足。

3. 经络辨证

（1）十二经脉气血多少与外科疾病的关系：①手足阳明经为多气多血之经——注重行气活血。②手足太阳、厥阴经为多血少气之经（多发外疡）——注重破血、补托。③手足少阳、少阴、太阴经为多血少气之经——注重行气、滋养。

（2）引经药：①手太阳经：黄柏、藁本。②足太阳经：羌活。③手阳明经：升麻、石膏、葛根。④足阳明经：升麻、石膏、白芷。⑤手少阳经：柴胡、连翘、地骨皮（上）、青皮（中）、附子（下）。⑥足少阳经：柴胡、青皮。⑦手太阴经：升麻、桂枝、白芷、葱白。⑧足太阴经：升麻、苍术、白芍。⑨手厥阴经：柴胡、丹皮。⑩足厥阴经：柴胡、青皮、川芎、吴茱萸。11 手少阴经：黄连、细辛。12 足少阴经：独活、细辛、知母。

4. 局部辨证

（1）辨肿：①热肿：红肿热痛（见于阳证疮疡）。②寒肿：得暖则舒（见于冻疮、脱疽等）。③风肿：发病急骤，游走不定（见于痄腮、大头瘟等）。④湿肿：皮肉重垂肿急，深按凹陷不起（见于股肿、湿疮）。⑤痰肿：肿势软如棉，或硬如馒（见于瘰疬、脂瘤等）。⑥气肿：按之凹陷，松手即起，似皮下藏气（见于气瘿、乳癖等）。⑦瘀血肿：色初暗褐，后转青紫（见于皮下血肿等）。⑧脓肿：按之应指（见于乳痈、肛痈）。⑨实肿：肿势高突，根盘收束（见于正盛邪实之疮疡）。⑩虚肿：肿势平塌，根盘散漫（见于正虚不能托毒之疮疡）。

（2）辨肿块结节：①肿块：体内比较大的或体表显而易见的肿物。②结节：较小，触之可及（见于皮肤或皮下组织）。

（3）辨痛

①热痛：皮色焮红，灼热疼痛，遇冷则痛减。见于阳证疮疡。

②寒痛：皮色不红、不热、酸痛，得温则痛缓。见于脱疽、寒痹等。

③风痛：痛无定处，忽彼忽此，走注甚速，遇风则剧。见于行痹等。

④气痛：攻痛无常，时感抽掣，喜缓怒甚。见于乳癖等。

⑤湿痛：痛而酸胀，肢体沉重，按之出现可凹性水肿或见糜烂流滋。见于臁疮、股肿等。

⑥痠痛：疼痛轻微，或隐隐作痛，皮色不变，压之酸捅。见于脂瘤、肉瘤。

⑦化脓痛：痛势急胀，痛无止时，如同鸡啄，按之中软焮指。见于疮疡有脓之时。

⑧瘀血痛：初起隐痛、胀痛，皮色不变或暗褐，或见皮色青紫、瘀斑。见于创伤或创伤性皮下出血。

（4）辨痒的原因：痒是由风、湿、热、虫之邪客于皮肤，皮肉间气血不和或血虚风燥阻于皮肤，肤失濡养，内生虚热而致。

①风胜：走窜无定，遍体作痒，抓破血溢，随破随收，不致化腐，多为干性。如牛皮癣、白疕、瘾疹。

②湿胜：浸淫四窜，黄水淋漓，最易沿表皮蚀烂，越腐越痒，多为湿性。如急性湿疮、脓疱疮。

③热胜：皮肤瘾疹，焮红灼热作痒，只发于裸露部位，或遍布全身。如接触性皮炎。

④虫淫：浸淫蔓延，状如虫行皮中，其痒尤甚，最易传染。如手足癣、疥疮等。

⑤血虚：皮肤变厚、干燥、脱屑。如牛皮癣、慢性湿疮。

⑥肿疡作痒：见于毒势炽盛，病变发展，或毒势已衰，气血通畅，病变消散之时。

⑦溃疡作痒：脓区不洁，脓液浸渍皮肤；汞剂、砒剂、敷贴膏药等引起的皮肤过敏；毒邪渐化，气

血渐充，助养新肉，将要收口之象。

（5）辨脓：脓是由皮肉之间热胜肉腐蒸酿而成。疮疡出脓是正气载毒外出的现象。

1）成脓的特点

①疼痛：阳证脓疡，灼热痛甚，拒按明显。阴证脓疡，痛热不甚，而酸胀明显。

②肿胀：皮肤肿胀，皮薄光亮为有脓。深部脓肿，皮肤变化不明显，但肿感较甚。

③温度：阳证脓疡，局部温度增高。

④硬度：按之坚硬，指起不复，未成脓；按之半软半硬，已成脓；按之大软，指起即复，为脓成。

2）辨脓的部位深浅——为切开引流提供进刀深度

①浅部脓疡：患部高突坚硬，中有软陷，轻按则痛且应指。

②深部脓疡：肿块散漫坚硬，按之隐隐软陷，重按方痛。

3）辨脓的形质、色泽和气味

①脓的形质：宜稠不宜清。

②脓的色泽：宜明净不宜污浊。

③脓的气味：脓液一般略带腥味。

（6）辨溃疡

1）辨溃疡的色泽

①阳证溃疡：色泽红活鲜润，疮面脓液稠厚黄，腐肉易脱，新肉易生，疮口易收，不觉疼痛。

②阴证溃疡：疮面色泽灰暗，脓液清稀，或新肉不生，腐肉不脱；或新肉不生，疮口经久难敛，疮面不知疼痒。

2）辨溃疡形态

①化脓性溃疡：疮面边沿整齐，周围皮肤微肿，一般口大底小，内有少量脓性分泌物。

②压迫性溃疡（缺血性溃疡）：初期皮肤暗紫，很快变黑并坏死，滋水、液化、腐烂，脓液有臭味，

中西外

可深及筋膜、肌肉、骨膜。多见于褥疮。

③疮痨性溃疡：疮口多呈凹陷形或潜行空洞或漏管，疮面肉色不鲜，脓水清稀，并夹有败絮状物，疮口愈合缓慢或反复溃破，经久难愈。

④岩性溃疡：疮面多翻花如岩穴，有的在溃疡底部见有珍珠样结节，内有紫黑色坏死组织，渗流血水，伴腥臭味。

⑤梅毒性溃疡：多呈半月形，边缘整齐，坚硬削直如凿，略微内凹，基底面高低不平，存有稀薄臭秽分泌物。

三、治法

1. 内治法 在外科疾病发展过程中，一般可以分为初起、成脓、溃后三个阶段，按照这三个不同阶段，得出消、托、补三个总的治疗原则。

（1）消法：使初起的肿疡得以消散，不使邪毒结聚成脓，是一切外科肿疡初起的治法总则。适用于尚未成脓的初期肿疡和非化脓性肿块性疾病，以及各种皮肤疾病等。

（2）托法：是用补益气血和透脓的药物，扶助正气，托毒外出，以免毒邪扩散和内陷的治疗法则。适用于外疡中期，即成脓期。

①补托法：适用于正虚毒盛者。
②透托法：适用于毒气虽盛而正气未衰者。

（3）补法：是用补养的药物，恢复其正气，是治疗虚证的法则。适用于溃疡后期。

2. 外治法

（1）膏药

适应证：一切外科疾病初起、成脓、溃后等各个阶段。

用法：太乙膏、千捶膏均可用于红肿热痛之阳证疮疡，为肿疡、溃疡的通用方。

（2）油膏

适应证：适用于肿疡、溃疡、皮肤病糜烂结痂渗液不多者，以及肛门病等。

用法：肿疡期用金黄膏、玉露膏清热解毒、消肿止痛、散瘀化痰，用于疮疡阳证。回阳玉龙膏有温经散寒、活血化瘀的作用，适用于阴证。溃疡期可选用生肌玉红膏、红油膏、生肌白玉膏。

（3）箍围药

适应证：凡外科不论初起、成脓及溃后，肿势散漫不聚而无集中之硬块者。

用法：金黄散、玉露散可用于红肿热痛明显的阳证疮疡。疮形肿而不高，痛而不甚，微红微热，属半阴半阳证者，可用冲和膏。疮形不红不热，漫肿无头，属阴证者，可用回阳玉龙膏。

（4）草药

适应证：一切外科病之阳证，具有红肿热痛者；创伤浅表出血；皮肤病的止痒；毒蛇咬伤等。

用法：蒲公英、紫花地丁、马齿苋、芙蓉叶、野菊花、一枝花、丝瓜叶等，有清热解毒消肿之功，适用于阳证肿疡。墨旱莲、丝瓜叶有止血之功，适用于浅表创伤之出血。徐长卿、蛇床子等有止痒作用，适用于急慢性皮肤病。半边莲捣汁内服，药渣外敷伤口周围，治毒蛇咬伤。

（5）掺药

①消散药：适用于肿疡初起而肿势局限尚未成脓者。

常用药物：阳证用阳毒内消散、红灵丹；阴证用阴毒内消散、桂麝散。

②提脓祛腐药：适用于溃疡初期，脓栓未溶，腐肉未脱；或脓水不净，新肉未生的阶段。

常用药物：九一丹、八二丹、七三丹、五五丹、九黄丹等。

③腐蚀药与平胬药：适用于肿疡脓未溃时、痔疮、瘰疬、赘疣、息肉等病。

常用药物：白降丹，用于溃疡疮口太小、脓腐难去者；枯痔散一般用于痔疮。

④祛腐生肌药：适用于溃疡日久，腐肉难脱，新肉不生；或腐肉已脱，新肉不长，久不收口者。

常用药物：回阳玉龙散用于溃疡属阴证；月白珍珠散、拔毒生肌散用于溃疡阳证；黄芪六一散、回阳生肌散用于溃疡虚证。

⑤生肌收口药：用于疮疡溃后，脓水将尽；或腐肉已脱，新肉不生，收口较慢时。

常用药物：生肌散、八宝丹等。

⑥止血药：适用于溃疡或创伤小而出血者。

常用药物：溃疡出血用桃花散；创伤性出血用如圣金刀散；云南白药既可用于溃疡出血，也可用于创伤性出血。

⑦清热收涩药：适用于一切皮肤病急性或亚急性皮炎而渗液不多者。

常用药物：青黛散、三石散等。

（6）酊剂：适用于疮疡未溃及皮肤病等。

常用药物：红灵酒有活血、消肿、止痛之功，用于冻疮、脱疽未溃之时；10%土槿皮酊、复方土槿皮酊有杀虫、止痒之功，适用于鹅掌风、灰指甲、脚湿气等；白屑风酊有杀虫、止痒之功，适用于面游风。

（7）洗剂：适用于急性、过敏性皮肤病，如酒渣鼻、粉刺等。

常用药物：三黄洗剂有清热止痒之功，用于一切急性皮肤病，如湿疮、接触性皮炎等；颠倒散洗剂有清热散瘀之功，用于酒渣鼻、粉刺。

（8）手术疗法：常用的方法有切开法、火针烙法、砭镰法、挑治法、挂线法、结扎法等。

第二单元　无菌术

一、概述

1.无菌术　是为了预防伤口感染，针对感染来源所采取的一系列预防措施，由灭菌法、抗菌法和一定的操作规则及管理制度所组成。

2.灭菌　是指杀灭一切活的微生物。

3.消毒　是指杀灭病原微生物和其他有害微生物，并不要求清除或杀灭所有微生物。

二、手术器械、物品、敷料的消毒与灭菌

1.化学消毒法　目前仅适用于医院环境表面、物体表面及皮肤黏膜的消毒、室内空气消毒等。

（1）乙醇：常用浓度为70%～75%，适用于皮肤、环境表面及医疗器械的消毒等。

（2）碘伏：常用浓度为0.05%～0.5%，适用于皮肤、黏膜等的消毒，不适用于相应金属物品的消毒。

（3）过氧乙酸消毒剂：适用于医院环境的室内物品表面消毒，包括台面、桌面、脚踏凳、地面、墙面。常用0.2%～0.5%过氧乙酸消毒溶液擦拭或喷洒消毒30分钟。

2.物理灭菌法

（1）高压蒸汽灭菌法：是目前应用最普遍且效果可靠的灭菌方法。一般当蒸汽压力达到102.97～137.2kPa（1.05～1.40kg/cm^2）时，温度能提高到121～126℃，持续30分钟，即

可杀死包括细菌芽孢在内的一切细菌，达到灭菌目的。本法适用于能耐受高温的物品。

（2）煮沸灭菌法：是一种较简便可靠的常用灭菌方法。采用煮沸灭菌器，或铝锅洗净去脂污后，可作煮沸灭菌用。适用于金属器械、玻璃、橡胶类物品。在正常压力下，在水中煮沸 $15 \sim 20$ 分钟能杀灭一般细菌，持续煮沸 1 小时以上，可杀带芽孢的细菌。

（3）干热灭菌法：是利用酒精火焰或使用干热灭菌器的热力灭菌法。可用于金属器械的灭菌。

（4）低温灭菌法：目前应用最多的低温灭菌法是环氧乙烷灭菌法。环氧乙烷作用浓度为 $450 \sim 1200 mg/L$，灭菌温度为 $37 \sim 63℃$，相对湿度为 $40\% \sim 80\%$，灭菌时间为 $1 \sim 6$ 小时。尤其适用于不耐高温、湿热的物品，如电子仪器、光学仪器、塑料制品、内镜和一次性使用的诊疗用品等。

三、手术人员和病人手术区域的准备

手术区皮肤的消毒，应以切口为中心向周围皮肤顺序涂擦，消毒范围应包括手术切口周围 15cm 的区域。对于感染伤口或肛周等处的手术，则应自手术区外周逐渐涂向感染伤口或会阴肛门处。

第三单元　输血

一、输血的适应证和禁忌证

1. 适应证

（1）急性出血：当失血量达总血容量的 $10\% \sim 20\%$（$500 \sim 1000mL$）时。

（2）贫血或低蛋白血症：①心率 > 100 次 / 分。②精神状态改变。

③具有心肌缺血包括心绞痛的证据。④轻微活动即感气短或眩晕。⑤直立性低血压。

（3）凝血机制异常和出血性疾病。

（4）重症感染：输血可提供各种血浆蛋白包括抗体、补体等，以增强患者的抗感染和修复能力，多配合抗生素使用。

2. 禁忌证
严格地讲，输血并无绝对禁忌证，患者需要输血时则可输血。但如有以下情况出现，则输血应慎重：如脑出血、恶性高血压、充血性心力衰竭、急性肺水肿明显氮质血症、肺水肿、肺栓塞、肝功能衰竭及各种黄疸。

二、输血不良反应及处理

1. 发热反应
是最常见的一种输血反应。引起发热的常见原因是存在致热原。多发生于输血开始后 $1 \sim 2$ 小时内。

处理：停止输血；保持静脉通路畅通；对症处理，如保暖，予退热剂、镇静剂；伴寒战者，可肌注异丙嗪 25mg 或哌替啶 $25 \sim 50mg$；高热者，予以物理降温或针刺等。

2. 过敏反应
多发生在输血数分钟后，也可在输血后发生。

处理：轻者可用抗组胺药或糖皮质激素；重者应立即停止输血，皮下或肌注 $1：1000$ 肾上腺素 $0.5 \sim 1mL$ 和（或）氢化可的松 100mg；如喉头水肿严重，应行气管插管或气管切开，以防窒息。

3. 溶血反应
是最严重的输血并发症。

处理：①抗休克。②保护肾功能。③若 DIC 明显，则使用肝素。④必要时行血浆交换治疗。⑤若血压低，则使用多巴胺、间羟胺升压。

4. 循环超负荷
对于心脏代偿

功能减退的患者，输血过多、过快可出现循环超负荷，导致充血性心力衰竭和急性肺水肿。

处理：立即停止输液、输血，取半卧位，吸氧，使用速效洋地黄制剂及利尿剂，四肢轮流上止血带，减少回心血量。

5. 细菌污染反应 以革兰染色阴性杆菌为常见。

处理：采取有效的抗休克、抗感染治疗。

三、成分输血

1. 优点

（1）提高疗效。

（2）减少不良反应。

（3）合理使用。

（4）经济。

2. 主要血液成分制品

（1）血细胞成分：包括红细胞制剂、白细胞制剂和白细胞小板制剂等。

（2）血浆成分：包括新鲜冰冻血浆、普通冰冻血浆和冷沉淀等。

（3）血浆蛋白成分：包括人血白蛋白、免疫球蛋白、浓缩凝血因子等。

第四单元　休克

一、休克的治疗

1. 西医治疗 ①一般紧急治疗。②补充血容量。③积极处理原发病。④纠正酸碱平衡。⑤血管活性药物的应用：血管收缩剂、血管扩张剂、强心剂。⑥治疗 DIC，改善微循环。⑦皮质类固醇的应用。⑧其他治疗：营养支持、免疫调节和其他类药物治疗。

2. 中医辨证治疗

（1）热伤气阴证——益气固脱，清热解毒养阴——生脉饮加清热解毒养阴之品。

（2）热伤营血证——气血两清，益气补阴——清营汤加减。

（3）阴厥证——益气固脱，养血育阴——人参养荣汤加减。

（4）寒厥证——回阳救逆——四味回阳饮加减。

（5）厥逆证——益气固脱，阴阳双补——保元汤合回阳汤加减。

（6）阴脱证——益气固脱，养血育阴——独参汤合四逆汤加减。

（7）阳脱证——益气固脱——独参汤合四逆汤频服。

二、外科常见休克

1. 低血容量性休克 低血容量性休克常因大量出血或体液丢失，或体液积聚于第三间隙导致有效循环血容量急剧减少所致。

（1）失血性休克：由于大血管破裂或脏器出血而引起。西医治疗应补充血容量和迅速制止出血。

（2）创伤性休克：因各种损伤或大手术后同时又有失血或血浆丢失而发生。西医治疗应补充血容量和迅速制止出血。

（3）中医辨证治疗

①阴厥型——益气固脱，养血生津——人生养荣汤加减。

②寒厥型——回阳救逆——四味回阳汤加减。

③厥逆型——阴阳双补，救逆固脱——保元饮合固阴煎加减。

2. 感染性休克 即脓毒性休克，为外科常见而难治的一类休克。本病多继发于释放内毒素的革兰阴性杆菌为主的感染，故可称其为内毒素性休克。

（1）按血流动力学改变的情况，可将感染性休克分为高动力型和低动力型两种。

（2）西医治疗：①补充血容量。②控制感染。③纠正酸碱平衡。④心血管活性药物的应用。⑤皮质

中西外

激素治疗。⑦其他治疗：营养代谢支持和必要的免疫功能支持，对并发的 DIC 及重要器官功能障碍的处理等也很有必要。

（3）中医辨证治疗

①热伤气阴型——益气养阴，清热固脱——生脉饮加清热解毒之品。

②热伤营血型——气血两清，益气养阴——清营汤加减。

第五单元　心肺脑复苏

一、心肺复苏

1.建立人工循环

（1）胸外心脏按压（ECC）：是于胸骨上施加压力使心脏（或胸腔）的容积改变，从而推动血液循环的方法。

（2）胸内按压术（OCC）：指开胸后直接用手挤压心脏，重建血液循环。其 CPR 效果明显优于 ECC。

2.开放气道

（1）清除呼吸道异物或分泌物：通过各种物理或机械的方法取出气道内异物。

（2）处理舌后坠：仰头托下颌或仰头抬颌。

（3）维持呼吸道通畅：应尽可能使用口咽导气管、喉罩、气管内插管等特殊的器械保持气道通畅。

3.人工通气

（1）口对口人工呼吸：是进行人工呼吸最简便有效的方法，与胸外按压共同组成 CPR 的最初急救措施。

（2）口对鼻吹气：对某些特殊病例如牙关紧闭、口腔严重外伤等，宜进行口对鼻吹气。

（3）简易人工呼吸器：便携式人工呼吸器是最简便的现场急救用具，由呼吸囊、单向活瓣和面罩三部分组成，操作十分简便。

二、脑复苏

1.低温－脱水疗法　①及早降温，足够降温：3～6 小时使头温逐渐降至 28℃，维持 12～24 小时，随后视病情维持体温在 32℃左右。②降温到底：降温以恢复听觉为"底"。③及早进行脱水疗法。

2.高压氧治疗。

3.巴比妥类药物治疗。

4.钙离子拮抗药治疗。

5.其他药物治疗　可根据病情而选用皮质激素、自由基清除剂、催醒药、脑细胞营养药等。

第六单元　疼痛与治疗

一、概述

1.疼痛的分类

（1）按疼痛的程度分类

①轻度疼痛：程度很轻或仅有隐痛。

②中度疼痛：较剧烈，如切割痛或烧灼感。

③剧烈疼痛：难以忍受，如绞痛。

（2）按疼痛的病程长短分类

①急性疼痛：如发生在创伤、手术、急性炎症、脏器穿孔等时发生的即刻疼痛。

②慢性疼痛：如慢性腰腿痛、晚期癌症痛等。

（3）按疼痛的深浅部位分类

①浅表痛：位于体表皮肤或黏膜，性质多为锐痛，比较局限，定位明确。

②深部痛：内脏、肌腱、关节、韧带、骨膜等部位的疼痛，性质一般为钝痛，不局限，患者常只能笼统地说明疼痛部位。

（4）按疼痛在躯体的解剖部位

分类：可分为头痛、颌面痛、颈项痛、肩周痛、上肢痛、胸痛、腹痛、腰背痛、盆腔痛、下肢痛、肛门痛、会阴痛等。

2. 疼痛的测定与评估　①视觉模拟评分法。②主诉分级法。③数字分级法。④程度积分法。

二、慢性疼痛的治疗

1. 药物治疗

①非阿片类止痛药：如阿司匹林、对乙酰氨基酚或非甾体抗炎药，用于轻度疼痛。

②"弱"的口服阿片类药物：如布桂嗪、可待因和羟考酮等，用于中度疼痛。

③强阿片类药物：如吗啡、芬太尼和哌替啶等，用于重度疼痛。对于顽固性疼痛、患者无法口服药物或肠内吸收不良时，可选用非肠道给药方式。

2. 神经阻滞　常用的交感神经阻滞法有星状神经节阻滞、腰神经节阻滞。

3. 椎管内注药　包括蛛网膜下腔注药、硬膜外腔注药。

4. 痛点注射　在明显的压痛点注射1%利多卡因或0.25%布比卡因1～4mL，加泼尼松龙0.5mL，可取得良好效果。

三、手术后的镇痛

1. 镇痛药物　最常用的药物是阿片类药，如吗啡、哌替啶和芬太尼等。

2. 镇痛方法

（1）口服给药。

（2）椎管内镇痛：①蛛网膜下腔镇痛。②硬膜外腔镇痛。

（3）胃肠外给药：①肌肉注射。②静脉注射。③其他途径。

四、癌症疼痛与治疗

1. 按阶梯口服用药　为解热镇痛药。代表药物为阿司匹林，替代药物有消炎痛（吲哚美辛）、扑热息痛（对乙酰氨基酚）、布洛芬、双氯芬酸、萘普生等。适用于轻度疼痛。

（2）第二阶梯用药：为弱阿片类镇痛药。代表药物为可待因，替代药物有强痛定（布桂嗪）、羟考酮、曲马多、右丙氧芬等。主要适用于中度疼痛和应用第一阶梯药后仍有疼痛的患者。

（3）第三阶梯用药：为强效阿片类镇痛药。代表药物为吗啡，替代药物有氢吗啡酮、羟吗啡酮、左马啡、美沙酮、芬太尼贴剂和丁丙诺啡等。主要适用于重度疼痛和应用第二阶梯药物后疼痛仍持续存在的患者。

2. 其他用药方法

（1）椎管内注药：①硬膜外腔注入吗啡。②蛛网膜下腔内注入神经破坏药物。

（2）放疗、化疗和激素疗法。

（3）神经外科手术镇痛。

第七单元　外科感染

一、浅部组织的化脓性感染

1. 疖和疖病　疖是单个毛囊及其周围组织的急性化脓性感染。多数疖同时出现或反复发作，不易治疗者，称为疖病，常发生于毛囊和皮脂腺丰富的部位。疖多发生于免疫力较低的小儿、营养不良或糖尿病的患者。致病菌大多数为金黄色葡萄球菌及表皮葡萄球菌。

（1）临床表现

①局部症状：初起毛囊处有红、肿、热、痛的小结节，逐渐肿大并

隆起，数天后中央部组织坏死，出现脓栓。

②全身症状：一般无全身症状；可出现全身不适、畏寒、发热、头痛、厌食等。面部"危险三角区"的疖，沿眼内眦静脉和眼静脉感染至颅内，出现眼部周围的红肿、硬块、疼痛，并有全身寒战高热、头痛、昏迷，甚至死亡。

（2）西医治疗：以局部治疗为主。初起可热敷、理疗、药物外敷，促其吸收消散。如成脓有波动感变软时，可切开引流。有全身症状的疖和疖病应给予抗生素治疗，并增加营养。患有糖尿病者应同时治疗糖尿病。

（3）中医辨证治疗

①暑疖（夏季发生）——清热利湿解毒——清暑汤加减。

②蝼蛄疖（头皮穿凿性脓肿）——补益气血，托毒生肌——托里消毒散加减。

③疖病——祛风清热利湿——防风通圣散加减。

2. 痈 痈是指邻近的多个毛囊及其周围组织的急性化脓性感染。可由多个疖融合而成，好发于韧厚的颈项、背部，偶见于上唇。致病菌以金黄色葡萄球菌为主。

（1）临床表现

①局部症状：早期局部呈片状稍隆起的紫红色浸润区，质地坚韧，界限不清。随后中央表面形成多个脓栓，破溃后呈蜂窝眼状。常有局部淋巴结肿大、疼痛。

②全身症状：大多数患者有畏寒发热、食欲不振、白细胞计数增高等全身表现。

（2）西医治疗

①全身治疗：应注意休息，加强营养支持，镇痛止痛，静脉使用抗生素。糖尿病患者应控制血糖。

②局部治疗：初起可用热敷、

理疗、药物外敷。成脓后切开引流。切开时行"十"字或双"十"字切口才能使引流通畅彻底。

（3）中医辨证治疗

①热毒蕴结证——清热和营托毒，清热利湿——仙方活命饮加减（疮家之圣药，外科之首方）。

②阴虚火盛证——滋阴生津，清热托毒——竹叶黄芪汤加减。

③气血两虚证——调补气血——十全大补汤加减。

3. 急性蜂窝织炎 是指发生于皮下、筋膜下、肌间隙或深部疏松结缔组织的急性细菌性感染。中医称之为"发"。

（1）临床表现：①由溶血性链球菌引起的急性蜂窝织炎，病变扩展迅速，不易局限，有时引起脓毒血症。②由金黄色葡萄球菌感染引起的急性蜂窝织炎，则易局限形成脓肿。③由厌氧菌感染引起的急性蜂窝织菌炎，可出现捻发音。④病情进展，可有中心坏死、化脓，出现波动感。⑤深部病变红肿不明显，但局部水肿、压痛明显，并伴有全身症状。⑥发生于口底、颌下、颈部可因炎症水肿扩展引起喉头水肿，有窒息的危险。

（2）西医治疗

①全身治疗：应加强营养支持，止痛，应用抗生素治疗。

②局部治疗：初起休息、局部理疗、药物外敷，一旦脓肿形成，应及时切开引流。口底、颌下者应早期切开减压引流。

（3）中医辨证治疗

①锁喉痈——散风清热，化痰解毒——普济消毒饮加减。

②臀痈——清热解毒，和营利湿——黄连解毒汤合仙方活命饮加减。

③足发背——清热解毒，和营利湿——五神汤加减。

4. 丹毒 是皮肤或黏膜的淋巴管网的急性感染性疾病，又称网状淋巴管炎。致病菌为乙型溶血性链球菌，毒力很强。

（1）临床表现：好发部位为下肢和头面部。起病急，患者常有头痛、畏寒、发热等全身症状。局部表现呈片状红斑，颜色鲜红，中间较淡，边缘清楚，略微隆起。手指轻压可使红色消退，松压后很快又恢复鲜红色。红肿向四周扩展时，中央红色逐渐消退、脱屑，转为棕黄色。红肿区有时有水疱形成，局部有烧灼样疼痛。

（2）西医治疗：注意休息，抬高患处。局部湿热敷。全身应用抗生素。

（3）中医辨证治疗

①风热毒蕴证——疏风清热解毒——普济消毒饮。

②肝脾湿火证——清肝泻火利湿——龙胆泻肝汤或柴胡清肝汤加减。

③湿热毒蕴证——利湿清热解毒——五神汤合草薢渗湿汤加减。

④胎火蕴毒证——凉血清热解毒——犀角地黄汤加减。

5. 浅部急性淋巴管炎与淋巴结炎

（1）临床表现：急性淋巴管炎分为网状淋巴管炎和管状淋巴管炎。丹毒即为网状淋巴管炎。管状淋巴管炎常见于四肢，尤以下肢多见，常因足癣感染所致。

（2）西医治疗：首先要及时处理原发病灶，如损伤、手足癣、感染灶等。抬高患肢，局部休息。形成脓肿应切开引流。早期全身使用抗生素。

（3）中医辨证治疗

①红丝疔（下肢小腿部）——清热解毒——五味消毒饮加减。

②颈痈（项部两侧的颔下）——

散风清热，化痰消肿——牛蒡解肌汤加减。

③腋痈（腋下）——清肝解郁，消肿化痰——柴胡清肝汤加减。

④胯腹痈（腹股沟）——清热利湿解毒——五神汤合草薢渗湿汤加减。

⑤委中毒（委中穴处）——和营祛瘀，清热利湿——活血散瘀汤加减。

6. 脓肿

（1）临床表现：浅表脓肿可见局部隆起，红肿热痛明显，压之剧痛，有波动感。深部脓肿则红肿和波动感不明显，但局部疼痛、水肿、有压痛，严重者可发生功能障碍。

（2）西医治疗：有全身症状者应用敏感抗生素治疗并对症处理。脓肿已经形成，一经诊断即应切开引流。

（3）中医辨证治疗

①余毒流注证——清热解毒，凉血通络——黄连解毒汤合犀角地黄汤加减。

②火毒结聚证——清火解毒透脓——五味消毒饮合透脓散加减。

③瘀血流注证——和营祛瘀，清热化湿——活血散瘀汤加减。

④暑湿流注证——清热解毒化湿——清暑汤加减。

二、手部急性化脓性感染

1. 脓性指头炎

（1）临床表现：初起时指端有针刺样疼痛，以后随组织肿胀、压力增高，产生剧痛。当指动脉被压时疼痛转为搏动性，彻夜难眠。指头红肿并不明显，或反呈黄白色。轻触指头即产生剧烈疼痛。多伴有发热、全身不适、白细胞计数增高等。后期大部分组织因缺血坏死、神经末梢受压和营养障碍而麻痹，疼痛反而减轻，但并不表示病情好

中西外

转。如不及时治疗，常因指骨缺血坏死，形成慢性骨髓炎。

（2）西医治疗：初起指端肿胀、疼痛并不明显时可采用热敷，并酌情使用抗生素。经上述处理如炎症不能消退，一旦出现跳痛，指头张力显著增高时应及早切开减压、引流。

（3）中医辨证治疗

①火毒结聚证——清热解毒——五味消毒饮加减。

②热盛肉腐证——清热解毒，透脓止痛——黄连解毒汤合五味消毒饮加减。

2. 急性化脓性腱鞘炎和化脓性滑囊炎

（1）临床表现：病情发展迅速，24小时左右即可出现剧烈疼痛和明显炎症，伴有发热、头痛、全身不适等症状。

①急性化脓性腱鞘炎：除手指末节外，患指中、近节呈明显均匀肿胀，皮肤高度紧张。患指常轻度屈曲使腱鞘处于松弛位，以减轻疼痛。任何轻微的被动伸指动作均能引起剧烈疼痛，患指整个腱鞘均有压痛。炎症如不及时切开引流或减压，鞘内脓液积聚，压力将迅速增高，以致肌腱发生坏死，患指功能丧失。炎症亦可蔓延到手掌深部间隙或经滑液囊扩散到腕部和前臂。

②化脓性滑囊炎：拇指腱鞘炎可蔓延到桡侧滑液囊，小指腱鞘炎可蔓延到尺侧滑液囊，从而引起滑囊炎。桡侧滑液囊感染时，拇指肿胀微屈、不能外展和伸直，压痛区在拇指及大鱼际处。尺侧滑液囊感染时小鱼际处和小指腱鞘区压痛，以小鱼际隆起与掌式横纹交界处最为明显，小指及无名指呈半屈位，如试行伸直可引起剧烈疼痛。

（2）西医治疗：早期使用抗生

素，可配合红外线、超短波理疗。如治疗无好转，且局部肿痛明显时，应及早切开减压、引流，以防止肌腱受压坏死。

（3）中医辨证治疗：参照"脓性指头炎"。

3. 掌深部间隙感染　掌深部间隙感染指手掌深部刺伤或由化脓性腱鞘炎蔓延引起掌深面两个相毗邻的潜在间隙的急性感染。中医称之为"托盘疗"。

（1）临床表现：掌中间隙感染时，掌心凹陷消失，隆起，皮肤紧张发白，压痛明显。中指、无名指、小指处于半屈曲位。手背肿胀严重。伴有高热、头痛、脉速等全身症状。

鱼际间隙感染时，大鱼际与拇指指蹼肿胀，压痛显著。掌中凹陷存在，食指处于半屈位，拇指半屈并外展，活动受限，不能对掌，同时伴有全身症状。

（2）西医治疗：早期行理疗、外敷药物，并使用大剂量抗生素。短期内无好转时，应及早切开引流。

（3）中医辨证治疗：参照"脓性指头炎"。

三、全身性感染

当致病微生物经局部感染灶进入血液循环，并在其内生长繁殖和产生毒素，引起严重的全身反应者，称为全身性感染。当前常见的有脓毒症和菌血症。菌血症是脓毒症的一种，即血培养检出病原菌者。

全身性感染属中医学"走黄""内陷"范畴。

1. 临床表现　在原发感染灶的基础上出现寒战、高热、脉搏动数、低血压、腹胀、黏膜皮肤瘀斑或神志改变等。

2. 西医治疗

（1）原发感染灶的处理。

（2）抗菌药物的应用：对真菌

性脓毒症应尽量停用广谱抗生素，改用对原来感染有效的窄谱抗生素，并全身应用抗真菌药物。

（3）支持疗法。

（4）对症治疗。

（5）减轻中毒症状和防治休克：联合使用抗生素和肾上腺皮质激素，减轻全身炎性反应和中毒症状，防治休克及重要器官功能衰竭。

3. 中医辨证治疗

①疔疮走黄证——凉血清热解毒——五味消毒饮合黄连解毒汤加减。

②火陷证——凉血解毒，泄热养阴，清心开窍——清营汤加减。

③干陷证——补养气血，托毒透邪，佐以清心安神——托里消毒散加减。

④虚陷证——温补脾肾——附子中汤加减。

四、特异性感染

1. 破伤风

（1）临床表现

①潜伏期：通常为6～12天，亦有短至24小时、长至数月者；甚至还有受伤数年后因清除病灶或异物而发者者。潜伏期越短，预后越差。

②前驱症状：患者多先有全身乏力、头痛、头晕、咀嚼无力、烦躁不安和局部肌肉发紧、扯痛、反射亢进等。一般持续10～24小时，常不易引起重视。

③典型症状：破伤风的典型发作症状是在肌肉持续性收缩的基础上，有阵发性强烈痉挛和抽搐。

（2）西医治疗 清除毒素来源，中和游离毒素，控制和解除痉挛，保持呼吸道通畅，防止并发症等。

（3）中医辨证治疗

①风毒在表证——祛风镇痉——玉真散合五虎追风散加减。

②风毒入里证——祛风镇痉，清热解毒——木萸散加减。

③阴虚邪留证——益胃养阴，疏风通络——沙参麦冬汤加减。

2. 气性坏疽 是由厌氧性梭状芽孢杆菌侵入伤口后引起的以组织坏死、产气、毒血症为特征的严重的急性特异性感染，又称芽孢菌性肌坏死。

（1）临床表现

①全身表现：创伤后并发此症的时间通常在伤后1～4日。其临床特点是病情突然恶化，烦躁不安，有恐惧或欣快感；皮肤、口唇变白，大量出汗，脉搏快速，体温逐步上升。随着病情的发展，可发生溶血性贫血、黄疸、血红蛋白尿、酸中毒。全身情况可在12～24小时内全面迅速恶化。

②局部表现：伤肢沉重或疼痛，持续加重，犹如胀裂，止痛剂不能奏效；局部肿胀与创伤所能引起的程度不成比例，并迅速向上、下蔓延。伤口中有大量浆液性或浆液血性渗出物，有时可见气泡从伤口中冒出。皮下可触及捻发音。伤口可有恶臭。

（2）西医治疗：①急症清创。②应用抗生素，首选青霉素。③高压氧疗法。④全身支持疗法。

（3）中医辨证治疗

①湿热火盛，燔灼营血证——清火利湿，凉血解毒——黄连解毒汤、犀角地黄汤合三妙丸加减。

②气血不足，心脾两虚证——益气补血，养心健脾——八珍汤合归脾汤。

第八单元 损伤

一、颅脑损伤

1. 脑震荡 脑损伤后立即出现

短暂的意识障碍或昏迷，但短时间即清醒，称为脑震荡。

（1）临床表现

①一过性昏迷：受伤后立即出现短暂的昏迷，常为数分钟，一般不超过半小时。

②进行性遗忘：清醒后不能回忆受伤之时或受伤前后的情况，但对往事却能清楚回忆，故又称"近事遗忘症"。

③较重者在昏迷期间可有皮肤苍白、出汗、血压下降、心动缓缓、呼吸浅慢等表现，但随着意识的恢复很快趋于正常。清醒后可有头痛、头晕、恶心、呕吐等症状。

④神经系统检查无阳性体征。

（2）西医治疗：对症治疗。输液、吸氧。适量给予镇静止痛剂和调节血管药物。静脉应用脱水药。

（3）中医辨证治疗

①昏迷期——通闭开窍——苏合香丸或至宝丹灌服。

②苏醒期——祛瘀止痛，和胃止呕——柴胡细辛汤加减。

③恢复期——益气补肾，养血健脑——可保ато苏汤加减。

2. 脑挫裂伤

（1）临床表现

①昏迷。

②局灶症状和体征：若大脑功能区受损可立即呈相应的神经功能障碍或体征，如运动区损伤出现锥体束征、肢体抽搐或偏瘫；语言中枢损伤出现失语等。

③颅内压增高与脑疝：为继发脑水肿或颅内血肿所致，使昏迷或瘫痪程度加重，或意识好转，清醒后又变为模糊，同时可有血压升高、心率减慢、呼吸加深、瞳孔不等大及锥体束征等表现。

④其他表现：常合并蛛网膜下腔出血，因而出现脑膜刺激征；若合并颅底骨折则引起脑脊液漏。

（2）西医治疗：①脱水疗法：一般用渗透性脱水剂（甘露醇）或利尿脱水剂（呋塞米）。②肾上腺皮质激素的运用。③神经营养剂和促醒药物。④高压氧疗法。⑤止血药物。⑥防治并发症：积极防治消化道出血、肺炎、癫痫等并发症。

（3）中医辨证治疗

①昏愦期——辛香开窍，通闭醒神——苏合香丸或黎洞丸1粒（研末），胃管灌服。

②苏醒期——镇心安神，升清降浊——琥珀安神汤加减。

③恢复期——益气养阴，祛瘀开窍——补阳还五汤合救呆至神汤加减。

3. 颅内血肿 根据血肿部位分为硬脑膜外血肿、硬膜下血肿及脑内血肿等。

（1）临床表现

①意识障碍的变化：昏迷→清醒→再昏迷是硬脑膜外血肿的典型症状；持续昏迷并呈进行性加重，多见于脑内血肿，易发生脑疝；清醒–昏迷，多见于小儿颅内血肿。

②瞳孔改变：患侧瞳孔可先缩小，后扩大，对光反应消失，提示发生小脑幕切迹疝。

③锥体束征：早期出现的一侧肢体肌力减退，如无进行性加重表现，可能是脑挫裂伤的局灶体征；如果是稍晚出现或早期出现而有进行性加重，则应考虑为血肿引起脑疝或血肿压迫运动区所致；去大脑强直为脑疝晚期得表现。

④生命体征：进行性的血压升高、心率减慢和呼吸深慢（"两慢一高"）。颅区或枕区的血肿则可不经历小脑幕切迹疝而直接发生枕骨大孔疝，表现为意识障碍、瞳孔变化和呼吸骤停。

（2）西医治疗：应争分夺秒在脑疝形成前施行急诊手术。

①颅内血肿的手术指征：意识障碍程度逐渐加深；颅内压呈进行性升高表现；有局灶性脑损害体征；CT检查血肿较大（幕上者＞40mL；幕下者＞10mL），或血肿虽不大但中线结构移位明显（移位＞1cm），脑室或脑池受压明显，在非手术治疗过程中病情恶化。

②术前准备：快速为伤员剃光头，备血和留置导尿。已发生脑疝者快速静滴脱水剂。

③常用的手术方式：开颅血肿清除术、钻孔探查术、脑室引流术、钻孔引流术、去骨瓣减压术。

二、胸部损伤

1. 肋骨骨折

（1）临床表现

①局部疼痛：在深呼吸、咳嗽或转动体位时加剧。第4～7肋骨长而薄，最易折断。

②体格检查：受伤的局部胸壁有时肿胀，按之有压痛，甚至可有骨摩擦感。

（2）西医治疗

①闭合性单处肋骨骨折：重点是止痛、固定胸廓和防治并发症。

②闭合性多根多处肋骨骨折：需采取紧急措施，清除呼吸道分泌物，以保证呼吸道通畅。对咳嗽无力、不能有效排痰或呼吸衰竭者，要做气管插管或气管切开。

③胸壁反常呼吸运动的局部处理：包括包扎固定法、牵引固定法、内固定法。

④开放性肋骨骨折：需彻底清创。如胸膜已穿破，尚需做胸膜腔引流术。多根多处肋骨骨折者于清创后用不锈钢丝做内固定术。手术后应用抗生素。

（3）中医辨证治疗

①气滞血瘀证——活血化瘀，理气止痛——复元活血汤加减。

②肺络损伤证——宁络止血，止咳平喘——十灰散合止嗽散加减。

③筋骨不续证——续筋接骨，理气活血——接骨紫金丹加减。

④肝肾不足证——调补肝肾，强筋壮骨——六味地黄丸加减。

⑤气血亏虚证——益气养血——八珍汤加减。

2. 气胸与血胸

（1）西医病因病理：胸部损伤有60%～70%发生气胸，且常常伴有血胸。临床上分为闭合性气胸、开放性气胸和张力性气胸。

①闭合性气胸：气胸发生后不再继续漏气。

②开放性气胸：气胸发生后空气自由出入胸膜腔。

③张力性气胸：气胸发生后，空气只进不出。

④血胸：胸腔穿刺抽出血液可明确诊断。

（2）西医治疗

①闭合性气胸：小量气胸，无须治疗。大量气胸，需进行胸膜腔穿刺，或行胸膜腔引流术，应用抗生素。

②开放性气胸：急救处理是用无菌敷料封盖伤口使开放性气胸转变为闭合性气胸，然后穿刺胸膜腔，抽气减压。

③张力性气胸：急救处理是立即排气，降低胸腔内压力，同时应用抗生素。肺、支气管的裂伤较大或断裂，应及早剖胸探查，修补裂口，或做肺段、肺叶切除术。

④血胸：小量血胸，无须穿刺抽吸。若积血量较多，应早期进行胸膜腔穿刺。若持续大量出血，应输入足量血液，以防治低血容量性休克；须及时剖胸探查，寻找出血部位。凝固性血胸，最好在出血停止后数日内剖胸，清除积血和血块，以防感染或机化。

（3）中医辨证治疗

①气滞证——开胸顺气——理气止痛汤加减。

②气脱证——益气固脱——参附汤加减。

③血瘀气滞证——理气活血，逐瘀通络——复元活血汤加减。

④气虚气脱证——益气养血固脱——四君子汤合生脉散加减。

三、腹部损伤

1. 脾破裂

（1）临床表现：表现为急性失血性休克和血性腹膜炎的症状。中央型和包膜下脾破裂临床表现不明显，早期诊断不易。如果血肿继续增大，可发生"延迟性脾破裂"。

（2）西医治疗：一般需积极手术治疗。脾裂伤、创面较整齐者可行脾脏修补术。不可修补的损伤，可行脾切除术。对于5岁以下儿童不宜行全脾切除术，应保留部分脾或脾组织自体移植。

（3）中医辨证治疗：如为不甚严重的脾包膜下破裂和中央型破裂，其循环状况稳定，腹部症状无继续加重，亦无其他脏内脏器出血，可在严密监护下行中西医结合保守治疗。辨证论治可参见"肝破裂"内容。

2. 肝破裂

（1）临床表现：主要表现为腹腔内出血和腹膜刺激征，常引起出血性休克，右肩部放射性疼痛，腹部出现移动性浊音，指检在直肠膀胱陷凹内有饱满隆起的感觉。胆囊及胆总管损伤者可出现陶土样便、黄疸、胆红素尿、皮肤发痒。胆管创伤后胆汁外溢，可造成胆瘘及胆汁性腹膜炎。

（2）西医治疗：迅速建立2条以上静脉输液通道，快速静脉输注平衡液，积极配血，尽快输入全血，

以纠正休克。应注意防止肺水肿、输血反应、低血浆蛋白血症及凝血功能障碍的发生，并做好急诊手术的各项准备。

肝破裂原则上均应手术治疗，确切止血，防止胆瘘，彻底清创，清除失活的肝组织，充分引流和处理其他合并伤。

（3）中医辨证治疗

①气滞血瘀证——疏肝理气，活血逐瘀——复元活血汤加减。

②气随血脱证——益气生血，回阳固脱——当归补血汤合参附汤。

③气血两虚证——补气养血——八珍汤加减。

④肝郁气滞证——疏肝解郁，理气止痛——柴胡疏肝散加减。

3. 胰腺损伤

（1）临床表现：轻症临床症状常不典型。较重的胰腺损伤表现为上腹部剧烈疼痛及弥漫性腹膜炎征象；刺激膈肌而出现肩背部疼痛，伴恶心、呕吐、腹胀；可因疼痛与大量体液丢失而出现休克。脐周皮肤可呈青紫色。

（2）西医治疗

①治疗原则：减少一切可能的胰腺刺激，抑制胰酶分泌，防治胰酶对机体的损伤，抗感染，防治多器官功能不全综合征。

②治疗措施：①控制饮食和胃肠减压。②支持治疗。③抗感染。④抗休克。⑤抗胰酶疗法。⑥对症治疗

③手术治疗：彻底清创，完全止血，制止胰液外漏及处理合并伤。如发生胰瘘，除加强引流外，应禁食并给予全肠外营养支持。

（3）中医辨证治疗

①气郁血瘀证——行气止痛，活血祛瘀——越鞠丸合复元活血汤加减。

②热毒内蕴证——清热解毒，

顺气通腑——黄连解毒汤合大承气汤加减。

③气血瘀结证——行气活血，化瘀散结——膈下逐瘀汤加味。

④热厥证——清营泄热，解毒养阴——清营汤加减。

4. 十二指肠及小肠损伤

（1）临床表现：主要表现为腹痛、腹胀、恶心呕吐、腹部压痛及反跳痛、腹肌紧张、肠鸣音减弱或消失、移动性浊音、肝浊音界缩小或消失等腹膜刺激症状与体征。如损害严重或出血过多，可出现休克。

（2）西医治疗：①术前注射破伤风抗毒素。②输血补液，纠正水、电解质及酸碱平衡紊乱。③禁食，持续胃肠减压，禁食期间给予全静脉营养。④使用广谱抗生素防治腹腔内感染。⑤手术治疗。

5. 结肠与直肠损伤

（1）临床表现：主要表现为细菌性腹膜炎。开放性损伤引起的结肠损伤一般在探查时可以确诊。闭合性结肠损伤由于肠内容物呈半流体甚至呈固体形态，流动性小，化学刺激性也小，因而症状体征发展缓慢，为早期诊断带来一定困难。

（2）西医治疗：均立即手术治疗，对诊断尚未明确而高度怀疑的病例亦应施行手术探查。

四、泌尿系损伤

1. 肾损伤

（1）临床表现

1）主要症状

①休克：呈创伤出血性休克表现，多见于粉碎伤或肾蒂伤患者。

②血尿：可出现血尿，轻者为镜下血尿，重者出现肉眼血尿，可伴有条状血凝块和肾绞痛。血尿与肾损伤程度不一定成比例。

③疼痛。

④发热：血肿和尿外渗可继发感染，甚至出现全身中毒症状。

2）主要体征：腰腹部肿块和触痛。肾周围血肿和尿外渗使局部形成肿块，腰部可有压痛和叩击痛，严重时ള肌紧张和肌痉挛。尿液、血液渗入腹腔或合并腹腔脏器损伤时可出现腹膜刺激症。

（2）西医治疗

①急救治疗：对大出血而休克的患者应采取抗休克、复苏等急救措施，严密监测生命体征变化，同时明确有无合并伤，并积极做好手术探查准备。

②非手术治疗：①绝对卧床休息2～4周。②应用镇静、止痛及止血药。③应用抗生素防治感染。④加强支持疗法，保持足够尿量。⑤动态监测血红蛋白和血细胞比容。⑥定时监测生命指征及局部体征的变化。

③手术治疗：一旦确诊为严重肾裂伤、粉碎肾或肾蒂伤应立即手术探查，如保守治疗发现下列情况时应施行手术：①经积极抗休克治疗后症状不见改善，提示有内出血者。②血尿加重，血红蛋白和血细胞比容继续下降。③腰腹部肿块明显增大并不怀疑有腹腔脏器损伤。④明显尿外渗，严重局部感染者。

（3）中医辨证治疗

①肾络损伤证（多属肾挫伤或肾挫裂伤初期）——止血益肾，通络止痛——小蓟饮子加减。

②瘀血内阻证（多属肾挫伤或肾挫裂伤中期）——活血祛瘀止痛——桃红四物汤加减。

③气阴两虚证（多属肾挫伤或肾挫裂伤后期或严重肾损伤术后）——益气养阴——补中益气汤合知柏地黄丸加减。

2. 膀胱损伤

（1）临床表现：轻微挫伤仅有下腹部的疼痛和少量终末血尿或镜

下血尿。膀胱破裂可产生休克、腹痛、排尿困难和血尿等。

（2）西医治疗

①非手术治疗：膀胱挫伤一般不需要特殊的处理，只需卧床休息、多饮水，必要时予以止血、预防感染等治疗。

②手术治疗：膀胱破裂出现休克时应行抗休克治疗，尽早使用广谱抗生素，同时手术探查膀胱，直视下止血。

（3）中医辨证论治

①络伤血瘀证——活血祛瘀——小蓟饮子加减。

②气阴两虚证——补气养阴——补中益气汤合知柏地黄汤加减。

3.尿道损伤

（1）临床表现

①症状：严重损伤时常合并大出血，引起损伤失血性休克；可见肉眼血尿，尿道完全断离时可无血液流出；前尿道损伤有会阴部疼痛，并可放射至尿道外口，后尿道损伤可出现下腹部疼痛。常因疼痛而出现排尿困难，完全断裂时可出现尿潴留。

②体征：尿道骑跨伤常发生会阴部、阴囊处瘀斑、肿胀。尿道球部损伤时，尿外渗使会阴、阴囊、阴茎肿胀，有时可向上蔓延至腹壁。后尿道损伤时，尿外渗在尿生殖膈以上，直肠指诊可发现前方有波动感及压痛，有时还可能触到浮动的前列腺尖端。

②西医治疗：①应尽早采取抗休克措施和手术止血。②未能立即手术者，可做耻骨上膀胱穿刺造瘘引流尿液。尿道损伤或轻度裂伤者排尿有困难时，可以保留导尿1周，并用抗生素预防感染。

（3）中医辨证论治

①络伤溢血证——止血镇痛——活血止痛散加减。

②瘀血阻窍证——活血化瘀——活血散瘀汤加减。

五、烧伤

1.临床表现

（1）全身表现

①生命体征变化：脉搏和心率加快，呼吸动度加深、频率加快等。最初血压可稍有升高，而严重烧伤常因渗出增多而出现血压下降，甚至发生休克。

②发热：体温多在38℃左右；若体温过高，应考虑有并发感染的可能。

③其他：口渴、尿少、纳差、便秘等，后期可出现营养不良的表现。

④局部表现：如疼痛、红斑、水疱、渗出、焦痂。

2.诊断

（1）烧伤面积的估计

①中国新九分法：按体表面积划分为11个9%的等份，构成100%的体表面积。即头、面、颈部为1×9%；两上肢为2×9%；躯干为3×9%；双下肢为5×9%＋1%。

②手掌法：患者并指的掌面约占体表面积的1%。

（2）烧伤深度的鉴别

①Ⅰ°烧伤：仅伤及表皮浅层。红斑，干燥无渗出，烧灼感。

②浅Ⅱ°烧伤：伤及表皮的生发层、真皮乳头层。创面红润、潮湿，疼痛明显。

③深Ⅱ°烧伤：伤及皮肤的真皮层，介于浅Ⅱ°和Ⅲ°之间。水疱，创面微湿，红白相间，痛觉较迟钝。

④Ⅲ°烧伤：为全层皮肤烧伤，甚至达到皮下、肌肉或骨骼。创面无水疱，呈蜡白或焦黄色，甚至炭化，痛觉消失，痂下可见树枝状栓

塞的血管。

（3）烧伤严重程度的判断

①轻度烧伤：Ⅱ°烧伤面积在9%以下。

②中度烧伤：Ⅱ°烧伤面积在10%～29%，或Ⅲ°烧伤面积不足10%。

③重度烧伤：Ⅱ°烧伤总面积在30%～49%；或Ⅲ°烧伤面积在10%～19%；或Ⅱ°、Ⅲ°烧伤面积虽不到上述百分比，但已发生休克等并发症、呼吸道烧伤或有较重的复合伤。

④特重度烧伤：烧伤总面积在50%以上；或Ⅲ°烧伤面积在20%以上；或已有严重并发症。

3. 西医治疗

（1）治疗原则：保护烧伤创面，防止和清除外源性污染；②早期及时补液，保持呼吸道通畅，强心、护肾、防治低血容量性休克；③预防局部和全身性感染；④选用非手术和手术方法，尽量减少瘢痕增生所造成的功能障碍和畸形。

（2）现场急救：消除致伤因素，脱离现场，积极实施危及生命损伤的救治，保护受伤部位。

（3）休克的防治：严重烧伤多在烧伤后6～12小时发生休克，特重度烧伤在伤后2小时即可发生。因烧伤早期发生的休克基本上是低血容量性休克，故处理原则是尽快恢复血容量。

（4）全身性感染的防治：①及时而积极地纠正休克，维持机体的防御功能，保护肠黏膜的组织屏障。②正确处理创面：深度烧伤的处理多沿用早期切痂植皮方法，规范地采用烧伤湿性医疗技术。③合理选择抗生素。④营养支持、水与电解质紊乱的纠正、脏器功能的维护等综合措施。

4. 中医辨证治疗

（1）火毒伤津证（相当于渗出休克期）——清热解毒，益气养阴——白虎加人参汤加减。

（2）阴伤阳脱证（相当于渗出休克期且出现休克）——回阳救逆，益气护阴——四逆汤、参附汤合生脉散加味。

（3）火毒内陷证（相当于全身性感染）——清营凉血解毒——清营汤或犀角地黄汤加减。

（4）气血两虚证——补气养血，兼清余毒——托里消毒散加减。

（5）脾虚阴伤证——补气健脾，益胃养阴——益胃汤合参苓白术散加减。

六、冷伤

1. 临床表现　局部冻伤可分为4度。

（1）Ⅰ°冻伤：伤及表皮层。局部红肿，有发热、痒、刺痛的感觉。

（2）Ⅱ°冻伤：损伤达真皮层。局部红肿、水疱形成，自觉疼痛，知觉减退。

（3）Ⅲ°冻伤：损伤皮肤全层或深至皮下组织。创面由白色变为黑褐色，知觉消失，可出现血疱。

（4）Ⅳ°冻伤：损伤深达肌肉、骨骼等组织。发生坏死，易并发感染而成湿性坏疽。

2. 西医治疗

（1）急救和复温：迅速使患者脱离低温环境和冰冻物体，立即进行局部或全身的快速复温。

（2）对于局部冻伤的治疗：①注射破伤风抗毒素。②选用改善血液循环的药物，常用的有小分子右旋糖酐、托拉苏林、罂粟碱等。③使用抗生素。④Ⅲ°、Ⅳ°冻伤患者需要高价营养，包括高热量、高蛋白和多种维生素等。

（3）全身性冻伤的治疗：复温后首先要防治休克和维护呼吸功能。全身性冻伤常合并局部冻伤，故不可忽视创面处理。

（4）手术治疗：植皮、引流、截肢术。

3. 中医辨证治疗

（1）寒盛阳衰证——回阳救逆，温通血脉——四逆加人参汤加减。

（2）寒凝血虚证——补养气血，温经通脉——当归四逆汤或桂枝加当归汤加减。

（3）气血两虚证——益气养血，祛瘀通脉——人参养荣汤加减。

（4）瘀滞化热证——清热解毒，活血止痛——四妙勇安汤加味。

第九单元　常见体表肿物

一、脂肪瘤

1. 临床表现　单发或多发。好发于肩、背、臀部。呈圆形、扁圆形或分叶状，边界清楚，基部较广泛，质软，有假性波动感，与周围组织无粘连，基底部可移动，但活动度不大。一般无自觉症状，发展缓慢，极少恶变。

2. 西医治疗　一般无须处理，较大者可手术切除。

二、纤维瘤

1. 临床表现　纤维瘤可分为软、硬两种。软者又称皮赘，有蒂，大小不等，柔软无弹性，常见于面、颈及胸背部。硬者具有包膜，切除后不易复发，不发生转移。其生长缓慢，大小不定，实性、圆形，质硬，光滑，界清，无粘连，活动度大，无压痛，很少引起压迫和功能障碍。

2. 西医治疗　宜早期切除。由于临床上与早期低恶性的纤维肉瘤不易鉴别，术后须做病理检查。腹壁硬性纤维瘤有浸润性且易恶性变，应早期进行广泛切除。

三、神经纤维瘤

1. 临床表现　可单发或多发，以单发者常见，多发者临床上又称为神经纤维瘤病。

神经纤维瘤病有如下特点：①呈多发性，数目不一，米粒至拳头大小，多凸出于皮肤表面，质地或软或硬，有的可下垂或有蒂，大者可达十数千克。②肿瘤沿神经干走向生长，多呈念珠状，或呈蚯蚓结节状。③皮肤出现咖啡斑，可为雀斑小点状，或为大片状，其分布与神经瘤分布无关，是诊断本病的重要依据。

2. 西医治疗　可行手术切除。手术仅限于引起疼痛，影响功能与外貌，或疑有恶变者。

四、皮脂腺囊肿

1. 临床表现　囊肿可单发或多发。多呈圆形，略隆起。质软，界清，表面与皮肤粘连，稍可移动，肿物中央皮肤表面可见一小孔，有时可见有一黑色粉样小栓。合并感染时，局部可出现红肿、疼痛、触痛、化脓甚至溃疡。

2. 西医治疗　可手术摘除。并发感染时应先控制感染，波动感明显者可切开引流，待炎症消退伤口愈合再行手术摘除。

五、血管瘤

1. 临床表现

（1）毛细血管瘤：好发于婴幼儿头、面、颈部或成人的胸腹部，单发或多发，色鲜红或暗红，呈边缘不规则、不高出皮肤的斑片状、

或高出皮肤，分叶，似草莓样。大小不一，界限清楚，柔软可压缩，压之可褪色。

（2）海绵状血管瘤：常见于头部、颈部，也可发于其他部位及内脏。瘤体呈紫红或暗红色，柔软如海绵，大小不等，边界清楚，位于皮下或黏膜下组织内者可境界不清。指压柔软，有波动感，偶有少数呈柔韧或坚实感，无波动和杂音。

（3）蔓状血管瘤：多发于头皮。瘤体外观常见蚯蚓状蜿蜒迂曲的血管，有压缩性和膨胀性，紫红色，有搏动、震颤及血管杂音，局部温度稍高。肿瘤周围有交通的小动脉，如将其压迫，则搏动消失。有时血管瘤会突然破溃，可引起危及生命的大出血。

2. 西医治疗

（1）手术治疗：适用于各种类型的血管瘤。对较大或无法确定范围的血管瘤，术前应行X线血管造影。

（2）放射疗法：婴儿和儿童的毛细血管瘤对放射线很敏感，但有一定副作用，应慎用。

（3）硬化剂注射：适用于中小型海绵状血管瘤，也可作为术前治疗的一种措施。

（4）冷冻、激光、电烙等：可用于表浅的面积小的血管瘤。对婴幼儿肢体巨大血管瘤无法进行其他治疗时，可用弹力绷带加压包扎。

第十单元 甲状腺疾病

一、单纯性甲状腺肿

1. 临床表现

（1）甲状腺肿大。

（2）压迫症状：单纯性甲状腺肿体积较大时可压迫气管、食管和喉返神经。

2. 西医治疗

（1）药物治疗：干甲状腺制剂、左甲状腺素（优甲乐）。

（2）手术治疗：有下列情况之一者，可考虑手术切除治疗：①巨大甲状腺肿影响生活和工作者。②甲状腺肿大引起压迫症状者。③胸骨后甲状腺肿。④结节性甲状腺肿继发功能亢进者。⑤结节性甲状腺肿疑有恶变者。

（3）手术后：长期服用甲状腺制剂。

3. 中医辨证治疗

（1）肝郁脾虚证——疏肝解郁，健脾益气——四海舒郁丸加减。

（2）肝郁肾虚证——疏肝补肾，调摄冲任——四海舒郁丸合右归丸加减。

二、慢性淋巴细胞性甲状腺炎

1. 临床表现 本病起病缓慢，呈无痛性弥漫性甲状腺肿。初期甲状腺多呈轻中度弥漫性肿大，以峡部为显著；肿大两侧多对称，一侧肿大明显者少见；肿块质硬，表面光滑，病程较长者可扪及结节；多伴甲状腺功能减退，早期可有甲亢表现，但不久便会减轻或消失；较大的甲状腺肿可有压迫症状。

2. 西医治疗 常用甲状腺激素替代疗法和免疫抑制治疗。甲状腺肿大有明显压迫症状者及合并恶性病变者应手术治疗。

3. 中医辨证治疗

（1）气滞痰凝证——疏肝理气，化痰散结——海藻玉壶汤加减。

（2）肝郁胃热证——清肝泄胃，解毒消肿——普济消毒饮合丹栀逍遥散加减。

（3）脾肾阳虚证——温补脾肾，化痰散结——阳和汤加减。

三、甲状腺功能亢进症的外科治疗

1. 手术治疗指征

（1）中度以上的原发性甲亢。

（2）继发性甲亢，或高功能性甲状腺腺瘤。

（3）胸骨后甲状腺肿并发甲亢；腺体较大伴有压迫症状的甲亢。

（4）抗甲状腺药物或 ^{131}I 治疗后复发，或不适宜药物及 ^{131}I 治疗的甲亢。

（5）妊娠早、中期的甲亢患者又符合上述适应证者。

2. 手术禁忌证

（1）青少年患者。

（2）症状较轻者。

（3）老年患者或有严重器质性疾病不能耐受手术者。

3. 常见手术并发症及其防治原则

（1）术后呼吸困难和窒息。

（2）喉返神经损伤——嘶哑。

（3）喉上神经损伤——呛咳。

（4）手足抽搐。

（5）甲状腺危象：是甲亢的严重并发症，若不及时处理，可迅速发展至昏迷、虚脱、休克甚至死亡，死亡率为 20%～30%。治疗包括：①肾上腺素能阻滞剂。②碘剂。③氢化可的松。④镇静剂。⑤降温。⑥静脉输注大量葡萄糖溶液补充能量。⑦有心力衰竭者加用洋地黄制剂。⑧吸氧。

（6）甲状腺功能减退。

4. 中医辨证治疗

（1）肝郁痰结证——疏肝理气，软坚散结——柴胡疏肝散合海藻玉壶汤加减。

（2）肝火旺盛证——清肝泻火，解郁散结——龙胆泻肝汤合藻药散加减。

（3）胃火炽盛证——清胃泻火，

生津止渴——白虎加人参汤合养血泻火汤加减。

（4）阴虚火旺证——滋阴清热，化痰软坚——知柏地黄汤合当归六黄汤加减。

（5）气阴两虚证——益气养阴，泻火化痰——生脉散合补中益气汤加减。

四、甲状腺肿瘤

1. 甲状腺腺瘤

（1）临床表现：多以颈前无痛性肿块为首发症状。颈部出现圆形或椭圆形结节，质韧有弹性，表面光滑，边界清楚，无压痛，多为单发，随吞咽上下移动。有时可压迫气管移位，但很少造成呼吸困难，罕见喉返神经受压表现。可引起甲亢及发生恶性变。

（2）西医治疗：手术治疗是因甲状腺瘤有引起甲亢（发生率约为20%）和恶变（发生率约为10%）的可能。原则上应早期切除，行包括腺瘤的患侧甲状腺大部或部分切除。切除标本必须立即行冰冻切片检查，以判定有无恶变。

（3）中医辨证治疗

①肝郁气滞证——疏肝解郁，软坚化痰——逍遥散合海藻玉壶汤加减。

②痰凝血瘀证——活血化瘀，软坚化痰——海藻玉壶汤合神效瓜蒌散加减。

③肝肾亏虚证——养阴清火，软坚散结——知柏地黄丸合消瘰丸加减。

2. 甲状腺癌

（1）西医病因病理

①乳头状癌：起源于甲状腺滤泡上皮细胞，多见于中青年人。分化好，生长缓慢，恶性程度低，虽有多中心性发生倾向且较早出现颈部淋巴结转移，但预后较好。

②滤泡状癌：多见于50岁左右妇女，肿瘤生长较快，且有血管侵犯倾向及颈部淋巴结转移，属中度恶性，但预后不如乳头状癌。

③未分化癌：多见于老年人，生长迅速，呈广泛浸润性生长，可侵犯气管、食管、喉返神经，可有颈部淋巴结转移及血运转移，高度恶性，预后最差。

④髓样癌：来源于甲状腺滤泡旁细胞（C细胞），可分泌降钙素。肿块质硬，为灰白或灰红色，细胞排列呈巢状、束状、带状或腺管状，无乳头或滤泡结构，呈未分化状。可有颈淋巴结侵犯和血行转移。预后不如乳头状癌，较未分化癌好诊。

（2）西医治疗：①手术治疗：可根据肿瘤的临床特点来选择手术切除范围。②内分泌治疗。③放射治疗。④放射性核素治疗。⑤化学治疗。

（3）中医辨证治疗

①气郁痰凝证——理气开郁，化痰消坚——海藻玉壶汤合逍遥散加减。

②气血瘀滞证——理气化痰，活血散结——桃红四物汤合海藻玉壶汤加减。

③瘀热伤阴证——养阴和营，化痰散结——通窍活血汤合养阴清肺汤加减。

第十一单元　胸部疾病

原发性支气管肺癌

1.临床表现与检查

（1）主要症状

①咳嗽：为肺癌最常见的症状。

②血痰：痰中带血也是肺癌的首发症状之一，癌细胞检出率高。

③胸痛：如果出现难以控制的持续性剧痛，提示有广泛的胸膜或局部胸壁侵犯。

④发热。

⑤气短及胸闷。

（2）主要体征

1）肿瘤引起的胸部体征：肿瘤位于胸膜附近时易引起不规则的钝痛等。

2）纵隔受累的体征：①压迫喉返神经时，患侧声带麻痹。②压迫膈神经可引起同侧横膈麻痹和上升。③压迫上腔静脉、奇静脉可致上腔静脉综合征。④心肌和心包受到侵犯时可出现心包填塞症状及体征。⑤侵犯下颈交感神经链则产生Horner综合征。Horner综合征是以患侧眼球内陷、瞳孔缩小、上睑下垂、血管扩张及面颊部无汗为特征的一组交感神经麻痹症候群。

3）肿瘤转移引起的体征：最常见的为锁骨上淋巴结，也可见腋下淋巴结肿大。

（3）实验室检查：痰液细胞学检查是肺癌确诊的重要手段之一。

（4）其他检查：X线摄片、CT、MRI、纤维支气管镜、经皮肺穿刺针吸、纵隔镜、淋巴结活检等检查都能提高肺癌的诊断率。

2.外科治疗

（1）手术治疗：手术方式有全肺切除术、肺叶切除术、袖状肺叶切除术、胸腔镜下肺段或肺叶切除术。

下列情况为手术禁忌证：①远处有转移。②广泛肺门和纵隔淋巴结转移。③胸膜受到侵犯引起血性胸腔积液。④患者一般情况差，难以耐受手术者。

（2）放射治疗：未分化癌对放射治疗最为敏感，鳞癌次之，腺癌不敏感。

（3）化学治疗：化学疗法常用的药物有环磷酰胺、长春新碱、5-氟尿嘧啶、阿霉素、甲氨蝶呤、卡铂、顺铂、平阳霉素等。

（4）免疫疗法：可分为特异性免疫和非特异免疫疗法。

3. 中医辨证治疗

（1）气滞血瘀证——行气化瘀，软坚散结——血府逐瘀汤加减。

（2）脾虚痰湿证——健脾除湿，化痰散结——六君子汤合海藻玉壶汤加减。

（3）阴虚内热证——养阴清热，软坚散结——百合固金汤加减。

（4）热毒炽盛证——清热泻火，解毒散肿——白虎承气汤加减。

（5）气阴两虚证——益气养阴，清肺解毒——沙参麦冬汤加减，或四君子汤合清燥救肺汤化裁。

第十二单元　乳房疾病

一、急性乳腺炎

1. 西医病因病理　发病原因主要有乳汁淤积和细菌入侵两个方面。致病菌以金黄色葡萄球菌为主，少数可为链球菌感染。

2. 临床表现与检查

（1）症状：①乳房肿胀疼痛。②发热。③其他症状：初起时可出现骨节酸痛、胸闷、呕吐、恶心等症状；化脓时可有口渴、纳差、小便黄、大便干结等症状。

（2）体征：初起时患部压痛，结块或有或无，皮色微红或不红。化脓时患部肿块逐渐增大，结块明显，皮肤红热水肿，触痛显著，拒按。脓已成时肿块变软，按之有波动感。

（3）检查

①血常规检查：白细胞计数及中性粒细胞比例明显增高。

②患部穿刺抽脓：病变部位较深者，必要时应在局麻下行穿刺抽脓，以确定脓肿的存在。

③B超检查：对脓肿部位较深

者可明确脓肿的位置。

3. 西医治疗

（1）本病早期宜用含有100万U青霉素的等渗盐水20mL注射在炎性结块四周，必要时每4～6小时重复1次，能促使早期炎症灶消散。

（2）应用足量广谱抗菌药物，可选用青霉素、红霉素、头孢类抗生素等。

（3）脓肿形成后宜及时切开排脓。

（4）感染非常严重或脓肿切开引流损伤乳管者，可终止乳汁分泌。

4. 中医辨证治疗

（1）肝胃郁热证——疏肝清胃，通乳散结——瓜蒌牛蒡汤加减。

（2）热毒炽盛证——清热解毒，托里透脓——五味消毒饮合透脓散加减。

（3）正虚毒恋证——益气和营，托毒生肌——托里消毒散加减。

（4）气血凝滞证——疏肝活血，温阳散结——四逆散加味。

二、乳腺增生病

1. 临床表现与检查

（1）症状：①乳房内肿块。②乳房胀痛。③乳头溢液。④其他症状：常可伴有胸闷不舒，心烦易怒，失眠多梦，疲乏无力，腰膝酸软，经期紊乱，经量偏少等表现。

（2）体征：乳房内可扪及多个形态不规则的肿块，多呈片块状、条索状或颗粒状结节，也可各种形态混合存在。各种形态的肿块边界都不甚清楚，与皮肤及深部组织无粘连，推之能活动，多有压痛。

（3）检查

①X线钼靶摄片：为边缘模糊不清的阴影或有条索状组织穿越其间。

②B超：为不均匀的低回声区

及无回声囊肿。

③切除（或切取）活检：是最确切的诊断方法。

2. 西医治疗

（1）药物治疗

①维生素类药物：可每次口服维生素 B_6 与维生素 E，或口服维生素 A。

②激素类药物：可选用黄体酮、达那唑、丙酸睾酮等。

（2）手术治疗：对可疑患者应及时进行活体组织切片检查，如发现有癌变，应及时行乳房根治手术。若患者有乳腺家族史，或切片检查发现上皮细胞增生活跃，宜及时施行单纯乳房切除术。

3. 中医辨证治疗

（1）肝郁气滞证——疏肝理气，散结止痛——逍遥散加减。

（2）痰瘀凝结证——活血化瘀，软坚祛痰——逍遥散合开郁散加减。

（3）气滞血瘀证——行气活血，散瘀止痛——桃红四物汤合失笑散加减。

（4）冲任失调证——调理冲任，温阳化痰，活血散结——二仙汤加减。

三、乳房纤维腺瘤

1. 临床表现与检查

（1）症状：①乳房肿块。②乳房轻微疼痛。③其他症状：有情志抑郁、心烦易怒、失眠多梦等症状。

（2）体征：乳房内可扪及单个或多个圆形或卵圆形肿块，质地坚韧，表面光滑，边缘清楚，无粘连，极易推动。患乳外观无异常，腋窝淋巴结不肿大。

（3）检查：①钼靶 X 线乳房摄片。②B 超检查。③活体组织病理切片检查。

2. 西医治疗　本病属良性肿瘤，

一般发展缓慢，但也有发生恶变的可能。根治本病的方法是手术切除。

3. 中医辨证治疗

（1）肝气郁结证——疏肝解郁，化痰散结——逍遥散加减。

（2）血瘀痰凝证——疏肝活血，化痰散结——逍遥散合桃红四物汤加减。月经不调兼以调摄冲任。

四、乳腺癌

1. 西医病因病理　乳腺癌的病因尚不完全明确，但已被证明雌激素的活性与乳腺癌的发生有密切的关系。乳腺癌的病理分型分为浸润型和非浸润型（原发癌）。临床上比较常用的分型方法是根据肿瘤分化程度分为两大类，即低分化乳腺癌和高分化乳腺癌。同时，根据乳腺癌的发展进程有原发性和转移性之分。

2. 临床表现与检查

（1）症状：①乳房内包块。②局部皮肤改变：包块表面皮肤出现明显的凹陷性酒窝征，是乳腺癌早期的常见局部体征。③乳头抬高或内陷。

③特殊类型乳腺癌的症状：炎性乳癌多发生于年轻女性，特别是妊娠期及哺乳期女性。这种癌发展非常快，状如急性炎症表现，整个乳房高度肿胀，质地坚硬，无明显的局限性包块。

（2）体征

①视诊：要注意乳房体积的变化，乳头有无内陷及抬高。

②触诊：一般应在月经期后进行，乳房触诊检查的顺序是内上、外上、外下、内下四个象限及乳晕区域。在触诊过程中一定要注意手法的轻重，并注意乳头是否有溢液，最后检查腋窝、锁骨上及锁骨下是否有淋巴结的肿大。

（3）检查：运用 X 线、B 超、针刺活检、细胞学等检查方法，提

高了术前诊断率。

3. 西医治疗

（1）手术治疗：是治疗Ⅰ、Ⅱ期乳癌的常规手段。

（2）放射治疗：是综合治疗乳癌的一种方法，可以提高5年生存率，减少切口与局部的复发率。

（3）化学药物治疗：术前、术中、术后都要使用化疗，以达到对微小扩散转移灶的根治性治疗。

（4）内分泌疗法：是一种辅助治疗措施。近年来根据雌激素受体的检查结果，选择内分泌治疗方案。雌激素受体（ER）阳性又有腋下淋巴结转移，应选用内分泌疗法。

4. 中医辨证治疗

（1）肝郁气滞证——疏肝解郁，理气化痰——逍遥散加减。

（2）冲任失调证——调摄冲任，理气散结——二仙汤合开郁散加减。

（3）毒热蕴结证——清热解毒，活血化瘀——清瘟败毒饮合桃红四物汤加减。

（4）气血两虚证——调理肝脾，益气养血——人参养荣汤加减。

第十三单元　胃与十二指肠疾病

一、胃及十二指肠溃疡急性穿孔

1. 临床表现与检查

（1）症状：①剧烈腹痛。②休克症状。③恶心呕吐。④全身情况：穿孔早期体温多正常，患者蜷曲静卧而不敢动，面色苍白，脉搏细速。6～12小时后体温开始明显上升，伴有脱水、感染、麻痹性肠梗阻、休克症状。

（2）体征：①腹部压痛及腹肌强直。②腹腔内积气积液。

（3）检查

①实验室检查：白细胞计数及

中性粒细胞比例增高。

②X线检查：在立位腹部透视或摄片时可见半月形的膈下游离气体影，对诊断有重要意义。

③超声波检查：可帮助判断腹腔渗液量的多少，有无局限性积液及脓肿形成，作为穿刺引流的定位等。

④腹腔穿刺：可推断腹腔渗液的多少及腹腔污染的轻重，对选择治疗方法也有参考价值。

2. 诊断

（1）多数患者有溃疡病史，且近期有溃疡病活动症状。

（2）突然发生的持续性上腹部剧烈疼痛，迅速发展到全腹，并常伴有轻度休克症状。

（3）检查时有明显的腹膜刺激征，并多有肝浊音界缩小或消失。

3. 非手术疗法适应证

（1）穿孔小或空腹穿孔，就诊比较早，腹腔积液少，无腹胀，一般情况好，感染中毒症状不明显，不伴有休克及重要脏器严重病变者。

（2）单纯性溃疡穿孔，无合并出血、梗阻、癌变或再穿孔等溃疡病的严重并发症。

（3）年龄较轻，溃疡病史不长，非顽固性溃疡。

（4）就诊时腹腔炎症已有局限趋势者。

4. 手术疗法适应证

（1）不适合非手术治疗的患者。

（2）经过非手术治疗6～12小时，症状体征不见缓解者。

二、胃及十二指肠溃疡大出血

1. 临床表现与检查

（1）症状：最常见的表现是呕血和黑便。

（2）体征：腹部体检一般仅有上腹部压痛，部分患者有胃脘部胀满感。肠鸣音活跃，通常并不亢进。

约半数患者体温轻度升高。

（3）检查

①实验室检查：住院或观察患者应做血常规检查，定期做红细胞计数、血红蛋白及血细胞比容的测定，若有进行性下降提示出血随之增多。

②纤维胃镜检查：上消化道出血时可行急诊胃镜检查，可直接观察溃疡的部位、大小、深度，发现明显的出血部位，并可在镜下行电凝止血或局部用止血药止血。

2. 诊断与鉴别诊断

（1）诊断：有典型的溃疡病发作史或过去检查曾经溃疡病的患者，如果发生胃肠道出血，结合纤维胃镜检查及实验室检查，可以明确诊断。

（2）鉴别诊断

①胃癌出血：近年来，胃癌的发生率上升较快，胃癌伴出血者逐年增加，当发生上消化道大出血时应予警惕。纤维胃镜检查可见典型的恶性溃疡表现，活检可明确诊断，癌肿标志物检查明显升高提示癌肿存在。

②食管与胃底静脉破裂出血：有慢性肝炎、肝硬化病史的患者突然发生出血且伴有腹痛，提示出血来势凶猛，常以呕血为主，并很快出现失血性休克。

③当干呕或呕吐后突然发生出血：须警惕食管-贲门黏膜撕裂综合征：食管裂孔疝亦可引起大出血。

④急性胃黏膜出血：出血前有烧伤、损伤或严重感染等病史，或者有长期服用激素者，应高度怀疑急性胃黏膜出血。

⑤胆道出血：有胆道疾病史者可出现周期性反复出血、呕血、便血均可发生，但以便血为主，大多发生在胆绞痛缓解后，间歇期约为1周。

3. 西医治疗

（1）内科紧急处理：①建立输液通道，快速补充循环血容量。②应用止血药物。③抗酸抗溃疡治疗。④经胃管注入冰的生理盐水。⑤经选择性动脉造影栓塞止血。⑥纤维胃镜下应用激光、电凝止血。

（2）外科治疗

1）急诊手术的适应证：①急性大出血，短期内出现休克者。②反复多次出血，尤其近期反复大出血者。③出血后经6～8小时内输血600～1000mL，休克症状无明显好转或虽一度好转，但很快又重新出现休克症状者。④在内科严格治疗期间出现大出血者。⑤大出血合并有梗阻、穿孔，或者曾有梗阻、穿孔病史者。⑥患者年龄偏大（50岁以上），有高血压、动脉硬化及肝肾疾病，估计出血难以自愈者。⑦近期胃镜或钡餐检查证实溃疡位于胃小弯侧及十二指肠球部后壁，或检查发现溃疡基底部出血呈喷射状者。

2）手术方式的选择：①若患者耐受力良好，则可考虑行根治性手术，即胃大部切除术，包括将出血部位外，连同溃疡病灶一并切除，可达到根治目的。②若患者情况很差，估计较难忍受长时间手术者，则尽量采用简单有效的方法，如切开胃前壁，对出血部位的血管做"8"字缝合，确定不再出血后再将前壁缝合。③若患者耐受力尚可，但估计难以承受胃大部切除术者可以选择溃疡局部切除术，也可施行迷走神经切断加幽门成形，或胃空肠吻合及溃疡出血点缝扎术。

三、胃及十二指肠溃疡瘢痕性幽门梗阻

1. 临床表现与检查

（1）症状：梗阻早期，逐渐出

现食欲减退、恶心、上腹部饱胀及沉重感。完全性阻塞时，呕吐频繁，呕吐量大且多含积存的宿食，有酸臭味，呕吐物中不含胆汁，呕吐后上腹饱胀感减轻，腹痛消失，过一段时间又可出现类似呕吐，且全身情况逐渐恶化，消瘦及脱水明显。

（2）体征：由于患者长期不能进食，明显消瘦，伴有严重脱水，故有严重营养不良。

（3）检查

①实验室检查：呈血液浓缩状态，血清钾、氯化物和血浆蛋白均低于正常值，二氧化碳结合力和非蛋白氮增高，尿比重升高，偶可见尿酮。

②X线钡餐检查。

③纤维胃镜检查。

2. 诊断与鉴别诊断

（1）诊断：根据长时期溃疡病史及典型的胃潴留症状，配合实验室检查和X线钡餐检查等辅助检查，一般诊断溃疡所致瘢痕性幽门梗阻并无困难。

（2）鉴别诊断：

①痉挛性和水肿性幽门梗阻：这种梗阻常为间歇性，有溃疡病的疼痛发作，虽有呕吐但不剧烈，亦无胃扩张；呕吐物中很少有宿食，常为当日所摄食物。

②胃癌所致幽门梗阻：胃幽门部肿瘤引起的幽门梗阻，可有恶性肿瘤的全身症状及癌胚抗原等标志物的异常，通过钡餐和胃镜检查、活组织检查等，可获得确诊。

③十二指肠球部以下梗阻性病变：如胰头、壶腹部肿瘤压迫十二指肠所致梗阻往往有阻塞性黄疸出现，CT等检查可见该部位的占位及浸润；十二指肠肿瘤所致梗阻常有血便表现；肠系膜上动脉压迫综合征者可有呕吐，但一般不为宿食，呕吐物中有胆汁。钡餐检查可确定

梗阻的部位。这类患者在餐后俯卧15～30分钟可使食物通过而使症状缓解。

3. 西医治疗

手术治疗

①手术前处理：处理的初期包括胃肠减压，洗胃，补充血容量及纠正水、电解质和代谢紊乱，降低胃酸分泌，并开始胃肠外营养支持。

②手术方式：国内目前仍以胃大部切除术为主，也可采用迷走神经干切断加胃窦部切除术。对全身情况极差的患者和老年患者，可以做胃空肠吻合术以解除梗阻，也可加做迷走神经干切断术以减少胃酸的分泌。

4. 中医辨证治疗

（1）脾胃虚寒证——温中健脾，和胃降逆——丁香透膈散加减。

（2）痰湿阻胃证——涤痰化浊，和胃降逆——导痰汤加减。

（3）胃中积热证——清泄胃热，和中降逆——大黄黄连泻心汤加减。

（4）气阴两虚证——益气生津，降逆止呕——麦门冬汤加减。

四、胃癌

1. 西医治疗

（1）手术治疗：是治疗胃癌的主要手段。胃癌根治术应遵循以下三点要求：①充分切除原发癌灶。②彻底廓清胃周围淋巴结。③完全消灭腹腔游离癌细胞和微小转移灶。

（2）化学治疗。

（3）放射治疗。

2. 中医辨证治疗

（1）肝胃不和证——疏肝和胃，降逆止痛——逍遥散合旋覆代赭汤加减。

（2）胃热伤阴证——养阴清热，和胃止痛——竹叶石膏汤合玉女煎加减。

（3）脾虚痰湿证——健脾化湿，

呕吐物中有胆汁。钡餐检查可确定

软坚散结——参苓白术散合二陈汤加减。

（4）脾胃虚寒证——温中散寒，健脾和胃——附子理中汤加减。

（5）瘀毒内阻证——活血祛瘀，解毒养阴——失笑散合膈下逐瘀汤加减。

（6）气血双亏证——补气养血，健脾补肾——十全大补汤加减。

第十四单元　原发性肝癌

1. 临床表现与检查

（1）症状：早期无明显症状。常见症状为肝区疼痛、腹胀、消瘦、乏力、纳差、上腹部肿块。

（2）体征：肝肿大、黄疸、腹水。

（3）临床分型：①单纯型：临床和化验无明显肝硬化表现者。②硬化型：有明显肝硬化的临床表现和血液学改变者。③炎症型：病情发展快，伴有持续性高热或谷丙转氨酶持续增高在1倍以上者。

（4）并发症：上消化道出血、肝昏迷、肝癌结节破裂。

（5）检查

①甲胎蛋白（AFP）检测：对原发性肝癌的诊断价值很大，特异性较高。

②超声检查：是肝癌诊断中最常用而有效的方法。

③CT或MRI检查：可以明确病灶的数目、位置、大小及与重要血管的关系。

④肝穿刺活组织检查：明确肝癌的性质。

2. 西医治疗　手术治疗、介入治疗、生物治疗、放射治疗。

3. 中医辨证治疗

（1）气滞血瘀证（单纯型Ⅱ期）——疏肝理气，活血化瘀——小柴胡汤合大黄䗪虫丸加减。

（2）脾虚湿困证（单纯型Ⅱ或硬化型Ⅱ期伴有腹水）——益气健脾，化湿祛痰——四君子汤合逍遥散加减。

（3）肝胆湿热证（炎症型Ⅲ期）——清利湿热，活血化瘀——茵陈蒿汤合鳖甲煎丸加减。

（4）肝肾阴虚证（硬化型Ⅲ期）——养阴散结，凉血解毒——青蒿鳖甲汤合一贯煎加减。

第十五单元　门静脉高压症

1. 解剖概要　门静脉与其他部位静脉相比有三个特点：

（1）门静脉主干的两端均为毛细血管。

（2）门静脉主干中少有静脉瓣存在。

（3）门静脉与腔静脉系统之间存在多处交通支，主要有：①胃底、食管下段交通支。②直肠下端肛管交通支。③前腹壁交通支。④腹膜后交通支。

2. 临床表现与检查

（1）临床表现：主要表现为脾肿大、脾功能亢进、呕血或柏油样黑便、腹水及非特异性全身症状（如乏力、嗜睡、厌食、腹胀等）。

（2）检查

①血象：脾功能亢进时，白细胞计数减少至 $3×10^9/L$ 以下；血小板计数减少至（70～80）$×10^9/L$ 以下。

②肝功能：肝功能储备可用Child肝功能分级方法评价。

③X线检查：上消化道造影显示食管及胃底静脉曲张，表现为食管、胃底黏膜紊乱，呈虫蚓状或蚕食样。

④内镜检查：最好在出血24小时内进行，阳性率高。

⑤B超检查及多普勒测定：是

目前最方便的测定方法。

⑥特殊检查：肝活检、免疫学检查、脾静脉造影。

⑦门静脉压力测定：术前及术中测定门静脉压力对诊断、选择手术方法及术前后判断均有帮助。

3. 西医治疗

（1）非手术治疗：食管－胃底曲张静脉破裂出血，尤其是肝功能储备 Child C 级患者，尽可能采用非手术治疗。

①补充血容量。

②应用血管活性药物：血管升压素、生长抑素。

③内镜治疗：经纤维内镜注射硬化剂，经内镜食管曲张静脉套扎术。

④三腔管压迫止血。

⑤经颈静脉门体分流术。

（2）手术疗法：分流术、断流术、转流术。

4. 中医辨证治疗

（1）瘀血内结证（治疗原发病）——祛瘀软坚，兼调脾胃——膈下逐瘀汤加减。

（2）寒湿困脾证——温中健脾，行气利水——实脾饮加茵陈。

（3）气随血脱证——益气固脱——独参汤。

第十六单元　急腹症

一、急性阑尾炎

1. 西医病理

（1）急性单纯性阑尾炎：炎症局限于阑尾黏膜及黏膜下层，逐渐扩展至肌层、浆膜层。

（2）化脓性阑尾炎：炎症发展到阑尾壁全层，腹腔内有脓性渗出物。

（3）坏疽或穿孔性阑尾炎：阑尾壁出现全层坏死，极易破溃穿孔，穿孔后感染扩散可引起弥漫性腹膜炎或门静脉炎、败血症等。

（4）阑尾周围脓肿：化脓或坏疽的阑尾被大网膜或周围肠管粘连包裹，脓液局限于右下腹而形成阑尾周围脓肿或炎性肿块。

2. 临床表现与检查

（1）主要症状：①转移性右下腹疼痛。②胃肠道症状。③全身症状：寒战高热、头痛、汗出等。

（2）主要体征：①压痛：右下腹显著局限性压痛是阑尾炎最重要的特征。②反跳痛。③腹肌紧张。④右下腹包块：若阑尾周围脓肿形成，右下腹可扪及痛性包块。

（3）检查：下列检查方法可协助阑尾炎的定性、定位诊断。

①结肠充气试验。

②腰大肌试验：阳性提示炎性阑尾贴近腰大肌，多见于盲肠后位阑尾炎。

③闭孔内肌试验：阳性提示炎性阑尾位置较低，为盆腔位阑尾炎。

④直肠指诊：直肠右侧前上方有触痛，提示炎性阑尾位置较低。

⑤经穴触诊：阑尾穴可有压痛。

3. 诊断与鉴别诊断

（1）诊断：根据转移性右下腹疼痛的病史和右下腹局限性压痛的特点，一般可作出诊断。

（2）鉴别诊断

①胃、十二指肠溃疡穿孔：多有上消化道溃疡病史，突然上腹部剧痛，腹膜刺激征明显，多有肝浊音界消失，X 线检查常可发现膈下游离气体。

②急性胃肠炎：多有饮食不洁史，一般无腹膜刺激征，大便检查有脓细胞。

③急性肠系膜淋巴结炎：腹痛常与上呼吸道感染并发，早期即可有高热、白细胞计数增高，腹痛、压痛相对较轻且较广泛。

④右肺下叶大叶性肺炎或右侧胸膜炎：常有右侧胸痛及呼吸道症状，腹部无固定性显著压痛点。胸部X线检查有鉴别意义。

⑤急性胆囊炎、胆石症：右上腹持续性疼痛，墨菲征阳性。

⑥右侧输尿管结石：突然剧烈绞痛，向会阴部及大腿内侧放射，有肾区叩击痛，一般无发热。X线摄片常可发现尿储结石。

⑦异位妊娠破裂：常有急性失血症状和下腹疼痛症状，有停经史，妇科检查阴道内有血液。

4. 西医治疗　尽早手术，尤其是老年人、小儿、妊娠期急性阑尾炎。

5. 中医辨证治疗

（1）瘀滞证——行气活血，通腑泄热——大黄牡丹汤合红藤煎剂加减。

（2）湿热证——通腑泄热，利湿解毒——复方大柴胡汤加减。

（3）热毒证——通腑排毒，养阴清热——大黄牡丹汤合透脓散加减。

二、肠梗阻

1. 西医病因病理

（1）局部病理生理改变

①肠蠕动变化：机械性肠梗阻表现为梗阻上段肠管的蠕动增强；麻痹性肠梗阻时肠蠕动消失。

②肠腔膨胀、积气积液。

③肠壁充血水肿、通透性增加。

④肠管坏死穿孔。

（2）全身病理生理改变

①体液丧失：可迅速导致严重缺水、血容量减少和血液浓缩，甚至出现休克。

②电解质紊乱和酸碱平衡失调。

③感染和中毒。

2. 临床表现与检查

（1）症状：腹痛、呕吐、腹胀、

停止排便排气是各类肠梗阻共同的四大症状。

（2）体征

①全身情况：梗阻晚期脱水；绞窄性肠梗阻时可出现休克。

②腹部体征：腹部膨胀，存在压痛、反跳痛、肌紧张等腹膜刺激征。肠胀气叩诊呈鼓音；当绞窄性肠梗阻时肠腔内渗液，可出现移动性浊音。听诊肠鸣音亢进，呈高调金属音或气过水声；麻痹性肠梗阻时，则肠鸣音减弱或消失。

③直肠指检：直肠肿瘤引起梗阻时，可触及直肠内肿物；肠套叠、绞窄性肠梗阻时，指套可染有血液。

（3）检查

①实验室检查：严重失水，血液浓缩时，血红蛋白及血细胞比容升高；肠绞窄伴腹膜炎时，白细胞计数及中性粒细胞比例升高。血钾、钠、氯离子及二氧化碳结合力、血气分析等测定能判断电解质、酸碱平衡紊乱情况。

②X线检查：肠管气液平面是肠梗阻特有的X线表现。

3. 诊断与鉴别诊断

（1）诊断：典型的肠梗阻具有痛、呕、胀、闭四大症状，腹部可见肠型及肠蠕动波，肠鸣音亢进，可出现全身脱水等体征，结合腹部X线检查，明确诊断并不困难。

（2）鉴别诊断

1）机械性肠梗阻：阵发性腹部绞痛。

2）麻痹性肠梗阻：腹胀显著，肠鸣音减弱或消失。

3）绞窄性肠梗阻：①腹痛呈持续，并有阵发加重。②呕吐物或肛门排出物或腹穿抽出血性液体。③脉率加快，体温升高，白细胞计数增高，甚至出现休克。④腹膜刺激征明显且固定，肠鸣音由亢

进变为减弱，甚至消失。

4）高位肠梗阻：呕吐发生早而频繁，腹胀不明显。

5）低位肠梗阻：腹胀明显，呕吐出现晚而次数少，可吐出粪样物。

6）完全性肠梗阻：呕吐频繁。

7）不完全性肠梗阻：呕吐与腹胀都较轻或无呕吐，尚有少量排气排便。

4. 西医治疗

（1）非手术治疗

适应证：①单纯性粘连性肠梗阻。②动力性肠梗阻。③蛔虫团、粪便或食物团堵塞所致的肠梗阻。④肠结核等炎症引起的不完全性肠梗阻、肠套叠引起。

方法：①禁食与胃肠减压。②纠正水、电解质和酸碱平衡紊乱。③防治感染和毒血症。④灌肠疗法。⑤颠簸疗法。⑥其他：如穴位注射阿托品、嵌顿疝的手法复位回纳、腹部推拿按摩等。

（2）手术治疗

适应证：①绞窄性肠梗阻。②有腹膜刺激征或弥漫性腹膜炎征象的各型肠梗阻。③应用非手术疗法后经6～8小时观察，病情不见好转。④肿瘤及先天性肠道畸形等不可逆转的器质性病变引起的肠梗阻。

方法：①解除梗阻病因。②切除病变肠管行肠吻合术。③短路手术。④肠造口术或肠外置术。

5. 中医辨证治疗

（1）气滞血瘀证——行气活血，通腑攻下——桃核承气汤加减。

（2）肠腑热结证——活血清热，通里攻下——大承气汤加减。

（3）肠腑寒凝证——温中散寒，通里攻下——温脾汤加减。

（4）水结湿阻证——理气通下，攻逐水饮——甘遂通结汤加减。

（5）虫积阻滞证——消导积滞，

驱蛔杀虫——驱蛔承气汤加减。

三、胆道感染与胆石症

（一）急性胆道感染

1. 西医病因病理

（1）急性胆囊炎

①急性单纯性胆囊炎：一般为急性胆囊炎的早期表现。多由胆汁淤积，浓缩的胆盐和溶血卵磷脂刺激胆囊黏膜产生的化学性炎症反应，主要为黏膜层的炎症。

②急性化脓性胆囊炎：急性单纯性胆囊炎继续发展，梗阻因素未能解除或继发严重的感染。炎症病理改变侵犯胆囊壁全层。

③急性坏疽性胆囊炎：为急性胆囊炎的晚期表现。

（2）急性胆管炎

①急性单纯性胆管炎：胆管壁黏膜充血水肿，胆汁淤积非脓性，略黏稠，胆管压力轻度升高。

②急性化脓性胆管炎：胆管壁黏膜糜烂，出现溃疡，胆管明显扩张，胆汁淤积，胆管内压力增高，管腔内充满脓性胆汁。

③急性重症胆管炎（ACST）：原称急性梗阻性化脓性胆管炎（AOSC），是胆道感染中最严重的一种类型。胆管梗阻、内压增高是急性重型胆管炎的主要病理基础。

2. 临床表现与检查

（1）急性胆囊炎：突发右上腹阵发性绞痛，常在饱餐、进油腻食物后或在夜间发作。疼痛常放射至右肩部、肩胛部和背部。伴恶心呕吐、厌食等。右上腹可有不同程度、不同范围的压痛、反跳痛及肌紧张，Murphy征阳性。

（2）急性梗阻性化脓性胆管炎：发病急骤、病情进展快，除具有一般胆道感染的Charcot三联征（腹痛、寒战高热、黄疸）外，还可出现休克、中枢神经系统受抑制表现，

即 Reynolds 五联征。

3. 西医治疗

（1）一般治疗：禁食，输液，纠正水、电解质及酸碱代谢失衡，全身支持治疗，选用广谱抗生素或联合用药。

（2）手术治疗：急诊手术适用于：①发病在 48～72 小时以内者。②经非手术治疗无效且病情恶化者。③怀疑有胆囊穿孔、弥漫性腹膜炎、急性化脓性胆管炎、急性坏死性胰腺炎等并发症者。手术方法包括：胆囊造口术、胆囊切除术、胆总管探查、T 型管引流术。

（3）非手术方法置管引流：包括胆囊穿刺置管术、经皮肝穿刺胆道置管引流术和经内镜鼻胆管引流术。

4. 中医辨证治疗

（1）蕴热证（肝胆蕴热）——疏肝清热，通下利胆——金铃子散合大柴胡汤加减。

（2）湿热证（肝胆湿热）——清胆利湿，通气通腑——茵陈蒿汤合大柴胡汤加减。

（3）热毒证（肝胆脓毒）——泻火解毒，通腑救逆——黄连解毒汤合茵陈蒿汤加减。

（二）胆石症

1. 临床表现与检查

临床症状取决于结石所在部位、胆道有无阻塞和阻塞的程度，以及有无感染。

（1）胆囊结石：阵发性绞痛，可向右肩胛部放射。

（2）肝外胆管结石：发作期间可表现为 Charcot 三联征，即腹痛、寒战高热和黄疸。

（3）肝内胆管结石：急性发作时肝区疼痛，寒战发热，可有轻度黄疸，肝区有叩击痛。

2. 西医治疗

（1）排石疗法：适应证为：①胆管结石直径＜1cm，胆管下端

无狭窄。②胆管或肝管多发小结石。③手术后胆管残余结石。④较小的胆囊结石，胆囊舒缩功能较好者。

（2）溶石疗法。

（3）取石疗法。

（4）外科手术：根据结石部位，分别采取胆囊切除术、胆总管切开取石术、T 型管引流术、胆肠吻合术及胆肺切除术等。

（5）碎石疗法：适应证：①症状性胆囊结石。②口服胆囊造影检查显示胆囊功能正常。③阴性胆结石。④胆囊内直径 0.5～2cm 的单颗结石，或直径 0.5～1cm 的多发结石。

3. 中医辨证治疗

（1）肝郁气滞证——疏肝利胆，理气开郁——金铃子散合大柴胡汤加减。

（2）肝胆湿热证——疏肝利胆，清热利湿——茵陈蒿汤合大柴胡汤加减。

（3）肝胆脓毒证——泻火解毒，养阴利胆——茵陈蒿汤合黄连解毒汤加减。

（4）肝阴不足证——滋阴柔肝，养血通络——一贯煎加减。

四、急性胰腺炎

1. 西医病因病理

水肿、出血和坏死是急性胰腺炎的基本病理改变。

（1）急性水肿性胰腺炎：病变多局限于胰体尾部。胰腺肿大变硬，被膜紧张。

（2）急性出血坏死性胰腺炎：病变以广泛的胰腺坏死、出血为特征，伴轻微炎症反应。

2. 临床表现

（1）主要症状：①腹痛：腹痛剧烈，起始于中上腹，也可偏重于右上腹或左上腹，放射至背部；累及全胰则呈腰带状向腰背部放射痛。

②恶心、呕吐。③腹胀。

（2）主要体征：①发热：初期呈中度发热，胰腺坏死伴感染时，高热为主要症状之一。②黄疸：仅见于少数病例。③腹腔继发症：坏死性胰腺炎压痛明显，并有肌紧张和反跳痛。④休克。⑤皮肤瘀斑：脐周、腰部可出现青紫色的不规则斑块。⑥手足搐搦。⑦呼吸窘迫综合征和多器官功能衰竭。

3. 临床分型

（1）轻症急性胰腺炎（MAP）：多为急性水肿性胰腺炎，具备急性胰腺炎的临床表现和生化改变。

（2）重症急性胰腺炎（SAP）：多为出血坏死性胰腺炎，具备急性胰腺炎的临床表现和生化改变，相继发生多器官功能障碍及局部并发症（胰腺坏死、胰腺脓肿、假性囊肿），或两者兼有。

（3）暴发性胰腺炎（FAP）：发病特别迅猛，来势凶险，一般于发病后24小时内即可发生多器官功能障碍。

4. 诊断与鉴别诊断

（1）诊断

①急性胰腺炎的诊断标准：临床上表现为急性、持续性腹痛（偶无腹痛），血清淀粉酶活性增高≥正常值上限3倍，影像学提示胰腺有或无形态改变，排除其他疾病者。

②重症急性胰腺炎的诊断标准：急性胰腺炎伴有脏器功能障碍，或出现坏死、脓肿或假性囊肿等局部并发症者，或两者兼有。常见腹部体征有上腹部明显的压痛、反跳痛、肌紧张、腹胀、肠鸣音减弱或消失。可有腹部包块，偶见腰肋部皮下瘀斑征（Grey-Turner 征）和脐周皮下瘀斑征（Cullen 征）。

（2）鉴别诊断

①消化道溃疡穿孔：有溃疡病史，初起即为持续性剧痛，腹肌紧

张呈板状腹，肝浊音界缩小或消失，腹部 X 线片示膈下有游离气体。

②急性胆囊炎：疼痛多在右上腹，呈绞痛样发作，向右肩背部放射，常比后腹痛稍有减轻，伴寒战发热、右上腹压痛、肌紧张。

③急性肠梗阻：多有手术或腹膜炎病史，伴有呕吐、不排便、不排气，可闻及气过水声或金属音，腹部透视有肠内气液平面、闭袢型肠梗阻影像等。

④急性肾绞痛：阵发性绞痛、血尿。

5. 西医治疗

（1）非手术治疗：①禁食。②胃肠减压。③补充血容量。④抑制胰腺分泌和抑制胰酶活性。⑤支持治疗。⑥防治感染。⑦腹腔灌洗。⑧脏器支持治疗。

（2）手术治疗：①胰腺坏死并发感染形成脓肿或出现败血症。②并发腹腔出血或出现假性囊肿破裂并发症。③系明确外科原因引起的胰腺炎。④非手术治疗临床无效的病例。

6. 中医辨证治疗

（1）肝郁气滞证（轻型急性胰腺炎）——疏肝理气，兼以清热燥湿通便——柴胡清肝饮、大柴胡汤或清胰汤Ⅰ号。

（2）脾胃实热证（重型急性胰腺炎）——清热泻火，通里逐秽，活血化瘀——大陷胸汤、大柴胡汤、清胰合剂。

（3）脾胃湿热证（胆道疾患并发之胰腺炎）——清热利湿，行气通下——龙胆泻肝汤、清胰汤Ⅰ号。

（4）蛔虫上扰证（胆道蛔虫引起的急性胰腺炎）——清热通里，制蛔驱虫——清胰汤Ⅱ号、乌梅汤等。

第十七单元　腹外疝

一、腹股沟斜疝

1.临床表现

（1）易复性斜疝：此型斜疝患者站立、行走、咳嗽或劳动时肿块出现，多呈带蒂状的梨形，并可降至阴囊或大阴唇。

（2）难复性斜疝：此型斜疝除坠胀感、牵引痛稍重外，其主要表现为包块不能完全回纳，尚有消化不良和便秘等症状。

（3）嵌顿性斜疝：此型斜疝常发生在高强度劳动、剧烈咳嗽及严重便秘等腹内压骤增时，主要表现为包块突然增大，伴有明显疼痛，包块变硬，无弹性，触痛明显，不能回纳；如此内容物为肠管，可出现腹部绞痛、恶心、呕吐、腹胀等急性肠梗阻或绞窄性肠梗阻症状；若疝内容物为大网膜，局部触痛较轻。

（4）绞窄性斜疝：疝一旦嵌顿则自行回纳的机会很少。在临床上嵌顿和绞窄是不能完全分开的两个发展阶段。

2.西医治疗

（1）非手术疗法：1岁以内的婴儿，因其腹肌可随身体发育逐渐强壮，疝有消失的可能，不需手术。

（2）手术疗法：包括疝高位结扎、疝修补术、疝成形术等。

二、腹股沟直疝

1.临床表现　多见于老年男性体弱者，其基本表现与斜疝相似，但其包块位于腹股沟内侧和耻骨结节的外上方，呈半球形，从不进入阴囊，不伴有疼痛及其他症状。

2.西医治疗　早期可试用疝带治疗，但手术加强腹股沟三角仍是

最有效的治疗手段。

三、股疝

1.临床表现　常在腹股沟韧带下方卵圆窝处出现一半球形肿块，一般约核桃大小，部分患者在久站或咳嗽时感到患处胀痛外，无明显其他症状，尤其是肥胖患者易被忽视。

2.西医治疗　股疝不能自愈，容易嵌顿，一旦嵌顿可迅速发展为绞窄疝，因此股疝确诊后应及时给予手术治疗。

第十八单元　肛肠疾病

一、痔

1.痔的分类与病理　临床上根据痔发生部位的不同，主要分为内痔、外痔和混合痔三种。

（1）内痔：是发生于齿线以上，由直肠上静脉丛淤血、扩张、屈曲所形成的柔软静脉团。内痔是肛门直肠疾病中最常见的一种疾病，以便血、坠胀、肿块脱出为主要临床表现。内痔无炎症时不痛，以坠胀、贫血。内痔表面为直肠黏膜所覆盖，好发于肛门右前、右后和左侧正中部位（即膀胱截石位3、7、11点处）。

内痔分期：

Ⅰ期内痔：无明显自觉症状，痔核小，便时滴血带血，或滴血量少，无痔核脱出，镜检痔核小，质软，色红。

Ⅱ期内痔：周期性、无痛性便血，呈滴血或射血状，量较多，痔后能自行还纳。

Ⅲ期内痔：便血少或无便血，痔核大，呈灰白色，便时痔核经常脱出肛外，甚至行走、咳嗽、喷嚏、站立时也会脱出肛门，不能自行还

纳，须用手托、平卧休息或热敷后方能复位。

Ⅳ期内痔（嵌顿性内痔）：平时或腹压稍大时痔核即脱出肛外，手托亦常不能复位，痔核经常位于肛外，易感染，可形成水肿、糜烂和坏死，疼痛剧烈。指诊肛门括约肌松弛，肛内可触及较大、质硬的痔核。镜检见痔核表面纤维组织增生变厚，呈灰白色。长期便血可引起贫血。

（2）外痔：是发生于齿线下，以自觉坠胀、疼痛和异物感为主要临床表现。常见外痔有结缔组织外痔（皮痔）、静脉曲张性外痔（血痔）、血栓性外痔（葡萄痔）。

（3）混合痔：是直肠上、下静脉丛淤血、扩张、屈曲、相互沟通吻合而形成的静脉团。

2. 临床表现与检查

（1）症状：便血、脱出、疼痛、肿胀、异物感、黏液外溢、瘙痒、便秘等。

（2）体征：血栓性外痔可见肛门缘周围有暗紫色椭圆形肿块突起，表面水肿。结缔组织外痔可见肛门缘有不规则赘皮突起。内痔或混合痔一般不能见之于外，当痔核脱出时，可见肿块呈暗紫色，时有活动性出血点。

（3）检查

①指诊：内痔可触及颗粒状、柔软肿块。血栓性外痔触之质硬，剧痛。

②肛门镜检查：无痔核脱出者，可用肛门镜检查。内痔可见直肠下端齿线上黏膜呈大小不等的圆形或椭圆形肿块，质软，色红；或黏膜变厚，肿块表面糜烂、渗出或粗糙，呈紫红色或暗红色，并有少量分泌物。有时肿块表面可见活动性出血点。

3. 西医治疗　以非手术治疗为

316　主。症状严重、反复发作者应手术

治疗。

（1）外治法：包括熏洗法、外敷法、塞药法、枯痔法。

（2）其他疗法：包括冷冻疗法、激光疗法、胶圈套扎疗法、结扎术。

（3）手术治疗

①痔切除术：适用于结缔组织性外痔和静脉曲张性外痔。

②血栓性外痔剥离术：适用于血栓性外痔痔核较大，血栓不易吸收，炎症后尽者。

③外痔剥离内痔结扎术：适用于混合痔。

④外切内注结扎术：适用于混合痔。

⑤吻合器痔上黏膜环切术：适用于Ⅱ～Ⅲ期内痔、环状痔和部分Ⅳ期内痔。

4. 中医辨证治疗

（1）风伤肠络证——清热凉血祛风——凉血地黄汤加减。

（2）湿热下注证——清热渗湿止血——脏连丸加减。

（3）气滞血瘀证——清热利湿，祛风活血——止痛如神汤加减。

（4）脾虚气陷证——补气升提——补中益气汤加减。

二、肛周脓肿

1. 西医病因病理　直肠肛管周围脓肿的常见致病菌有大肠杆菌、金黄色葡萄球菌、链球菌和绿脓杆菌，偶有厌氧菌和结核杆菌。直肠肛管周围脓肿的成因主要与肛窦感染有关。

脓肿包括：肛门周围皮下脓肿、坐骨直肠窝脓肿（坐骨直肠间隙脓肿）、骨盆直肠窝脓肿（骨盆直肠间隙脓肿）、直肠后间隙脓肿、直肠黏膜下脓肿。其中肛门周围皮下脓肿是最常见的一种脓肿。

2. 临床表现与检查

（1）症状

①肛门周围皮下脓肿：肛门周围皮下脓肿是最常见的一种脓肿，初起时局部发硬，继之红肿灼热或有压痛，或呈持续性跳痛，排便、受压或咳嗽时加重，行动不便，坐卧不安，全身感染症状不明显。

②坐骨直肠窝脓肿（坐骨直肠间隙脓肿）：初起即有发热、乏力、食欲不振、寒战、恶心等全身感染症状，随后局部症状加重，肛门灼热，红肿疼痛，疼痛呈持续性胀痛或跳痛，有明显深压痛，可有排尿困难，里急后重，便时疼痛加重。如不及时切开，脓可向下穿入肛管周围间隙，再由皮肤穿出，形成肛瘘。

③骨盆直肠间窝脓肿（骨盆直肠间隙脓肿）：发病缓慢，有持续性高热、头痛、恶心等全身症状，初起仅感会阴、直肠坠胀，便时尤为不适，便意频而难排泄，排尿困难，常无定位症状，肛周无异常表现。

④直肠后间隙脓肿：肛门外观正常，但直肠内有明显的坠胀感，骶尾部可产生钝痛，向臀部及下肢放射，在尾骨与肛门之间有明显的深部压痛，并可出现发热、周身不适等全身中毒症状。

⑤直肠黏膜下脓肿：直肠骨盆部直肠黏膜下脓肿，局部疼痛等症状不明显，全身发热等症状显著。直肠肛管部直肠黏膜下脓肿，局部疼痛、肿胀、压痛显著，全身症状不明显。

（2）体征：浅部脓肿肛门周围可见肿块，局部皮肤发红，有压痛，成脓后可触及波动感；深部脓肿则局部无明显肿块，红肿不明显，有压痛，不易触及波动感，穿刺可抽出脓液。

（3）检查

①直肠镜检查：直肠黏膜下脓肿可见直肠黏膜有明显的局限性肿胀、发红。

②B超、CT检查：深部脓肿穿刺未发现脓腔的，做B超或CT检查可发现脓腔。

3. 西医治疗

（1）非手术治疗

①抗感染，可联合选用2～3种对革兰染色阴性杆菌有效的抗生素。

②温水坐浴或局部理疗：改善局部微循环，促进炎症吸收和消散，减轻疼痛。

③口服泻剂或石蜡油：可以减轻排便疼痛。

（2）手术治疗

①切开引流术：适用于肛门周围皮下脓肿、肛管后脓肿和直肠黏膜下脓肿。

②切开挂线疗法：适用于坐骨直肠窝脓肿、肌间脓肿、骨盆直肠间隙脓肿和脓腔通过肛管直肠环者。

③分次手术：适用于体弱者之深部脓肿或脓肿无切开挂线条件的患者。

4. 中医辨证治疗

（1）热毒蕴结证——清热解毒，消肿止痛——仙方活命饮或黄连解毒汤加减。

（2）火毒炽盛证——清热解毒透脓——透脓散加减。

（3）阴虚毒恋证——养阴清热，祛湿解毒——青蒿鳖甲汤合三妙丸加减。

三、大肠癌

（一）结肠癌

1. 临床表现 早期无特异性表现，中期以后的主要症状有排便习惯或粪便形状改变、腹痛、腹部肿块、肠梗阻及全身慢性中毒症状。

（1）右半结肠癌：主要表现为贫血、腹部肿块、腹痛。

（2）左半结肠癌：主要表现为

便血、黏液便、肠梗阻。

2. 检查 X线气钡双重对比造影、纤维结肠镜检查。

3. 西医治疗

（1）早期采用以彻底手术切除为主的中西医综合疗法。

（2）术后有计划地进行化疗及配合中医治疗，最大限度地杀灭体内残留癌细胞。

（3）晚期失去手术时机，采用综合非手术疗法。

4. 中医辨证治疗

（1）气滞血瘀证——祛瘀散结，理气降逆——桃红四物汤加减。

（2）湿热下注证——清热，解毒，利湿——槐角地榆汤加味。

（3）正虚邪实证——补益气血，理气通腑——八珍汤合麻仁滋脾丸加减。

（4）脾肾两虚证——健脾益肾，扶正固本——益气固本解毒汤加减。

（二）直肠癌

1. 临床表现 ①排便习惯改变是常见的早期症状。②出血。③脓血便。④大便变细或变形：当出现肠管部分内容物通过障碍时，可有不全性肠梗阻表现。⑤转移征象：当肿瘤侵犯膀胱、前列腺时，可有尿频、尿痛、血尿等表现。骶前神经受侵犯可出现骶尾部持续性剧烈疼痛。直肠晚期或有肝转移时可出现肝大、黄疸、腹水、贫血、消瘦、浮肿及恶病质等。

2. 检查 大便隐血检查、直肠指诊、直肠镜检查、肿瘤标志物。

3. 中医辨证治疗

（1）脾虚湿热证——清热利湿，理气健脾——四妙散合白头翁汤加减。

（2）湿热瘀毒证——清热解毒，通腑化瘀，攻积祛湿——木香分气丸加减。

（3）脾肾寒湿证——祛寒胜湿，

健脾温肾——参苓白术散合吴茱萸汤加减。

（4）肾阳不固、痰湿凝聚证——益肺补肾，祛湿化痰——导痰汤加减。

第十九单元　泌尿与男性生殖系统疾病

一、泌尿系结石

1. 西医病因病理 一般认为尿中晶体过多（超饱和状态、草酸盐、尿酸盐、磷酸盐等）或晶体聚合抑制物质（焦磷酸盐、黏多糖、多肽、尿素等）减少，以及成核基质的存在是形成结石的三个主要因素。

（1）结石所在的部位

①肾结石：原发，位于肾盏或肾盂，单个或多个，可呈鹿角状（铸状）。

②输尿管结石：多来源于肾脏，可滞留于输尿管任何一段，以三个生理狭窄部为多见。

③膀胱结石：小儿及老人多为原发，其多来自上尿路，逐渐增大，可形成尿路中最大的结石。

④尿道结石：多来源于膀胱。

（2）结石引起的损害

①直接损害：结石较大而表面粗糙，易使黏膜损伤，形成溃疡。黏膜受到结石长期刺激可生成息肉，甚至癌变。

②梗阻：结石以上的输尿管、肾积水，被动地代偿性扩张、变性，甚至造成肾功能损害。

③感染：尿路被结石梗阻，尿液滞留，易继发感染，如肾盂肾炎、脓肾、肾周围炎、膀胱炎等。

2. 临床表现与检查

（1）临床表现

①上尿路结石：包括肾脏结石和输尿管结石。主要表现为疼痛

血尿、梗阻。

2）下尿路结石：包括膀胱结石和尿道结石。

①膀胱结石：排尿突然中断，疼痛时至阴茎头部和远端尿道，改变体位后可缓解症状。

②尿道结石：突发性尿线变细、尿流中断，甚至发生急性尿潴留。有时伴排尿痛，并放射至阴茎头部。部分尿道结石可在体表扪及。

（2）实验室检查

①尿常规：可见红细胞；pH值对判断结石成分有积极意义。

②尿培养：在合并感染时，可确定致病菌，并通过药敏试验指导用药。

③血、尿生化：测定血与尿中的钙、磷、尿素氮及肌酐清除率等，如有异常时，有助于分析结石形成的原因，并了解结石对肾功能的影响。

④结石成分分析：将已排出或取出的结石进行成分分析，确定其类型，可为以后的防治提供参考。

（3）影像学检查

①腹部平片：显示结石大小、个数、外形及透光程度，必要时可摄侧位片或断层片，以助确诊。

②静脉尿路造影：确定有无梗阻及结石与尿路的关系。

③B型超声波检查：有助于阴性结石的诊断。

④放射性核素检查：可显示无梗阻，梗阻的部位、程度及肾功能受损情况。

⑤逆行性肾盂造影：有助于了解尿路是否通畅、是否有阴性结石存在，并有助于肿瘤的鉴别。

3. 西医治疗

（1）一般治疗

①大量饮水：保持每天尿量在2000mL以上是预防结石形成和增大的最有效方法。

②调节饮食与尿pH值：含钙结石应限制含钙、草酸成分丰富的食物；尿酸结石不宜服用动物内脏等高嘌呤食物；对尿酸和胱氨酸结石者可口服枸橼酸钾、碳酸氢钠，以碱化尿液；感染性结石者可口服氯化铵酸化尿液，有预防作用。

③控制感染：结石梗阻时易继发感染，应进行尿液细菌学检查，并选择敏感抗生素抗感染治疗。

（2）肾绞痛的治疗：结石性肾绞痛疼痛剧烈，应及时处理。可选择下列方法：①消炎痛栓1粒，塞肛。②阿托品0.5mg，肌注。③哌替啶50mg，肌注。④黄体酮20mg，肌注。⑤针刺肾俞、足三里、三阴交、京门等穴。

（3）体外冲击波碎石：适用于直径大于0.6cm、小于2.5cm的上尿路结石。远端尿路梗阻、妊娠、出血性疾病、严重心脑血管病、安置心脏起搏器、血肌酐≥265μmol/L、急性尿路感染、育龄妇女下段输尿管结石等不宜使用。

（4）手术治疗：包括腔镜手术、开放手术。

4. 中医辨证治疗

（1）湿热蕴结证——清热利湿、通淋排石——八正散加减。

（2）气滞血瘀证——行气活血、通淋排石——金铃子散合石韦散加减。

（3）肾气不足证——补肾益气、通淋排石——济生肾气丸加减。

二、睾丸炎与附睾炎

1. 临床表现

（1）急性非特异性睾丸炎：多发于单侧。睾丸肿痛，程度由轻微不适到剧烈疼痛不等，向腹股沟放射，阴囊皮肤发红、肿胀。

（2）慢性非特异性睾丸炎：可由急性迁延而来，也可无急性期。

因长期轻度感染而形成。临床表现为局部不适，睾丸呈均匀轻度增大，发硬，与皮肤不粘连，输精管正常或稍发硬。

腮腺炎性睾丸炎：临床表现与非特异性睾丸炎相似，症状较轻。常在腮腺炎后4～7天发病，可由单侧累及双侧。伴鞘膜积液时，透光试验阳性。

（4）急性附睾炎：突发性阴囊疼痛，坠胀不适，患侧阴囊肿胀，阴囊皮肤发红、发热、疼痛，沿精索放射至腹股沟，甚至放射至腰部，疼痛剧烈，伴畏寒、高热等全身症状。附睾肿大发硬，触痛明显，附睾、睾丸界限不清，形成脓肿时可有波动感，脓溃则有瘘管。下腹部及腹股沟可有压痛。

（5）慢性附睾炎：阴囊轻度坠胀不适或疼痛，可放射至下腹部及同侧大腿内侧，休息后好转。患侧附睾局限性增厚、肿大，精索及输精管增粗，与睾丸界限清楚，前列腺变硬。

2. 西医治疗

（1）一般治疗（休息＋对症治疗）：急性期应卧床休息，托起阴囊，口服止痛退热药物，避免性生活与体力活动；慢性期合并前列腺炎的患者，可配合采用热水坐浴等疗法。注意保持会阴部清洁，避免睾丸损伤。

（2）药物治疗：根据细菌培养及药敏试验选择有效抗生素。腮腺炎性睾丸炎抗生素治疗无效，以对症治疗为主，必要时用退热止痛药。

（3）外治法（先冷后热敷）：早期可用冰袋敷于阴囊，以防止肿胀；后期用热敷，可加速炎症消退。附睾疼痛严重的患者可用0.5%利多卡因行精索封闭。

3. 中医辨证治疗

（1）湿热下注证——清热利湿，解毒消肿——龙胆泻肝汤加减。

（2）火毒炽盛证——清火解毒，活血透脓——仙方活命饮加减。

（3）寒湿凝滞证——温经散寒止痛——暖肝煎加减。

（4）脓出毒泄证——益气养阴，清热除湿——滋阴除湿汤加减。

三、前列腺炎

1. 临床表现与检查

（1）临床表现

1）急性细菌性前列腺炎

①全身炎性症状：起病突然，发热，寒战。血中白细胞计数明显增高。

②局部症状：腰骶部、会阴或耻骨上、腹股沟处坠胀、疼痛，排便或久坐后加重，可向腰背、下腹、大腿部放射。

③尿路症状：尿频、尿急、尿痛、尿滴沥、排尿不净及尿道脓性分泌物。

④直肠症状：里急后重，用力排便时肛门疼痛，尿道口溢出白色黏液。

⑤性功能障碍：性欲减退，阳痿，血精，性交痛。

⑥前列腺触诊：可触及肿大前列腺，触痛明显，整个或部分腺体坚韧，急性期不宜做前列腺按摩。

2）慢性前列腺炎

①疼痛：程度较轻，多为胀痛、抽痛，主要在会阴及腹股沟部，可放射至阴茎、睾丸、耻骨上和腰骶部，有时射精后疼痛和不适是突出特征。

②尿路症状：轻度尿频、尿急、尿痛，夜尿多，排尿时尿道内有异常感觉，如发痒、灼热、排尿不尽。

③尿道口滴白：多在尿末或大便时，于尿道口溢出白色黏液。还可于早起及运动后发生。

④性功能障碍：早泄，血精，性欲减退，性交痛。

前列腺触诊：腺体大小多正常或稍大，两侧叶不对称，表面软硬不均，中央沟存在。严重时前列腺压痛明显，腺体硬度增加或腺体缩小。

（2）检查

1）一般检查

①尿三杯试验：前列腺炎患者第一杯有碎屑和脓尿；第二杯较清晰；第三杯混浊，其中细菌和白细胞增多。

②前列腺液检查：显微镜下观察，每高倍视野白细胞10个以上或小于10个伴有成堆脓球，卵磷脂小体减少。

③前列腺液培养：可以鉴别细菌性和非细菌性前列腺炎。

④前列腺液pH值测定：慢性前列腺炎时pH值明显升高。

2）特殊检查

①免疫学检查：急性前列腺炎患者前列腺液IgA和IgG水平增高，慢性患者的前列腺液IgA增加最明显，其次为IgG。

②细菌学检查：细菌性前列腺炎患者ESP和VB3的细菌计数高于VB1和VB2；非细菌性前列腺炎患者的四种标本均无细菌。

2. 西医治疗

（1）一般治疗：合理安排生活起居，加强身体锻炼，增强体质，性生活有规律。注意饮食，不吃刺激性食物，禁酒戒烟，适量多饮水，保持大便通畅。避免久坐、久骑，注意休息。

（2）抗生素治疗：急性细菌性

前列腺炎患者对抗生素反应较好，首选复方新诺明。喹诺酮类抗生素治疗慢性前列腺炎效果较好，此类药物抗菌谱广，前列腺内浓度较血清中高。

（3）心理治疗：解释病情，增强患者信心，消除其顾虑，必要时应用镇静剂。

（4）外治法

①前列腺按摩：急性前列腺炎禁忌采用；慢性前列腺炎时按摩可改善局部血运，排出腺体内炎性分泌物。

②熏洗坐浴疗法：对充血性前列腺炎疗效肯定。温水坐浴和药物可促进盆腔的血运，改善局部微循环，促使炎症吸收。

③药物离子透入疗法：选择高敏、广谱抗生素或中药制剂，经直肠内或是肾联合应用直流电药物导入，治疗慢性前列腺炎，疗效满意。

④其他疗法：如针灸、敷贴疗法、直肠内给药法和物理疗法等。

3. 中医辨证治疗

（1）湿热下注证——清热利湿——八正散或龙胆泻肝汤加减。

（2）气滞血瘀证——活血化瘀，行气止痛——前列腺汤加减。

（3）阴虚火旺证——滋阴降火——知柏地黄汤加减。

（4）肾阳虚衰证——温补肾阳——济生肾气丸加减。

四、前列腺增生症

1. 临床表现

（1）症状：多于50岁后出现症状，尿频、夜尿次数增多、进行性排尿困难（是前列腺增生最重要的症状）、血尿、尿潴留。

（2）体征

1）直肠指检：可于直肠前壁触

及增生的前列腺。临床按前列腺增生情况分为三度：

Ⅰ度：前列腺大小为正常的1.5～2倍，质地中等，中央沟变浅，重量为20～25g。

Ⅱ度：前列腺大小为正常的2～3倍，质地中等，中央沟极浅，重量为25～50g。

Ⅲ度：前列腺大小为正常的3～4倍，质地硬韧，中央沟消失，重量为50～70g。

2）触诊：严重尿潴留时，耻骨上可触及肿大包块。梗阻引起严重肾积水时，上腹部两侧可触及肿大肾脏。

2. 西医治疗

（1）一般治疗：注意气候变化，防止受凉，预防感染，戒烟禁酒，不吃辛辣刺激性食物，保持平和心态，适当多饮水。

（2）药物治疗：①激素类药物。②α受体阻滞剂：特拉唑嗪。③植物药：普适泰和中药制剂。④降胆固醇药。

（3）手术治疗：前列腺增生患者出现严重梗阻时应考虑手术治疗。

（4）其他疗法：激光疗法、电磁波疗法等。

3. 中医辨证治疗

（1）湿热下注证——清热利湿，通闭利尿——八正散加减。

（2）气滞血瘀证——行气活血，通窍利尿——沉香散加减。

（3）脾肾气虚证——健脾温肾，益气利尿——补中益气汤加减。

（4）肾阳衰微证——温补肾阳，行气化水——济生肾气丸加减。

（5）肾阴亏虚证——滋补肾阴，清利小便——知柏地黄丸加减。

第二十单元　周围血管疾病

一、血栓闭塞性脉管炎

1. 西医病因病理

（1）早期多侵犯中小动、静脉，病情进展可波及腘、股、髂动脉和肱动脉，侵犯腹主动脉及内脏血管者罕见。

（2）病变呈节段性分布，两段之间血管比较正常。

（3）可分为急性期和慢性期，在急性期为急性动、静脉炎及其周围炎，并可波及伴随神经。

（4）当血管闭塞时会有侧支循环建立，如果代偿不足，或侧支血管痉挛，即可引起肢体循环障碍而出现发凉、麻木、疼痛、溃疡和坏疽。

2. 临床表现

（1）症状

①疼痛：疼痛是患者最突出的症状，"间歇性跛行"为其重要表现；静息痛为其特征。

②发凉：患肢发凉是早期的常见症状。

③感觉异常：患肢（趾、指）可出现发痒、针刺、麻木、灼热、酸胀感等。

（2）体征

①患肢颜色改变：病初患肢因缺血皮肤苍白。

②游走性血栓性浅静脉炎。

③营养障碍：皮肤干燥、皲裂脱屑，趾（指）甲变厚。

④动脉搏动减弱或消失。

⑤雷诺现象：患者早期受情绪刺激或受寒冷呈现指（趾）由苍白、潮红继而发绀的颜色变化。

⑥坏疽和溃疡：大多发生干性

坏疽，如继发感染即变为湿性坏疽。根据坏疽或溃疡的范围，可将其分为三级：

Ⅰ级：坏疽、溃疡只限于趾部。

Ⅱ级：坏疽、溃疡延及跖部（掌指）关节或趾（掌）部。

Ⅲ级：坏疽、溃疡延及全足背（掌背）或侵及踝（腕）关节或腿部。

3.西医治疗

（1）药物治疗

①扩血管药物：妥拉苏林、罂粟碱、烟酸。

②抗血小板聚集药：阿司匹林、潘生丁。

③改善微循环药物：前列腺素 E_1、己酮可可碱。

④止痛剂：非甾体类抗炎止痛药。

⑤抗生素：合并坏疽、溃疡时可适当选用。

（2）手术治疗：①腰交感神经节切除术。②血管重建术。③大网膜移植术。④截肢（趾、指）术。⑤神经压榨术。

（3）高压氧疗法。

4.中医辨证治疗

（1）寒湿证——温阳通脉，祛寒化湿——阳和汤加减。

（2）血瘀证——活血化瘀，通络止痛——桃红四物汤加减。

（3）热毒证——清热解毒，化瘀止痛——四妙勇安汤加减。

（4）气血两虚证——补气养血，益气通络——十全大补丸加减。

（5）肾虚证：肾阳虚者温补肾阳；肾阴虚者滋补肾阴——肾阳虚者桂附八味丸加减；肾阴虚者六味地黄丸加减。

二、动脉硬化性闭塞症

1.西医病因病理 目前本病的病因和发病机制尚未完全清楚。但是高血压、高脂血症、吸烟、糖尿病、肥胖等是其高危因素。

2.临床表现

（1）症状：早期的症状主要为肢体发凉、间歇性跛行，可有肢体麻木、沉重无力、酸痛、刺痛及烧灼感，继而出现静息痛。

（2）体征：

①皮肤温度下降。

②皮肤颜色变化：初期一般呈苍白，如时间久者可出现潮红、青紫等。

③肢体失养：主要表现为肌萎缩、皮肤萎缩变薄、骨质疏松、发脱落、趾甲增厚变形、坏疽或溃疡。

④动脉搏动减弱或消失：根据闭塞部位，可扪及胫后动脉、足背动脉及腘动脉、股动脉搏动减弱或消失。

3.西医治疗

（1）非手术治疗：①降血脂。②扩血管。③抗凝祛聚。④去纤溶栓。

⑤其他，如抗生素应用、体液补充等。

（2）手术疗法：①经皮腔内血管成形术。②动脉旁路转流术。③动脉内膜剥脱术。④截肢术。

4.中医辨证治疗

（1）寒凝血脉证——温经散寒，活血化瘀——阳和汤加减。

（2）血瘀脉络证——活血化瘀，通络止痛——桃红四物汤加减。

（3）热毒伤阴证——清热解毒，利湿通络——四妙勇安汤加减。

（4）脾肾阳虚证——补脾健脾，益气活血——八珍汤合左归丸或右

中西外

归丸加减。

三、单纯性下肢静脉曲张

1.临床表现

（1）症状

①患肢浅静脉隆起、扩张、迂曲，状如蚯蚓，严重者可于静脉迂曲处触及"静脉结石"。

②患肢沉重感、酸胀感，时有疼痛。尤其当患者行走久时由于血液倒流而致静脉淤积加重，回流受影响而出现诸症状。

（2）体征

①患肢小腿下段、足踝部或足背部肿胀，并可有压陷痕。

②皮肤营养变化：可出现皮肤变薄、色素沉着（多在足靴区），湿疹样皮炎和溃疡形成。

③血栓性浅静脉炎：由于血液淤积，血流缓慢，在曲张静脉处形成血栓而出现局部索状红肿，并有压痛。

④出血：由于外伤或小静脉自发破裂而破处发出血。

⑤下肢静脉功能试验：深静脉通畅试验、大隐静脉瓣膜功能试验、交通静脉瓣膜功能试验。

2.诊断

（1）家族史或长期站立、寒冷刺激等病史。

（2）肢体有曲张或呈团块样的静脉。

（3）足靴区可出现营养不良情况，如色素沉着、溃疡等。

（4）大隐静脉瓣膜功能试验、深静脉通畅试验及深浅静脉交通支试验提示大隐静脉或小隐静脉瓣膜功能不全，并可有交通支瓣膜功能不全。

3.西医治疗

（1）一般措施。

（2）手术治疗。

（3）硬化剂注射和压迫疗法。

（4）并发症处理：①血栓性浅静脉炎：可给予局部外用肝素钠乳膏或局部热敷治疗，抗生素对感染性静脉炎有效。②溃疡形成：局部湿敷利凡诺等外用药物，如面积大也可考虑清创后植皮。③曲张静脉破裂出血：抬高患肢和加压包扎即可止血，无须特殊用药。

4.中医辨证治疗

（1）气血瘀滞证——行气活血，祛瘀除滞——柴胡疏肝散加减。

（2）湿热瘀阻证——清热利湿，活血祛瘀——萆薢渗湿汤合大黄䗪虫丸加减。

第二十一单元　皮肤及性传播疾病

一、带状疱疹

1.临床表现

（1）季节：本病好发于春秋季节。

（2）年龄：多见于青壮年人，小儿少见。

（3）症状：发病前患部感觉过敏、灼热刺痛，伴全身不适等前驱症状，2～5天后局部出现皮损。

（4）皮损：不规则红斑，继而出现簇集性丘疱疹，迅速变为水疱，疱壁紧张光亮，数日后疱液混浊或呈血性，疱壁较厚不易破溃，5～10天疱疹干瘪结痂而自愈。

（5）分布：皮疹多沿某一周围神经分布，呈带状排列，发于身体一侧，不超过正中线。神经痛为本病的特征之一。

2.西医治疗

（1）全身治疗

①抗病毒药物：阿昔洛韦。

②止痛药物：芬必得、卡马

西平。

③维生素药物：维生素B。

④免疫调节剂：干扰素。

⑤皮质类固醇激素：泼尼松。

（2）局部治疗

①2%龙胆紫溶液，或阿昔洛韦软膏、3%～5%无环鸟苷霜、3%阿糖胞苷霜等外涂。眼带状疱疹可用0.5%阿昔洛韦溶液、0.5%～1%疱疹净溶液点眼，或3%无环鸟苷软膏涂眼。

②有感染者可用0.5%雷佛奴尔溶液、0.1%新霉素溶液湿敷。

3.中医辨证治疗

（1）肝经郁热证——清泻肝火，解毒止痛——龙胆泻肝汤加减。

（2）脾虚湿蕴证——健脾利湿，清热解毒——除湿胃苓汤加减。

（3）气滞血瘀证——理气活血，通络止痛——柴胡疏肝散合桃红四物汤加减。

二、癣

1.临床表现

（1）头癣

①黄癣：初起毛发根部红色丘疹或脓疱，干后形成黄痂，逐渐增厚扩大，形成碟形黄癣痂，边缘翘起，中心微凹，上有毛发穿过。剥去痂皮，其下为鲜红湿润的糜烂面或浅表溃疡，有特殊的鼠尿臭味。病发失去光泽，易于脱落，但不折断，若不及时治疗，毛囊受到破坏而形成萎缩性瘢痕，遗留永久性脱发，严重时只在头皮的边缘保留余的头发。患者自觉瘙痒剧烈，有继发感染时可伴发热、局部淋巴结肿大。黄癣菌也可侵犯头皮外的光滑皮肤及甲部，偶见侵犯内脏器官。

②白癣：好发于头顶中间，也可在额顶部或枕部。开始时为大小

不一的灰白色鳞屑性斑片，圆形或椭圆形，时有瘙痒，其上头发失去光泽，白色斑片日久蔓延扩大，形成大片。患部头发一般距头皮2～4mm处折断，根部有一白色菌鞘围绕，为真菌孢子寄生于发外形成，断发极易拔除，患部头发无炎症反应。病程缠绵，迁延数年不愈，但至青春期，大多自愈，新发再生，不留瘢痕。若患处发生感染化脓时，则该处头发永不再生而留有瘢痕。

③黑点癣：发病初起为散在性、局限性点状红斑，以后发展为大小不等的圆形或不规则形灰白色鳞屑斑，边缘清楚。病发长出头皮后即折断，远望形如黑点，自觉瘙痒。本病进展缓慢，可经年累月不愈，因毛囊被破坏而形成瘢痕。黑头癣除发生于头皮外，亦可侵犯光滑的皮肤及指（趾）甲。

（2）手足癣

1）足癣

①水疱型：多发生在趾间、足跖及其侧缘。皮损为聚集或散在的深在性皮下水疱，壁厚发亮，感觉瘙痒。数天后干燥脱屑或融合成多房性水疱，撕去疱壁可露出蜂窝状基底及鲜红色糜烂面。

②浸渍糜烂型：发生于趾缝间，尤以4、5趾间多见。表现为趾间潮湿，皮肤浸渍发白，如将白皮剥去，基底呈鲜红色，可有少量淋巴液，瘙痒剧烈。此型易继发感染，并发急性淋巴管炎、丹毒。

③鳞屑角化型：以足跟、足跖及其侧缘多见。角质层增厚、粗糙、脱屑、干燥。冬季易发生皲裂，疼痛明显。本型多见于病程长、年龄大的患者。

2）手癣：皮损初起为掌心或指缝水疱或掌部皮肤角化脱屑、水疱。

水疱破后干涸，叠起白屑，中心向愈，四周继发水疱，并可延及手背、腕部。自觉瘙痒，反复发作手掌皮肤肥厚、皲裂疼痛。损害若侵及指甲，可使甲板增厚或萎缩翘起，色灰白而成甲癣（灰指甲）。

3）体癣：好发于夏季，冬季常好转。皮疹好发于颜面及颈部，亦可发生于躯干、四肢等处。损害为圆形或钱币形红斑，数目不定，病灶中央常自愈，周边稍隆起，呈活动性，有炎性丘疹、小疱、痂皮、鳞屑等。可形成环形，有时亦可互相融合成多环形或损害中央发生新皮疹而形成同心环状。自觉瘙痒，可反复发作。

股癣多发生在男性成年人，主要发生在腹股沟内侧与阴囊相接触的大腿根部及臀部。皮疹与体癣相似，两侧对称发生，患者自觉剧痒。患处由于搔抓或摩擦、潮湿浸烂，呈湿疹样改变，慢性阶段皮损可以出现苔藓化。胖人、多汗者病情较为严重。

2. 鉴别诊断

（1）头癣

①头皮脂溢性皮炎：好发于青年人；皮损为白色鳞屑堆积，搔抓脱落，脱发而不断发；无传染性；真菌检查阴性。

②银屑病：头部皮损为大小不一略高起的银白色鳞屑性斑块，边界清楚，刮去鳞屑可见出血点，无断发及白色菌鞘；真菌镜检阴性。

③头癣：头部皮损有丘疱疹、糜烂、渗出、结痂等多形损害，瘙痒，一般不脱发；真菌镜检阳性。

（2）手足癣

①手足部湿疹：常对称发生，皮疹为多形性，边界不清，瘙痒剧烈，反复发作；真菌检查阴性。

②汗疱疹：多发生于手足多汗患者，对称发生深在性小水疱，瘙痒及烧灼感；好发于春秋季，常每年定期反复发作；真菌检查阴性。

（3）体癣

①玫瑰糠疹：好发于躯干及四肢近心端，皮疹呈椭圆形，皮疹长轴与皮纹一致，常先出现母斑；真菌检查阴性。

②银屑病：皮疹有时呈环形，基底为淡红色浸润性斑块，上覆以多层银白色鳞屑，刮去鳞屑后有薄膜现象和点状出血；好发于头部、躯干和四肢；一般冬重夏轻；真菌检查阴性。

3. 西医治疗

（1）头癣

①抗菌疗法：常用药物有灰黄霉素和酮康唑，以灰黄霉素为首选。服药期间应避免服用抑制胃液分泌的药物，定期检查肝功能。其他抗真菌药物如伊曲康唑、疗霉舒等亦可酌情采用。

②局部治疗：常用药物有2.5%～5%碘酊、10%硫黄软膏、复方苯甲酸软膏、硝酸咪康唑霜剂及洗剂等。上述药物可任选一种，或数种交替外用，擦药时擦遍全头，一般用药5～7周，直到临床症状消失后2周为止，不得中途间断。黄癣患者若菌痂很厚时，应先以油剂除去菌痂，再外擦药物。

（2）手足癣

①全身治疗：适用于病情较重及反复发作患者，可选用酮康唑、伊曲康唑、特比萘芬或氟康唑等抗真菌药物口服。

②局部治疗

水疱型：选用1%～3%益康唑、克霉唑、联苯苄唑霜及复方苯甲酸搽剂、复方雷锁辛搽剂等外用。

浸渍糜烂型：选用高锰酸钾溶液（1∶6000～1∶4000）热浸或醋酸铅液（1∶2000）湿敷。外搽作用比较温和的制剂如复方雷锌牵搽剂、2%咪唑霜等。

鳞屑角化型：先用角质剥脱剂，如10%水杨酸软膏、30%～40%尿素软膏，待角化减轻后，再用咪唑类抗真菌药物。

不论用哪种外用药，均需坚持连续治疗1～2个月。如伴发感染，可外用抗炎药物。

（3）体癣

①全身治疗：全身泛发性癣可选用伊曲康唑、特比萘芬、酮康唑、氟康唑等抗真菌药内服。

②局部治疗：酌情外搽复方苯甲酸搽剂或软膏（怀氏搽剂或软膏）、复方雷锌牵搽剂（卡氏搽剂）、3%咪唑霜、1%～2%克霉唑霜、酮康唑霜、联苯苄唑霜、特比萘芬软膏等。

4. 中医辨证治疗

（1）头癣

虫毒湿聚证——祛风除湿，杀虫止痒——苦参汤加减。

（2）手足癣

①湿热蕴结证——清热利湿，解毒消肿——草薢化毒汤合五神汤加减。

②血虚风燥证——养血祛风——当归饮子加减。

（3）体癣

湿热下注证——清热利湿，祛风止痒——龙胆泻肝汤加减。

三、湿疹

1. 临床表现

（1）急性湿疹：起病较快。皮损呈多形性，对称分布，以头、面、四肢远端、阴囊等处多见，可泛发

全身。自觉灼热、剧烈瘙痒。可发展成亚急性或慢性湿疹。

（2）亚急性湿疹：常由急性湿疹病程迁延所致。皮损渗出较少，以丘疹、丘疱疹、结痂、鳞屑为主。有轻度糜烂，颜色较暗红。自觉瘙痒剧烈。

（3）慢性湿疹：常由急性湿疹或亚急性湿疹长期不愈转化而来。皮损多局限于某一部位，境界清楚，有明显的肥厚浸润，表面粗糙，呈苔藓样变，颜色褐红或褐色，伴有丘疱疹、痂皮、抓痕。常反复发作，时轻时重，有阵发性瘙痒。

2. 鉴别诊断

（1）牛皮癣：应与慢性湿疹相鉴别。本病好发于颈项、肘、尾骶部，皮损分布常不对称；有典型的苔藓样变，皮损倾向干燥；无多形性损害。

（2）鹅掌风、脚湿气：应与手足部的湿疹相鉴别。鹅掌风、脚湿气多从单侧发病，好发于掌跖或趾间，有小水疱、脱屑等，向对侧传染蔓延。真菌镜检呈阳性。

3. 西医治疗

（1）全身治疗：①抗组胺类药物：西替利嗪、开瑞坦。②镇静剂：多塞平。③非特异性脱敏疗法。④普鲁卡因静脉注射。⑤皮质类固醇激素。⑥抗生素应用。

（2）局部治疗

①急性湿疹：急性红肿，有大量浆液或脓液，痂皮糜烂或溃疡，宜用药湿敷；急性红肿，有丘疹、水疱，甚至脓疱疹，但无糜烂面或溢液，则采用干燥疗法。

②亚急性湿疹：炎症不显著或稍有溢液，宜用糊剂。

③慢性湿疹：以止痒、抑制表皮细胞增生、促进真皮炎症浸润吸

收为原则。常用软膏。

4. 中医辨证治疗

（1）湿热浸淫证——清热利湿——萆薢渗湿汤合三妙丸加减。

（2）脾虚湿蕴证——健脾利湿——除湿胃苓汤加减。

（3）血虚风燥证——养血润肤，祛风止痒——当归饮子加减。

四、荨麻疹

1. 临床表现

（1）急性荨麻疹：皮疹为大小不等的风团，色鲜红，也可为苍白色，孤立、散在或融合成片，数小时内风团减轻，变为红斑而渐消失。

（2）慢性荨麻疹：全身症状一般较轻，风团时多时少，反复发生，病程在 6 周以上。大多数患者不能找到病因，有约 50% 的患者在 5 年内病情减轻，约 20% 的患者病程可长达 20 年以上。

（3）特殊类型荨麻疹

①皮肤划痕症：亦称人工荨麻疹。用钝器划或用手搔抓皮肤后，沿着划痕发生条状隆起，并有瘙痒，不久即消退。

②寒冷性荨麻疹：较常见。可分为家族性（较罕见）和获得性两种。好发于面部、手背部等暴露部位，在接触冷物、冷空气、冷风或食冷物后，发生红斑、风团，有轻到中度瘙痒。

③胆碱能性荨麻疹：即小丘疹状荨麻疹。在热水浴、进食辛辣的食物、饮料、饮酒，情绪紧张，工作紧张，剧烈运动等刺激后数分钟发生风团。

④压迫性荨麻疹：身体受压部位如臀部、上肢、掌拓等处受一定压力后，4～8 小时局部发生肿胀性斑块，累及真皮和皮下组织，多数

有痒感，或灼痛、刺痛等。

2. 鉴别诊断

（1）丘疹性荨麻疹：为散在、稍坚硬、顶端有小疱的丘疹，周围有纺锤形红晕，自觉瘙痒。本病瘙痒剧烈，多数认为与昆虫叮咬有关。儿童多见。

（2）阑尾炎：伴有腹痛的荨麻疹需要与外科急腹症如阑尾炎等相鉴别。后者右下腹疼痛较著，有压痛，血白细胞计数和中性粒细胞比例明显增高。

3. 西医治疗

（1）急性荨麻疹：可选用 1～2 种抗组胺药物。严重者可短期内应用皮质类固醇激素。

（2）慢性荨麻疹：应积极寻找病因，一般以抗组胺药物治疗为主，可根据风团发生的时间决定给药的时间。

（3）特殊类型荨麻疹：常选用兼有抗 5- 羟色胺、抗乙酰胆碱的抗组胺药物，或与肥大细胞膜稳定剂联合应用。

4. 中医辨证治疗

（1）风寒束表证——疏风散寒，调和营卫——麻黄桂枝各半汤加减。

（2）风热犯表证——疏风清热，解表止痒——消风散加减。

（3）胃肠湿热证——疏风解表，通腑泄热——防风通圣散加减。

（4）血虚风燥证——养血祛风，润燥止痒——当归饮子加减。

五、皮肤瘙痒症

1. 临床表现

（1）全身性瘙痒症：最初瘙痒仅局限于一处，进而逐渐扩展至身体之大部或全身。瘙痒常为阵发性，以夜间为重。

（2）局限性瘙痒症：①肛门

瘙痒症。②阴囊瘙痒症。③女阴瘙痒症。

2. 诊断与鉴别诊断

（1）诊断：全身性或局限性皮肤瘙痒，仅有继发改变而无原发性皮肤损害。

（2）鉴别诊断

①虱病：虽有全身皮肤瘙痒，但主要发生在头部、阴部，并可找到成虫或虱卵，有传染性。

②疥疮：好发于皮肤皱褶处，皮疹以针尖大小丘疹为主，隧道一端可挑出疥螨。

3. 西医治疗

（1）全身治疗：①抗组胺类药物：开瑞坦、西替利嗪。②普鲁卡因静脉封闭、钙剂或硫代硫酸钠静脉注射、组织胺蛋白皮下注射对全身性瘙痒可能有效。③老年患者可用性激素治疗。

（2）局部治疗：外用药物治疗根据病情选用含止痒剂的炉甘石洗剂、达克罗宁洗剂或乳剂、薄荷脑软膏、苯唑卡因软膏、糠馏油、黑豆馏油霜、皮质类固醇激素软膏或霜剂等进行治疗。

（3）物理疗法：可选用紫外线照射、皮下输氧、淀粉浴、糠浴或矿泉浴等。

4. 中医辨证治疗

（1）风热血热证——疏风清热，凉血止痒——消风散合四物汤加减。

（2）湿热蕴结证——清热利湿止痒——龙胆泻肝汤加减。

（3）血虚肝旺证——养血润燥，祛风止痒——当归饮子加减。

六、银屑病

1. 诊断

（1）寻常型银屑病：根据好发部位、层层银白色鳞屑、薄膜现象、

点状出血等易诊断。

（2）脓疱型银屑病：主要是在寻常型银屑病基础上出现多数小脓疱，且反复发生。

（3）关节病型银屑病：与寻常型银屑病或脓疱型银屑病同时发生，大、小关节可以同时发病，特别是指关节易发病。关节症状的轻重随皮损的轻重而变化。

（4）红皮病型银屑病：皮肤弥漫性发红、干燥，覆以薄鳞屑，有正常皮岛，有银屑病史，易诊断。

2. 鉴别诊断

（1）风热疮：好发于躯干、四肢近端；特征性皮疹为椭圆形红斑，上覆糠秕状鳞屑，长轴与皮纹走向一致，无薄膜及筛状出血现象。

（2）慢性湿疹：皮疹好发于四肢屈侧，皮损肥厚粗糙，有色素沉着，鳞屑较少，瘙痒剧烈。

（3）白屑风：皮疹多发于头面，红斑边界不清，鳞屑多呈油腻性，无筛状出血；头引不呈束状，病久有脱发现象。

3. 西医治疗

（1）维生素类药：复合维生素B、维生素C。

（2）抗肿瘤药：甲氨蝶呤。

（3）免疫疗法：环孢素A。

（4）皮质激素。

（5）封闭疗法：静脉封闭。

（6）抗生素：大环内酯类抗生素。

4. 中医辨证治疗

（1）风热血燥证——清热凉血，祛风润燥——凉血地黄汤加减。

（2）血虚风燥证——养血和血，祛风润燥——当归饮子加减。

（3）瘀滞肌肤证——活血化瘀，祛风止痒——桃红四物汤加减。

（4）湿热蕴阻证——清热利湿，

和营通络——萆薢渗湿汤加减。

（5）火毒炽盛证——凉血清热解毒——清营汤加减。

七、白癜风

1.临床表现 皮损为局部色素脱失斑，呈乳白色斑点或斑片，境界清楚，边缘褐色，皮损区内毛发可变白，但无皮肤萎缩、硬化及脱屑等变化。患处经日光曝晒后，特别是浅色肤种患者易产生潮红、疼痛、甚至起水疱。

进行期皮损可逐渐扩大，境界欠清，有时机械性刺激如压力、摩擦或过紧的腰带亦可促使白斑出现（同形反应）。稳定期皮损停止发展，边缘色素增加，或中央出现岛状褐色斑点。

皮损可发于任何部位，但多见于面、颈、手背、躯干、外生殖器等部位。

2.诊断与鉴别诊断

（1）诊断：根据脱色斑为后天性，呈乳白色，周边有色素沉着带，无自觉症状，可诊断本病。

（2）鉴别诊断

①单纯糠疹：皮损淡白或灰白色，为局限性色素减退斑，其上覆少量灰白色糠状鳞屑，边界不清；多发于面部，其他部位很少累及；儿童多见。

②花斑癣：皮损淡白或紫白色，呈边界清楚的圆形或卵圆形，上覆细碎鳞屑，病变处毛发不变白色；皮损处真菌镜检可呈阳性；多发于颈、躯干、双上肢；男性青壮年或多汗者多见。

③贫血痣：皮损淡白，为先天性局部血管功能缺陷，一般单侧分布，以手摩擦局部则周围皮肤发红而白斑不红；多发于躯干；女性出生时或幼年多见。

3.西医治疗

（1）补骨脂素及其衍生物。

（2）皮质类固醇激素。

（3）自体表皮移植。

4.中医辨证治疗

（1）气血不和证——调和气血，消风通络——柴胡疏肝散加减。

（2）肝肾不足证——滋补肝肾，养血祛风——六味地黄汤加减。

八、淋病

1.临床表现 有不洁性交或间接接触传染史。潜伏期一般为2～10天，平均为3～5天。

（1）男性淋病

①急性淋病：尿道口红肿发痒、刺痛。尿道口溢脓，开始为浆液性分泌物，以后逐渐出现黄色黏稠的脓性分泌物。

②慢性淋病：表现为尿痛轻微，常可见终末血尿。尿道外口不见排脓，挤压阴茎根部或用手指压迫会阴部，尿道外口仅见少量稀薄浆液性分泌物。

（2）女性淋病

①急性淋病：主要类型有淋菌性宫颈炎、淋菌性尿道炎、淋菌性前庭大腺炎。

②慢性淋病：常见下列情况：①幼女淋菌性外阴阴道炎。②女性淋病若炎症波及盆腔等处，则易并发盆腔炎、输卵管炎、子宫内膜炎。③播散性淋病。④其他部位的淋病。

2.西医治疗 青霉素类、壮观霉素、喹诺酮类。

3.中医辨证治疗

（1）湿热毒蕴证（急性淋病）——清热利湿，解毒化浊——龙胆泻肝汤酌加土茯苓、红藤、草薢等，热毒入络者合清营汤加减。

（2）阴虚毒恋证（慢性淋病）——滋阴降火，利湿祛浊——知柏地黄丸酌加土茯苓、草薢等。

九、梅毒

1. 临床表现

（1）一期梅毒：主要表现为疳疮（硬下疳），发生于不洁性交之后2～4周，常发生在外生殖器部位。男性多发生在阴茎的包皮、冠状沟、系带或龟头上。

（2）二期梅毒：主要表现为杨梅疮（杨梅疹、扁平湿疣），一般发生在感染后7～10周或硬下疳出现后6～8周。早期症状有流感样综合征，表现为头痛、恶寒、低热、食欲差、乏力、肌肉及骨关节疼痛，全身淋巴结肿大，继而出现皮肤黏膜损害、骨损害、眼梅毒、神经梅毒等。

（3）三期梅毒：亦称晚期梅毒（树胶样肿）。此期特点为病程长，易复发，常侵犯多个脏器。

（4）潜伏梅毒（隐性梅毒）：梅毒未经治疗或用药剂量不足，无临床症状，血清反应阳性，排除其他可引起血清阳性反应的疾病存在，脑脊液正常，称为潜伏梅毒。

（5）胎传梅毒（先天梅毒）：是母体内的梅毒螺旋体由血液通过胎盘传到胎儿血液中，导致胎儿感染的梅毒。

3. 西医治疗 抗生素治疗，首选青霉素类药物。

4. 中医辨证治疗

（1）肝经湿热证（多见于一期梅毒）——清热利湿，解毒驱梅——龙胆泻肝汤加减。

（2）血热蕴毒证（多见于二期梅毒）——凉血解毒，泄热散瘀——清营汤合桃红四物汤加减。

（3）毒结筋骨证（见于杨梅结毒）——活血解毒，通络止痛——五虎汤加减。

（4）肝肾亏损证（见于三期梅毒脊髓痨）——滋补肝肾，填髓息风——地黄饮子加减。

（5）心肾亏虚证（见于心血管梅毒）——养心补肾，祛瘀通阳——苓桂术甘汤加减。

十、尖锐湿疣

1. 临床表现 潜伏期1～12个月，平均3个月。

（1）性接触史：患者多有不洁性接触史或夫妇同病。

（2）好发部位：男性好发于阴茎龟头、冠状沟、系带；同性恋者发生于肛门、直肠；女性好发于外阴、阴蒂、宫颈、阴道和肛门。

（3）临床特点：初为淡红色丘疹，逐渐增大，融合成乳头状、菜花状或鸡冠状增生突起，表面湿润，根部有蒂，易出血。

（4）醋酸白试验：用3%～5%的醋酸液涂擦或湿敷3～10分钟，阳性者局部变白，病灶稍隆起，在放大镜下观察更明显。

2. 鉴别诊断

（1）假性湿疣：多发生于20～30岁的女性外阴，特别是小阴唇内侧和阴道前庭；皮损为直径1～2mm大小的白色或淡红色小丘疹，表面光滑，群集分布，无自觉症状。

（2）扁平湿疣：为梅毒常见的皮肤损害，皮损为扁平而湿润的丘疹，表面光滑，成片或成簇分布，皮损内可找到梅毒螺旋体。梅毒血清反应强阳性。

（3）阴茎珍珠状丘疹：多见于青壮年。皮损为冠状沟部珍珠样半

中西外

透明小丘疹，呈半球状、圆锥状或不规则状，色白或淡黄、淡红，沿冠状沟排列成一行或数行，或包绕一周，无自觉症状。

3. 西医治疗

（1）口服或注射可选用无环鸟苷、病毒唑、聚肌胞、干扰素等抗病毒药物和免疫增强剂。

（2）外涂可根据病情选用足叶草脂素（疣脱欣）、1%～5%5-氟尿嘧啶、30%～50%三氯醋酸或3%～5%酞丁胺等涂敷于疣体表面。

（3）使用激光、冷冻、电灼疗法时注意不要过度治疗，避免损害正常皮肤黏膜和导致瘢痕形成，预防感染。

（4）疣体较大者可手术切除。

4. 中医辨证治疗

（1）湿毒下注证——利湿化浊，清热解毒——草薢化毒汤加黄柏、土茯苓、大青叶。

（2）湿热毒蕴证——清热解毒，化浊利湿——黄连解毒汤加苦参、草薢、土茯苓、大青叶、马齿苋等。

中西医结合妇产科学

第一单元　女性生殖系统解剖

内、外生殖器

1. 外阴的范围和组成　外阴是指生殖器的外露部分，分为两股内侧从耻骨联合至会阴之间的区域，包括阴阜、大小阴唇、阴蒂和阴道前庭。

2. 内生殖器及其功能　女性生殖器包括阴道、子宫、输卵管及卵巢。后两者常被称为子宫附件。

3. 中医对女性生殖器的认识　女性具有不同于男子的生殖脏器——胞宫，当进入青春期后胞宫逐渐发育成熟，具备了产生月经和孕育胎儿的功能，并形成了泌带液、促分娩、排恶露等功能。胞宫为奇恒之腑，与脏腑无表里配属的关系，不能直接接受脏腑化生的气血，只能通过奇经中起源于胞宫的冲、任、督三脉与十二正经相交会，与脏腑间接发生联系，从而使脏腑化生的气血供养胞宫，使胞宫具有生殖能力。

第二单元　女性生殖系统生理

一、妇女一生各生理阶段分期

根据年龄和生理特点分为七个阶段：胎儿期、新生儿期、儿童期、青春期、性成熟期、绝经过渡期、绝经后期。

二、卵巢功能及其周期性变化

1. 卵巢的功能　卵巢是女性的一对性腺，具有产生卵子并排卵的生殖功能和产生女性激素的内分泌功能。

2. 卵巢的周期性变化　从青春期开始至绝经前，卵巢在形态和功能上发生周期性变化，称为卵巢周期。

（1）卵泡的发育及成熟：进入青春期后，卵泡由自主发育至成熟的过程依赖促性腺激素的刺激。性成熟期每月发育一批（3～11个）卵泡，经过募集、选择，一般只有一个优势卵泡可达完全成熟并排出卵子。其余的卵泡发育到一定程度通过细胞凋亡机制自行退化，称为卵泡闭锁。妇女一生中一般只有400～500个卵泡发育成熟并排卵。

根据卵泡的形态、大小、生长速度和组织学特征，其生长主要经历始基卵泡、窦前卵泡、窦状卵泡、排卵前卵泡（即成熟卵泡）四个阶段。

成熟卵泡直径可达15～20mm，其结构自外向内依次是卵泡外膜、卵泡内膜、颗粒细胞、卵泡腔、卵丘、放射冠、透明带。

（2）排卵：卵细胞及其周围的透明带、放射冠和卵丘共同形成的卵冠丘复合体一起排出的过程称为排卵。排卵过程包括卵母细胞完成第一次减数分裂和卵泡壁胶原层的分解及小孔形成后卵子的排出活动。排卵多发生在下次月经来潮前14日左右。卵子可由两侧卵巢轮流排出，也可由一侧卵巢连续排出。

（3）黄体形成及退化：排卵后卵泡液流出，卵泡腔内压下降，卵泡壁塌陷，卵泡颗粒细胞和卵泡内

膜细胞向内侵入，周围有卵泡外膜包围，共同形成黄体。排卵后7～8日（月经周期第22日左右），黄体体积和功能达到高峰，直径1～2cm，外观呈黄色。若卵子未受精，黄体在排卵后9～10日开始退化，黄体功能限于14日。黄体退化时黄体细胞逐渐萎缩变小，周围的结缔组织及成纤维细胞侵入黄体，逐渐由结缔组织所代替，组织纤维化，外观色白，称白体。黄体衰退后月经来潮，卵巢中又有新的卵泡发育，开始新的周期。

3. 卵巢激素及其生理作用 卵巢合成及分泌的性激素主要有雌激素、孕激素和少量雄激素，均为甾体激素。其中雄激素主要来自肾上腺，卵巢也能分泌部分雄激素，可促进非优势卵泡闭锁并提高性欲。

（1）雌激素的生理作用：①子宫肌：使肌层增厚，增进血运，增加子宫平滑肌对缩宫素的敏感性。②子宫内膜：使子宫内膜增生、修复。③宫颈：使宫颈口松弛、扩张，宫颈黏液分泌增加，性状变稀薄，富有弹性，易拉成丝状。④输卵管：加强输卵管平滑肌节律性收缩振幅。⑤阴道上皮：黏膜变厚，使阴道维持酸性环境。⑥外生殖器：使阴唇发育丰满，色素加深。⑦第二性征：促使乳腺管增生，乳头、乳晕着色，促进其他第二性征的发育。⑧卵巢：协同卵泡刺激激素（FSH）促进卵泡发育。⑨下丘脑、垂体：通过对下丘脑和垂体的正负反馈调节，控制促性腺激素（Gn）的合成。⑩代谢作用：促进水钠潴留；促进高密度脂蛋白合成，抑制低密度脂蛋白合成，降低循环中胆固醇水平；维持和促进骨基质代谢。

（2）孕激素的生理作用：孕激素通常在雌激素作用的基础上发挥效应。①子宫肌：降低子宫平滑肌

兴奋性及其对缩宫素的敏感性，抑制子宫收缩，有利于胚胎及胎儿宫内生长发育。②子宫内膜：使增生期子宫内膜转化为分泌期内膜，为受精卵着床做准备。③宫颈：使宫颈口闭合，黏液分泌减少，性状变黏稠。④输卵管：抑制输卵管平滑肌节律性收缩频率和振幅。⑤阴道上皮：加快阴道上皮脱落。⑥乳房：促进乳腺小叶及腺泡发育。⑦下丘脑、垂体：增强雌激素对垂体黄体生成素（LH）排卵峰释放的正反馈作用；在黄体期对下丘脑、垂体有负反馈作用，抑制促性腺激素分泌。⑧体温：使基础体温在排卵后升高0.3～0.5℃。临床上据此作为判定排卵日期的标志之一。⑨代谢作用：促进水钠排泄。

（3）孕激素与雌激素的协同和拮抗作用

①协同作用：促使女性生殖器和乳房的发育，为妊娠准备条件。

②拮抗作用：雌激素促进子宫内膜增生及修复，孕激素则限制子宫内膜增生，并使增生期内膜转化为分泌期等。

三、子宫内膜及其他生殖器的周期性变化

1. 子宫内膜周期性变化 子宫内膜分为功能层和基底层。功能层又分为致密层和海绵层。

（1）增殖期（卵泡期）：月经周期第5～14日，内膜厚度由0.5mm增生至3～5mm。

（2）分泌期（黄体期）：月经周期第15～28日，雌激素使内膜继续增厚，孕激素使内膜呈分泌反应，有利于受精卵着床发育。

（3）月经期：月经周期第1～4日。

2. 其他生殖器的周期性变化

（1）宫颈黏液：排卵期黏液稀

薄、透明、拉丝。涂片镜下可见羊齿植物叶状结晶，排卵期最典型。排卵后黏液黏稠而混浊，拉丝度差，易断裂。涂片检查出现椭圆体。

（2）乳房：雌激素促进乳腺管增生；孕激素促进乳腺小叶及腺泡生长。

四、月经周期的调节

1.下丘脑促性腺激素释放激素
下丘脑弓状核神经细胞分泌的促性腺激素释放激素（GnRH），直接通过垂体门脉系统输送到腺垂体，调节垂体促性腺激素（Gn）的合成和分泌。GnRH的分泌特征是脉冲式释放，脉冲频率为 $60 \sim 120$ 分钟。

2.腺垂体对卵巢功能的调节
腺垂体（垂体前叶）激素有促性腺激素和催乳激素。

3.卵巢性激素的反馈作用 卵巢分泌的雌、孕激素对下丘脑和垂体具有反馈调节作用。

五、中医对月经的认识

妇女身体无特殊不适而定期2个月来潮1次者，古人称为"并月"；3个月一潮者称为"居经"，亦名"季经"；1年一行者称为"避年"；终生不潮而能受孕者称为"暗经"；妊娠早期仍按月有少量阴道流血，但无损于胎儿者，称为"激经"，亦称"盛胎"或"垢胎"。

第三单元 妊娠生理

一、受精与受精卵发育、输送及着床

1.受精相关概念 精子和次级卵母细胞结合形成受精卵的过程称为受精。

2.受精卵着床的机理 受精卵着床，需经过定位、黏附和穿透三个阶段。

二、中医对妊娠生理的认识

1.生理特点 妊娠期胞宫藏而不泻，停经。孕妇"血感不足，气易偏盛"。

2.临床表现 妊娠初期，饮食偏嗜、恶心作呕、晨起头晕等，孕妇可自觉乳房胀大，乳头、乳晕颜色加深。妊娠中期，白带稍增多。4～5个月后，孕妇可自觉胎动，小腹逐渐膨隆。妊娠6个月后，胎儿增大，易阻滞气机，水道不利，出现轻度肿胀，小便频数，大便秘结等现象。

3.脉象： 妊娠2～3个月后，六脉平和滑利，按之不绝，尺脉尤显。

三、妊娠诊断

1.早期妊娠的诊断
（1）临床表现：①停经。②早孕反应：停经6周左右恶心、呕吐、食欲减退、喜食酸物或偏食，一般12周左右消失。③尿频。
（2）检查：①妊娠试验：尿、血HCG呈阳性。②B超检查。③宫颈黏液检查。④基础体温测定：体温双相，高温相持续18日不下降。

2.中、晚期妊娠的诊断
（1）临床表现：①子宫增大。②胎动：妊娠18～20周开始有胎动，胎动3～5次/时。③胎心音：妊娠12周可用多普勒胎心仪经孕腹壁探测到胎心音；妊娠18～20周，用听诊器即可在孕妇腹壁上听到胎心音，呈双音，速度较快，110～160次/分。④胎体：妊娠20周以后，经腹壁可以触及子宫内的胎体。
（2）辅助检查①超声检查。②胎儿心电图。③胎产式、胎先露、胎方位。

3.胎产式、胎先露、胎方位

胎儿在子宫内的姿势，称为胎姿势。

（1）胎产式：胎体纵轴与母体纵轴的关系，称胎产式。

（2）胎先露：最先进入骨盆入口的胎儿部分，称胎先露。

（3）胎方位：胎儿先露部的指示点与母体骨盆的关系，称胎方位，简称胎位。

第四单元　产前保健

围生医学

1.围生医学的概念　围生医学又称围产医学，是研究在围生期内加强对围生儿及孕产妇卫生保健的一门科学。

2.围生期的概念　围生期是指产前、产时和产后的一段时期，经历妊娠期、分娩期和产褥期3个阶段。国际上对围生期的规定有4种：①围生期Ⅰ：从妊娠满28周（即胎儿体重≥1000g或身长≥35cm）至产后1周。②围生期Ⅱ：从妊娠满20周（即胎儿体重≥500g或身长≥25cm）至产后4周。③围生期Ⅲ：从妊娠满28周至产后4周。④围生期Ⅳ：从胚胎形成至产后1周。此期间的胎儿及新生儿称为围生儿。

我国采用围生期Ⅰ计算围生期死亡率。它是衡量产科和新生儿科质量的重要指标，而产前保健则是围生期保健的关键。

第五单元　正常分娩

一、决定分娩的四因素

1.产力　产力是指将胎儿及其附属物从子宫腔内逼出的力量。包括子宫收缩力（简称宫缩）、腹肌和膈肌收缩力（统称腹压），以及肛提肌收缩力。

2.产道　产道是指胎儿娩出的通道，分为骨产道和软产道两部分。

（1）骨产道：指真骨盆，是产道的重要部分，其大小、形状与分娩关系密切。

（2）软产道：是由子宫下段、子宫颈、阴道及骨盆底软组织构成的弯曲通道。

3.胎儿　胎儿通过产道是否顺利，还取决于胎儿大小、胎位及有无造成分娩困难的胎儿畸形等因素。

4.精神心理因素。

二、先兆临产及临产的诊断

1.先兆临产

（1）假临产：分娩发动前孕妇常出现不规律宫缩，称为"假临产"。其特点是：①宫缩持续时间短且不恒定，间歇时间长且不规律，宫缩强度不逐渐增加。②宫缩时宫颈管不缩短，宫口不扩张。③常在夜间出现，清晨消失。④给予镇静剂能抑制这种假临产现象的发生。

（2）胎儿下降感：又称轻松感。

（3）见红：是分娩即将开始比较可靠的征象。

2.临产的诊断　临产开始的标志为规律且逐渐增强的子宫收缩，持续30秒及以上5～6分钟，并伴随进行性宫颈管消失、宫口扩张和胎先露下降，用强镇静剂不能抑制临产。

三、分娩的临床经过及处理

1.总产程及产程分期　总产程即分娩全程，是从开始出现规律宫缩至胎儿、胎盘娩出的全过程。分为三个产程：

（1）第一产程（宫颈扩张期）：从规律宫缩至宫口开全（10cm）。初产妇不超过22小时，一般需11～12小时；经产妇不超过16小时，一般需6～16小时。

（2）第二产程（胎儿娩出期）：

从宫口开全至胎儿娩出。初产妇需40分钟～3小时；经产妇约数分钟，一般不超过2小时。

（3）第三产程（胎盘娩出期）：从胎儿娩出至胎盘胎膜娩出。一般需5～15分钟，不应超过30分钟。

2. 中医关于分娩的认识 《达生编》提出了"睡、忍痛、慢临盆"的临产调护六字要诀。

第六单元　正常产褥

一、产褥期

产褥期是指从胎盘娩出至产妇全身器官（除乳腺外）恢复或接近正常未孕状态所需的一段时期，一般为6周。

二、产褥期的临床表现

1. 生命体征 产后体温多在正常范围内，若产程延长致过度疲劳时，体温可在产后24小时内略有升高，一般不超过38℃。产后3～4天乳房血管、淋巴管极度充盈，乳房胀大，可出现发热，体温为37.8～39℃，称为泌乳热，持续4～16小时可下降，不属病态。

2. 子宫复旧 胎盘娩出后，子宫圆而硬，宫底在脐下一指。产后第1天宫底稍上升至脐平，以后每天下降1～2cm，于产后10天子宫下降入骨盆腔内。

3. 产后宫缩痛 产褥期由于子宫阵发性收缩引起下腹部疼痛称产后宫缩痛。产后1～2天出现，持续2～3天疼痛自然消失，多见于经产妇。

4. 恶露 产后随子宫蜕膜的脱落、血液、坏死蜕膜等组织经阴道排出，称为恶露。正常恶露4～6周排净，总量250～500mL。

①血性恶露：含大量血液，色鲜红，量多，有时有小血块。

3～4天以排血性恶露为主，此后出血量逐渐减少，浆液增加，血性恶露转变为浆液恶露。②浆液恶露：含浆液量多，色淡红，含有宫颈黏液、少量红细胞、白细胞及细菌。浆液恶露持续排4～14天。

③白色恶露：含大量白细胞，色较白，质黏稠。白色恶露持续3周排净。正常恶露有血腥味，但无臭味，若子宫复旧不全或宫腔内残留胎盘、大量胎膜或合并感染时，恶露可增多，血性恶露持续时间延长并有臭味。

5. 褥汗 产后一周内，皮肤排泄功能旺盛，可排出大量汗液，以夜间睡眠和初醒时明显，不属病态。

第七单元　妇产科疾病的中医诊断与辨证要点

1. 月经病的辨证要点 月经先期、量多、经期延长、色深红或紫红、质稠、血热；月经先期、量少、色淡、质稀，伴头晕眼花者，多属血虚；经行先后无定期、量或多或少、色淡、经行腰酸者，多属肾虚；经血色暗、腹胀不舒、乳房胀痛者，多属肝郁；月经量多或淋沥不尽、色紫暗、质稠、血块多，伴小腹疼痛者，多属血瘀。

2. 带下病的诊断与辨证要点 带下病是以带下量、色、质、气味异常，伴有阴户、阴道的局部或全身不适症状为特征的一类疾病。故带下病的辨证应根据其量、色、质、气味、发病的新久，以及有无阴痒或肿痛，结合舌象、脉象进行辨证。带下量多、色白、质清稀如水者，多属脾寒；带下量多、色白、质黏如涕者，多属脾虚湿盛；带下色黄或赤、淋沥不尽者，多属肝经湿热。

3. 妊娠病的辨证要点 妊娠关乎母体与胎元两个方面，故其辨证

应首先分辨是胎病及母还是母病动胎；其次要辨胎之可安或不可安；再结合病因、体质等因素综合全身证候及舌脉进行辨证。

4. 产后病的辨证要点 产后病的辨证要注意"三审"，即先审小腹痛与不痛，以辨有无恶露停滞；次审大便通与不通，以验津液之盛衰；再审乳汁行与不行及乳房胀，以察胃气的强弱。同时注意妊娠期有无妊娠病、临产和分娩有无异常、产时出血的多少等情况辨证。

5. 杂病的诊断 凡不属经、带、胎、产病的范畴，而又与女性解剖、生理、病理特点有密切关系的一类疾病，称为杂病。常见的妇科杂病有妇人腹痛、癥瘕、不孕症、阴挺等。

第八单元　妊娠病

一、妊娠剧吐

1. 概念 妊娠早期，少数孕妇早孕反应严重，恶心呕吐频繁，不能进食，以致出现体液失衡及新陈代谢障碍，甚至危及生命，称为妊娠剧吐。本病属中医学"妊娠恶阻"范畴，亦称"恶阻""阻病""子病""病儿"等。

2. 中医发病机理 本病发病机理是妊娠期冲脉血气旺盛以养胎，如孕妇素有肝胃病变或痰湿中阻，冲气夹胃气、肝气或痰湿上逆，可导致胃失和降而反复发生恶心呕吐。

3. 中医辨证论治

（1）脾胃虚弱证

【证候】妊娠早期，恶心呕吐，甚则食入即吐，口淡，吐出物为清水或食物，头晕，神疲倦怠，嗜睡，舌淡苔白，脉缓滑无力。

【治疗】健脾和胃，降逆止呕——香砂六君子汤。

（2）肝胃不和证

【证候】妊娠早期，恶心呕吐，甚则食入即吐，呕吐酸水或苦水，口苦咽干，头晕而胀，胸胁胀痛，舌质红，苔薄黄或黄，脉弦滑数。

【治疗】清肝和胃，降逆止呕——黄连温胆汤合左金丸或橘皮竹茹汤。

（3）痰滞证

【证候】妊娠早期，呕吐痰涎，胸膈满闷，不思饮食，口至淡腻，头晕目眩，心悸气短，舌淡胖，苔白腻，脉滑。

【治疗】化痰除湿，降逆止呕——青竹茹汤。

（4）气阴两虚证：上述三证皆可因呕吐不止、饮食难进而进展致本证。

【证候】呕吐频繁带血样物，精神萎靡，形体消瘦，眼眶下陷，四肢无力，发热口渴，尿少便秘，唇舌干燥，舌红少津，苔薄黄或光剥，脉细数无力。

【治疗】益气养阴，和胃止呕——生脉散合益胃汤。

二、流产

1. 概念 妊娠不足28周，胎儿体重小于1000g而终止妊娠者，称为流产。其中妊娠13周末前终止者，称早期流产。妊娠14周至不足28周终止者，称晚期流产。流产分为自然流产和人工流产。

2. 中医关于流产的概念（胎漏、胎动不安、堕胎、小产、滑胎） 妊娠期阴道少量流血、时下时止，或淋沥不断而无腰酸、腹痛、小腹坠胀者，称为"胎漏"，胎漏"漏胎"等。妊娠期出现腰酸腹痛、胎动下坠、阴道少量流血者，称为"胎动不安"或"胎气不安"。胎漏、胎动不安相当于先兆流产。妊娠早期胚胎自然殒殂者，称"堕胎"，相当于早期流产。妊娠3个月

以上，7个月以内，胎儿已成形而自然殒堕者，称为"小产"，或"半产"，相当于晚期流产。凡堕胎或小产连续发生3次或3次以上者，称为"滑胎"，亦称"屡孕屡堕"或"数堕胎"，相当于复发性流产。

3.西医病因 胚胎或胎儿染色体异常是早期流产最常见的原因。

4.西医治疗 一经确诊，应根据流产的不同类型给予积极恰当的处理。先兆流产应保胎治疗；难免流产、不全流产、稽留流产者，当尽快去除宫腔内容物、防治流产应本着预防为主、防治结合的原则，孕前针对病因予以治疗，结合中药预培其损，孕后积极保胎，用药至超过既往流产时间2周以上；流产合并感染时应在控制感染的同时尽快清除宫内残留物。

5.胎漏、胎动不安、滑胎的中医病因病机与辨证论治

（1）胎漏、胎动不安的中医辨证论治

①肾虚证

【证候】妊娠期阴道少量下血，色淡暗，腰酸，腹坠痛，头晕耳鸣，两膝酸软，小便频数，夜尿多，或曾屡次堕胎，舌淡苔白，脉沉细滑尺弱。

【治疗】补肾益气，固冲安胎——寿胎丸。

②气血虚弱证

【证候】妊娠期阴道少量流血，色淡红，质稀薄，或腰腹胀痛，小腹下坠，神疲肢倦，面色㿠白，头晕眼花，心悸气短，舌质淡，苔白，脉细滑。

【治疗】补气养血，固肾安胎——胎元饮。

③血热证

【证候】妊娠期阴道下血，色深红或鲜红，质稠，或腰腹坠胀作痛，心烦少寐，口干口渴，溲赤便结，舌质红，苔黄，脉滑数。

【治疗】清热凉血，固冲安胎——保阴煎或当归散。

④血瘀证

【证候】宿有癥疾，或孕后阴道下血，色暗红或红，甚则腰酸，腹痛下坠，舌暗或边有瘀点，脉弦滑或沉弦。

【治疗】活血消癥，补肾安胎——桂枝茯苓丸合寿胎丸。

（2）滑胎的辨证论治

①肾气亏损证

【证候】屡孕屡堕，甚或如期而堕，月经初潮晚，月经周期延后或时前时后，经量较少，色淡暗，头晕耳鸣，腰膝酸软，夜尿频多，眼眶暗黑，或面有暗斑，舌质淡或淡暗，脉沉弱。

【治疗】补肾益气，调固冲任——补肾固冲丸。

②气血虚弱证

【证候】屡孕屡堕，月经量少，或月经周期延后，或闭经，面色白或萎黄，头晕心悸，神疲乏力，舌质淡，苔薄，脉细弱。

【治疗】益气养血，调固冲任——泰山磐石散。

三、异位妊娠

1.概念 凡受精卵在子宫体腔以外着床发育称为异位妊娠，习称宫外孕。但两者略有差别，即异位妊娠较宫外孕含义更广。

2.临床表现

（1）症状：①停经。②腹痛：突然下腹一侧有撕裂样剧痛，常伴有恶心呕吐。疼痛范围与内出血量有关，可波及下腹全部，甚至可引起肩胛部放射性疼痛。当血液积聚于子宫直肠窝时，可引起肛门坠胀和排便感。③阴道流血：常为少量不规则流血，色暗红或深褐，一般不超过月经量。④晕厥与休克：由腹腔内大量出血及剧烈腹痛所致，其程度与内出血的速度及量有关，

但与阴道流血量不成正比。

（2）体征

①一般情况：内出血较多时患者呈贫血貌，可有面色苍白、脉快而细弱、血压下降等休克表现。

②腹部检查：下腹部压痛和反跳痛明显，尤以病侧为甚，但腹肌紧张常较轻。内出血多时，叩诊有移动性浊音。陈旧性宫外孕包块较大或位置较高者腹部可扪及。

③妇科检查：阴道内可见来自宫腔的少量血液，后穹隆饱满，有触痛。子宫颈摇举痛。子宫稍大变软，但小于停经月份。内出血时，子宫可有漂浮感。子宫一侧可触及肿块，有触痛。

3. 诊断与鉴别诊断 根据病史（包括停经史及盆腔炎性疾病史、痛经史、盆腔或官腔手术和人工流产史等），结合临床表现可作出初步判断，结合实验室检查与辅助检查可确诊。

（1）妊娠试验：动态监测血 β-HCG 是评价异位妊娠保守治疗效果的重要指标。

（2）B超检查：可了解宫腔内有无孕囊、附件部位有无包块及盆腹腔内有无积液。

（3）阴道后穹隆穿刺：适用于疑有腹腔内出血或 B 超检查显示有盆腔积液的患者。若穿刺抽出颜色较暗的陈旧不凝血，为阳性，说明有血腹症存在，可协助诊断异位妊娠或黄体破裂。

（4）诊断性刮官：仅适用于阴道流血较多的病例，刮出物送病理检查，有助于尽快止血及排除宫内妊娠流产。

（5）腹腔镜检查：适用于早期异位妊娠尚未破裂者，腹腔镜检查的同时可进行治疗。若腹腔内大量出血或伴休克者，禁止做腹腔镜检查。

4. 西医治疗

（1）药物治疗：主要适用于早期输卵管妊娠、要求保留生育能力的年轻患者。药物治疗必须符合下列条件：①早期输卵管妊娠未发生破裂或流产。②输卵管妊娠包块直径 ≤ 4cm。③血 β-HCG < 2000U/L。④无明显内出血。⑤肝肾功能及血常规检查正常。

（2）手术治疗：适用于：①生命体征不稳定或腹腔内出血较多者。②持续性异位妊娠者。③病情有进展者，如血 β-HCG > 3000U/L 或持续升高，有胎心搏动，或包块直径 > 4cm。④药物治疗有禁忌证或无效者。⑤无条件严密监护或随诊不可靠者。

四、妊娠期高血压疾病

1. 病理生理变化 全身小血管痉挛、内皮损伤及局部缺血是妊娠期高血压疾病的基本病理生理变化。

2. 中医病因病机 中医学认为，脾肾两虚，运化无权，水湿内停，气机阻滞，津液不布，发为子肿；肝肾阴虚，阴不制阳，肝阳上亢，或痰浊上扰，可引起头目眩晕等，即子晕；若子肿、子晕进一步发展，肝虚阳亢，肝风内动，虚火上扰，蒙蔽清窍，出现抽搐昏迷等，即为子痫。

本病的发生责之于肝、脾、肾二脏功能失调。脏腑虚损，阴血不足为致病之本，风、火、痰、湿为病证之标。

3. 分类与临床表现

（1）妊娠期高血压：妊娠 20 周后首次出现 BP ≥ 140mmHg，或舒张压 ≥ 90mmHg（两次间隔至少 4 小时），于产后 12 周恢复正常；尿蛋白（−），产后方可确诊。

（2）子痫前期

1）轻度：妊娠 20 周后出现 BP ≥ 140/90mmHg，或舒张压 ≥

90mmHg；24 小时尿蛋白 ≥0.3g，或随机尿蛋白/肌酐 ≥0.3，或随机尿蛋白（+）；无子痫前期的严重表现。

2）重度：子痫前期出现以下任何一个表现即可诊断：①收缩压 ≥160mmHg，或舒张压 ≥110mmHg（卧床休息、两次间隔至少 4 小时）。②血小板减少（血小板<100×10⁹/L）。③右上腹或上腹部疼痛；肝功能损害（血清转氨酶水平为正常值 2 倍以上）。④肾功能损害（血肌酐升高大于 97.2μmol/L或为正常值 2 倍以上）。⑤肺水肿。⑥新发生的脑功能或视觉障碍，如头痛、视力模糊、出现盲点、复视等。⑦胎儿生长受限（FGR）。

4. 子痫西医治疗原则　控制抽搐，纠正缺氧和酸中毒，降低颅压，控制血压，抽搐控制后终止妊娠。

5. 子肿、子晕、子痫的概念

（1）子肿：妊娠中晚期，孕妇出现肢体面目肿胀者，称为"子肿"，亦称"妊娠肿胀"。

（2）子晕：妊娠中晚期，孕妇出现头晕目眩，状若眩晕，甚至欲昏欲厥者，称为"子晕"，亦称"妊娠眩晕"。

（3）子痫：妊娠晚期、临产时或新产后，突然发生眩晕倒地，昏不知人，两目上视，牙关紧闭，四肢抽搐，全身强直，须臾醒，醒复发，甚至昏迷不醒者，称为"子痫"，又称"妊娠痫证"。

五、胎盘早剥

1. 概念　指妊娠 20 周后正常位置的胎盘在胎儿娩出前部分或全部从子宫壁剥离。本病是妊娠晚期严重的并发症。其起病急、发展快，可危及母儿生命。

2. 西医病因病理

（1）病因：尚不清楚，可能与

下述因素有关：①子宫胎盘血管病变。②机械因素。③宫腔压力骤减。④子宫静脉压突然升高。⑤其他：一些高危因素如高龄产妇、吸烟、滥用可卡因、孕妇代谢异常、孕妇有血栓形成倾向、子宫肌瘤（尤其是胎盘附着部位肌瘤）等。

（2）病理：主要病理变化是底蜕膜出血形成胎盘后血肿，使胎盘自附着处剥离。按照病理类型可将胎盘早剥分为显性剥离、隐性剥离及混合性剥离三种。

3. 临床表现与分类　典型临床表现是阴道流血、腹痛，可伴有子宫张力增高和子宫压痛，尤以胎盘剥离处最明显。阴道流血特征为陈旧不凝血，但出血量往往与疼痛程度、胎盘剥离程度不一定符合，尤其是后壁胎盘的隐性剥离。早期表现通常以胎心率异常为首发变化，宫缩间歇期子宫不能松弛，胎位初诊不清。严重时子宫呈板状，压痛明显，胎心率改变或消失，甚至出现恶心、呕吐、出汗、面色苍白、脉搏细弱、血压下降等休克征象。出现胎儿宫内死亡的患者胎盘剥离面积常超过 30%，此时约 30% 会出现凝血功能障碍。

在临床上推荐按照胎盘早剥的Page 分级标准评估病情的严重程度。0 级：分娩后回顾性产后诊断；Ⅰ级：外出血，子宫软，无胎儿窘迫；Ⅱ级：胎儿宫内窘迫或胎死宫内；Ⅲ级：产妇出现休克症状，伴或不伴弥散性血管内凝血。

4. 并发症　①产后出血。②凝血功能障碍。③肾衰竭

5. 西医治疗原则　本病的治疗是以控制病情、抢救休克、治疗并发症为主。Ⅱ度、Ⅲ度胎盘早剥，无论胎儿成熟与否，均应积极补充血容量、纠正休克、迅速终止妊娠。

中西妇

第九单元　妊娠合并疾病

一、病毒性肝炎

1.妊娠与病毒性肝炎的相互影响

（1）妊娠对病毒性肝炎的影响：妊娠本身不增加对肝炎病毒的易感性，但妊娠期的生理变化及代谢特点可导致肝炎病情波动。妊娠并发症引起的肝损害、妊娠剧吐等，均易与病毒性肝炎的相应症状混淆，增加诊断的难度。

（2）病毒性肝炎对母儿的影响：①对孕产妇的影响：妊娠早期，可使早孕反应加重。妊娠晚期，可使妊娠期高血压疾病发生率增加。分娩时易发生产后出血，重症肝炎常并发DIC。而且与非妊娠期相比，妊娠合并肝炎易发展为重症肝炎，以乙型、戊型多见，导致孕产妇死亡率升高，最高可达80%。②对胎儿、新生儿的影响：妊娠早期合并急性肝炎易致流产；妊娠晚期合并肝炎易出现胎儿窘迫、早产、死胎；新生儿患病率及死亡率也增高。

2.西医治疗原则　妊娠期病毒性肝炎的处理原则与非孕期相同，西医治疗以护肝为主，中医辨证施治有优势，故一般以中医治疗为主。重症肝炎应用西药积极治疗、控制各种并发症。如出现黄疸，应立即住院，按重症肝炎处理。

二、尿路感染

1.概念　尿路感染又称泌尿系感染，是妊娠常见的合并症，可造成早产、败血症，甚至诱发急性肾功能衰竭。其中以急性肾盂肾炎最常见。本病属中医"子淋"范畴。

2.中医辨证论治

（1）阴虚火旺证

【证候】妊娠期间，小便频数，

淋沥涩痛，量少深黄，腰膝酸软，五心烦热，午后潮热，心烦不寐，大便干结，舌红，苔少或薄黄，脉细滑数。

【治疗】养阴泻火通淋——知柏地黄丸去丹皮，加麦冬、五味子、车前草。

（2）心火偏亢证

【证候】妊娠期间，小便频数，尿道灼热疼痛，心烦易急，少腹拘急，发热面赤，心烦易怒，口干舌或口舌生疮，舌尖红，苔黄而干，脉细滑数。

【治疗】清心泻火通淋——导赤散去木通，加黄连、玄参、车前草。

（3）湿热下注证

【证候】妊娠期间，小便频而急，尿短赤，面色垢黄，腰痛，口苦咽干，渴不欲饮或喜热饮，胸闷食少，舌苔黄腻，脉滑数。

【治疗】清热利湿通淋——五淋散加车前子。

第十单元　分娩期并发症

一、产后出血

1.概念　产后出血是指胎儿娩出后24小时内失血量超过500mL，剖宫产时超过1000mL。产后出血为分娩期严重并发症，居我国孕产妇死亡原因的首位。产后出血属中医"产后血崩""产后血晕""胞衣不下"范畴。

2.西医治疗

（1）子宫收缩乏力：加强宫缩能迅速止血。导尿排空膀胱后可采用以下方法：①按摩子宫。②应用宫缩剂：可采用缩宫素、麦角新碱、米索前列醇等。③宫腔纱条填塞法：助手在腹部固定宫底，术者用卵圆钳以无菌特制宽6～8cm、长1.5～2cm、4～6层不脱脂棉纱布条填塞宫腔，自宫底由内向外填

满宫腔，以压迫止血，注意不要留有空隙造成隐性出血。24 小时后取出纱布条，取出前应先肌注缩宫素 10U，并给予抗生素预防感染。④结扎盆腔血管：以上述处理无效，出血不止，可先经阴道结扎子宫动脉上行支；若无效可经腹结扎子宫动脉或髂内动脉以抢救产妇生命。⑤髂内动脉或子宫动脉栓塞：适用于产妇生命体征平稳者。行股动脉穿刺插入导管至髂内动脉或子宫动脉，注入吸收性明胶海绵颗粒栓塞动脉。栓塞剂 2～3 周后被吸收，血管复通。⑥切除子宫：经抢救无效，危及产妇生命时，应行子宫次全切除或子宫全切除术。

（2）胎盘因素：疑有胎盘滞留时，应立即行阴道及宫腔检查。胎盘和胎膜残留者应行钳刮术或刮宫术。

（3）软产道损伤：宫颈裂伤>1cm 且有活动性出血应缝合。若裂伤累及子宫下段，缝合时应避免损伤膀胱和输尿管，必要时可经腹行裂伤修补术。阴道、会阴裂伤应及时修补。软产道血肿应切开血肿，清除积血。

（4）凝血功能障碍：确诊后应尽快输新鲜全血，补充血小板、纤维蛋白原或凝血酶原复合物、凝血因子等。

二、羊水栓塞

1. 概念　羊水栓塞（AFE）是指在分娩过程中羊水及其内容物突然进入母体血循环引起急性肺栓塞、过敏性休克、弥散性血管内凝血（DIC）、肾衰竭或猝死的严重分娩并发症。本病属中医"产后血晕"范畴。

2. 西医病因　一般认为由污染羊水中的有形物质（胎儿粪毛、角化上皮、胎脂、胎粪）进入母体血循环引起。羊膜腔内压力增高、胎膜破裂和宫颈或宫体损伤处有开放

的静脉或血窦是导致羊水栓塞发生的基本条件。诱发因素为高龄初产妇和多产妇、自发或人为的过强宫缩、急产、胎膜早破、前置胎盘、胎盘早剥、子宫不完全破裂、剖宫产术、羊膜腔穿刺、大月份钳刮术等。

3. 西医治疗原则　一旦出现羊水栓塞的临床表现，应立即抢救。早期阶段以抗过敏、纠正呼吸循环衰竭和改善低氧血症、抗休克为主。DIC 阶段早期应以抗凝治疗为主，晚期则应以抗纤溶治疗为主。少尿、无尿阶段，应及时使用利尿剂，预防肾衰竭的发生。

第十一单元　产后病

一、中医对产后病的认识

1. 产后病的概念　产妇在产褥期内发生的与分娩或产褥有关的疾病，称"产后病"。

2. 产后"三冲""三病""三急"

（1）三冲：指产后败血上冲，冲心、冲胃、冲肺。

（2）三病：指产后病痉、病郁冒、大便难。

（3）三急：指产后呕吐、盗汗、泄泻。

3. 产后病的病因病机　亡血伤津、元气受损、瘀血内阻、多虚多瘀。

4. 产后"三审"　先审小腹痛与不痛，以辨有无恶露停滞；次审大便通与不通，以验津液之盛衰；再审乳汁的行与不行及饮食多少，以察胃气之强弱。

5. 产后病的治疗原则　"勿拘于产后，亦勿忘于产后"。

6. 产后用药"三禁"　产后用药"三禁"，即禁大汗，以防亡阳；禁峻下，以防亡阴；禁通利小便，以防亡津液。

二、晚期产后出血

1. 概念 晚期产后出血是指分娩24小时后，在产褥期内发生的子宫大量出血。以产后1～2周发病最常见，亦有产后2月余发病者。本病属中医"产后恶露不绝""产后血崩"范畴。

产后恶露不绝是指产后血性恶露持续10天以上仍淋沥不尽。

2. 中医辨证论治

（1）气虚证

【证候】产后恶露量多，或血性恶露过期不止，色淡红，质稀，无臭气，面色㿠白，神疲懒言，四肢无力，小腹空坠，舌淡，苔薄白，脉细弱或缓弱。

【治疗】补脾益气，固冲摄血——补中益气汤。

（2）血热证

【证候】产后恶露过期不止，量较多，色鲜红或紫红，质黏稠，有臭气，面色潮红，口燥咽干，舌红苔燥或少苔，脉细数无力。

【治疗】清热凉血，安冲止血——保阴煎。

（3）血瘀证

【证候】产后血性恶露过期不止，量时多时少，色紫暗，有血块，小腹疼痛拒按，块下痛减，舌紫暗，或边尖有瘀点瘀斑，脉弦涩。

【治疗】活血化瘀，调冲止血——生化汤。

三、产褥感染

1. 概念 产褥感染是指产褥期内生殖道受病原体侵袭，引起局部或全身的感染。其发病率为6%，是导致孕产妇死亡的四大原因（产褥感染、产科出血、妊娠合并心脏病、严重的妊娠期高血压疾病）之一。产褥感染属中医学"产后发热"范畴。

2. 中医病因病机 主要为产后

体虚，感染邪毒，正邪交争所致。如热毒不解，极易传入营血或内陷心包。

3. 临床表现

（1）症状：发热、腹痛、恶露异常，为产褥感染三大主要症状。由于感染的部位、程度等不同，临床表现也不同。

（2）体征：体温升高，脉搏增快，下腹部压痛，炎症波及腹膜时，可出现腹肌紧张及反跳痛。下肢血栓静脉炎患者可出现局部静脉压痛，或触及硬索状，下肢水肿，皮肤发白，习称"股白肿"。

4. 中医辨证论治

（1）感染邪毒证

【证候】产后高热寒战，小腹疼痛拒按，恶露量多或少，色紫暗如败酱，气臭秽，烦躁，口渴引饮，尿少色黄，大便燥结，舌红苔黄而干，脉数有力。

【治疗】清热解毒，凉血化瘀——五味消毒饮。

（2）热入营血证

【证候】产后高热汗出，烦躁不安，皮肤斑疹隐隐，舌红绛，苔黄燥，脉弦细而数。

【治疗】清营解毒，散瘀泄热——清营汤。

（3）热陷心包证

【证候】产后高热不退，神昏谵语，甚至昏迷，面色苍白，四肢厥冷，舌红绛，脉微弱数。

【治疗】清心开窍——清营汤送服安宫牛黄丸。

四、产褥期抑郁症

1. 概念 产妇在产褥期间出现抑郁症状，称为产褥期抑郁症，是产褥期精神综合征最常见的一种类型。国外报道，其发病率高达30%，多在产后2周内发病，4～6周症状明显。本病古代医籍中尚无专论，仅散见于历代医籍"产后惊悸

344

恍惚""产后不语""产后发狂"等论述中，目前中医教材将本病称为"产后抑郁"。

2. 中医辨证论治

（1）心脾两虚证

【证候】产后精神不振，心神不宁，悲伤欲哭，失眠多梦，健忘，伴神疲乏力，面色萎黄，纳少便溏，脘闷心悸，舌淡苔薄白，脉细弱。

【治疗】补益心脾，养血安神——甘麦大枣汤。

（2）瘀阻气滞证

【证候】产后郁郁寡欢，或神志错乱如见鬼状，喜怒无常，少寐多梦，恶露不下或不畅，色紫暗有块，小腹硬痛拒按，舌暗有瘀斑，脉弦或涩。

【治疗】活血化瘀，镇逆安神——癫狂梦醒汤。

（3）肝郁气滞证

【证候】产后精神郁闷，心烦易怒，失眠多梦，伴善太息，胸胁乳房胀痛，舌淡红，苔薄白，脉弦细。

【治疗】疏肝解郁，镇静安神——逍遥散。

五、产后缺乳

1. 概念 哺乳期产妇乳腺无乳汁分泌，或泌乳量少，不能满足喂养婴儿者，称产后缺乳。中医称之为"产后缺乳""产后乳汁不足""产后乳汁不行"等。

2. 中医病因病机

（1）气血化源不足——气血虚弱

（2）乳汁运行受阻——肝郁气滞

3. 中医辨证论治

（1）气血虚弱证

【证候】产后乳少或无乳，乳汁清稀，乳房柔软，无胀感，面色少华，神疲乏力，或心悸头晕，舌淡白，脉虚细。

【治疗】补气养血，佐以通

乳——通乳丹。

（2）肝郁气滞证

【证候】产后乳少或全无，乳汁浓稠，乳房胀硬或疼痛，情绪抑郁，食欲不振，舌质正常或暗红，苔微黄，脉弦。

【治疗】疏肝解郁，通络下乳——下乳涌泉散。

六、产后关节痛

1. 概念 产褥期内，出现关节或肢体酸楚、疼痛、麻木、重着者，称产后关节痛。中医称本病为"产后身痛""产后痹证""产后遍身疼痛"。

2. 中医病因病机 本病多因产后气血虚弱，风、寒、湿等邪乘虚而入，使气血凝滞，"不通则痛"；或产后伤血耗气，经脉失养，"不荣则痛"。主要分型有血虚、血瘀、风寒和肾虚。

3. 中医辨证论治

（1）血虚证

【证候】产后遍身酸痛，肢体麻木，关节酸痛，面色萎黄，头晕心悸，舌淡苔少，脉细。

【治疗】养血益气，温经通络——黄芪桂枝五物汤。

（2）血瘀证

【证候】产后遍身疼痛，或关节刺痛，按之痛甚，恶露量少色暗，小腹疼痛拒按，舌紫暗，脉涩。

【治疗】养血活络，行瘀止痛——生化汤。

（3）风寒证

【证候】产后肢体、关节疼痛，屈伸不利，或痛处游走不定，或冷痛剧烈，或得风畏寒，喜热喜暖，或关节肿胀、麻木疼痛。舌淡，苔薄白，脉浮紧。

【治疗】养血祛风，散寒除湿——独活寄生汤。

（4）肾虚证

【证候】产后腰膝、足跟痛，艰

于俯仰，头晕耳鸣，夜尿多，舌淡暗，脉沉细弦。

【治疗】补肾养血，强腰壮骨——养荣壮肾汤。

七、产后排尿异常

1. 概念 产后排尿异常包括产后尿潴留及小便频数与失禁。产后膀胱充盈而不能自行排尿或排尿困难者称为产后尿潴留；产后小便次数过多称为小便频数；产后排尿失去控制，不受约束而排出者称为尿失禁。中医将本病分别称为"产后小便不通""产后小便频数与失禁"。

2. 中医病因病机
（1）产后尿潴留：主要病机是膀胱气化不利。主要分型有肺脾气虚、肾阳亏虚、血瘀、气滞。
（2）产后小便频数与失禁：主要分型有肺脾气虚、肾气亏虚。

3. 中医辨证论治
（1）产后尿潴留
①肺脾气虚证
【证候】产后小便不通，小腹坠胀疼痛，倦怠乏力，气短懒言，面色㿠白，舌淡，苔薄白，脉缓弱。
【治疗】益气生津，宣肺利水——补气通脬饮。
②肾气亏虚证
【证候】产后小便不通，小腹胀急疼痛，腰膝酸软，面色晦暗，舌淡，脉沉细迟弱。
【治疗】补肾温阳，化气利水——济生肾气丸。
（2）产后小便频数与失禁
①肺脾气虚证
【证候】产后小便频数，或失禁，气短懒言，倦怠乏力，小腹下坠，面色不华，舌淡，苔薄白，脉缓弱。
【治疗】益气固摄——黄芪当归散。
②肾气亏虚证
【证候】产后小便频数，或失

禁，夜尿频多，头晕耳鸣，腰膝酸软，面色晦暗，舌淡，苔白滑，脉沉细无力，两尺尤弱。
【治疗】温阳化气，补肾固脬——肾气丸。

第十二单元　女性生殖系统炎症

盆腔炎性疾病

1. 西医病因
（1）产后、流产后感染。
（2）子宫腔内手术操作后感染。
（3）经期及产褥期卫生不良。
（4）下生殖道感染。
（5）邻近器官炎症直接蔓延。
（6）盆腔炎性疾病（PID）再次急性发作：PID所致的盆腔广泛粘连、输卵管损伤、输卵管防御能力下降，容易造成再次感染，导致急性发作。

2. 中医病因病机 本病多为产后、流产后、宫腔内手术后，或经期卫生保健不当，邪毒乘虚侵袭，稽留于冲任及胞宫脉络，与气血相搏结，邪正交争，而发热发病。邪毒炽盛则腐肉酿脓，甚至泛发为急性腹膜炎、感染性休克。

3. 临床表现
（1）症状：起病时下腹疼痛，性交或活动后加重，伴发热。病情严重者可有高热、寒战、头痛、食欲不振；阴道分泌物增多，常呈脓性、秽臭。
（2）体征：个体差异较大，轻者无明显异常发现，或妇科检查仅发现子宫颈举痛、子宫体压痛、附件区压痛。重者呈急性病容，体温升高，心率增快，下腹压痛、反跳痛及肌紧张，肠鸣音减弱或消失。妇科检查示阴道充血，有大量脓性分泌物，穹隆明显触痛。宫颈充血、水肿，举痛明显；宫体稍大，较软，压痛，活动受限。输卵管压

痛明显，有时可扪及包块。

4. 西医治疗

（1）抗生素治疗：①经验性选择抗生素。②选择广谱抗生素。③及时应用抗生素：诊断后应立即开始治疗。诊断48小时内及时用药可明显降低PID后遗症的发生。④个体化选择抗生素。

（2）手术治疗：若药治无效、输卵管积脓或输卵管卵巢脓肿持续存在，或脓肿破裂，依据情况选择经腹手术或腹腔镜手术，原则以切除病灶为主。

5. 中医辨证论治

（1）热毒炽盛证

【证候】高热恶寒，甚或寒战，头痛，下腹疼痛拒按，口干口苦，精神不振，恶心纳少，大便秘结，小便黄赤，带下量多，色黄如脓，秽臭，舌质红，舌黄糙或黄腻，脉洪数或滑数。

【治疗】清热解毒，凉血化瘀——五味消毒饮合大黄牡丹汤。

（2）湿热瘀结证

【证候】下腹疼痛拒按或胀满，热势起伏，寒热往来，带下量多、色黄、质稠，味臭秽，或经量增多、淋沥不止，大便溏或燥结，小便赤，舌红有瘀点，苔黄厚，脉滑数。

【治疗】清热利湿，化瘀止痛——仙方活命饮。

第十三单元 月经病

一、排卵障碍性异常子宫出血

1. 中医对排卵障碍性异常子宫出血的认识 因稀发排卵、无排卵及体内黄体-垂体-垂体-卵巢轴功能异常而引起的异常子宫出血，称为排卵障碍性异常子宫出血。排卵障碍性异常子宫出血归属于中医的"崩漏"及"月经不

调"范畴。

崩漏系指妇女在非行经期间阴道大量流血或持续淋沥不断，前者称"崩中"，后者称"漏下"。

2. 西医病因病理 ①无排卵性异常子宫出血。②黄体功能不足。③子宫内膜不规则脱落。

3. 中医病因病机

（1）崩漏：无排卵性异常子宫出血归属于中医"崩漏"范畴。崩漏的主要病机是冲任不固，不能制约经血。引起冲任不固的常见原因有肾虚、脾虚、血热和血瘀等。

（2）月经不调：主要病因病机是脏腑、冲任、气血失调，胞宫藏泻失常。病机位主要在冲任、胞宫，主要涉及肾、肝、脾三脏。临床上病机不外虚实两端，虚者包括肾虚、脾虚、血虚、虚热，实者包括肝郁、血瘀、血热、血寒、湿热、痰湿；或为虚实错杂的复合病机。

4. 临床类型及表现

（1）症状：①无排卵性异常子宫出血：主要是不规则子宫出血，常表现为月经周期紊乱，经期长短及出血量不一，可点滴出血，可有大量出血。出血量多或时间长时可继发贫血，伴有乏力、头晕、心悸等症状，甚至出现失血性休克。②黄体功能不足：月经周期缩短，有时周期虽在正常范围内，但卵泡期延长，黄体期缩短，常伴不孕或孕早期流产。③子宫内膜不规则脱落：月经周期正常，但经期延长，可长达9～10日，经量可多可少。

（2）体征：有程度不等的贫血貌，妇科检查无明显异常。

5. 西医治疗原则

（1）无排卵性异常子宫出血：青春期及育龄期妇女以止血、调整周期为治疗原则。有生育要求者需促排卵治疗；绝经过渡期妇女以止血、调整周期、减少经量、防止子宫内膜病变为治疗原则。常用性激素止

血和调整月经周期。

（2）黄体功能不足：治疗方法包括促进卵泡发育、促进月经中期LH峰形成、黄体功能刺激疗法、黄体功能补充疗法等。

（3）子宫内膜不规则脱落：治疗方法包括应用孕激素使黄体及时萎缩、绒毛膜促性腺激素促进黄体功能及复方短效口服避孕药控制周期。

6.中医治疗原则

（1）崩漏：应根据病情的缓急轻重、出血的久暂，采取"急则治其标，缓则治其本"的原则，灵活运用"塞流""澄源""复旧"三法。

（2）月经不调：治疗应以补肾健脾、疏肝理气、调理气血为主。

7.中医辨证论治

（1）崩漏

1）肾虚证

①肾阴虚证

【证候】经来无期，出血量少或多，淋沥不净，色鲜红，质稠，头晕耳鸣，腰膝酸软，手足心热。舌质红苔少，脉细数。

【治疗】滋补肾阴，固冲止血——左归丸。

②肾阳虚证

【证候】经来无期，出血量多，或淋沥不尽，色淡质清，腰痛如折，畏寒肢冷，面色晦暗或有暗斑，小便清长，舌淡暗，苔白润，脉沉迟无力。

【治疗】温肾固冲，止血调经——右归丸。

2）脾虚证

【证候】经血非时暴下不止，或淋沥不断，色淡质稀，神倦懒言，面色㿠白，不思饮食，或面浮肢肿，舌淡胖，有齿痕，苔薄白，脉缓无力。

【治疗】补气摄血，固冲调经——固本止崩汤或固冲汤。

3）血热证

①虚热证

【证候】经乱无期，量少淋沥不净或量多势急，血色鲜红而质稠，口烦咽干，心烦潮热，大便干结，舌红少苔，脉细数。

【治疗】滋阴清热，止血调经——保阴煎。

②实热证

【证候】经乱非时暴下不止，或淋沥日久不断，色深红，质稠，心烦面赤，舌红苔黄，脉滑数。

【治疗】清热凉血，止血调经——清热固经汤。

4）血瘀证

【证候】经乱无期，量时多时少，时出时止，或淋沥不断，或经闭数月又忽然暴下继而淋沥，色紫暗有块，小腹疼痛拒按，块下痛减，舌紫暗或有瘀斑，苔薄白，脉涩。

【治疗】活血化瘀，止血调经——逐瘀止崩汤。

（2）月经不调

①肾气虚证

【证候】月经提前或错后，或先后不定，量少，色淡质清稀，腰酸腿软，头晕耳鸣，小便频数，面色晦暗或有暗斑，舌淡暗，苔薄白，脉沉细。

【治疗】补肾益气，养血调经——大补元煎。

②脾气虚证

【证候】月经提前，或先后不定，或经期延长，或有经间期出血，量多，色淡质稀，疲劳肢倦，气短懒言，小腹空坠，纳少便溏，舌淡红，苔薄白，脉缓弱。

【治疗】补脾益气，固冲调经——补中益气汤。

③虚热证

【证候】月经提前，或经期延长，或有经间期出血，量少，色鲜红，质稠，潮热盗汗，手足心热，咽干口燥，舌红苔少，脉细数。

【治疗】养阴清热，凉血调经——两地汤。

④血虚证

【证候】经期错后，量少，色淡质稀，头晕眼花，心悸失眠，皮肤不润，面色苍白或萎黄，舌淡苔薄，脉细无力。

【治疗】补血益气调经——人参养荣汤。

⑤肝郁证

【证候】经期错后，或先后无定期，量或多或少，经色暗红，或有血块，胸胁、乳房、少腹胀痛，精神抑郁，胸闷不舒，嗳气食少。舌质正常，苔薄，脉弦。

【治疗】疏肝理气，活血调经——逍遥散。

⑥血瘀证

【证候】经行延长，量或多或少，或有经间期出血，色紫暗，质稠，有血块，少腹刺痛拒按，块下痛减，舌紫暗，或有瘀点、瘀斑，脉涩有力。

【治疗】活血祛瘀止血——桃红四物汤。

⑦血寒证

【证候】经期错后，量少，经色紫暗有块，小腹冷痛，得热痛减，畏寒肢冷，舌暗苔白，脉沉紧或沉迟。

【治疗】温经散寒，活血调经——温经汤。

⑧血热证

【证候】经期提前，量多，色紫红，质稠，心胸烦闷，渴喜冷饮，大便燥结，小便短赤，面色红赤，舌红苔黄，脉滑数。

【治疗】清热凉血调经——清经散。

⑨湿热证

【证候】经间期出血，血色深红，质稠，平时带下量多，色黄，小腹时痛，心烦口渴，口苦咽干，舌红苔黄腻，脉滑数。

【治疗】清热除湿，凉血止血——清肝止淋汤。

⑩痰湿证

【证候】经期错后，量少，色淡，质黏，头晕体胖，心悸气短，脘闷恶心，带下量多，舌淡胖，苔白腻，脉滑。

【治疗】燥湿化痰，活血调经——苍附导痰丸。

二、闭经

1. 概念
闭经分原发性闭经和继发性闭经两类。前者指年龄超过15岁，第二性征已发育，月经尚未潮；或超过13岁，第二性征尚未发育者。后者指正常月经周期建立后月经停止6个月以上，或按自身原有月经周期计算停止3个月经周期以上。

2. 病因及分类
（1）原发性闭经：多为遗传因素或先天发育缺陷所致，较少见。

（2）继发性闭经：发病率明显高于原发性闭经，分为下丘脑性闭经、垂体性闭经、卵巢性闭经、子宫性闭经和下生殖道发育异常闭经，其中下丘脑性闭经最常见。

3. 中医病因病机
主要病机为冲任气血失调，有虚实两方面。虚者因精亏血少，血不得下；实者多因邪气阻隔，血不得下。

4. 西医治疗
（1）全身治疗：治疗全身性疾病，应提高机体体质，合理饮食，保持标准体重，消除精神紧张和焦虑。

（2）病因治疗：①子宫性闭经。②卵巢性闭经。③垂体性闭经：垂体泌乳素肿瘤以溴隐亭治疗为首选。④下丘脑性闭经：下丘脑肿瘤应手术治疗。

（3）性激素替代治疗：①雌激素替代疗法：适用于无子宫者。结合雌激素每日0.625mg或微粒化17-雌二醇每日1mg，连服21日，停药

1周后重复给药。②人工周期疗法：适用于有子宫者。上述雌激素连服21日，最后10日加服醋酸甲羟孕酮每日6～10mg，连服3～6个周期。③孕激素替代疗法：适用于体内有一定内源性雌激素水平的闭经患者。

（4）诱发排卵：适用于有生育要求的患者。

①氯米芬：是诱发排卵最常用的药物，适用于有一定内源性雌激素水平的无排卵者。

②促性腺激素：适用于低促性腺激素闭经及氯米芬促排卵失败者。常用HMG或FSH和HCG联合用药促排卵法。

③促性腺激素释放激素（GnRH）：适用于下丘脑性闭经，以脉冲皮下注射或静脉方式给药。

5. 中医辨证论治 根据虚实的不同，虚证采用"补而通之"的原则，以滋养肝肾、补气养血为主；实证采用"泻而通之"的原则，以行气活血、温通经脉、祛痰除湿为主。虚实夹杂者，要补中有通、攻中有养，通补兼施。因他病而致经闭者，当先治他病，或治病调经并用。

（1）肾气亏损证——补肾益气，养血调经——苁蓉菟丝子丸。

（2）肝肾阴虚证——滋补肝肾，养血调经——育阴汤。

（3）气血虚弱证——益气健脾，养血调经——人参养荣汤。

（4）阴虚血燥证——养阴清热，养血调经——加减一阴煎。

（5）气滞血瘀证——行气活血，祛瘀通经——血府逐瘀汤。

（6）痰湿阻滞证——燥湿化痰，活血通经——丹溪治湿痰方。

（7）寒凝血瘀证——温经散寒，活血通经——温经汤。

三、痛经

1. 概念 本病属中医"痛经""月水来腹痛""经行腹痛""经期腹痛"范畴，分为原发性痛经和继发性痛经两大类。

2. 中医病因病机 痛经的发生与冲任胞宫的周期性气血变化密切相关。主要病机在于邪气内伏或精血素虚，更值经行前后冲任气血变化急骤，导致其运行不畅，胞宫经血运行受阻，以致"不通则痛"；或冲任胞宫失于濡养，"不荣则痛"，从而引起痛经。

3. 中医辨证论治

（1）气滞血瘀证

【证候】经前或经期小腹胀痛，拒按，经血量少，经行不畅，色紫暗有块，块下痛减，经前胸胁、乳房胀满或胀痛，舌紫暗或边有瘀点，脉弦或弦滑。

【治疗】理气活血，逐瘀止痛——膈下逐瘀汤。

（2）寒凝血瘀证

【证候】经前或经期小腹冷痛，拒按，得热痛减，经量少，色暗有块，畏寒肢冷，恶心呕吐，舌暗苔白腻，脉沉紧。

【治疗】温经散寒，化瘀止痛——少腹逐瘀汤。

（3）湿热瘀阻证

【证候】经前或经期小腹疼痛或胀痛，灼热感，或痛连腰骶，或平时小腹疼痛，经前加剧；经血量多或经期延长，色暗红，质稠或夹经多黏液；带下量多，色黄质黏有臭味，或低热起伏，小便黄赤；舌红，苔黄腻，脉滑数。

【治疗】清热除湿，化瘀止痛——清热调血汤。

（4）气血虚弱证

【证候】经期或经后小腹隐痛，喜揉喜按，月经量少，色淡，质稀，神疲乏力，面色无华，舌淡苔薄，脉细弱。

【治疗】补气养血，调经止痛——黄芪建中汤。

（5）肝肾亏损证

【证候】经期或经后小腹绵绵作痛，经色淡，量少，腰膝酸软，头晕耳鸣，舌质淡，脉沉细弱。

【治疗】滋肾养肝，调经止痛——调肝汤。

（6）阳虚内寒证

【证候】经期或经后小腹冷痛，喜按，得热则舒，经量少，经色暗淡，腰腿酸软，小便清长，舌淡胖，苔白润，脉沉。

【治疗】温经扶阳，暖宫止痛——温经汤（《金匮要略》）。

四、多囊卵巢综合征

1. 内分泌特征与病理生理

多囊卵巢综合征（PCOS）是一种以雄激素过高的临床或生化表现、稀发排卵或无排卵、卵巢多囊改变为特征的病变。属中医"闭经""崩漏""不孕""癥瘕"范畴。

（1）病因：本病病因不明，可能由于遗传基因与环境因素等多种因素综合影响，使内分泌代谢功能紊乱，出现雄激素及雌酮过高，LH/FSH比值增大、胰岛素过多的内分泌特征。其可能机制如下：①下丘脑-垂体-卵巢轴调节功能紊乱。②胰岛素抵抗及高胰岛素血症。③肾上腺功能异常。

（2）病理：①卵巢变化：双侧卵巢较正常增大2～5倍，呈灰白色，包膜增厚、坚韧。②子宫内膜变化：因持续无排卵，子宫内膜长期受雌激素刺激，呈现不同程度的增生性改变。

2. 西医治疗

（1）药物治疗

1）调整月经周期：①短效避孕药：首选有抗雄激素作用的避孕药，如复方醋酸环丙孕酮。②孕激素。

2）多毛症疮及高雄激素治疗：除短效避孕药外，首选复方醋酸环丙孕酮。

3）胰岛素抵抗的治疗：二甲双胍适用于治疗肥胖或胰岛素抵抗，可改善胰岛素抵抗及月经、排卵功能。

4）促排卵治疗：一线促排卵药是氯米芬，或其他类似的雌激素调节药物，如来曲唑。

（2）手术治疗：①腹腔镜下卵巢打孔术。②卵巢楔形切除术。

3. 中医辨证论治

（1）肾虚证

①肾阴虚证

【证候】月经迟至，后期，量少，渐至停闭；或月经周期紊乱，经血淋漓，婚后日久不孕，形体瘦小，头晕耳鸣，腰膝酸软，手足心热，便秘溲黄，舌红少苔或无苔，脉细数。

【治疗】滋阴补肾，调补冲任——左归丸。

②肾阳虚证

【证候】月经后期，量少，色淡，质稀，渐至经闭；或月经周期紊乱，经量多或淋沥不净，婚久不孕，头晕耳鸣，腰膝酸软，形寒肢冷，小便清长，大便不实，性欲淡漠，形体肥胖，多毛，舌淡苔白，脉沉无力。

【治疗】温肾助阳，调补冲任——右归丸。

（2）痰湿阻滞证

【证候】月经量少，经行延后，甚至停闭，婚久不孕，带下量多，头晕头重，胸闷泛恶，四肢倦怠，形体肥胖，多毛，舌体胖大、色淡，苔白腻，脉滑。

【治疗】燥湿除痰，活血调经——苍附导痰丸合佛手散。

（3）肝经湿热证

【证候】月经紊乱，量多或淋沥不断；或月经延后，量少，婚久不孕，带下色黄，量多，毛发浓密，面部痤疮，经前胸胁、乳房胀痛，或有溢乳，大便秘结，苔黄腻，脉

弦数。

【治疗】清肝解郁，除湿调经——龙胆泻肝汤。

（4）气滞血瘀证

【证候】月经延后，量少不畅，经行腹痛拒按，甚或经闭，婚后不孕，精神抑郁，胸胁胀满，面颊出现痤疮，或颈项、腋下、腹股沟等处色素沉着，色紫暗，或尖叶有瘀点，脉沉弦或沉涩。

【治疗】行气活血，祛瘀通经——膈下逐瘀汤。

五、绝经综合征

1. 概念 绝经综合征（MPS）是指妇女绝经前后出现性激素波动或减少所致的一系列躯体及精神心理症状。临床上以出现月经改变、血管舒缩症状、精神神经症状、泌尿生殖道症状、心血管疾病、骨质疏松为特征。其发病率为82.73%。绝经综合征属于中医学"绝经前后诸证""绝经前后诸证"范畴。

2. 内分泌变化 绝经前后最明显的变化是卵泡功能衰退，随后表现为下丘脑－垂体功能退化。

（1）雌激素：卵巢功能衰退的最早征象是卵泡对 FSH 敏感性降低。整个过渡期雌激素不呈逐渐下降趋势，而是在卵泡发育停止时，雌激素水平才下降。

（2）孕激素：绝经过渡期卵巢仍有排卵功能，因而有孕酮分泌，但由于黄体发育时间长，黄体功能不全，孕酮量减少。绝经后卵巢不再分泌孕酮，极少量孕酮可能来自肾上腺。

（3）雄激素：绝经后产生的雄激素是睾酮和雄烯二酮。绝经前，血液中50%的雄烯二酮和25%的睾酮来自卵巢；绝经后卵巢主要产生睾酮，而且较绝经前增多。

（4）促性腺激素：绝经后 FSH、LH 明显升高，FSH 升高更为显著，

FSH/LH ＞ 1。

（5）促性腺激素释放激素：绝经后 GnRH 分泌增加，并与 LH 相平衡。

（6）抑制素：绝经后妇女血抑制素浓度下降，较雌二醇下降早且明显，可能成为反映卵巢功能衰退更敏感的指标。

3. 中医辨证论治

（1）肝肾阴虚证

【证候】经断前后，阵发性烘热汗出，头晕目眩，腰膝酸软，口燥咽干，月经紊乱，月经先期，月经时多时少，色鲜红，质稠，失眠多梦，健忘，阴部干涩，感觉异常，溲黄便秘，舌红少苔，脉细数。

【治疗】滋养肝肾，育阴潜阳——杞菊地黄丸。

（2）肾虚肝郁证

【证候】经断前后，阵发性烘热汗出，腰膝酸软，烦躁易怒，情绪异常，头晕耳鸣，乳房胀痛，月经紊乱，或胸闷善叹息，舌淡红或偏暗，苔薄白，脉弦细。

【治疗】滋肾养阴，疏肝解郁——一贯煎。

（3）心肾不交证

【证候】经断前后，心悸怔忡，心烦不宁，腰膝酸软，易惊多惊，烘热汗出，眩晕耳鸣，失眠健忘，月经紊乱，量少，色鲜红，舌质偏红，少苔，脉细数。

【治疗】滋阴降火，交通心肾——天王补心丹。

（4）肾阴阳两虚证

【证候】经断前后，时而烘热汗出，时而畏寒肢冷，腰酸乏力，头晕耳鸣，浮肿便溏，月经紊乱，月经过多或过少，淋沥不断，或突然暴下而止，经色淡或暗，舌淡苔薄，脉沉弱。

【治疗】滋阴补肾，调补冲任——二仙汤。

第十四单元 女性生殖器官肿瘤

一、宫颈癌

病因和病理

（1）病因：①病毒感染：近90%的宫颈癌有HPV感染。高危型HPV的持续感染是主要危险因素。②性行为及分娩次数：性活跃、初次性生活<16岁、早年分娩、多产等与子宫颈癌的发生密切相关。③其他：吸烟可增加感染HPV效应。

（2）病理：①鳞状细胞浸润癌：占宫颈癌的75%～80%。②腺癌：占宫颈癌的10%～25%。③腺鳞癌：占宫颈癌3%～5%。④其他。

二、子宫肌瘤

1.分类

（1）按肌瘤生长部位：分为宫体肌瘤（约占90%）、宫颈肌瘤（约占10%）。

（2）按肌瘤与子宫肌壁的关系：分为肌壁间肌瘤、浆膜下肌瘤和黏膜下肌瘤。

各种类型的肌瘤可并存于同一子宫，称为多发性子宫肌瘤。

2.病理、变性

（1）病理

①巨检：实质性球形包块，表面光滑，质地较子宫肌瘤，压迫周围肌壁纤维形成假包膜；切面呈灰白色，漩涡状或编织状结构。

②镜检：主要由梭形平滑肌细胞和不等量纤维结缔组织构成。

③变性：肌瘤变性指肌瘤失去原有的典型结构。常见变性有：①玻璃样变（最常见）：透明、无症状。②囊性变：镜下有囊腔液体。③红色样变（多见于妊娠期或产褥期）：腹痛、感染、发热。④肉瘤样

变：恶性、短期内增大、不规则出血。⑤钙化。

3.中医辨证论治

（1）气滞血瘀证

【证候】小腹包块坚硬，胀痛拒按，月经量多，经行不畅，色紫暗有块，精神抑郁，经前乳房胀痛，胸胁胀闷，或心烦易怒，小腹胀痛有刺痛，舌边有瘀点、瘀斑，苔薄白，脉弦涩。

【治疗】行气活血，化瘀消癥——膈下逐瘀汤。

（2）痰湿瘀阻证

【证候】小腹有包块、胀满，月经后期，量少不畅，或量多有块，经质黏稠，带下量多，色白质黏，形体肥胖，脘闷痞满，嗜睡肢倦，舌胖紫暗，苔白腻，脉沉滑。

【治疗】化痰除湿，活血消癥——开郁二陈汤加丹参、水蛭。

（3）气虚血瘀证

【证候】小腹包块，小腹空坠，月经量多，经期延长，色淡质稀有块，面色无华，神疲乏力，气短懒言，纳少便溏，舌淡暗，边尖有瘀点或瘀斑，脉细涩。

【治疗】益气养血，消癥散结——理冲汤。

（4）肾虚血瘀证

【证候】小腹包块，月经量多或少，色紫暗，有血块，腰酸膝软，头晕耳鸣，夜尿频多，舌淡暗，边有瘀点或瘀斑，脉沉涩。

【治疗】补肾活血，消癥散结——金匮肾气丸合桂枝茯苓丸。

（5）湿热瘀阻证

【证候】小腹包块，疼痛拒按，经行量多，经期延长，色红有块，质黏稠，带下量多，色黄秽臭，阴骶酸痛，溲黄便结，舌暗红，边有瘀点、瘀斑，苔黄腻，脉滑数。

【治疗】清热利湿，活血消癥——大黄牡丹汤。

第十五单元 子宫内膜异位症及子宫腺肌病

一、子宫内膜异位症

1. 概念 子宫内膜异位症简称内异症，是引起盆腔痛与不孕的主要原因之一。异位内膜以子宫骶韧带、子宫直肠陷凹及卵巢最常见。本病为性激素依赖性疾病。

2. 西医病因病理

（1）异位种植学说为目前主导的关于本病病因的认识。

（2）基本病理变化为异位内膜随卵巢激素的变化而发生周期性出血，使周围纤维组织增生和粘连，出现紫褐色斑点或小疱，最后发展为大小不等的紫蓝色结节或包块。

3. 中医病因病机 本病以瘀血阻滞冲任胞宫为基本病机。

4. 临床表现

（1）症状：①痛经和下腹痛：继发性痛经，进行性加剧。②月经异常。③不孕。④性交痛。

（2）体征：①较大的卵巢异位囊肿可在妇检时扪及囊性包块。②囊肿破裂可出现腹膜刺激征。③典型盆腔内异症在妇检时可扪及子宫后倾固定，直肠子宫陷凹、宫骶韧带或子宫后壁下段扪及触痛性结节，一侧或双侧附件区扪及囊性不活动包块。病变累及直肠阴道隔，可在阴道后穹隆部扪及或看到隆起的紫蓝色斑点、小结节或包块。

5. 检查 ①腹腔镜检查是目前诊断子宫内膜异位症的最佳方法。②血清CA125值可升高。

6. 西医治疗

（1）药物治疗：治疗目的为抑制卵巢功能，减少内异灶活性及粘连的形成，阻止内异症发展。常用的药物有非甾体类抗炎药、避孕药、孕激素、孕激素受体拮抗剂、孕三烯酮、促性腺激素释放激素激动剂（GnRH-α）。

（2）手术治疗：首选腹腔镜手术。

7. 中医辨证论治

（1）气滞血瘀证——理气活血，祛瘀散结——膈下逐瘀汤。

（2）寒凝血瘀证——温经散寒，活血祛瘀——少腹逐瘀汤。

（3）瘀热互结证——清热凉血，活血祛瘀——清热调血汤。

（4）痰瘀互结证——理气化痰，活血逐瘀——苍附导痰汤合桃红四物汤。

（5）气虚血瘀证——益气活血，化瘀散结——理冲汤。

（6）肾虚血瘀证——补肾益气，活血祛瘀——归肾丸合桃红四物汤。

二、子宫腺肌病

1. 概念 当子宫内膜腺体及间质存在于子宫肌层时，称为子宫腺肌病。根据临床表现，子宫腺肌病属中医学"痛经""癥瘕""月经不调"等范畴。

2. 西医病因病理

（1）病因：多认为由于子宫内膜基底层缺乏黏膜下层，基底层内膜细胞侵入子宫肌层所致。

（2）病理：①巨检：病灶有弥漫型及局限两种。②镜检：特征为肌层内有呈岛状分布的异位内膜腺体与间质。

3. 中医病因病机 本病的病因病机与子宫内膜异位症相似，可参见"子宫内膜异位症"。

4. 临床表现 主要表现为经量增多、经期延长、不规则出血及继发性进行性加剧的痛经，可导致不孕。常在经前一周开始下腹正中疼痛，直至月经结束。妇科检查时子宫呈均匀性增大或有局限性结节隆起，质硬有压痛，经期压痛尤著。

5. 诊断 根据临床症状与体征

可作出初步诊断，B超和MRI检查及血清CA125测定对诊断亦有一定帮助，而确诊还需行组织病理学检查。

本病需与子宫肌瘤和子宫内膜异位症相鉴别。

6.西医治疗

（1）药物治疗：症状较轻者可用非甾体类抗炎药等对症治疗；对年轻、希望保留子宫的患者，可口服避孕药或左炔诺孕酮宫内节育系统（LNG-IUS）；症状严重者，可用GnRH-α3～6个月，再使用左炔诺孕酮宫内节育系统。

（2）手术治疗。

第十六单元　子宫脱垂

1.概念　子宫脱垂是指子宫从正常位置沿阴道下降，宫颈外口达坐骨棘水平以下，甚至子宫全部脱出于阴道口外。

2.西医病因　多与分娩损伤、长期的腹压增加、盆底组织发育不良或退行性变等有关。

3.中医病因病机　子宫脱垂多与分娩损伤有关，产后未复，中气不足，或肾气不固，带脉失约，提摄子宫无力可致脱出。

4.临床表现及分度

（1）临床表现：Ⅰ度患者一般无不适。Ⅱ度以上患者有不同程度的腰骶酸疼痛或下坠感；站立过久、劳累后或腹压增加时症状明显，卧床休息后减轻。Ⅲ度常伴有排尿排便困难，或便秘，或遗尿，或有残余尿及张力性尿失禁，易并发膀胱炎；脱出的子宫即使休息后也不能自行回缩，通常需用手推法才能将其还纳至阴道内。

（2）临床分度：根据检查时患者平卧用力向下屏气时子宫下降的程度，我国将子宫脱垂分为3度。

Ⅰ度：轻型：子宫颈外口距处女膜缘<4cm，但未达处女膜缘。

重型：宫颈外口已达处女膜缘，在阴道口可见到宫颈。

Ⅱ度：轻型：子宫颈已脱出阴道口，但宫体仍在阴道内。

重型：宫颈及部分宫体已脱出阴道口。

Ⅲ度：子宫颈及宫体全部脱出至阴道口外。

5.妇科检查　①患者向下屏气，增加腹压时可检查宫体或子宫颈位置。子宫颈外口达坐骨棘水平以下或露于阴道口。子宫脱垂常伴有直肠、膀胱膨垂，阴道黏膜多增厚，宫颈肥大并延长。②确定是否伴有膀胱膨出、直肠膨出及肠疝。③观察脱出物表面有无水肿、糜烂及溃疡等情况。④观察会阴有无陈旧性裂伤。⑤患者屏气或咳嗽，检查有无尿液自尿道口流出，如有尿液流出，再用食、中两指上推阴道前壁膨出近尿道两侧后重复上述检查，压迫后咳嗽无尿液溢出则表示有张力性尿失禁存在。

6.西医治疗

（1）保守治疗：子宫托是使子宫和阴道壁维持在阴道内而不脱出的工具。

（2）手术治疗：①曼氏手术：包括阴道前后壁修补、主韧带缩短及宫颈部分切除术。适用于较年轻、宫颈延长、希望保留生育功能的Ⅱ、Ⅲ度子宫脱垂伴阴道前、后壁患者。②阴式子宫全切除及阴道前后壁修补术：适用于Ⅱ、Ⅲ度子宫脱垂伴阴道前、后壁脱垂，或年龄较大无生育要求且无手术禁忌证者。③阴道封闭术：分阴道半封闭术（又称LeFort手术）和阴道全封闭术，适用于年老体弱不能耐受较大手术、不需保留性交功能者。④盆底重建手术。

7.中医辨证论治

（1）中气下陷证

【证候】阴中有物脱出，劳则加剧，小腹下坠，神倦乏力，少气懒言，或面色无华，舌淡苔薄，脉缓弱。

【治疗】补益中气，升阳举陷——补中益气汤。

（2）肾气亏虚证

【证候】阴中有物脱出，久脱不复，腰酸腿软，头晕耳鸣，小便频数或不利，小腹下坠，舌质淡，苔薄，脉沉弱。

【治疗】补肾固脱，益气升提——大补元煎。

（3）湿热下注证

【证候】阴中有物脱出，表面红肿疼痛，甚或溃烂流液，色黄气秽，舌质红苔黄腻，脉弦数。

【治疗】清热利湿——龙胆泻肝汤。

第十七单元　不孕症

1.概念、分类　不孕症是指女婚后未避孕、有正常性生活、夫妇同居1年而未孕。本病分为原发性和继发性两类，其中既往从未有过妊娠史，无避孕且从未妊娠者称为原发性不孕；既往有过妊娠史，而后无避孕连续1年未妊娠者称为继发性不孕。

2.西医病因

（1）女性不孕因素：以盆腔因素和排卵障碍等居多。

（2）男性不育因素：主要是生精障碍和输精障碍。

3.中医病因病机　不孕主要以肾虚为主，致脏腑功能失常，冲任气血失调，胞宫不能摄精成孕。

4.检查与诊断

（1）检查

1）体格检查。

2）妇科检查。

3）女性不孕特殊检查：①卵巢功能检查：包括基础体温（BBT）测定、宫颈黏液（CM）检查、阴道脱落细胞学检查、子宫内膜活组织检查等。②内分泌学检查：垂体促性腺激素（FSH、LH）、催乳激素（PRL）、睾酮（T）、雌二醇（E_2）、孕酮（P），以及肾上腺皮质激素和甲状腺功能检查。③输卵管通畅检查：子宫输卵管造影或B型超声下输卵管通液术。④B型超声检查：监测卵泡发育及排卵情况，诊断子宫、附件及盆腔占位性病变。⑤免疫试验检测：精子抗体、透明带抗体、子宫内膜抗体、封闭抗体和细胞毒抗体等。⑥宫腔镜检查：了解宫腔及输卵管开口情况。⑦腹腔镜检查：直视子宫、附件及其盆腔情况，有无粘连、输卵管积水和子宫内膜异位症病灶。⑧染色体核型分析。⑨CT或MRI检查：对疑有垂体瘤时可作蝶鞍分层摄片。还可检查腹、盆腔情况。

4）男性检查：精液常规是不孕症夫妇首选的检查项目。

（2）诊断

①病史：注意结婚年龄，健康状况，性生活情况，月经史，分娩史及流产史等。注意有无生殖器感染，是否采取避孕措施，有无结核史、内分泌病变史及腹部手术史。

②临床表现：原发或继发性不孕可伴有与病因相关的症状。

5.西医治疗　诱导排卵异女方排卵障碍性不孕最常用的方法。

（1）氯米芬：首选促排卵药。

（2）人绒毛膜促性腺激素。

（3）尿促性素（HMG）：氯米芬抵抗和无效患者，可单独应用HMG或/和CC联合应用。当卵泡直径达18～20mm时肌注HCG诱导排卵。HCG注射日及其后2日自然性生活。

（4）卵泡刺激素（FSH）：用于

HMG 治疗失败者。当最大卵泡直径达 18mm 时用 HCG 诱发排卵。

（5）促性腺激素释放激素（GnRH）：应用 GnRH-a 皮下注射 2～4 周，可以降低 PCOS 患者的 LH 和雄激素水平，再用 HMG、FSH 或 GnRH 脉冲治疗，可提高排卵率和妊娠率，降低卵巢过度刺激综合征（OHSS）发生率和流产率。

（6）溴隐亭：适用于无排卵伴有高催乳激素血症者。

6. 中医辨证论治

（1）肾虚证

①肾气虚弱证——补肾益气，温养冲任——毓麟珠。

②肾阴虚证——滋阴养血，调冲益精——养精种玉汤合清骨滋肾汤。

③肾阳虚证——温肾益气，调补冲任——温胞丸。

（2）肝气郁结证——疏肝解郁，养血理脾——开郁种玉汤。

（3）痰湿壅阻证——燥湿化痰，调理冲任——启宫丸。

（4）瘀滞胞宫证——活血化瘀，调理冲任——少腹逐瘀汤。

（5）湿热内蕴证——清热除湿，活血调经——仙方活命饮。

第十八单元　计划生育

一、避孕

1. 概念
避孕是指采用科学手段使妇女暂时不受孕，主要通过控制生殖过程的三个关键环节来实现：①抑制精子、卵子产生。②阻止精子与卵子结合。③使子宫环境不利于精子获能、生存或受精卵着床发育。

2. 临床常用避孕方法
宫内节育器（IUD）、药物避孕、其他避孕方法。

3. 放置宫内节育器的适应证、

禁忌证及并发症

（1）适应证：育龄妇女自愿要求以 IUD 避孕而无禁忌证者。

（2）禁忌证：①妊娠或可疑妊娠者。②生殖道急性炎症。③近 3 个月月经失调、阴道不规则流血、重度痛经等。④生殖器官肿瘤、畸形（如纵隔子宫、双子宫等），宫腔＞9cm 或＜5.5cm（除外足月分娩后、大月份引产后或放置含铜无支架 IUD）。⑤宫颈内口过松、重度陈旧性宫颈裂伤、重度宫颈狭窄或子宫脱垂等。⑥严重的全身性疾患，如心力衰竭、重度贫血、血液病及各种疾病的急性期等。⑦有铜过敏史者，不能放置带铜节育器。⑧人工流产出血多，疑有妊娠组织物残留或感染可能；中期妊娠引产、分娩或剖宫产胎盘娩出后，子宫收缩不良有出血或潜在感染可能。

（3）并发症：①节育器异位。②节育器嵌顿或断裂。③节育器下移或脱落。④带器妊娠。

二、人工流产

1. 概念
人工流产是指因意外妊娠、疾病等原因而采用人工方法终止妊娠，是避孕失败的补救方法。人工流产分为手术流产和药物流产。手术流产包括负压吸引术与钳刮术。

2. 药物流产
药物流产是指应用药物终止早期妊娠的方法，目前临床常用米非司酮与米索前列腺配伍。

（1）适应证：①正常宫内妊娠≤49 天，自愿要求使用药物终止妊娠，年龄＜40 岁的健康妇女。②高危手术流产对象，如瘢痕子宫、多次人工流产、哺乳期妊娠、宫颈发育不良及严重骨盆畸形等。③对手术流产有恐惧或顾虑心理者。

（2）禁忌证：①有使用米非司酮的禁忌证，如有肾上腺疾患、糖尿病及其他内分泌疾病、肝肾功能

异常、妊娠期皮肤瘙痒史、血液病和血栓性疾患、与甾体激素有关的肿瘤。②有使用米索前列腺醇的禁忌证，如心血管疾病、青光眼、胃肠功能紊乱、高血压、哮喘、癫痫、贫血（血红蛋白低于 95g/L）。③其他：过敏体质、带器妊娠、异位妊娠、妊娠剧吐，或长期服用抗结核、抗癫痫、抗抑郁、抗前列腺素药物等。

3. 手术流产

（1）负压吸引术：利用负压吸引原理将妊娠物从宫腔内吸出，称为负压吸引术。

1）适应证：①妊娠 10 周以内要求终止妊娠而无禁忌证者。②妊娠 10 周内因某种疾病（包括遗传性疾病）而不宜继续妊娠者。

2）禁忌证：①生殖器官炎症。②各种疾病的急性期或严重的全身性疾病不能耐受手术者。③术前两次体温在 37.5℃以上者。

（2）钳刮术

1）适应证：①妊娠 10～14 周要求终止妊娠而无禁忌证者，或因某种疾病（包括遗传性疾病）而不宜继续妊娠或其他流产方法失败者。

②禁忌证：同负压吸引术。

中西医结合儿科学

中西儿

第一单元　儿科学基础

一、小儿年龄分期与生长发育

1.小儿年龄分期标准

（1）胎儿期：从男女生殖之精相结合而受孕，直至分娩断脐，胎儿出生，称为胎儿期。

（2）新生儿期：自出生后脐带结扎时起至生后满28天，称为新生儿期。围生期又称围产期，是指胎龄满28周至生后7足天。

（3）婴儿期：出生28天后至1周岁为婴儿期，亦称乳儿期。

（4）幼儿期：从1周岁至满3周岁，称为幼儿期。

（5）学龄前期：3周岁后至7周岁为学龄前期，也称幼童期。

（6）学龄期：7周岁后至青春期来临（一般女12岁，男13岁）为学龄期。

（7）青春期：女孩自11～12岁到17～18岁，男孩自13～14岁到18～20岁，为青春期。

2.各年龄期特点及预防保健

（1）胎儿期：胎儿期，最易受到各种病理因素，如感染、药物、劳累、物理、营养缺乏及不良心理因素等伤害，造成流产、死胎或先天畸形。①妊娠早期，胎儿各器官迅速增长，最易发生先天畸形。②妊娠中期，胎儿各器官逐渐成熟。③妊娠晚期，以肌肉发育和脂肪积累为主，体重增长快。

（2）新生儿期：常有产伤、感染、窒息、出血、溶血及先天畸形等。新生儿期保健重点强调合理喂养、保暖及预防感染等。

（3）婴儿期：是小儿生长发育最迅速的时期，易发生肺系病、脾系疾病及各种传染病。应提倡母乳喂养，科学育儿，同时应做好计划免疫。

（4）幼儿期：易发生各种脾系疾病，传染病发病率增高，易发生中毒、烫伤等意外事故。应断乳和添加其他食物须在幼儿早期完成，因此要注意保证营养，防止营养不良和消化功能紊乱。

（5）学龄前期：是小儿性格特点形成的关键时期，也是智能开发的最佳年龄段。学龄前期儿童易患肾炎、风湿热等疾病，应注意防治。

（6）学龄期：此期体格稳步增长，除生殖系统外其他器官的发育到本期末已接近成人水平。这一时期儿童的发病率下降，但应注意防治龋齿，保护视力，注意身心健康，端正坐、立、行的姿势，安排有规律的生活和学习，保证充足的营养和睡眠。

（7）青春期：形体增长出现第二次高峰，精神发育由不稳定趋向成熟，是人生观和世界观形成的关键时期。本期突出特点为生殖系统迅速发育成熟，第二性征逐渐明显。此期女孩乳房隆起、月经来潮，男孩喉结显现、变音、长胡须、遗精等。应做好此期生理卫生教育，进行正确的心理引导，保障青春期的身心健康。

3.小儿体格生长指标

（1）体重

$\leqslant 6$个月龄婴儿体重（kg）＝出生时体重$+0.7 \times$月龄

7～12个月龄婴儿体重（kg）＝

6+0.25×月龄

1岁至青春前期体重（kg）＝年龄×2+8

临床意义：体重是衡量小儿体格生长和营养状况的指标之一。

（2）身长（高）：3岁以下小儿仰卧位以量床测量从头顶至足底的长度，称身长。3岁以上可用身高计或固定于墙上的软尺测量身高。

2～12岁身高（长）的估算公式为：身高（cm）＝75+7×年龄

（3）头围：自双眉弓上缘处，经过枕骨结节，绕头一周的长度为头围。

足月儿出生时头围为33～34cm，出生后前3个月和后9个月各增长6cm，1周岁时约为46cm，2周岁时约为48cm，5周岁时增长至50cm，15岁时接近成人头围，为54～58cm。

临床意义：头围的大小与脑和颅骨的发育有关。头围小者提示脑发育不良。头围增长过速常提示脑积水。

（4）胸围：用软尺由乳头下缘（乳腺已发育的女孩，固定于胸骨中线第4肋间）向背部绕两侧肩胛角下缘1周，取呼气和吸气时的平均值。

新生儿胸围约为32cm，1岁时约为44cm，2岁后胸围渐大于头围。

4. 呼吸、脉搏、血压的正常值及与年龄增长的关系

年龄	呼吸（次／分）	脉搏（次／分）
新生儿	45～40	140～120
≤1岁	40～30	130～110
1~3岁	30～25	120～100
3~7岁	25～20	100～80
7~14岁	20～18	90～70

关系：年龄越小，呼吸及脉搏越快。

血压：收缩压（mmHg）＝80+2×年龄（岁）；舒张压（mmHg）＝收缩压×2/3。

5. 骨骼和牙齿发育指标

（1）颅囟发育：前囟是额骨和顶骨之间的菱形间隙；后囟是顶骨和枕骨之间的三角形间隙。前囟的大小是指囟门对边中点间的连线距离。出生时为1.0～2.0cm，以后随颅骨发育而增大，6个月后逐渐骨化而变小，在1～1.5岁闭合。后囟在出生时即已很小或已闭合，最迟于生后6～8周闭合。颅骨缝在生后3～4个月闭合。

（2）脊柱发育：脊柱的变化反映椎骨的发育。生后第一年脊柱增长快于四肢，以后减慢。

（3）长骨发育：用X线检查测定不同年龄儿童长骨干骺端骨化中心出现时间、数目、形态的变化，并将其标准化，即为骨龄。1～9岁腕部骨化中心的数目约为其岁数加1。

（4）牙齿发育：乳牙出生后4～10个月开始萌出，在2～2.5岁出齐，出齐为20颗。

二、小儿生理、病理特点

1. 生理特点及临床意义

（1）脏腑娇嫩，形气未充（稚阴稚阳）：小儿脏腑娇嫩，五脏六腑的形与气皆属不足，其中肺、脾、肾三脏不足更为突出。形气未充表现为五脏六腑的功能不够稳定、尚未完善。

（2）生机蓬勃，发育迅速（纯阳）：指小儿在生长发育过程中，无论机体的形态结构方面，还是在各种生理活动方面，都在迅速地、不断地发育完善。

"纯阳"学说："纯"指小儿初生，未经太多的外界因素影响，胎元之气尚未耗散；"阳"指以阳为用，即生机。小儿在生长发育过程中，

表现出生机旺盛、发育迅速的生理现象。

2. 病理特点及临床意义

（1）发病容易，传变迅速：①肺常不足：肺系疾病发病率最高。②脾常不足：脾系疾病发病率居第二位。③肾常虚：先天禀赋不足疾病。④易度易实，易寒易热。

（2）脏气清灵，易趋康复（来得快，去得快）。

三、小儿喂养与保健

1. 母乳喂养的优点和方法 生后6个月之内以母乳为主要食品者，称为母乳喂养。

（1）优点：①母乳中含有最适合婴儿生长发育的各种营养素，易于消化吸收，含不饱和脂肪酸较多，有利于脑的发育。②母乳中含有丰富的抗体、活性细胞和其他免疫活性物质，可增强婴儿抗感染能力。③母乳温度及泌乳速度适宜，新鲜无菌污染，直接喂哺，简便经济。④母乳喂养有利于增进母子感情，便于观察小儿变化，随时照料护理。⑤产后喂乳可促进母亲子宫收缩复原，推迟月经复潮，不易怀孕，减少乳母患乳腺癌和卵巢肿瘤的可能性。

（2）方法：①时间：主张正常足月新生儿出生半小时内就可开奶，满月前按需喂哺，随着月龄增长逐渐定时喂乳，每次哺乳不宜超过20分钟。②方法：乳母取坐位；每次哺乳前要用温开水拭净乳头，将小儿抱于怀中，让婴儿吸空一侧乳房后再吸另一侧。哺乳完毕后将小儿轻轻抱直，头靠母肩，轻拍其背，使吸乳时吞入胃中的空气排出，可减少溢乳。③断奶：一般在10～12个月可完全断奶，最迟不超过一岁半。

2. 人工喂养的基本知识 由于

各种原因母亲不能喂哺婴儿时，可选用牛、羊乳等，或其他代乳品喂养婴儿，称为人工喂养。牛乳是最常用的代乳品，其所含蛋白质虽然较多，但以酪蛋白为主而，酪蛋白易在胃中形成较大的凝块，不易消化。

3. 辅助食品的添加原则 添加辅食时应根据婴儿的实际需要和消化系统的成熟程度，遵照循序渐进的原则进行。添加辅食的原则为：①从少到多。②由稀到稠。③由细到粗。④由一种到多种。⑤天气炎热或婴儿患病时，应暂缓添加新品种。

4. 计划免疫 计划免疫的实施应注意按期完成各种预防接种，建立预防接种档案。1岁内婴儿需完成卡介苗、脊髓灰质炎三型混合疫苗、百日咳、白喉、破伤风类毒素混合制剂、麻疹减毒活疫苗及乙型肝炎病毒疫苗等预防接种。此外，根据流行地区、季节，进行乙型脑炎疫苗、流行性脑脊髓膜炎疫苗、风疹疫苗、流感疫苗、腮腺炎疫苗、甲型肝炎病毒疫苗等的接种。

四、望诊特点及临床意义

1. 望神色

（1）面色白：气血不荣，络脉空虚所致，多为虚证、寒证。

（2）面色红：血液充斥络脉，皮肤充血，多为热证。

（3）面色黄：脾胃失运，水谷水湿不化所致，多为虚证或湿证。

（4）面色青：气血不畅，经脉阻滞所致，多为寒证、痛证、瘀证、惊痫。

（5）面色黑：阳气虚衰，水湿不化，气血瘀滞所致，多为寒证、痛证、瘀证、水饮证。

2. 望形态

（1）头颅：①头小畸形：头顶

尖小，颅缝闭合过早。②五迟证：头方发稀，囟门宽大，当闭不闭。③解颅：头大颅缩，前囟宽大，头缝开解，目睛下垂。④婴幼儿泄泻，阴液液脱：前囟及眼窝凹陷，皮肤干燥。

（2）毛发：头发稀细，色枯无泽：肾气亏虚或阴血内亏。②发细结穗，色黄不荣：气血亏虚，积滞血瘀。③头发脱落，见于枕部：血虚多汗之枕秃。

（3）面色：①面容瘦削，气色不华：气血不足。②面部浮肿，睑肿如蚕：水湿泛溢。③耳下腮部肿胀：邪毒窜络之痄腮或发颐。④下肢肿热痛：热毒壅结之臁核肿大。⑤小儿面部表情异常，或眨眼，或撇鼻，或咧嘴，或呲牙，或多咽：抽动障碍。

（4）躯体：①胸廓前凸，形如鸡胸：佝偻病、哮喘。②腹部膨大，肢体瘦弱，发稀，额上有青筋显现：疳积。

2. 辨斑疹 发热3～4天出疹，疹形细小，状如麻粒，口腔黏膜出现"麻疹黏膜斑"者，为麻疹；若发热3～4天后热退疹出，疹细稠密，如玫瑰红色，常为奶麻；若壮热，肤布痧点，舌绛如草莓，常为丹痧或皮肤黏膜淋巴结综合征；若丘疹、疱疹、结痂并见，疱疹内有水液色清，见于水痘。

4. 察二便 初生婴儿的胎粪呈暗绿色或赤褐色，黏稠无臭；母乳喂养儿，大便呈卵黄色，稠而不成形，常有发酸臭气；牛奶、羊奶喂养儿，大便呈淡黄白色，质地较硬，有臭气。

婴幼儿大便呈果酱色，伴阵发性哭闹，为肠套叠；大便泽灰白不黄，多系胆道阻滞。

5. 察指纹 正常小儿指纹大多淡紫色，隐隐在风关之内。

纹色鲜红浮露，为外感风寒；纹色紫红，多为邪热瘀滞；纹色淡红，多为内有虚寒；纹色青紫，多为瘀热内结；纹色深紫，多为瘀滞络阻，病情深重。

指纹色淡，推之流畅，主气血亏虚；指纹色紫，推之滞涩，复起缓慢，主实邪内滞。

纹在风关，示病邪初入，病情轻浅；纹达气关，示病邪入里，病情较重；纹达指尖，称透关射甲，若非一向如此，则为病情深重。

五、药物剂量计算常用方法

1. 按体重计算 是西医最常用、最基本的计算方法。应以实际测得体重为准，或按公式计算（小儿生长发育章节）获得。每日（次）剂量＝病儿体重（kg）×每日（次）每千克体重需要量。年龄愈小，每千克体重剂量相对稍大，年长儿按体重计算剂量超过成人量时，以成人剂量为限。

2. 按体表面积计算 此法较按年龄、体重计算更为准确。近年来多主张按体表面积计算。小儿体表面积计算公式为：＜30kg 小儿体表面积（m^2）=0.035×体重（kg）+0.1；＞30kg 小儿体表面积（m^2）=0.02×[体重（kg）-30]+1.05。小儿剂量＝剂量/（m^2）×小儿体表面积（m^2）。

3. 按年龄计算 适用剂量幅度大，不需十分精确的药物，如营养类药物可按年龄计算，比较简单易行。

4. 按成人量折算 小儿剂量＝成人剂量×小儿体重（kg）/50。此法仅用于未提供小儿剂量的药物，所得剂量一般偏小，故不常用。

5. 小儿中药用量 新生儿用成

人量的1/6，乳婴儿为成人量的1/3，幼儿为成人量的1/2，学龄儿童为成人量的2/3或成人量。

六、小儿体液平衡的特点和液体疗法

1. 脱水程度的判断 指患病后的累积体液损失量，即病前体重与诊时体重之差。

根据临床表现：一弹（皮肤弹性）、二陷（前囟、眼窝凹陷）、三少（少泪、少汗、体重减轻），精神及循环状态（皮肤颜色、温度、湿度、脉搏、血压）综合分析，判断脱水程度，分为轻、中、重三度。

轻度：失水量5%（30～50mL/kg）；精神稍差，略烦躁；口渴轻；尿量稍减少；皮肤稍干燥；黏膜略干；前囟稍下陷；四肢温。

中度：失水量5%～10%(50～100mL/kg)；精神萎靡，烦躁；口渴明显；尿量减少；皮肤干燥、苍白；弹性差；黏膜干燥；眼窝凹陷；前囟下陷；四肢稍凉。

重度：失水量＞10%（100～120mL/kg）；精神萎靡，表情淡漠，昏睡甚至昏迷；烦渴；尿量极少或无；皮肤干燥、有花纹、弹性极差；黏膜极干；眼窝明显凹陷；前囟明显下陷；四肢厥冷，休克，脉细，血压下降。

2. 代谢性酸中毒的主要临床表现 轻度酸中毒的症状不明显，常被原发病所掩盖。较重酸中毒表现为呼吸深而有力，唇呈樱桃红色，精神萎靡，嗜睡，或频繁呕吐，心率增快，烦躁不安，甚则出现昏睡、昏迷、惊厥等。严重酸中毒，血浆pH值＜7.20时，心肌收缩无力，心率转慢，心输出量减少，周围血管阻力下降，致低血压、心力

衰竭和室颤。

3. 液体疗法 液体疗法计算主要包括累积损失、继续损失和生理需要三个部分。

第二单元　新生儿疾病

新生儿黄疸

1. 西医病因

（1）感染性：新生儿肝炎、新生儿败血症。

（2）非感染性：新生儿溶血病、胆管阻塞、母乳性黄疸、遗传疾病。

2. 中医病因病机

（1）病因：湿热郁蒸、寒湿阻滞、气滞血瘀。

（2）病机：湿邪或湿热之邪阻滞脾胃，肝失疏泄，胆汁外溢，而发为胎黄。病位主要在脾、胃、肝、胆。

3. 生理性黄疸与病理性黄疸的鉴别 生理性黄疸大多在出生后2～3天出现，4～6天达高峰，10～14天消退，早产儿持续时间较长，除有轻微食欲不振外，一般无其他临床症状。若出生后24小时内即出现黄疸，3周后仍不消退，甚或持续加深，或消退后复现，均为病理性黄疸。

足月儿血清总胆红素超过221μmol/L（12.9mg/dL），早产儿超过256.5μmol/L（15mg/dL），称为高胆红素血症，为病理性黄疸。足月儿间接胆红素超过307.8μmol/L（18mg/dL）可引起胆红素脑病（核黄疸），损害中枢神经系统，遗留后遗症。

4. 西医治疗原则及主要治疗方法

（1）病因治疗

①新生儿肝炎以保肝治疗为主，

供给充分的热量及维生素。禁用对肝脏有毒的药物。

②先天性胆道闭锁的治疗，强调早期诊断，早期手术治疗。

③新生儿败血症一般应联合应用抗生素静脉给药治疗，要早用药、足疗程（一般 10～14 天），同时注意药物的副作用。

④其他：注意防止低血糖、低体温，纠正缺氧、贫血、水肿和心力衰竭等。

⑤对症治疗：①光照疗法：简称光疗，是降低血清未结合胆红素简单而有效的方法。②药物治疗。③换血疗法。

5. 中医辨证论治 治疗原则是利湿退黄。

（1）湿热郁蒸

【证候】黄色鲜明，全身症状及舌象均表现为湿热壅盛之象。

【治疗】清热利湿退黄——茵陈蒿汤加味。

（2）寒湿阻滞

【证候】黄色晦暗，精神倦怠，四肢欠温等虚寒之象。

【治疗】温中化湿退黄——茵陈理中汤加味。

（3）气滞血瘀

【证候】黄疸逐渐加重，皮肤黄疸，色泽晦暗无华，伴有肝脾肿大。

【治疗】化瘀消积退黄——血府逐瘀汤加减。

（4）胎黄动风

【证候】黄疸迅速加深，伴神昏、抽搐。

【治疗】平肝息风，利湿退黄——羚角钩藤汤加减。

（5）胎黄虚脱

【证候】黄疸加重同时突然出现神昏，四肢厥冷。

【治疗】大补元气，回阳固脱——参附汤合生脉散加减。

第三单元　呼吸系统疾病

一、急性上呼吸道感染

1. 主要病原体及临床表现

（1）主要病原体：以病毒为主，占原发上呼吸道感染的 90% 以上，细菌感染多为继发。

（2）临床表现：病情轻重程度相差较大，与年龄、感染病原体和机体抵抗力有关。轻症病例仅有鼻部症状；重症病例可引起很多并发症，如中耳炎、风湿热、心包炎、骨髓炎等疾病。上感分为一般类型和特殊类型。

2. 中医病因病机

（1）病因：感受风邪为主，常兼寒、热、暑、湿、燥等。

（2）病机：肺卫失宣。病变部位主要在肺，亦常累及肝、脾等脏。

3. 常见兼夹证的中医病因病机及治疗原则

（1）夹痰：由于小儿肺脏娇嫩，感邪之后，失于宣肃，气机不利，津液不得敷布而内生痰液，痰壅气道，则咳嗽加剧，喉间痰鸣，此为感冒夹痰。

治疗原则：偏于风寒者，治以辛温解表、宣肺化痰；偏于风热者，治以辛凉解表、清肺化痰。

（2）夹滞：小儿脾常不足，感邪之后，脾运失司，饮食不节，致乳食停积，阻滞中焦，则脘腹胀满、不思乳食，或伴呕吐、泄泻，此为感冒夹滞。

治疗原则：解表兼以消食导滞。

（3）夹惊：小儿神气怯弱，肝气未盛，感邪之后，热扰心肝，易致心神不安，睡卧不宁，惊惕抽风，此为感冒夹惊。

治疗原则：解表兼以清热镇惊。

4. 中医辨证论治　治疗原则为

疏风解表。

（1）风寒感冒

【证候】发热，恶寒，无汗，鼻流清涕，咽部不红，苔薄白。

【治疗】辛温解表——荆防败毒散加减。

（2）风热感冒

【证候】发热重，恶风，少汗，鼻流浊涕，咽红肿痛，苔薄黄。

【治疗】辛凉解表——银翘散加减。

（3）暑邪感冒

【证候】发热，无汗或出热不解，身重困倦，食欲不振，舌质红，苔黄腻。

【治疗】清暑解表——新加香薷饮加减。

（4）时行感冒

【证候】一方有多人发病，症状相似，起病急骤，全身症状重，发热恶寒，无汗或汗出热不解，目赤咽红，全身肌肉酸痛，舌红苔黄。

【治疗】清瘟解表——银翘散合普济消毒饮加减

（5）感冒夹痰

【证候】在感冒病程中兼有咳嗽加剧，痰多，喉间痰鸣。

【治疗】风寒夹痰者——辛温解表，宣肺化痰——三拗汤合二陈汤；风热夹痰者——辛凉解表，清肺化痰——桑菊饮加减。

（6）感冒夹滞

【证候】在感冒病程中兼有脘腹胀满，不思饮食，大便不调。

【治疗】解表兼以消食导滞——在疏风解表基础上加用保和丸加减。

（7）感冒夹惊

【证候】在感冒病程中兼有惊惕哭闹，睡卧不宁，甚至抽搐。

【治疗】解表兼以清热镇惊——在疏风解表基础上加用镇惊丸加减。

二、肺炎

1. 常见病原体及发病机制

（1）常见病原体：肺炎链球菌、金黄色葡萄球菌、流感嗜血杆菌是重症肺炎的主要原因。儿童肺炎支原体感染、婴儿衣原体感染有增多的趋势。

（2）发病机制：病原体常由呼吸道入侵，少数经血行入肺。

2. 中医病因病机

本病外因为感受风邪或由其他疾病传变而来。内因为小儿肺脏娇嫩，卫外不固。病变部位在肺，常累及于脾，重者可内窜心、肝。病机关键为肺气郁闭。

3. 临床分类方法

（1）病理分类：按解剖部位分为小叶性肺炎（支气管炎）、大叶性肺炎、间质性肺炎、毛细支气管炎等。而以支气管肺炎最为多见。

（2）病因分类：按病因可分为感染因素引起的肺炎，如细菌性肺炎、病毒性肺炎、支原体肺炎、衣原体肺炎、真菌性肺炎、原虫性肺炎；非感染因素引起的肺炎，如吸入性肺炎、坠积性肺炎、嗜酸细胞性肺炎等。

（3）病程分类：病程＜1个月者，称为急性肺炎；1～3个月，称为迁延性肺炎；＞3月者，称为慢性肺炎。

4. 常见肺炎的临床特点

（1）支气管肺炎：为小儿时期最常见的肺炎，发病急，多有上呼吸道感染表现。一般有发热、咳嗽、呼吸困难，重者可出现三凹征。背部脊柱两侧可听到中小水泡音及捻发音。婴幼儿重症肺炎，可出现循环、神经、消化系统功能障碍，甚至危及生命。

（2）支原体肺炎：多见于年长儿，婴幼儿感染率可高达

$25\% \sim 69\%$。一般以发热、咳嗽、咳痰为主要症状。热型不定，大多在39℃左右，热程1～3周。刺激性剧烈咳嗽为突出表现，有时阵咳酷似百日咳样，咳痰黏稠，甚至带有血丝。年长儿常伴有咽痛、胸闷及胸痛等症状。婴幼儿则起病急，病情重，常有呼吸困难及喘憋。

5. 抗生素的使用原则 ①根据病原菌选择敏感药物。②早期治疗。③选用渗入下呼吸道浓度高的药物。④足量、足疗程。⑤重症宜联合用药，静脉给药。

6. 中医辨证论治 治疗原则为宣肺开闭，化痰平喘。

（1）风寒闭肺

【证候】恶寒发热，呛咳气急，痰白而稀，舌苔薄白或白腻。

【治疗】辛温宣肺，化痰降逆——华盖散加减。

（2）风热闭肺

【证候】发热恶风，咳嗽气急，痰黄黏稠，舌红，舌苔白或黄。

【治疗】辛凉宣肺，化痰止咳——银翘散合麻杏石甘汤加减。

（3）痰热闭肺

【证候】发热面赤，咳嗽痰壅，气急鼻扇，舌质红，舌苔黄腻。

【治疗】清热涤痰，开肺定喘——五虎汤合葶苈大枣泻肺汤加减。

（4）毒热闭肺

【证候】高热不退，咳喘喘憋，烦躁口渴，舌红而干，舌苔黄燥。

【治疗】清热解毒，泻肺开闭——黄连解毒汤合麻杏甘石汤加减。

（5）阴虚肺热

【证候】干咳少痰，低热盗汗，舌红少津。

【治疗】养阴清肺，润肺止咳——沙参麦冬汤加减。

（6）肺脾气虚

【证候】病程迁延，咳嗽无力，

动辄汗出，面白少华，舌质偏淡，舌苔薄白。

【治疗】补肺健脾，益气化痰——人参五味子汤加减。

（7）心阳虚衰

【证候】突然面色苍白，四肢厥冷，肝脏迅速增大，舌质略紫，苔薄白。

【治疗】温补心阳，救逆固脱——参附龙牡救逆汤加减。

（8）邪陷厥阴

【证候】壮热烦躁，神昏谵语，四肢抽搐，舌质红绛。

【治疗】平肝息风，清心开窍——羚角钩藤汤合牛黄清心丸加减。

三、支气管哮喘

1. 西医发病机制 气道慢性（变应性）炎症是哮喘的基本病变，由此引起的气流受限，气道高反应性是哮喘的基本特征。

2. 中医病因病机

（1）病因：①内因：素体肺、脾、肾三脏不足，痰饮留伏，成为哮喘之宿根。②外因：感触外邪。

（2）病机：外因诱发，触动伏痰，痰随气升，气因痰阻，相互搏结，阻塞气道，宣肃失常，气逆而上，出现咳嗽、气喘、哮鸣、呼吸困难。

3. 诊断要点

（1）反复喘息、咳嗽、气促、胸闷，多与接触变应原、冷空气、物理或化学性刺激、呼吸道感染、运动及过度通气（如大笑和哭闹）等有关，常在夜间和/或凌晨发作或加剧。

（2）发作时双肺可闻及散在或弥漫性、以呼气相为主的哮鸣音，呼气相延长。

（3）上述症状和体征经抗哮喘治疗有效，或自行缓解。

（4）除外其他疾病所引起的喘息、咳嗽、气促和胸闷。

（5）临床表现不典型者（如无明显喘鸣音或哮鸣音），应至少具备以下1项：①证实存在可逆性气流受限：支气管舒张试验阳性；吸入速效 β_2 受体激动剂（如沙丁胺醇压力定量气雾剂 $200\sim400\mu g$）后15分钟第1秒用力呼气量（FEV_1）增加≥12%；抗感染治疗后肺通气功能改善；给予吸入糖皮质激素和/或抗白三烯药物治疗 $4\sim8$ 周，FEV_1 增加≥12%。②支气管激发试验阳性。③最大呼气峰流量（PEF）日间变异率（连续监测2周）≥13%。

符合第 $1\sim4$ 条或第4、5条者，可诊断为哮喘。

4. 西医治疗原则　长期、持续、规范、个体化治疗。

5. 中医辨证论治　治疗原则为发作期当攻邪以治其标，分辨寒热虚实而随证施治；缓解期当扶正以治其本，补肺固表，补肾益肾。

（1）急性发作期

①寒性哮喘

【证候】本证多见于哮喘发作初期。临床以咳喘哮鸣，痰白清稀，形寒无汗为特征。

【治疗】温肺散寒，化痰定喘——小青龙汤合三子养亲汤加减。

②热性哮喘

【证候】本证常因感受热邪或寒邪入里化热所致。临床以咳喘哮鸣，痰黄黏稠，面赤口渴为特征。

【治疗】清肺化痰，止咳平喘——麻杏石甘汤或定喘汤加减。

（2）慢性持续期

①痰邪恋肺，肺脾气虚

【证候】咳喘减而未平，咳嗽痰多，面白少华，舌质淡，苔白腻。

【治疗】补脾纳气，化湿除痰——金水六君煎加减。

②痰邪恋肺，肾虚不纳

【证候】咳嗽喘促迁延不愈，动则喘甚，面白少华。

【治疗】降气化痰，补肾纳气——射干麻黄汤合都气丸加减。

（3）临床缓解期

①肺脾气虚

【证候】面白少华，自汗，易于感冒，神疲纳差，舌质淡，苔薄白。

【治疗】益气固表——玉屏风散合人参五味子汤加减。

②肾气虚弱

【证候】动则气短，畏寒肢冷，夜尿增多，舌淡苔薄。

【治疗】补肾纳气——金匮肾气丸加减。

③肺肾阴虚

【证候】干咳，面色潮红，形体消瘦，口干心烦，舌红少津，舌苔花剥，脉细数。

【治疗】滋阴补肾——六味地黄丸加减。

6. 急性发作期西医治疗　① β_2 受体激动剂。②糖皮质激素。③抗胆碱能药物。④短效茶碱。

四、反复呼吸道感染

1. 诊断标准

年龄	上呼吸道感染 次数/年	下呼吸道感染 次数/年
0~2 岁	7 次/年	3 次/年
2~5 岁	6 次/年	2 次/年
6~12 岁	5 次/年	2 次/年

上呼吸道感染第2次距第1次至少要间隔7天以上。若上呼吸道感染次数不足，可加上、下呼吸道感染次数，不足者需观察1年。

2. 中医病因病机

（1）病因：禀赋不足，体质虚弱；喂养不当，顾护失宜；少见风日，不耐风寒；用药不当，损伤正气；正虚邪伏，遇感乃发。

（2）病机：正气不足，卫外不

固，造成屡感外邪，邪毒久恋，稍愈又作，往复不已之势。

3. 中医辨证论治 治疗原则为补虚。

（1）肺脾气虚
【证候】易感，面白或黄，动则多汗，少气懒言，纳差，便溏。
【治疗】健脾益气，补肺固表——玉屏风散加减。

（2）营卫失调
【证候】恶风畏寒，多汗，汗出不温，肌肉松弛。
【治疗】扶正固表，调和营卫——黄芪桂枝五物汤加减。

（3）脾肾两虚
【证候】面黄少华，形体消瘦，纳呆便溏，发育迟缓，腰膝酸软，形寒肢冷。
【治疗】温补肾阳，健脾益气——金匮肾气丸合理中丸加减。

（4）肺胃阴虚
【证候】面色潮红，皮肤不润，唇干口渴，大便干结。
【治疗】养阴润肺，益气健脾——生脉散合沙参麦冬汤加减。

（5）肺胃实热
【证候】口臭，易生疮，便干。
【治疗】清热泻火，通腑泄热——凉膈散加减。

第四单元 循环系统疾病

病毒性心肌炎

1. 中医病因病机
（1）病因：正气不足，外感风温、湿热邪毒。
（2）病机：心脉痹阻，气阴耗伤。

2. 临床诊断依据
（1）心功能不全、心源性休克或心脑综合征。
（2）心脏扩大（X线、超声心动图检查具有表现之一）。
（3）心电图改变：以R波为主的2个或2个以上的主要导联（Ⅰ、Ⅱ、aVF、V₅）的ST-T改变持续4天以上伴动态变化，窦房传导阻滞、房室传导阻滞、完全性右或左束支传导阻滞，成联律、多形、多源、成对或并行性早搏，非房室结及房室折返引起的异位性心动过速，低电压（新生儿除外）及异常Q波。
（4）CK-MB升高或心肌肌钙白（cTnI或cTnT）阳性。

3. 常用的西药治疗方法
（1）休息：急性期需卧床休息，以减轻心脏负荷。
（2）抗病毒治疗：早期应用利巴韦林、干扰素和转移因子等。
（3）营养心肌药物：①维生素C。②辅酶Q10。③1，6-二磷酸果糖口服液。④磷酸肌酸钠。
（4）肾上腺糖皮质激素：通常不主张使用。
（5）控制心力衰竭：根据病情联合应用利尿剂、洋地黄类药和血管活性药物。

4. 中医辨证论治 治疗原则为扶正祛邪。
（1）风热犯心
【证候】风热表证并见头晕乏力，心悸气短，胸闷胸痛。
【治疗】疏风清热，宁心复脉——银翘散加减。
（2）湿热侵心
【证候】心慌胸闷，肢体乏力，腹痛腹泻。
【治疗】清热化湿，宁心安神——葛根黄芩黄连汤加减。
（3）气阴两虚
【证候】心悸气短，五心烦热，舌红少苔或花剥苔。
【治疗】益气养阴，宁心复脉——炙甘草汤合生脉散加减。
（4）痰瘀阻络
【证候】心悸不宁，胸闷憋气，

心前区刺痛。

【治疗】活血通络，豁痰化瘀——瓜蒌薤白半夏汤合失笑散加减。

（5）心阳虚衰

【证候】心悸怔忡，畏寒肢冷，脉缓无力。

【治疗】温振心阳，宁心复脉——桂枝甘草龙骨牡蛎汤加减。

第五单元　消化系统疾病

一、鹅口疮

1. 病原菌与临床特征

（1）病原菌：本病为白色念珠菌感染所致。

（2）临床特征：主要为口腔黏膜上出现白色或灰白色乳凝块样白膜。初起时，呈点状和小片状，微凸起，可逐渐融合成大片，白膜界线清楚，不易拭去。如强行剥落后，可见充血、糜烂创面，局部黏膜潮红粗糙，可有溢血，但不久又为新生白膜覆盖。

2. 中医病因病机

（1）病因：心脾积热、虚火上浮。

（2）病机：火邪之邪循经上炎，熏灼口舌。其主要病变部位在心、脾、肾。

3. 中医辨证论治　治疗原则为实证宜清泄心脾积热；虚证宜滋阴降火。

（1）心脾积热

【证候】口腔、舌面白屑较多，周围黏膜红赤，伴全身形热炽盛症状。

【治疗】清心泻脾——清热泻脾散加减。

（2）虚火上浮

【证候】白屑散在，周围红赤不著，舌红苔少，伴阴虚内热症状。

【治疗】滋阴降火——知柏地黄丸加减。

二、疱疹性口疮

1. 中医病因病机

（1）病因：风热乘脾、心脾积热、虚火上浮。

（2）病机：心、脾、肾三经素蕴积热，或阴虚火旺，复感邪毒熏蒸口舌所致。病位主要在心、脾、肾。

2. 中医辨证论治　实证治以清热解毒、清心泻脾；虚证治以滋阴降火、引火归原。

（1）风热乘脾

【证候】多为外感引起，疱疹溃烂，灼热疼痛，流涎拒食，舌质红。

【治疗】疏风清热，泻火解毒——银翘散加减。

（2）心火上炎

【证候】舌边、舌尖溃烂，色赤疼痛，心烦尿赤，舌尖红赤，苔薄黄。

【治疗】清心凉血，泻火解毒——泻心导赤散加减。

（3）虚火上炎

【证候】口舌溃疡稀疏散发，色淡，反复出现或迁延不愈，疼痛轻，伴阴虚内热之象。

【治疗】滋阴降火，引火归原——六味地黄丸加肉桂。

三、胃炎

1. 西医诊断要点　急性胃炎无特征性临床表现，诊断主要依靠病史、体格、临床表现及内镜检查进行诊断。慢性胃炎的诊断及分类主要根据胃镜下表现和病理组织学检查。

2. 中医辨证论治

（1）乳食积滞

【证候】起病前常有饮食不节或暴饮暴食史，以胃脘胀满疼痛、嗳

腐吞酸、吐物酸馊为特征。

【治疗】消食消乳，和胃止痛——伤食用保和丸加减；伤乳用消乳丸加减。

（2）寒邪犯胃

【证候】一般有感受寒邪，或过食生冷史，以起病急骤、疼痛较剧、遇寒痛甚、得温痛减为特征。

【治疗】温散寒邪，和胃止痛——香苏散合良附丸加减。

（3）湿热中阻

【证候】有食积郁热，感受邪热之病史，以病势急迫、胃脘灼热疼痛拒按、舌红、苔黄腻等为特征。

【治疗】清热化湿，理气止痛——黄连温胆汤加减。

（4）肝气犯胃

【证候】本证因情志因素致病，多见于较大儿童，以嗳气吞酸、胸胁胀痛、遇情志刺激为重为特征。

【治疗】疏肝理气，和胃止痛——柴胡疏肝散加减。

（5）脾胃虚寒

【证候】本证病程较长，以胃脘隐痛绵绵、喜温喜按、反复发作为特征。

【治疗】温中健脾，益气养胃——黄芪建中汤加减。

（6）胃阴不足

【证候】本证多见于病程较长，或长期使用温燥药物的患儿，以胃脘隐隐灼痛、口燥咽干、舌红少津等为特征。

【治疗】养阴益胃，和中止痛——益胃汤加减。

四、小儿腹泻

1. 中医病因病机

（1）病因：感受外邪、伤于饮食、脾胃虚弱、脾肾阳虚。

（2）病机：脾困湿盛，升降失司，水反为湿，谷反为滞，清浊合而下降，形成泄泻。病位主要在

脾胃。

2. 临床表现

（1）胃肠道症状：大便次数增多，大便每日数次至数十次，多为黄色水样或蛋花样大便，含有少量黏液，少数患儿也可有少量血便。食欲低下，常有呕吐，严重者可吐咖啡色液体。

（2）重型腹泻除较重的胃肠道症状外，常有较明显的脱水、电解质紊乱和全身中毒症状，如脱水、代谢性酸中毒、低钾血症、低钙和低镁血症。

3. 西医治疗原则

（1）饮食疗法：腹泻时应注意进行饮食调整，减轻胃肠道负担。但是由于肠黏膜的修复及蛋白丢失导致机体对蛋白质需求增加，故控制饮食应适当，以保证机体生理的需要，补充疾病消耗，利于疾病的恢复。

（2）液体疗法：主要为纠正水、电解质紊乱及酸碱失衡。常用的液体疗法有口服补液和静脉补液法。

（3）药物治疗：①控制感染。②微生态疗法。③肠黏膜保护剂。

4. 中医辨证论治　治疗原则为运脾化湿。

（1）常证

①湿热泻

【证候】泻下急迫，量多次频，气味秽臭，舌红，苔黄腻。

【治疗】清肠解热——葛根黄芩黄连汤加减。

②风寒泻

【证候】大便清稀，有泡沫，臭味不甚，肠鸣腹痛，舌质淡，苔薄白。

【治疗】疏风散寒——藿香正气散加减。

③伤食泻

【证候】便稀夹不消化物，气味酸臭，脘腹胀痛，泻后痛减，舌苔

厚腻，或微黄。

【治疗】消食化滞——保和丸加减。

④脾虚泻

【证候】大便稀溏，色淡不臭，食后作泻，神疲倦怠。

【治疗】健脾益气——参苓白术散加减。

⑤脾肾阳虚泻

【证候】大便清冷，完谷不化，形寒肢冷，精神萎靡，舌淡苔白。

【治疗】温补脾肾——附子理中丸合四神丸加减。

（2）变证

①气阴两伤

【证候】泻下无度，质稀如水，精神萎弱，皮肤干燥，无泪少尿，舌红少津。

【治疗】益气养阴——人参乌梅汤加减。

②阴竭阳脱

【证候】精神萎靡，泻下不止，面色青灰或苍白，汗冷肢厥，尿少或无，舌淡无津，脉沉弱欲绝。

【治疗】温阳固脱——生脉散合参附龙牡救逆汤加减。

第六单元　泌尿系统疾病

一、急性肾小球肾炎

1. 西医发病机制　细菌感染多数通过抗原-抗体免疫反应引起肾小球毛细血管炎性病变。

2. 中医病因病机

（1）病因：感受风邪、湿热内侵、肺脾气虚、脾肾两虚。

（2）病机：外邪诱发，肺、脾、肾功能失调，气化失常，水液内停，泛溢肌肤而发为水肿。病位主要在肺、脾、肾。

3. 临床表现

（1）前驱感染：发病前 1～3

周有上呼吸道或皮肤等前驱感染。

（2）典型表现：起病时可有低热、疲倦乏力、食欲不振等。肾炎症状主要表现为水肿、血尿和高血压。

（3）严重表现：严重的循环充血、高血压脑病、急性肾功能衰竭。

（4）非典型表现：无症状性急性肾炎、肾外症状性急性肾炎、肾病综合征表现的急性肾炎。

4. 诊断要点　根据急性起病，1～3周前有链球菌感染史（上呼吸道或皮肤感染），典型表现为浮肿、高血压和血尿，不同程度蛋白尿，急性期血清 ASO 滴度升高，总补体及 C_3 暂时性下降，可临床诊断为急性肾炎。

5. 西医治疗原则　①防治感染。②利尿。③降压。

6. 中医辨证论治　治疗原则为扶正祛邪。

（1）常证

①风水相搏

【证候】起病急，颜面浮肿，渐及全身，伴风热或风寒表证。

【治疗】疏风宣肺，利水消肿——麻黄连翘赤小豆汤合五苓散加减。

②湿热内侵

【证候】血尿，皮肤生疮或咽喉肿痛，头身困重，舌红苔黄腻。血尿是本证突出的表现。

【治疗】清热利湿，凉血止血——五味消毒饮合小蓟饮子加减。

③阴虚邪恋

【证候】血尿迁延，手足心热，舌红苔少。

【治疗】滋阴补肾，兼清余热——知柏地黄丸合二至丸加减。

④气虚邪恋

【证候】乏力纳少，大便不实，自汗，易于感冒。

【治疗】健脾益气，兼化湿

浊——参苓白术散加减。

（2）变证

①水凌心肺

【证候】全身水肿，呛咳，气急，心悸，烦躁不能卧。

【治疗】泻肺逐水，温阳扶正——己椒苈黄丸合参附汤加减。

②邪陷心肝

【证候】头痛，眩晕，呕吐，视物模糊，甚或惊厥昏迷。

【治疗】平肝泻火，清心利水——龙胆泻肝汤合羚角钩藤汤加减。

③水毒内闭

【证候】尿少尿闭，头晕，呕吐，纳差，嗜睡甚或昏迷，舌苔腻。

【治疗】辛开苦降，解毒利尿——温胆汤合附子泻心汤加减。

二、肾病综合征

1. 主要临床特点和分型　肾病综合征是一组由多种原因引起的肾小球滤过膜通透性增高，导致大量血浆蛋白自尿中丢失的临床综合征。其具有以下四大特点：大量蛋白尿、低白蛋白血症、高胆固醇血症（高脂血症）和不同程度的水肿。肾病综合征按病因可分为原发性、继发性和先天性三种类型。

2. 诊断与鉴别诊断

（1）诊断要点：大量蛋白尿（尿蛋白 +++ ～ ++++，1周内3次测定24小时尿蛋白定量 ≥ 50mg/kg）；血浆白蛋白低于 30g/L；血浆胆固醇高于 5.7mmol/L；不同程度的水肿。以上四项中以大量蛋白尿和低白蛋白血症为必要条件。

（2）鉴别诊断：临床可分为两型，符合上述标准诊断为单纯性肾病；在符合单纯性肾病基础上凡具有以下四项之一或多项者属于肾炎性肾病。

①2周内分别3次以上离心尿检查红细胞 ≥ 10/HP，并证实为肾小球源性血尿者。

②反复或持续高血压（学龄儿童 ≥ 130/90mmHg，学龄前儿童 ≥ 120/80mmHg）并除外使用糖皮质激素等原因所致。

③肾功能不全，并排除由于血容量不足等所致。

④持续低补体血症。

3. 肾上腺皮质激素治疗方案　肾上腺皮质激素治疗目前为肾病综合征治疗首选药。初治病例诊断确定后应尽早选用泼尼松治疗，多采用中、长程疗法。复发和糖皮质激素依赖性肾病的激素治疗。

4. 中医辨证论治

（1）本证

①肺脾气虚

【证候】颜面水肿，自汗，乏力，舌淡。

3. 治疗 益气健脾，宣肺利水——防己黄芪汤合五苓散加减。

②脾肾阳虚

【证候】全身高度浮肿，按之深陷难起，腰腹下肢为甚，多伴胸水、腹水。

【治疗】温肾健脾，化气行水——偏肾阳虚者选真武汤合黄芪桂枝五物汤加减；偏阳虚者选参脾饮加减。

③肝肾阴虚

【证候】心烦躁扰，手足心热或有面色潮红，痤疮，盗汗，舌红苔少，脉细数。

【治疗】滋阴补肾，平肝潜阳——知柏地黄丸加减。

④气阴两虚

【证候】心烦兴奋、手足心热、盗汗等阴虚症状和面色无华、神疲乏力、易感冒等气虚症状。

【治疗】益气养阴，化湿清

性肾病。

热——六味地黄丸加黄芪。

（2）标证

①外感风邪

【证候】多为在肾病过程中出现的感冒、咳嗽、肺炎喘嗽等疾病的常见证型。

【治疗】外感风寒，辛温宣肺祛风——麻黄汤加减；外感风热，辛凉宣肺祛风——银翘散加减。

②水湿

【证候】多在肾病高度水肿时出现，临床以全身广泛浮肿、胸水、腹水为特征。

【治疗】补气健脾，利水消肿——五苓散合已椒苈黄丸加减。

③湿热

【证候】多为肾病过程中出现的皮肤感染、尿路感染等。上焦湿热临床以皮肤疮毒为特征；中焦湿热临床以口黏口苦、脘闷纳差、苔黄腻为特征；下焦湿热临床以小便频数、尿痛、小腹坠胀为特征。

【治疗】上焦湿热，清热解毒燥湿——五味消毒饮加减；中焦湿热，和胃降浊化湿——甘露消毒丹加减；下焦湿热，清热利水渗湿——八正散加减。

④血瘀

【证候】面色晦暗，眼睑下发青，肌肤甲错，紫纹或血缕，胁下有癥瘕，舌有瘀点。实验室检查有高凝倾向也是微观辨证的依据。

【治疗】活血化瘀——桃红四物汤加减。

⑤湿浊

【证候】面色无华，恶心呕吐，精神萎靡。血尿素氮及肌酐增高也是辨证依据之一。

【治疗】利湿降浊——温胆汤加减。

第七单元　神经系统疾病

一、癫痫

1. 中医病因病机

（1）病因：先天因素、顽痰内伏、暴受惊恐、惊风频发、颅脑外伤等。

（2）病机：痰气逆乱，蒙蔽心窍，引动肝风。病位在心、肝、脾、肾。

2. 临床表现

临床根据其脑电图变化及发作时的症状常分为部分性发作、全身性发作两大类型。

（1）部分性发作：又称局限性或局灶性发作，脑电图异常放电起源于大脑的局部区域，发作时无意识丧失。

（2）全身性发作：指发作一开始即两侧大脑半球受累，脑电图表现为全脑性放电，发作时意识丧失。

3. 中医辨证论治

频繁发作者，治标为主，着重豁痰息风、开窍定痫，并酌情配合镇惊、化瘀法；病久多虚者，治本为重，以益肾填精为主。

（1）惊痫

【证候】多有胎中受惊或生后遭受惊恐病史，发作时惊叫、急啼、惊惕不安、神昏、抽搐。

【治疗】镇惊安神——镇惊丸加减。

（2）痰痫

【证候】发作时意识丧失，瞪目直视，喉间痰鸣，四肢抽搐，舌苔白腻。

【治疗】豁痰开窍——涤痰汤加减。

（3）风痫

【证候】神昏，频繁抽搐，颈项强直，牙关紧闭。

【治疗】息风定痫——定痫丸

加减。

（4）瘀血痫

【证候】多有产伤史或脑外伤史，反复抽搐，头痛有定处，舌质紫暗。

【治疗】活血化瘀，通窍息风——通窍活血汤加减。

（5）脾虚痰盛

【证候】癫痫反复发作，伴见脾胃虚弱证候。

【治疗】健脾化痰——六君子汤加味。

（6）脾肾两虚

【证候】发作性瘛疭、抖动，伴智能发育迟滞。

【治疗】补益脾肾——河车八味丸加减。

二、病毒性脑炎

1. 中医病因病机

（1）病因：感受温热邪毒（疫毒）。

（2）病机：热盛生风，风盛生痰，痰盛生惊。

2. 临床表现　多急性起病，病前常有前驱的或非特异性呼吸道及消化道症状，而后出现神经系统的症状和体征，如颅内压增高、意识障碍、惊厥、病理反射和脑膜刺激征阳性。可伴有局灶性症状和体征，即脑部病累及的部位及程度不同，临床表现多样。

3. 中医辨证论治

（1）痰热壅盛

【证候】高热不退，头痛呕吐，神志不清。

【治疗】泻火涤痰——清瘟败毒饮加减。

（2）痰蒙清窍

【证候】神志模糊，表情淡漠，痴呆失语。

【治疗】涤痰开窍——涤痰汤加减。

（3）痰瘀阻络

【证候】肢体不用，僵硬强直，或震颤抖动，肌肉痿软。

【治疗】涤痰通络，活血化瘀——指迷茯苓丸合桃红四物汤加减。

第八单元　小儿常见心理障碍

一、注意力缺陷多动障碍

1. 中医病因病机

（1）病因：先天禀赋不足，后天护养不当、教育不当、环境影响等。

（2）病机：脏腑阴阳失调，阴失内守，阳躁于外。病位主要在心、肝、脾、肾。

2. 临床表现　①活动过度。②注意力不集中。③情绪不稳、冲动任性。④学习困难。⑤其他。

3. 诊断　诊断本病主要根据病史、体格检查和心理测试。

4. 中医辨证论治　治疗原则为调和阴阳。

（1）脾虚肝旺

【证候】偏肝旺证以多动多语，兴趣多变，急躁易怒，脉弦为临床特征；偏脾虚证以注意力涣散，记忆力欠佳，纳呆，便溏，舌淡为临床特征。

【治疗】健脾疏肝，宁心安神——逍遥散加减。

（2）痰火内扰

【证候】多动多语，烦躁不宁，懊侬不眠，舌质红，苔黄腻，脉滑数。

【治疗】清热泻火，化痰宁心——黄连温胆汤加减。

（3）肝肾阴虚

【证候】注意力不集中，记忆力欠佳，多动难静，急躁易怒，五心烦热，舌红，苔少，脉细弦。

【治疗】滋阴潜阳，宁神益智——杞菊地黄丸加减。

（4）心脾两虚

【证候】神思涣散，记忆力差，多动而不暴躁，神疲乏力，貌细弱。

【治疗】养心安神，健脾益气——归脾汤合甘麦大枣汤加减。

二、抽动障碍

1. 中医病因病机

（1）病因：与先天禀赋不足、感受外邪、情志失调、饮食所伤、疾病影响，以及学习紧张、劳累疲倦等因素有关。

（2）病机：肝风夹痰，风痰鼓动。病位在肝，亦可涉及心、脾、肾。

2. 临床表现 ①多发性抽动。②发声抽动。③ Tourette 综合征。④其他。

3. 诊断 采用临床描述性诊断方法，以临床现象学诊断为主，依据抽动症状及相关伴随精神症状进行诊断。

4. 西医药物治疗 改善抽动症状，氟哌啶醇、泰必利、匹莫齐特比较常用。

5. 中医辨证论治 治疗原则为息风止动。

（1）阴虚风动

【证候】肢体震颤，咽干清嗓，五心烦热，性情急躁。

【治疗】滋阴潜阳，柔肝息风——大定风珠加减。

（2）肝亢风动

【证候】抽动频繁有力，面部抽动明显，烦躁易怒。

【治疗】清肝泻火，息风镇惊——天麻钩藤饮加减。

（3）痰火扰心

【证候】喉中痰鸣，怪声不断，烦躁口渴，睡眠不安。

【治疗】泻火涤痰，清心安神——黄连温胆汤加减。

（4）脾虚肝旺

【证候】腹部抽动明显，抽动无力，时发时止，时轻时重，面色萎黄，精神疲惫。

【治疗】益气健脾，平肝息风——缓肝理脾汤加减。

第九单元　造血系统疾病

一、营养性缺铁性贫血

1. 中医病因病机

（1）病因：先天禀赋不足、脾胃虚弱、心脾两虚、肝肾阴虚、脾肾阳虚、精血丢失。

（2）病机：气血不足，血虚不荣。病位主要在脾、胃，涉及心、肝、肾。

2. 临床表现

（1）一般表现：皮肤黏膜逐渐苍白，以唇、口腔黏膜及甲床较明显。易疲乏，不爱活动。年长儿可诉头晕、眼前发黑、耳鸣等。

（2）髓外造血表现：由于髓外造血，肝、脾可轻度肿大。

（3）非造血系统症状：①消化系统症状：食欲减退，少数有异食癖；可有呕吐、腹泻；可出现口腔炎、舌炎或舌乳头萎缩；重者可出现萎缩性胃炎或吸收不良综合征。②神经系统症状：表现为烦躁不安或萎靡不振、精神不集中、记忆力减退，严重者智力低于同龄儿。③心血管系统症状：明显贫血时心率增快，严重者心脏扩大甚至发生心力衰竭。

3. 诊断 根据喂养史、临床表现和血常规特点，一般可作出初步诊断。进一步做有关铁代谢的生化检查有确切意义，必要时可做骨髓检查。用铁剂治疗有效可证实诊断。

4. 西医治疗原则及补铁方法

（1）治疗原则：去除病因和补充铁剂。

（2）铁剂治疗：铁剂是治疗缺铁性贫血的有效制剂，可同时口服维生素 C 以促进铁的吸收。

5. 中医辨证论治 治疗原则是健脾开胃，益气养血。

（1）脾胃虚弱

【证候】面黄少华，唇淡甲白，纳呆乏力，大便不调。

【治疗】健运脾胃，益气养血——六君子汤加减。

（2）心脾两虚

【证候】除脾胃虚弱外还出现头晕心悸、夜寐欠安、语声低弱等心失所养症状。

【治疗】补脾养心，益气生血——归脾汤加减。

（3）肝肾阴虚

【证候】除血虚较重外，伴有头晕目涩、潮热盗汗、爪甲枯脆等肝肾阴虚之证。

【治疗】滋养肝肾，调补精血——左归丸加减。

（4）脾肾阳虚

【证候】除较重贫血外，伴有精神萎靡、大便溏泄、畏寒肢冷、囟门迟闭等脾肾阳虚之证。

【治疗】温补脾肾，填精养血——右归丸加减。

二、免疫性血小板减少症

1. 中医病因病机

（1）病因：外因为感受风、热、疫毒诸邪；内因为脏腑气血虚损，使邪热内伏营血，致血液离经外溢。

（2）病机：主要在于热、虚、瘀。

2. 临床表现 以自发性皮肤或黏膜出血为突出表现，瘀点、瘀斑呈针尖至米粒大小，遍布全身，以四肢多见。常见鼻衄、牙龈出血、

呕血、便血少见，偶见肉眼血尿；青春期女孩可有月经过多；出血严重者可有贫血；颅内出血少见，表现为颅内高压症状。

3. 诊断与鉴别诊断

（1）诊断：临床以出血为主要症状，无明显脾肿大和淋巴结肿大，血小板计数 < $100×10^9$/L，骨髓中巨核细胞正常或增多，伴成熟障碍，并除外其他引起血小板减少的疾病即可诊断。

（2）鉴别诊断：过敏性紫癜多见于下肢、臀部皮肤，为出血性斑丘疹，呈对称分布，伸侧面多于屈侧面，血小板并不减少。常伴有荨麻疹及不同程度的关节痛和腹痛。

4. 中医辨证论治

（1）风热伤络

【证候】多由外感诱发，以初起风热表证，后见皮肤紫癜，或风热表证与皮肤紫癜并见。

【治疗】疏风清热，凉血止血——银翘散加减。

（2）血热伤络

【证候】起病急骤，皮肤紫癜密集，色红，心烦口渴，便秘尿赤。

【治疗】清热解毒，凉血止血——犀角地黄汤加减。

（3）气不摄血

【证候】紫癜反复，病程迁延，颜色暗淡，神疲乏力。

【治疗】益气健脾，摄血养血——归脾汤加减。

（4）阴虚火旺

【证候】紫癜时发时止，颜色鲜红，手足心热，舌红少苔。

【治疗】滋阴清热，凉血宁络——大补阴丸合茜根散加减。

（5）瘀血阻络

【证候】紫癜反复，病程迁延，颜色紫暗，舌暗红或紫或边有紫斑。

【治疗】活血化瘀，养血补血——桃红四物汤。

第十单元　内分泌疾病

一、儿童期糖尿病

1. 诊断　世界卫生组织和国际青少年糖尿病联盟的糖尿病诊断标准如下：①空腹血糖 ≥ 7.0mmoL/L。②随机血糖 ≥ 11.1mmoL/L。③糖耐量试验中 120 分钟血糖 ≥ 11.1mmoL/L。凡符合上述任何一条即可诊断为糖尿病。

2. 中医辨证论治

（1）肺热津伤

【证候】多饮口渴，舌燥咽干，舌尖红少津。

【治疗】清热润肺，生津止渴——玉女煎加减。

（2）胃燥津伤

【证候】多食善饥，口渴多饮，形瘦便干。

【治疗】清胃泄热，养阴保津——白虎加人参汤合增液汤加减。

（3）肾阴亏损

【证候】尿频量多，头昏腰酸，五心烦热。

【治疗】滋阴补肾，生津清热——六味地黄丸加减。

（4）阴阳两虚

【证候】溲混如膏，腰酸腿软，唇燥面憔，肢冷便溏。

【治疗】育阴温阳，阴阳双补——金匮肾气丸加减。

二、性早熟

1. 病因　最新分为两大类：中枢性性早熟和外周性性早熟。

2. 临床表现

（1）中枢性性早熟：正常青春期发育临床上可分为 5 期（Tanner 分期），性早熟患儿多提前。女性一般先有乳房发育，可有触痛，扪及乳核，逐渐发育成熟，成女性体态。

继而大小阴唇发育，阴道分泌物增多及阴毛生长，然后月经来潮和腋毛出现。开始多为不规则阴道出血，亦无排卵，以后逐渐过渡到规则的周期性月经。男孩睾丸容积增大（≥ 4mL），逐渐阴茎增大，出现阴茎勃起及排精，并出现阴毛、痤疮、变声。由于过早发育引起患儿近期蹿长，骨骼生长加速，骨龄提前，骨骺可提前融合，影响最终身高。中枢性性早熟临床表现中第二性征发育的顺序与正常发育是一致的，但是明显提前并且加速。

（2）外周性性早熟：有第二性征出现，第二性征增大，下丘脑 - 垂体 - 性腺轴并未发动。

3. 诊断　我国性早熟的年龄界限定义为：女孩 8 岁前、男孩 9 岁前出现性征发育。

4. 西医治疗原则　本病由于病因不同，治疗方法各不相同。一般临床上治疗性早熟多采用根据病情分阶段的中西医结合治疗：对占临床多数的部分性性早熟、外源性激素引起的假性性早熟，以及特发性性早熟早期或轻症患儿，可以采用中医治疗为主；对部分特发性性早熟重症或后期，采用促性腺激素释放激素类似物治疗，可控制和延缓性成熟进度，抑制性激素引起的骨龄提前成熟，防止骨骺过早融合。

5. 中医辨证论治

（1）阴虚火旺

【证候】第二性征过早发育，烦热盗汗，舌红少苔。

【治疗】滋补肾阴，清泻相火——知柏地黄丸，加减。

（2）肝经郁热

【证候】除性征发育外，多见患儿心烦易怒，便秘，舌红，脉弦。

【治疗】疏肝解郁，清利湿热——丹栀逍遥散加减。

（3）痰湿壅滞

【证候】患儿喜食肥甘厚味，多

静少动，形体肥胖。

【治疗】健脾燥湿，化痰散结——知柏地黄丸合二陈汤加减。

第十一单元　免疫系统疾病

一、风湿热

1. 病因及发病机制　风湿热是感染A组乙型溶血性链球菌引起咽峡炎后的自身免疫性疾病。

2. 临床表现　风湿热有5个主要表现：心肌炎、游走性多发性关节炎、舞蹈病、皮下结节及环形红斑。这些表现可以单独出现或合并出现。

3. 诊断

主要表现	次要表现	链球菌感染依据
心脏炎	发热	咽拭子培养阳性
多关节炎	关节痛	快速链球菌抗原试验阳性
舞蹈病	风湿热既往史	抗链球菌溶血素 "O" 升高
皮下结节	血沉增快、CRP阳性	近期猩红热病史
环形红斑	P-R 间期延长	

4. 治疗原则　西医提倡早期应用抗生素，以清除链球菌感染，同时合理应用抗风湿药及肾上腺皮质激素以减轻机体的非特异性炎症；中医病初以祛邪为主，病久以扶正为要，同时配合针灸、推拿等综合治疗。

5. 中医辨证论治

（1）湿热阻络

【证候】发热口渴，关节肿痛，大便黏滞不爽。

【治疗】清热化湿，祛风通络——宣痹汤加减。

（2）寒湿阻络

【证候】关节酸痛，局部不红，

遇寒加剧。

【治疗】散寒除湿，通络止痛——蠲痹汤合独活寄生汤加减。

（3）风湿痹心

【证候】关节肿痛，心悸气短，疲乏无力。

【治疗】祛风除湿，通络宁心——大秦艽汤加减。

（4）心脾阳虚

【证候】心悸怔忡，动则气短，浮肿尿少，手足不温。

【治疗】温阳利水——真武汤合金匮肾气丸加减。

（5）气虚血瘀

【证候】神疲乏力，心悸气短，唇甲发绀。

【治疗】养血活血，益气通脉——补阳还五汤加减。

（6）阴虚风动

【证候】不自主动作，神疲形瘦，手足心热，舌红少苔。

【治疗】滋补肝肾，活血通络——三甲复脉汤加减。

二、过敏性紫癜

1. 西医病因

（1）感染：细菌和病毒感染是引起本病最常见的原因。

（2）食物：主要有鱼、虾、蟹、蛋、牛奶等。

（3）药物：常用的如青霉素、链霉素、各种磺胺类药、解热镇痛及镇静剂等。

（4）其他：如植物花粉、昆虫咬伤、预防接种、寒冷等因素也是发病诱因之一。

2. 中医病因病机

（1）病因：小儿素体正气亏虚，或外感风热时邪及其他异气。

（2）病机：外感风热邪毒及异气之邪，蕴阻肌表血分，迫血妄行，

外溢肌肤；或素体心脾气血不足，气阴亏损，虚火上炎，血不归经，外溢肌肤，发为本病，表现以虚证为主。病位在心、肝、脾、肾。

3. 临床表现 起病一般较急，多数病儿在发病前1～3周有上呼吸道感染史，多以皮肤紫癜为首发症状，一般在1～4周内渐呈现一组典型的临床综合征。主要症状和体征有皮肤紫癜、消化道症状、关节症状、肾脏症状等。

4. 中医辨证论治

（1）风热伤络

【证候】紫癜颜色鲜红，或有瘙痒，常伴风热表证。

【治疗】疏风清热，凉血止血——银翘散加减。

（2）血热妄行

【证候】起病急骤，皮肤紫癜密集成片，心烦口渴，舌质红绛。

【治疗】清热解毒，凉血化斑——犀角地黄汤加减。

（3）湿热痹阻

【证候】常见于关节症状突出者，临床见关节周围皮肤紫癜较多，关节肿胀灼痛明显，舌质红，苔黄腻。

【治疗】清热利湿，通络止痛——四妙丸加减。

（4）阴虚火旺

【证候】紫癜时发时止，五心烦热，潮热盗汗，舌红少苔。

【治疗】滋阴补肾，活血化瘀——大补阴丸加减。

（5）气虚血瘀

【证候】紫癜反复发作，斑疹紫暗，神疲倦怠，面色少华。

【治疗】补中益气，化瘀止血——补中益气汤加减。

三、皮肤黏膜淋巴结综合征

1. 中医病因病机

（1）病因：感受温热邪毒。

（2）病机：温热邪毒，初犯肺卫，蕴于肌腠，郁而发热。

2. 临床表现

（1）常见持续性发热，39～40℃，7～14天或更久（2周至1个月），呈稽留热或弛张热，抗生素治疗无效。

（2）双眼球结膜充血，无脓性分泌物。口唇潮红，口腔黏膜弥漫充血，草莓舌。

（3）急性期手足硬性水肿和掌跖红斑；恢复期甲床皮肤移行处出现特征性指趾端膜样脱皮，指甲可见横沟纹，称Beau线。

（4）发热2～4天躯干部出现弥漫性红斑或多形性红斑样皮疹，持续4～5天后消退。肛周皮肤发红、脱皮。

（5）一过性颈部淋巴结肿大，单侧或双侧，有触痛，表面不红，为急性非化脓性肿胀。

（6）重症患儿可合并冠状动脉病变、胆囊积液、关节炎、无菌性脑脊髓膜炎、面神经瘫痪、高热惊厥等并发症，偶见脑梗死、虹膜状体炎等。

3. 诊断标准 本病诊断标准应在下述6条主要临床症状中出现包括发热在内的5条即可确诊。①不明原因的发热，持续5天或更久。②双侧球结膜弥漫性充血，非化脓性。③口腔及咽部黏膜弥漫充血，唇充血皲裂，舌乳头突起、充血，并呈草莓舌。④发病初期手足硬性和掌跖发红，恢复期指趾端出现膜状脱皮。⑤多形性皮疹。⑥颈淋巴结非化脓性肿大。如除发热的其他

临床表现不足 4 条，但超声心动图有冠状动脉损害，亦可确诊为川崎病。

4. 西医治疗方法 阿司匹林、丙种球蛋白（IVIG）、糖皮质激素、双嘧达莫。

5. 中医辨证论治

（1）卫气同病

【证候】高热持续，目赤咽红，皮疹，手掌足底潮红，颈部淋巴结肿大。

【治疗】清热解毒，辛凉透表——银翘散合白虎汤加减。

（2）气营两燔

【证候】壮热不退，目赤唇干，肌肤斑疹，手足硬肿，颈部淋巴结肿大。

【治疗】清热解毒，凉营化瘀——清瘟败毒饮加减。

（3）气阴两伤

【证候】疲乏少力，自汗盗汗，咽干口渴，指趾端脱皮，舌红少苔。

【治疗】益气养阴，清解余邪——沙参麦冬汤加减。

第十二单元　营养性疾病

一、小儿肥胖症

1. 中医病因病机

（1）病因：饮食因素和遗传因素。

（2）病机：脾胃运化失常，痰湿、脂膏内停。

2. 诊断

（1）身高标准体重法：体重超过按照身高计算的标准体重的 20%～29% 为轻度肥胖，30%～49% 为中度肥胖，超过 50% 为重度肥胖。

（2）体质指数（BMI）法：是体重和身高平方的比值（kg/cm^2）。小儿 BMI 随年龄性别而有差异，若 BMI 值在 P85～P95 为超重，＞P95 为肥胖。

3. 中医辨证论治

（1）胃腑热盛

【证候】以形体肥胖、消谷善饥、喜食肥甘、舌苔黄厚、脉滑数为特征，以实证为主。

【治疗】清胃泄热——泻黄散加减。

（2）脾虚痰阻

【证候】肥胖臃肿、身重乏力、纳差腹满、苔白腻、脉沉缓为临床特征，为虚实夹杂证。

【治疗】运脾除湿——胃苓汤加减。

（3）脾肾两虚

【证候】以肥胖虚浮、疲乏无力、腰膝酸软、舌淡红、苔白、脉沉缓无力为特征，以虚证为主。

【治疗】补益脾肾，温阳化湿——实脾饮加减。

二、蛋白质 - 能量营养不良

1. 发病机制 由于蛋白质和能量长期摄入不足，导致处于生长发育期的小儿新陈代谢失调、各系统组织器官功能低下、免疫功能抑制而发生一系列病理生理改变。

2. 临床表现 营养不良的早期表现是体重不增，继而体重逐渐下降，皮下脂肪减少或消失。皮下脂肪厚度是判断营养不良程度的重要指标之一。营养不良初期，身高不受影响，但随病情加重，骨骼生长减慢，身高亦低于正常。轻度蛋白质 - 能量营养不良（PEM）精神状态正常；重度可有精神萎靡、反应差、体温偏低、脉细无力、无食欲、腹泻与便秘交替。血浆白蛋白

明显下降时可出现凹陷性水肿。严重时感染形成慢性溃疡。重度营养不良可伴有重要脏器功能损害。

3. 中医辨证论治

（1）疳气

【证候】疳证早期，病情尚轻，以形体略消瘦、食欲不振、夜卧不安为特征。

【治疗】和脾健运——资生健脾丸加减。

（2）疳积

【证候】由疳气发展而来，常夹积滞，虚实夹杂，以形体明显消瘦、肚腹胀大，甚则青筋暴露、面黄发疏为特征。

【治疗】消积理脾——肥儿丸加减。

（3）干疳

【证候】见于疳证病重患儿，以形体极度消瘦、精神萎靡、皮肤干瘪起皱、啼哭无泪、舌淡苔少、脉细弱无力为特征。

【治疗】补益气血——八珍汤加减。

（4）眼疳

【证候】以病程中兼见两目干涩、畏光羞明，或夜间视物不明为辨证要点。

【治疗】养血柔肝，滋阴明目——石斛夜光丸加减。

（5）口疳

【证候】以病程中兼见口舌生疮、糜烂、五心烦热、小便短赤、舌红苔黄、脉细数为辨证要点。

【治疗】清心泻火，滋阴生津——泻心导赤散加减。

（6）疳肿胀

【证候】多见于疳证病重阶段，以四肢、全身浮肿，小便短少，神疲乏力，四肢欠温，舌质淡嫩，脉沉缓无力为辨证要点。

【治疗】健脾扶阳，利水消肿——防己黄芪汤合五苓散加减。

三、维生素D缺乏性佝偻病

1. 西医发病机制
维生素D缺乏性佝偻病可以看成是机体为维持血钙水平而对骨骼造成的损害。

2. 中医病因病机

（1）病因：先天禀赋不足，后天调护失宜。

（2）病机：先天之本不足，后天化生无力，病变亦可涉及五脏。病位主要在脾、肾。

3. 临床表现
临床上按活动程度将本病分为四期，即初期、激期、恢复期、后遗症期。

（1）初期：多见于6个月以内，特别是3个月以内的小婴儿。多为神经兴奋性增高的表现。血液生化改变轻微，一过性血钙下降，血磷降低，碱性磷酸酶正常或稍高。此期常无骨骼病变，骨骼X线检查可正常或见临时钙化带稍模糊。

（2）激期：多汗、夜惊、易激惹等症状更加明显。主要是骨骼的改变，表现部位与该年龄骨骼生长速度较快的部位相一致。6月龄以内婴儿以颅骨改变为主，如颅骨软化；6月龄以后可出现方颅、佝偻病串珠、佝偻病手镯或脚镯样改变；1岁左右的小儿可见鸡胸、郝氏沟；小儿开始站立与行走后可出现股骨、胫骨、腓骨弯曲，形成"O"形或"X"形腿，有时有"K"形样下肢畸形；患儿会坐与站立后可出现脊柱畸形。此期血生化除血钙稍低外，其余指标改变更加显著，25-（OH）D_3 < 8ng/mL。X线摄片有明显改变。

（3）恢复期：患儿经治疗或日光照射后，临床症状和体征逐渐减

轻或消失，X线示临时钙化带重现，血生化恢复正常。

（4）后遗症期：患儿因症重常残留不同程度的骨骼畸形或运动功能障碍，多见于2岁以上小儿，临床症状消失，血生化正常，骨骼X线摄片干骺端病变消失。

4.诊断 根据维生素D摄入不足或日光照射不足病史，佝偻病的症状和体征，结合血生化和骨骼X线改变可进行诊断。

5.维生素D制剂的用药方法 以口服为主，维生素D一般剂量为每日50～125μg（2000～5000U），或1，25-(OH)D₃0.5～2.0μg。1个月后改每日预防剂量，<1岁改为400U，>1岁改为600U。当重症向偻病有并发症或无法口服者用大剂量一次肌内注射维生素D₂20万～30万U，3个月后改为口服预防量。

6.中医辨证论治 治疗原则为健脾益气，补肾填精。

（1）肺脾气虚

【证候】多汗夜惊，纳呆食少，大便不实。

【治疗】健脾补肺，益气固表——人参五味子汤加减。

（2）脾虚肝旺

【证候】纳呆食少，四肢无力，烦躁夜啼，惊惕抽搐。

【治疗】培土抑木，镇惊安神——益脾镇惊散加减。

（3）脾肾亏损

【证候】多汗，纳呆乏力，烦躁夜啼，伴明显骨骼改变。

【治疗】健脾补肾，填精补髓——补肾地黄丸加减。

（4）肾虚骨弱

【证候】遗留明显骨骼畸形。

【治疗】补肾填精，强筋壮骨——补天大造丸加减。

四、维生素D缺乏性手足抽搐

1.西医发病机制 当血清总钙量降至1.75～1.88mmol/L（7～7.5mg/dL），或钙离子降至1.0mmol/L（4mg/dL）以下时，即可出现抽搐症状。

2.临床表现 主要表现为惊厥、手足搐搦和喉痉挛，同时伴有不同程度的佝偻病表现。

3.西医治疗原则 首先急救，控制惊厥、解除喉痉挛；其次补钙，使血钙迅速上升、惊厥等症状不再出现；然后给予维生素D，使钙、磷代谢恢复正常，以根治本病。

第十三单元 感染性疾病

一、麻疹

1.流行病学特点 本病一年四季均可发病，冬春两季多见。患儿及亚临床带病毒者是主要传染源，通过喷嚏、咳嗽和说话时的飞沫或接触眼部的分泌物传播。其传染性较强，人群普遍易感。本病一般预后良好，患病后大多可获持久免疫力。

2.中医病因病机

（1）病因：感受麻疹时邪。

（2）病机：邪犯肺脾，肺脾热炽，外发肌肤。

3.临床表现

（1）潜伏期：一般10天左右。可无症状，或有精神不振、低热等症状。

（2）前驱期：一般为3～4天。主要表现为发热、咳嗽、流涕、眼结膜充血、畏光、流泪等。发热后2～3天，口腔内两颊黏膜近臼齿处可见灰白色斑点状的"麻疹黏膜斑"，直径为0.5～1mm，周围有

红晕,是麻疹早期诊断的重要依据。此斑在皮肤出现后即逐渐消失。

(3)出疹期:在发热3~4天皮肤开始出疹,先见于耳后、发际,渐及面部、颈部,自上而下蔓延至躯干四肢,最后达手掌及足部。皮疹初起为红色斑丘疹,呈充血性,大小不等,稀疏分明,继而疹色加深,呈暗红色,疹间可见正常皮肤,病情严重者皮疹常融合。此期患儿全身症状明显,高热达40℃左右,汗出,咳嗽加剧,烦躁不安等。

(4)恢复期:若无并发症发生,皮疹3~4天透齐后,身热渐退,皮疹按出疹的先后顺序收没,皮肤可见糠麸样脱屑和色素沉着斑,全身情况也随之好转。

4.并发症 喉炎、肺炎、心肌炎、脑炎、亚急性硬化性全脑炎。

5.中医辨证论治 治疗原则为透、清、养。

(1)顺证

①邪犯肺卫(前驱期)

【证候】发热恶风,鼻塞流涕,流泪畏光,发热2~3天在口腔颊部近白齿处出现麻疹黏膜斑。

【治疗】辛凉透表,清宣肺卫——宣毒发表汤加减。

②邪入肺宣(出疹期)

【证候】发热壮台加潮,疹随汗出,咳嗽加剧,烦渴,大便干结。

【治疗】清热解毒,透疹达邪——清解透表汤加减。

③阴津耗伤(恢复期)

【证候】疹后依次回收,疹回热退,皮肤脱屑,色素沉着。

【治疗】养阴益气,清解余邪——沙参麦冬汤加减。

(2)逆证

①邪毒闭肺(麻疹合并肺炎)

【证候】高热不退,疹点不多,或疹点密集,咳嗽气促,鼻翼煽动,

喉间痰鸣。

【治疗】宣肺开闭,清热解毒——麻杏甘石汤加减。

②麻毒攻喉(麻疹合并喉炎)

【证候】麻疹疾病中出现咽喉肿痛,声音嘶哑,咳如犬吠,甚则吸气困难。

【治疗】清热解毒,利咽消肿——清咽下痰汤加减。

③邪陷心肝(麻疹合并脑炎)

【证候】麻疹疾病中出现高热、烦躁谵语、神昏抽搐。

【治疗】清热解毒,息风开窍——羚角钩藤汤加减。

二、风疹

1.中医病因病机

(1)病因:感受风疹时邪。

(2)病机:邪犯肺卫,与气血相搏,邪毒外泄,发于肌肤。

2.临床表现

(1)获得性风疹

①潜伏期:长短不一,一般为14~21天。

②前驱期:较短,多数为1~2天。有低热或中度发热,轻咳、咽痛、流涕,或轻度呕吐、腹泻等。耳后、枕后及颈部淋巴结肿大,单个分散,有轻度压痛。

③出疹期:多数患儿发热1~2天后出疹,皮疹呈多形性,多为散在淡红色斑丘疹,也可呈大片皮肤发红或针尖状猩红热样皮疹。先见于面部,迅速由面部、颈部、躯干及四肢,24小时内及全身,一般历时3天,疹退后无脱屑或留有细小脱屑,但无色素沉着。出疹时可伴低热、淋巴结肿大、轻度脾肿大等。

(2)先天性风疹综合征:妊娠3个月以内患风疹的孕妇,风疹病毒可通过胎盘传给胎儿,使胎儿

生严重的全身感染，引起多种先天缺陷或畸形，称之为先天性风疹综合征。

诊断　根据流行病学史，全身症状轻，出疹迅速，消退亦快，耳后、枕后和颈部淋巴结肿大、有触痛为特点，临床诊断不难。对临床表现不典型者，可做病毒分离或血清学检测以确定诊断。

4. 中医辨证论治　治疗原则为疏风清解。

邪犯肺卫

【证候】发热恶风，轻微咳嗽，疹色淡红，稀疏细小，分布均匀。

【治疗】疏风解热透邪——银翘散加减。

（2）邪入气营

【证候】壮热烦渴，疹点密集，颜色鲜红或紫暗。

【治疗】清气凉营解毒——透疹凉解汤加减。

5. 孕妇预防风疹的重要性　孕妇在妊娠3个月内应避免与风疹患者接触，若有接触史者可于接触5天内注射丙种球蛋白，以减轻症状或防止发病。

三、幼儿急疹

1. 中医病因病机

（1）病因：感受幼儿急疹时邪。

（2）病机：邪由口鼻而入，侵袭肺卫，正邪相争，时邪出于肺胃，疹透于肌表，邪毒外泄。部分患儿疹出后气阴耗损，调养后可恢复。

2. 临床表现　多发生于2岁以下的婴幼儿。发热持续3～5天，体温多达39℃或更高，但全身症状较轻。热退后皮肤出现红色斑丘疹，迅速遍布躯干及面部。皮疹呈向心性分布，躯干为多。2～3天皮疹消失，无色素沉着及脱屑。

3. 鉴别诊断

（1）麻疹

潜伏期：6～12天。

初期症状：发热，咳嗽，流涕，泪水汪汪。

出疹与发热关系：发热3～4天出疹，出疹时发热更高。

特殊体征：麻疹黏膜斑。

皮疹特点：玫瑰色丘疹自耳后发际→额面、颈部→躯干→四肢，3天左右出齐。疹退后遗留棕色色素斑，糠麸样脱屑。

周围血象：白细胞计数下降，淋巴细胞升高。

（2）幼儿急疹

潜伏期：7～17天。

初期症状：突然高热，一般情况好。

出疹与发热关系：发热3～4天出疹，热退疹出。

特殊体征：无。

皮疹特点：玫瑰色斑疹或斑丘疹，较麻疹细小，发疹无一定顺序，疹出后1～2天消退。疹退后无色素沉着，无脱屑。

周围血象：白细胞计数下降，淋巴细胞升高。

（3）风疹

潜伏期：14～21天。

初期症状：发热，咳嗽，流涕，枕部淋巴结肿大。

出疹与发热关系：发热1/2～1天出疹。

特殊体征：无。

皮疹特点：玫瑰色细小斑丘疹自头面→躯干→四肢，24小时布满全身。疹退后无色素沉着，无脱屑。

周围血象：白细胞计数下降，淋巴细胞升高。

（4）猩红热

潜伏期：1～12天。

初期症状：发热，咽喉红肿、化脓疼痛。

出疹与发热关系：发热数小时～1天出疹，出疹时高热。

特殊体征：环口白圈，草莓舌，贫血性皮肤划痕，帕氏线。

皮疹特点：细小红色丘疹，皮肤猩红，自颈、腋下、腹股沟处开始，2～3天后遍布全身，疹退后无色素沉着，有大片脱皮。

周围血象：白细胞计数升高，中性粒细胞升高。

4.中医辨证论治 治疗原则为疏风清热解毒。

（1）邪郁肌表

【证候】突起高热，持续3～4天，一般情况良好。

【治疗】辛凉解表——银翘散加减。

（2）热透肌肤

【证候】身热骤降，皮疹透发。

【治疗】清热透疹——化斑解毒汤加减。

四、猩红热

1.西医病因 感染A组乙型溶血性链球菌。

2.中医病因病机

（1）病因：感受猩红热时邪。

（2）病机：邪侵咽胃，毒炽气营，上蒸咽喉，外透肌肤，内迫营血，疹后可发斑及心、肝、肾。病变部位主要在肺、胃，可累及心、肝、肾。

3.临床表现 典型病例的临床表现可分为3期。

（1）前驱期：一般不超过24小时。起病急骤，高热，畏寒，咽痛，吞咽时加剧。咽及扁桃体有脓性渗出物。软腭充血，有细小红疹或出血点，为黏膜内疹，每先于皮疹出现。舌苔白，舌尖和边缘红肿，

突出的舌乳头也呈白色，称为"白草莓舌"。

（2）出疹期：多在发热24小时内出疹，皮疹最早见于耳后、颈部、上胸部、腋下，然后迅速由上而下波及全身。皮疹特点是全身皮肤弥漫性发红，其上有红色细小丘疹，呈鸡皮样，抚摸时似砂纸感，压之褪色。皮疹密集，疹间皮肤红晕，偶可见正常皮肤，用手指按压皮疹，皮疹也褪，暂呈苍白，10余秒钟后恢复原状，称"贫血性皮肤划痕"。皮肤皱褶处如腋窝、肘窝、腹股沟处，皮疹密集成线状排列，可夹有出血点，形成明显的横纹线，称为"帕氏线"。起病4～5天时，白苔脱落，舌面光滑鲜红，舌乳头红肿突起，称"红草莓舌"。面部潮红，无皮疹分布，口唇周围苍白，形成"环口苍白圈"。

（3）恢复期：皮疹于3～5天后颜色转暗，逐渐消退，体温逐渐下降，一般情况好转。皮疹消退后1周，开始发出疹后脱皮，先从面部糠屑样脱皮，渐及躯干，最后四肢。重症者可见大片状脱皮，以指趾间最明显。约2周脱尽，脱皮后无色素沉着。

4.诊断 依据流行病史、发热、咽炎、杨梅舌及典型皮疹特征，结合外周血白细胞计数和中性粒细胞升高，即可诊断；病原学检查阳性者可确诊。

5.西医治疗 A组乙型溶血性链球菌为革兰阳性球菌，故青霉素是治疗猩红热的首选药物。

6.中医辨证论治 治疗原则为清热解毒利咽。

（1）邪侵肺卫

【证候】发热，咽喉红肿疼痛，皮肤潮红，痧疹隐现。

【治疗】辛凉宣透，清热利咽——解肌透痧汤加减。

（2）毒炽气营

【证候】壮热烦躁口渴，咽喉肿痛糜烂，痧疹密布、色红如丹，草莓舌。

【治疗】清气凉营，泻火解毒——凉营清气汤加减。

（3）疹后阴伤

【证候】口干唇燥，皮肤干燥脱屑，舌红少津。

【治疗】养阴生津，清热润喉——沙参麦冬汤加减。

五、水痘

1. 中医病因病机

（1）病因：感受水痘时邪。

（2）病机：时邪蕴郁肺脾，湿热蕴蒸，透于肌表。病位在肺、脾。

2. 临床表现

典型的水痘分为前驱期和出疹期。

（1）前驱期：起病急，初起发热，体温大多不高，有咳嗽、清涕、食少等症。

（2）出疹期：全身皮疹常在1～2天内出现，始见于头皮、面部，为红色斑丘疹，很快变成疱疹。疱疹呈椭圆形，大小不一，内含水液，疱浆清亮，周围红晕，常伴有瘙痒，继而结痂，痂盖脱落后不留瘢痕。皮疹以躯干部为多，四肢较少，分批出现，此起彼落，在同一时期，斑丘疹、疱疹、干痂并见。

3. 中医辨证论治

治疗原则为清热解毒化湿。

（1）邪伤肺卫

【证候】发热，皮疹稀疏，疹色红润，疱浆清亮。

【治疗】疏风清热，利湿解毒——银翘散加减。

（2）毒炽气营

【证候】壮热烦躁，皮疹分布

密集，疹色紫暗，疱浆混浊，疹点密布。

【治疗】清气凉营，解毒化湿——清胃解毒汤加减。

六、手足口病

1. 西医病因

以柯萨奇病毒A组16型和肠道病毒71较为常见。

2. 中医病因病机

（1）病因：感受手足口病时邪。

（2）病机：邪蕴肺脾，外透肌表。病位在肺、脾两经。

3. 临床表现

轻型一般无明显的前驱症状，表现为手、足、口腔、臀部斑丘疹或疱疹。典型的疱疹呈圆形或椭圆形扁平突起，如黄豆大小，周围可有炎性红晕，疱内含混浊液体，量较少，一般无疼痛及痒感，5天左右消退，不留瘢痕。患儿可伴有发热、咳嗽、流涕、食欲不振、恶心、呕吐或腹泻等。轻症患者多能自愈，无后遗症。部分病例仅表现为皮疹或疱疹性咽峡炎。

4. 诊断

（1）临床诊断

①在流行季节发病，常见于学龄前儿童，婴幼儿多见。

②发热伴手、足、口、臀部皮疹，部分病例皮疹不典型。极少数重症病例皮疹不典型，临床诊断困难，需结合病原学或血清学检查作出诊断。

③无皮疹病例，临床不宜诊断为手足口病。

（2）确诊：临床诊断病例具有下列之一者即可确诊。

①肠道病毒（CoxA16、EV71等）特异性核酸检测阳性。

②分离出肠道病毒，并鉴定为CoxA16、EV71或其他可引起手足口病的肠道病毒。

③急性期与恢复期血清

CoxA16、EV716 或其他可引起手足口病的肠道病毒中和抗体有 4 倍以上的升高。

5. 中医辨证论治 治疗原则为清热祛湿解毒。

（1）常证

①风热外侵

【证候】手足肌肤、口腔部散在疱疹，全身症状不重。

【治疗】宣肺解表，清热化湿——甘露消毒丹加减。

②心脾积热

【证候】口腔部疱疹为主，并伴心烦躁扰、口舌干燥、口痛拒食。

【治疗】清热泻脾，泻火解毒——清热泻脾散合导赤散加减。

③湿热蒸盛

【证候】身热持续，口腔、手足、三肢、臀部疱疹，色泽紫暗，分布稠密，舌质红绛，苔黄厚腻。

【治疗】清热凉营，解毒祛湿——清瘟败毒饮加减。

④正虚邪恋

【证候】以疱疹渐退、全身症状好转为特征。偏于气虚者，神疲乏力，食欲不振，舌质淡，苔薄腻；偏于阴虚者，唇干口燥，或伴低热，舌红少苔。

【治疗】益气健脾，养阴生津——生脉散加味。

（2）变证

①邪陷心肝

【证候】病情突然加重，高热烦躁，嗜睡易惊，神昏抽搐。

【治疗】凉营解毒，息风开窍——清瘟败毒饮合羚角钩藤汤加减。

②邪伤心肺

【证候】胸闷心悸，咳频气急，口唇发绀，咳吐粉红色泡沫痰。

【治疗】泻肺逐水，温阳扶

正——己椒苈黄丸合参附汤加减。

七、流行性腮腺炎

1. 中医病因病机

（1）病因：外感腮腺炎时邪。

（2）病机：腮腺炎时邪壅阻少阳经脉，凝滞腮部。

2. 临床表现 病初可有发热、头痛、呕吐等症状。腮腺肿胀常先起于一侧，2～3 天后对侧亦肿大。其肿胀范围以耳垂为中心，向前、后、下扩展，边缘不清，表皮不红，触之有弹性及压痛。腮腺管口可见红肿，可有颌下腺、舌下腺肿大。可并发脑膜脑炎、睾丸炎、卵巢炎、胰腺炎等。

3. 中医辨证论治 治疗原则为清热解毒，消肿散结。

（1）常证

①邪犯少阳

【证候】低热或无发热，耳下腮部肿痛，全身症状不著。

【治疗】和解少阳，散结消肿——柴胡葛根汤加减。

②热毒壅盛

【证候】高热，烦躁，口渴，腮部漫肿疼痛，坚硬拒按，张口咀嚼困难。

【治疗】清热解毒，软坚散结——普济消毒饮加减。

（2）变证

①邪陷心肝

【证候】腮部漫肿疼痛，高热不退，头痛项强，嗜睡，甚或神昏抽搐。

【治疗】清热解毒，息风开窍——清瘟败毒饮加减。

②毒窜睾腹

【证候】睾丸肿胀疼痛，或少腹疼痛。

【治疗】清肝泻火，活血止

痛——龙胆泻肝汤加减。

4. 预防与调护　患儿应及早隔离至腮肿完全消退为止。有接触史的易感儿检疫观察3周。

八、中毒型细菌性痢疾

1. 中医病因病机

（1）病因：疫毒侵袭。

（2）病机：疫毒侵袭，来势急骤，入于营血，蒙闭心神，化火动风。

2. 诊断　有流行病学史，发病前有痢疾患者接触史，或有饮食不洁史。2～7岁小儿，夏秋季节突起高热，伴反复惊厥、脑病和／或休克表现，而脑膜刺激征呈阴性时，均应考虑此病。可采用直肠拭子或冷盐水灌肠或肛门指检获取粪便，镜检有大量脓细胞或红细胞可初步确诊，必要时反复检测大便以确诊。

3. 中医辨证论治

（1）毒邪内闭

【证候】夏秋季节突然高热，神志不清或昏迷，反复惊厥。

【治疗】清肠解毒，泄热开窍——黄连解毒汤加味。

（2）内闭外脱

【证候】四肢厥冷，汗出不温，皮肤花纹，神志不清。

【治疗】回阳救逆，益气固脱——参附龙牡救逆汤加味。

九、传染性单核细胞增多症

1. 中医病因病机

（1）病因：外感温热病邪。

（2）病机：热毒内传，灼津为痰，熬血成瘀，痰瘀互结，耗气伤阴。

2. 临床表现　本病潜伏期为5～15天。发病或急或缓，症状多样。多数患儿有疲乏、头痛、畏寒、鼻塞、恶心、食欲减退、轻度腹泻

等前驱症状，继而出现典型症状，即发热、淋巴结肿大、咽峡炎、肝脾肿大、皮疹。

3. 中医辨证论治　治疗原则为清热解毒，化痰祛瘀。

（1）邪郁肺卫

【证候】发热，咽喉疼痛，颈部淋巴结轻度肿大。

【治疗】辛凉解表，清热利咽——银翘散加减。

（2）热炽气营

【证候】壮热烦渴，咽喉红肿，皮疹色红，浅表淋巴结肿大，肝脾肿大。

【治疗】清气凉营，解毒利咽——清瘟败毒饮加减。

（3）热瘀肝脾

【证候】高热不退，肝脾明显肿大，皮肤发黄。

【治疗】清热利湿，化瘀消积——茵陈蒿汤加减。

（4）正虚邪恋

【证候】发热渐退，或低热起伏，神倦乏力，淋巴结、肝脾肿大逐渐缩小。

【治疗】益气养阴，清解余热——竹叶石膏汤加减。

第十四单元　寄生虫病

一、蛔虫病

中医辨证论治　以驱蛔杀虫为主，辅以调理脾胃之法。

（1）蛔虫证

【证候】发作性脐周腹痛，饮食异常，大便下虫或粪检见蛔虫卵。

【治疗】驱蛔杀虫，调理脾胃——使君子散加味。

（2）蛔厥证

【证候】上腹部绞痛，呕吐，肢冷。

【治疗】安蛔定痛，继之驱虫——乌梅丸加减。

（3）虫瘕证

【证候】脐腹剧痛，呕吐，腹部条索或团状柔软包块，可移动。

【治疗】通腑散结，驱虫下蛔——驱蛔承气汤加减。

二、蛲虫病

1.临床表现 最常见症状为肛周及会阴部皮肤瘙痒难忍，夜间尤甚，睡眠不安，表现为半夜突然惊哭、烦躁不安、食欲不振、恶心呕吐、腹痛腹泻等。可因搔损局部皮肤而发生皮炎，以致继发感染。偶有蛲虫侵袭邻近器官而引起尿道炎、阴道炎，出现尿频、尿急等症状。如果蛲虫侵入阑尾和腹膜，可致阑尾炎、腹膜炎。

2.治疗 蛲虫病的治疗主要在于杀虫止痒。可采用内服与外治相结合的方法。常用的驱虫药物有恩波吡维铵（治疗蛲虫的首选药物）、噻嘧啶、甲苯达唑。

第十五单元 小儿危重症的处理

一、心搏呼吸骤停与心肺复苏术

1.心搏呼吸骤停临床表现及诊断 ①突然昏迷，部分患者有一过性抽搐。②大动脉（颈动脉、股动脉、肱动脉）搏动消失。③瞳孔扩大，对光反射消失。④心音消失或心跳过缓，心音极微弱。⑤呼吸停止或严重呼吸困难，面色灰暗或发绀。⑥心电图表现常见为等电位线、心室颤动、无脉性室速、心电机械分离。

患儿突然昏迷伴大血管搏动消失或心音消失两项即可诊断为心搏呼吸骤停。对可疑病例应先行复苏，不必反复触摸脉搏或听心音，以免贻误抢救时机。

2.心肺复苏术的基本生命支持 是自主循环恢复，挽救患儿生命的基础。包括防止心跳呼吸骤停、尽早进行心肺复苏和迅速启动急救医疗服务系统3个环节。强调黄金4分钟，立即现场实施CPR十重要，及时抢救，分秒必争。

二、脓毒性休克

1.临床表现及诊断

（1）休克代偿期的表现：神志尚清，表情淡漠，反应迟钝，烦躁不安，面色苍白，唇、指（趾）端发绀，肢端湿冷，心率、呼吸代偿性增快，血压正常或略降低，脉压变小。

（2）休克失代偿期的表现：烦躁或意识不清，面色青灰，四肢厥冷，唇、指（趾）端明显发绀，毛细血管再充盈时间＞3秒，尿量减少，心率、脉搏增快，心音低钝，血压下降，频也促或窘迫，出现低氧血症，肌张力低下，甚可合并ARDS、DIC、肾功能不全、脑水肿、胃肠功能衰竭等多器官功能障碍。

（3）诊断：脓毒症患儿出现组织灌注不足和心血管功能障碍即可诊断脓毒性休克。

2.治疗原则 中医治以清热解毒、活血化瘀、回阳救逆、益气固脱。

3.中医辨证论治

（1）热毒内闭

【证候】多见于休克代偿期。临床以高热烦躁，喉中痰鸣，面色苍白，手足厥冷，口渴喜饮，溲赤便秘，苔黄燥为特征。

【治疗】清热解毒，通腑开窍——清瘟败毒饮合小承气汤加减，并配用安宫牛黄丸、紫雪丹、至宝丹，开窍醒神。

（2）气阴亏竭

【证候】多见于休克失代偿期。临床以神志不清，面色苍白，四肢厥冷，尿少，脉细数无力为特征。

【治疗】益气养阴，救逆固脱——生脉散加减。

（3）阴竭阳脱

【证候】多见于休克晚期。临床以神志不清，面色青灰，皮肤湿冷，四肢冰凉过肘膝，汗出如油，唇紫发青，脉微欲绝为特征。

【治疗】益气回阳，救逆固脱——参附汤或参附龙牡救逆汤加减。

第十六单元　中医相关病证

一、慢性咳嗽

咳嗽是小儿常见的肺系病证，临床以咳嗽为主症。本病辨证主要是辨风、痰、虚证。

中医辨证论治　治疗原则为宣肃肺气。

（1）风伏肺络

【证候】干咳，少痰，鼻塞鼻痒，流涕喷嚏，有过敏史。

【治疗】疏风止咳，宣肺止咳——三拗汤合苍耳子散加减。

（2）痰湿郁肺

【证候】痰多壅盛，色白而稀。

【治疗】燥湿化痰，肃肺止咳——二陈汤合三子养亲汤加减。

（3）痰热蕴肺

【证候】痰多，色黄黏稠，难以咳出。

【治疗】清肺化痰，肃肺止咳——清金化痰汤加减。

（4）肝火犯肺

【证候】咳嗽日久，咳吐黄痰，烦躁易怒，口苦咽干，脉弦。

【治疗】清肝泻肺，润肺止咳——泻青丸合泻白散加减。

（5）食火犯肺

【证候】脘腹饱胀，手足心热，大便干，小便黄，苔白厚或黄垢腻，脉滑数。

【治疗】消食导滞，化痰止咳——保和丸合二陈汤加减。

（6）肺脾气虚

【证候】咳嗽反复不已，咳而无力，痰白清稀，气短懒言。

【治疗】健脾益气，补肺固表——玉屏风散合异功散加减。

（7）肺阴亏虚

【证候】干咳无痰，喉痒声嘶，舌红少苔。

【治疗】养阴润肺，化痰止咳——沙参麦冬汤加减。

二、腹痛

1. 中医病因病机

（1）病因：腹部中寒、乳食积滞、胃肠热结、脾胃虚寒和瘀血内阻。

（2）病机：脾胃肠腑气滞，不通则痛。病位主要在脾、胃、大肠，亦与肝有关。

2. 中医辨证论治　治疗原则为调理气机，疏通经脉。

（1）腹部中寒

【证候】腹痛较剧，痛处喜暖，得温则舒，遇寒痛甚，舌淡，苔白滑。

【治疗】温中散寒，理气止痛——养脏汤加减。

（2）乳食积滞

【证候】脘腹疼痛拒按，不思

乳食，嗳腐吞酸，大便秽臭，舌苔厚腻。

【治疗】消食导滞，行气止痛——香砂平胃散加减。

（3）胃肠结热

【证候】腹痛胀满，疼痛拒按，大便秘结，舌红，舌苔黄燥。

【治疗】通腑泄热，行气止痛——大承气汤加减。

（4）脾胃虚寒

【证候】腹痛绵绵，喜按喜温，大便稀溏，舌淡苔白。

【治疗】温中理脾，缓急止痛——小建中汤合理中丸加减。

（5）气滞血瘀

【证候】痛有定处，痛如锥刺，拒按或腹部癥块，舌紫暗有瘀点，脉涩。

【治疗】活血化瘀，行气止痛——少腹逐瘀汤加减。

三、厌食

1. 中医病因病机

（1）病因：喂养不当、病传药害、外邪直中、情志失调、先天胎禀不足。

（2）病机：脾胃失健，纳化失和。病变脏腑主要在脾、胃。

2. 中医辨证论治　治疗原则为运脾开胃

（1）脾失健运

【证候】厌食初期表现除厌恶进食症状外，其他症状不著，精神、形体如常。

【治疗】调和脾胃，运脾开胃——不换金正气散加减。

（2）脾胃气虚

【证候】不思乳食，面色少华，肢倦乏力，形体偏瘦。多见于脾胃素虚，或脾运失健迁延失治者。

【治疗】健脾益气，佐以助

运——异功散加味。

（3）脾胃阴虚

【证候】食少饮多，大便偏干，舌红少苔。多见于温热病后或素体阴虚，或嗜食辛辣伤阴者。

【治疗】滋脾养胃，佐以助运——养胃增液汤加减。

四、积滞

1. 中医病因病机

（1）病因：乳食内积、脾虚夹积。

（2）病机：乳食停聚不消，积而不化，气滞不行。病位在脾胃。

2. 中医辨证论治　治疗原则为消食化积，理气行滞

（1）乳食内积

【证候】多有乳食不节史，不思乳食，脘腹胀满，嗳吐酸腐，大便酸臭。

【治疗】消乳化食，和中导滞——乳积者，消乳丸加减；食积者，保和丸加减。

（2）食积化热

【证候】脘腹胀满，口干心烦，腹部皮肤灼热或手足心热，睡卧不宁。

【治疗】清热导滞，消积和中——枳实导滞丸加减。

（3）脾虚夹积

【证候】面黄神疲，腹满喜按，嗳吐酸腐，大便溏腥稀溏不化。

【治疗】健脾助运，消食化滞——健脾丸加减。

五、便秘

1. 中医病因病机

（1）病因：乳食积滞、邪热伤津、气机郁滞、气血亏虚。

（2）病机：大肠传导功能失常。主要病位在大肠，与脾、肝、肾三

脏相关。

2.中医辨证论治 治疗原则为润肠通便。

（1）乳食积滞

【证候】便秘同时兼见脘腹胀痛，不思饮食，手足心热。

【治疗】消积导滞，清热和中——枳实导滞丸加减。

（2）燥热内结

【证候】便秘较重，伴面赤身热，口臭口疮。

【治疗】清腑泄热，润肠通便——麻子仁丸加减。

（3）气机郁滞

【证候】欲便不得，胸胁痞满，嗳气频作。

【治疗】疏肝理气，导滞通便——六磨汤加减。

（4）气虚不运

【证候】时有便意，大便不干，努挣难下，面白气短。

【治疗】健脾益气，润肠通便——黄芪汤加减。

（5）血虚肠燥

【证候】大便干燥，艰涩难下，面白无华，唇甲色淡。

【治疗】滋阴养血，润肠通便——润肠丸加减。

六、尿血

1.中医病因病机

（1）病因：外感多为感受风热、湿热之邪；内伤多为肾阴亏虚、脾失统摄、心火亢盛。

（2）病机：外邪结于下焦，或虚火灼伤脉络，损及膀胱血络；或脾肾统摄无权，致血不归经，溢于水道。病位主要在肾和膀胱，与脾、肺、心关系密切。

2.中医辨证论治

（1）风热犯血

【证候】急性起病，尿血鲜红伴

风热表证。

【治疗】疏风散邪，清热凉血——连翘败毒散加减。

（2）下焦湿热

【证候】起病急骤，尿血鲜红，或伴发热，舌质红，苔黄腻。

【治疗】清热利湿，凉血止血——小蓟饮子加减。

（3）脾不统血

【证候】尿血日久不愈，面色萎黄，纳呆体倦，舌质淡，脉细弱。

【治疗】补中健脾，益气摄血——归脾汤加减。

（4）脾肾两虚

【证候】尿血淡红，小便频数，腰膝酸软，形寒肢冷，舌淡苔白，脉沉弱。

【治疗】健脾固肾——济生肾气丸加减。

（5）阴虚火旺

【证候】反复尿血，口干咽红，五心烦热，舌红，苔少或光剥苔。

【治疗】滋阴清热，凉血止血——知柏地黄丸加减。

七、急惊风

四证即痰、热、惊、风；八候指搐、搦、掣、颤、反、引、窜、视。

1.中医病因病机

（1）病因：外感风热、感受疫毒、暴受惊恐。

（2）病机：邪陷厥阴，蒙闭心窍，引动肝风。病位主要在心、肝。

2.诊断要点

（1）病史：患儿常有感受风热、疫毒之邪或暴受惊恐病史。

（2）临床表现：3岁以下婴幼儿多见，5岁以上逐渐减少；以高热、抽风、昏迷为主要表现；可有原发性疾病的特征性表现。

3.中医辨证论治 治疗原则为

豁痰、清热、息风、镇惊。

（1）风热动风

【证候】风热表证伴一过性神昏抽搐。

【治疗】疏风清热，息风定惊——银翘散加减。

（2）温热疫毒

①邪陷心肝

【证候】原发急性温热疾病过程中出现发热、神昏、抽搐。

【治疗】平肝息风，清心开窍——羚角钩藤汤合紫雪丹加减。

②气营两燔

【证候】春温、暑温疾病过程中出现高热、神昏、抽搐、头痛项强。

【治疗】清气凉营，息风开窍——清瘟败毒饮加减。

（3）湿热疫毒

【证候】夏秋季节，急起高热，反复抽搐，腹痛呕吐，黏液脓血便。

【治疗】清热化湿，解毒息风——黄连解毒汤合白头翁汤加减。

（4）暴受惊恐

【证候】有惊吓病史，抽搐，惊惕不安，面色乍青乍白。

【治疗】镇惊安神，平肝息风——琥珀抱龙丸加减。

八、遗尿

1.中医病因病机

（1）病因：下元虚寒、肺脾气虚、心肾失交、肝经湿热。

（2）病机：三焦气化失司，膀胱约束不利。病位主要在膀胱，与肾、脾、肺密切相关。

2.中医辨证论治
治疗原则为温补下元，固摄膀胱。

（1）下元虚寒

【证候】遗尿日久，次数较多，伴见形寒肢冷等虚寒诸症。本证患儿体质多弱，病程较长，迁延难愈。

【治疗】温补肾阳，固摄止遗——菟丝子散加减。

（2）肺脾气虚

【证候】夜间遗尿，日间尿频，伴神疲乏力、便溏、自汗，易感冒。

【治疗】补肺健脾，固摄止遗——补中益气汤合缩泉丸加减。

（3）心肾不交

【证候】梦中遗尿，伴寐不安宁，多梦易惊，五心烦热。

【治疗】清心滋肾，安神固脬——交泰丸合导赤散加减。

（4）肝经湿热

【证候】睡中遗尿，小便量少，色黄味臊，兼见夜间龄齿，性情急躁，目睛红赤。

【治疗】清利湿热，缓急止遗——龙胆泻肝汤加减。

九、汗证

1.中医病因病机

（1）病因：先天禀赋不足，后天调护失宜。

（2）病机：肌表疏松，腠理开泄，或汗液不能自藏而外泄，或热迫津外泄。

2.中医辨证论治
虚证当予补法，实证当予疏利。

（1）表虚不固

【证候】自汗为主，动则汗出，易患感冒。

【治疗】益气固表敛汗——玉屏风散合牡蛎散加减。

（2）营卫不和

【证候】汗出遍身或半身汗出或局部汗出，轻微怕风。

【治疗】调和营卫——黄芪桂枝五物汤加减。

（3）气阴亏虚

【证候】以盗汗为主或兼见自汗，神疲，手足心热，舌质淡红

苔少或剥苔。

【治疗】益气养阴——生脉散加减。

（4）脾胃积热

【证候】头部四肢多汗，汗出肤热，汗渍色黄，伴有湿热内蕴或心脾积热征象。

【治疗】清心泻脾，清利湿热——导赤散合泻黄散加减。

针灸学

第一单元　经络系统

一、经络系统的组成

1. 经脉包括十二经脉、奇经八脉，以及附属于十二经脉的十二经别、十二经筋、十二皮部。

2. 络脉包括十五络脉和难以计数的浮络、孙络等。

二、十二经脉

十二经脉是手三阴经（肺、心包、心）、手三阳经（大肠、三焦、小肠）、足三阳经（胃、胆、膀胱）、足三阴经（脾、肝、肾）的总称，是经络系统的主体，又称为"正经"。

1. 十二经脉的名称

十二经脉的名称分别为手太阴肺经、手阳明大肠经、足阳明胃经、足太阴脾经、手少阴心经、手太阳小肠经、足太阳膀胱经、足少阴肾经、手厥阴心包经、手少阳三焦经、足少阳胆经和足厥阴肝经。

十二经脉的名称是根据手足、脏腑、阴阳来命名的。阴气最盛为太阴，其次为少阴，再次为厥阴；阳气最盛为阳明，其次为太阳，再次为少阳。

2. 十二经脉的分布规律

（1）十二经脉左右对称地分布于头面、躯干和四肢，纵贯全身。

六阴经——脏，分布于四肢内侧和胸腹，如：手三阴经、足三阴经。

六阳经——腑，分布于四肢外侧和头面、躯干，如：手三阳经、

足三阳经。

（2）十二经脉在四肢的分布呈现一定规律，具体表述如下：

①阳经为阳明在前、少阳在中、太阳在后（阳明少太阳）。

②阴经为太阴在前、厥阴在中、少阴在后（太阴厥少阴）。

注：足三阴经在足内踝上8寸以下为厥阴在前、太阴在中、少阴在后，至内踝上8寸以上，太阴交出于厥阴之前。

3. 十二经脉的属络表里关系

（1）阴经属脏络腑主里，阳经属腑络脏主表。

（2）十二经脉之间存在着表里配对关系，即中医基础理论之五脏六腑之表里（注意心包与三焦相表里）。

4. 十二经脉与脏腑器官的联络

经脉名称	联络的脏腑	联络的器官
手太阴肺经	起于中焦，属肺，络大肠，还循胃口	喉咙
手阳明大肠经	属大肠，络肺	入下齿，夹口、鼻
足阳明胃经	属胃，络脾	起于鼻，入上齿，环口夹唇，循喉咙
足太阴脾经	属脾，络胃，流注心中	夹咽，连舌本，散舌下
手少阴心经	属心，络小肠，上肺	夹咽，系目系
手太阳小肠经	属小肠，络心，抵胃	循咽，至目内外眦，入耳中，抵鼻
足太阳膀胱经	属膀胱，络肾	起于目内眦，至耳上角，入络脑

经脉名称	联络的脏腑	联络的器官
足少阴肾经	属肾,络膀胱,上贯肝,入肺中,入肺	循喉咙,夹舌本
手厥阴心包经	属心包,络三焦	
手少阳三焦经	属三焦,络心包	系耳后,出耳上角,入耳中,至目锐眦
足少阳胆经	属胆,络肝	起于目锐眦,耳后,入耳中,出耳前
足厥阴肝经	属肝,络胆,过阴器,连目系,环唇内	夹胃,注肺

注：①连舌的描述（脾经连舌本，散舌下）；肾经循喉咙，夹舌本。②大肠下齿，胃上上齿（上胃下大肠）。③肺系联络喉咙，少商为咽痛要穴，列缺任脉连背系。④小肠系既到目内眦，也走目外眦。

5. 十二经脉的循行走向与交接规律

（1）循行走向规律：手三阴经从胸走手，手三阳经从手走头，足三阳经从头走足，足三阴经从足走腹胸。

（2）循行交接规律

①相表里的阴经与阳经在手足末端交接。

②同名的阳经与阳经在头面部交接，如手足阳明经交接于鼻旁，手足太阳经皆通于目内眦，手足少阳经皆通于目外眦。

③相互衔接的阴经与阴经在胸中交接，如足太阴经与手少阴经交接于心中，足少阴经与手厥阴经交接于胸中，足厥阴经与手太阴经交接于肺中。

6. 十二经脉的气血循环流注

肺→大→胃→脾→心→小→膀→肾→包→三→胆→肝。

三、奇经八脉

1. 奇经八脉的名称 奇经八脉是指督脉、任脉、冲脉、带脉、阴维脉、阳维脉、阴跷脉、阳跷脉8条经脉，因与十二经脉不同而别道奇行，故称为奇经八脉。

2. 奇经八脉的循行分布和作用

（1）循行分布

任脉：妊养六阴经，调节全身阴经经气，故称"阴脉之海"。

督脉：督养六阳经，调节全身阳经经气，故称"阳脉之海"。

冲脉：涵蓄十二经气血，故称"十二经之海""血海"。

带脉：约束纵行诸经。

阴维脉：维系全身阴经。

阳维脉：维系全身阳经。

阴跷脉、阳跷脉：调节下肢运动，司寤寐。

（2）奇经八脉纵横交错地循行分布于十二经脉之间，主要作用体现在两个方面：其一，沟通了十二经脉之间的联系，将部位相近、功能相似的经脉联系起来，达到统帅有关经脉气血，协调阴阳的作用。其二，对十二经脉气血有着蓄积和渗灌的调节作用。

四、十五络脉

十二经脉和任、督二脉各自别出一络，加上脾之大络，总称十五络脉，或十五别络。十五络脉分别以其所别出处的腧穴命名。

1. 十五络脉的分布 ①十二经络脉在四肢肘膝关节以下本经络穴分出后，均走向其相表里的经脉。②任脉的别络，从胸骨剑突下鸠尾分出后，散布于腹部。③督脉的别络，从尾骨下长强分出后，散布于头部，并走向背部两侧的足太阳经。④脾的大络，出于腋下大包穴，散布于胸胁部。

2. 十五络脉的作用 ①四肢部的十二经别络，加强了十二经中相表里两经的联系，沟通了表里两经的经气，补充了十二经脉循行的不

足。②躯干部的任脉别络、督脉络和脾之大络，分别沟通了腹、背和全身经气，输布气血以濡养全身组织。

五、十二经别

十二经别是十二正经行深入体腔的支脉。

1.十二经别的分布 十二经别的循行分布具有离、入、出、合的特点，多从四肢肘膝关节附近正经别出（离），经过躯干深入体腔与相关的脏腑联系（入），再浅出体表上行头项部（出），在头项部，阳经经别合于本经的经脉，阴经经别合于其相表里的阳经经脉（合），由此十二经别按阴阳表里关系会合成六组，称为"六合"。

2.十二经别的作用及临床意义 ①加强了表里两经的联系作用。②加强经脉与脏腑的联系作用。③加强了十二经别与头部的联系作用。④经别还弥补了十二经脉的不足，如足太阳膀胱经的承山穴能够治疗肛肠疾患，也是因为其经别"别入于肛"。

六、十二经筋

十二经筋是十二经脉之气濡养筋肉骨节的体系，是附属于十二经脉的筋肉系统。

1.十二经筋的分布 十二经筋均起于四肢末端，上行于头面胸腹部。行于体表，不入内脏。具有结、聚、散、络的特点。

（1）三阳经筋分布于项背和四肢外侧。足三阳经筋起于足趾，循股外上行结于烦（面）；手三阳经筋起于手指，循臑外上行结于角（头）。

（2）三阴经筋分布于胸腹和四肢内侧。足三阴经筋起于足趾，循股内上行结于阴器（腹）；手三阴经筋起于手指，循臑内上行结于贲（胸）。

（3）足厥阴肝经除结于阴器外，还能总结诸筋（肝主筋）。

2.十二经筋的作用及临床意义 经筋的作用主要是约束骨骼，利于关节屈伸活动，以保持人体正常的运动功能。

经筋为病以转筋、筋痛、弛纵等表现为主，如痹证、口眼㖞斜、痿证等。针灸治疗经筋病多局部取穴，且多用燔针劫刺，"以痛为腧"。

七、十二皮部

十二皮部是十二经脉功能活动反映于体表的部位，也是络脉之气在皮肤所散布的部位。

第二单元 经络的作用和经络学说的临床应用

一、经络的作用

1. 联系脏腑，沟通内外。
2. 运行气血，协调阴阳。
3. 抗御病邪，反映病候。
4. 传导感应，调整虚实。

二、经络学说的临床应用

1.诊断方面

（1）确定疾病所属经脉。
（2）帮助诊断疾病：经络按诊的部位多为背俞穴，其次是募穴、原穴、郄穴、合穴或阿是穴等。

2.治疗方面

（1）指导针灸临床选穴：《四总穴歌》所载"肚腹三里留，腰背委中求，头项寻列缺，面口合谷收"就是循经取穴的应用。
（2）指导药物归经：金元四大家中的张洁古（名元素）、李杲（字

东垣）还根据经络学说，创立了"引经报使药"理论。

第三单元　腧穴的分类

一、腧穴的概念

腧穴是人体脏腑经络之气血输注于体表的特殊部位。

二、腧穴的分类

1.十四经穴　是指分布在十二经脉和任督二脉上的腧穴，即归属于十四经的穴位，总称"十四经穴"，简称"经穴"。其具有固定的名称和位置，分布在十四经循行路线上，有明确的主治病证，是腧穴的主要组成部分。经穴共有362个。

2.经外奇穴　是指未归属于十四经穴范围，但有固定名称和位置的经验效穴，统称"经外奇穴"，简称"奇穴"。

3.阿是穴　既无具体名称，又无固定位置，而是以压痛点或其他反应点作为针灸施术的部位，叫作"阿是穴"，又称"天应穴""不定穴""压痛点"。

第四单元　腧穴的主治特点和规律

一、主治特点

1.近治作用　腧穴所在，主治所在。

2.远治作用　经脉所过，主治所及。

3.特殊作用　某些腧穴具有双向良性调节作用。腧穴还具有相对的特异性，可特异地治疗某些疾病，如大椎可退热、至阴矫正胎位。

二、主治规律

大体上，四肢部经穴以分经主治为主，头身部经穴以分部主治为主。

1.分经主治规律　治疗该经循行部位及其相应脏腑的病证。

2.分部主治规律　腧穴所在，主治所在。

第五单元　特定穴

特定穴是指十四经中具有特殊治疗作用，并有特定称号的腧穴。根据其不同的分布特点、含义和治疗作用，将特定穴分为五输穴、原穴、络穴、郄穴、下合穴、背俞穴、募穴、八会穴、八脉交会穴和交会穴等10类。

一、五输穴

五输穴是指十二经脉位于肘膝关节以下的五个腧穴，称为井、荥、输、经、合。有关记载首见于《灵枢·九针十二原》："所出为井，所溜为荥，所注为输，所行为经，所入为合"。

少商鱼际与太渊，经渠尺泽肺相连；商阳二三间合谷，阳溪曲池大肠牵；

厉兑内庭陷谷胃，冲阳解溪三里连；隐白大都足太阴，太白商丘并阴陵；

少冲少府属于心，神门灵道少海寻；少泽前谷后溪腕，阳谷小海小肠经；

至阴通谷束京骨，昆仑委中膀胱焉；涌泉然骨与太溪，复溜阴谷肾经传；

中冲劳宫心包络，大陵间使曲泽连；关冲液门中渚焦，阳池支沟天井言；

窍阴侠溪临泣胆，丘墟阳辅阳陵泉；大敦行间太冲看，中封曲泉属于肝。

1.分布特点与组成　五输穴按

井、荥、输、经、合的顺序，从四肢末端向肘、膝方向依次排列也。五输穴不仅有经脉归属，还配属五行。《灵枢·本输》指出阴经井穴属木，《难经》井穴属金，以此类推。

2.临床应用 五输穴的临床运用主要归纳为以下三点：

（1）按五输穴主病特点选用：《灵枢·顺气一日分为四时》云："病在脏者，取之井；病变于色者，取之荥；病时间时甚者，取之输；病变于音者，取之经；经满而血者，病在胃及以饮食不节得病者，取之合。"《难经·六十八难》又作了补充："井主心下满，荥主身热，输主体重节痛，经主喘咳寒热，合主逆气而泄。"井穴多用于急救（中风闭证刺之），荥穴多用于治疗热证（胃火用内庭，肝火用行间，胆热用侠溪），输穴多用于治疗关节疼痛，经穴治疗作用不典型，合穴多用于治疗相关脏腑病证。

（2）按五行生克关系选用：五输穴具有五行属性，虚证用母穴，实证用子穴。这一取穴法亦称为子母补泻取穴法。在具体运用时，分本经子母补泻和他经子母补泻两种方法。

（3）按时选用：《难经·七十四难》云："春刺井，夏刺荥，季夏刺输，秋刺经，冬刺合。"

二、原穴

十二经脉在腕、踝关节附近各有一个腧穴，是脏腑原气经过和留止的部位，称为原穴，又名"十二原"。

原穴分布在腕、踝关节附近的十二经上。阴经以输为原穴。

三、络穴

络穴是指络脉从本经别出的部位。

1.部位 十二经的络穴都位于肘膝关节以下。任脉之络穴鸠尾散于腹，督脉之络穴长强散于头上，脾之大络大包穴布于胸胁。共十五，故称为"十五络穴"。

2.临床应用 因络穴能沟通表里两经，故有"一络通二经"，即可治疗本经及相表里之经的病证。临床上，把先病经脉的原穴和后病的相表里经脉的络穴相配合，称为"原络配穴法"或"主客原络配穴法"，是表里经配穴法的典型用法。

手太阴肺经太渊列缺，手厥阴心包经大陵内关，手少阴心经神门通里，足太阴脾经太白公孙，足厥阴肝经太冲蠡沟，足少阴肾经太溪大钟，手阳明大肠经合谷偏历，手少阳三焦经阳池外关，手太阳小肠经腕骨支正，足阳明胃经冲阳丰隆，足少阳胆经丘墟光明，足太阳膀胱经京骨飞扬。

四、背俞穴、募穴

背俞穴是脏腑之气输注于背腰部的腧穴。募穴是脏腑之气结聚于胸腹部的腧穴。

1.分布特点与组成 背俞穴分布于背腰部的膀胱经第1侧线上（后正中线旁开1.5寸）。募穴分布在胸腹部相关经脉上，又称为"腹募穴"，多位于脏腑附近的部位。

2.临床应用

（1）脏病用背俞穴：脏为阴，阴病求阳，故取属阳性的背俞穴（背为阳）。

（2）腑病用募穴：腑为阳，阳病求阴，故取属阴性的募穴（腹为阴）。

（3）俞、募穴密切联系脏腑之气，所以临床上常用俞募配穴法，是前后配穴法的实例。

三椎肺俞厥阴四，心五肝九十胆俞，十一脾俞十二胃，十三三焦

椎旁居，肾俞却与命门平，十四椎
外穴是真，大肠十六小十八，膀胱
俞与十九平。

五、八脉交会穴

1.分布特点与组成　八脉交会
穴均分布于肘膝以下，包括公孙、
内关、后溪、申脉、足临泣、外关、
列缺、照海。

2.临床应用

穴名	主治	相配合主治
公孙	冲脉病证	心、胸、胃疾病
内关	阴维脉证	
后溪	督脉疾病	目内眦、颈项、耳、肩部疾病
申脉	阳跷脉证	
足临泣	带脉证	目锐眦、耳后、颊、颈、肩部疾病
外关	阳维脉证	
列缺	任脉病证	肺系、咽喉、胸膈疾病
照海	阴跷脉病证	

六、八会穴

八会穴分布在躯干和四肢部，
其中脏、腑、气、血、骨之会穴位
于躯干部，筋、脉、髓之会穴位于
四肢部。

脏会中脘脏章门，髓会绝骨筋
阳陵，骨会大杼血膈俞，脉会太渊
气膻中。

七、郄穴

1.分布特点和组成　十二经脉
和奇经八脉中的阴跷脉、阳跷脉、
阴维脉、阳维脉之经气深聚的部位
称为郄穴。郄穴大多分布在四肢肘
膝关节以下。

肺向孔最取，大肠温溜医。胃
经取梁丘，脾经地机宜。心郄是阴
郄，小肠寻养老。膀胱金门守，肾
向水泉觅。心包刺郄门，三焦会宗
持。胆经是外丘，肝经中都立。阳
跷走跗阳，阴跷交信期。阳维阳交
穴，阴维筑宾知。

2.临床应用　郄穴多用于治疗

本经循行部位及所属脏腑的急性病
证。阴经郄穴多治疗血证；阳经郄
穴多治疗急性痛证。

八、下合穴

下合穴是指六腑之气下合于足
三阳经的六个腧穴，又称六腑下合
穴。下合穴分布在足三阳经膝关节
及以下部位。

手三阳有下合穴，大肠合于上
巨虚，小肠合于下巨虚，三焦合于
委阳穴，膀胱委中胆阳陵，胃合三
里治内腑。

九、交会穴

交会穴是指两经或数经相交会
合的腧穴。交会穴多分布于头面、
躯干部位。

第六单元　腧穴的定位方法

1. 骨度分寸定位法。
2. 体表解剖标志定位法。
3. 手指同身寸定位法。
4. 简便定位法。

第七单元　手太阴肺经、腧穴

1.经脉循行

（1）《灵枢·经脉》：肺手太阴
之脉：起于中焦，下络大肠，还循
胃口，上膈，属肺。从肺系，横出
腋下，下循臑内，行少阴、心主之
前，下肘中，循臂内上骨下廉，入
寸口，上鱼，循鱼际，出大指之端。

其支者，从腕后，直出次指内
廉，出其端。

（2）循行方向：胸→手。

（3）起止穴：中府→少商。

（4）联系脏腑器官：胃、肺、
大肠、喉咙。

2.主治概要

（1）胸、肺、咽喉部与肺系相

关病证：咳嗽、气喘、咯血、咽喉肿痛、胸痛等。

（2）经脉循行部位的其他病证：肩背痛、肘臂挛痛、手腕痛等。

3. 常用腧穴的定位、主治要点和操作

（1）中府（LU 1） 肺募穴；手、足太阴经交会穴

【定位】在胸部，横平第 1 肋间隙，锁骨下窝外侧，前正中线旁开 6 寸。

【主治】①咳嗽、胸痛、咯血、肺胀满、胸中烦满、气喘等胸肺病证；②肩臂痛。

【操作】直刺 0.8 ～ 1.2 寸，或点刺出血。

（2）尺泽（LU 5） 合穴

【定位】在肘区，肘横纹上，肱二头肌腱桡侧缘凹陷中。

【主治】①咳嗽、气喘、咽喉肿痛、咯血等肺系病证；②肘臂挛痛；③小儿惊风、急性腹痛、吐泻等急症。

【操作】直刺 0.8 ～ 1.2 寸，或点刺出血。

（3）孔最（LU 6） 郄穴

【定位】在前臂前区，腕掌侧远端横纹上 7 寸，尺泽与太渊连线上。

【主治】①咳嗽、气喘、咯血、鼻衄、咽喉肿痛等肺系病证；②肘臂挛痛；③痔疮出血。

【操作】直刺 0.5 ～ 1.0 寸。

（4）列缺（LU 7） 络穴；八脉交会穴，通任脉

【定位】在前臂，腕掌侧远端横纹上 1.5 寸，拇短伸肌腱与拇长展肌腱之间，拇长展肌腱沟的凹陷中。简便取穴法：两手虎口自然平直交叉，一手食指按在另一手桡骨茎突上，指尖下凹陷中是穴。

【主治】①咳嗽、气喘、咽喉肿痛等肺系病证；②外感头痛、项强、齿痛、口眼㖞斜等头面五官疾患；③手

腕痛。

【操作】向肘部斜刺 0.5 ～ 0.8 寸。

（5）太渊（LU 9） 输穴；原穴；八会穴之脉会

【定位】在腕前区，桡骨茎突与手舟骨之间，拇长展肌腱尺侧凹陷中。

【主治】①咳嗽、气喘、咳血、喉痹等肺系病证；②无脉症；③胸痛、缺盆中痛，腕臂痛。

【操作】避开桡动脉，直刺 0.3 ～ 0.5 寸。

（6）鱼际（LU 10） 荥穴

【定位】在手外侧，第 1 掌骨桡侧中点赤白肉际处。

【主治】①咳嗽、气喘、咳血、失音、喉痹、咽干等肺系病证；②外感发热，掌中热；③小儿疳积。

【操作】直刺 0.5 ～ 0.8 寸。

（7）少商（LU 11） 井穴

【定位】在手指，拇指末节桡侧，指甲根角侧上方 0.1 寸。

【主治】①咳嗽、气喘、咽喉肿痛、鼻衄等肺系实热病证；②中暑，发热；③昏迷，癫狂；④指串、麻木。

【操作】浅刺 0.1 寸，或点刺出血。

第八单元　手阳明大肠经、腧穴

1. 经脉循行

（1）《灵枢·经脉》：大肠手阳明之脉，起于大指次指之端，循指上廉，出合谷两骨间，上入两筋之中，循臂上廉，入肘外廉，上臑外前廉，上肩，出髃骨之前廉，上出于柱骨之会上，下入缺盆，络肺，下膈，属大肠。

其支者，从缺盆上颈，贯颊，入下齿中；还出夹口，交人中——左之右、右之左，上夹鼻孔。

（2）循行方向：手→头。

（3）起止穴：商阳→迎香。

（4）联系脏腑器官：肺、大肠、下齿、鼻。

2. 主治概要

（1）头面五官病证：头痛、鼻衄、齿痛、咽喉肿痛、口眼㖞斜、耳聋等。

（2）肠腑病证：腹胀、腹痛、肠鸣、泄泻等。

（3）皮肤病证：风疹、湿疹、瘾疹、荨麻疹、痤疮等。

（4）神志病证：昏迷、癫狂等。

（5）热病：发热、热病汗出等。

（6）经脉循行部位的其他病证：手臂、肩部酸痛麻木，上肢不遂等。

3. 常用腧穴的定位、主治要点和操作

（1）商阳（LI 1）井穴

【定位】在手指，食指末节桡侧，指甲根角侧上方 0.1 寸。

【主治】①热病，昏迷；②耳聋、青盲、咽喉肿痛、颐颌肿、齿痛等五官病证；③手指麻木。

【操作】浅刺 0.1 寸，或点刺出血。

（2）合谷（LI 4）原穴

【定位】在手背，第 2 掌骨桡侧的中点处。

【主治】①头痛、齿痛、目赤肿痛、咽喉肿痛、牙关紧闭、口㖞、鼻衄、鼻渊、痄腮等头面五官病证；②发热恶寒等外感病；③热病；④无汗或多汗；⑤经闭、滞产、月经不调、痛经、胎衣不下、恶露不止、乳少等妇科病证；⑥上肢疼痛、不遂；⑦皮肤瘙痒、荨麻疹等皮肤科病证；⑧小儿惊风、痉证；⑨腹痛、痢疾、便秘等肠腑病证；⑩牙拔出术、甲状腺手术等面口五官及颈部手术针麻常用穴。

【操作】直刺 0.5 ～ 1.0 寸。孕妇不宜针。

（3）阳溪（LI 5）经穴

【定位】在腕区，腕背侧远端横纹桡侧，桡骨茎突远端，解剖学"鼻烟窝"凹陷中。

【主治】①头痛、目赤肿痛、咽喉肿痛、齿痛、耳聋、耳鸣等头面五官病证；②手腕痛，手指拘急。

【操作】直刺 0.5 ～ 0.8 寸。

（4）偏历（LI 6）络穴

【定位】在前臂，腕背侧远端横纹上 3 寸，阳溪与曲池连线上。

【主治】①目赤、咽喉肿痛、耳聋、鼻衄等五官病证；②水肿，小便不利；③手臂酸痛；④腹部胀满。

【操作】直刺 或 斜刺 0.3 ～ 0.5 寸。

（5）手三里（LI 10）

【定位】在前臂，肘横纹下 2 寸，阳溪与曲池连线上。

【主治】①手臂麻痛、肘挛不伸、上肢不遂等上肢病证；②腹胀、泄泻等肠腑病证；③齿痛颊肿。

【操作】直刺 0.8 ～ 1.2 寸。

（6）曲池（LI 11）合穴

【定位】在肘区，尺泽与肱骨外上髁连线的中点处。

【主治】①目赤肿痛、齿痛、咽喉肿痛等五官热性病证；②热病；③手臂肿痛、上肢不遂等上肢病证；④风疹、瘾疹、湿疹、丹毒、瘰疬等皮肤科病证；⑤腹痛、吐泻、痢疾等肠腑病证；⑥头痛、眩晕；⑦癫狂等神志病。

【操作】直刺 1.0 ～ 1.5 寸。

（7）肩髃（LI 15）手阳明经与阳跷脉的交会穴

【定位】在三角肌区，肩峰外侧缘前端与肱骨大结节两骨间凹陷中。

【主治】①肩痛不举，上肢不遂；②瘰疬；③瘾疹。

【操作】直刺 或 向下斜刺 0.8 ～ 1.5 寸。

（8）扶突（LI 18）

【定位】在胸锁乳突肌区，横平喉结，胸锁乳突肌前、后缘中间。

【主治】①咽喉肿痛、暴喑、吞咽困难、呃逆等咽喉病证；②瘿气、瘰疬；③咳嗽，气喘；④颈部手术针麻常用穴。

【操作】直刺0.5～0.8寸。避开颈动脉，不可深刺。一般不使用电针，以免引起迷走神经反应。

（9）迎香（LI 20）

【定位】在面部，鼻翼外缘中点旁，鼻唇沟中。

【主治】①鼻塞、鼻衄、鼻渊等鼻病；②口㖞、面痛、面肿等口面部病证；③胆道蛔虫病。

【操作】略向内上方斜刺或平刺0.3～0.5寸。

第九单元 足阳明胃经、腧穴

1.经脉循行

（1）《灵枢·经脉》：胃足阳明之脉，起于鼻，交频中，旁约太阳之脉，下循鼻外，入上齿中，还出夹口，环唇，下交承浆，却循颐后下廉，出大迎，循颊车，上耳前，过客主人，循发际，至额颅。

其支者，从大迎前下人迎，循喉咙，入缺盆，下膈，属胃，络脾。

其直者，从缺盆下乳内廉，下夹脐，入气街中。

其支者，起于胃口，下循腹里，下至气街中而合，以下髀关，抵伏兔，下膝髌中，下循胫外廉，下足跗，入中指（"指"通"趾"，以下足经均同）内间（指中趾与次趾间）。

其支者，下膝三寸而别，下入中指外间。

其支者，别跗上，入大指间，出其端。

（2）循行方向：头→足。

（3）起止穴：承泣→厉兑。

（4）联系脏腑器官：胃、脾、鼻、眼、口、上齿、乳房。

2.主治概要

（1）脾胃肠病证：胃痛、呕吐、腹痛、腹胀、肠鸣、泄泻、便秘等。

（2）头面五官病证：头痛、眩晕、面痛、口㖞、眼睑瞤动、齿痛、目赤肿痛、近视等。

（3）神志病证：癫狂、谵语、吐舌等。

（4）热病。

（5）经脉循行部位的其他病证：下肢痿痹、中风瘫痪、胸背肿痛、乳痈等。

3.常用腧穴的定位、主治要点和操作

（1）承泣（ST 1）　足阳明经与任脉的交会穴

【定位】在面部，眼球与眶下缘之间，瞳孔直下。

【主治】①目赤肿痛、迎风流泪、近视、夜盲等眼病；②口㖞、眼睑瞤动等面部病证。

【操作】以左手拇指向上轻推固定眼球，右手持针紧靠眶缘缓慢直刺0.5～1寸，不宜提插和大幅度捻转，以防针破血管引起血肿。出针时稍加按压，以防出血；禁灸。

（2）四白（ST 2）

【定位】在面部，眶下孔处。

【主治】①目赤肿痛、目翳、近视等眼病；②口㖞、眼睑瞤动、头痛、眩晕、面痛等头面部病证。

【操作】直刺或向上斜刺0.3～0.5寸。

（3）地仓（ST 4）　手、足阳明经与任脉的交会穴

【定位】在面部，口角旁开0.4寸（指寸）。

【主治】口㖞、眼睑瞤动、流涎、齿痛、颊肿等头面五官病证。

【操作】斜刺或平刺0.3～0.8

寸，可向颊车穴透刺。

（4）颊车（ST 6）

【定位】在面部，下颌角前上方一横指（中指）。

【主治】口喝、口噤、齿痛、面痛等面口病证。

【操作】直刺0.3～0.5寸，或向地仓穴透刺1.5～2寸。

（5）下关（ST 7）

【定位】在面部，颧弓下缘中央与下颌切迹之间凹陷中。

【主治】①牙关不利、面痛、齿痛、口喝等面口病证；②耳鸣、耳聋、聤耳等耳部病证。

【操作】直刺0.5～1寸。

（6）头维（ST 8）足阳明经与足少阳经和阳维脉的交会穴

【定位】在头部，额角发际直上0.5寸，头正中线旁开4.5寸。

【主治】头痛、眩晕、目痛、迎风流泪、眼睑瞤动等头面五官病证。

【操作】平刺0.5～1寸。

（7）人迎（ST 9）

【定位】在颈部，横平喉结，胸锁乳突肌前缘，颈总动脉搏动处。

【主治】①咽喉肿痛、瘰气、瘰疬等咽喉、颈部病证；②胸满、气喘；③原发性高血压。

【操作】避开颈总动脉，直刺0.3～0.8寸。

（8）梁门（ST 21）

【定位】在上腹部，脐中上4寸，前正中线旁开2寸。

【主治】纳少、胃痛、呕吐、腹胀等脾胃病证。

【操作】直刺0.8～1.2寸。

（9）天枢（ST 25）大肠募穴

【定位】在腹部，横平脐中，前正中线旁开2寸。

【主治】①绕脐腹痛、腹胀、便秘、泄泻、痢疾等脾胃肠病证；②癥瘕、月经不调、痛经等妇科病证。

【操作】直刺1～1.5寸。

（10）归来（ST 29）

【定位】在下腹部，脐中下4寸，前正中线旁开2寸。

【主治】①小腹胀痛，疝气；②月经不调、经闭、痛经、带下、阴挺等妇科病证。

【操作】直刺1～1.5寸。

（11）梁丘（ST 34）郄穴

【定位】在股前区，髌底上2寸，股外侧肌与股直肌腱之间。

【主治】①急性胃痛；②膝肿痛、下肢不遂等下肢病证；③乳痈、乳痛等乳房病证。

【操作】直刺1～1.2寸。

（12）足三里（ST 36）合穴；胃下合穴

【定位】在小腿外侧，犊鼻下3寸，犊鼻与解溪连线上。

【主治】①胃痛、呕吐、腹胀、泄泻、痢疾、便秘、肠痈等脾胃肠病证；②膝痛、下肢痿痹、中风瘫痪等下肢病证；③癫狂、不寐等神志病证；④气喘，痰多；⑤乳痈；⑥虚劳诸证，为强壮保健要穴。

【操作】直刺1～2寸。

（13）上巨虚（ST 37）大肠下合穴

【定位】在小腿外侧，犊鼻下6寸，犊鼻与解溪连线上。

【主治】①肠鸣、腹中切痛、泄泻、便秘、肠痈等肠腑病证；②下肢痿痹、中风瘫痪等下肢病证。

【操作】直刺1～2寸。

（14）条口（ST 38）

【定位】在小腿外侧，犊鼻下8寸，犊鼻与解溪连线上。

【主治】①下肢痿痹、跗肿、转筋等下肢病证；②肩臂痛；③脘腹疼痛。

【操作】直刺1～1.5寸。

（15）下巨虚（ST 39）小肠下合穴

【定位】在小腿外侧，犊鼻下9寸，犊鼻与解溪连线上。

【主治】①泄泻、痢疾、小腹痛等肠腑病证；②下肢痿痹；③乳痈。

【操作】直刺1～1.5寸。

（16）丰隆（ST 40）络穴

【定位】在小腿外侧，外踝尖上8寸，胫骨前肌的外缘。

【主治】①头痛、眩晕等头部病证；②癫狂；③咳嗽、哮喘、痰多等肺系病证；④下肢痿痹。

【操作】直刺1～1.5寸。

（17）解溪（ST 41）经穴

【定位】在踝区，踝关节前面中央凹陷中，当拇长伸肌腱与趾长伸肌腱之间。

【主治】①头痛、眩晕等头部病证；②癫狂、谵语等神志病证；③下肢痿痹、足踝肿痛、足下垂等下肢病证。④腹胀，便秘。

【操作】直刺0.5～1寸。

（18）内庭（ST 44）荥穴

【定位】在足背，第2、3趾间，趾蹼缘后方赤白肉际处。

【主治】①胃痛、吐酸、泄泻、痢疾、便秘等胃肠病证；②足背肿痛、齿痛、咽喉肿痛、鼻衄等五官病证；④热病。

【操作】直刺或斜刺0.5～0.8寸可灸。

（19）厉兑（ST 45）井穴

【定位】在足趾，第2趾末节外侧，趾甲根角侧后方0.1寸（指寸）。

【主治】①齿痛、咽喉肿痛、鼻衄等五官病证；②热病；③梦魇不宁、癫狂等神志病证。

【操作】浅刺0.1寸。

第十单元 足太阴脾经、腧穴

1. 经脉循行

（1）《灵枢·经脉》：脾足太阴之脉：起于大指之端，循指内侧白肉际，过核骨后，上内踝前廉，上腨内，循胫骨后，交出厥阴之前，上循膝股内前廉，入腹，属脾，络胃，上膈，夹咽，连舌本，散舌下。

其支者，复从胃别，上膈，注心中。

脾之大络，名曰大包，出渊腋下三寸，布胸胁。

（2）循行方向：足→腹。

（3）起止穴：隐白→大包。

（4）联系脏腑器官：脾、胃、心、肠、咽、舌。

2. 主治概要

（1）脾胃病证：腹满、腹胀、食不化、胃痛、呕吐、腹痛、泄泻、痢疾等。

（2）妇科病证：月经不调、痛经、经闭、崩漏等。

（3）前阴病证：阴挺、遗尿、癃闭、阳痿、疝气等。

（4）经脉循行部位的其他病证：胸胁胀痛、下肢痿痹、足踝肿痛等。

3. 常用腧穴的定位、主治要点和操作

（1）隐白（SP 1）井穴

【定位】在足趾，大趾末节内侧，趾甲根角侧后方0.1寸（指寸）。

【主治】①月经过多、崩漏等妇科病证；②鼻衄、便血、尿血等出血证；③腹满、呕吐、泄泻等脾胃病证；④癫狂、多梦等神志病证；⑤惊风。

【操作】浅刺0.1寸。

（2）太白（SP 3）输穴；原穴

【定位】在跖区，第1跖趾关节近端赤白肉际凹陷中。

【主治】①肠鸣、腹胀、泄泻、胃痛、便秘等脾胃病证；②足痛、足肿等足部病证；③体重节痛。

【操作】直刺0.5～0.8寸。

（3）公孙（SP 4）络穴；八脉交会穴，通冲脉

【定位】在跖区，第1跖骨底的前下缘赤白肉际处。

【主治】①胃痛、呕吐、肠鸣腹

胀、腹痛、痢疾等脾胃病证；②心烦不寐、狂证等神志病证；③逆气里急，气上冲心（奔豚气）等冲脉病证。

【操作】直刺 0.6 ～ 1.2 寸。

（4）三阴交（SP 6）足三阴经的交会穴

【定位】在小腿内侧，内踝尖上 3 寸，胫骨内侧缘后际。

【主治】①肠鸣腹胀、泄泻、便秘等脾胃肠病证；②月经不调、经闭、崩漏、阴挺、不孕、滞产等妇产科病证；③心悸、不寐、癫狂等神志病证；④小便不利、遗尿、遗精、阳痿等生殖、泌尿系统病证；⑤下肢痿痹；⑥湿疹、荨麻疹等皮肤病证；⑦阴虚诸证。

【操作】直刺 1 ～ 1.5 寸。孕妇禁针。

（5）地机（SP 8）郄穴

【定位】在小腿内侧，阴陵泉下 3 寸，胫骨内侧缘后际。

【主治】①痛经、崩漏、月经不调、癥瘕等妇科病证；②腹胀、腹痛、泄泻等脾胃肠病证；③小便不利、水肿、遗精；④下肢痿痹。

【操作】直刺 1 ～ 2 寸。

（6）阴陵泉（SP 9）合穴

【定位】在小腿内侧，胫骨内侧髁下缘与胫骨内侧缘之间的凹陷中。

【主治】①腹痛、腹胀、水肿、黄疸等脾湿证；②小便不利、遗尿、癃闭等泌尿系统病证；③遗精、阴茎痛等男科病证；④带下、妇人阴痛等妇科病证；⑤膝痛、下肢痿痹。

【操作】直刺 1 ～ 2 寸。

（7）血海（SP 10）

【定位】在股前区，髌底内侧端上 2 寸，股内侧肌隆起处。

【主治】①月经不调、痛经、经闭、崩漏等妇科病证；②湿疹、瘾疹、丹毒、皮肤瘙痒等皮外科病证；

③膝股内侧病痛。

【操作】直刺 1 ～ 1.5 寸。

（8）大横（SP 15）足太阴脾经与阴维脉的交会穴

【定位】在腹部，脐中旁开 4 寸。

【主治】①腹痛、泄泻、便秘等脾胃肠病证；②肥胖症。

【操作】直刺 1 ～ 2 寸。

（9）大包（SP 21）

【定位】在胸外侧区，第 6 肋间隙，在腋中线上。

【主治】①气喘；②胸胁痛；③周身疼痛、四肢无力等肌肉病证。

【操作】斜刺或向外平刺 0.5 ～ 0.8 寸。

第十一单元　手少阴心经、腧穴

1. 经脉循行

（1）《灵枢·经脉》：心手少阴之脉，起于心中，出属心系，下膈，络小肠。

其支者，从心系，上夹咽，系目系。

其直者，复从心系，却上肺，下出腋下，下循臑内后廉，行太阴、心主之后，下肘内，循臂内后廉，抵掌后锐骨之端，入掌内后廉，循小指之内，出其端。

（2）循行方向：胸→手。

（3）起止穴：极泉→少冲。

（4）联系脏腑器官：心、小肠、肺、心系、咽、目。

2. 主治概要

（1）心系病证：心痛、心悸、怔忡等。

（2）神志病证：癫狂痫、痴症、不寐等。

（3）经脉循行部位的其他病证：肩臂疼痛、胸胁痛、肘臂挛痛、小

指疼痛等。

3.常用腧穴的定位、主治要点和操作

（1）极泉（HT 1）

【定位】在腋区，腋窝中央，腋动脉搏动处。

【主治】①心痛、心悸等心系病证；②胁肋疼痛；③肩臂疼痛、肘臂冷痛、上肢不遂等上肢病证；④瘰疬；⑤上肢针麻用穴。

【操作】避开腋动脉，直刺或斜刺 0.5～0.8 寸。

（2）少海（HT 3） 合穴

【定位】在肘前区，横平肘横纹，肱骨内上髁前缘。

【主治】①心痛、癔症、癫狂、痫证等心疾、神志病证；②肘臂挛痛、麻木、手颤；③腋胁痛，头项痛；④瘰疬。

【操作】直刺 0.5～1 寸。

（3）通里（HT 5） 络穴

【定位】在前臂前区，腕掌侧远端横纹上 1 寸，尺侧腕屈肌腱的桡侧缘。

【主治】①心悸、怔忡等心疾；②暴喑、舌强不语等舌窍病证；③肘臂挛痛、麻木、手颤等上肢病证。

【操作】直刺 0.5～1 寸。

（4）阴郄（HT 6） 郄穴

【定位】在前臂前区，腕掌侧远端横纹上 0.5 寸，尺侧腕屈肌腱的桡侧缘。

【主治】①心痛、心悸、惊恐等心疾；②吐血、衄血等血证；③骨蒸盗汗。

【操作】直刺 0.3～0.5 寸。

（5）神门（HT 7） 输穴；原穴

【定位】在腕前区，腕掌侧远端横纹尺侧端，尺侧腕屈肌腱的桡侧缘。

【主治】①心痛、心烦、惊悸、怔忡等心疾；②不寐、健忘、痴呆

癫狂痫等神志病证；③胸胁痛。

【操作】直刺 0.3～0.5 寸。

（6）少冲（HT 9） 井穴

【定位】在手指，小指末节桡侧，指甲根角侧上方 0.1 寸（指寸）。

【主治】①心悸、心痛等心疾；②癫狂、昏迷等神志病证；③目赤；④热病；⑤胸胁痛。

【操作】浅刺 0.1 寸，或点刺出血。

第十二单元 手太阳小肠经、腧穴

1.经脉循行

（1）《灵枢·经脉》：小肠手太阳之脉，起于小指之端，循手外侧上腕，出踝中，直上循臂骨下廉，出肘内侧两筋之间，上循臑外后廉，出肩解，绕肩胛，交肩上，入缺盆，络心，循咽，下膈，抵胃，属小肠。

其支者，从缺盆循颈，上颊，至目锐眦，却入耳中。

其支者，别颊上䪼，抵鼻，至目内眦（斜络于颧）。

（2）循行方向：手→头。

（3）起止穴：少泽→听宫。

（4）联系脏腑器官：心、小肠、胃、咽、鼻、目、耳。

2.主治概要

（1）头面五官病证：头痛、眩晕、目翳、耳鸣、耳聋、咽喉肿痛等。

（2）热病。

（3）神志病：癫、狂、痫等。

（4）经脉循行部位的其他病证：肩臂酸痛、肘臂疼痛、颈项强痛、小指麻木疼痛等。

3.常用腧穴的定位、主治要点和操作

（1）少泽（SI 1） 井穴

【定位】在手指，小指末节尺侧，指甲根角侧上方 0.1 寸（指寸）。

【主治】①肩臂后侧痛、小指麻木疼痛等上肢病证；②乳痈、乳少、产后缺乳等乳房病证；③昏迷、癫狂等神志病证；④头痛、咽喉肿痛、目翳、胬肉攀睛、耳聋、耳鸣等头面五官病证。

【操作】斜刺0.1寸或点刺出血。孕妇慎用。

（2）后溪（SI 3）　输穴；八脉交会穴，通督脉

【定位】在手内侧，第5掌指关节尺侧近端赤白肉际凹陷中。

【主治】①头项强痛、腰背痛、手指及肘臂挛痛等痛证；②耳聋、目赤、咽喉肿痛等五官病证；③癫、狂、痫等神志病证；④疟疾。

【操作】直刺0.5～1寸。治手指挛痛可透刺合谷穴。

（3）养老（SI 6）　郄穴

【定位】在前臂后区，腕背横纹上1寸，尺骨头桡侧凹陷中。

【主治】①肩、背、肘、臂酸痛，项强等经脉循行所过部位病证；②急性腰痛；③目视不明。

【操作】直刺或斜刺0.5～0.8寸。

（4）支正（SI 7）　络穴

【定位】在前臂后区，腕背侧远端横纹上5寸，尺骨尺侧与尺侧腕屈肌之间。

【主治】①头痛、眩晕、项强等头项病证；②肘臂酸痛；③热病；④癫狂；⑤疣症。

【操作】直刺或斜刺0.5～0.8寸。

（5）天宗（SI 11）

【定位】在肩胛区，肩胛冈中点与肩胛骨下角连线的上1/3与下2/3交点凹陷中。

【主治】①肩胛疼痛；②气喘；③乳痈、乳癖等乳房病证。

【操作】直刺或斜刺0.5～1寸。遇到阻力不可强行进针。

（6）颧髎（SI 18）

【定位】在面部，颧骨下缘，目外眦直下方凹陷中。

【主治】口喎、眼睑眴动、齿痛、面痛等头面五官病证。

【操作】直刺0.3～0.5寸，斜刺或平刺0.5～1寸。

（7）听宫（SI 19）

【定位】在面部，耳屏正中与下颌骨髁突之间的凹陷中。

【主治】①耳鸣、耳聋、聤耳等耳部病证；②面痛、齿痛等口面病证；③癫、狂、痫等神志病证。

【操作】微张口，直刺0.5～1寸。

第十三单元　足太阳膀胱经、腧穴

1. 经脉循行

（1）《灵枢·经脉》：膀胱足太阳之脉，起于目内眦，上额交巅。

其支者，从巅至耳上角。

其直者，从巅入络脑，还出别下项，循肩膊内，夹脊抵腰中，入循膂，络肾，属膀胱。

其支者，从腰中，下夹脊，贯臀，入腘中。

其支者，从膊内左右别下贯胛，夹脊内，过髀枢，循髀外后廉下合腘中，以下贯腨内，出外踝之后，循京骨至小指外侧。

（2）循行方向：头→足。

（3）起止穴：睛明→至阴。

（4）联系脏腑器官：膀胱、肾、脑、目、耳。

2. 主治概要

（1）脏腑病证：背部第一侧线的背俞穴及第二侧线的腧穴，主治与其相关的脏腑病证和有关的组织

器官病证。

（2）神志病证：癫、狂、痫等。

（3）头面五官病证：头痛、鼻塞、鼻衄、目视不明等。

（4）经脉循行部位的其他病证：项、背、腰、下肢痹痛等。

3. 常用腧穴的定位、主治要点和操作

（1）睛明（BL 1）

【定位】在面部，目内眦内上方眶内侧壁凹陷中。

【主治】①目赤肿痛、流泪、视物不明、目眩、近视、夜盲、色盲、目翳等眼病；②急性腰痛、坐骨神经痛；③心悸、怔忡等心疾。

【操作】嘱患者闭目，医者左手轻推眼球向外侧固定，右手缓慢进针，紧靠眶缘直刺 0.5～1 寸。遇到阻力时，不宜强行进针，应改变进针方向或退针。不捻转，不提插（或只轻微地捻转和提插）。出针后按压针孔片刻，以防出血。针具宜细，消毒宜严。禁灸。

（2）攒竹（BL 2）

【定位】在面部，眉头凹陷中，额切迹处。

【主治】①头痛、面痛、眉棱骨痛、面瘫等头面病证；②眼睑眴动、眼睑下垂、目视不明、流泪、目赤肿痛等眼疾；③呃逆；④急性腰扭伤。

【操作】可向眉中或向眼眶内缘平刺或斜刺 0.5～0.8 寸，或直刺 0.2～0.3 寸。禁灸。

（3）天柱（BL 10）

【定位】在颈后区，横平第 2 颈椎棘突上际，斜方肌外缘凹陷中。

【主治】①后头痛、项强、肩背痛；②眩晕、咽喉肿痛、鼻塞、目赤肿痛、近视等头面五官症证；③热病；④癫狂痫。

【操作】直刺或斜刺 0.5～0.8 寸。不可向内上方深刺，以免伤及延髓。

（4）大杼（BL 11）八会穴之骨会

【定位】在脊柱区，第 1 胸椎棘突下，后正中线旁开 1.5 寸。

【主治】①咳嗽、发热；②项强、肩背痛；③颈椎病、腰椎病、膝骨关节炎、齿痛等骨病。

【操作】斜刺 0.5～0.8 寸。本经背部诸穴，不宜深刺，以免伤及内部重要脏器。

（5）风门（BL 12）

【定位】在脊柱区，第 2 胸椎棘突下，后正中线旁开 1.5 寸。

【主治】①感冒、发热、头痛、咳嗽、哮喘等外感病证、肺系病证；②项强、肩背痛。

【操作】斜刺 0.5～0.8 寸。热证宜点刺放血。

（6）肺俞（BL 13）肺之背俞穴

【定位】在脊柱区，第 3 胸椎棘突下，后正中线旁开 1.5 寸。

【主治】①鼻塞、咳嗽、气喘、咯血等肺系病证；②骨蒸潮热、盗汗等阴虚病证；③背痛；④皮肤瘙痒、瘾疹。

【操作】斜刺 0.5～0.8 寸。热证宜点刺放血。

（7）心俞（BL 15）心之背俞穴

【定位】在脊柱区，第 5 胸椎棘突下，后正中线旁开 1.5 寸。

【主治】①心痛、惊悸、不寐、健忘、癫痫等心神病证；②胸闷、胸痛、咳嗽、吐血等胸肺病证；③遗精、白浊等男科病证；④盗汗。

【操作】斜刺 0.5～0.8 寸。

（8）膈俞（BL 17）八会穴之血会

【定位】在脊柱区，第 7 胸椎棘突下，后正中线旁开 1.5 寸。

【主治】①胃痛；②呕吐、呃

逆、咳嗽、气喘等气逆之证；③贫血、吐血、便血等血证；④瘾疹、皮肤瘙痒等皮肤病证；⑤潮热、盗汗等阴虚证。

【操作】斜刺0.5～0.8寸。

（9）肝俞（BL 18）　肝之背俞穴

【定位】在脊柱区，第9胸椎棘突下，后正中线旁开1.5寸。

【主治】①胁痛、黄疸等肝胆病证；②目赤、目视不明、夜盲、迎风流泪等目疾；③眩晕、癫狂痫；④脊背痛，角弓反张，转筋。

【操作】斜刺0.5～0.8寸。

（10）胆俞（BL 19）　胆之背俞穴

【定位】在脊柱区，第10胸椎棘突下，后正中线旁开1.5寸。

【主治】①胁痛、黄疸、口苦等肝胆病证；②肺痨，潮热。

【操作】斜刺0.5～0.8寸。

（11）脾俞（BL 20）　脾之背俞穴

【定位】在脊柱区，第11胸椎棘突下，后正中线旁开1.5寸。

【主治】①腹胀、纳呆、呕吐、泄泻、痢疾、便血、多食善饥、身体消瘦等脾胃病证；②黄疸，水肿；③背痛。

【操作】斜刺0.5～0.8寸。

（12）胃俞（BL 21）　胃之背俞穴

【定位】在脊柱区，第12胸椎棘突下，后正中线旁开1.5寸。

【主治】胃脘痛、呕吐、腹胀、肠鸣、多食善饥、身体消瘦等脾胃病证。

【操作】斜刺0.5～0.8寸。

（13）肾俞（BL 23）　肾之背俞穴

【定位】在脊柱区，第2腰椎棘突下，后正中线旁开1.5寸。

【主治】①头晕、耳鸣、耳聋、慢性腹泻、气喘、腰酸痛、遗精、

阳痿、不育等肾虚病证；②遗尿、癃闭等前阴病证；③月经不调、带下、不孕等妇科病证；④消渴。

【操作】直刺0.5～1寸。

（14）大肠俞（BL 25）　大肠之背俞穴

【定位】在脊柱区，第4腰椎棘突下，后正中线旁开1.5寸。

【主治】①腰痛；②腹胀、泄泻、便秘等胃肠病证。

【操作】直刺0.8～1.2寸。

（15）膀胱俞（BL 28）　膀胱之背俞穴

【定位】在骶区，横平第2骶后孔，骶正中嵴旁开1.5寸。

【主治】①石淋、癃闭、遗尿等膀胱气化功能失调病证；②腰骶痛；③腹泻、便秘等肠腑病。

【操作】直刺或斜刺0.8～1.2寸。

（16）次髎（BL 32）

【定位】在骶区，正对第2骶后孔中。

【主治】①月经不调、痛经、阴挺、带下等妇科病证；②遗精、阳痿等男科病证；③小便不利、癃闭、遗尿、疝气等前阴病证；④腰骶痛，下肢痿痹。

【操作】直刺1～1.5寸。

（17）承扶（BL 36）

【定位】在股后区，臀沟的中点。

【主治】①腰腿痛、下肢痿痹等下肢病证；②痔疾。

【操作】直刺1～2寸。

（18）委阳（BL 39）　三焦下合穴

【定位】在膝部，腘横纹上，股二头肌腱的内侧缘。

【主治】①腹满、癃闭；②腰脊强痛，腿足挛痛。

【操作】直刺1～1.5寸。

（19）委中（BL 40）　合穴；膀胱下合穴

【定位】在膝后区，腘横纹中点。

【主治】①腰背痛、下肢痿痹等；②急性腹痛、急性吐泻等急症；③癃闭、遗尿等泌尿系病证；④丹毒、瘾疹、皮肤瘙痒、疔疮等血热病证。

【操作】直刺1～1.5寸，或用三棱针点刺腘静脉出血。针刺不宜过快、过强、过深，以免损伤血管和神经。

（20）膏肓（BL 43）

【定位】在脊柱区，第4胸椎棘突下，后正中线旁开3寸。

【主治】①咳嗽、气喘、肺痨等肺系虚损病证；②肩胛痛；③健忘、遗精、盗汗、羸瘦等虚劳诸证。

【操作】斜刺0.5～0.8寸。此穴多用灸法。

（21）志室（BL 52）

【定位】在腰区，第2腰椎棘突下，后正中线旁开3寸。

【主治】①遗精、阳痿、癃闭、遗尿、水肿等肾虚病证；②腰脊强痛。

【操作】斜刺0.5～0.8寸。

（22）秩边（BL 54）

【定位】在骶区，横平第4骶后孔，骶正中嵴旁开3寸。

【主治】①腰骶痛、下肢痿痹；②癃闭、便秘、痔疾、阴痛等前二阴病证。

【操作】直刺1.5～3寸。

（23）承山（BL 57）

【定位】在小腿后区，腓肠肌两肌腹与肌腱交角处。

【主治】①腰腿拘急、疼痛；②痔疾、便秘；③腹痛、疝气。

【操作】直刺1～2寸。不宜过强地刺激，以免引起腓肠肌痉挛。

（24）飞扬（BL 58）络穴

【定位】在小腿后区，昆仑直上7寸，腓肠肌外下缘与跟腱移行处。

【主治】①头痛、眩晕、鼻塞、鼻衄；②颈项痛、腰腿痛；③痔疾。

【操作】直刺1～1.5寸。

（25）昆仑（BL 60）经穴

【定位】在踝区，外踝尖与跟腱之间的凹陷中。

【主治】①后头痛、目眩、项强等头项病证；②腰骶疼痛，足踝肿痛；③癫痫；④滞产。

【操作】直刺0.5～0.8寸。孕妇禁用，经期慎用。

（26）申脉（BL 62）八脉交会穴，通阳跷脉；足太阳经与阳跷脉的交会穴

【定位】在踝区，外踝尖直下，外踝下缘与跟骨之间凹陷中。

【主治】①头痛、眩晕等头部疾病；②癫、狂、痫等神志病证；③嗜睡、不寐等眼睛开合不利病证；④腰腿酸痛，下肢运动不利。

【操作】直刺0.3～0.5寸。

（27）束骨（BL 65）输穴

【定位】在跖区，第5跖趾关节的近端，赤白肉际处。

【主治】①头痛、项强、目眩等头项部病证；②腰腿痛；③癫狂。

【操作】直刺0.3～0.5寸。

（28）至阴（BL 67）井穴

【定位】在足趾，小趾末节外侧，趾甲根角侧后方0.1寸（指寸）。

【主治】①胎位不正、滞产、胞衣不下等胎产病证；②头痛、目痛、鼻塞、鼻衄等头面五官病证。

【操作】浅刺0.1寸。胎位不正用灸法。

第十四单元　足少阴肾经、腧穴

1.经络循行

（1）《灵枢·经脉》：肾足少阴之脉，起于小指之下，斜走足心，出于然谷之下，循内踝之后，别入跟中，以上腨内，出腘内廉，上股

内后廉，贯脊属肾，络膀胱。

其直者，从肾上贯肝膈，入肺中，循喉咙，夹舌本。

其支者，从肺出，络心，注胸中。

（2）循行方向：足→腹。

（3）起止穴：涌泉→俞府。

（4）联系脏腑器官：肾、膀胱、肝、肺、心、喉、舌根。

2. 主治概要

（1）头及五官病证：头痛、目眩、咽喉肿痛、齿痛、耳聋、耳鸣等。

（2）妇科病证、前阴病证：月经不调、遗精阳痿、小便频数等。

（3）经脉循行部位的其他病证：下肢厥冷、内踝肿痛等。

3. 常用腧穴的定位、主治要点和操作

（1）涌泉（KI 1） 井穴

【定位】在足底，屈足卷趾时足心最凹陷中。

【主治】①昏厥、中暑、小儿惊风等急症；②癫狂痫、头痛、头晕、目眩、失眠等神志病证；③咽喉痛、喉痹、失音等头面五官病证；④大便难、小便不利等前后二阴病证；⑤足心热；⑥奔豚气。

【操作】直刺 0.5～1.0 寸。针刺时要防止刺伤足底动脉弓。临床常用灸法或药物贴敷。

（2）然谷（KI 2） 荥穴

【定位】在足内缘，足舟骨粗隆下方，赤白肉际处。

【主治】①月经不调、阴痒、带下病、阴挺、白浊等妇科病证；②遗精、阳痿等男科病证；③癃闭、小便不利等泌尿系统病证；④咯血、咽喉肿痛；⑤消渴、足背痛；⑥小儿脐风、口噤。

【操作】直刺 0.5～0.8 寸。

（3）太溪（KI 3） 输穴；原穴

【定位】在踝区，内踝尖与跟腱

之间的凹陷中。

【主治】①头晕目眩、不寐、健忘、遗精、阳痿、月经不调等肾虚证；②咽喉肿痛、齿痛、耳聋、耳鸣等阴虚性五官证；③咳喘、胸痛、咳血等肺系病证；④消渴、小便频数、便秘；⑤腰脊痛、足跟痛、下肢厥冷。

【操作】直刺 0.5～0.8 寸。

（4）大钟（KI 4） 络穴

【定位】在跟区，内踝后下方，跟骨上缘，跟腱附着部前缘凹陷中。

【主治】①遗尿、癃闭、便秘等前后二阴病证；②咽痛、咳血、气喘；③痴呆；④腰脊强痛、足跟痛。

【操作】直刺 0.3～0.5 寸。

（5）照海（KI 6） 八脉交会穴，通阴跷脉

【定位】在踝区，内踝尖下1寸，内踝下缘边际凹陷中。

【主治】①月经不调、痛经、阴痒、赤白带下等妇科病证；②痫病、不寐、嗜卧、癔症等神志病证；③咽喉干痛、目赤肿痛；④小便频数、癃闭；⑤便秘。

【操作】直刺 0.5～0.8 寸。

（6）复溜（KI 7） 经穴

【定位】在小腿内侧，内踝尖上2寸，跟腱前缘。

【主治】①腹胀、泄泻、癃闭、水肿；②盗汗、汗出不止或热病无汗等津液输布失调病证；③下肢痿痹、腰脊强痛。

【操作】直刺 0.5～1 寸。

（7）肓俞（KI 16） 足少阴经与冲脉的交会穴

【定位】在腹部，脐中旁开0.5 寸。

【主治】①绕脐痛、腹胀、痢疾、泄泻、便秘等脾胃病证；②疝气；③月经不调。

【操作】直刺 0.8～1.2 寸。

第十五单元　手厥阴心包经、腧穴

1. 经脉循行

（1）《灵枢·经脉》：心主手厥阴心包络之脉，起于胸中，出属心包，下膈，历络三焦。

其支者，循胸出胁，下腋三寸，上抵腋下，循臑内，行太阴、少阴之间，入肘中，下臂，行两筋之间，入掌中，循中指，出其端。

其支者，别掌中，循小指次指出其端。

（2）循行方向：胸→手。

（3）起止穴：天池→中冲。

（4）联系脏腑器官：心包、三焦。

2. 主治概要

（1）心胸、神志病证：心痛、心悸、心烦、胸闷、癫狂痫等。

（2）胃腑病证：胃痛、呕吐等。

（3）经脉循行部位的其他病证：上肢内侧痛、肘臂挛痛、腕痛、掌中热等。

3. 常用腧穴的定位、主治要点和操作

（1）天池（PC 1）　手厥阴经与足少阳经的交会穴

【定位】在胸部，第4肋间隙，前正中线旁开5寸。

【主治】①咳嗽、气喘、胸闷、痰多、胸痛等肺胸病证；②腋下肿痛，乳痈，乳少；③瘰疬。

【操作】斜刺或平刺0.3～0.5寸，不可深刺，以免伤及心、肺。

（2）曲泽（PC 3）　合穴

【定位】在肘前区，肘横纹上，肱二头肌腱的尺侧缘凹陷中。

【主治】①心痛、心悸、善惊等心疾；②胃痛、呕吐、泄泻等胃腑热性病证；③热病，中暑；④肘臂挛痛，上肢颤动。

【操作】直刺1～1.5寸，或三棱针点刺出血。

（3）郄门（PC 4）　郄穴

【定位】在前臂前区，腕掌侧远端横纹上5寸，掌长肌腱与桡侧腕屈肌腱之间。

【主治】①心痛、心悸、心烦、胸痛等心胸病证；②咳血、呕血、衄血等血证；③疔疮；④癫痫。

【操作】直刺0.5～1寸。

（4）间使（PC 5）　经穴

【定位】在前臂前区，腕掌侧远端横纹上3寸，掌长肌腱与桡侧腕屈肌腱之间。

【主治】①心痛、心悸等心疾；②胃痛、呕吐等胃腑病证；③热病，疟疾；④癫狂痫等神志病证；⑤肘臂挛痛。

【操作】直刺0.5～1寸。

（5）内关（PC 6）　络穴；八脉交会穴，通阴维脉

【定位】在前臂前区，腕掌侧远端横纹上2寸，掌长肌腱与桡侧腕屈肌腱之间。

【主治】①心痛、心悸、胸闷等心胸病证；②胃痛、呕吐、呃逆等胃腑病证；③不寐、郁病、癫狂痫等神志病证；④中风，眩晕，偏头痛；⑤胁痛，胁下痞块，肘臂挛痛。

【操作】直刺0.5～1寸。注意穴位深层有正中神经。

（6）大陵（PC 7）　输穴，原穴

【定位】在腕前区，腕掌侧远端横纹中，掌长肌腱与桡侧腕屈肌腱之间。

【主治】①心痛、心悸、胸胁胀痛等心胸病证；②胃痛、呕吐、口臭等胃腑病证；③喜笑悲恐、癫狂痫等神志病证；④手、臂挛痛。

【操作】直刺0.3～0.5寸。

（7）劳宫（PC 8）　荥穴

【定位】在掌区，横平第3掌指关节近端，第2、3掌骨之间偏于第

3掌骨。简便取穴：半握拳，中指尖下是穴。

【主治】①中风昏迷、中暑等急症；②心痛、烦闷等心疾；③癫狂痫等神志病证；④口疮、口臭；⑤鹅掌风。

【操作】直刺0.3～0.5寸。为急救要穴之一。

（8）中冲（PC 9）井穴

【定位】在手指，中指末端最高点。

【主治】①中风昏迷、舌强不语、中暑、昏厥、小儿惊风等急症；②高热；③舌下肿痛。

【操作】浅刺0.1寸，或点刺出血。为急救要穴之一。

第十六单元　手少阳三焦经、腧穴

1. 经脉循行

（1）《灵枢·经脉》：三焦手少阳之脉，起于小指次指之端，上出两指之间，循手表腕，出臂外两骨之间，上贯肘，循臑外上肩，而交出足少阳之后，入缺盆，布膻中，散络心包，下膈，遍属三焦。

其支者，从膻中，上出缺盆，上项，系耳后，直上出耳上角，以屈下颊至䪼。

其支者，从耳后入耳中，出走耳前，过客主人，前交颊，至目锐眦。

（2）循行方向：手→头。

（3）起止穴：关冲→丝竹空。

（4）联系脏腑器官：心包、三焦、耳、目。

2. 主治概要

（1）头面五官病证：头、目、耳、颊、咽喉等。

（2）热病。

（3）经脉循行部位的其他病证：

414 胸胁痛，肩臂外侧痛，上肢挛急、麻木、不遂等。

3. 常用腧穴的定位、主治要点和操作

（1）关冲（TE 1）井穴

【定位】在手指，第4指末节尺侧，指甲根角侧上方0.1寸（指寸）。

【主治】①头痛、目赤、咽喉痛、耳鸣、耳聋、舌强等头面五官病证；②热病，中暑。

【操作】浅刺0.1寸，或点刺出血。

（2）中渚（TE 3）输穴

【定位】在手背，第4、5掌骨间，第4掌指关节近端凹陷中。

【主治】①手指屈伸不利，肘臂肩背痛；②头痛、耳鸣、耳聋、聤耳、耳痛、目赤、咽喉肿痛等头面五官病证；③热病，疟疾。

【操作】直刺0.3～0.5寸。

（3）阳池（TE 4）原穴

【定位】在腕后区，腕背侧远端横纹上，指伸肌腱的尺侧缘凹陷中。

【主治】①手指屈伸不利，疼痛、麻木，腕痛，肘臂痉挛等上肢病证；②耳聋、目赤肿痛、咽喉肿痛、头痛等头面五官病证；③消渴。

【操作】直刺0.3～0.5寸。

（4）外关（TE 5）络穴；八脉交会穴，通阳维脉

【定位】在前臂后区，腕背侧远端横纹上2寸，尺骨与桡骨间中点。

【主治】①耳鸣、耳聋、聤耳、耳痛、目赤肿痛、目生翳膜、目痛、咽喉肿痛、口噼、口呙、齿痛、面痛等头面五官病证；②头痛，颈项及肩部疼痛，胸胁痛、上肢痿痹；③热病，疟疾，伤风感冒；④瘰疬。

【操作】直刺0.5～1.0寸。

（5）支沟（TE 6）经穴

【定位】在前臂后区，腕背侧远端横纹上3寸，尺骨与桡骨间中点。

【主治】①便秘；②热病；③耳鸣、耳聋、咽喉肿痛、暴喑、头痛等头面五官证；④肘臂痛，胁肋痛，落枕；⑤瘰疬。

【操作】直刺0.5～1.0寸。

（6）肩髎（TE 14）

【定位】在三角肌区，肩峰角与肱骨大结节两骨间凹陷中。

【主治】①肩臂挛痛，不遂；②风疹。

【操作】直刺0.8～1.5寸。

（7）翳风（TE 17）手、足少阳经的交会穴

【定位】在颈部，耳垂后方，乳突下端前方凹陷中。

【主治】①耳鸣、耳聋、聤耳等耳病；②眼睑瞤动、颊肿、口喝、牙关紧闭、齿痛等面口病证；③瘰疬。

【操作】直刺0.5～1.0寸。

（8）角孙（TE 20）

【定位】在头部，耳尖正对发际处。

【主治】①耳部肿痛、耳聋、目赤肿痛、视物不明、目翳等官窍病证；②偏头痛，项强；③颊肿，痄腮，齿痛。

【操作】平刺0.3～0.5寸。治疗小儿腮腺炎常用灯草灸。

（9）耳门（TE 21）

【定位】在耳区，耳屏上切迹与下颌骨髁突之间的凹陷中。

【主治】①耳鸣、耳聋、聤耳等耳病；②面痛、齿痛、牙关拘急、口喝等口面病证。

【操作】直刺0.3～0.5寸，微张口。

（10）丝竹空（TE 23）手、足少阳经的交会穴

【定位】在面部，眉梢凹陷中。

【主治】①头痛、眩晕、目赤肿痛、眼睑瞤动、视物不清等头目病证；②癫痫；③齿痛，牙关拘急，口喝。

【操作】平刺0.3～0.5寸；不灸。

第十七单元 足少阳胆经、腧穴

1. 经脉循行

（1）《灵枢·经脉》：胆足少阳之脉，起于目锐眦，上抵头角，下耳后，循颈，行手少阳之前，至肩上，却交出手少阳之后，入缺盆。

其支者，从耳后入耳中，出走耳前，至目锐眦后。

其支者，别锐眦，下大迎，合手少阳，抵于䫞，下加颊车，下颈，合缺盆，以下胸中，贯膈，络肝，属胆，循胁里，出气街，绕毛际，横入髀厌中。

其直者，从缺盆下腋，循胸，过季胁，下合髀厌中。以下循髀阳，出膝外廉，下外辅骨之前，直下抵绝骨之端，下出外踝之前，循足跗上，入小指次指之间。

其支者，别跗上，入大指之间，循大指歧骨内，出其端，还贯爪甲，出三毛。

（2）循行方向：头→足。

（3）起止穴：瞳子髎→足窍阴。

（4）联系脏腑器官：肝、胆、耳、目。

2. 主治概要

（1）头面五官病证：侧头、目、耳、咽喉病等。

（2）肝胆病证：黄疸、口苦、胁痛等。

（3）神志病证：癫狂等。

（4）热病。

（5）经脉循行部位的其他病证：胁肋痛、下肢痹痛、麻木、不遂等。

3. 常用腧穴的定位、主治要点和操作

（1）瞳子髎（GB 1）手、足少阳经及手太阳经的交会穴

【定位】在面部，目外眦外侧0.5寸凹陷中。

【主治】①目痛、目赤、目翳等目疾；②头痛、口㖞、面痛等头面病证。

【操作】平刺0.3～0.5寸，或用三棱针点刺出血。

（2）听会（GB 2）　手、足少阳经的交会穴

【定位】在面部，耳屏间切迹与下颌骨髁状突之间的凹陷中。

【主治】①耳鸣、耳聋、聤耳等耳病；②齿痛、口㖞、面痛等面口病证。

【操作】张口，直刺0.5～1寸。

（3）完骨（GB 12）　足少阳经与足太阳经的交会穴

【定位】在头部，耳后乳突的后下方凹陷中。

【主治】①头痛，颈项强痛；②不寐；③齿痛、口㖞、口噤不开、颊肿等面颊部病证。

【操作】直刺0.5～0.8寸。

（4）阳白（GB 14）　足少阳经与阳维脉的交会穴

【定位】在头部，眉上1寸，瞳孔直上。

【主治】①头痛，眩晕；②视物模糊、目痛等目疾；③眼睑眴动、眼睑下垂等目疾。

【操作】平刺0.3～0.5寸。

（5）头临泣（GB 15）　足少阳经、足太阳经与阳维脉的交会穴

【定位】在头部，前发际上0.5寸，瞳孔直上。

【主治】①头痛，眩晕；②流泪、鼻塞、鼻渊等头面五官病证；③癫痫等神志病证；④小儿惊风。

【操作】平刺0.3～0.5寸。

（6）风池（GB 20）　足少阳经与阳维脉的交会穴

【定位】在颈后区，枕骨之下，胸锁乳突肌上端与斜方肌上端之间的凹陷中。

【主治】①中风、头痛、眩晕、不寐、癫痫等内风所致证；②恶寒发热、口眼㖞斜等外风所致病证；③目赤肿痛、视物不明、鼻塞、鼻衄、鼻渊、耳鸣、咽喉肿痛等五官病证；④颈项强痛。

【操作】向鼻尖方向斜刺0.8～1.2寸。

（7）肩井（GB 21）　手、足少阳经与阳维脉的交会穴

【定位】在肩胛区，第7颈椎棘突与肩峰最外侧点连线的中点。

【主治】①头痛、眩晕、颈项强痛等头项部病证；②肩背疼痛，上肢不遂；③瘰疬；④乳痈、乳少、难产、胞衣不下等妇科病证。

【操作】直刺0.3～0.5寸，切忌深刺、捣刺。孕妇禁用。

（8）日月（GB 24）　胆募穴；足少阳经、足太阴经与阳维脉的交会穴

【定位】在胸部，第7肋间隙中，前正中线旁开4寸。

【主治】①黄疸、呕吐、吞酸等胆腑病证；②胁肋胀痛。

【操作】斜刺或平刺0.5～0.8寸。

（9）带脉（GB 26）　足少阳经与带脉的交会穴

【定位】在侧腹部，第11肋游离端垂线与脐水平线的交点上。

【主治】①带下、月经不调、阴挺、经闭、小腹痛等妇科病证；②疝气；③胁痛，腰痛。

【操作】直刺0.8～1.0寸。

（10）环跳（GB 30）　足少阳经与足太阳经的交会穴

【定位】在臀区，股骨大转子最凸点与骶管裂孔连线的外1/3与内2/3交点处。

【主治】①下肢痿痹，半身不遂，腰腿痛；②风疹。

【操作】直刺 2～3 寸。

（11）风市（GB 31）

【定位】在股部，髌底上 7 寸：直立垂手，掌心贴于大腿时，中指尖所指凹陷中，髂胫束后缘。

【主治】①下肢痿痹；②遍身瘙痒。

【操作】直刺 1～2 寸。

（12）阳陵泉（GB 34）合穴；胆下合穴；八会穴之筋会

【定位】在小腿外侧，腓骨头前下方凹陷中。

【主治】①黄疸、口苦、呕吐、胁痛等胆腑病证；②下肢痿痹、膝髌肿痛、肩痛等筋病；③小儿惊风；④脚气。

【操作】直刺 1～1.5 寸。

（13）光明（GB 37）络穴

【定位】在小腿外侧，外踝尖上 5 寸，腓骨前缘。

【主治】①目痛、夜盲、目视不明等目疾；②乳房胀痛、乳少等乳疾。

【操作】直刺 1～1.5 寸。

（14）悬钟（GB 39）八会穴之髓会

【定位】在小腿外侧，外踝尖上 3 寸，腓骨前缘。

【主治】①中风、颈椎病、腰腿病等骨、髓病；②颈项强痛、偏头痛、咽喉肿痛；③胸胁胀痛；④下肢痿痹，脚气。

【操作】直刺 0.5～0.8 寸。

（15）丘墟（GB 40）原穴

【定位】在踝区，外踝的前下方，趾长伸肌腱的外侧凹陷中。

【主治】①偏头痛，胸胁胀痛；②下肢痿痹、外踝肿痛、足下垂、脚气；③疟疾。

【操作】直刺 0.5～0.8 寸。

（16）足临泣（GB 41）输穴；八脉交会穴，通带脉

【定位】在足背，第 4、5 跖骨底结合部的前方，第 5 趾长伸肌腱外侧凹陷中。

【主治】①偏头痛、眩晕、目赤肿痛、目涩、耳鸣、耳聋等头面五官病证；②乳痈、乳胀、月经不调等妇科病证；③胁肋胀痛，足跗肿痛；④瘰疬；⑤疟疾。

【操作】直刺 0.3～0.5 寸。

（17）侠溪（GB 43）荥穴

【定位】在足背，第 4、5 趾间，趾蹼缘后方赤白肉际处。

【主治】①头痛、眩晕、目赤肿痛、耳鸣、耳聋等头面五官病证；②胁痛；③乳痈；④热病。

【操作】直刺 0.3～0.5 寸。

（18）足窍阴（GB 44）井穴

【定位】在足趾，第 4 趾末节外侧，趾甲根角侧后方 0.1 寸（指寸）。

【主治】①目赤肿痛、耳鸣、耳聋、咽喉肿痛等五官病证；②头痛，不寐，多梦；③热病；④胁痛，足跗肿痛。

【操作】浅刺 0.1～0.2 寸，或点刺出血。

第十八单元　足厥阴肝经、腧穴

1. 经脉循行

（1）《灵枢·经脉》：肝足厥阴之脉，起于大指丛毛之际，上循足跗上廉，去内踝一寸，上踝八寸，交出太阴之后，上腘内廉，循股阴，入毛中，环阴器，抵小腹，夹胃，属肝，络胆，上贯膈，布胁肋，循喉咙之后，上入颃颡，连目系，上出额，与督脉会于巅。

其支者，从目系下颊里，环唇内。

其支者，复从肝别贯膈，上注肺。

（2）循行方向：足→腹。

（3）起止穴：大敦→期门。

（4）联系脏腑器官：胃、肺、肝、胆、喉、目、唇内。

2. 主治概要

（1）肝胆病证：黄疸、胸胁胀痛、呕逆、中风、头痛、眩晕、惊风等。

（2）妇科病和前阴病证：月经不调、痛经、崩漏、带下、遗尿、小便不利等。

（3）经脉循行部位的其他病证：下肢痿痛、麻木、不遂等。

3. 常用腧穴的定位、主治要点和操作

（1）大敦（LR 1） 井穴

【定位】在足趾，大趾末节外侧，趾甲根角侧后方 0.1 寸（指寸）。

【主治】①疝气、少腹痛；②遗尿、癃闭、淋证等泌尿系病证；③月经不调、经闭、崩漏、阴挺等妇科病证；④癫病。

【操作】浅刺 0.1 ～ 0.2 寸，或点刺出血。

（2）行间（LR 2） 荥穴

【定位】在足背，第 1、2 趾之间，趾蹼缘后方赤白肉际处。

【主治】①头痛、目眩、目赤肿痛、青盲、口㖞等肝经热性病证；②月经过多、崩漏、痛经、经闭、带下等妇科病证；③阴中痛、疝气；④小便不利、癃闭、尿痛；⑤胁痛、黄疸。

【操作】直刺 0.5 ～ 0.8 寸。

（3）太冲（LR 3） 输穴；原穴

【定位】在足背，第 1、2 跖骨间，跖骨底结合部前方凹陷中，或触及动脉搏动处。

【主治】①中风、癫狂痫、头痛、眩晕、口眼㖞斜、小儿惊风等内风所致病证；②目赤肿痛、口㖞、青盲、咽喉干痛、耳鸣、耳聋等头面五官热性病证；③月经不调、崩漏、痛经、难产等妇科病证；④黄疸、胁痛、腹胀、呕逆等肝胃病证；⑤下肢痿痹，足跗肿痛。

【操作】直刺 0.5 ～ 1 寸。

（4）蠡沟（LR 5） 络穴

【定位】在小腿内侧，内踝尖上 5 寸，胫骨内侧面的中央。

【主治】①睾丸肿痛、阳强挺长等男科病证；②月经不调、带下等妇科病证；③外阴瘙痒、小便不利、遗尿等前阴病证；④足胫疼痛。

【操作】平刺 0.5 ～ 0.8 寸。

（5）曲泉（LR 8） 合穴

【定位】在膝部，腘横纹内侧端，半腱肌肌腱内缘凹陷中。

【主治】①小便不利、淋证、癃闭等泌尿系病证；②月经不调、带下、阴挺、阴痒、阴痒等妇科病证；③遗精、阳痿等男科病证；④膝股疼痛。

【操作】直刺 0.8 ～ 1 寸。

（6）章门（LR 13） 八会穴之脏会；脾募穴；足厥阴经与足少阳经的交会穴

【定位】在侧腹部，在第 11 肋游离端的下际。

【主治】①腹胀、泄泻、痞块等胃肠病；②胁痛、黄疸、痞块等肝胆脾病。

【操作】直刺 0.8 ～ 1 寸。

（7）期门（LR 14） 肝募穴；足厥阴经与足太阴经的交会穴

【定位】在胸部，第 6 肋间隙，前正中线旁开 4 寸。

【主治】①胸胁胀痛；②腹胀、呃逆、吞酸等肝胃病证；③郁病、奔豚气；④乳痈。

【操作】斜刺 0.5 ～ 0.8 寸。

第十九单元　督脉、腧穴

1. 经脉循行　督脉者，起于下极之输，并于脊里，上至风府，入脑，上巅，循额，至鼻柱。

2. 主治概要

（1）脏腑病证：胸背腰骶段的腧穴主治与其相关的脏腑病证和有关的组织器官病证。

（2）神志病：癫狂痫等。

（3）热病。

（4）头面五官病证：头痛、口喝、面肿等。

（5）经脉循行部位的其他病证：腰骶、背项疼痛等。

3. 常用腧穴的定位、主治要点和操作

（1）长强（GV 1） 络穴；督脉与足少阴经、足少阳经的交会穴

【定位】在会阴区，尾骨下方，尾骨端与肛门连线的中点处。

【主治】①便血、痔疾、脱肛等肠腑病证；②腰痛、尾骶骨痛，脊强反折；③癫狂痫等神志病证。

【操作】斜刺，针尖向上与骶骨平行刺入 0.5～1 寸，不宜直刺，以免伤及直肠。

（2）腰阳关（GV 3）

【定位】在脊柱区，第 4 腰椎棘突下凹陷中，后正中线上。

【主治】①月经不调、带下等妇科病证；②遗精、阳痿等男科病证；③腰骶疼痛，下肢痿痹。

【操作】直刺或向上斜刺 0.5～1 寸。

（3）命门（GV 4）

【定位】在脊柱区，第 2 腰椎棘突下凹陷中，后正中线上。

【主治】①月经不调、痛经、经闭、带下、不孕等妇科病证；②遗精、阳痿、不育等男科病证；③五更泄泻、小便频数等肾虚病证；④腰脊强痛，下肢痿痹。

【操作】向上斜刺 0.5～1 寸。

（4）至阳（GV 9）

【定位】在脊柱区，第 7 胸椎棘突下凹陷中，后正中线上。

【主治】①胸胁胀满，黄疸；

②咳嗽，气喘；③腰背疼痛，脊强。

【操作】向上斜刺 0.5～1 寸。

（5）身柱（GV 12）

【定位】在脊柱区，第 3 胸椎棘突下凹陷中，后正中线上。

【主治】①身热、头痛、咳嗽、气喘等外感证；②惊厥、癫狂痫等神志病证；③脊背强痛；④疔疮发背。

【操作】向上斜刺 0.5～1 寸。

（6）大椎（GV 14） 督脉与足三阳经的交会穴

【定位】在脊柱区，第 7 颈椎棘突下凹陷中，后正中线上。

【主治】①恶寒发热、疟疾等外感病证；②热病、骨蒸潮热；③咳嗽、气喘等肺气失于宣降证；④癫狂痫、小儿惊风等神志病证；⑤风疹、痤疮等皮肤疾病；⑥项强、脊痛等脊柱病证。

【操作】直刺 0.5～1 寸。

（7）哑门（GV 15） 督脉与阳维脉的交会穴

【定位】在颈后区，第 2 颈椎棘突上际凹陷中，后正中线上。

【主治】①暴喑，舌强不语，聋哑；②癫狂痫、癔症等神志病证；③头痛，项强。

【操作】伏案正坐位，头微前倾，项肌放松，向下颌方向缓慢刺入 0.5～1 寸。不可向上斜刺或深刺，以免刺入枕骨大孔，伤及延髓。

（8）风府（GV 16） 督脉与阳维脉的交会穴

【定位】在颈后区，枕外隆凸直下，两侧斜方肌之间凹陷中。

【主治】①中风、头痛、眩晕、痴呆等内风所致病证；②恶寒发热、项强等外感病证；③癫狂痫、癔症等神志病证；④目痛、鼻衄、咽喉肿痛、失音等五官病证。

【操作】伏案正坐位，头微前倾，项肌放松，向下颌方向缓慢刺

入 0.5 ～ 1 寸。不可向上斜刺或深刺，以免刺入枕骨大孔，伤及延髓。

（9）百会（GV 20）　督脉与足太阳经的交会穴

【定位】在头部，前发际正中直上 5 寸。

【主治】①晕厥、中风、失语、痴呆等脑病；②癫狂、不寐、健忘等神志病；③头风、颠顶痛、眩晕、耳鸣等头面气血下陷证；④脱肛、阴挺、胃下垂等气虚下陷证。

【操作】平刺 0.5 ～ 0.8 寸，升阳固脱多用灸法。

（10）上星（GV 23）

【定位】在头部，前发际正中直上 1 寸。

【主治】①头痛、眩晕、目痛、鼻渊、鼻衄等头面五官病证；②癫狂；③热病、疟疾。

【操作】平刺 0.5 ～ 0.8 寸。

（11）素髎（GV 25）

【定位】在面部，鼻尖的正中央。

【主治】①惊厥、昏迷、晕厥、脱证等急症；②鼻渊、鼻衄等鼻病。

【操作】向上斜刺 0.3 ～ 0.5 寸，或点刺出血。

（12）水沟（GV 26）　督脉与手、足阳明经的交会穴

【定位】在面部，人中沟的上 1/3 与中 1/3 交点处。

【主治】①昏迷、晕厥、中风、中暑、脱证等急症，为急救要穴之一；②癫狂痫、癔症、急慢惊风等神志病；③闪挫腰痛，脊背强痛；④口㖞、面肿、鼻塞、牙关紧闭等头面五官病证。

【操作】向上斜刺 0.3 ～ 0.5 寸，强刺激；或指甲按掐。

（13）印堂（GV 29）

【定位】在头部，两眉毛内侧端中间的凹陷中。

【主治】①不寐、健忘、痴呆、痫证、小儿惊风等神志病；②头痛、眩晕、鼻渊、鼻衄、鼻㖞等头面五官病证；③小儿惊风，产后血晕，子痫。

【操作】平刺 0.3 ～ 0.5 寸，或三棱针点刺出血。

第二十单元　任脉、腧穴

1. 经脉循行　任脉者，起于中极之下，以上毛际，循腹里，上关元，至咽喉，上颐，循面，入目。

2. 主治概要

（1）脏腑病：腹部、胸部相关脏腑病。

（2）妇科病、男科病及前阴病：月经不调、痛经、带下、遗精、阳痿、遗尿、小便不利等。

（3）神志病：癫痫、失眠等。

（4）虚证：部分腧穴具有强壮作用，主治各种虚证、虚劳、虚脱等。

（5）经脉循行部位的其他病证：颈、头、胸、腹的局部病证。

3. 常用腧穴的定位、主治要点和操作

（1）中极（CV 3）　膀胱之募穴；任脉与足三阴经的交会穴

【定位】在下腹部，脐中下 4 寸，前正中线上。

【主治】①遗尿、癃闭、尿频、尿急等泌尿系病证；②遗精、阳痿、不育等男科病证；③崩漏、月经不调、痛经、经闭、不孕、带下病等妇科病证。

【操作】直刺 1 ～ 1.5 寸，应在排尿后针刺，以免伤及深部膀胱。孕妇慎用。

（2）关元（CV 4）小肠之募穴；任脉与足三阴经的交会穴

【定位】在下腹部，脐中下 3 寸，前正中线上。

【主治】①中风脱证、虚劳羸

瘦、脱肛、阴挺等元气虚损所致病证；②遗精、阳痿、早泄、不育等男科证；③崩漏、月经不调、痛经、闭经、不孕、带下等妇科证；④遗精、尿闭、尿频、尿急等泌尿系病证；⑤腹痛、泄泻、脱肛、便血等肠腑病证；⑥保健要穴。

【操作】直刺 1～1.5 寸，应在排尿后针刺，以免伤及深部膀胱。孕妇慎用。

（3）气海（CV 6）

【定位】在下腹部，脐中下 1.5 寸，前正中线上。

【主治】①中风脱证、虚劳羸瘦、脱肛、阴挺等气虚证；②遗精、阳痿、疝气、不育等男科证；③崩漏、月经不调、痛经、经闭、不孕、带下等妇科病证；④遗尿、癃闭等泌尿系病证；④水谷不化、绕脐疼痛、便秘、泄泻等肠腑证；⑤保健要穴。

【操作】直刺 1～1.5 寸，孕妇慎用。

（4）神阙（CV 8）

【定位】在脐区，脐中央。

【主治】①中风脱证、虚脱、脱肛、肠鸣、胃下垂等元气虚损证；②腹胀、腹痛、肠鸣、泄泻、痢疾、便秘、水肿等脾肾虚损所致病证；③保健要穴。

【操作】此穴禁针，多用艾条灸或隔盐灸。

（5）下脘（CV 10） 任脉与足太阴经的交会穴

【定位】在上腹部，脐中上 2 寸，前正中线上。

【主治】胃痛、呕吐、完谷不化、食欲不振、腹胀、泄泻、小儿疳积等脾胃病证。

【操作】直刺 1～1.5 寸。

（6）建里（CV 11）

【定位】在上腹部，脐中上 3 寸，前正中线上。

【主治】①胃痛、呕吐、食欲不振、腹胀、腹痛等脾胃病证；②水肿，小便不利。

【操作】直刺 1～1.5 寸。

（7）中脘（CV 12） 胃之募穴；八会穴之腑会；任脉与手少阳经、手太阳经、足阳明经的交会穴

【定位】在上腹部，脐中上 4 寸，前正中线上。

【主治】①胃痛、呕吐、完谷不化、食欲不振、腹胀、泄泻、小儿疳积等脾胃病证；②癫痫、不寐等神志病证；③黄疸。

【操作】直刺 1～1.5 寸。

（8）上脘（CV 13） 任脉与手少阳经、足阳明经的交会穴

【定位】在上腹部，脐中上 5 寸，前正中线上。

【主治】①胃痛、呕吐、呃逆、腹胀等脾胃病证；②癫痫。

【操作】直刺 1～1.5 寸。

（9）膻中（CV 17） 心包之募穴；八会穴之气会

【定位】在胸部，横平第 4 肋间隙，前正中线上。

【主治】①咳嗽、气喘、胸闷等胸肺气机不畅证；②心痛、心悸等心疾；③产后乳少、乳痈、乳癖等乳病；④呕吐、呃逆等胃气上逆证。

【操作】直刺 0.3～0.5 寸，或平刺。

（10）天突（CV 22） 任脉与阴维脉的交会穴

【定位】在颈前区，胸骨上窝中央，前正中线上。

【主治】①咳嗽、气喘、咽喉肿痛、胸痛肺等肺系病证；②暴喑、梅核气、瘿气等咽部病证。

【操作】先直刺 0.2 寸，然后将针尖转向下方，紧靠胸骨后方、气管前缘缓慢刺入 1～1.5 寸。必须严格掌握针刺的角度和深度，以防刺

伤肺和有关动、静脉。

（11）廉泉（CV 23） 任脉与阴维脉的交会穴

【定位】在颈前区，喉结上方，舌骨上缘凹陷中，前正中线上。

【主治】中风舌强不语、舌缓流涎、舌下肿痛、咽喉肿痛、暴喑、吞咽困难、喉痹等咽喉口舌病证。

【操作】向舌根斜刺 0.5～0.8 寸。

（12）承浆（CV 24） 任脉与督脉及手、足阳明经的交会穴

【定位】在面部，颏唇沟的正中凹陷处。

【主治】①口㖞、流涎、齿龈肿痛、口舌生疮等面口齿病证；②癫狂；③暴喑；

【操作】斜刺 0.3～0.5 寸。

第二十一单元　经外奇穴

常用奇穴的定位、主治要点和操作

1. 四神聪

【定位】在头部，百会前后左右各旁开1寸，共4穴。

【主治】①头痛、眩晕、健忘等头脑病证；②不寐、癫痫等神志病证。

【操作】平刺 0.5～0.8 寸。

2. 太阳

【定位】在头部，眉梢与目外眦之间，向后约一横指的凹陷中。

【主治】①头痛；②目赤肿痛，眼睑动，色盲；③面瘫。

【操作】直刺 0.3～0.5 寸，或点刺出血。

3. 金津、玉液

【定位】在口腔内，舌下系带静脉上，左侧称金津，右侧称玉液。

【主治】① 舌强，舌肿，口

疮，喉痹；②消渴，呕吐，泄泻；③失语。

【操作】点刺出血。

4. 牵正（治面瘫效穴）

【定位】在面颊部，耳垂前0.5～1寸。

【主治】口㖞，口疮。

【操作】向前斜刺 0.5～1 寸。

5. 安眠

【定位】在项部，翳风穴与风池穴连线的中点。

【主治】失眠、头痛、眩晕、心悸、癫狂等心神病。

【操作】直刺 0.5～1 寸。

6. 三角灸

【定位】在下腹部，以患者两口角之间的长度为一边，做等边三角形，将顶角置于患者脐心，底边呈水平线，两底角处取穴。

【主治】①疝气，奔豚，绕脐疼痛；②不孕症。

【操作】艾炷灸 5～7 壮。

7. 定喘

【定位】在脊柱区，横平第7颈椎棘突下，后正中线旁开0.5寸。

【主治】①哮喘，咳嗽；②肩背痛，落枕。

【操作】直刺 0.5～1 寸。

8. 夹脊

【定位】在脊柱区，第1胸椎至第5腰椎棘突下两侧，后正中线旁开0.5寸，一侧17穴。

【主治】上背部的夹脊穴治疗心肺及上肢病证，下背部的夹脊穴治疗胃肠病证，腰部的夹脊穴治疗腰腹及下肢病证。

【操作】直刺 0.5～1 寸，或梅花针叩刺。

9. 胃脘下俞

【定位】在脊柱区，横平第8胸椎棘突下，后正中线旁开1.5寸。

【主治】①消渴；②胃痛，胸胁痛。

10. 腰眼

【定位】在腰区，横平第4腰椎棘突下，后正中线旁开约3.5寸凹陷中。

【主治】①腰痛；②月经不调，带下；③虚劳。

【操作】直刺0.5～1寸。

11. 腰痛点

【定位】在手背，第2、3掌骨间及第4、5掌骨间，腕背侧远端横纹与掌指关节的中点处，一手2穴。

【主治】急性腰扭伤。

【操作】直刺0.3～0.5寸。

12. 八邪

【定位】在手背，第1～5指间，指蹼缘后方赤白肉际处，左右共8穴。

【主治】①毒蛇咬伤；②手指疼痛、麻木，手背肿痛；③目痛，烦热。

【操作】斜刺0.5～0.8寸，或点刺出血。

13. 四缝

【定位】在手指，第2～5指掌面的近侧指间关节横纹的中央，一手4穴。

【主治】①小儿疳积；②百日咳。

【操作】直刺0.1～0.2寸，点刺出血或挤出少许黄白色透明黏液。

14. 十宣

【定位】在手指，十指尖端，距指甲游离缘0.1寸（指寸），左右共10穴。

【主治】①中风、昏迷、晕厥等神志病；②中暑、高热等急症；③咽喉肿痛；④手指麻木。

【操作】直刺0.1～0.2寸，或点刺出血。

15. 外劳宫

【定位】在手背，第2、3掌骨间，掌指关节后0.5寸（指寸）凹陷中。

【主治】①落枕；②手背红肿，手指麻木；③脐风。

【操作】直刺0.5～0.8寸。

16. 内膝眼

【定位】在膝部，髌韧带内侧凹陷处的中央。

【主治】①膝痛，腿痛；②脚气等下肢病证。

【操作】向膝中斜刺0.5～1寸，或透刺对侧膝眼。

17. 胆囊

【定位】在小腿外侧，腓骨小头直下2寸。

【主治】①胁痛、胆道蛔虫症等胆道病证；②下肢痿痹。

【操作】直刺1～1.5寸。

18. 阑尾

【定位】在小腿外侧，髌韧带外侧凹陷下5寸，胫骨前嵴外一横指（中指）。

【主治】①腹痛，胃痛，消化不良；②下肢痿痹。

【操作】直刺1～1.5寸。

19. 八风

【定位】在足背，第1～5趾间，趾蹼缘后方赤白肉际处，左右共8穴。

【主治】①足跗肿痛，足趾麻木无力；②毒蛇咬伤；③脚气。

【操作】斜刺0.5～0.8寸，或点刺出血。

第二十二单元　毫针刺法

一、针刺准备

1. 消毒

（1）针具的消毒：①高压蒸汽灭菌法；②药液浸泡消毒法；③煮沸消毒法。

（2）医生手指消毒：用肥皂水洗净后使用75%酒精棉球擦拭。

（3）针刺部位消毒：75%酒精棉球擦拭消毒；或先用2%碘酊涂擦，稍干后再用75%酒精棉球擦拭脱碘（擦拭时应从腧穴中心点向外绕圈消毒）。

（4）治疗室消毒。

2. 体位 仰卧位、侧卧位、俯卧位、仰靠坐位、俯伏坐位、侧伏坐位。

注意：对初诊、精神紧张或年老、体弱、病重的患者，应尽量采取卧位，以防患者感到疲劳或晕针；对患有严重心脏病和严重呼吸系统疾病的患者应慎用俯卧位。

二、进针方式

一般将持针的手称为"刺手"，辅助针刺的手称为"押手"。

1. 指切进针法 用于短针的进针。

2. 夹持进针法 用于长针的进针。

3. 舒张进针法 用于皮肤松弛部位的腧穴。

4. 提捏进针法 用于皮肉浅薄部位的腧穴，如印堂。

三、针刺的方向、角度和深度

1. 方向 针刺的方向是指进针时针尖的朝向，一般依经脉循行的方向、腧穴部位的特点和治疗的需要而确定。

2. 角度

（1）直刺：针身与皮肤表面呈90°刺入。适用于大部分腧穴。

（2）斜刺：针身与皮肤表面约呈45°刺入。适于肌肉浅薄处，或者内有重要脏器，或不宜深刺、直刺的腧穴。

（3）平刺：针身与皮肤表面约呈15°或沿皮入更小角度刺入。适于皮薄肉少的部位，如头部腧穴。

3. 深度

（1）把握针刺深度的原则：既要得气，又不能伤及脏腑组织器官。

（2）不同季节对针刺深浅的要求也不同，一般原则是春夏宜浅、秋冬宜深。

（3）深刺多用直刺，浅刺多用斜刺、平刺（头面、胸腹、皮薄肉少处）。

四、行针手法

1. 基本手法

（1）提插法：刺入腧穴一定深度后，施以上提下插的操作手法。

注意：以3～5分钟为宜，频率不宜过快，每分钟60次左右。

（2）捻转法：刺入腧穴一定深度后，使针向前向后捻转使针反复旋转的行针手法。

注意：不能单向捻转，否则针身易被肌纤维缠绕。

2. 辅助手法（有催气、行气的作用）

（1）循法：医者用手指顺着经脉的循行路径，在腧穴的上下部轻柔地循按。

（2）弹法：以手指弹动针尾或针柄，使针体震颤。可用于一些不宜施行大角度捻转的腧穴。

（3）刮法：以拇指或食指的指腹抵住针尾，用拇指、食指或中指甲，频频刮动针柄。可用于一些不宜施行大角度捻转的腧穴。

（4）摇法：手持针柄，将针轻轻摇动。其法有二：一是直立针身而摇，以加强得气的感应；二是卧倒针身而摇。用于较为浅表部位的腧穴。

（5）飞法：刺手拇、食指执持针柄，细细捻搓数次，然后张开两指，一搓一放，反复数次，状如飞鸟展翅。宜在肌肉丰厚处施术。

（6）震颤法：手持针柄，用小

幅度、快频率的提插、捻转手法，使针身轻微震颤。可用于较为浅表部位的腧穴。

五、得气

1.概念　得气，古称"气至"，近称"针感"。

①患者体会：当针刺得气时，患者的针刺部位有酸、麻、胀、重等自觉反应。

②医者体会：医者的刺手亦能体会到针下沉紧、涩滞或针体颤动等反应。

2.临床意义　得气是施行针刺产生治疗作用的关键。在临床上针刺不得气时，要分析原因，并重新调整腧穴的针刺部位、角度、深度和相应手法。

六、针刺补泻

1.捻转补泻　顺时针为补，逆时针为泻。

2.提插补泻　重插轻提为补，轻插重提为泻。

3.徐疾补泻　慢入快出为补，快入慢出为泻。

4.迎随补泻　顺之为补，逆之为泻。

5.呼吸补泻　呼进吸出为补，吸进呼出为泻。

6.开阖补泻　出针后迅速揉按针孔为补，出针时摇大针孔而不按为泻。

7.平补平泻　进针得气后，施行均匀的提插、捻转手法。

七、针刺异常情况

1.晕针

处理措施：停针并起出所有针；患者平卧，注意保暖；轻者给温开水或糖水；重者针刺人中穴等。

预防：安抚好初次针刺或紧张者。

2.滞针

处理措施：紧张者，可稍延留针时间；或循按叩弹针柄，或在滞针附近刺针；行针不当，捻转太过造成者，可反向捻转。

预防：安抚好紧张者；注意行针手法。

3.断针

处理措施：医者必须从容镇定。针身若露于体外可用镊子起出；针身若与皮肤相平或少凹陷于体内，按针孔两侧使针身露出；如没入体内，需X线定位，手术取出。

预防：检查针具；避免过猛行针；嘱咐患者莫随意改变体位。

4.弯针

处理措施：不可再行针，顺着弯曲方向取出针具。如因患者移动体位所致，应使之慢慢恢复复原体位。切忌强行拔针。

预防：避免进针过速过猛；嘱患者不随意变换体位。

5.血肿

处理措施：微量皮下出血而局部小块青紫，不必处理。如疼痛剧烈，青紫块大，先冷敷止血，再热敷。

预防：检查针具；避开血管针刺；出针时立即用消毒干棉球揉按压迫针孔。

6.刺伤内脏

处理措施：损伤轻者，卧床休息一段时间后可自愈；损伤较重或有持续出血倾向者，应用止血药对症处理，并严密观察病情及血压变化。

预防：术者应熟悉人体解剖学、腧穴学；掌握腧穴结构，明确腧穴下脏器组织。

7.刺伤脑与脊髓

处理措施：及时出针。轻者需安静休息，经过一段时间后，可自

行恢复。重者应配合神经外科进行及时抢救。

预防：针刺头项及背腰部腧穴时，注意掌握正确的针刺角度和方向，不宜大幅度提插。禁深刺。

8.外周神经损伤

处理措施：勿继续提插捻转，应缓慢出针，做相应处理。可应用B族维生素等药物治疗。如在相应经络腧穴上用B族维生素类药物穴位注射，严重者可根据病情需要进行临床救治。

预防：针刺神经干附近穴位时，手法宜轻；出现触电感时，不可再使用强刺激手法。

八、针刺注意事项

1.施术部位的宜忌 ①避开重要脏器。②避开重要组织器官。③避开某些特殊部位。

2.患者状态的宜忌 ①体质状态。②机能状态。

3.病情性质的宜忌 ①病情程度。②疾病性质。

第二十三单元 灸法

一、灸法的作用

①温经散寒。②扶阳固脱。③消瘀散结。④防病保健（关元、气海、命门、足三里）。⑤引热外行。

二、灸法的种类

1.灸法的分类

（1）艾灸法：艾炷灸（直接灸、间接灸）、艾条灸（悬起灸、实按灸）、温针灸、温灸器灸。

（2）其他灸法：灯火灸、天灸（白芥子灸、蒜泥灸、斑蝥灸）

2.艾炷灸

（1）直接灸

①瘢痕灸：用于治疗哮喘、肺痨、瘰疬等慢性顽疾。

②无瘢痕灸。

（2）间接灸

①隔姜灸（温胃止呕，散寒止痛）：用于因寒而致的呕吐、腹痛，以及风寒痹痛等病证。

②隔蒜灸（清热解毒，杀虫）：用于肺痨、瘰疬、肿疡初起等病证。

③隔盐灸（回阳救逆，固脱）：用于伤寒阴证或吐泻并作、中风脱证等病证。

④隔附子饼灸（温补肾阳）：用于命门火衰之阳痿、早泄，或疮疡久溃不敛等病证。

3.艾条灸

（1）悬起灸：①温和灸。②雀啄灸。③回旋灸。

（2）实按灸：① 太乙针灸。②雷火针灸。

4.温针灸 适用于既需要留针而又适宜用艾灸的病证。

三、灸法的注意事项

1.施灸的先后顺序 临床上一般是先灸上部，后灸下部；先灸阳部，后灸阴部。壮数是先少后多。艾炷是先小后大。特殊情况下可酌情而施：如脱肛时，可先灸长强以收肛，后灸百会以举陷。

2.施灸的禁忌

（1）对实热证、阴虚发热者，一般不适宜灸治。

（2）对颜面、五官和大血管部位及关节部位，不宜采用瘢痕灸。

（3）孕妇的腹部和腰骶部也不宜施灸。

（4）一般空腹、过饱、极度疲劳和对灸法恐惧者，应慎施灸。

（5）对于体弱患者，灸治时艾

炷不宜过大，刺激量不可过强，以防晕灸。一旦发生晕灸，应立即停止施灸，并做出及时处理，其方法同晕针。

3.灸后处理 施灸过量，时间过长，局部会出现水疱，只要不擦破，可任其自然吸收；如水疱较大，可用消毒毫针刺破，放出水液，再涂以烫伤油或消炎药膏等。

第二十四单元 拔罐法

1.拔罐的操作方法
（1）留罐法：一般留罐5～15分钟。
（2）走罐法：适于面积大、肌肉丰厚部位。
（3）闪罐法：多用于局部皮肤麻木疼痛或功能减退者，尤其适于不宜留罐的部位。
（4）刺血拔罐法：多用于热证、实证、瘀血证及某些皮肤病。
（5）留针拔罐法：针罐配合。
2.拔罐的作用和适用范围
（1）拔罐法具有通经活络、行气活血、消肿止痛、祛风散寒等作用。
（2）拔罐法适用范围较为广泛，一般多用于风寒湿痹、腰背肩臂腿痛、关节痛、软组织闪挫扭伤、伤风感冒、头痛、咳嗽、哮喘、胃脘痛、呕吐、腹痛、痛经、中风偏枯、瘀血痹阻等。此外可用于防病保健、消除疲劳。
3.拔罐的注意事项
（1）留罐过程中，若出现疼痛可减压放气或立即起罐。
（2）起罐时不可强拉或旋转罐具，以免引起疼痛或损伤。
（3）不宜拔罐的情况：①皮肤过敏、溃疡、水肿及心脏大血管分布部位。②孕妇的腹部、腰骶部位。

③有自发性出血倾向疾患、高热、抽搐等禁止拔罐。

第二十五单元 其他针法

一、电针法

（1）连续波：①疏波：用于痿证、慢性疼痛和各种肌肉、关节韧带、肌腱的损伤。②密波：用于止痛、镇静、缓解肌肉和血管痉挛等。
（2）疏密波：用于扭挫伤、关节炎、坐骨神经痛、面瘫、肌无力、局部冻伤等。
（3）断续波：用于痿证、瘫痪。

二、三棱针法

三棱针法又名"刺血络""刺络""络刺""赞刺""豹纹刺"。
（1）点刺法：多用于指趾末端的十宣、十二井穴、耳尖，以及头面的攒竹、上星、太阳等穴。
（2）散刺法：多用于局部瘀血、血肿或水肿、顽癣。
（3）刺络法：多用于曲泽、委中等穴，治疗急性吐泻、疼痛、中暑、发热等。
（4）挑刺法：用于肩周炎、胃痛、颈椎综合征、失眠、支气管哮喘、血管神经性头痛。

三、皮肤针法

皮肤针法又名"梅花针""七星针""罗汉针"。
（1）叩刺：叩击时针尖与皮肤必须垂直。
①循经叩刺：常用于督脉和膀胱经，以及四肢肘膝以下的经络。
②穴位叩刺：常用于特定穴、华佗夹脊穴、阿是穴。
③局部叩刺：如扭伤后局部的瘀肿疼痛及脱发等，可在局部进行

围刺或散刺。

（2）滚刺：用特制的滚刺筒消毒后在皮肤上来回滚动。

四、火针法

火针法古称"焠刺"。

火针常用刺法：点刺法、密刺法、散刺法、围刺法、刺络法。

（2）针刺深度：应根据病情、体质和针刺部位等情况而定。一般而言，四肢、腰臀部针刺稍深，可刺 5～12mm；胸背部针刺宜浅，可刺 1.5～5mm；痣、疣的针刺深度应以达其基底的深度为宜。

（3）适用范围：本法具有温经散寒、活血化瘀、软坚散结、祛腐生肌等作用。

五、穴位注射法

穴位注射法，又称"水针"，是以中西医理论为指导，依据穴位作用和药物性能，在穴位内注入药物以防治疾病的方法。该方法将针刺和药物的双重刺激作用有机地结合起来，具有操作简便、用药量小、适应证广、作用迅速等特点。

第二十六单元　头针、耳针

一、头针

（一）额区

1. 额中线

【定位】在额部正中，前发际上下各 0.5 寸，即从督脉神庭穴向下前 1 寸。

【主治】头痛、强笑、自哭、失眠、健忘、多梦、癫狂痫、鼻病等。

2. 额旁 1 线

【定位】在额部，直对目内眦，发际上下各半寸，即从膀胱经眉冲穴向下 1 寸。

【主治】冠心病、心绞痛、支气管哮喘、支气管炎、失眠等。

3. 额旁 2 线

【定位】在额部，直对瞳孔，发际上下各半寸，即从胆经头临泣穴向下 1 寸。

【主治】急慢性胃炎、胃及十二指肠溃疡、肝胆疾病等。

4. 额旁 3 线

【定位】在额部，从胃经头维穴的内侧 0.75 寸处向下 1 寸。

【主治】功能性子宫出血、阳痿、遗精、子宫脱垂、尿频、尿急等下焦病证。

（二）顶区

1. 顶中线

【定位】在头顶正中线上，从督脉百会穴向前至前顶穴 1.5 寸。

【主治】腰、腿、足病证（如瘫痪、麻木、疼痛），皮层性多尿，小儿夜尿，脱肛，胃下垂，子宫脱垂，高血压，头顶痛等。

2. 顶颞前斜线

【定位】在头侧面，从督脉前顶穴至胆经悬厘穴的连线。

【主治】对侧肢体中枢性运动功能障碍。将全线分成 5 等分，上 1/5 治疗对侧下肢中枢性瘫痪，中 2/5 治疗对侧上肢中枢性瘫痪，下 2/5 治疗对侧中枢性面瘫、运动性失语、流涎、脑动脉硬化等。

3. 顶颞后斜线

【定位】在头侧面，从督脉百会穴至胆经曲鬓穴的连线。

【主治】对侧肢体中枢性感觉障碍。将全线分成 5 等分，上 1/5 治疗对侧下肢感觉异常，中 2/5 治疗对侧上肢感觉异常，下 2/5 治疗对侧头面部感觉异常。

4. 顶旁 1 线

【定位】在头顶部，顶中线左右各旁开 1.5 寸，从膀胱经承光穴向后

1.5寸。

【主治】腰、腿、足病证，如瘫痪、麻木、疼痛等。

5. 顶旁2线

【定位】在头顶部，顶中线左右各旁开2.25寸，从胆经正营穴向后1.5寸。

【主治】肩、臂、手病证，如瘫痪、麻木、疼痛等。

（三）颞区

1. 颞前线

【定位】在头侧面，从胆经颔厌穴到悬厘穴。

【主治】偏头痛、运动性失语、周围性面瘫、口腔疾病等。

2. 颞后线

【定位】在头侧面，从胆经率谷穴到曲鬓穴。

【主治】偏头痛、眩晕、耳聋、耳鸣等。

（四）枕区

1. 枕上正中线

【定位】在枕部，枕外隆凸上方正中的垂直线。从督脉强间穴至脑户穴。

【主治】眼病。

2. 枕上旁线

【定位】在枕部，枕上正中线平行向外0.5寸。

【主治】皮层性视力障碍、白内障、近视眼等。

3. 枕下旁线

【定位】在枕部，从膀胱经玉枕穴向下引一直线，长2寸。

【主治】小脑疾病引起的平衡障碍、后头痛。

二、耳针

（一）选穴原则

①按相应部位选穴。②按脏腑辨证选穴。③按经络辨证选穴。④按西医理论选穴。⑤按临床经验选穴。

（二）注意事项

1. 严格消毒，防止感染。针刺后如针孔发红、肿胀，应及时涂碘酒消毒消炎，防止化脓性软骨膜炎的发生。

2. 对扭伤和运动障碍的患者，进针后应嘱其适当活动患部，有助于提高疗效。

3. 有习惯性流产的孕妇应禁针。

4. 患有严重器质性病变和伴有高度贫血者不宜针刺，对严重心脏病、高血压者不宜行强刺激。

5. 耳针治疗时亦应注意防止发生晕针，一旦发生应及时处理。

第二十七单元　针灸治疗总论

一、针灸治疗原则

1. 补虚泻实

（1）虚则补之（背俞穴、原穴），陷下则灸之（百会、神阙、气海、关元）。

（2）实则泻之（井穴、募穴），菀陈则除之（清除瘀血的刺血疗法，如三棱针、皮肤针）。

（3）不盛不虚，以经取之（本经自病，不涉他脏，虚实表现不明显者，则取本经之穴，平补平泻）。

2. 清热温寒

（1）热则疾之：浅刺疾出或点刺放血，手法宜轻而快。

（2）寒则留之：深刺而久留针。

3. 治病求本

（1）急则治标：标病急于本病，先治标病。

（2）缓则治本：适用于慢性病和急性病的恢复期。

（3）标本同治：当标病和本病处于俱重或俱缓的状态时，应标本同治。

4. 三因制宜　因人制宜、因时制宜、因地制宜。

辨证	配穴
血瘀	血海、膈俞、三阴交
风寒	风池、风门、合谷、列缺
痰湿	丰隆、阴陵泉、中脘
肝阳亢	太冲、太溪
气血虚	脾俞、胃俞、足三里、气海、血海
阴虚	肾俞、命门、关元
寒湿	命门、腰阳关
食积	足三里、中脘

二、针灸治疗作用

①疏通经络。②调和阴阳。③扶正祛邪。

三、针灸处方

1. 选穴原则

（1）近部选穴：腧穴所在，主治所在。

（2）远部选穴：经脉所通，主治所及。

（3）辨证选穴：证候所见，对应选穴。

（4）对症选穴：经验效穴。

经验效穴总结

病证	效穴	病证	效穴
痰证	丰隆	水湿	阴陵泉
高血压	曲池	瘀血	血海、膈俞
汗证心	复溜	外感有汗或无汗	合谷
调经	三阴交	呕吐	内关
治虎	支正（便秘效穴）	心绞痛	内关
少乳	少泽	痛经	次髎
疳积	鱼际	清热	曲池、大椎
牙痛	合谷	胆道蛔虫病	迎香
舌强不语	通里	奔豚气	期门、公孙、涌泉
双向调节大便	天枢	咽喉肿痛	少泽
滞产	（孕妇忌用）合谷、三阴交、至阴	息风止痉	合谷、太冲

辨证配穴总结

辨证	配穴
祛风	带风字的穴位、合谷、列缺、外关
风热	曲池、大椎、外关
痰湿	丰隆、阴陵泉、中脘
气滞	太冲、期门、膻中、气海
阴虚	太溪、三阴交、肾俞
里热	井穴、荥穴

2. 配穴方法

（1）按部配穴：①远近配穴。②上下配穴（八脉交会穴配对应用）。③前后配穴（俞募配穴）。④左右配穴。

（2）按经配穴：①本经配穴。②表里经配穴。③同名经配穴。

第二十八单元　内科病证的针灸治疗

一、头痛

1. 头痛的辨证要点
病位在头，与手足三阳经、足厥阴经、督脉密切相关。

（1）经络辨证

①太阳头痛：枕部痛或下连于项者。

②阳明头痛：额痛或兼眉棱、鼻根部痛者。

③少阳头痛：两侧头部疼痛者。

④厥阴头痛：颠顶痛或连于目系者。

（2）八纲辨证

①外感头痛：风寒头痛、风热头痛、风湿头痛。

②内伤头痛：肝阳上亢头痛、痰浊头痛、瘀血头痛、血虚头痛。

2. 头痛的治法
调和气血，通络止痛——循经取穴和阿是穴。

3. 头痛的选穴

（1）主穴：百会、风池、太阳、合谷、阿是穴。

（2）配穴：太阳头痛——天柱、昆仑、后溪。阳明头痛——印堂、内庭。少阳头痛——率谷、足临泣、外关。厥阴头痛——四神聪、太冲、内关。风寒头痛——风门、列缺。风热头痛——曲池、大椎。风湿头痛——头维、阴陵泉。肝阳头痛——太溪、太冲。痰浊头痛——中脘、丰隆。瘀血头痛——血海、膈俞。血虚头痛——脾俞、足三里。

4.头痛的治疗操作　毫针虚补实泻法。寒证加灸；瘀血头痛可在阿是穴点刺出血；头痛剧烈者，阿是穴可采用强刺激并久留针。

附：偏头痛

1.偏头痛的辨证要点　病位在头，与肝胆关系密切。侧头部为少阳胆经循行部位。

（1）主症：头痛多为一侧，常局限于颞部、巅部和枕部，清晨起床时多发。典型的偏头痛有先兆症状，如眼前闪烁暗点、视野缺损、单盲或同侧偏盲。

（2）八纲辨证：肝阳上亢、痰湿偏盛、瘀血阻络。

2.偏头痛的治法　疏泄肝胆，通经止痛——手足少阳、足厥阴经穴及局部穴为主。

3.偏头痛的选穴

（1）主穴：外关、风池、足临泣、太冲、率谷、阿是穴。

（2）配穴：肝阳上亢——百会、行间。痰湿偏盛——中脘、丰隆。瘀血阻络——血海、膈俞。

4.偏头痛的治疗操作　毫针泻法。当偏头痛发作时以远端穴为主，用较强刺激。

二、面痛

1.面痛的辨证要点　病位在面部，与手、足三阳经密切相关。

（1）主症：面部突发疼痛，呈闪电样、刀割样、针刺样、电灼样

剧痛，痛时可引起面部肌肉抽搐，多伴有面部潮红、流泪、流涎、流涕等。常因说话、吞咽、刷牙、洗脸、冷刺激、情绪变化等诱发。轻触鼻翼、颊部和舌可以诱发，称为扳机点。

（2）经络辨证

①足太阳经病证：眼部痛，为三叉神经第1支，即眼支痛。

②手足阳明经病证：上颌部痛，为三叉神经第2支，即上颌支痛。

③手太阳经病证：下颌部痛，为三叉神经第3支，即下颌支痛。

（3）八纲辨证：外感风寒、外感风热、气血瘀滞、肝胃郁热、阴虚阳亢。

2.面痛的治法　疏通经络，祛风止痛——手、足阳明和足太阳经穴为主。

3.面痛的选穴

（1）主穴：四白、攒竹、合谷、地仓、太冲、内庭、下关。

（2）配穴：眼部疼痛——丝竹空、阳白、外关。上颌支痛——颧髎、迎香。下颌支痛——承浆、颊车、翳风。外感风寒——风门、列缺。外感风热——曲池、外关。气血瘀滞——内关、三阴交。肝胃郁热——行间、内庭。阴虚阳亢——风池、太溪。

4.面痛的治疗操作　毫针泻法。针刺时宜先取远端穴，重刺激。面部腧穴在急性期宜轻刺。风寒证可酌情加灸。

三、腰痛

1.腰痛的辨证要点　病位在腰部，与足少阴肾经及足太阳膀胱经、督脉等关系密切。

（1）经络辨证

①督脉病证：疼痛在腰脊中部者。

②足太阳经证：疼痛在腰脊两

侧者。

（2）八纲辨证：寒湿腰痛、瘀血腰痛、肾虚腰痛。

2.腰痛的治法　通经止痛——局部阿是穴及足太阳经穴为主。

3.腰痛的选穴

（1）主穴：大肠俞、委中、阿是穴。

（2）配穴：督脉病证——后溪。足太阳经证——申脉。腰椎病变——腰夹脊。寒湿腰痛——命门、腰阳关。瘀血腰痛——膈俞、次髎。肾虚腰痛——肾俞、太溪。

4.腰痛的治疗操作　毫针虚补实泻法。寒湿腰痛或肾虚腰痛，加灸法；腰部阿是穴用刺络拔罐；痛势较急者，委中点刺放血。

四、痹证

1.痹证的辨证要点　病位在肉、筋、骨。

（1）主症：关节肌肉疼痛，屈伸不利。

（2）分类

①行痹：痛无定处。

②痛痹：疼痛剧烈，痛有定处，遇寒痛剧。

③着痹：疼痛重着，或肿胀麻木。

④热痹：红肿热痛。

2.痹证的治法　通络止痛——局部穴位为主，配合循经取穴及辨证选穴。

3.痹证的选穴

（1）主穴：阿是穴、局部经穴。

（2）配穴：行痹——血海、膈俞。痛痹——肾俞、关元。着痹——阴陵泉、足三里。热痹——大椎、曲池。

4.痹证的治疗操作　毫针泻法或平补平泻。痛痹、着痹者，加灸法；.大椎、曲池可点刺放血；局部腧穴可加拔罐法。

五、坐骨神经痛

1.坐骨神经痛的辨证要点　坐骨神经痛病位主要在足太阳、足少阳经脉和经筋。

（1）经络辨证

①足太阳经证：疼痛以下肢后侧为主者。

②足少阳经证：疼痛以下肢外侧为主者。

（2）八纲辨证：寒湿、瘀血阻络、气血不足。

2.坐骨神经痛的治法　通经止痛——足太阳、足少阳经穴为主。

3.坐骨神经痛的选穴

（1）主穴

①足太阳经证：承山、昆仑、腰夹脊、委中、秩边。

②足少阳经证：腰夹脊、环跳、丘墟、悬钟、阳陵泉。

（2）配穴：寒湿——命门、腰阳关。瘀血阻络——血海、阿是穴。气血不足——足三里、三阴交。

4.坐骨神经痛的治疗操作　毫针虚补实泻法。秩边、环跳以针感沿腰腿部足太阳、足少阳经向下传导为佳，但不宜多次重复。

六、中风

1.中风的辨证要点　病位在脑，与心、肝、脾肾关系密切。病机为脏腑阴阳失调，气血逆乱。

2.中经络

（1）主症：意识清楚，半身不遂，口角㖞斜，语言不利。

（2）治法：疏通经络，醒脑调神——督脉、手厥阴及足太阴经穴为主。

（3）选穴

①主穴：水沟、内关、三阴交、委中、尺泽、极泉。

②配穴：肝阳暴亢（目赤口苦、脉弦）——太冲、太溪。风痰阻络

（肢体麻木拘急、苔腻脉滑）——丰隆、合谷。痰热腑实（痰多、便秘、舌红、脉弦滑）——曲池、内庭、丰隆。气虚血瘀（体软、半身麻木）——气海、血海、足三里。阴虚风动（肢麻挛痹、舌红少苔、脉细数）——太溪、风池。上肢拘挛——肩髃、曲池、手三里、合谷。下肢拘挛——环跳、足三里、风市、阳陵泉、悬钟、太冲。口角㖞斜——地仓、颊车、合谷、太冲。语言謇涩——廉泉、通里、哑门。吞咽困难——廉泉、金津、玉液。病侧肢体屈曲拘挛者——肘（曲泽）、腕（大陵）、膝（曲泉）、踝（太溪）、足内翻（丘墟透照海）、足外翻（太溪、中封）、足下垂（解溪）。

3. 中脏腑

（1）主症　突然昏仆，不省人事，或神志恍惚，嗜睡，兼半身不遂，口角㖞斜。

（2）治法

①闭证：平肝息风，醒脑开窍——督脉、手厥阴经穴和十二井穴为主。

②脱证：回阳固脱——任脉经穴为主。

（3）选穴

①闭证：十二井、水沟、太冲、丰隆、劳宫。

②脱证：关元、神阙。

4. 中风的治疗操作

①水沟向上方斜刺，用雀啄法，以眼球湿润为度。

②内关用泻法；三阴交用补法。

③刺欲取时，在原穴位置下1寸心经主取穴，避开动脉，直刺进针，用提插泻法。

④尺泽、委中直刺，用提插法使肢体有抽动感。

⑤十二井穴用三棱针点刺出血；太冲、丰隆、劳宫用泻法。

⑥神阙用隔盐灸；关元用大艾炷灸，至四肢转温为止。

七、眩晕

1. 眩晕的辨证要点　本病病位在脑，与肝、脾、肾相关。

（1）主症：头晕目眩，视物旋转。

（2）辨证分型：肝阳上亢、痰湿中阻、气血两虚、肾精不足。

2. 眩晕的治法

（1）实证：平肝潜阳，化痰定眩——足少阳、足厥阴经穴及督脉穴为主。

（2）虚证：益气养血，填精定眩——督脉穴和相应背俞穴为主。

3. 眩晕的选穴

（1）实证

①主穴：百会、风池、太冲、内关。

②配穴：肝阳上亢——行间、侠溪、太溪。痰湿中阻——头维、中脘、丰隆。

（2）虚证

①主穴：肝俞、肾俞、百会、足三里、风池。

②配穴：气血两虚——气海、脾俞、胃俞。肾精不足——太溪、悬钟、三阴交。

4. 眩晕的治疗操作　实证，用毫针用泻法。虚证，百会、风池用平补平泻法，余穴用补法，可灸。

八、面瘫

1. 面瘫的辨证要点　本病病位在面部，与太阳、阳明经筋有关。

（1）主症：以口眼㖞斜为特点。常急性发作，睡眠时发现额纹消失，露睛流泪，鼻唇沟变浅，口角下垂向健侧，病侧不能皱眉、蹙额、闭目、露齿、鼓颊。

（2）经络辨证

①眼睑不能闭合者——足太阳、

②口喝者——手太阳、手足阳明经。

面瘫的治法 祛风通络，疏调经筋——局部穴、手足阳明经穴为主。

3. 面瘫的选穴

（1）主穴：阳白、四白、攒竹、合谷、地仓、颧髎、颊车、太冲。

（2）配穴：风寒外袭——风池、风府。风热侵表——外关、关冲。气血不足——足三里、气海。眼睑闭合不全——鱼腰、丝竹空、申脉。鼻唇沟变浅——迎香。人中沟㖞斜——人中（水沟）。颏唇沟㖞斜——承浆。乳突部疼痛——翳风。舌麻、味觉减退——廉泉。

4. 面瘫的治疗操作 面部腧穴均行平补平泻法，恢复期可加灸法。发病初期，面部腧穴手法不宜过重，针刺不宜过深；肢体远端腧穴行泻法且手法宜重。恢复期，足三里行补法，合谷、太冲行平补平泻法。

九、痿证

1. 痿证的辨证要点 病位在筋脉肌肉，与肺、脾、肝、肾有关。

（1）主症：肢体软弱无力，筋脉弛缓，甚则肌肉萎缩或瘫痪。

辨证分型：肺热津伤、湿热浸淫、脾胃虚弱、肝肾亏虚。

2. 痿证的治法 祛邪通络，濡养筋脉——手、足阳明经穴和夹脊穴为主。

3. 痿证的选穴

（1）主穴

上肢痿证：颈、胸段夹脊穴、外关、曲池、肩髃、合谷。

下肢痿证：解溪、悬钟（绝骨）、三阴交、阳陵泉、腰部夹脊穴、髀关、足三里。

（2）配穴：肺热津伤——尺泽、大椎。湿热浸淫——阴陵泉、内庭。

脾胃虚弱——脾俞、胃俞。肝肾亏虚——肝俞、肾俞。

4. 痿证的治疗操作 毫针刺，虚补实泻法。尺泽可点刺出血。

十、痫病

1. 痫病的辨证要点 病位在脑，与肝、心、脾、肾功能失调有关。

2. 发作期

（1）主症

①大发作：突然昏仆，四肢抽搐，口吐白沫，或发怪叫，二便自遗，发作后平复如常人。

②小发作：动作突然中断，头部后垂，两目瞪视，呼之不应，数秒至数分钟后即可恢复。

（2）治法：醒脑开窍——督脉穴、手厥阴经穴为主。

（3）选穴

①主穴：百会、内关、后溪、涌泉、水沟。

②配穴：大发作——十宣、涌泉。小发作——神门、神庭。

（4）治疗操作：毫针泻法，水沟穴宜强刺激。

3. 间歇期

（1）辨证分型：痰火扰神、风痰闭阻、瘀阻脑络、心脾两虚、肝肾阴虚。

（2）治法：化痰息风，理气通络——任脉穴及手足厥阴经穴为主。

（3）选穴

①主穴：太冲、间使、鸠尾、印堂、腰奇、丰隆。

②配穴：痰火扰神——神门、行间、内庭。风痰闭阻——合谷、风池、阴陵泉。瘀阻脑络——内关、膈俞、血海。心脾两虚——心俞、脾俞、足三里。肝肾阴虚——肝俞、肾俞、三阴交。

（4）治疗操作：太冲、丰隆行泻法，其余主穴行平补平泻法。

十一、不寐

1. 不寐的辨证要点 病位在心，与肝、脾、肾等脏腑功能失调密切相关。

（1）主症：轻者入寐困难或寐而易醒，醒后不寐；重者彻夜难眠。

（2）辨证分型：心脾两虚、心肾不交、心胆气虚、肝火扰神、脾胃不和。

2. 不寐的治法 舒脑宁心，安神利眠——督脉穴、手少阴、足太阴经穴及八脉交会穴为主。

3. 不寐的选穴

（1）主穴：三阴交、照海、百会、神门、申脉、安眠。

（2）配穴：心脾两虚——心俞、脾俞。心肾不交——太溪、肾俞。心胆气虚——心俞、胆俞。肝火扰神——行间、侠溪。脾胃不和——足三里、内关。噩梦多——历兑、隐白。头晕——风池、悬钟。重症不寐——夹脊、四神聪。

4. 不寐的治疗操作 毫针平补平泻法。配心则虚补实泻；照海用补法，申脉用泻法；心胆气虚者可配合灸法。

十二、郁证

1. 郁证的辨证要点 病位在肝，可涉及心、脾、肾。

（1）主症：精神抑郁善忧，情绪不宁或易怒易哭。

（2）辨证分型：肝气郁结、气郁化火、痰气郁结、心神惑乱、心脾两虚、肝肾阴虚。

2. 郁证的治法 调神解郁，疏利气机——督脉、手足厥阴、手少阴经穴为主。

3. 郁证的选穴

（1）主穴：内关、神门、印堂、水沟、太冲、百会。

（2）配穴：肝气郁结——膻中、期门。气郁化火——行间、侠溪。痰气郁结——丰隆、天突、阴陵泉。心神惑乱——通里、心俞、三阴交。心脾两虚——心俞、脾俞、足三里、三阴交。肝肾阴虚——肝俞、肾俞、太溪、三阴交。咽部异物感明显——天突、照海。

4. 郁证的治疗操作 水沟行泻法，其余主穴行平补平泻法。

十三、痴呆

1. 痴呆的辨证要点 病位在脑，与肝、心、脾、肾等脏腑功能失常关系密切。

（1）主症：呆傻愚笨。轻者神情淡漠，寡言少语，反应迟钝，记忆减退等；重者神情呆滞，言辞颠倒，行为怪僻，记忆障碍，智力衰退，生活不能自理等。

（2）辨证分型：肝肾亏虚、气血不足、痰浊蒙窍、瘀血阻络。

2. 痴呆的治法 醒脑调神，充髓益智——督脉、手厥阴、足少阴经穴为主。

3. 痴呆的选穴

（1）主穴：四神聪、内关、百会、太溪、悬钟、印堂。

（2）配穴：肝肾亏虚——肝俞、肾俞。气血不足——足三里、气海、血海。痰浊蒙窍——丰隆、中脘。瘀血阻络——膈俞、太冲。

4. 痴呆的治疗操作 太溪、悬钟行补法，其余主穴平补平泻法。

十四、心悸

1. 心悸的辨证要点 病位在心，与肝、脾、肾功能失调密切相关。

（1）主症：自觉心中悸动，惊惕不安，甚则不能自主。

（2）辨证分型：心虚胆怯、心脾两虚、阴虚火旺、水气凌心、心脉瘀阻。

2. 心悸的治法 宁心安神，定

435

悸止惊——手少阴、手厥阴经穴及相应脏腑俞募穴为主。

3. 心悸的选穴

（1）主穴：心俞、巨阙、内关、神门、郄门。

（2）配穴：心虚胆怯——胆俞。心脾两虚——脾俞、足三里。阴虚火旺——太溪、肾俞。水气凌心——气海、阴陵泉。心脉瘀阻——膻中、膈俞。

4. 心悸的治疗操作　毫针平补平泻法。心脉瘀阻者，膈俞可用刺络拔罐法。

十五、感冒

1. 感冒的辨证要点　病位在肺卫。

（1）主症：恶寒发热（表证），鼻塞流涕、咳嗽、头痛，周身酸楚不适。

（2）辨证分型：风寒感冒、风热感冒、夹湿、夹暑、体虚感冒。

2. 感冒的治法　祛风解表——手太阴、手阳明经穴及督脉穴为主。

3. 感冒的选穴

（1）主穴：合谷、大椎、风池、列缺、太阳。

（2）配穴：风寒感冒——风门、肺俞。风热感冒——曲池、尺泽。夹湿——阴陵泉。夹暑——委中。体虚感冒——足三里。咽喉肿痛——少商、商阳。

4. 感冒的治疗操作　主穴用毫针泻法。配穴中足三里用补法。尺泽、委中、少商、商阳可点刺出血。风寒感冒，可加灸法；风热感冒，大椎可行刺络拔罐法。

十六、咳嗽

1. 咳嗽的辨证要点　病位在肺，与肝、脾、肾关系密切。

2. 外感咳嗽

（1）主症：起病急，病程短，

常伴肺卫表证。

（2）辨证分型：风寒袭肺、风热犯肺。

（3）治法：疏风解表，宣肺止咳——手太阴、手阳明经穴为主。

（4）选穴

①主穴：肺俞、列缺、合谷。

②配穴：风寒袭肺——风门、太渊。风热犯肺——曲池、大椎。咽喉肿痛——少商。

（5）治疗操作：毫针泻法；少商点刺出血；风寒袭肺者宜针灸并用，或针后在背部腧穴拔罐。

3. 内伤咳嗽

（1）主症：反复发作，病程长，可伴他脏见症。

（2）辨证分型：痰湿阻肺、肝火灼肺、肺阴亏虚。

（3）治法：肃肺理气，止咳化痰——手、足太阴经穴为主。

（4）选穴

①主穴：三阴交、太渊、肺俞。

②配穴：痰湿阻肺——丰隆、阴陵泉。肝火灼肺——行间、鱼际。肺阴亏虚——膏肓。咯血——孔最。胁痛——阴陵泉。咽喉干痒——太溪。盗汗——阴郄。气短乏力——足三里、气海。

（5）治疗操作：毫针平补平泻法，酌情加灸。

十七、哮喘

1. 哮喘的辨证要点　病位在肺，与脾、肾关系密切。病机为痰壅气道，肺失宣降。

2. 实喘

（1）主症：病程短，或当发作期，哮鸣声高气粗，呼出为快，体质强，脉象有力。

（2）辨证分型：风寒外袭、痰热阻肺。

（3）治法：祛邪肃肺，化痰平喘——手太阴经穴及相应背俞穴为

为主。

（4）选穴

①主穴：肺俞、中府、列缺、尺泽、定喘。

②配穴：风寒外表——风门、合谷。痰热阻肺——丰隆、曲池。喘甚——天突。

（5）治疗操作：毫针常规刺，用泻法。风寒者可酌情加灸或拔罐。

3. 虚喘

（1）主症：病程长，反复发或当缓解期，哮喘声低气怯，深吸为快，体质虚弱，脉弱无力。

（2）辨证分型：肺气虚、肾气虚。

（3）治法：补益肺肾，止哮平喘——相应背俞穴和手太阴、足少阴经穴为主。

（4）选穴

①主穴：太渊、太溪、足三里、膏肓、肾俞、肺俞、定喘。

②配穴：肺气虚——气海。肾气虚——关元。

（5）治疗操作：毫针常规刺，用补法。肺肾气虚者，可酌加灸或拔罐。

十八、呕吐

1. 呕吐的辨证要点　病位在胃，与肝、脾有关。病机为胃失和降，胃气上逆。

（1）主症

①实证：一般发病急，呕吐量多，吐出物多酸臭味。

②虚证：病程较长，发病较迟，时作时止，吐出物不多，腐臭味不甚。

（2）辨证分型：寒邪客胃、热邪内蕴、饮食停滞、肝气犯胃、痰饮内停、脾胃虚弱。

2. 呕吐的治法　和胃理气，降逆止呕——胃的募穴及足阳明、手厥阴经穴为主。

3. 呕吐的选穴

（1）主穴：足三里、中脘、内关。

（2）配穴：寒邪客胃——上脘、胃俞。热邪内蕴——合谷、金津、玉液。饮食停滞——梁门、天枢。肝气犯胃——期门、太冲。痰饮内停——丰隆、公孙。脾胃虚寒——脾俞、胃俞。

4. 呕吐的治疗操作　主穴毫针平补平泻法。寒气客胃或脾胃虚寒者，宜配合灸法；热邪内蕴者，金津、玉液点刺出血。

十九、胃痛

1. 胃痛的辨证要点　病位在胃，与肝、脾有关。

（1）主症

①实证：病势较急，痛势较剧，痛处拒按，食后痛增。

②虚证：病势较缓，痛势较轻，痛处喜按，空腹痛甚。

（2）辨证分型：寒邪客胃、饮食伤胃、肝气犯胃、瘀血停胃、脾胃虚寒、胃阴不足。

2. 胃痛的治法　和胃止痛——胃的募穴、下合穴为主。

3. 胃痛的选穴

（1）主穴：足三里、中脘、内关。

（2）配穴：寒邪客胃——胃俞。饮食伤胃——梁门、下脘。肝气犯胃——期门、太冲。瘀血停胃——膈俞、三阴交。脾胃虚寒——关元、脾俞、胃俞。胃阴不足——胃俞、三阴交、内庭。

4. 胃痛的治疗操作　虚补实泻法。疼痛发作时可适当加强刺激，持续运针1～3分钟。中脘等局部穴以捻转为主，中等刺激。

二十、泄泻

1. 泄泻的辨证要点　病位在肠

与脾关系密切，也与胃、肝、肾有关。病机为脾虚湿盛，肠道传化失常，清浊不分而发生泄泻。脾失健运是病机关键。

2. 急性泄泻

（1）主症：发病急，病程短，泄泻次数多，多实证。

（2）辨证分型：寒湿内盛、肠腑湿热、食滞胃肠。

（3）治法：除湿导滞，通调腑气——足阳明、足太阴经穴为主。

（4）选穴

①主穴：天枢、上巨虚、阴陵泉、水分。

②配穴：寒湿内盛——神阙。肠腑湿热——内庭、曲池。食滞胃肠——中脘。泻下脓血——曲池、三阴交、内庭。

3. 慢性泄泻

（1）主症：发病缓，病程长，泄泻次数较少，呈间歇性发作，多为虚证或虚实夹杂。

（2）辨证分型：脾气虚弱、肾阳虚衰、肝气乘脾。

（3）治法：健脾温肾，固本止泻——任脉穴和足阳明、足太阴经穴为主。

（4）选穴

①主穴：神阙、天枢、足三里、公孙。

②配穴：脾气虚弱——脾俞、太白。肾阳虚衰——肾俞、关元。久泻虚陷——百会。

4. 泄泻的治疗操作 神阙穴用隔盐灸或隔姜灸，其他腧穴常规针刺。寒湿及脾虚、肾虚宜针灸并用；肾阳虚衰者可用隔附子饼灸。

二十一、便秘

1. 便秘的辨证要点 病位在肠，与脾、胃、肺、肝、肾的功能失调有关。病机为大肠传导失司，气机不畅，糟粕内停。

（1）主症：大便秘结不通，排便艰涩难解。

（2）辨证分型：热秘、气秘、冷秘、虚秘。

2. 便秘的治法 理肠通便——大肠的背俞穴、募穴及下合穴为主。

3. 便秘的选穴

（1）主穴：天枢、支沟、大肠俞、上巨虚。

（2）配穴：热秘——合谷、曲池。气秘——太冲、中脘。冷秘——神阙、关元。虚秘——足三里、脾俞、气海。阴伤津亏——照海、太溪。

4. 便秘的治疗操作 毫针泻实补虚。冷秘、虚秘宜配合灸法。

二十二、癃闭

1. 癃闭的辨证要点 病位主要在膀胱与肾，与三焦、肺、脾、肝之气机失利密切相关。病机为膀胱气化失调。

2. 癃闭的主症 排尿困难。

3. 实证

（1）辨证分型：膀胱湿热、肺热壅盛、肝郁气滞、浊瘀阻塞。

（2）治法：清热利湿，行气活血——足太阳、足太阴经穴及相应俞募穴为主。

（3）选穴

①主穴：膀胱俞、秩边、中极、阴陵泉、三阴交。

②配穴：膀胱湿热——委阳。肺热壅盛——尺泽。肝郁气滞——太冲。浊瘀阻塞——次髎、血海。

4. 虚证

（1）辨证分型：脾虚气弱、肾气亏虚。

（2）治法：温补脾肾，益气启闭——足太阳、足太阴经穴及相应背俞穴为主。

（3）选穴

①主穴：脾俞、肾俞、三焦俞、秩边、关元。

②配穴：脾虚气弱——气海

足三里。肾气下虚——太溪、命门。

5. 癃闭的治疗操作 膀胱充盈者，中极、关元等小腹部穴不能直刺，应向下斜刺、浅刺；虚证可用温针灸。

二十三、消渴

1. 消渴的辨证要点 消渴的病变脏腑主要在肺、胃、肾，又以肾为关键。病机为阴津亏损，燥热偏盛。

（1）主症：多饮，多食，多尿，形体消瘦，或尿有甜味（三多一少）。

（2）辨证分型：肺燥津伤（上消）、胃燥津伤（中消）、肾阴亏虚（下消）、阴阳两虚。

2. 消渴的治法 养阴生津，清热润燥——相应背俞穴及足太阴、足少阴经穴为主。

3. 消渴的选穴

（1）主穴：肺俞、脾俞、肾俞、三阴交、胃脘下俞（胰俞）、太溪。

（2）配穴：肺燥津伤——太渊、少府。胃热津伤——内庭、地机。肾阴亏虚——复溜、太冲。阴阳两虚——关元、命门。上肢痛麻——肩髃、曲池、合谷。下肢痛麻——风市、阳陵泉、解溪。皮肤瘙痒——风池、血海、血海。

4. 消渴的治疗操作 肾俞、太溪行毫针补法，其余主穴行平补平泻法。阴阳两虚者可配合灸法。

第二十九单元　妇儿科病证的针灸治疗

一、月经不调

月经不调的辨证要点：病位在胞宫，与冲任二脉及肾、肝、脾关系密切。

（一）月经先期

1. 主症 月经周期提前7天以上，连续2个周期以上。

2. 病机 热扰冲血海，或虚热扰动冲任，或气虚不能统血。

3. 辨证分型 实热证、虚热证、气虚证。

4. 治法 调理冲任，清热调经——任脉、足太阴经穴为主。

5. 选穴

（1）主穴：关元、三阴交、血海。

（2）配穴：实热证——行间。虚热证——太溪。气虚证——足三里、脾俞。月经过多——隐白。

6. 治疗操作 毫针刺，实证用泻法，虚证可加灸法。

（二）月经后期

1. 主症 月经周期推迟7天以上，连续2个周期以上。

2. 病机 寒凝血脉，或血行乏源。

3. 辨证分型 寒凝证、血虚证。

4. 治法 温经散寒，行血调经——任脉、足太阴经穴为主。

5. 选穴

（1）主穴：归来、气海、三阴交。

（2）配穴：寒凝证——关元、命门。血虚证——足三里、血海。

6. 治疗操作 毫针补法，可加灸法。关元、气海，隔姜灸，适用于月经后期。

（三）月经先后无定期

1. 主症 月经周期或提前或延后7天以上，连续2个周期以上。

2. 病机 肝郁扰动冲任，或肾虚精血不足。

3. 辨证分型 肝郁证、肾虚证。

4. 治法 调补肝肾，理血调经——任脉、足太阴经穴为主。

5. 选穴

（1）主穴：关元、肝俞、三阴交。

（2）配穴：肝郁证——期门、

太冲。肾虚证——肾俞、太溪。

6.治疗操作 毫针虚补实泻法。

二、痛经

痛经的辨证要点：病位在胞宫、冲任，与肝、肾关系密切。

（一）实证

1.主症 疼痛发于经前或经行之初，以绞痛、灼痛、刺痛为主，拒按。

2.辨证分型 气滞血瘀、寒凝血瘀。

3.治法 行气活血，调经止痛——任脉、足太阴经穴为主。

4.选穴

（1）主穴：三阴交、次髎、中极、地机、十七椎。

（2）配穴：气滞血瘀——太冲、血海。寒凝血瘀——关元、归来。

5.治疗操作 毫针泻法，寒凝者加艾灸。

（二）虚证

1.主症 月经将净或经后始作痛者，喜按。

2.辨证分型 气血虚弱、肾气亏虚。

3.治法 调补气血，温养冲任——任脉、足太阴、足阳明经穴为主。

4.选穴

（1）主穴：三阴交、关元、足三里、十七椎。

（2）配穴：气血虚弱——气海、脾俞。肾气亏虚——太溪、肾俞。

5.治疗操作 毫针补法，可加灸。关元、气海穴，隔附子饼灸3～5壮，隔日1次，用于虚证、寒凝血瘀证。

三、崩漏

崩漏的辨证要点：病位在胞宫，与冲、任二脉及肝、脾、肾关系密切。病机为子宫藏泻失常，冲任不

固，不能制约经血。

（一）实证

1.主症 经血非时暴下，量多势急，经血色红质稠。

2.辨证分型 血热、血瘀、湿热、气郁。

3.治法 清热利湿，固经止血——任脉穴、足太阴经穴为主。

4.选穴

（1）主穴：关元、三阴交、隐白。

（2）配穴：血热——中极、血海。血瘀——血海、膈俞。湿热——中极、阴陵泉。气郁——膻中、太冲。

治疗操作 毫针刺，关元用平补平泻法，其余穴位用泻法，隐白艾炷灸。

（二）虚证

1.主症 久崩久漏，淋漓难尽，经血色淡质稀。

2.辨证分型 脾虚、肾虚。

3.治法 健脾补肾，固冲止血——任脉穴及足太阴、足阳明经穴为主。

4.选穴

（1）主穴：肾俞、气海、足三里、三阴交。

（2）配穴：脾虚——百会、脾俞。肾虚——太溪、肾俞。

5.治疗操作 毫针补法，可灸。

四、绝经前后诸证

1.绝经前后诸证的辨证要点 病位在肾，与肝、脾、心关系密切。

（1）主症：月经紊乱，潮热汗出，心悸，情绪不稳定。

（2）辨证分型：肾阴虚、肾阳虚、肝阳上亢、痰气郁结。

2.绝经前后诸证的治法 滋补肝肾，调理冲任——任脉穴、足太阴经穴及相应背俞穴为主。

3. 绝经前后诸证的选穴

（1）主穴：三阴交、太溪、气海、肾俞、肝俞。

（2）配穴：肾阴虚——照海、阴谷。肾阳虚——关元、命门。肝阳上亢——风池、太冲。痰气郁结——中脘、丰隆。烦躁失眠——心俞、神门。纳少便溏——中脘、阴陵泉。

4. 绝经前后诸证的治疗操作 毫针补法或平补平泻法。

五、带下病

1. 带下病的辨证要点 病位在胞宫，与带脉、任脉及脾、肾关系密切。

（1）主症：带下量明显增多，色、质、味异常。

（2）辨证分型：湿热下注、脾虚、肾虚。

2. 带下病的治法 利湿化浊，固摄带脉——足少阳、足太阴经穴及任脉穴为主。

3. 带下病的选穴

（1）主穴：三阴交、中极、带脉、白环俞。

（2）配穴：湿热下注——阴陵泉、水道、次髎。脾虚——气海、足三里、脾俞。肾虚——关元、肾俞、照海。阴痒——蠡沟、太冲。

4. 带下病的治疗操作 毫针平补平泻法。

六、缺乳

1. 缺乳的辨证要点 病位在乳房，与胃、肝、脾关系密切。

（1）主症

①实证：产后乳少，乳房胀满而痛，乳腺胀硬，或乳房松软，但躯体肥盛。

②虚证：乳少汁稀，乳房松软不胀，或乳腺细小。

（2）辨证分型：肝郁气滞、气血虚弱。

2. 缺乳的治法 调理气血，疏通乳络——局部腧穴足阳明经穴为主。

3. 缺乳的选穴

（1）主穴：膻中、少泽、乳根。

（2）配穴：气血虚弱——足三里、脾俞、胃俞。肝郁气滞——太冲、内关。

4. 缺乳的治疗操作 乳根针尖向乳房基底部横刺至双乳微胀为佳；膻中向两侧乳房横刺 0.5～1寸；少泽点刺出血。气血不足者可加灸。

七、遗尿

1. 遗尿的辨证要点 病位在膀胱，与任脉及肾、肺、肝关系密切。

（1）主症：睡中经常遗尿，多则一夜数次（3周岁以下小儿属生理状态）。

（2）辨证分型：肾气不足、肺脾气虚、肝经郁热。

2. 遗尿的治法 调理膀胱，温肾健脾——任脉、足太阴经穴及膀胱的背俞穴、募穴为主。

3. 遗尿的选穴

（1）主穴：膀胱俞、中极、三阴交、关元。

（2）配穴：肾气不足——肾俞、命门、太溪。肺脾气虚——气海、足三里。肝经郁热——行间、阳陵泉。夜梦多——百会、神门。

4. 遗尿的治疗操作 毫针补法或平补平泻法，可灸。下腹部穴位针尖向下斜刺，以针感到达前阴部为佳。

八、小儿多动症

1. 小儿多动症的辨证要点 病位在心、脑，与肝、脾、肾关系密切。病机为禀赋不足，肾精虚衰，虚风内动；或髓海空虚，元神失养等。

或心脾两虚,气血不足,心神失养。

(1)主症:本病以注意力不集中、活动过多、情绪不稳、冲动任性为主,伴有不同程度的学习困难,但智力正常或基本正常。

(2)辨证分型:阴虚阳亢、心脾两虚。

2.小儿多动症的治法 健脑益智,安神定志——督脉穴及手少阴、手厥阴经穴为主。

3.小儿多动症的选穴

(1)主穴:印堂、四神聪、太溪、风池、神门、内关。

(2)配穴:阴虚阳亢——三阴交、太冲。心脾两虚——心俞、脾俞。烦躁不安——照海、神庭。记忆力差——悬钟。盗汗——阴郄、复溜。纳少——中脘、足三里。遗尿——中极、膀胱俞。

4.小儿多动症的治疗操作 毫针刺,虚补实泻。

第三十单元 皮外伤科病证的针灸治疗

一、瘾疹

1.瘾疹的辨证要点 瘾疹病位在肌肤腠理,与感受风邪及脏腑气血盛衰关系密切。

(1)主症:起病急骤,皮肤突发瘙痒不止,可见大小不等、形状各异的风团,淡红或白色,边界清楚,此起彼伏。

(2)辨证分型:风热犯表、风寒束表、胃肠积热、血虚风燥。

2.瘾疹的治法 疏风和营——手阳明、足太阴经穴为主。

3.瘾疹的选穴

(1)主穴:合谷、曲池、三阴交、膈俞、血海。

(2)配穴:风热犯表——大椎、风门。风寒束表——风门、肺俞。

胃肠积热——天枢、足三里。血虚风燥——脾俞、足三里。呼吸困难——天突。恶心呕吐——内关。

4.瘾疹的治疗操作 毫针泻法。膈俞可点刺出血。风寒束表者可灸;血虚风燥者只针不灸。

二、蛇串疮

1.蛇串疮的辨证要点 病位在皮部,主要与肝、脾相关。

(1)主症:初起时患部皮肤灼热刺痛、发红,继则出现簇集性粟粒大小丘状疱疹,多呈带状排列,多发生于身体一侧腰、胁部(相当于带状疱疹)。

(2)辨证分型:肝胆火盛、脾胃湿热、瘀血阻络。

2.蛇串疮的治法 泻火解毒,清热利湿——局部阿是穴及相应夹脊穴为主。

3.蛇串疮的选穴

(1)主穴:局部阿是穴、相应夹脊穴。

(2)配穴:肝胆火盛——行间、侠溪。脾胃湿热——阴陵泉、内庭。瘀血阻络——血海、三阴交。便秘——天枢。心烦——神门。

4.蛇串疮的治疗操作 毫针泻法,强刺激。在损局部阿是穴用围针法,即在疱疹带的头、尾各刺一针;两旁则根据疱疹带的大小选取数点,向疱疹带中央沿皮平刺。

三、神经性皮炎

1.神经性皮炎的辨证要点 病位在肌肤腠理经脉,与肝、脾关系密切。基本病机是风热外袭或郁火外窜肌肤,化燥生风,肌肤失养。

(1)主症:发病初期,仅有瘙痒而无皮疹,或丘疹呈正常皮色或红色,食辛辣食物加重,兼心烦易怒,每因情志刺激后诱发或加重;病久丘疹融合成片,皮肤增厚、干

442

燥粗糙、色素沉着，或有灰白鳞屑，夜间瘙痒加剧。

（2）辨证分型：风热侵袭、肝郁化火、血虚风燥。

2.神经性皮炎的治法 祛风止痒，清热润燥——局部阿是穴及手阳明、足太阴经穴为主。

3.神经性皮炎的选穴

（1）主穴：合谷、曲池、膈俞、血海、阿是穴。

（2）配穴：风热侵袭——外关、风池。肝郁化火——太冲、肝俞。血虚风燥——脾俞、三阴交、足三里。

4.神经性皮炎的治疗操作 阿是穴毫针围刺，针尖沿病灶基底部皮下向中心平刺；余穴毫针虚补实泻法。

四、乳癖

1.乳癖的辨证要点 病位在乳房部，与胃、肝关系密切。病机为气滞痰凝，冲任失调。

（1）主症：乳痛、肿块，质不硬，活动度好，边界不清，与月经周期密切相关。

（2）辨证分型：肝郁气滞、痰浊凝结、冲任失调。

2.乳癖的治法 理气化瘀，调理冲任——局部腧穴及足阳明、足厥阴经穴为主。

3.乳癖的选穴

（1）主穴：乳根、膻中、屋翳、期门、太冲、足三里。

（2）配穴：肝郁气滞——肝俞、内关。痰浊凝结——丰隆、中脘。冲任失调——关元、肝俞、肾俞。

4.乳癖的治疗操作 毫针泻法。膻中向患侧乳房横刺；乳根向上刺入乳房底部；屋翳、期门沿肋间隙向外斜刺。诸穴不可直刺、深刺，以免伤及内脏。

五、颈椎病

1.颈椎病的辨证要点 病位在颈部筋骨，与督脉及手足太阳、少阳经脉关系密切。基本病机是筋骨受损，经络气血阻滞不通。

（1）主症：头枕、颈项、肩背、上肢等部位疼痛，以及进行性肢体感觉和运动功能障碍。

（2）经络辨证

①太阳经：后项部疼痛。
②少阳经：颈项侧后方疼痛。
③阳明经：颈项侧前疼痛。
④督脉：后项正中疼痛。

（3）八纲辨证：外邪内侵、气滞血瘀、肝肾不足。

2.颈椎病的治法 通经止痛——局部腧穴和手、足三阳经穴、督脉穴为主。

3.颈椎病的选穴

（1）主穴：风池、曲池、悬钟、颈夹脊、天柱、阿是穴。

（2）配穴：太阳经——申脉。少阳经——外关。阳明经——合谷。督脉——后溪。外邪内侵——合谷、列缺。气滞血瘀——膈俞、合谷。肝肾不足——肝俞、肾俞。上肢麻痛——合谷、手三里。头晕头痛——百会或四神聪。恶心呕吐——中脘、内关。耳鸣耳聋——听宫、外关。

4.颈椎病的治疗操作 夹脊穴宜直刺或向颈椎斜刺，得气后行平补平泻法；余穴用泻法。

六、落枕

1.落枕的辨证要点 病位在颈项部经筋，与手、足太阳和足少阳经密切相关。基本病机是经筋受损，筋络拘急，气血阻滞不通。

（1）经络辨证

①督脉与太阳经：项背部强痛，低头加重，项背部压痛明显。

②少阳经：颈肩部疼痛，头有向患侧，颈肩部压痛明显。

（2）八纲辨证：风寒袭络、气滞血瘀。

2. 落枕的治法 疏经活络，调和气血——局部阿是穴和手太阳、足少阳经穴为主。

3. 落枕的选穴

（1）主穴：天柱、后溪、悬钟、外劳宫。

（2）配穴：督脉、太阳经——大椎、束骨。少阳经——风池、肩井。风寒袭络——风池、合谷。气滞血瘀——内关、合谷。肩痛——肩髃。背痛——天宗。

4. 落枕的治疗操作 毫针泻法。

七、漏肩风

1. 漏肩风的辨证要点 病位在肩部经筋。手三阳经及手太阴经循行于肩前、肩外、肩后及肩内侧。

（1）经络辨证

①手阳明经：疼痛以肩前外部为主。

②手少阳经：疼痛以肩外侧为主。

③手太阳经：疼痛以肩后部为主。

④手太阴经：疼痛以肩前部为主。

（2）八纲辨证：外邪内侵、气滞血瘀、气血虚弱。

2. 漏肩风的治法 通经活络，舒筋止痛——局部穴位为主，配合经筋远端取穴。

3. 漏肩风的选穴

（1）主穴：肩贞、阳陵泉、条口透承山、肩髃、肩髎、阿是穴。

（2）配穴：手阳明经——合谷。手少阳经——外关。手太阳经——后溪。手太阴经——列缺。外邪内侵——合谷、风池。气滞血瘀——内关、膈俞。气血虚弱——足三里、气海。

4. 漏肩风的治疗操作 毫针泻法或平补平泻法。先刺远端穴，行针后让患者运动肩关节。局部穴可加灸法。

八、扭伤

1. 扭伤的辨证要点 本病多发于腰、踝、膝、腕、肘、髋等部位，病位在经筋。新伤疼痛肿胀，活动不利者为气滞血瘀。若为陈伤，遇天气变化反复发作者为寒湿侵袭，瘀血阻滞。

2. 扭伤的治法 祛瘀消肿，舒筋通络——扭伤局部腧穴为主。

3. 扭伤的选穴

主穴：阿是穴、局部腧穴。

腰部：腰痛点、阿是穴、大肠俞、委中。

颈部：阿是穴、后溪、风池、绝骨。

肩部：阿是穴、肩贞、肩髃、肩髎。

肘部：阿是穴、天井、小海、曲池。

腕部：阿是穴、阳池、阳溪、阳谷。

髋部：阿是穴、秩边、居髎、环跳。

膝部：阿是穴、膝阳关、梁丘、膝眼。

踝部：申脉、解溪、丘墟、阿是穴。

4. 扭伤的治疗操作 毫针泻法。陈旧性损伤留针加灸法，或用温针灸。急性扭伤者，常先针刺远端穴位，并令患者同时活动患部，常有针入痛止之效。

九、肘劳

1. 肘劳的辨证要点 病位在肘部手三阳经筋。

经络辨证

①手阳明经筋（网球肘）——肘关节外上方（肱骨外上髁周围）

明显压痛。

②手太阳经筋证（高尔夫球肘）——肘关节内下方（肱骨内上髁周围）明显压痛。

③手少阳经筋证（学生肘或矿工肘）——肘关节外部（尺骨鹰嘴处）明显压痛。

2.肘劳的治法 舒筋通络——局部阿是穴为主。

3.肘劳的选穴

（1）主穴：阿是穴。

（2）配穴：手阳明经筋证——曲池、手三里、三间。手太阳经筋证——阳谷、小海。手少阳经筋证——外关、天井。

4.肘劳的治疗操作 毫针泻法。压痛点局部采用多向透刺法或齐刺法，得气后留针，局部可加温和灸或电针。

第三十一单元 五官科病证的针灸治疗

一、目赤肿痛

1.目赤肿痛的辨证要点 病位在目。六阳经除手阳明大肠经外，其余五条阳经皆直接联系眼睛，但与肝、胆两经关系最为密切。

（1）主症：目赤肿痛，羞明，流泪，眵多。

（2）辨证分型：外感风热、肝胆火盛。

2.目赤肿痛的治法 疏风散热，消肿止痛——近部取穴及手阳明、足厥阴经穴为主。

3.目赤肿痛的选穴

（1）主穴：睛明、太阳、合谷、风池、太冲。

（2）配穴：外感风热——少商、外关。肝胆火盛——太冲、侠溪。

4.目赤肿痛的治疗操作 毫针

泻法。太阳、少商点刺出血。

二、耳鸣耳聋

耳鸣耳聋的辨证要点：病位在耳，与肝、胆、肾关系密切。

（一）实证

1.主症 暴病耳聋，或耳中觉胀，耳鸣如潮，鸣声隆隆不断，按之不减。

2.辨证分型 外感风邪、肝胆火盛、痰火郁结。

3.治法 疏风泻火，通络开窍——局部腧穴及手、足少阳经穴为主。

4.选穴

（1）主穴：侠溪、听会、中渚、翳风。

（2）配穴：外感风邪——外关、合谷。肝胆火盛——行间、丘墟。痰火郁结——丰隆、阴陵泉。

（二）虚证

1.主症 久病耳聋，耳鸣如蝉，时作时止，劳累则加剧，按之鸣声减弱。

2.辨证分型 肾精亏虚、脾胃虚弱。

3.治法 补肾养窍——局部腧穴及足少阴经穴为主。

4.选穴

（1）主穴：肾俞、听宫、太溪、翳风。

（2）配穴：脾胃虚弱——气海、足三里。

5.耳鸣耳聋的治疗操作 听会、听宫、翳风的针刺以向耳底或耳周传导为佳，余穴常规针刺，虚证可加灸。

三、鼻衄

1.鼻衄的辨证要点 病位在鼻窍，与肺、胃、肝、心等关系密切。基本病机是火热气逆，迫血妄行；

或阴虚火旺，气不摄血。

2. 鼻衄的治法　清热泻火，凉血止血——局部腧穴、督脉穴及手阳明经穴为主。

3. 鼻衄的选穴

（1）主穴：迎香、印堂、风池、合谷、足三里。

（2）配穴：肺气虚寒——肺俞、气海。脾气虚弱——脾俞、气海、胃俞。肾阴亏虚——肾俞、命门。

4. 鼻衄的治疗操作　毫针补平泻法。印堂由上往下沿皮直刺至鼻根部；迎香由下往上沿鼻唇沟斜刺。

四、牙痛

1. 牙痛的辨证要点　病位在齿。手、足阳明经分别入下齿、上齿，故本病与胃、肾关系密切。

（1）主症：牙齿疼痛。

（2）辨证分型：风火牙痛、胃火牙痛、虚火牙痛。

2. 牙痛的治法　祛风泻火，通络止痛——手、足阳明经穴为主。

3. 牙痛的选穴

（1）主穴：合谷、下关、颊车。

（2）配穴：风火牙痛——外关、风池。胃火牙痛——内庭、二间。虚火牙痛——太溪、行间。

4. 牙痛的治疗操作　毫针泻法或平补平泻法。循经远取可左右交叉刺，合谷持续行针 $1\sim2$ 分钟。虚火牙痛者，太溪可用补法。

五、咽喉肿痛

咽喉肿痛的辨证要点：病位在咽喉，与肺、胃、肾等脏腑关系密切。基本病机是火热或虚火上灼咽喉（实火、虚火）。

主症：咽喉部红肿疼痛，吞咽不适。

（一）实证

1. 辨证分型　外感风热、肺胃热盛。

2. 治法　清热利咽，消肿止痛——手太阴、手阳明经穴为主。

3. 选穴

（1）主穴：合谷、尺泽、关冲、少商。

（2）配穴：外感风热——外关、风池。肺胃热盛——内庭、鱼际。

4. 治疗操作　实证用泻法。少商、关冲点刺出血。

（二）虚证

1. 辨证分型　阴虚火旺。

2. 治法　滋阴降火，利咽止痛——手太阴、足少阴经穴为主。

3. 处方　主穴：照海、太溪、列缺、鱼际。

4. 治疗操作　虚证用补法或平补平泻法。列缺、照海行针时可配合做吞咽动作。

六、近视

1. 近视的辨证要点　病位在目，与心、肝、肾关系密切。

（1）主症：视近清晰，视远模糊，视力减退。

（2）辨证分型：心脾两虚、肝肾不足。

2. 近视的治法　调气活血，养肝明目——局部腧穴及足太阳、足少阳经穴为主。

3. 近视的选穴

（1）主穴：睛明、光明、承泣、风池。

（2）配穴：心脾两虚——心俞、脾俞、足三里。肝肾不足——肝俞、肾俞、太溪、太冲。

4. 近视的治疗操作　主穴宜平补平泻；配穴均用补法，可加灸。

第三十二单元　急症及其他病证的针灸治疗

一、晕厥

1.晕厥的辨证要点　病位在脑，与肝、心、脾关系密切。

（1）主症：突然昏倒，不省人事，四肢厥冷，少时苏醒。

（2）辨证分型：实证、虚证。

2.晕厥的治法　苏厥醒神——督脉穴为主。

3.晕厥的选穴

（1）主穴：百会、内关、水沟、足三里。

（2）配穴：虚证——气海、关元。实证——合谷、太冲。

4.晕厥的治疗操作　毫针虚补实泻法。

二、内脏绞痛

（一）心绞痛

1.辨证要点　病位在心。病机为心脉痹阻。

2.辨证分型　气滞血瘀、寒邪凝滞、痰浊阻络、阳气虚衰。

3.治法　通阳行气，活血止痛——手厥阴、手少阴经穴为主。

4.选穴

（1）主穴：郄门、阴郄、膻中、内关。

（2）配穴：气滞血瘀——太冲、血海。寒邪凝滞——神阙、至阳。痰浊阻络——中脘、丰隆。阳气虚衰——心俞、至阳。

5.治疗操作　毫针泻法。寒证、虚证加艾灸。

（二）胆绞痛

1.辨证要点　病位在胆。病机为胆腑气机壅阻，不通则痛。

2.辨证分型　肝胆湿热、肝胆

气滞、蛔虫妄动。

3.治法　疏肝利胆，行气止痛——足少阳经穴、胆的俞募穴为主。

4.选穴

（1）主穴：胆囊穴、胆俞、阳陵泉、日月。

（2）配穴：肝胆湿热——内庭、阴陵泉。肝胆气滞——太冲、丘墟。蛔虫妄动——迎香透四白。

5.治疗操作　毫针泻法。日月、胆俞治疗针刺方向，勿深刺。

（三）肾绞痛

1.辨证要点　病位在肾，与膀胱、脾关系密切。病机为湿热蕴结下焦，煎熬尿液成石，阻于水道，通降失利。

2.辨证分型　下焦湿热、肾气不足。

3.治法　清利湿热，通淋止痛——足太阴经穴与相应背俞穴为主。

4.选穴

（1）主穴：肾俞、膀胱俞、中极、三阴交、阴陵泉。

（2）配穴：下焦湿热——委阳、合谷。肾气不足——气海、关元。

5.治疗操作　毫针泻法。

三、肥胖症

1.肥胖症的辨证要点　肥胖与胃、肠、脾、肾关系密切。

（1）主症：形体肥胖，面肥颈臃，项厚背宽，腹大腰粗，臀丰腿圆。

（2）辨证分型：实证、虚证。

2.肥胖症的治法　祛湿化痰，通经活络——任脉穴及手足阳明、足太阴经穴为主。

3.肥胖症的选穴

（1）主穴：阴陵泉、天枢、曲池、太冲、丰隆。

（2）配穴：胃肠积热——上巨虚、内庭。脾胃虚弱——脾俞、足三里。肾阳亏虚——肾俞、关元。心悸——神门、内关。胸闷——膻中、内关。嗜睡——照海、申脉。腹部肥胖——归来、下脘、中极。便秘——支沟。性功能减退——关元、肾俞。下肢水肿——三阴交、水分。

4. 肥胖症的治疗操作　毫针虚补实泻法。

诊断学基础

第一单元 症状学

一、发热

1.病因
（1）感染性发热。
（2）非感染性发热：①无菌性坏死物质的吸收；②抗原－抗体反应；③体温调节中枢功能障碍；④内分泌与代谢障碍；⑤皮肤散热减少；⑥自主神经功能紊乱。

2.临床表现
（1）发热的临床分度：以口测法为准，可将发热分为：①低热：37.3～38.0℃；②中等度热：38.1～39.0℃；③高热：39.1～41.0℃；④超高热：41.0℃以上。

（2）热型：①稽留热（39～40℃），24小时波动小于1℃，见于肺炎链球菌肺炎、伤寒和斑疹伤寒高热期；②弛张热（＞39℃），24小时波动范围＞2℃，常见于败血症、风湿热、重症肺结核、化脓性炎症等；③间歇热，骤升骤降，见于疟疾、急性肾盂肾炎等；④回归热，骤升骤降，持续几天，见于回归热、霍奇金病等；⑤波状热，渐升渐降，见于布鲁菌病；⑥不规则热，见于结核病、风湿热、支气管肺炎、渗出性胸膜炎、感染性心内膜炎等。

3.伴随症状及体征
（1）寒战：见于肺炎链球菌肺炎、败血症、急性胆囊炎等。
（2）结膜充血：见于麻疹、流行性出血热、斑疹伤寒、钩端螺旋体病等。
（3）淋巴结肿大：见于传染性单核细胞增多症、风疹等。
（4）皮疹：见于麻疹、猩红热等。
（5）昏迷：先发热后昏迷者见于流行性乙型脑炎、斑疹伤寒、流行性脑脊髓膜炎、中毒性菌痢等。先昏迷后发热者见于脑出血、巴比妥类药物中毒等。

二、头痛

1.病因
（1）颅内疾病。
（2）颅外疾病：①颈椎病及其他颈部疾病等；②神经痛，如三叉神经痛等；③眼、耳、鼻及牙齿疾病所致的头痛等。
（3）全身性疾病：①急性感染；②心血管疾病；③中毒；④其他，如中暑、低血糖、贫血、肺性脑病、系统性红斑狼疮、月经期及绝经期头痛等。
（4）神经症：神经衰弱及癔症性头痛等。

2.伴随症状
（1）伴剧烈呕吐：多见于颅内压增高；头痛在呕吐后减轻者见于偏头痛。
（2）伴眩晕：见于小脑肿瘤、椎－基底动脉供血不足等。
（3）伴发热：常见于感染性疾病，包括颅内或全身性感染。
（4）慢性进行性头痛出现精神症状者：应注意颅内肿瘤。
（5）慢性头痛突然加剧并有意识障碍者：提示可能发生脑疝。
（6）伴视力障碍：可见于青光

眼或脑肿瘤.

（7）伴脑膜刺激征者：提示有脑膜炎或蛛网膜下腔出血.

（8）伴癫痫发作者：可见于脑血管畸形、脑内寄生虫病或脑肿瘤等.

三、胸痛

1. 病因
①胸壁疾病。②心血管疾病。③呼吸系统疾病。④其他：食管疾病、纵隔疾病、腹部疾病、过度通气综合征.

2. 问诊要点及临床意义
（1）发病年龄。

（2）胸痛部位：心绞痛与急性心肌梗死的疼痛常位于胸骨后或心前区，疼痛常牵涉至左肩背、左臂内侧。带状疱疹因其的胸痛，表现为成簇的水疱沿一侧肋间神经分布伴剧痛。

（3）胸痛性质：心绞痛呈压榨样痛，可伴有窒息感。心肌梗死，疼痛更为剧烈并有恐惧、濒死感。带状疱疹程阵发性的灼痛或刺痛。

（4）胸痛持续时间：心绞痛发作时间短暂。心肌梗死疼痛持续时间长且不易缓解。

（5）胸痛诱因与缓解因素：心绞痛常因劳累、体力活动或精神紧张而诱发，含服硝酸甘油可迅速缓解。心肌梗死的胸痛含服硝酸甘油不能缓解。心脏神经症的胸痛在体力活动后反而减轻。胸膜炎、自发性气胸的胸痛则可因深呼吸与咳嗽而加剧.

3. 伴随症状及体征
（1）伴呼吸困难：提示肺部较大面积病变，如肺炎链球菌肺炎、自发性气胸、渗出性胸膜炎、过度通气综合征或其他肺疾病、肺疾病。

（2）伴面色苍白、大汗、血压下降或休克：多考虑急性心肌梗死、主动脉夹层动脉瘤破裂、主动脉窦瘤破裂或大块肺栓塞等严重病变。

四、腹痛

1. 病因
（1）腹部疾病：①急性腹膜炎。②腹腔脏器炎症。③空腔脏器痉挛或梗阻。④脏器扭转或破裂。⑤腹膜粘连或脏器包膜牵张。⑥化学性刺激。⑦肿瘤压迫与浸润。⑧腹腔内血管疾病。

（2）腹腔脏病的牵涉痛：如肺炎、心绞痛、急性心肌梗死等，疼痛科牵涉腹部。

（3）全身性疾病：如尿毒症、糖尿病酮症酸中毒、铅中毒等。

（4）其他原因：如荨麻疹时肠黏膜水肿。

2. 伴随症状及体征
（1）伴寒战、高热：提示急性炎症。

（2）伴休克：常见于急性腹腔内出血、急性胃肠穿孔、急性心肌梗死等。

（3）伴腹泻：提示为肠道炎症、吸收不良，亦见于慢性胰腺及肝脏疾病。

（4）伴反酸、嗳气：提示为慢性胃炎或消化性溃疡。

3. 腹痛的性质与程度
①消化性溃疡：慢性、周期性、节律性中上腹隐痛或灼痛。②胆囊炎：右上腹绞痛。③肝癌：右上腹持续性的钝痛，伴肝大及黄疸。④阑尾炎：转移性的右下腹（麦氏点）疼痛。

五、咳嗽与咳痰

1. 病因
①呼吸道疾病。②胸膜疾病。③心血管疾病，如肺水肿。④中枢性因素。

2. 问诊要点及临床意义
（1）咳嗽出现的时间与节律：长期慢性咳嗽见于慢性支气管炎、支气管扩张、慢性肺脓肿。夜间咳嗽明显见于肺结核、左心衰竭。

（2）咳嗽的音色：犬吠样咳嗽

多见于急性喉炎或气道异物。带有鸡鸣样叫声常见于百日咳。

（3）痰的性质与量：量多者常为支气管扩张症、肺脓肿、空洞型肺结核。支气管扩张症和肺脓肿患者痰量多时，静置后可出现分层。

3. 伴随症状及体征

（1）伴呼吸困难：见于喉水肿、喉头水肿、支气管哮喘、慢性阻塞性肺疾病等。

（2）伴咯血：常见于支气管扩张症、肺结核等。

（3）伴有哮鸣音：多见于支气管哮喘、慢性阻塞性肺疾病等。

六、咯血

1. 病因 ①支气管疾病。②肺部疾病：肺结核（最常见）。③心血管疾病。④其他，如血小板减少性紫癜、白血病。

2. 咯血与呕血的鉴别

	咯血	呕血
病史	肺结核、支气管扩张症、肺癌、心脏病等	消化性溃疡、肝硬化等
出血前症状	喉部痒感、胸闷、咳嗽等	上腹部不适、恶心、呕吐等
出血方式	咯出	呕出，可为喷射状
出血颜色	鲜红	棕黑色或暗红色，时有鲜红色
血内混有物	泡沫和（或）痰	食物残渣、胃液
黑便	无（若咽下血液可有）	有，可在呕血停止后仍持续数日
酸碱反应	碱性	酸性

3. 咯血的问诊要点及临床意义

（1）咯血的量及其性状：①大量咯血（＞500mL/d）常见于空洞型肺结核、支气管扩张症和肺脓肿。②中等量咯血（100～500mL/d）可见于二尖瓣狭窄。③其他原因所致

的咯血多为小量咯血（100mL/d），或仅为痰中带血。④咳粉红色泡沫痰见于急性左心衰竭。⑤多次反复少量咯血，提示支气管肺癌。

（2）伴随症状及体征：①伴脓痰：可见于肺脓肿、空洞型肺结核并发感染、化脓性肺炎等。②伴进行性消瘦：多见于活动性肺结核和支气管肺癌。

七、呼吸困难

1. 病因

（1）呼吸系统疾病：①肺部疾病；②呼吸道疾病；③胸膜、胸壁疾病。

（2）循环系统疾病：各种原因所致的急慢性左心衰竭、心包填塞等。

（3）全身中毒：如一氧化碳中毒、尿毒症等。

（4）血液系统疾病：如重度贫血、高铁血红蛋白血症等。

（5）神经、精神及肌肉病变：①中枢神经系统疾病。②周围神经疾病。③精神疾患。④肌肉病变。

（6）腹部病变：如弥漫性腹膜炎、麻痹性肠梗阻。

2. 临床表现

（1）肺源性呼吸困难：①吸气性呼吸困难：吸气时间长，多在大气管，见于喉或气管的狭窄与梗阻，可见"三凹征"。②呼气性呼吸困难：呼气时间长，多在小气管，见于支气管哮喘、慢性阻塞性肺疾病（COPD）、干、湿啰音。③混合性呼吸困难：吸气与呼气均感费力，呼吸浅而快，多见于重症肺炎、重症肺结核，大面积肺不张等。

（2）心源性呼吸困难：①劳力性呼吸困难。②夜间阵发性呼吸困难，即"心源性哮喘"。③端坐呼吸。

（3）中毒性呼吸困难：①代谢性酸中毒：称库斯莫尔呼吸，亦称

酸中毒大呼吸。②药物中毒：呼吸减慢，也可呈潮式呼吸。③急性感染：呼吸加快。④某些毒物：呼吸加快。

（4）中枢性呼吸困难：呼吸变慢而深，并常伴有呼吸节律的异常，如呼吸遏止（呼吸突然停止）、双吸气（抽泣样呼吸）等。

（5）精神或心理性呼吸困难：呼吸非常频速（次数60～100次/分）和表浅，并常因换气过度而发生呼吸性碱中毒。

3. 问诊要点及临床意义

（1）伴咳粉红色泡沫样痰：见于急性肺水肿。

（2）伴窒息感：可见于支气管哮喘、心源性哮喘、气管内异物及癔症等。

（3）伴昏迷：见于脑出血、脑膜炎、休克型肺炎、尿毒症、糖尿病酮症酸中毒、肺性脑病、急性中毒等。

八、水肿

1. 临床表现

（1）全身性水肿

①心源性水肿：主要是右心衰竭。水肿特点是首先出现于身体低垂部位（低垂部流体静水压较高）。水肿为对称性、凹陷性。此外通常有颈静脉怒张、肝肿大、静脉压升高，严重时还出现胸水、腹水等右心衰竭的表现。心源性水肿还可见于某些缩窄性心脏疾病。

②肾源性水肿：可见于各型肾炎和肾病。水肿特点是疾病早期晨间起床时有眼睑与颜面部水肿，以后很快发展为全身水肿。常有尿常规改变、高血压及肾功能损害的表现。水肿发展较迅速。

③肝源性水肿：肝硬化是肝源性水肿最常见的原因，主要表现为腹水，也可首先出现踝部水肿，逐渐向上蔓延，而头、面部及上肢常

无水肿。

④内分泌代谢疾病所致水肿

A. 甲状腺功能减退症：黏液性水肿。该水肿特点为非凹陷性，水肿不受体位影响。水肿部位皮肤增厚、粗糙、苍白、温度减低。

B. 甲状腺功能亢进症：部分患者可出现凹陷性水肿及局限性黏液性水肿。

C. 原发性醛固酮增多症：可出现下肢及面部轻度水肿。

D. 库欣综合征：出现面部及下肢轻度水肿。

E. 腺垂体功能减退症：多出现面部黏液性水肿，伴上肢水肿。

F. 糖尿病：部分患者在发生心肾并发症前即可出现水肿。

⑤营养不良性水肿：其特点是水肿发生前常有体重减轻表现。皮下脂肪减少所致组织松弛，组织压降低，加重了水肿液的潴留。水肿常从足部开始逐渐蔓延至全身。

⑥其他因素性水肿：药物所致水肿、妊娠性水肿、结缔组织疾病、变态反应性水肿、经前期紧张综合征、特发性水肿、功能性水肿。

（2）局部性水肿：①炎症性水肿。②淋巴回流障碍性水肿。③静脉回流障碍性水肿。④血管神经性水肿。

2. 问诊要点及临床意义

（1）伴蛋白尿、高血压、血尿：常提示肾脏疾病，轻度蛋白尿也可见于心源性水肿。

（2）伴肝脏肿大：可见于肝源性、心源性、营养不良性水肿，同时伴颈静脉怒张者见于心源性水肿。

（3）伴肝掌、蜘蛛痣、脾大、腹壁静脉曲张：见于慢性肝病、肝硬化。

九、恶心与呕吐

1. 病因

（1）反射性呕吐：①消化系统

疾病。②呼吸系统疾病。③心血管系统疾病。④泌尿生殖系统疾病。⑤其他：青光眼、急性鼻窦炎、急性中毒等。

（2）中枢性呕吐：①中枢神经系统疾病。②全身性疾病：各种感染、内分泌与代谢障碍性疾病等。③药物反应与中毒：药物反应常见于洋地黄、吗啡、雄激素、雌激素及某些抗生素及抗癌药物等；中毒常见于有机磷杀虫剂中毒、毒蕈碱中毒、一氧化碳中毒、乙醇及重金属中毒等。

（3）前庭障碍性呕吐：梅尼埃病、晕动病、迷路炎等。

（4）神经性呕吐：胃神经症、癔症等。

2.问诊要点及临床意义

（1）呕吐时的情况：如诱因、既往史、药物反应、有否晕动病等。

（2）呕吐与进食的关系：①进食过程中或进食后呕吐为胃源性呕吐——胃炎、幽门管溃疡、幽门痉挛或精神性因素。②进餐6小时以后呕吐，且呕吐物中有隔夜食者——幽门梗阻。③餐后短时间内呕吐，且集体发病的——急性食物中毒。

（3）呕吐的特点：①有恶心先兆，呕吐后感觉轻松者——胃源性呕吐。②无恶心或很轻，呕吐后可进食，且全身状态较好者——神经性呕吐。③喷射性呕吐——颅内高压。

（4）呕吐物的性质：①呕吐物呈咖啡样——上消化道出血。②呕吐隔日食物，并带腐败气味者——幽门梗阻。③呕吐物带粪臭味——低位小肠梗阻。④呕吐物中含大量胆汁——十二指肠或空肠梗阻。⑤呕吐物含大量酸性液体——胃泌素瘤或十二指肠溃疡。

（5）伴随症状及体征：①伴剧烈头痛：见于颅内高压、青光眼、

偏头痛。②伴眩晕、眼球震颤：见于前庭器官疾病。③伴腹痛、腹泻：多见于急性胃肠炎、各种中毒、霍乱等。

十、呕血与黑便

1.病因

（1）消化系统疾病：①食管疾病。②胃和十二指肠疾病：消化性溃疡（最常见）。③肝、胆、胰的疾病。

（2）血液系统疾病。

（3）感染性疾病。

（4）结缔组织病。

（5）其他：尿毒症、慢性肺源性心脏病、呼吸衰竭等。

上消化道出血前四位的病因依次是消化性溃疡、食管—胃底静脉曲张破裂、急性胃黏膜病变及胃癌。

2.问诊要点及临床意义

（1）确定是否是上消化道出血。

（2）估计出血量：①大便隐血试验阳性，出血量在5mL以上。②柏油样便，出血量在60mL以上。③呕血：300mL。④400mL以上，可出现全身症状。⑤短时间出血量在800mL～1000mL，可出现周围循环衰竭的表现，应紧急处理。

（3）既往病史。

（4）伴随症状及体征：①伴慢性、周期性、节律性、季节性上腹痛，见于消化性溃疡。②伴蜘蛛痣、肝掌、黄疸、腹水、脾肿大，见于肝硬化门静脉高压。③伴皮肤黏膜出血，见于血液病及急性传染病。④伴有上腹痛、黄疸、寒战高热，见于急性梗阻性化脓性胆管炎。

十一、黄疸

1.概念 黄疸是高胆红素血症的表现，即血清总胆红素浓度升高致皮肤、黏膜、巩膜及其他组织和体液发生黄染的现象。显性黄疸，巩膜、皮肤、黏膜黄染，总胆红素

＞34.2μmol/L。隐性黄疸，总胆红素为17.1～34.2μmol/L。

2.胆红素的正常代谢途径

（1）来源：血中胆红素主要来源于血红蛋白。正常情况下，衰老的红细胞被单核—巨噬细胞系统破坏，释放出血红蛋白并分解为胆红素、铁、珠蛋白。此时的胆红素为不溶于水的、非结合状态的胆红素，称为非结合胆红素或游离胆红素（UCB），非结合胆红素随血流到达肝脏。

（2）肝内转变：游离胆红素在肝细胞内与葡萄糖醛酸结合形成葡萄糖醛酸胆红素，称为结合胆红素（CB）。结合胆红素为水溶性，增多时可通过肾小球滤过，从尿中排出。

（3）排泄：①UCB是血液中主要的胆红素，脂溶性，尿中无。②CB主要在肝胆道内，血中浓度低，水溶性；如果在血中，那么就会在尿中出现。③CB→胆素原，大部分经过肠道排出，成为粪胆原，小部分经过肠肝循环。其中一部分被吸收到血液当中，经过肾脏排出体外，成为尿胆原；大部分又回到肠道成为胆素原。④尿胆原取决于CB的正常排泄。⑤尿胆红素取决于血中CB的浓度。大便颜色取决于重胆素原变成粪胆原。

3.各型黄疸的病因、临床表现及实验室检查特点

（1）溶血性黄疸：①一般黄疸较轻，呈浅柠檬色。②血清总胆红素增多，以非结合胆红素为主，尿胆红素阴性；大便颜色深变深。③具有溶血性贫血的改变。

（2）肝细胞性黄疸：①黄疸呈浅黄至深黄，甚至橙黄色，有乏力、食欲下降、恶心呕吐，以及肝功能受损的症状及肝脾肿大等体征。②血清结合及非结合胆红素均增多。尿胆红素阳性。大便颜色通常改变不明显。③有转氨酶升高等

肝功能受损的表现。

（3）胆汁淤积性黄疸：①黄疸深而色泽暗，甚至呈黄绿色或褐绿色。②胆酸盐反流入血，刺激皮肤可引起瘙痒，刺激迷走神经可引起心动过缓。③胆石症、胆管炎等引起的肝外梗阻，常有发热、腹痛、呕吐等症状；黄疸来去迅速。④胰头癌及壶腹周围癌，常缺乏特征性临床表现，但可有乏力、纳差、消瘦等；黄疸常进行性加重。⑤血清结合胆红素明显增多。尿胆原减少或消失，尿胆红素阳性。大便颜色变浅或呈白陶土色。

4.问诊要点及临床意义

（1）伴右上腹绞痛：见于胆石症。

（2）伴乏力、恶心呕吐、食欲下降：多见于肝细胞性黄疸。

（3）伴皮肤瘙痒、心动过缓：多见于胆汁淤积性黄疸。

十二、抽搐

1.病因

（1）颅脑疾病

①感染性疾病：如各种脑炎、脑膜炎、脑脓肿、脑寄生虫病等。

②非感染性疾病：如外伤、肿瘤、血管性疾病、癫痫。

（2）全身疾病

①感染性疾病：全身的严重感染性疾病都可引起抽搐。

②非感染性疾病：如缺氧、中毒、代谢性疾病、心血管疾病、物理损伤、癔症性抽搐。

2.问诊要点及临床意义

（1）发病年龄，有无家族史及反复发作史。

（2）发生情况，有无诱因及先兆、意识丧失及大小便失禁，发作时肢体抽动次序及分布。

（3）既往史。

（4）伴随症状：①伴脑膜刺激征者，见于脑膜炎、脑膜脑炎

假性脑膜炎、蛛网膜下腔出血等。②伴瞳孔扩大与舌咬伤者，见于癫痫大发作。

十三、意识障碍

1. 病因

（1）全身性疾病：①急性感染性疾病。②内分泌疾病。③水、电解质平衡紊乱。④代谢性脑病。⑤中毒。⑥物理性及缺氧性损害。⑦心脏病。

（2）颅内疾病：①颅内感染性疾病。②脑血管疾病。③颅脑占位性疾病。④闭合性颅脑损伤。⑤癫痫发作。

2. 临床表现

（1）嗜睡：持续睡眠，轻刺激唤醒，反应迟钝，刺激停止后徐徐入睡。

（2）昏睡：处于熟睡状态，不易唤醒，强刺激唤醒后又很快入睡。

（3）昏迷：意识丧失，任何刺激都不能唤醒。①浅昏迷：对疼痛刺激有反应，深、浅反射可存在，生命体征平稳。②中毒昏迷：意识全部丧失，对强刺激的反应减弱，角膜反射、瞳孔对光放射迟钝，眼球活动消失。③深昏迷：对任何刺激无反应，深、浅反射消失，生命体征可改变。

（4）意识模糊：有简单的精神活动，但定向力有障碍。

（5）谵妄：意识模糊，定向力障碍，伴错觉、幻觉、躁动不安、谵语。

3. 伴随症状及体征

（1）伴发热：先发热后有意识障碍，见于重症感染性疾病；先有意识障碍后发热，见于脑出血、蛛网膜下腔出血、巴比妥类药物中毒等。

（2）伴瞳孔放大：见于颠茄类、酒精、氰化物等中毒，以及癫痫、低血糖等。

（3）伴瞳孔缩小：见于吗啡类、巴比妥类、有机磷杀虫药等中毒。

（4）伴脑膜刺激征：见于脑膜炎、蛛网膜下腔出血等。

（5）伴高血压：见于高血压脑病、脑梗死、脑出血、尿毒症等。

（6）伴心动过缓：见于颅内高压症、房室传导阻滞、甲状腺功能减退症、吗啡类中毒等。

第二单元　检体诊断

一、基本检查法

1. 常用触诊方法及其适用范围和注意事项

（1）浅部触诊：主要用于检查体表浅在病变。

（2）深部触诊：①深部滑行触诊：适用于腹腔深部包块和胃肠病变的检查。②双手触诊：适用于肝、脾、肾、子宫及腹腔肿物的检查。③深压触诊：用于探测腹部深在病变部位或确定腹部压痛点。④冲击触诊（浮沉触诊法）：适用于大量腹水而肝、脾难以触及时。

2. 常见叩诊音

（1）清音：正常肺部的叩诊音。

（2）鼓音：常见于左下胸的胃泡区及腹部。病理情况下，见于肺空洞、气胸或气腹等。

（3）过清音：常见于肺气肿。

（4）浊音：常见于叩击被肺覆盖的肝脏、心脏，或肺组织含气量减少所表现的叩诊音。

（5）实音：见于叩击心脏、肝脏，或大量胸腔积液或肺实变。

3. 嗅诊常见异常气味及其临床意义

（1）呕吐物：①粪臭味：肠梗阻。②酒味：饮酒和醉酒等。③浓烈的酸味：幽门梗阻或狭窄等。

（2）呼气味：①蒜味：有机磷中毒。②氨味：尿毒症。③烂苹果

味：糖尿病酮症酸中毒。④腥臭味：肝性脑病。

（3）痰液：①血腥味：大咯血的患者。②痰液恶臭：支气管扩张症或肺脓肿。

（4）脓液：恶臭味应考虑气性坏疽的可能。

二、全身状态检查及临床意义

1.生命体征检查内容及临床意义

（1）体温测量：①腋下温度：36～37℃。②口腔温度：36.3～37.2℃。③肛门温度：36.5～37.7℃，适用于小儿和神志不清的患者。

（2）脉搏检查

①脉率：生理状态下，正常成人在安静状态下脉率为60～100次/分，婴幼儿130次/分。儿童较快，老年人较慢，女性较男性快。病理状态下，脉率增快，见于发热、疼痛、贫血、甲状腺功能亢进症、心力衰竭、休克、心肌炎等；脉率减慢，见于颅内高压、病态窦房结综合征、二度以上窦房或房室传导阻滞，或服用强心苷、钙拮抗剂、β受体阻滞剂等药时。脉率少于心率，见于心律失常时，如心房颤动、频发早搏，称为脉搏短绌。

②节律：呼吸性窦性心律不齐，属生理现象；脉搏绝对不齐；脱落脉。

③紧张度：脉搏的紧张度与动脉收缩压高低有关。

④强弱：脉搏的强弱取决于心搏量、脉压和周围血管阻力的大小。洪脉见于高热、贫血、甲状腺功能亢进症、主动脉瓣关闭不全等。细脉或丝脉见于心力衰竭、休克、主动脉瓣狭窄等。

⑤动脉壁的弹性：若动脉硬化，则无论如何用力按迫脉搏近心端，其远心端动脉仍能触及。动脉硬化严重时，动脉管壁不仅硬，且迂曲

或呈结节状。

（3）血压测量

类别	收缩压 （mmHg）		舒张压 （mmHg）
正常血压	< 120	和	< 80
正常高值	120～139	和（或）	80～89
高血压	≥ 140	和（或）	≥ 90
1级高血压 （轻度）	140～159	和（或）	90～99
2级高血压 （中度）	160～179	和（或）	100～109
3级高血压 （重度）	≥ 180	和（或）	≥ 110
单纯收缩期高 血压	≥ 140	和	< 90

2.意识状态

检查意识状态，主要通过与患者交谈。对较为严重者，应同时做痛觉试验（如重压患者眶上缘）、瞳孔对光反射、角膜反射、腱反射等，以判断有无意识障碍及其程度。对昏迷患者，重点注意生命体征，尤其是呼吸的频率和节律，瞳孔大小，眼底有无视乳头水肿、出血，有无偏瘫、锥体束征，脑膜刺激征等。

3.面容与表情

（1）甲状腺功能亢进面容：眼裂增大，眼球突出，目光闪烁，呈惊恐貌，兴奋不安，面色潮红——甲状腺功能亢进症。

（2）黏液性水肿面容：面色苍白，颜面浮肿，睑厚面宽，毛发稀疏——甲状腺功能减退症。

（3）二尖瓣面容：双颊暗红，口唇发绀——二尖瓣狭窄、风心病。

（4）伤寒面容：无欲状态，表情淡漠，反应迟钝——伤寒、脑炎。

4.体位及步态

（1）自动体位检查

①自动体位：见于正常人、轻病或疾病早期。

②被动体位：见于极度衰弱或意识丧失患者。

③强迫体位：强迫仰卧位——急性腹膜炎；强迫俯卧位——脊柱

疾病；强迫侧卧位——一侧胸膜炎、大量胸腔积液；强迫坐位——心、肺功能不全者；强迫蹲位——发绀型先天性心脏病；辗转体位——胆绞痛、肾绞痛、肠绞痛；角弓反张位——破伤风、小儿脑膜炎。

（2）步态检查
①蹒跚步态：见于佝偻病、大骨节病。

②醉酒步态：见于小脑病变、酒精中毒。

③共济失调步态：见于小脑或脊髓后索疾病，如脊髓痨。

④慌张步态：见于帕金森病。

⑤剪刀步态：见于脑瘫或截瘫患者。

⑥痉挛性偏瘫步态：见于急性脑血管疾病后遗症。

⑦间歇性跛行：见于闭塞性动脉硬化、高血压动脉硬化。

⑧跨阈步态：见于腓总神经麻痹出现的足下垂患者。

三、皮肤检查及临床意义

1. 弹性、颜色、湿度检查

（1）皮肤弹性：①弹性减弱：长期患消耗性疾病、严重脱水。②弹性增加：发热。

（2）皮肤颜色：①发红：发热性疾病、一氧化碳中毒（樱桃红色）、库欣综合征及真性红细胞增多症（皮肤持久发红）。②苍白：贫血、寒冷、惊恐、休克、虚脱，以及主动脉瓣关闭不全、雷诺病（肢端苍白）、血栓闭塞性脉管炎（肢端苍白）。③黄染：黄疸、长期服用带有黄颜色的药物、过多食用胡萝卜、南瓜等。④发绀：心肺疾病、血硝酸盐中毒。⑤色素沉着：慢性肾上腺皮质功能减退，肝硬化，肝癌晚期，肢端肥大症，黑热病，疟疾，使用某些药物如砷剂、抗癌药，放射治疗。⑥色素脱失：白癜风、黏膜白斑、白化症。

（3）皮肤湿度：①盗汗（夜间睡后出汗）：肺结核活动期。②冷汗（手脚皮肤发凉、大汗淋漓）：休克与虚脱。③阵发性出汗：自主神经功能紊乱。④发热期出汗：风湿病、结核病、布氏菌病。⑤皮肤异常干燥：维生素A缺乏症、黏液性水肿、硬皮病和硬肿病。

2. 皮疹、皮下出血、蜘蛛痣、皮下结节检查

（1）皮疹：①斑疹：发红，形态不一，不隆起皮面——斑疹伤寒、丹毒、风湿性多形性红斑。②玫瑰疹：圆形、鲜红，压之褪色，松开复现——伤寒、副伤寒。③丘疹：隆起皮面——药疹、麻疹、湿疹、猩红热。④斑丘疹：丘疹周围合并皮肤发红的底盘——风疹、猩红热。⑤荨麻疹：隆起于皮肤的鲜红或苍白风团——各种异型蛋白性食物或药物过敏。

（2）皮下出血：①瘀点：皮下出血直径≤2mm。②紫癜，直径在3～5mm，见于造血系统疾病、重症感染。③瘀斑，直径＞5mm。

（3）蜘蛛痣：压迫痣中心，血管网褪色，松开复现——慢性肝炎、肝硬化。

（4）皮下结节：皮下圆形或椭圆形小节，无压痛，推之活动，多出现在关节附近或长骨隆起部位及肌腱上——风湿结节、痛风结节、Osler小结、结节性多动脉炎、囊虫幼结节等。

四、淋巴结检查

1. 浅表淋巴结分布
耳前、耳后、乳突区、枕骨下区、颌下、颏下、颈后三角、颈前三角、锁骨上窝、腋窝、滑车上、腹股沟、腘窝等部位。

2. 浅表淋巴结检查方法
检查淋巴结的方法是视诊和触诊。视诊时不仅要注意局部征象（包括皮肤

是否隆起，颜色有无变化，有无皮疹、瘢痕、瘘管等）也要注意全身状态。触诊是检查淋巴结的主要方法。检查者将食、中、环三指并拢，指腹平放于被检查部位的皮肤上进行滑动触诊。这里所说的滑动是指腹按压的皮肤与皮下组织之间的滑动。滑动的方式应取相互垂直的多个方向或转动式滑动，有助于区别淋巴结与肌肉和血管结节。

检查颈部淋巴结时可站在被检查者前面或背后，手指紧贴检查部位，由浅及深进行滑动触诊。嘱被检查者头稍低，或偏向检查侧，以使皮肤或肌肉松弛，有利于触诊。检查锁骨上淋巴结时，让被检查者取坐位或卧位，头部稍向前屈，用双手进行触诊，左手触诊右侧，右手触诊左侧，由浅部逐渐触摸至锁骨后深部。检查腋窝淋巴结时，被检查者前臂稍外展，检查者以右手检查左侧，以左手检查右侧，触诊时由浅及深至腋窝各部。检查滑车上淋巴结时，以右（左）手扶托被检查者左（右）前臂，以右（左）手向滑车上由浅及深地进行触摸。

3.局部和全身浅表淋巴结肿大的临床意义

（1）局部淋巴结肿大：①非特异性淋巴结炎：表面光滑，触痛，无粘连，质软。②淋巴结结核：多见于颈后三角，多发性，质地较硬，与周围组织有粘连，不痛；晚期破溃易形成瘘管。③恶性肿瘤淋巴结转移：质地坚硬，无压痛，生长速度快。腹部脏器癌肿转移——左锁骨下淋巴结肿大；胸腔脏器癌肿转移——右锁骨下淋巴结肿大。

（2）全身淋巴结肿大：①淋巴细胞性白血病。②淋巴瘤。③传染性单核细胞增多症。④系统性红斑狼疮。

五、头部检查

1.头颅形状、大小检查

（1）小颅：见于婴幼儿囟门过早闭合。

（2）方颅：见于小儿佝偻病、先天性梅毒。

（3）巨颅：见于脑积水。

2.眼部检查

（1）眼睑：①双上眼睑下垂：重症肌无力、先天性上眼睑下垂。②单侧上眼睑下垂：动眼神经麻痹。

（2）结膜：多见于显性黄疸。

（3）角膜：角膜边缘出现黄色、棕褐色环（凯－费环），见于肝豆状核变性（Wilson 病）。

（4）眼球：①眼球突出：双眼球突出见于甲状腺功能亢进症；单眼球突出，见于局部炎症、眶内占位性病变。②眼球凹陷：双侧眼球凹陷见于重度脱水；单侧眼球凹陷见于 Horner 综合征和眼尖骨折。

（5）瞳孔：正常瞳孔直径 2～5mm，双侧等大等圆。①缩小与扩大：双侧瞳孔缩小，见于虹膜炎、有机磷中毒、药物影响；双侧瞳孔扩大，见于濒死状态、药物影响。②大小不等：脑疝。③对光反射：瞳孔对光反射迟钝或消失，见于昏迷患者。④调节反射与集合反射：当动眼神经受损害时，调节和集合（辐辏）反射消失。

3.耳部检查 耳由外耳（耳郭、外耳道）、中耳和内耳三个部分组成，是听觉和平衡器官。

4.鼻部检查 鼻窦共四对，分别是额窦、筛窦、上颌窦和蝶窦，其炎症常相互蔓延。

5.口腔、腮部检查

（1）口腔黏膜：①黏膜下出血或瘀斑：出血性疾病、维 C 缺乏。②第二磨牙颊黏膜见于针头大小白色斑点：麻疹。③对称性充血肿胀伴小出血点：猩红热、风疹。④慢

性复发性口疮，无痛性溃疡；系统性红斑狼疮。⑤鹅口疮：白色念珠菌感染。

（2）舌：①草莓舌：长期发热、猩红热。②镜面舌：恶性贫血。③牛肉舌：糙皮病。

（3）咽部：①充血红肿：急性咽炎。②充血，表面粗糙，并有淋巴滤泡呈簇状增生：慢性咽炎。

（4）扁桃体：①扁桃体红肿增大，可伴有黄白色分泌物或苔片状易剥离假膜，见于扁桃体炎。②扁桃体肿大，Ⅰ度不超过咽腭弓，Ⅱ度超过咽腭弓，Ⅲ度超过咽后壁中线。③扁桃体充血红肿，伴不易剥离的假膜，见于白喉。

六、颈部检查

1.颈部血管检查

（1）颈静脉怒张：超过锁骨上缘至下颌角的下 2/3 以内。见于上腔静脉阻塞综合征、右心功能不全、缩窄性心包炎、心包积液。

（2）颈动脉搏动明显：见于主动脉瓣关闭不全、甲状腺功能亢进症、高血压、严重贫血。

2.甲状腺检查

（1）甲状腺肿大分度：①Ⅰ度：能触到，不能看出。②Ⅱ度：能看到，胸锁乳突肌以内。③Ⅲ度：超过胸锁乳突肌外缘。

（2）临床意义：见于甲状腺功能亢进症、慢性淋巴细胞性甲状腺炎、单纯性甲状腺肿、甲状腺腺瘤、甲状腺癌。

3.气管检查　气管向健侧移位，见于大量胸腔积液、气胸、纵隔肿瘤。气管向患侧移位，见于肺不张、胸膜粘连。

七、胸壁及胸廓检查

1.胸部体表标志及分区

（1）骨骼标志

①胸骨角：两侧胸骨角分别与

左、右第 2 肋软骨相连接，通常以此作为标记来计数前胸壁上的肋骨和肋间隙。

②第 7 颈椎棘突：为背部颈、胸交界部的骨性标志，其下即为第 1 胸椎棘突。

③肩胛下角：肩胛下角平第 7 肋骨或第 7 肋间隙，或相当于第 8 胸椎水平。以此标志来计数背部肋骨和肋间隙。

（2）胸部分区：①腋窝。②胸骨上窝。③锁骨上窝。④锁骨下窝。⑤肩胛上区。⑥肩胛区。⑦肩胛间区。⑧肩胛下区。

2.常见异常胸廓

（1）桶状胸：见于慢性阻塞性肺气肿。

（2）鸡胸：见于佝偻病。

（3）漏斗胸：见于佝偻病、胸骨下部长期受压者。

（4）扁平胸：见于慢性消耗性疾病，如肺结核。

（5）胸廓一侧或局限性变形：①胸廓一侧膨隆：见于大量胸腔积液、气胸、液气胸、胸内巨大肿物、心脏肥大、骨折等。②胸廓凹陷：见于肺不张、肺纤维化、广泛性胸膜增厚粘连、肺叶切除术后等。

（6）脊柱畸形所引起的胸廓改变：见于胸椎疾患、长期姿势不正及发育畸形。

3.乳房检查

（1）视诊：注意两侧乳房大小、对称性、外表、乳头状态及有无溢液。

（2）触诊：先健侧，再患侧。检查按外上、外下、内上、内下、中央的顺序进行，然后检查淋巴结引流部位（腋窝，锁骨上、下窝处淋巴结。）

乳癌可见肿块形状不规则，表面凹凸不平，边界不清，压痛不明显，可有"橘皮样"、乳头内陷及血性分泌物。

八、肺和胸膜检查

1. 视诊

（1）呼吸类型：①胸式呼吸：成年女性以胸式呼吸为主。②腹式呼吸：儿童及成年男性以腹式呼吸为主。

（2）呼吸频率：①12～20次/分钟（正常）。②超过20次/分钟（呼吸过速）：见于剧烈体力活动、发热、贫血、甲状腺功能亢进症等。③低于12次/分钟（呼吸过缓）：见于深睡、颅内高压、黏液性水肿、吗啡及巴比妥中毒等。

（3）呼吸深度：①呼吸幅度加深见于严重代谢性酸中毒时，患者可以出现节律匀齐，呼吸深而大（喽气慢而深，呼气短促），不感呼吸困难的呼吸，称为库斯莫尔呼吸（酸中毒大呼吸），见于尿毒症、糖尿病酮症酸中毒等。②呼吸浅快，可见于肺气肿、胸膜炎等。

（4）呼吸节律：①潮式呼吸：呼吸由浅慢逐渐变为深快，由深快逐渐变为浅慢，直至呼吸停止片刻（5～30秒），再开始上述周期性呼吸，形成如潮水涨落的节律，常见于肺炎、脑膜炎、颅内压增高、脑干损伤等。②间停呼吸：表现为有规律的深度相等的几次呼吸之后，突然停止呼吸，间隔一个短时间后又开始深度相同的呼吸，如此周而复始，常为临终前的危急征象。

2. 触诊

（1）触觉语颤：①语颤增强：见于肺实变、压迫性肺不张、较浅而大的肺空洞。②语颤减弱或消失：见于肺泡内含气量增多、支气管阻塞、胸壁距肺组织距离加大、体质衰弱。

（2）胸膜摩擦感：胸膜有炎症时出现，以腋中线第5～7肋间隙最易感觉到。

3. 叩诊

（1）正常肺部叩诊音：背部从肩胛上区到第9～11肋下缘，除脊柱部位外，叩诊都呈清音。

（2）肺部定界叩诊

①肺下界：平静呼吸时，肺下界在锁骨中线第6肋间，腋中线第8肋间，肩胛线第10肋间。

②肺下界移动度：正常人肺下界移动度为6～8cm。移动度减小，见于阻塞性肺气肿、肺不张；当胸腔大量积液、积气或广泛胸膜增厚粘连时，肺下界移动难以叩出。

（3）胸部病理性叩诊音

①浊音或实音：见于肺组织含气量减少或消失，如肺炎、肺结核；肺内不含气的病变，如肺肿瘤；胸膜腔病变，如胸腔积液；胸壁疾病。

②鼓音：产生鼓音的原因是肺部有大的含气腔，见于气胸及直径大于3～4cm的浅表肺大疱、肺空洞，如空洞型肺结核。

③过清音：见于肺内含气量增加且肺泡弹性减退者，如肺气肿。

4. 听诊

（1）正常呼吸音

①支气管呼吸音：在喉部、胸骨上窝、背部第6颈椎至第2胸椎附近可听到。

②肺泡呼吸音：正常人在肺部任何区域都可听到。

③支气管肺泡呼吸音：在胸骨角附近，肩胛间区第3、4胸椎水平及右肺尖可以听到。

（2）病理性呼吸音

①病理性肺泡呼吸音：肺泡呼吸音减弱或消失，常见于呼吸运动障碍、呼吸道阻塞、肺顺应性降低、胸廓呼吸运动受限。②病理性支气管呼吸音：见于肺组织实变、肺内大空洞、压迫性

肺不张。

（3）啰音听诊

①干啰音：由于气流通过狭窄的支气管或有黏稠分泌物的管腔时产生。

a.听诊特点：吸气和呼气均可听到，但常在呼气时更加清楚。性质易变且部位变换不定。音调较高，每个音响持续时间较长。几种不同性质的干啰音可同时存在。发生于主支气管以上的干啰音，有时不用听诊器也可听到，称喘鸣。

b.临床意义：干啰音是支气管病变的表现。发生于双侧，常见于支气管哮喘、心源性哮喘等。局限性干啰音，常见于肿瘤、异物。局部而持久的干啰音，可见于肺癌早期或支气管内膜结核。

②湿啰音：因为气道、肺泡或空洞内有较稀薄的液体。

a.听诊特点：吸气和呼气都可听到，以吸气终末时多而清楚。常有数个水泡音成串或断续发生。大、中、小湿啰音可同时存在。咳嗽后湿啰音可增多、减少或消失。

b.临床意义：湿啰音是肺与支气管有病变的表现。分布于两肺底的湿啰音，多见于肺淤血；一侧或局限性的湿啰音，常见于肺癌。

（4）胸膜摩擦音听诊

①听诊特点：屏住呼吸时胸膜摩擦音消失，可借此与心包摩擦音区别。一般以吸气末或呼气开始时较为明显，最常听到的部位是胸廓下侧沿腋中线处。

②临床意义：胸膜摩擦音是干性胸膜炎的重要体征。

（5）听觉语音检查。

5.呼吸系统常见疾病的体征

（1）肺实变：①视诊：两侧胸廓对称，患侧呼吸动度可局限性减弱或消失。②触诊：气管居中，患侧语音震颤增强。③叩诊：患侧呈实音。④听诊：患侧肺泡呼吸音消失，可闻及病理性支气管呼吸音，支气管语音增强。

（2）肺气肿：①视诊：胸廓呈桶状，两侧呼吸动度减弱。②触诊：气管居中，语音震颤减弱。③叩诊：两肺过清音，严重者心界叩不出，肺下界下降，肝下界也下降。④听诊：两肺肺泡呼吸音减弱，呼气延长，听觉语音减弱，心音较遥远。

（3）胸腔积液：①视诊：患侧胸廓饱满，呼吸动度减弱或消失。②触诊：气管移向对侧，患侧语音震颤减弱或消失。③叩诊：患侧叩诊浊音或实音。④听诊：患侧呼吸音减弱或消失，液面以上可听到病理性支气管呼吸音。

（4）阻塞性肺不张：①视诊：患侧胸廓下陷，肋间隙变窄，呼吸动度减弱或消失。②触诊：气管移向患侧，语音震颤减弱或消失。③叩诊：患侧呈浊音或实音。④听诊：呼吸音消失，听觉语音减弱或消失。

（5）气胸：①视诊：患侧胸廓饱满，肋间隙增宽，呼吸动度减弱或消失。②触诊：气管移向对侧，患侧语音震颤减弱或消失。③叩诊：患侧呈鼓音。左侧气胸时，心界叩不出；右侧气胸时，肝浊音界下移。④听诊：患侧呼吸音减弱或消失。

九、心脏、血管检查

1.视诊

（1）心前区隆起：①某些先天性心脏病，如法洛四联症、肺动脉瓣狭窄等。②儿童时期患慢性风湿性心脏病伴右心室增大者。

（2）心尖搏动：①正常成人心

尖搏动：位于左侧第5肋间隙、锁骨中线内侧0.5～1cm处，搏动范围的直径2～2.5cm。②位置改变：左心室增大时，心尖搏动向下移位；右心室增大时，心尖搏动向左移动。③强度及范围改变：甲状腺功能亢进症、重症贫血、发热等疾病时心尖搏动增强；心包积液、左侧气胸或胸腔积液、肺气肿等心尖搏动减弱甚或消失；负性心尖搏动见于粘连性心包炎、显著右心室肥大。

2. 触诊

（1）心尖搏动异常：左心室肥大时，心尖搏动呈抬举性。

（2）心脏震颤（猫喘）：器质性心血管疾病的体征。震颤出现的时期、部位和临床意义：①收缩期：胸骨左缘第2肋间——主动脉瓣狭窄；胸骨左缘第2肋间——肺动脉瓣狭窄；胸骨左缘第3、4肋间——室间隔缺损。②舒张期：心尖部——二尖瓣狭窄。③连续性：胸骨左缘第2肋间及其附近——动脉导管未闭。

（3）心包摩擦感：是干性心包炎的体征。通常在胸骨左缘第4肋间最易触及，以收缩期明显，坐位稍前倾或深呼气末更易触及。

3. 叩诊

（1）正常心脏相对浊音界

右界（cm）	肋间	左界（cm）
2～3	Ⅱ	2～3
2～3	Ⅲ	3.5～4.5
3～4	Ⅳ	5～6
	Ⅴ	7～9

注：正常人左锁骨中线至前正中线的距离为8～10cm。

（2）临床意义：①左室增大：呈靴形。②二尖瓣狭窄：呈梨形。③左、右心室增大：普大心。④心包积液：呈烧瓶形。

4. 听诊

（1）心脏瓣膜听诊区

①二尖瓣区：位于左侧第5肋间隙，锁骨中线内侧。②肺动脉瓣区：位于胸骨右缘第2肋间隙，主动脉瓣狭窄时收缩期杂音在此区最响。③主动脉瓣第二听诊区：位于胸骨左缘第3、4肋间隙，主动脉瓣关闭不全时舒张期杂音在此区最响。④肺动脉瓣区：在胸骨左缘第2肋间隙。⑤三尖瓣区：在胸骨体下端近剑突偏右或偏左处。

（2）心律和心音听诊

1）心律

①期前收缩（过早搏动）：常见于情绪激动、酗酒、饮浓茶、以及各种心脏病、心脏手术、心导管检查、低血钾等。如每隔一个正常心脏搏动后出现过早搏动，称为二联律；如每隔两个正常心脏搏动出现一个过早搏动，或每隔一个正常心脏搏动后连续出现两个过早搏动，则称为三联律，较常见于洋地黄中毒及心肌病人。

②房颤：心律绝对不规则，第一心音（S_1）强弱不等（心率快于脉率）。常见于器质性二尖瓣狭窄、冠心病、高血压心脏病、甲状腺功能亢进症、洋地黄中毒等。

2）心音

①正常心音：S_1主要是二尖瓣、三尖瓣关闭振动产生的，提示心室收缩的开始。第二心音（S_2）主要是主动脉瓣、肺动脉瓣关闭振动产生的，提示心脏舒张期的开始。

②S_1与S_2的区别：S_1音强、调低、时限较长，最强部位在心尖部，与心尖搏动和动脉搏动同时出现，S_1和S_2之间的间隔（收缩期）较短。S_2音弱、调高、时限较短，最强部位在心底部，心尖搏动之后出现，S_2到下一心动周期S_1的间隔（舒张期）较长。

③心音强度改变

a.S_1影响因素：心肌收缩力。增强——发热、甲状腺功能亢进症、二尖瓣狭窄；减弱——心肌炎、心肌病、心肌梗死、二尖瓣关闭不全等。

b.S_2影响因素：瓣膜压力。A_2增强——高血压病、主动脉粥样硬化等。A_2减弱——低血压、主动脉瓣狭窄和关闭不全。P_2增强——肺动脉高压、二尖瓣狭窄、肺心病等。P_2减弱——肺动脉瓣狭窄或关闭不全。

④心音性质改变：钟摆律或胎心律，见于心肌有严重病变时，如大面积急性心肌梗死、重症心肌炎等。

⑤心音分裂：S_2分裂临床上较常见，以肺动脉瓣区较为明显，见于右心室排血时间延长，肺动脉瓣关闭延迟（完全性右束支传导阻滞、肺动脉瓣狭窄、二尖瓣狭窄）；或左心室射血时间缩短，主动脉瓣关闭时间提前（二尖瓣关闭不全、室间隔缺损）时。

⑥额外心音

A.舒张早期奔马律：在心尖部容易听到，提示心脏有严重的器质性病变，见于各种原因的心力衰竭。

B.喀喇音：a.收缩早期喀喇音：心底部听诊最清楚。肺动脉瓣区的收缩早期喀喇音见于肺动脉高压、轻中度肺动脉瓣狭窄等；主动脉瓣收缩早期喀喇音见于高血压、主动脉瓣狭窄等。b.收缩中、晚期喀喇音：在心尖部及其稍内侧最清楚，多见于二尖瓣脱垂。

C.开瓣音：见于二尖瓣狭窄而瓣膜弹性尚好时，是二尖瓣分离术适应证的重要参考条件。

（3）心脏杂音

①杂音的产生机制：血流加速、瓣膜口、大血管通道狭窄；瓣膜关闭不全；异常血流通道；心腔内漂浮物；大血管瘤样扩张。

②收缩期的杂音强度

1级：杂音很弱，所占时间很短，须仔细听诊才能听到。

2级：较易听到，杂音柔和。

3级：中等响亮的杂音。

4级：响亮的杂音，常伴有震颤。

5级：很响亮的杂音，震耳，但听诊器如离开胸壁则听不到，伴有震颤。

6级：极响亮，听诊器稍离胸壁时亦可听到，有强烈的震颤。

注：杂音强度的表示法，如4级杂音记为"4/6级收缩期杂音"。一般而言3/6级及以上的收缩期杂音多为病理性。

③心脏杂音的特性与听诊要点

病变	出现时期	最响部位	传导方向	性质
二尖瓣狭窄	舒张期	二尖瓣区	心尖区传导	隆隆样杂音
二尖瓣关闭不全	收缩期	二尖瓣区	向左心房（左腋下及左肩胛下角处）传导	吹风样、粗糙杂音
主动脉狭窄	收缩期	主动脉瓣区	向颈部传导	喷射性、粗糙杂音
主动脉瓣关闭不全	舒张期	主动脉瓣第二区	心尖区传导	叹息样、递减样杂音

（4）心包摩擦音听诊：心包摩擦音可发生于风湿热、结核性及化脓性心包炎，亦可见于心肌梗死、严重尿毒症等。

5.血管检查及周围血管征　周围血管征包括头部随脉搏呈节律性点头运动、颈动脉搏动明显、毛细血管搏动、水冲脉、枪击音与杜氏双重杂音。它们均由脉压增大所

致，常见于主动脉瓣关闭不全、发 | 热、贫血及甲状腺功能亢进症。

6. 循环系统常见疾病的体征

病变	视诊	触诊	叩诊	听诊
二尖瓣狭窄	二尖瓣面容，心尖搏动略向左移	心尖搏动向左移，心尖部触及舒张期震颤	心浊音界早期稍向左，以后向右扩大，心腰部膨出，呈梨形	心尖部 S_1 亢进，较局限的递增型舒张中晚期隆隆样杂音，可伴开瓣音，P_2 亢进、分裂，肺动脉瓣区 Graham Steell 杂音
二尖瓣关闭不全	心尖搏动向左下移位	心尖搏动向左下移位，常呈抬举性	心浊音界向左扩大	心尖部 S_1 减弱，心尖部有 3/6 级或以上较粗糙的吹风样全收缩期杂音，范围广泛，常向左腋下及左肩胛下角传导，可掩盖 S_1
主动脉狭窄	心尖搏动向左下移位	心尖搏动向左下移，呈抬举性，主动脉瓣区收缩期震颤	心浊音界向左下扩大	主动脉瓣区高调、粗糙的递增-递减型收缩期杂音，可向颈部传导，心尖部 S_1 减弱，A_2 减弱
主动脉瓣关闭不全	颜面较苍白，颈动脉搏动明显，心尖搏动向左下移位且范围较广，可见点头运动	心尖搏动向左下移位并呈抬举性，周围血管征阳性	心浊音界向左下扩大，心脏呈靴形	主动脉瓣第二听诊区叹气样递减型舒张期杂音，可向心尖部传导，心尖部 S_1 减弱，A_2 减弱或消失，可闻及 Austin-Flint 杂音
右心衰竭	颈静脉怒张，口唇发绀，浮肿	肝脏肿大、压痛，肝-颈静脉回流征阳性，下肢或腰骶部凹陷性水肿	心界扩大，可有胸水或腹水体征	心率增快，剑突下或胸骨左缘第4、5肋间可闻及右室舒张期奔马律
大量心包积液	心尖搏动明显减弱或消失，颈静脉怒张	心尖搏动减弱或消失，肝大、压痛，肝-颈静脉回流征阳性，可有奇脉	心界向两侧扩大，呈"烧瓶状"，卧位时心底部增宽	心音遥远，心率加快

十、腹部检查

1. 视诊

（1）外形：①全腹膨隆见于腹腔积液、积气，腹腔巨大包块。②局部膨隆见于脏器肿大、腹内肿瘤、腹部炎性包块、腹壁肿瘤、疝等。③全腹凹陷见于消瘦、脱水、恶病质。

（2）腹壁静脉：①门静脉高压时，腹壁曲张静脉血流方向以脐为中心向四周伸展，称为"海蛇头"或"水母头"。②上腔静脉阻塞时，上腹壁和胸壁静脉血流方向向下，③下腔静脉阻塞时，腹壁静脉血流方向向上。③胃肠型和蠕动波：见于胃肠道梗阻。

2. 触诊

（1）腹壁紧张度：①全腹紧张度增加，见于急性弥漫性腹膜炎（板状腹）、结核性腹膜炎（面团感或揉面感）。②腹壁紧张度减低，见于慢性消耗性疾病或刚放出大量腹水者、身体瘦弱的老年人和经产妇；全腹紧张度消失见于脊髓损伤所致的腹肌瘫痪和重症肌无力等。

（2）压痛及反跳痛

1）腹壁紧张、压痛、反跳

痛——腹膜刺激征，是急性腹膜炎的重要体征。

2）固定的压痛点：①阑尾点：又称麦氏点，位于右髂前上棘与脐连线中外1/3交界处。②胆囊点：位于右侧腹直肌外缘与肋弓交界处。

（3）液波震颤：见于腹腔内有大量游离液体（3000～4000mL以上）。

3. 腹内脏器触诊

（1）肝脏触诊：正常成人的肝脏一般触不到，但腹壁松弛的消瘦者于深吸气时可触及肝下缘，多在肋弓下1cm以内，剑突下如能触及肝左叶，多在3cm以内。2岁以下小儿的肝脏相对较大，易触及。正常肝脏质地柔软，边缘较薄，表面光滑，无压痛和叩击痛。

（2）胆囊触诊：正常胆囊不能触及。胆囊肿大时，在右腹直肌外缘处可触及。①急性胆囊炎时胆囊肿大，呈囊性感，压痛明显，常有墨菲征阳性。检查墨菲征时，医师将左手掌平放于患者右胸下，先以左手拇指按指甲适度压力钩压右肋下胆囊点处（患者感到疼痛，为胆囊触痛征阳性），同时嘱患者缓慢深吸气，胆囊下移时碰到用力按压的拇指引起疼痛而使患者突然屏气，即墨菲征阳性。此检查法对于未明显肿大到肋缘以下的胆囊触诊更有意义。②胰头癌压迫胆总管导致胆囊显著肿大时无压痛，但有逐渐加深的黄疸，常库瓦西耶征阳性。

（3）脾脏触诊

1）脾大的分度：①轻度：脾脏在肋下不超过2cm。②中度：超过2cm但在脐水平线以上。③高度：超过脐水平线或前正中线。

2）临床意义：轻度脾大见于慢性肝炎、伤寒、粟粒型肺结核、感染性心内膜炎、败血症等，一般质地较软；中度脾大见于肝硬化、慢性淋巴细胞白血病、淋巴瘤，一般质地较硬；高度脾肿大（巨脾）见于慢性粒细胞白血病。

（4）肾脏触诊：肾脏和尿路疾病，尤其是炎性疾病时，可在一些部位出现压痛点。①季肋点：第10肋骨前端，相当于肾盂位置，提示肾脏病变。②上输尿管点：在脐水平线上，腹直肌外缘。③中输尿管点：在两侧髂前上棘水平，相当于输尿管第二狭窄处（入骨盆腔处）。④肋脊点：在背部脊柱与第12肋所成的夹角顶点，又称肋脊角。⑤肋腰点：在第12肋与腰肌外缘的夹角顶点，又称肋腰角。

（5）腹部触诊：除瘦腹者和多产妇可触到右肾下极，儿童可触及肝脏下线外，正常腹部可触及腹主动脉、腰椎椎体与骶骨岬、横结肠、乙状结肠、盲肠等结构。

（6）腹部肿块触诊：需注意肿块的部位、大小、形态、质地、压痛、搏动、移动度、与邻近器官的关系等。

4. 叩诊

可了解腹腔某些脏器的大小、叩痛、充气情况、积液、包块等。叩诊方法有直接叩诊法与间接叩诊法，但多用间接叩诊法。

（1）叩诊音：正常情况下，除肝脾区、增大的膀胱或子宫、两侧腹部或腰肌处为浊音外，其余均为鼓音。

（2）腹腔脏器叩诊：①肝叩诊：肝脏通常在右锁骨中线上，其上界在第5肋间，下界位于右季肋下缘。二者之间的距离为肝上下径为9～11cm。在右腋中线上，肝上界在第7肋间，下界相当于第10肋水平；在右肩胛线上，肝上界为第10肋间，下界为第12肋。②脾叩诊：正常在左腋中线9～11肋间为脾浊音区，前缘不超过腋前线，宽度为4～7cm。③膀胱叩诊：膀胱空虚时，因小肠位于耻骨上方遮盖膀胱，

诊基

故叩诊呈鼓音，叩不出膀胱的轮廓。膀胱充盈时，耻骨上方叩出圆形浊音区。妊娠的子宫、卵巢囊肿或子宫肌瘤等，该区叩诊也呈浊音，应予鉴别。

（3）移动性浊音叩诊：根据游离腹水随体位转换而发生浊音区的改变，用来检查有无腹水的存在。一般在腹水在1000mL以上才能叩出。

5. 听诊

（1）肠鸣音：①正常情况下，肠鸣音4～5次/分。②当每分钟达10次以上，且音调不特别高亢，称肠鸣音活跃，见于急性肠胃炎、服泻药后或胃肠道大出血时。③如肠鸣音次数多且响亮、高亢，甚至呈叮当声或金属声，称肠鸣音亢进，见于机械性肠梗阻。④肠鸣音减弱，见于老年性便秘、腹膜炎、电解质紊乱（低血钾）及胃肠动力低下等。⑤肠鸣音消失，见于急性腹膜炎或麻痹性肠梗阻。

（2）振水音：在清晨空腹或餐后6～8小时以上仍有此音，提示胃内有液、气潴留，见于胃扩张、幽门梗阻及胃液分泌过多等。

（3）血管杂音。

6. 腹部常见疾病的体征

（1）急性腹膜炎：出现典型的腹膜刺激征，即腹壁紧张、压痛及反跳痛。胃肠穿孔时，叩诊肝浊音区缩小或消失；听诊肠鸣音减弱或消失。

（2）肝硬化门静脉高压：肝病面容、蜘蛛痣及肝掌，晚期患者黄疸，腹部膨隆，呈蛙腹状，腹壁静脉曲张；早期肝肿大质地偏硬，晚期肝脏缩小，腹大；早期肝浊音区轻度扩大，晚期肝浊音区缩小、移动性浊音阳性；肠鸣音正常。

（3）肠梗阻特点：急性病容，腹部呼吸运动减弱，可见肠型及蠕动波；腹壁紧张，压痛，绞窄性肠

梗阻有压痛性包块及反跳痛；腹部鼓音明显；机械性肠梗阻早期肠鸣音亢进呈金属调，麻痹性肠梗阻时肠鸣音减弱或消失。

十一、肛门、直肠检查及临床意义

肛门、直肠指诊有剧烈触痛，见于肛裂与感染；触痛并有波动感，见于肛门、直肠周围脓肿；触及柔软光滑而有弹性物，见于直肠息肉；触及质地坚硬、表面凹凸不平的包块，应考虑直肠瘤；指诊后指套带有黏液、脓液或血液，说明存在炎症并有组织破坏。

十二、脊柱与四肢检查及临床意义

1. 脊柱检查

（1）弯曲度：①脊柱前凸：多发生于腰椎，常常是姿势代偿的结果。②脊柱后凸：多发生在胸段，见于佝偻病、脊柱结核（下段胸椎及腰段）、强直性脊柱炎（多见于成人，脊柱胸段呈弧形凸出，常伴有脊柱强直性固定，仰卧位时也不能伸直）、脊柱退行性变（多见于老年人）。

（2）活动度：脊柱活动受限的常见原因：①肌肉、软组织炎症、损伤。②脊柱骨折或关节脱位。③骨质退行性变。④骨质破坏。⑤椎间盘突出。

（3）脊柱压痛与叩击痛：正常人脊柱无压痛及叩击痛，若某一部位有压痛与叩击痛，提示该部位的脊柱或肌肉可能有病变。

2. 四肢、关节检查

（1）匙状甲（反甲）：常见于缺铁性贫血，偶见于风湿热。

（2）杵状指（趾）：常见于支气管扩张、支气管肺癌、慢性肺脓肿、脓胸以及发绀型先天性心脏病、亚急性感染性心内膜炎等。

（3）指关节变形：以类风湿关节炎引起的梭形关节最常见。

（4）膝内翻、膝外翻：膝内翻为"O"形腿，膝外翻为"X"形腿。常见于佝偻病及大骨节病。

（5）膝关节变形：常见于风湿性关节炎活动期、结核性关节炎、关节积液等。

（6）足内翻、足外翻：多见于先天畸形、脊髓灰质炎后遗症等。

（7）肢端肥大：见于腺垂体功能亢进、生长激素分泌过多引起的肢端肥大症。

（8）下肢静脉曲张：多见于小腿，是下肢浅静脉血液回流受阻或静脉瓣功能不全所致。表现为下肢静脉如蚯蚓状怒张、弯曲，久立位更明显，严重时伴有小腿肿胀感，局部皮肤颜色暗紫红色有色素沉着，甚至形成溃疡。常见于从事站立性工作者或栓塞性静脉炎患者。

十三、神经系统检查及临床意义

1. 脑神经检查

（1）视神经是第2对脑神经。视神经检查包括视力、视野和眼底检查。视野反映黄斑中央凹以外的视网膜及视觉通路的功能，视觉通路的任何部位受到损害，都可引起视野缺损。眼底检查需要用检眼镜，观察视乳头、视网膜、视网膜血管、黄斑有无异常。视乳头水肿常见于颅内肿瘤、视神经受压迫等，如颅内出血、脑膜炎、脑肿瘤等引起的颅内压增高。视网膜出血常见于高血压、出血性疾病等。视网膜有渗出物可见于高血压、慢性肾炎、妊娠高血压综合征等。原发性视神经萎缩见于球后视神经炎或肿瘤。

（2）动眼神经、滑车神经、展神经分别为第3、4、6对脑神经，共同支配眼球运动，合称眼球运动神经，可同时检查。如发现眼球运动向内、向上及向下活动受限，以

及上睑下垂、调节反射消失均提示有动眼神经麻痹；如眼球向下及向外运动减弱，提示滑车神经有损害；眼球向外转动障碍提示展神经受损。瞳孔反射异常可由动眼神经或视神经受损所致。另外，眼球运动神经的麻痹可出现相应眼外肌的功能障碍导致麻痹性斜视；单侧眼球运动神经的麻痹可导致复视。

（3）三叉神经系第5对脑神经，是混合性神经。感觉神经纤维分布于面部皮肤、眼、鼻、口腔黏膜；运动神经纤维支配咀嚼肌、颞肌及翼状内外肌。

①面部感觉障碍应区分周围性与核性感觉障碍，前者为患侧患支（眼支、上颌支、下颌支）分布区各种感觉缺失，后者呈葱皮样感觉障碍。②角膜反射：角膜反射消失见于三叉神经病变（传入障碍）；直接反射消失，间接反射存在，见于患侧面神经瘫痪（传出障碍）。

（4）面神经系第7对脑神经，主要支配面部表情肌并具有舌前2/3味觉功能。

①运动功能：面神经受损可分为周围性和中枢性损害两种：一侧面神经周围性（核性或核下性）损害时，患侧额纹减少、眼裂增大、鼻唇沟变浅，不能皱额、闭眼，微笑或露齿时口角歪向健侧，鼓腮及吹口哨时病变侧漏气。中枢性（核上的皮质脑干束或皮质运动区）损害时，由于上半部面肌受双侧皮质运动区的支配，皱额、闭眼无明显影响，只出现病灶对侧下半部面部表情肌的瘫痪。②味觉检查：面神经损害者则舌前2/3味觉丧失。

2. 感觉功能检查、感觉障碍及其常见类型

（1）感觉功能检查

①浅感觉：指皮肤黏膜的触觉、痛觉和温度觉。

②深感觉：指肌腱、关节等运动

动器官的运动觉、位置觉和振动觉。

③复合感觉：指皮肤定位觉、实体辨别觉、两点辨别觉、体表图形觉。

（2）感觉障碍：疼痛、感觉减退或感觉缺失、感觉异常、感觉过敏、感觉分离、感觉倒错。

（3）感觉障碍的类型：末梢型、神经根型、脊髓型、内囊型（三偏）、脑干型、皮质型。

3. 运动功能检查

（1）随意运动

1）肌力分级

0级：完全瘫痪，肌力完全丧失。

1级：仅见肌肉收缩，但无肢体运动。

2级：肢体可做水平移动，但不能抬离床面。

3级：肢体能抬离床面，但不能克服阻力。

4级：能做克服阻力的运动，但较正常稍弱。

5级：正常肌力。

2）临床意义

①中枢性瘫痪：范围较广，分为单瘫、偏瘫、截瘫，肌张力增强，无肌肉萎缩，腱反射增强或亢进，病理反射阳性，无肌束颤动。

定位：对侧单瘫——皮质型；偏瘫——内囊型；交叉性偏瘫——脑干型；截瘫——双下肢瘫痪，是脊髓横贯性损伤，见于脊髓外伤、炎症等。

②周围性瘫痪：范围较局限，以肌群为主，肌张力降低，明显肌萎缩，腱反射减弱或消失，病理反射阴性，可有肌束颤动。

（2）被动运动：是检查肌张力强弱的方法。

①肌张力降低或缺失：见于周围神经疾病、脊髓灰质炎和小脑疾病等。

②折刀样肌张力增强：见于锥体束损害。

③铅管样肌张力增强：见于锥体外系损害。

（3）不自主运动

①震颤：静止性震颤见于帕金森病。动作性震颤见于小脑疾病。扑翼样震颤常见于全身性代谢障碍，如肝性脑病、尿毒症和肺性脑病等。

②舞蹈症：常见于儿童脑风湿病变。

③手足搐搦：见于低钙血症和碱中毒。

④手足徐动症：见于脑性瘫痪、肝豆状核变性和脑基底节变性。

（4）共济运动

①检查方法：指鼻试验、对指试验、轮替动作、跟 - 膝 - 胫试验、闭目难立试验。

②临床意义：感觉性共济失调，与视觉有关，常见于感觉系统病变。小脑性共济失调，与视觉无关，常见于小脑疾病。前庭性共济失调，以平衡障碍为主，常见于梅尼埃病、脑桥小脑角综合征等。

4. 生理及病理反射

（1）浅反射

①角膜反射：直接角膜反射存在，间接角膜反射消失——对侧面神经瘫痪；直接角膜反射消失，间接角膜反射存在——同侧面神经瘫痪；直接、间接角膜反射均消失——同侧三叉神经病变。

②腹壁反射：上、中、下腹壁反射减弱或消失分别对应同侧胸髓 7～8、9～10、11～12 节病损；一侧上、中、下腹壁反射同时消失——同侧锥体束病损；双侧腹壁反射消失——昏迷和急性腹膜炎患者。

③提睾反射：双侧提睾反射消失——腰髓 1～2 节病损；一侧提睾反射消失——锥体束损害。

（2）深反射：桡骨骨膜反射、肱二头肌反射、肱三头肌反射、膝反射、踝反射。

①深反射减弱或消失：见于相应脊髓节段或所属脊神经的病变。

②深反射亢进：锥体束病变，如急性脑血管病、急性脊髓炎休克期过后。

（3）病理反射：是指当锥体束损害时失去了对脑干和脊髓的抑制功能，又称锥体束征。检查包括：巴宾斯基征、奥本海姆征、戈登征、查多克征、霍夫曼征。

巴宾斯基征检查方法：被检查者仰卧位，下肢伸直。检查者以左手持其踝部，用手持钝尖物由后向前划足底外侧至小趾根部，再转向趾侧。正常表现为足趾向跖面屈曲，称为正常跖反射，即巴宾斯基征阴性。如表现为趾背屈，其余四趾呈扇形展开，则称巴宾斯基征阳性。

5.脑膜刺激征及拉塞格征

（1）脑膜刺激征：①颈强直：表现为被动屈颈时抵抗力增强，下颏不能贴近前胸，患者感颈后疼痛。②凯尔尼格征（克氏征）：伸膝受限，达不到135°，并伴有疼痛及屈肌痉挛，为阳性。③布鲁津斯基征（布氏征）：右手置于其胸前，在手托其枕部被动向前屈颈，如有双侧髋关节、膝关节反射性屈曲，为阳性。

（2）拉塞格征：直腿抬高试验检查法：患者仰卧，双下肢平伸，检查者一手握患者踝部，一手置于大腿伸侧，分别做双侧直腿抬高动作，腰与大腿正常可达80°～90°。若抬高不足70°，且伴有下肢后侧的放射性疼痛，则为阳性。见于腰椎间盘突出症，也可见于单纯性坐骨神经痛。

第三单元　实验室诊断

一、血液的一般检查及临床意义

（一）血红蛋白测定和红细胞计数，红细胞形态变化

1.参考值

（1）血红蛋白（Hb）：男性 $120 \sim 160$ g/L；女性 $110 \sim 150$ g/L。

（2）红细胞（RBC）：男性 $(4.0 \sim 5.5) \times 10^{12}$/L；$(3.5 \sim 5.0) \times 10^{12}$/L。

2.临床意义

（1）红细胞和血红蛋白减少：红细胞生成减少、红细胞破坏过多、红细胞丢失过多。

贫血分级：①轻度贫血：女性 Hb < 110 g/L，男性 Hb < 120 g/L。②中度贫血：Hb < 90 g/L。③重度贫血：Hb < 60 g/L。④极重度贫血：Hb < 30 g/L。

（2）红细胞和血红蛋白增多：①相对性红细胞增多；②绝对性红细胞增多：原发性、继发性。

（3）红细胞形态异常

1）红细胞大小改变：①小红细胞：见于小细胞低色素性贫血。②大红细胞：见于溶血性贫血、急性失血性贫血、巨幼细胞贫血。③巨红细胞：巨幼细胞贫血。④红细胞大小不均：增生性贫血。

2）红细胞形态改变：①球形红细胞：见于遗传性球性红细胞增多症，也可见于自身免疫性溶血性贫血。②椭圆形红细胞：主要见于遗传性椭圆形红细胞增多症，巨幼细胞贫血时可见巨椭圆形红细胞。③靶形红细胞：常见于珠蛋白生成障碍性贫血、异常血红蛋白病，也可见于缺铁性贫血等。④口形红细胞：主要见于遗传性口形红细胞增多症，少量可见于 DIC 及乙醇中毒。⑤镰形红细胞：见于镰形细胞性贫血（血红蛋白 S 病）。⑥泪滴形红细

胞：主要见于骨髓纤维化，为本病的特点之一，也可见于珠蛋白生成障碍性贫血、溶血性贫血等。

（二）白细胞计数和白细胞分类、中性粒细胞核象变化

包括中性粒细胞、嗜酸性粒细胞、嗜碱性粒细胞、淋巴细胞和单核细胞5种。

1. 参考值

（1）白细胞计数：成人 $(3.5 \sim 9.5) \times 10^9/L$；儿童 $(5 \sim 12) \times 10^9/L$；新生儿 $(15 \sim 20) \times 10^9/L$。

（2）分类计数：中性杆状核 $0.01 \sim 0.05$；中性分叶核 $0.40 \sim 0.70$；嗜酸性粒细胞 $0.004 \sim 0.08$；嗜碱性粒细胞 $0 \sim 0.01$；淋巴细胞 $0.20 \sim 0.50$；单核细胞 $0.03 \sim 0.10$。

2. 临床意义

（1）中性粒细胞增多：①反应性增多：感染（化脓性感染最常见）、严重组织损伤、急性大出血、溶血、中毒、恶性肿瘤。②异常增生性增多：急、慢性粒细胞白血病、骨髓增殖性疾病。

（2）中性粒细胞减少：某些病毒感染、伤寒、疟疾、某些血液病、药物及理化作用、自身免疫性疾患、单核－巨噬细胞系统功能亢进。

（3）中性粒细胞的核象变化：反映粒细胞的成熟程度。①核左移：常见于各种病原体所致的感染、大出血、大面积烧伤、大手术、恶性肿瘤晚期等，特别是急性化脓性感染。此外还有再生性核左移、类白血病反应、退行性核左移。②核右移：5叶或更多分叶百分率超过3%称为核右移，常见于巨幼细胞贫血、恶性贫血。

（4）嗜酸性粒细胞增多：变态反应性疾病、皮肤病、寄生虫病。

（5）嗜碱性粒细胞增多：过敏性疾病（病毒感染、某些杆菌感染）、某些血液病、急性传染病恢复期等。

（三）网织红细胞计数

1. 参考值 成人 $0.005 \sim 0.015$

$(0.5\% \sim 1.5\%)$。

2. 临床意义 反映骨髓造血的功能状态，对贫血的鉴别诊断及指导治疗有重要意义。

（四）血小板计数

1. 参考值 $(125 \sim 350) \times 10^9/L$。

2. 临床意义

（1）血小板计数增多：反应性增多、原发性增多。

（2）血小板计数减少：生成障碍、破坏或消耗增多、分布异常。

（五）红细胞沉降率测定

1. 参考值 成年男性 $0 \sim 15mm/h$；成年女性 $0 \sim 20mm/h$。

2. 临床意义

（1）生理性增快：①妇女月经期。②妊娠期妇女。③60岁以上老年人。

（2）病理性增快：①各种炎症：细菌性急性炎症、风湿热和结核病活动期。②组织损伤及坏死。③恶性肿瘤。④各种原因导致的高球蛋白血症或低白蛋白血症。⑤贫血和高胆固醇血症。⑥其他：动脉粥样硬化、糖尿病、黏液水肿等。

（六）C反应蛋白（CRP）检测

1. 参考值 免疫扩散法：血清 $<10mg/L$。

2. 临床意义 ①鉴别细菌与病毒感染。②风湿热活动期和稳定期的鉴别。③鉴别功能性与器质性疾患。

二、血栓与止血检查

（一）出血时间测定

出血时间延长见于：①血小板显著减少。②血小板功能异常。③毛细血管壁异常。④凝血因子严重缺乏。

（二）凝血因子检测

1. 活化部分凝血酶原时间（APTT）测定 内源性凝血状况筛选试验。

2. 血浆凝血酶原时间（PT）测

定 外源性凝血状况筛选试验。

3. 血浆纤维蛋白原（Fg）测定。

（三）纤溶活性检测

1. D-二聚体定性试验

（1）参考值：0～0.256mg/L。

（2）临床意义：①继发性纤溶症：为阳性或增高，见于DIC，恶性肿瘤，各种栓塞，心、肝、肾疾病等。D-二聚体增高对诊断肺栓塞、肺梗死有重要意义。②原发性纤溶症：为阴性或不升高。

2. 血浆硫酸鱼精蛋白副凝固试验（3P试验）

（1）参考值：阴性。

（2）临床意义：阳性见于DIC的早、中期。

（四）口服抗凝药治疗监测

WHO推荐应用INR为首选，口服抗凝剂的监测试验，一般以INR维持在2.0～2.5为宜，一般不超过3.0，小于1.5提示抗凝无效。

三、骨髓检查

（一）骨髓细胞学检查的临床意义

1. 诊断或协助诊断造血系统疾病。

2. 协助诊断其他非造血系统疾病。

3. 鉴别诊断的应用。

（二）骨髓增生程度分级

骨髓内有核细胞的多少反映骨髓的增生情况，一般以成熟红细胞和有核细胞的比例判断骨髓增生的程度。分为5级：极度活跃、明显活跃、活跃、减低、极度减低。极度活跃和明显活跃见于白血病，减低和极度减低见于再生障碍性贫血。

四、肝脏病实验室检查

（一）蛋白质代谢检查

1. 血清蛋白测定

（1）参考值：A/G：1.5：1～2.5：1。

（2）临床意义

1）肝脏疾病：①急性或局限性肝损害：无明显异常。②慢性肝病：白蛋白减少，球蛋白增加，A/G比值减低。③A/G比值倒置：肝功能严重损害，如重度慢性肝炎、肝硬化。

2）肝外因素：①低蛋白血症：蛋白质丢失不良或消化吸收不良、蛋白质丢失过多、消耗增加（慢性消耗性疾病，如重症结核、甲状腺功能亢进症、恶性肿瘤）。②高蛋白血症：主要是因球蛋白增高引起，见于慢性炎症、M球蛋白血症（多发性骨髓瘤、淋巴瘤、原发性巨球蛋白血症）、自身免疫性疾病（系统性红斑狼疮、类风湿关节炎）、慢性炎症与慢性感染（结核病、疟疾）。

2. 血清蛋白电泳

临床意义：①肝脏疾病：肝脏受损时，α_1、α_2、β 球蛋白均下降，γ 球蛋白增高。②M球蛋白血症：如多发性骨髓瘤、原发性巨球蛋白血症等，白蛋白轻度减低，γ 球蛋白明显增高。③肾病综合征、糖尿病肾病：由于血脂增高，可致 α_2 及 β 球蛋白增高，白蛋白、γ 球蛋白减低。④其他：浆细胞病（多发性骨髓瘤、原发性巨球蛋白血症等）及结缔组织病等 γ 球蛋白常明显增高。

（二）胆红素代谢检查

1. 参考值 血清总胆红素（STB）3.4～17.1μmol/L；结合胆红素（CB）0～6.8μmol/L；非结合胆红素（UCB）1.7～10.2μmol/L。

2. 临床意义

（1）诊断黄疸及反映黄疸的程度：总胆红素17.1～34.2μmol/L为隐性黄疸；34.2～171μmol/L为轻度黄疸；171～342μmol/L为中度黄疸；超过342μmol/L为重度黄疸。

（2）鉴别黄疸的类型：溶血性黄疸、肝细胞性黄疸、阻塞性黄疸。

（三）血清酶及同工酶检查

1. 血清氨基转移酶测定
丙氨酸氨基转移酶（ALT）主要分布在肝脏，其次是骨骼肌、肾脏、心肌等组织中；天门冬氨酸氨基转移酶（AST）主要分布在心肌。在肝细胞中，ALT 主要存在于非线粒体中，AST 主要（约80%）存在于线粒体内。

（1）参考值：连续监测法（37℃）：ALT 5～40U/L，AST 8～40U/L。ALT/AST ≤ 1。

（2）临床意义

1）肝脏疾病：①急性病毒性肝炎：ALT 和 AST 升高显著，AST/ALT < 1。②慢性病毒性肝炎：ALT 和 AST 正常或轻度升高（不超过正常上限的3倍），AST/ALT < 1。③重型肝炎：ALT 与 AST 升高，但 AST 升高更为显著。若病情进展，黄疸进行性加深，而酶活性升高不明显，称为"酶-胆分离"，提示肝组织坏死严重，预后不佳。④淤胆型肝炎：如胆红素升高为主，转氨酶活性轻度升高。⑤肝炎后肝硬化：静止性肝硬化血清氨酶活性多正常；活动性肝硬化血清转氨酶活性升高，且 AST/ALT > 1。⑥非病毒性肝炎：转氨酶活性正常或轻度升高，且 AST/ALT < 1。

2）急性心肌梗死：发病后6～8小时 AST 开始升高，18～24小时达高峰，4～5天可恢复正常。

2. 碱性磷酸酶（ALP）
增高见于胆道阻塞、肝脏疾病、骨骼疾病。此外还可用于黄疸的鉴别诊断：①阻塞性黄疸：ALP 和胆红素水平明显增高。②肝细胞性黄疸：ALP 轻度增高。③肝内局限性胆道阻塞：如原发性肝癌、转移性肝癌、肝脓肿等，ALP 明显增高，血清胆红素大多正常。

3. γ-谷氨酰转移酶（γ-GT）
增高见于：①肝癌和肝内阻塞：诱发肝细胞产生 γ-GT 增多，同时肝癌细胞也合成 γ-GT，可达参考上线的10倍以上。②肝胆疾病：急性肝炎 γ-GT 呈中度升高；肝癌持续升高，提示病变活动或病情恶化。

4. 乳酸脱氢酶（LDH）
增高见于急性心肌梗死、肝胆疾病、其他疾病（恶性肿瘤、恶性贫血）。

（四）甲、乙、丙型病毒性肝炎标志物检查

1. 甲型肝炎病毒标志物检测
甲型肝炎病毒（HAV）属嗜肝 RNA 病毒，存在于被感染者的肝细胞、血液、胆汁和粪便中，通过粪-口途径传播。机体感染 HAV 后可产生抗-HAV IgM、抗-HAV IgA、抗-HAV IgG 三种抗体。抗-HAV IgM 是 HAV 常规检查项目。

（1）参考值：①甲型肝炎病毒抗原检测：ELISA 法、RIA 法和 RT-PCR 法：HAVag、HAV RNA 阴性。②甲型肝炎病毒抗体检测：ELISA 法：抗-HAV IgM、抗-HAV IgA、抗-HAV IgG 均阴性。

（2）临床意义：①HAVag 阳性：证实 HAV 在体内的存在，出现于感染后10～20天的粪便中，见于甲型肝炎。②HAV RNA 阳性：对甲型肝炎的诊断具有特异性，对早期诊断的意义更大。③抗-HAV IgM 阳性：说明机体正在感染 HAV，感染1周后产生，是早期诊断甲肝的特异性指标。④抗-HAV IgA 阳性：抗-HAV IgA 为局部抗体，是机体感染 HAV 后由肠道黏膜细胞所分泌，出现在甲肝早期、急性期患者的粪便中。⑤抗-HAV IgG 阳性：一般在感染 HAV3 周后出现在血清中，且持续存在，是获得免疫力的标志，提示既往感染，可作为流行病学调查的指标。

2. 乙型肝炎病毒标志物检测
乙型肝炎病毒（HBV）属嗜肝 DNA 病毒。HBV 主要通过血液途径传播，

也可由性接触传播和母婴垂直传播。机体感染 HBV 后产生相应的免疫反应，形成这样的抗原抗体系统。

（1）参考值：ELISA 法、RIA 法：健康人检测结果均为阴性。

（2）临床意义：①HBsAg 阳性：是感染 HBV 的标志。②抗 -HBs 阳性：感染后 3～6 个月出现，是一种保护性抗体。③HBeAg 阳性：是病毒复制的标志，传染性强。急性乙肝病毒感染者，如果 HBeAg 持续阳性，则有转为慢性感染的趋势。④抗 -HBe 阳性：表示乙肝病毒复制减少，传染性降低，但并非保护性抗体。⑤HBcAg 阳性：提示患者血清中有 HBV 存在，表示病毒复制活跃，传染性强。⑥抗 -HBc 阳性：是反映肝细胞受到 HBV 感染的可靠指标。

3. 丙型肝炎病毒标志物检测

丙型肝炎病毒（HCV）为 RNA 病毒，HCV 主要通过体液传播。HCV 的血清标志物为抗 -HCV IgM、抗 -HCV IgG、HCV RNA。

（1）参考值：①ELISA 法、RIA 法：抗 -HCV IgM、抗 -HCV IgG 均为阴性。②斑点杂交试验及 RT-PCR 法：HCV-RNA 为阴性。

（2）临床意义：①HCV RNA 阳性：为 HCV 感染，提示 HCV 复制活跃，传染性强。HCV RNA 阴性而抗 -HCV IgG 阳性，提示既往有 HCV 感染。②抗 -HCV 阳性：抗 -HCV 是非保护性抗体，阳性是诊断 HCV 感染的重要依据。

五、肾功能检查

（一）肾小球功能检测

1. 肾小球滤过率（GFR）测定

（1）参考值：男性（125±15）mL/min，女性约低 10%。

（2）临床意义：GFR 降低见于各种肾病、慢性肾脏疾病；升高见于糖尿病早期、肢端肥大症和巨人症。GFR 是反映肾功能最灵敏、

最准确的指标。

2. 内生肌酐清除率（Ccr）测定

（1）参考值：成人（体表面积以 $1.73m^2$ 计算）80～120mL/min。

（2）临床意义：①判断肾小球损害的敏感指标。②评估肾功能损害的程度：肾功能不全代偿期，Ccr51～80mL/min；肾功能不全失代偿期（氮质血症期），Ccr20～50mL/min；肾衰竭期（尿毒症早期），Ccr10～19mL/min；终末期肾衰竭（尿毒症晚期），Ccr＜10mL/min；③指导临床用药。

3. 血清肌酐（Cr）测定

（1）参考值：全血 Cr88～177μmol/L。血清成血浆男性 53～106μmol/L，女性 44～97μmol/L。

（2）临床意义：①评估肾功能的损害程度：肾功能不全代偿期，Cr 低于 133μmol/L；肾功能不全失代偿期，Cr133～221μmol/L；肾衰竭期，Cr221～442μmol/L；肾衰竭终末期，Cr＞442μmol/L。②鉴别肾前性和肾实质性少尿：肾前性少尿，血 Cr 增高一般 ≤200μmol/L；肾实质性少尿，血 Cr 增高＞200μmol/L。

4. 血清尿素氮（BUN）测定

（1）参考值：成人 3.2～7.1mmol/L。

（2）临床意义：①肾前性因素：肾血流量减少、蛋白质分解增加。②肾性因素：见于严重肾脏疾病引起的慢性肾衰竭。③肾后性因素：见于尿路结石、前列腺增生、泌尿系肿瘤等引起的尿路梗阻。④BUN/Cr 的意义：同时测定血 Cr 和 BUN 的临床意义更大，正常时 BUN/Cr 为 10：1。肾前性少尿 BUN/Cr 常＞10：1；器质性肾衰竭 BUN/Cr ≤10：1。

5. 血 β_2- 微球蛋白（β_2-MG）测定

（1）参考值：正常人血中 β_2-MG 为 1～2mg/L。

（2）临床意义：血 β_2-MG 是判断肾小球滤过功能较灵敏的指标。

（二）肾小管功能检测

1. 尿 β_2- 微球蛋白测定

（1）参考值：正常成人尿 β_2-MG ＜ 0.3mg/L。

（2）临床意义：尿 β_2-MG 是判断近端肾小管重吸收功能受损的敏感指标。

2. 昼夜尿比密试验（莫氏试验）

（1）参考值：成人尿量 1000 ～ 2000mL/24h，夜尿量少于 750mL，昼夜尿中至少 1 次尿比密超过 1.018。

（2）临床意义：①多尿、尿比密低、夜尿增多，提示肾小管浓缩功能障碍。②尿比密固定在 1.010 ～ 1.012（等张尿），表明肾小管重吸收功能很差。③尿量少而尿比密增加，见于急性肾小球肾炎。

（三）血尿酸（UA）测定

（1）参考值：男性 149 ～ 416μmol/L，女性 89 ～ 357μmol/L。

（2）临床意义：增高见于：①UA 排泄障碍，如急慢性肾炎、肾结石、尿道阻塞、中毒性肾病等。②生成增加，慢性白血病、多发性骨髓瘤、真性红细胞增多症等多种血液病及恶性肿瘤等。③进食高嘌呤食物过多。④药物影响，长期使用抗结核药物吡嗪酰胺。

六、常用生化检查

（一）糖代谢检查

1. 空腹血糖（FPG）测定

（1）参考值：成人空腹血浆葡萄糖（酶法）：3.9 ～ 6.1mmol/L。

（2）临床意义：①生理性变化：增高见于餐后 1 ～ 2 小时、高糖饮食、剧烈运动及情绪激动等，常为一过性；降低见于饥饿、妊娠、哺乳期及长期剧烈运动等。②病理性变化：增高见于各型糖尿病、内分泌疾病、应激性因素、肝脏和胰腺疾病等；降低见于胰岛素分泌过多、对抗胰岛素的激素缺乏、肝糖原储存缺乏。

2. 口服葡萄糖耐量试验（OGTT）

（1）参考值：①FPG 3.9 ～ 6.1mmol/L。②服糖后 0.5 ～ 1 小时血糖达高峰，一般在 7.8 ～ 9.0mmol/L，峰值＜ 11.1mmol/L。③服糖后 2 小时血糖（2h PG）＜ 7.8mmol/L。④服糖后 3 小时血糖恢复至空腹水平。⑤每次尿糖均为阴性。

（2）临床意义：①诊断糖尿病（DM）：FPG ≥ 7.0mmol/L；OGTT 2h PG ≥ 11.1mmol/L；随机血糖 ≥ 11.1mmol/L。②判断糖耐量异常（IGT）：FPG ＜ 7.0mmol/L，2h PG 7.8 ～ 11.1mmol/L，且血糖到达高峰时间延长至 1 小时后，血糖恢复正常时间延长至 2 ～ 3 小时后，同时伴尿糖阳性者为糖耐量异常，其中 1/3 最终转为糖尿病。糖耐量异常常见于 2 型糖尿病、肢端肥大症、甲状腺功能亢进症等。③确定空腹血糖受损（IFG）：FPG 6.1 ～ 6.9mmol/L，2h PG ＜ 7.8mmol/L。

3. 血清糖化血红蛋白（GHb）检测

（1）参考值：HbA1 5% ～ 8%，HbA1c 4% ～ 6%。

（2）临床意义：GHb 水平取决于血糖水平、血糖持续时间，其生成量与血糖浓度成正比，且反映的是近 2 ～ 3 个月的平均血糖水平。

（二）血脂测定

1. 血清总胆固醇（TC）测定

（1）参考值：合适水平＜ 5.18mmol/L；边缘水平 5.18 ～ 6.19mmol/L；增高 ≥ 6.22mmol/L。

（2）临床意义：①TC 增高是动脉粥样硬化的危险因素之一，常见于动脉粥样硬化所致的心、脑血管疾病、各种高脂蛋白血症、甲状腺功能减退症、糖尿病、肾病综合

征、阻塞性黄疸、类脂性肾病，以及长期高脂饮食、精神紧张、吸烟、饮酒等。②TC减低，见于严重肝脏疾病、甲状腺功能亢进症、严重贫血、营养不良和恶性肿瘤等。

2. 血清甘油三酯（TG）测定

（1）参考值：合适范围＜1.70mmol/L（150mg/dL）；边缘升高1.70～2.25mmol/L（150～199mg/dL）；升高≥2.26mmol/L（200mg/dL）。

（2）临床意义：①TG增高是动脉粥样硬化的危险因素之一，常见于动脉粥样硬化症、冠心病、原发性高脂血症、肥胖症、糖尿病、肾病综合征、甲状腺功能减退症、痛风、阻塞性黄疸和高脂饮食等。②TG减低见于甲状腺功能亢进症、肾上腺皮质功能减退症、严重肝脏疾病等。

3. 血清脂蛋白测定

（1）高密度脂蛋白（HDL）

1）参考值：合适范围≥1.04mmoL/L；升高≥1.55mmol/L；降低＜1.04mmol/L。

2）临床意义：①HDL-C增高：HDL-C水平增高有利于外周组织清除胆固醇，防止动脉粥样硬化的发生。②HDL-C减低：常见于动脉粥样硬化症、心脑血管疾病、糖尿病、肾病综合征等。

（2）低密度脂蛋白（LDL）

1）参考值：合适范围＜3.37mmol/L；边缘升高3.37～4.12mmol/L；升高≥4.14mmol/L。

2）临床意义：①LDL-C增高：判断发生冠心病的危险性，LDL-C是动脉粥样硬化的危险因素之一，LDL-C水平增高与冠心病发病呈正相关；还可见于肥胖症、肾病综合征、甲状腺功能减退症、阻塞性黄疸等。②LDL-C减低：见于无β脂蛋白血症、甲状腺功能亢进症、肝硬化和低脂饮食等。

（三）电解质检查

1. 血清钾测定

（1）参考值：3.5～5.5mmol/L。

（2）临床意义：①高钾血症：血钾＞5.5mmol/L，见于排钾减少、血钾摄入增多、细胞内钾外移增加。②低钾血症：血钾＜3.5mmol/L，见于钾盐摄入不足、钾丢失过多、钾在体内分布异常。

2. 血清钠测定

（1）参考值：135～145mmol/L。

（2）临床意义：①高钠血症：血钠＞145mmol/L，见于补盐过多、尿钠排出减少、脑外伤或急性脑血管病等引起的应激性高钠血症、水丢失过多或摄入不足的相对高钠。②低钠血症：血钠＜135mmol/L，见于胃肠道失钠、钠排出增多、细胞外液稀释、消耗性低钠。

3. 血清钙测定

（1）参考值：血清总钙2.2～2.7mmol/L；离子钙1.10～1.34mmol/L。

（2）临床意义：①低钙血症：血钙＜2.2mmol/L，见于钙吸收减少、钙磷比例失调、成骨作用增强。②高钙血症：血钙＞2.7mmol/L，见于吸收及摄入增加、溶骨增强、排出减少。

（四）血清铁及其代谢物测定

1. 血清铁测定

（1）血清铁增高：①铁利用障碍：如再生障碍性贫血、铁粒幼细胞性贫血、铅中毒等。②铁释放增多：如溶血性贫血、急性肝炎、慢性活动性肝炎等。③铁蓄积增多：如反复输血、白血病、含铁血黄素沉着症。④摄入过多：如铁剂治疗过量。

（2）血清铁减低：①铁缺乏：如缺铁性贫血。②慢性失血：如月经过多、消化性溃疡、慢性炎症、恶性肿瘤。③需铁增加：如生长发育期的婴幼儿、青少年，生育期、妊娠期及哺乳期的妇女等，机体需

铁量增多而摄入不足。

2. 血清铁蛋白（SF）测定

（1）SF增高：①体内贮存铁释放增加，如急性肝细胞损害、坏死性肝炎等。②铁蛋白合成增加，如炎症、肿瘤、甲状腺功能亢进症。③贫血，如溶血性贫血、再生障碍性贫血、恶性贫血。④铁的吸收率增加，如血色沉着症、含铁血黄素沉着症、反复输血或肌内注射铁剂引起急性中毒症等。

（2）SF减低：①体内贮存铁减少，如缺铁性贫血、大量失血、长期腹泻、营养不良。②铁蛋白合成减少，如维生素C缺乏等。

3. 血清转铁蛋白饱和度测定

（1）增高：①铁利用障碍：如再生障碍性贫血、铁粒幼细胞性贫血。②血色病：转铁蛋白饱和度＞70%为诊断血色病的可靠指标。

（2）减低：①缺铁或缺铁性贫血：转铁蛋白饱和度＜15%并结合病史即可诊断缺铁或缺铁性贫血，其准确性仅次于铁蛋白，但较血清铁和TIBC灵敏。②慢性感染性贫血。

七、酶学检查

（一）血、尿淀粉酶测定

1. 参考值
碘–淀粉比色法：血清800～1800U/L，尿液1000～12000U/L。

2. 临床意义
淀粉酶（AMS）活性增高见于以下几种情况：

（1）急性胰腺炎：发病后2～3小时血清AMS开始增高，12～24小时达高峰，2～5天后恢复正常。如达3500U/L应怀疑此病，超过5000U/L即有诊断价值。尿AMS于发病后12～24小时开始增高，尿中AMS活性可高于血清中的1倍以上，多数患者2～10天后恢复到正常。

（2）其他胰腺疾病：如慢性胰腺炎急性发作、胰腺囊肿、胰腺癌早期、胰腺外伤等。

（3）非胰腺疾病：急性胆囊炎、流行性腮腺炎、胃肠穿孔、胆管梗阻等。

（二）心肌损伤常用酶检测

1. 血清肌酸激酶（CK）及其同工酶测定

CK活性增高见于以下几种情况：

（1）急性心肌梗死（AMI）：CK在发病后3～8小时开始增高，10～36小时达高峰，3～4天后恢复正常，是AMI早期诊断的敏感指标之一。在AMI病程中，如CK再次升高，提示心肌再次梗死。

（2）心肌炎和肌肉疾病：病毒性心肌炎时CK明显增高。各种肌肉疾病，如进行性肌营养不良、多发性肌炎、骨骼肌损伤、重症肌无力时CK明显增高。

（三）心肌蛋白检测

1. 心肌肌钙蛋白T（cTnT）测定

（1）参考值：0.02～0.13μg/L；0.2μg/L为诊断临界值；＞0.5μg/L可诊断AMI。

（2）临床意义

①诊断AMI：cTnT是诊断AMI的确定性标志物。AMI发病后3～6小时开始增高，10～24小时达高峰，10～15天恢复正常。对诊断AMI的特异性优于CK-MB和LDH；对亚急性及非Q波性心肌梗死或CK-MB无法诊断的心肌梗死患者更有诊断价值。

②断微小心肌损伤：用于判断不稳定型心绞痛是否发生了微小心肌损伤。

③其他：对判断AMI后溶栓治疗是否出现再灌注，以及预测血液透析病人心血管事件的发生都有重

要价值。

2. 心肌肌钙蛋白 I（cTnI）测定

（1）参考值：< 0.2μg/L；1.5μg/L 为诊断临界值。

（2）临床意义：①诊断 AMI。②用于判断是否有微小心肌损伤，如不稳定型心绞痛、急性心肌炎。

（四）脑钠肽

1. 参考值 BNP1.5～9.0pmol/L，判断值 > 22pmol/L（100ng/L）；NT-pro-BNP < 125pg/mL。

2. 临床意义

（1）心衰的诊断、监测和预后评估：BNP 升高对心衰具有极高的诊断价值。临床上，NT-pro-BNP > 2000pg/mL，可以确定心衰。治疗有效时，BNP 水平可明显下降。若 BNP 水平持续升高或不降，提示心衰未得到纠正或进一步加重。

（2）鉴别呼吸困难：通过测定 BNP 水平可以准确筛选出非心衰患者（如肺源性）引起的呼吸困难。BNP 在心源性呼吸困难升高，肺源性呼吸困难不升高。

（3）指导心力衰竭的治疗：BNP 对心室容量敏感，半衰期短，可以用于指导利尿剂及血管扩张剂的临床应用；还可以用于心脏手术患者的术前、术后心功能的评价，帮助临床选择最佳手术时机。

八、免疫学检查

（一）血清免疫球蛋白及补体测定

1. 血清免疫球蛋白测定 免疫球蛋白（Ig）是一组具有抗体活性的蛋白质，包括抗病毒、抗菌、溶血、抗毒素、抗寄生虫感染及其他免疫作用。血清中的 Ig 分为 5 类：IgG、IgA、IgM、IgD 和 IgE。

临床意义：①增高：单克隆增高（5 种 Ig 中仅有某一种增高），见于原发性巨球蛋白血症、多发性骨

髓瘤。多克隆增高（IgG、IgA、IgM 均增高），见于各种慢性炎症、慢性肝病、肝癌等自身免疫性疾病。②减低：见于各类先天性和获得性体液免疫缺陷。

2. 血清补体测定

（1）总补体溶血活性（CH_{50}）测定：①增高：见于各种急性炎症、组织损伤和某些恶性肿瘤。②减低：见于各种免疫复合物性疾病和补体大量丢失（如外伤、大失血等）。

（2）补体 C_3 测定：补体激活的各种途径均有 C_3 参与，因而可以反映出补体的活化情况。

（二）感染免疫检测

1. 抗链球菌溶血素"O"（ASO）测定 ASO 升高常见于 A 群溶血性链球菌感染及感染后免疫反应所致的疾病，如感染性心内膜炎、扁桃腺炎、风湿热、链球菌感染后急性肾小球肾炎等。

2. 肥达反应 是检测血清中有无伤寒、副伤寒沙门菌抗体的一种凝集试验。

（三）肿瘤标志物检测

1. 血清甲胎蛋白（AFP）测定 是诊断肝细胞癌的重要指标。

2. 癌胚抗原（CEA）测定 ①用于消化器官癌症的诊断；②鉴别原发性和转移性肝癌。

3. 血清前列腺特异抗原（PSA）测定 PSA 是前列腺癌诊断最有价值的肿瘤标志物。血清 t-PSA 升高 > 4.0μg/L 的诊断阳性率在 50%～80%。

4. 血清癌抗原 125（CA125）测定 卵巢癌患者血清 CA125 水平明显升高，阳性率可达 97%。

5. 血清癌抗原 19–9（CA19–9）测定 CA19-9 测定有助于胃肠道恶性肿瘤的诊断，尤其对胰腺癌有较高的敏感度及特异性。

诊基

（四）自身抗体检查

1. 类风湿因子（RF）测定 RF主要见于类风湿关节炎患者（约80%阳性），还可见于系统性红斑狼疮、硬皮病、干燥综合征等。

2. 抗核抗体（ANA） 未经治疗的系统性红斑狼疮95%以上ANA为阳性反应，但特异性差。

3. 抗双链DNA（dsDNA）抗体测定 系统性红斑狼疮的特征性标志抗体。

4. 抗Sm抗体 为SLE所特有，特异性达99%，但敏感性低。

九、尿液检查

（一）一般性状检查

1. 尿量

（1）增多：24小时尿量超过2500mL。

（2）减少：尿量少于400mL/24h或17mL/h为少尿；尿量少于100mL/24h为无尿。

2. 尿液外观

（1）血尿：呈淡红色、洗肉水样，可混有血凝块，多见于泌尿系统炎症、结石、结核、肿瘤、外伤等。

（2）血红蛋白尿：浓茶色或酱油色，实验室检查尿液隐血试验为阳性而镜检无红细胞，多见于严重的血管内溶血（如蚕豆病、血型不合的输血反应、阵发性睡眠性血红蛋白尿等）。

（3）脓尿和菌尿：新鲜尿液呈白色混浊或云雾状，加热或加酸均不能使混浊消失，见于泌尿系感染如膀胱炎、肾盂肾炎。

（4）乳糜尿：乳糜尿及乳糜血尿可见于丝虫病及肾周围淋巴管梗阻。

（5）胆红素尿：尿液深黄，振荡后出现黄色泡沫且不易消失，尿内含有结合胆红素，常见于阻塞性黄疸和肝细胞性黄疸。

3. 气味 排出的新鲜尿液即有氨味，提示慢性膀胱炎及尿潴留。糖尿病酮症酸中毒时尿呈苹果味。有机磷中毒时尿带蒜臭味。

4. 尿比密 正常人尿比密1.015～1.025；晨尿一般大于1.020；婴幼儿尿比密偏低。

（1）增高：见于急性肾小球肾炎、肾病综合征、糖尿病、血容量不足等。

（2）降低：见于大量饮水、慢性肾小球肾炎、肾小管间质疾病、急性肾衰竭、慢性肾衰竭等。

（3）等张尿：见于肾实质严重损害的终末期，尿比密固定于1.010左右。

（二）化学检查

1. 尿蛋白 当尿液用常规定性方法检查蛋白呈阳性或定量检查持续超过150mg/24h，或尿蛋白/肌酐比率≥200mg/g，称蛋白尿。

（1）肾小球性蛋白尿（最常见）：分为选择性蛋白尿和非选择性蛋白尿。

（2）肾小管性蛋白尿。

（3）混合性蛋白尿：其特点以蛋白量多，以大中分子为主。

（4）溢出性蛋白尿：血浆中出现异常增多的低分子蛋白质，超过肾小管重吸收能力，出现的蛋白尿。

（5）组织性蛋白尿：多为低分子蛋白尿，以T-H蛋白为主要成分，见于肾盂肾炎、尿路肿瘤等。

（6）假性蛋白尿。

2. 尿糖 血糖增高性糖尿是指血糖升高超过肾糖阈（8.89mmol/L），亦可同时伴有肾小管损伤而重吸收阈值降低。常见于糖尿病，也可见于库欣综合征、甲状腺功能亢

进症、胰腺炎及嗜铬细胞瘤等。

3. 尿酮体 糖尿病酮症酸中毒时尿酮体常呈强阳性；妊娠剧吐、高热、过度节食等因脂肪分解增强均可出现酮体阳性；肝硬化、酒精性肝炎等因糖代谢障碍也可出现酮尿。

（三）显微镜检查

1. 细胞

（1）红细胞：①镜下血尿：若离心尿沉渣红细胞≥3/HP，尿外观无血色者。②肉眼血尿：尿内含血量较多，外观呈淡红色、红色甚或带有血凝块。

（2）白细胞和脓细胞：尿沉渣镜检白细胞或脓细胞＞5/HP，称镜下脓尿。多为泌尿系统感染，见于肾盂肾炎、膀胱炎、尿道炎及尿结核等。

（3）上皮细胞：①扁平上皮细胞：尿中大量出现或片状脱落且伴有白细胞、脓细胞，见于尿道炎。②大圆上皮细胞：偶见于正常人尿内，大量出现见于膀胱炎。③尾形上皮细胞：见于肾盂肾炎、输尿管炎。④小圆上皮细胞（肾小管上皮细胞）：提示肾小管病变，常见于急性肾炎，成堆出现表示有肾小管坏死，也可见于肾移植术后急性排斥反应。

2. 管型

（1）透明管型：偶见于健康人；少量出现见于剧烈运动、高热等；明显增多提示肾实质病变，如肾病综合征、慢性肾炎等。

（2）细胞管型

①红细胞管型：见于急性肾炎、慢性肾炎急性发作、狼疮性肾炎、肾移植术后急性排斥反应等。

②白细胞管型：提示肾实质感染性疾病，见于肾盂肾炎、间质性肾炎。

③肾小管上皮细胞管型：提示肾小管病变，见于急性肾小管坏死、慢性肾炎晚期、肾病综合征等。

（3）颗粒管型

①粗颗粒管型：见于慢性肾炎、肾盂肾炎、药物毒性所致的肾小管损害。

②细颗粒管型：见于慢性肾炎、急性肾炎后期。

（4）蜡样管型：提示肾小管病变严重，预后不良。见于慢性肾炎晚期、慢性肾功能衰竭、肾淀粉样变性。

（5）脂肪管型：见于肾病综合征、慢性肾炎急性发作、中毒性肾病。

（6）肾衰竭管型：常出现于慢性肾衰竭少尿期，提示预后不良；急性肾衰竭多尿早期也可出现。

3. 菌落计数

（1）细菌定量培养：清洁中段尿定量细菌培养≥10^5/mL为阳性，＜10^4/mL为污染，10^4～10^5/mL应结合临床判断。

（2）直接涂片镜检：无菌条件下每个油镜视野见到1个以上细菌为阳性。

4. 尿沉渣计数 尿沉渣检查是对尿液离心沉淀物中有形成分的分析，主要检查细胞、管型和结晶等。白细胞数增多见于泌尿系感染，如肾盂肾炎及急性膀胱炎；红细胞数增多见于急慢性肾炎。

十、粪便检查

（一）粪便标本采集

1. 粪便标本应新鲜，盛器要洁净干燥，不可混入尿液、消毒液或其他杂物。

2. 一般检查留取指头大小的粪便即可，如孵化血吸虫毛蚴最好留取全份粪便。采集标本应选取黏液、脓血部位。

3. 检查痢疾中的阿米巴滋养体时,应于排便后立即取材送检,寒冷季节标本注意保温。

4. 对某些寄生虫及虫卵的初筛检测,应三送三检,以提高检出率。检查蛲虫卵需用透明胶纸拭子,于清晨排便前自肛周皱襞处拭取标本镜检。

5. 无粪便而又必须检查时,可经肛门指诊或采便管获取粪便。

(二)一般形状检查

1. 量 正常成人每日排便1次,100～300g。胃肠、胰腺病变或其功能紊乱时,粪便次数及粪量可增多或减少。

2. 颜色及性状 正常成人的粪便为黄褐色圆柱状软便,婴儿粪便呈金黄色。

(1)水样便或糊状便:见于各种感染性和非感染性腹泻,如急性胃肠炎、甲状腺功能亢进症等。

(2)柏油样便:见于各种原因引起的上消化道出血。

(3)黏液脓性及黏液脓血便:提示下消化道病变,如痢疾、溃疡性结肠炎、结肠或直肠癌等。

(4)鲜血便:见于下消化道出血。

(5)米泔水样便:见于霍乱。

(6)白陶土样便:见于各种原因引起的阻塞性黄疸,也可见于服钡餐后、服硅酸铝后。

(7)细条样或扁平带状便:多见于直肠癌。

(8)冻状便:见于肠易激综合征,也可见于慢性痢疾。

(三)显微镜检查

1. 细胞

(1)红细胞:见于下消化道出血、痢疾、溃疡性结肠炎、结肠或直肠癌、痔疮、直肠息肉等。

(2)白细胞:正常粪便中不见或偶见,大量出现见于细菌性痢疾、溃疡性结肠炎。

(3)巨噬细胞:见于细菌性痢疾、溃疡性结肠炎。

2. 寄生虫 肠道有寄生虫时可在粪便中找到相应的病原体,如虫体或虫卵、虫滋养体及其包囊。

(四)化学检查

1. 隐血试验 正常为阴性。阳性见于消化性溃疡活动期、胃癌、钩虫病、消化道炎症、出血性疾病等。消化道癌症呈持续阳性,消化性溃疡呈间断阳性。

2. 胆色素检查

(1)粪胆红素检查:正常粪便中无胆红素。乳幼儿或成人于应用大量抗生素后,胆红素定性试验阳性。

(2)粪胆原及粪胆素检查:正常粪便中可有粪胆原及粪胆素。阻塞性黄疸时含量明显减少或缺如,粪便呈淡黄色或灰白色;溶血性黄疸时含量增多,粪色加深。

(五)细菌学检查

肠道致病菌的检测主要通过粪便直接涂片镜检和细菌培养,用于菌痢、霍乱等的诊断。

十一、痰液检查

(一)痰液标本的收集方法

1. 留痰前应先漱口,用力咳出气管深处的痰液,以清晨第一口痰为宜,注意避免混入唾液和鼻咽分泌物。

2. 做细菌培养时,需用无菌容器取并及时送检。

3. 做浓集结核菌检查时,需留24小时痰液送检。

4. 做痰液脱落细胞学检查时,最好收集上午9～10点的痰液立即送检。

5. 做细菌培养或脱落细胞学检查时,一般连续检查3次,必要时可以重复进行。

（二）一般性状检查

1. 颜色 正常为无色或灰白色。

（1）红色或棕红色痰：提示痰液中含有血液或血红蛋白，见于肺癌、肺结核、支气管扩张症等。

（2）粉红色泡沫样痰：见于急性肺水肿。

（3）铁锈色痰：见于肺炎链球菌肺炎，是由于血红蛋白变性所致。

（4）黄痰：见于呼吸道化脓性感染。

（5）黄绿色痰：见于铜绿假单胞菌感染。

（6）咖啡色痰：见于阿米巴肺脓肿。

2. 性状 ①黏液性痰。②浆液性痰。③脓性痰。④血性痰。

（三）显微镜检查

1. 直接涂片检查。

2. 染色涂片检查：①脱落细胞检查。②细菌学检查。

（四）病原体检查

呼吸道感染性疾病应进行细菌、真菌和支原体的培养。痰细菌、真菌培养应连续3天留取深咳晨痰，并尽量在应用抗生素之前进行。

十二、浆膜腔穿刺液检查

（一）浆膜腔积液分类及常见原因

浆膜腔积液分类	性质	常见原因
漏出液	非炎性积液	①血浆胶体渗透压降低；②毛细血管内压升高；③淋巴管阻塞
渗出液	炎性积液	①感染性：如胸膜炎、腹膜炎、心包炎等；②化学因素：如血液、胆汁、胃液、胰液等化学性刺激；③恶性肿瘤；④风湿性疾病及外伤等

（二）渗出液与漏出液的鉴别要点

1. 漏出液 ①非炎症所致。②淡黄、浆液性。③透明或微混。④比重＜1.018。⑤不自凝。⑥黏蛋白定性：阴性。⑦蛋白质定量：25g/L以下。⑧葡萄糖定量：与血糖相近。⑨细胞计数常＜100×10^6L。⑩以淋巴细胞为主。⑪细菌检查阴性。⑫乳酸脱氢酶＜200U。

2. 渗出液 ①炎症、肿瘤或物理、化学性刺激。②外观不定，可为黄色、脓性、血性、乳糜性。③多混浊。④比重＞1.018。⑤能自凝。⑥黏蛋白定性：阳性。⑦蛋白质定量：30g/L以上。⑧常低于血糖水平。⑨细胞计数常＞500×10^6L。⑩不同病因，分别以中性粒细胞或淋巴细胞为主。⑪可找到致病菌。⑫乳酸脱氢酶＞200U。

十三、脑脊液检查

（一）脑脊液检查的适应证、禁忌证

1. 适应证

（1）有脑膜刺激症状需明确诊断者。

（2）疑有颅内出血。

（3）疑有中枢神经系统恶性肿瘤。

（4）有剧烈头痛、昏迷、抽搐及瘫痪等表现而原因未明者。

（5）中枢神经系统手术前的常规检查。

2. 禁忌证

（1）颅内压明显增高或伴显著视乳头水肿者。

（2）有脑疝先兆者。

（3）处于休克、衰竭或濒危状态者。

（4）局部皮肤有炎症者。

（5）颅后窝有占位性病变者。

（二）常见中枢神经系统疾病的脑脊液特点

	压力（mmH₂O）	外观	细胞数（×10⁶/L）及分类	蛋白质定性	蛋白质定量（g/L）	葡萄糖（mmol/L）	氯化物（mmol/L）	细菌
正常	侧卧位 80～180	无色透明	0～8，多以淋巴细胞	（－）	0.15～0.45	2.5～4.5	120～130	无
化脓性脑膜炎	↑↑↑	混浊脓性，可有脓块	显著增加，以中性粒细胞为主	（+++）以上	↑↑↑	↓↓↓	↓	有致病菌
结核性脑膜炎	↑↑	微浊，毛玻璃样，静置后有薄膜形成	增加，以淋巴细胞为主	（++）	↑↑	↓↓	↓↓↓	抗酸染色可找到结核杆菌
病毒性脑膜炎	↑	清晰或微浊	增加，以淋巴细胞为主	（+）	↑	正常	正常	无
蛛网膜下腔出血	↑	血性为主	增加，以红细胞为主	（+）～（++）	↑	正常	正常	无
脑脓肿（未破裂）	↑↑↑	无色或黄色微浊	稍增加，以淋巴细胞为主	（+）	↑	正常	正常	有或无
脑肿瘤	↑↑	黄色或无色	正常或稍增加，以淋巴细胞为主	（±）～（+）	↑	正常	正常	无

第四单元　心电图诊断

一、心电图基本知识

（一）常用心电图导联

1. 肢体导联

（1）标准导联：①Ⅰ导联：正极接左上肢，负极接右上肢。②Ⅱ导联：正极接左下肢，负极接右上肢。③Ⅲ导联：正极接左下肢，负极接左上肢。

（2）加压肢体导联

①加压右上肢导联（aVR）：探查电极置于右上肢并与正极相连，左上、下肢连接构成无关电极并与负极相连。

②加压左上肢导联（aVL）：探查电极置于左上肢并与正极相连，右上肢与左下肢连接构成无关电极并与负极相连。

③加压左下肢导联（aVF）：探查电极置于左下肢并与正极相连，左、右上肢连接构成无关电极并与负极相连。

标准肢体导联Ⅰ、Ⅱ、Ⅲ和加压肢体导联aVR、aVL、aVF，统称为肢体导联。

2. 胸导联　①V₁导联：胸骨右缘第4肋间。②V₂导联：胸骨左缘第4肋间。③V₃导联：V₂与V₄连线的中点。④V₄导联：左锁骨中线与第5肋间相交处。⑤V₅导联：左腋前线V₄水平处。⑥V₆导联：左

腋中线 V_4 水平处。

（二）心电图各波段的意义

一般每个心动周期包括四个波（P波、QRS波群、T波、U波）、三个间期（PR段、ST段、TP段）、两个间期（PR间期、QT间期）和一个J点（QRS波群与ST段的交点）。

P波：反映左、右心房去极过程中的电位和时间变化。

PR段：是房室交界区产生的微弱电位变化。

PR间期：反映激动通过整个传导系统所需要的时间，也反映自心房去极化开始至心室去极开始的时间。

QRS波群：左、右心室去极化过程。

ST段：左、右心室早期缓慢复极化。

T波：左、右心室晚期快速复极化。

QT间期：反映左、右心室去极化与复极化全过程的时间。

U波：心室肌的后继电位，或与心室中浦肯野纤维的复极有关。

二、心电图测量，正常心电图及临床意义

（一）心率计算及各波段测量

1.心率计算 测量PP或RR间距，以秒（s）为单位，被60除即可求出心率。若有心律不齐时，则需连续测量5～10个RR或PP间距，取其平均值，然后算出心率。即：心率（次／分）=60/RR（PP）间距平均值（秒）。

2.心电图各波段测量

（1）各波振幅（电压）的测量：测量向上的波应自等电位线（基线）的上缘垂直量到波的顶点，测量向下的波应自等电位线的下缘垂直量到波的底端。若为双向P波，上下振幅的绝对值之和为其电压数值。

（2）各波时间的测量：选择波形比较清晰的导联，从波的起始部的内缘量到终末部的内缘。若为双向P波，应测量该两个方向总的时间。P波及QRS波群时间，应选择十二个导联中最宽的P波及QRS波进行测量。

（3）测量R峰时间：从QRS群的起点到R波顶点与等电位线的垂直线之间的距离。如R波有R'波或切迹，则以最后的R'波或第二峰的顶点为准。一般只测 V_1 和 V_5 导联。R峰时间代表心室肌除极时激动自电极下局部心内膜面到达心外膜面所需的时间。

（4）测量间期：①PR间期：选择有明显P波和R波的导联（一般多选Ⅱ导联），自P波起点量至QRS波群的起点。②QT间期：选择T波较清晰、QT间期最长的导联，通常在 V_2、V_3 导联测量；但如果 V_2、V_3 导联其他导联长0.04秒以上，可能测量有误，应结合其他导联确定QT间期值。若心律不规则时，取3～4个QT间期的平均值。

（5）ST段偏移的测量：测量ST段抬高的程度，应自等电位线的上缘垂直量至ST段上缘；测量ST段压低的程度，应自等电位线的下缘垂直量至ST段的下缘。测量时应选择基线较平直的导联，一般应与TP段相比较；如何心动过速等原因TP段不明显时，可与PR段相比较。斜行向上的ST段，以J点作为判断ST移位的依据；斜行向下的ST段，则应在J点后0.06～0.08秒处进行测量。

（6）12导联同步心电图记录的测量：各波时间和间期的测量有如下规定：①测量P波和QRS波群时间，应从12导联同步心电图中最早的P波起点测量至最晚的P波终点，以及从最早的QRS波群起点测量至

483

最晚的 QRS 波群终点。②测量 PR 间期，应从 12 导联同步心电图中最早的 P 波起点测量至最早的 QRS 波群起点。③测量 QT 间期，应从 12 导联同步心电图中最早的 QRS 波群起点测量至最晚的 T 波终点。其余同上。

（二）心电图各波段正常范围及其变化的临床意义

1.P 波

（1）形态：多数导联呈钝圆形，双峰间距＜0.04 秒。

（2）方向：aVR 导联倒置，Ⅰ、Ⅱ、aVF 和 $V_4 \sim V_6$ 导联直立。

（3）时限 ≤0.11 秒。

（4）振幅 肢体导联＜0.25mV，胸导联＜0.20mV。

2.PR 段与 PR 间期 PR 间期为 0.12～0.20 秒。

3.QRS 波群 时限为 0.06～0.10 秒，儿童为 0.04～0.08 秒。

4.J 点 大多为等电位线，但常随 ST 段偏移而发生移位。反映心室肌早期快速复极化（1 期）的电位变化。

5.ST 段 任何导联 ST 段压应＜0.05mV，抬高除 $V_1 \sim V_3$ 导联＜0.3mV 外，其余导联均＜0.1mV。

6.T 波 正常情况下，T 波的方向大多与 QRS 波群主波的方向一致。aVR 导联 T 波倒置，Ⅰ、Ⅱ、$V_4 \sim V_6$ 导联 T 波直立。在以 R 波为主的导联中，T 波不应低于同导联 R 波的 1/10。

三、常见异常心电图及临床意义

（一）心房、心室肥大

1.左房肥大 ①P 波时限延长，＞0.11 秒。②P 波常呈双峰，两峰距≥0.04 秒，以在 V_1 导联上最为显著。多见于二尖瓣狭窄，故又称"二尖瓣型 P 波"。

2.右房肥大 ①P 波尖而高耸。

②在心电图中的Ⅱ、Ⅲ、aVF 导联表现最为突出。多见于肺源性心脏病，故又称"肺型 P 波"。

3.左室肥大 ①QRS 波群电压增高：$R_{V_5} > 2.5mV$，$R_{V_5} + S_{V_1} > 4.0mV$（男）/3.5mV（女）。②心电轴左偏。③QRS 波群时间 0.10～0.11 秒。④ST-T 改变：以 R 波为主的导联中，T 波低平、双向或倒置。

4.右室肥大 ①QRS 波群形态改变：V_1、V_2、$V_3R/S > 1$，V_1、V_2、V_3R 的 QRS 波呈 RS、rSR′、R 或 qR 型。②$R_{V_1} + S_{V_5} > 1.2mV$，aVR 导联的 R/Q 或 R/S > 1，$R_{aVR} > 0.5mV$。③心电轴右偏，重症可＞+110°。④$V_1$ 或 V_3R 等右胸导联 ST-T 下移＞0.05mV，T 波低平、双向或倒置。⑤V_1 导联 R 峰时间＞0.03 秒。

（二）心肌梗死及心肌缺血

1.心肌缺血

（1）稳定型心绞痛：面对缺血区的导联上出现 ST 段水平型或下垂型下移≥0.1mV，T 波低平、双向或倒置，时间一般小于 15 分钟。

（2）变异型心绞痛：常于休息或安静时发病，心电图可见 ST 段抬高，常伴有 T 波高耸，对应导联 ST 段下移。

（3）慢性冠状动脉供血不足：在 R 波占优势的导联上，ST 段呈水平型或下垂型压低≥0.05mV，T 波低平、双向或倒置。

2.心肌梗死

（1）缺血型 T 波改变：缺血发生于心内膜面，T 波高而直立；若发生于心外膜面，出现对称性 T 波倒置。

（2）损伤型 ST 段改变：面向损伤心肌的导联出现 ST 段明显抬高，可形成单相曲线。

（3）坏死型 Q 波出现：面向坏死区的导联异常 Q 波（宽度≥0.04

484

秒,深度≥1/4R)或者呈 QS 波。

(4)心肌梗死的定位诊断:$V_1 \sim V_3$ 出现梗死图形——室间隔心梗;$V_3 \sim V_5$ 出现梗死图形——前壁心梗;$V_1 \sim V_6$ 出现梗死图形——广泛前壁心梗;Ⅱ、Ⅲ、aVF 出现梗死图形——下壁心梗;Ⅰ、aVL 出现梗死图形——高侧壁心梗。

(三)心律失常

1.期前收缩

(1)室性期前收缩:①提前出现的、宽大畸形的 QRS 波群,时限通常≥0.12 秒,其前无相关 P 或 P'波。②T 波方向与 QRS 波群的主波方向相反。③有完全性代偿间歇。

(2)房性期前收缩:①提前出现的异位 P'波,其形态与窦性 P 波不同。②房性期前收缩可呈现三种房室传导方式:正常下传、房性期前收缩未下传、伴心室内差异传导。③代偿间歇多不完全。

2.异位性心动过速

(1)室上性心动过速:①心动过速发作时 QRS 波频率大多数为 150～250 次 / 分。②节律一般绝对规则。③QRS 波群形态基本正常。④ST-T 可无变化,或呈继发性 ST 段下移和 T 波倒置。

(2)室性心动过速:①相当于一系列连续的室性期前收缩(连续 3 次或 3 次以上),频率多在 100～250 次 / 分,RR 大致有等,节律可略有不齐。②QRS 波群畸形、增宽,时间≥0.12 秒,T 波方向与 QRS 主波方向相反。③有时可见房室分离。④偶可发生心室夺获或室性融合波。

3.颤动

(1)心房颤动:①P 波消失,代之以一系列大小不等、间距不均、形态各异的心房颤动波(f 波),其频率为 350～600 次 / 分,通常在 V_1 导联最清楚。②心室律完全不规

则。③QRS 波群形态一般正常。

(2)心室颤动:QRS-T 波形完全消失,代之以形状不一、大小不等、极不规则的低小波,频率为 250～500 次 / 分。

4.房室传导阻滞

(1)一度房室传导阻滞:①窦性 P 波规则出现,每个窦性 P 波后都有 QRS 波群。②PR 间期延长。

(2)二度房室传导阻滞:①二度 Ⅰ 型房室传导阻滞,又称莫氏 Ⅰ型或文氏型传导阻滞:PR 间期逐渐延长,直到 QRS 波群脱落,如此周而复始。②二度 Ⅱ 型房室传导阻滞:PR 间期固定不变,QRS 波群规律脱漏,房室传导比例常为 3:2、4:3 等。

(3)三度房室传导阻滞:①房室分离:P 波与 QRS 波各自独立,互不相关,呈现完全性房室分离。②逸搏心律。

5.心室预激

预激是指激动经正常房室传导系统以外的先天性房室附加通道(简称旁道)下传的一种异常房室间传导现象,属于捷径传导。这种以异常房室传导途径为病理基础,具有特定心电图表现和(或)并发多种快速性心律失常的特征的临床综合征,称为预激综合征。

第五单元 影像诊断

一、超声诊断

(一)二尖瓣、主动脉瓣病变声像图及心功能评价

1.二尖瓣狭窄的异常声像图

(1)二维超声心动图:①二尖瓣增厚,回声增强,以瓣尖为主,有时可见赘生物形成的强光团。②二尖瓣活动僵硬,运动幅度减小。③二尖瓣口面积缩小。④腱索增粗缩短,乳头肌肥大。⑤左心房明显增大,肺动脉高压时则右心室增大,

肺动脉增宽。

（2）M型超声心电图：①二尖瓣曲线增粗，回声增强。②二尖瓣前叶曲线双峰消失，呈城墙样改变，EF斜率减低。③二尖瓣前、后叶呈同向运动，后叶曲线套入前叶。④左心房增大。

2. 扩张性心肌病的异常声像图

（1）二维超声心动图：①全心扩大呈球形，以左心为主。②各瓣膜形态正常，开放幅度变小，二尖瓣口与左心室形成"小瓣口大心腔"的特征性表现。

（2）M型超声心动图：二尖瓣曲线呈低矮菱形的"钻石征"改变。

（3）频谱多普勒超声：各瓣膜口血流峰值速度减低，可见反流信号。

（二）胆囊结石、泌尿系结石的异常声像图

1. 胆囊结石的异常声像图
①胆囊内见一个或数个强光团、光斑，其后方伴声影或彗星尾。②强光团或光斑可随体位改变而依重力方向移动。

2. 泌尿系结石的异常声像图
结石处有强回声光团或光斑，后伴声影或彗星尾征。

（三）脂肪肝、肝硬化的异常声像图

1. 脂肪肝的异常声像图
（1）弥漫性脂肪肝的声像图：①整个肝脏均匀性增大，表面圆钝，边缘角增大。②肝内回声增多增强，前半细而密，呈一片云雾状改变。

（2）局限性脂肪肝的声像图：表现为脂肪浸润区部位的高回声区与正常肝组织的低回声区，两者分界较清，呈花斑状或不规则的片状。

2. 肝硬化的异常声像图 ①肝体积缩小，逐步向右上移行。②肝包膜回声增粗，呈锯齿样改变；肝

内光点增粗增强，分布紊乱。③脾肿大。④胆囊壁增厚毛糙，有腹水时可呈双边。⑤可见腹水的无回声暗区。⑥门静脉内径增宽>1.3cm，门静脉血流信号减弱，血流速度在15～25cm/s以下；可见脐静脉重新开放。⑦癌变时在肝硬化基础上出现肝癌声像图特征，以弥漫型为多见。

二、放射诊断

（一）X线的特性及成像原理

1. X线的特性 ①穿透性：是X线成像的基础。②荧光效应：是进行透视检查的基础。③感光效应：是X线摄影的基础。④电离效应：是放射防护学和放射治疗学的基础。

2. X线的成像原理 一是基于X线的穿透性、荧光和感光效应；二是基于人体组织之间从密度和厚度的差别。

（二）X线检查方法

1. 普通检查 包括透视和X线摄影。

2. 造影检查 常用的造影剂有：①高密度造影剂：常用的为钡剂和碘剂。②低密度造影剂：如空气、一氧化碳、氧等。

（三）CT、磁共振成像（MRI）的临床应用

1. CT的临床应用 CT对头颅病变、脊椎与脊髓、纵隔、肺脏、肝、胆、胰、肾与肾上腺及盆部器官的疾病诊断都有良好的运用价值。双源CT下的冠脉造影，可以帮助判断冠状动脉有无狭窄及狭窄程度，指导临床治疗。CT对中枢神经系统疾病的诊断价值更高，对颅内肿瘤、脓肿与肉芽肿、寄生虫病、外伤性血肿与脑损伤、脑梗死与脑出血、椎管内肿瘤等疾病诊断效果很好，结果可靠；对脊椎病变与椎间盘脱出也有良好的诊断价值。

2.MRI 诊断的临床应用 与 CT 相比，MRI 检查具有无 X 线辐射、无痛苦、无骨骼伪影的特点，非常适用于多次随访检查。MRI 有高度软组织分辨能力，是颅脑、体内脏器、脊髓、骨与关节软骨、肌肉、滑膜、韧带等部位病变的首选检查方法。

（四）呼吸系统常见病的影像学表现

1.慢性支气管炎 典型慢支表现为两肺纹理增多、增粗、紊乱，纹理伸展至肺野外带。

2.支气管扩张症 确诊主要靠胸部 CT 检查，尤其是高分辨力 CT（HRCT）。柱状扩张时可见"轨道征"或"戒指征"；囊状扩张时可见葡萄串样改变；扩张的支气管腔内充满黏液结时，可见"指状征"。

3.大叶性肺炎 充血期即可见病变区磨玻璃样阴影，边缘模糊。实变期可见呈肺段性或大叶性分布的密实阴影，支气管充气征较 X 线检查更为清楚。

4.支气管肺炎（小叶性肺炎） 常见于两中下肺野的中、内带，X 线表现为沿肺纹理分布的、散在密度不均的小斑片状阴影，边界模糊。

5.间质性肺炎 病变常同时累及两肺，以中、下肺野为显著。X 线表现为两肺门及两中、下肺野增粗模糊，可呈网状，并伴有小点状影，肺门影轻度增大，轮廓模糊，密度增高。

6.肺脓肿 急性肺脓肿在致密的实变区上可有液面的空洞，内壁不规整。慢性肺脓肿可见空洞壁变薄，周围有较多紊乱的纤维索条状阴影。多房性空洞则显示为多个大小不等的透亮区。CT 较平片能更早、更清楚地显示肺脓肿，因此有利于早期诊断和指导治疗。

7.肺结核

（1）原发性肺结核：①原发复合征：是由肺内原发灶、淋巴管炎及淋巴结炎三者组成的哑铃状双极现象。②胸内淋巴结结核：表现为肺门和（或）纵隔淋巴结肿大而突向肺野。

（2）血型播散型肺结核：①急性粟粒型肺结核：X 线可见两肺大小、密度、分布都均匀一致的粟粒状阴影，正常肺纹理显示不清。②亚急性与慢性血型播散型肺结核：X 线可见以两上、中肺野为主的大小不一、密度不同、分布不均的多种性质（渗出、增殖、钙化、纤维化、空洞等）病灶。

（3）继发性肺结核：病变多在尖和锁骨下区开始，X 线可见渗出、增殖、播散、纤维和空洞等多种性质的病灶同时存在。

（4）结核性胸膜炎：多见于儿童与青少年，可单独存在，或与肺结核同时出现。少量积液时 X 线可见患侧肋膈角变钝；大量积液时 X 线可见患侧均匀的密度增高阴影，阴影上方可见外高内低状，积液随体位变化而改变。后期可引起胸膜肥厚、粘连、钙化。

8.肺肿瘤 肺肿瘤分原发性与转移性两类。

（1）原发性支气管肺癌：①中心型：引起管腔狭窄时可出现阻塞性肺气肿、阻塞性肺炎、阻塞性肺不张三种肺癌的间接征象。肿瘤同时向腔外生长或（和）伴肺门淋巴结转移时形成肺门肿块影。肺门肿块是肺癌的直接征象。发生于右上叶的肺癌，肺门肿块及右肺上不张连在一起可形成横行"S"状下缘。②周围型：X 线表现为密度增高，轮廓模糊的结节状或球形病灶，逐渐发展可形成分叶状肿块。发生于肺尖的癌称为肺沟癌。同时发现

487

肺门或纵隔淋巴结肿大更有助于肺癌的诊断。增强CT能更早发现肺门、纵隔淋巴结转移。③细支气管肺泡癌（弥漫性肺癌）：CT可见两肺不规则分布的1cm以下结节，边缘模糊，常伴有肺门、纵隔淋巴结转移；融合后的大片实变影中靠近肺门处可见支气管充气征，实变区密度较低呈毛玻璃样。其中可见到高密度的隐约血管影是其重要特征。

（2）转移性肿瘤：X线可见在两肺中、下肺野外带，密度均匀、大小不一、轮廓清楚的棉絮样结节影。血供丰富的肿瘤发生粟粒状转移时，可见两中、下肺野轮廓光滑、密度均匀的粟粒影。淋巴转移至肺的肿瘤，则主要表现为肺门和（或）纵隔淋巴结肿大。CT发现肺部转移较平片敏感；HRCT对淋巴转移的诊断具有优势，可见肺门及纵隔淋巴结肿大、支气管血管增粗、小叶间隔增厚及沿两者分布的细小节影。

9.胸膜病变

（1）胸腔积液：①游离性胸腔积液：当积液达250mL左右时，站立位X线检查可见外侧肋膈角变钝；中等量积液时，患侧胸中、下部呈均匀致密影，其上缘形成自外上斜向内下的凹面弧形，同侧膈和心缘下部被积液遮蔽；大量积液时，除肺尖外，患侧全胸呈均匀的致密增高影，与纵隔连成一片，患侧肋间隙增宽，膈下降，气管纵隔向健侧。②包裹性胸腔积液：X线表现为圆形或半圆形密度均匀影，边缘清晰。包裹性积液局限在叶间裂时称为叶间积液。

（2）气胸及液气胸：气胸X线显示胸膜顶部和外侧高度透亮，其中无肺纹理，透亮带内侧可见被压缩的肺边缘。液气胸，立位检查可见上方为透亮的气体影，下方为密度增高的液体影，且随体位改变而流动。

（3）胸膜肥厚、粘连、钙化：胸膜轻度增厚时，X线表现为肋膈角变钝或消失，沿胸壁可见密度增高或条状阴影，还可见膈上幕状粘连，膈运动受限。广泛胸膜增厚则呈大片不均匀性密度增高影，患侧肋间隙变窄或胸廓塌陷，纵隔向患侧移位，膈肌升高，活动减弱，严重时可见部脊柱向健侧凸起。胸膜钙化的X线表现为斑块、条状或片状高密度钙化影，切线位观察时，可见其位在肺的外围。

（五）循环系统常见病的影像学表现

1.风湿性心脏病

（1）单纯二尖瓣狭窄：X线表现为左心房及右室增大，左心耳部凸出，肺动脉段突出，主动脉结及左心室变小，心脏呈梨形。

（2）二尖瓣关闭不全：X线表现为左心房和左心室明显增大。

（3）主动脉瓣狭窄：X线可见左心室增大，或伴左心房增大，升主动脉中段局限性扩张，主动脉瓣区可见钙化。

（4）主动脉瓣关闭不全：左心室明显增大，升主动脉、主动脉普遍扩张，心脏呈靴形。

2.高血压性心脏病 X线表现为左心室扩大，主动脉增宽、延长、迂曲，心脏呈靴形。

3.慢性肺源性心脏病 X线表现为右下肺动脉宽增 ≥ 15nm，右心室增大等。

4.心包积液 300mL以下者，X线难以发现；中等量积液时，后前位可见心脏形态呈烧瓶形，上腔静脉增宽，心脏搏动减弱或消失等。

（六）消化系统疾病影像学检查及常见疾病的影像学表现

1.消化系统疾病影像学检查

（1）普通X线检查：包括透视和腹部平片，常用于急腹症的诊断。

（2）造影：①食道吞钡，观察食道黏膜、轮廓、蠕动和食道扩张度及通畅性。②上消化道钡餐（气钡双重造影）检查，包括食道、胃、十二指肠和上段空肠。③小肠系钡剂造影。④结肠钡剂灌肠造影。

（3）肝、胆、胰的影像检查方法

1）肝脏检查：①CT平扫。②CT增强扫描：增加正常肝组织与病灶之间的密度差，显示平扫不能发现的或可疑的病灶，帮助鉴别病灶的性质。③MRI检查。

2）胆道系统检查：①X线平片检查：可观察有无不透X线的结石、胆囊壁钙化或异常的气体影。②造影检查：如口服胆囊造影、静脉胆道造影及内镜逆行性胰胆管造影（ERCP）。③CT检查。④MRI检查。

3）胰腺检查：①X线平片可了解胰腺有无钙化、结石。ERCP对诊断慢性胰腺炎、胰头癌和壶腹癌有一定的帮助。②CT检查可显示胰腺的大小、形态、密度和结构，区分病变属囊性或实性，是胰腺疾病最重要的影像学检查方法。③MRI检查。

2. 消化系统常见病的影像学表现

（1）食管静脉曲张：X线钡剂造影可见：食管中、下段的黏膜皱襞明显增宽、迂曲，呈蚯蚓状或串珠状充盈缺损，管壁边缘呈锯齿状。

（2）食管癌：X线剂造影可见：①黏膜皱襞改变：由于肿瘤破坏黏膜层，使正常黏膜增宽、中断、破坏，形成表面杂乱的不规则影像。②管腔狭窄。③腔内充盈缺损。④不规则的龛影，早期较浅小，较大者表现为长径与食管长轴一致的长形龛影。⑤受累食管呈局限性僵硬。

（3）消化性溃疡

1）胃溃疡：上消化道钡剂造影检查的直接征象是龛影，多见于小弯；龛影口周围有一圈黏膜水肿造成的透明带，这种黏膜水肿带是良性溃疡的特征性表现。

2）十二指肠溃疡：绝大部分发生在球部，溃疡易造成球部变形；球部龛影或球部变形是十二指肠溃疡的直接征象。间接征象有：①激惹征。②幽门痉挛，开放延迟。③胃分泌增多和胃张力及蠕动方面的改变。④球部固定压痛。

（4）胃癌：上消化道钡剂造影检查可见：①胃内形态不规则的充盈缺损，多见于蕈伞型癌。②胃腔狭窄，胃壁僵硬，多见于浸润型癌。③形状不规则，位于胃轮廓之内的龛影，多见于溃疡型癌。④黏膜皱襞破坏、消失或中断。⑤肿瘤区蠕动消失。CT和MRI检查可直接观察肿瘤侵犯胃壁、周围浸润及远处转移情况，其影像表现直接反映了胃癌的大体形态，但检查时需用清水或对比剂将胃充分扩张。

（5）溃疡性结肠炎：肠气钡双重对比造影检查可见病变肠管结肠袋变浅、消失，黏膜皱襞多紊乱，粗细不一，其中可见溃疡龛影。

（6）结肠癌：结肠气钡双重对比造影可见：①肠腔内肿块，形态不规则，黏膜皱襞消失，病变处肠壁僵硬，结肠袋消失。②较大的龛影，形状不规则，边缘不整齐，周围有不同程度的充盈缺损和狭窄，肠壁僵硬，结肠袋消失。③肠管狭窄，肠壁僵硬，结肠袋消失。

（7）胃肠道穿孔：最多见于胃或十二指肠穿孔，立位X线透视或腹部平片可见两侧膈下有弧形或半月形透亮气体影。

（8）肠梗阻：X线表现为：梗阻上段肠管扩张，积气、积液，立

489

位或侧位水平位摄片可见肠管扩张,呈阶梯状气液平,梗阻以下的肠管闭合,无气体或仅有少量气体。CT(尤其是螺旋CT)适用于一些危重患者、不能配合检查者及肥胖者,有助于发现腹腔包裹性或游离性气体、液体及肠坏死,帮助判断梗阻部位及病因。

(七)泌尿系统常见病的影像学表现

1.泌尿系结石

(1)肾结石:阳性结石X线平片可见圆形、卵圆形或桑葚状致密影,密度高而均匀或浓淡不等,或呈分层状。阴性结石平片不能显影,造影可见肾盂内圆形或卵圆形密度减低影或充盈缺损,还可引起肾盂、肾盏积水扩张等。CT检查表现基本同平片。

(2)输尿管结石:阳性结石X片或CT可见输尿管走行区域内米粒大小的高密度影,CT可见结石上方输尿管、肾盂积水扩张;静脉肾盂造影可见造影剂中止在结石处,其上方尿路扩张。

(3)膀胱结石:多为阳性,X线平片可见耻骨联合上方圆形或卵圆形致密影,边缘光滑或毛糙,密度均匀或不均匀,可呈层状,大小不一。结石可随体位而改变位置,但总是在膀胱最低处。阴性结石排泄性尿路造影时见充盈缺损影。CT可见膀胱内致密影。MRI检查呈非常低的信号。

2.肾癌

较大肾癌X线平片可见肾轮廓局限性外突;尿路造影可见肾盏伸长、狭窄、受压变形,或肾盏封闭、扩张。CT可见肾实质内肿块,密度不定,可略高于周围肾实质,也可低于或接近于周围肾实质,肿块较大时可突向肾外,少数块内可有钙化影;增强扫描早期肿块有明显、不均一的强化,之后表

现为相对低密度。

(八)骨与关节常见病的影像学表现

1.长骨骨折

X线检查是诊断骨折最常用、最基本的方法。根据骨折程度把骨折分为完全性骨折和不完全性骨折。根据骨折线的形状和走行,将骨折分为横行、斜行和螺旋形。CT适用于解剖结构比较复杂部位的骨折诊断、诊断骨折碎片的数目等较普通X线有优势。MRI可清晰显示骨折周围软组织的损伤情况及骨折断端出血、水肿等。

2.脊柱骨折

主要发生在胸椎下段和腰椎上段,以单个椎体损伤多见。多因受到纵轴性暴力冲击而发生椎体压缩性骨折。X线可见骨折椎体压缩呈楔形,前缘骨皮质嵌压。CT对椎体骨折的定位、骨折类型、骨折片移位程度以及椎管有无变形、狭窄的显示优于普通平片。MRI对脊椎骨折及有无椎间盘突出、韧带撕裂等有较高的诊断价值。

3.椎间盘突出

青壮年多发,下段腰椎最容易发生。

(1)X线平片:①椎间隙变窄或前窄后宽。②椎体后缘唇样肥大增生、骨桥形成或游离骨块。③脊柱生理曲度变直或侧弯。

(2)CT检查:直接征象是:椎间盘后缘变形,有局限性突出,其内可有钙化。间接征象是:①硬膜外脂肪层受压、变形甚至消失,两侧硬膜外间隙不对称。②硬膜囊受压变形和移位。③一侧神经根鞘受压。

(3)MRI检查:在矢状面上突出的椎间盘向后方或侧后方伸出;横断面上突出的椎间盘局限突出于椎体缘后缘;可见硬膜外脂肪层受压、变形甚至消失和神经根鞘受压图像。

4.急性化脓性骨髓炎

(1)X线检查:①发病后2周

内,可见肌间隙模糊或消失,皮下组织与肌间分界模糊等。②发病2周后可见骨改变。

(2)CT表现:能较清楚地显示软组织感染、骨膜下脓肿及骨破坏和死骨,尤其有助于发现平片不能显示的小的破坏区和死骨。

(3)MRI检查:对显示骨髓腔内改变和软组织感染优于平片和CT。

5.慢性化脓性骨髓炎

(1)X线表现:X线表现可见明显的修复,即在骨破坏周围有骨质增生硬化现象;骨膜的新生骨增厚,并同骨皮质融合,呈分层状,外缘呈花边状;骨干增粗,轮廓不整,骨密度增高,甚至骨髓腔发生闭塞;可见骨质破坏和死骨。

(2)CT表现:与X线表现相似,并容易发现X线不能显示的死骨。

(九)常见中枢神经系统疾病的影像学表现

1.脑血管病

(1)脑出血

CT表现:①急性期血肿呈圆形、椭圆形或不规则形均匀密度增高影,边界清楚;周围有环形密度减低影(水肿带);局部脑室受压移位;血液进入脑室或蛛网膜下腔时,可见脑室或蛛网膜下腔内有积血影。②吸收期(发病后3~7天)可见血肿缩小、密度降低,小的血肿可以完全吸收,血肿周围变模糊,水肿带增宽。③发病2个月后进入囊变期,较大的血肿吸收后常留下大小不等的囊腔,同时伴有不同程度的脑萎缩。

(2)蛛网膜下腔出血:CT表现为脑沟、脑池、脑裂内密度增高影,脑沟、脑裂、脑池增大,少数严重病例周围脑组织受压移位。出血一般7天左右吸收,此时CT检查无

异常发现,但MRI仍可见高信号出血灶痕迹。

(3)脑梗死

1)CT表现:①缺血性梗死:发病12~24小时之内,CT无异常所见;少数病例在血管闭塞6小时即可显示大范围低密度区,其部位、范围与闭塞血管供血区一致,皮质与髓质同时受累,多呈三角形或扇形,边界不清,密度不均,在等密度区内有的在较高密度的斑点影代表梗死区内脑质的相对无损害区;2~3周后,病变处密度越来越低,最后变为等密度而不可见;1~2个月后可见边界清楚的低密度囊腔。②出血性脑梗死:在密度减低的梗死灶内,见到不规则斑点状或片状高密度出血影;由于占位,脑室受压,中线轻度移位;2~3周后,病变处密度逐渐变低。③腔隙性脑梗死:发病12~24小时之内,CT无异常所见;典型者可见小片状密度减低影,边缘模糊;无占位效应。

2)MRI检查:MRI对脑梗死灶发现早、敏感性高,发病后1小时即可见局部脑回肿胀,脑沟变浅。

2.脑肿瘤 CT、MRI是主要的诊断手段。

3.颅脑外伤

(1)脑挫裂伤:CT可见低密度脑水肿区内散在点状密度出血灶,伴有占位效应。有的表现为广泛性脑水肿或脑内血肿。

(2)颅内出血:包括硬膜外、硬膜下、脑内、脑室和蛛网膜下腔出血等。CT可见相应部位的高密度影。

三、放射性核素诊断

1.甲状腺激素测定 TT_3、TT_4联合测定对甲状腺功能的判定有重要意义。FT_3、FT_4对诊断甲状腺功能亢进症或甲状腺功能减退症更为准确和敏感。其诊断价值依次是$FT_3 >$

$FT_4 > TT_3 > TT_4$。

2.血清促甲状腺激素（TSH）的测定 TSH增高见于甲状腺功能减退症；TSH降低主要见于甲状腺功能亢进症。

3.C肽测定 ①帮助糖尿病分型，了解糖尿病患者胰岛β细胞的功能。②鉴别糖尿病患者发生低血糖的原因。③了解移植后胰岛β细胞的分泌功能。④了解肝肾功能。⑤胰岛素瘤的诊断及手术效果评定。

4.胰岛素的测定 ①血清胰岛素水平降低：见于1型糖尿病患者，空腹胰岛素水平低于参考值，口服葡萄糖后无高峰出现。②血清胰岛素水平正常或稍高：见于2型糖尿病患者，口服葡萄糖后高峰延迟2～3小时出现。

药理学

第一单元 药物作用的基本规律

一、药物效应动力学

1.药物作用与药理效应

（1）选择性：是指多数药物在适当剂量时，只对少数器官或组织产生明显作用，而对其他器官或组织的作用较小或不产生作用。

①选择性高的药物，针对性强，副作用少。

②选择性低的药物，针对性差，作用范围广。

③选择性是相对的，与剂量密切相关。

④随剂量增加，选择性降低。

（2）量－效关系：是指剂量与效应之间的关系。

①无效量：不出现药效的剂量。

②阈剂量（最小有效量）：引起效应的最小药物剂量或浓度。

③常用量（治疗量）：大于阈剂量，小于极量。

④极量（最大有效量）：国家药典规定的某些药物的用量极限量。

⑤最小中毒量：出现中毒反应的最小剂量。

⑥最小致死量：出现病例死亡的最小剂量。

⑦量反应：在个体上反应的，药物效应强度可用具体数量表示的量效关系。

⑧质反应：在一群体中反应的，药物效应的强弱用阳性或阴性反应率来表示。

⑨效能（Emax）：继续增加药物剂量其效应不再继续增强，是药理效应的极限。

⑩效价强度：指能引起等效反应的相对剂量或浓度。

⑪半数有效量（ED_{50}）：能使群体中半数个体（50%）出现某一效应的剂量。

⑫半数致死量（LD_{50}）：能使群体中半数个体（50%）出现死亡的剂量。

⑬治疗指数（TI）：$TI = LD_{50}/ED_{50}$。

⑭安全指数（SI）：$SI = LD_5/ED_{95}$。

⑮安全范围：LD_5 与 ED_{95} 之间的距离。

2.药物的不良反应

不良反应——不符合用药目的，对患者不利的作用。

（1）副作用：药物本身固有的，在治疗剂量下出现的与治疗目的无关的作用。

特点：治疗作用与副作用是相对的，取决于药物的选择性。

（2）毒性反应：药物剂量过大或用药时间过长所引起的机体损伤性反应。

①急性毒性：用药后立即出现（短期过量）。多损害循环、呼吸和神经系统。

②慢性毒性：长期用药后出现（长期蓄积）。多损害肝、肾、骨髓和内分泌系统。

③特殊毒性：包括"三致"，即致癌、致畸、致突变。

（3）后遗效应：停药后，血药浓度降到阈浓度以下时残存的效应。

（4）变态反应（过敏反应）：少

数免疫反应异常患者，受某些药刺激后发生的免疫异常反应。

与毒性反应的区别：与剂量和疗程无关；与药理作用无关；不可预知。

特点：过敏体质容易发生；首次用药很少发生；过敏性终生不退；结构相似药物有交叉过敏。

（5）特异质反应：是一类先天遗传异常所致的反应。

（6）继发反应：是指药物治疗作用所引发的不良后果。

（7）后遗反应：指长期用药，突然停药后原有疾病重新出现或加剧，又称反跳现象。

（8）依赖性：是指连续用药后产生的一种不可停用的渴求现象。

1）生理依赖性（躯体依赖性或成瘾性）：是指反复使用某些药物后造成的一种身体适应状态。

特点：一旦中断用药，即可出现强烈的戒断症状。其原因是机体已产生了某些生理生化的变化。

2）心理依赖性（精神依赖性或习惯性）：是指使用某些药物以后可产生快乐满足的感觉，并在精神上形成使用的欲望。

特点：停用药物不产生明显的戒断症状，可自制。机体无生理生化变化。

根据国际禁毒公约规定，依赖性药物分为三大类：①麻醉药品：包括阿片类、可卡因类、大麻类，可产生生理依赖性。②精神药品：包括镇静催眠药和抗焦虑药、中枢兴奋药、致幻剂。③其他：包括烟草、酒精等，可产生心理依赖性。我国对前两类药品的生产、供应和使用均有严格规定，严禁滥用。

3. 药物作用的主要机制

（1）激动药：是指对受体既有亲和力又有很强的内在活性，因而能有效激活受体，产生激动效应。

（2）拮抗药：又称阻滞药，是

指能与受体结合，具有较强的亲和力，而无内在活性的药物。

二、药物代谢动力学

1. 药物的吸收、分布、转化、排泄及其影响因素

（1）药物的吸收和影响因素

概念：吸收是指药物从用药部位进入血液循环的过程。

意义：吸收快——显效快；吸收多——作用强。

注意：静脉注射和静脉滴注，药物直接进入血液，没有吸收过程。

吸收速度：静脉＞吸入＞舌下＞肌内注射＞皮下注射＞口服＞直肠＞皮肤。

影响吸收的因素：理化因素、吸收环境、剂型、溶出度、肠道功能等。

1）口服给药

主要吸收部位：小肠。

优势：面积大，血流量大，运输条件好，肠腔内 $pH 4.8 \sim 8.2$。

吸收途径：肠黏膜→肝门静脉→肝→肝静脉→体循环。

首过效应（首关效应）：口服药物在胃肠道吸收后，首先进入肝门静脉系统。某些药物在通过肠黏膜及肝脏时，部分可被代谢灭活而使进入体循环的药量减少，药效降低。

2）舌下给药

吸收途径：经口腔黏膜吸收。

特点：速度快，无首过效应。

3）直肠给药

吸收途径：经直肠黏膜吸收入血。

特点：血流较丰富，首过消除＜口服。

缺点：吸收不规则、不完全；药物对直肠黏膜有刺激。

4）注射给药

特点：吸收迅速、完全。

影响因素：①注射部位血流。量越丰富，吸收越快且完全。②疾

病状态：影响注射部位血流，影响药物吸收。③剂型：水溶液——吸收迅速；油剂、混悬剂——可在局部滞留，吸收缓慢。

与口服给药相比，注射给药具有以下特点：①适用于在胃肠中易破坏或不易吸收的药物及肝脏首过消除明显的药物。②使药物的效应产生更快。③注射给药对少数药物吸收反而比口服迟。

5）呼吸道吸收

吸收途径：经肺泡上皮细胞或呼吸道黏膜吸收。

特点：速度快（类似静脉给药）。颗粒直径 $3\sim 5\mu m$ 的药物可达细支气管；小于 $2\mu m$ 才可进入肺泡；较大颗粒的喷雾剂只能用于鼻咽部或气管的局部治疗。

缺点：剂量难控制，药物可能对肺泡上皮有刺激性。

适用的物质：小分子脂溶性、挥发性药物或气体。

6）皮肤和黏膜吸收

吸收速度及程度：破损皮肤＞完整皮肤；黏膜＞皮肤。

起效：局部作用；吸收作用（透皮吸收）。

（2）药物的分布及影响因素

概念：药物分布指药物吸收后从血液向组织器官转运的过程，是药物自血浆消除的方式之一。

特点：药物分布不均匀、不同步。

影响分布的因素：血浆蛋白结合率；体内特殊屏障；组织亲和力；局部血管流量；体液的pH值和药物的理化性质。

（3）药物的代谢

概念：药物的代谢是指药物在体内发生的结构变化，或称生物转化。

代谢部位：主要是肝脏。

药物代谢过程：转化过程一般分两个时相：①Ⅰ相反应：氧化、

还原、水解。②Ⅱ相反应：结合（与葡萄糖醛酸、乙酰基、甘氨酸、硫酸等结合）。

药物代谢酶：①专一性酶——"专酶专用"。②非专一性酶——"全都能用"。

肝药酶的特性：①选择性低：针对各种药物均有作用。②变异性较大：个体差异大，如遗传、年龄、营养状态、机体功能状态、疾病等，均可影响其含量及活性。③易受外界因素影响：可被诱导或抑制。

肝药酶诱导剂——可以使肝药酶的数量增加，或活性提高的药物。

意义：其他药物与之合用，代谢加快，药效减弱。

肝药酶抑制剂——可以使肝药酶的数量减少，或活性减弱的药物。

意义：其他药物与之合用，代谢减慢，药效增强。

（4）药物的排泄及其影响因素

概念：排泄是药物以原形或代谢产物经不同排泄器官排出体外的过程，是药物作用彻底清除的过程。

排泄器官：肾脏（主要）、肺（挥发性药物及气体）、胆汁、腺体（乳腺、汗腺、唾液腺）。

肾排泄过程及影响因素：肾小球滤过；肾小管分泌；肾小管重吸收。

胆汁排泄途径：肝脏→胆汁→肠腔→粪便。

肝肠循环：自胆汁排进十二指肠的药物在肠中经水解后再吸收，形成肝肠循环使作用时间延长。药－时曲线有双峰现象。

2. 半衰期和连续多次给药的药－时曲线

（1）半衰期（$t_{1/2}$）：是指血药浓度降低一半所需要的时间，可用于确定给药间隔。

意义：绝大多数药物 $t_{1/2}$ 是固定值，可反映药物的消除速度。

公式：$t_{1/2}=0.693/K_e$。

药理

495

K_e 是消除速率常数，指单位时间内药物消除的百分率。

K_e 越大，$t_{1/2}$ 越小，说明消除速率越快。

（2）连续多次给药的药-时曲线

①连续多次给药，经过 5 个 $t_{1/2}$ 血浆中药物浓度达到稳态浓度（C_{SS}），又称坪值。

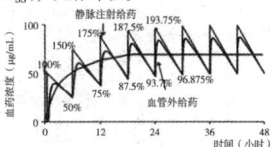

②达到 C_{SS} 时，给药速度与消除速度相等。

③坪值（C_{SS}）高低与单位时间内（每日）药量成正比——药量越大，坪值越高；药量越小，坪值越低。

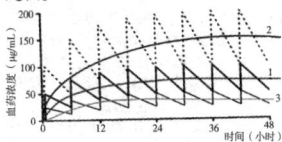

改变剂量不改变给药间隔的稳态血药浓度

④血药浓度的波动幅度取决于给药间隔：给药剂量决定 C_{SS} 的水平；给药间隔决定 C_{SS} 波动幅度。间隔时间越短，C_{SS} 波动越小；间隔时间越长，C_{SS} 波动越大。

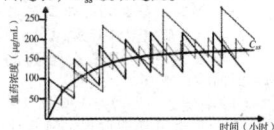

单位时间内总剂量不变，单次给药剂量和给药间隔都改变时的稳态血药浓度

⑤首剂加倍是指第一次用药是常规剂量的两倍；可使血药浓度迅速达到坪值。

三、影响药物效应的因素

药物的相互作用

（1）药动学因素

①妨碍吸收：改变胃肠道 pH；吸附、络合或结合；影响胃排空和肠蠕动；改变肠壁功能。

②竞争血浆蛋白结合。

③影响生物转化：影响肝药酶；影响非微粒体酶。

④影响药物排泄：影响尿液 pH；竞争转运载体。

（2）药效学因素

①协同作用：相加作用、增强作用、增敏作用。

②拮抗作用：药理性拮抗、生理性拮抗、化学性拮抗、生化性拮抗。

（3）特殊人群因素

①生理因素：年龄、性别、种族、个体差异、精神因素。

②病理因素：肝功能不全、肾功能不全、心衰、其他功能失调、营养不良、酸碱平衡失调、电解质紊乱。

第二单元　拟胆碱药

一、M受体兴奋药

毛果芸香碱

（1）作用：①缩瞳、降低眼内压和调节痉挛。②促进腺体分泌。③兴奋平滑肌。

（2）应用：①青光眼。②虹膜睫状体炎。③其他：口服可用于缓解放疗后口腔干燥。

（3）不良反应：毛果芸香碱使用过量或吸收较多，可引起全身性反应，如流涎、出汗、恶心、呕吐等，可用阿托品拮抗。

二、抗胆碱酯酶药

新斯的明

（1）作用：①兴奋骨骼肌。

②兴奋平滑肌。③其他作用：对心血管、腺体、眼和支气管平滑肌有较弱的抑制作用。

（2）应用：重症肌无力、手术后腹胀气及尿潴留、阵发性室上性心动过速、肌松药过量的解救。

（3）不良反应：治疗量时副作用较小，过量时可引起"胆碱能危象"，产生恶心、呕吐、腹痛、心动过缓、肌肉震颤和肌无力加重等，甚至呼吸衰竭而死亡。

第三单元 有机磷酸酯类中毒与胆碱酯酶复活药

1. 药物解救原则 ①联合用药。②尽早用药。③足量用药。④重复用药。

2. 胆碱酯酶复活药的作用 抑制 AChE 的活性，致使 ACh 不能被水解而大量堆积，从而激动 M 受体和 N 受体，产生 M 样作用和 N 样作用。

3. 氯解磷定的应用 主要用于中、重度有机磷酸酯类中毒的解救。

第四单元 抗胆碱药

一、阿托品类生物碱

1. 阿托品

（1）作用：①抑制腺体分泌。②扩瞳、升高眼内压和调节麻痹。③松弛平滑肌。④兴奋心脏、扩张小血管。⑤兴奋中枢神经系统。

（2）应用：①内脏平滑肌痉挛（适用于各种内脏绞痛）。②抑制腺体分泌（用于全身麻醉前给药）。③眼科：虹膜睫状体炎、检查眼底、验光配瞳镜。④缓慢型心律失常。⑤休克。⑥解救有机磷酸酯类中毒。

（3）不良反应：常见的有口干、

视力模糊、眩晕、心悸、便秘、皮肤潮红、体温升高等症状，一般停药后逐渐消失。随着剂量增大，其不良反应可逐渐加重。当剂量过大时可出现明显中枢中毒症状，表现为烦躁不安、谵妄、幻觉及惊厥等中枢兴奋症状，严重中毒可由兴奋转入抑制而出现昏迷、呼吸麻痹而死亡。

（4）禁忌证：青光眼及前列腺肥大者禁用阿托品。

2. 东莨菪碱

（1）作用：①中枢镇静和抑制腺体分泌作用。②欣快作用。③中枢抗胆碱作用

（2）应用：①麻醉前给药。②晕动病。③帕金森病。

3. 山莨菪碱

（1）作用：外周抗胆碱作用。

（2）应用：感染性休克、内脏平滑肌绞痛、血管神经性头痛、眩晕症。

二、阿托品的人工合成代用品

1. 合成散瞳药 后马托品、尤卡托品、托吡卡胺和环喷托酯。

2. 合成解痉药

（1）季铵类解痉药：溴丙胺太林（普鲁本辛）、奥芬溴铵、戊沙溴铵、格隆溴铵、地泊溴铵和喷托溴铵。

（2）叔胺类解痉药：贝那替秦（胃复康）、双环维林、羟苄利明。

第五单元 拟肾上腺素药

一、去甲肾上腺素、间羟胺

1. 去甲肾上腺素

（1）作用（激动 α 受体作用大）：①收缩血管（小动脉和小静脉收缩）。②兴奋心脏。③升高血压。

（2）应用：用于早期神经源性休克及嗜铬细胞瘤切除后或药物中毒时的低血压。

（3）不良反应：①局部组织缺血坏死。②急性肾功能衰竭。③停药后的血压下降。

2. 间羟胺

（1）作用：直接兴奋 α 受体，对 β_1 受体作用较弱。

（2）应用：用于休克早期及手术后或脊椎麻醉后的休克。

二、肾上腺素

（1）作用（主要激动 α 和 β 受体）：①兴奋心脏。②收缩血管（小动脉及毛细血管）。③升高血压（双向反应）。④舒张平滑肌。⑤促进代谢。

（2）应用：①心脏骤停。②过敏性休克。③支气管哮喘。④与局麻药配伍及局部止血。

（3）不良反应：主要为心悸、烦躁、头痛和血压升高等。

三、异丙肾上腺素

（1）作用（对 β 受体有很强的激动作用，对 α 受体几乎无作用）：①兴奋心脏。②影响血压。③舒张支气管。④促进代谢。

（2）应用：①支气管哮喘。②房室传导阻滞。③心脏骤停。

（3）不良反应：以心悸、头晕、皮肤潮红等最为常见。

四、多巴胺

（1）作用（主要激动 α、β 受体及外周多巴胺受体）：①兴奋心脏。②影响血管。③影响肾脏。

（2）应用：用于治疗各种休克。还可与利尿药等合用治疗急性肾功能衰竭。

第六单元　抗肾上腺素药

一、α 受体阻滞药

酚妥拉明

（1）作用：①舒张血管、兴奋心脏。②其他：拟胆碱作用、拟组胺样作用。

（2）应用：①外周血管痉挛性疾病。②静滴去甲肾上腺素药液外漏。③急性心肌梗死和顽固性充血性心力衰竭。④休克。⑤肾上腺嗜铬细胞瘤。

二、β 受体阻滞药

（1）分类：①非选择性 β 受体阻滞药。②选择性 β 受体阻滞药。③ α、β 受体阻滞药。

（2）作用

1）β 受体阻断作用：①抑制心脏。②收缩支气管。③减慢代谢。④抑制肾素释放。

2）内在拟交感活性。

3）膜稳定作用。

（3）应用：①心律失常。②心绞痛和心肌梗死。③高血压。④其他：甲状腺功能亢进症、偏头痛、嗜铬细胞瘤、肥厚型心肌病等。

（4）不良反应：一般有恶心、呕吐和轻度腹泻等消化道症状，停药后消失。

第七单元　镇静催眠药

1. 苯二氮䓬类药物的分类及常用药

（1）长效类：地西泮、氟西泮、夸西泮。

（2）中效类：阿普唑仑、艾司唑仑、劳拉西泮、氯硝西泮、硝西泮。

（3）短效类：三唑仑、奥沙西泮。

2. 地西泮

（1）作用：①抗焦虑。②镇静催眠。③抗惊厥和抗癫痫。④中枢性肌松弛。

（2）应用：①焦虑症。②失眠。③麻醉前给药。④惊厥和癫痫。⑤缓解肌紧张。

（3）不良反应：常见不良反应有头昏、嗜睡、乏力等"宿醉"现象。

第八单元　抗癫痫药

1. 苯妥英钠

（1）作用：具有膜稳定作用，可降低细胞膜的兴奋性，使动作电位不易产生，从而阻止病灶高频放电向周围正常脑组织扩散。

2. 常用抗癫痫药的应用

（1）苯妥英钠：防治癫痫大发作的首选药。

（2）卡马西平：精神运动性发作的首选药。

（3）乙琥胺：防治小发作的首选药。

（4）氯硝西泮：肌阵挛性发作的首选药。

（5）地西泮：治疗癫痫持续状态的首选药。

第九单元　抗精神失常药

一、抗精神分裂症药

1. 分类及常用药

（1）典型抗精神分裂症药

①吩噻嗪类：氯丙嗪、奋乃静、氟奋乃静、三氟拉嗪。

②硫杂蒽类：氯普噻吨、氟哌噻吨。

③丁酰苯类：氟哌啶醇、氟哌利多、匹莫齐特。

④其他：五氟利多、舒必利。

（2）非典型抗精神分裂症药：氯氮平、利培酮、齐拉西酮、阿立哌唑。

2. 氯丙嗪

（1）作用：①中枢神经系统：镇静、抗精神病、镇吐、影响体温调节、加强中枢抑制药的作用。②自主神经系统：拮抗 α 受体和 M 胆碱受体。③内分泌系统：增加催乳素的分泌，抑制促性腺激素和糖皮质激素的分泌，抑制垂体生长激素的分泌。

（2）应用：①精神分裂症（首选药）。②呕吐和顽固性呃逆。③低温麻醉及人工冬眠（与哌替啶、异丙嗪合用）。

（3）不良反应：①常见不良反应：中枢抑制症状（嗜睡、淡漠、无力等）、M 受体拮抗症状（视物模糊、口干、无汗、便秘、眼压升高等）、α 受体拮抗症状（鼻塞、血压下降、直立性低血压、反射性心悸等）。②锥体外系反应：帕金森综合征、静坐不能、急性肌张力障碍、迟发性运动障碍。③代谢和内分泌紊乱。④惊厥与癫痫。⑤过敏反应。

二、抗抑郁症药

1. 分类及常用药

（1）三环类抗抑郁药：丙咪嗪、阿米替林、多塞平。

（2）NA 摄取抑制药：地昔帕明、马普替林、去甲替林、瑞波西汀。

（3）5-HT 再摄取抑制药：氟西汀、帕罗西汀、舍曲林。

2. 氟西汀

（1）作用：选择性抑制中枢神经元对 5-HT 的再摄取，提高突触间隙 5-HT 的浓度而发挥抗抑郁作用。

（2）应用：①治疗抑郁症。②治疗神经性贪食症。

（3）不良反应：早期常见恶心

呕吐、头痛头晕、口干、出汗、视物模糊、性欲降低等，大剂量可诱发癫痫。

3. 丙咪嗪

（1）作用：通过抑制脑内神经元对NA和5-HT的再摄取，使突触间隙中NA和5-HT浓度增高，促进突触传递功能，从而发挥抗抑郁作用。

（2）应用：①治疗抑郁症。②治疗遗尿症。③治疗焦虑和恐惧症。

（3）不良反应：常见不良反应有口干、便秘、排尿困难、视物模糊、心动过速等抗胆碱作用，也可见嗜睡、乏力、头晕、直立性低血压及肌肉震颤等。大剂量可致心脏传导阻滞、心律失常。

第十单元　治疗中枢神经系统退行性疾病药

一、抗帕金森病药

1. 左旋多巴

（1）作用：进入脑组织的左旋多巴，经脑内多巴胺脱羧酶的作用下生成多巴胺（DA），补充纹状体DA的不足，产生抗帕金森病作用。

（2）应用：①帕金森病。②肝昏迷。

2. 卡比多巴

（1）作用：仅能抑制外周脱羧酶。

（2）应用：卡比多巴是左旋多巴治疗帕金森病的重要辅助药，常与左旋多巴按剂量比1：10组成复方多巴制剂，称为心宁美。

3. 苯海索

（1）作用：通过拮抗胆碱受体而减弱黑质–纹状体通路中ACh的作用。

（2）应用：用于早期轻症患者、不能耐受左旋多巴或禁用左旋多巴

的患者、抗精神病药所致的帕金森综合征。

二、治疗阿尔茨海默病药

1. 石杉碱甲

（1）作用：具有很强的拟胆碱活性，能易化神经肌肉接头递质传递，显著改善衰老性记忆障碍及老年痴呆患者的记忆和认知能力。

（2）应用：用于各型痴呆的治疗。

（3）不良反应：常见不良反应有恶心、头晕、多汗、腹痛、视物模糊等，一般可自行消失，严重者可用阿托品拮抗。

2. 美金刚

（1）作用：显著改善中度至重度阿尔茨海默病（AD）患者的认知能力和日常生活能力。

（2）应用：治疗中、晚期重症AD的药物，与AChE抑制药同时使用效果更好。

（3）不良反应：主要为轻微眩晕不安、头重、口干等。

第十一单元　镇痛药

一、吗啡

1. 作用

（1）中枢神经系统：①镇痛作用。②镇静、致欣快作用。③抑制呼吸。④镇咳。⑤缩瞳。⑥催吐。⑦其他。

（2）平滑肌：①兴奋胃肠平滑肌。②收缩胆道Oddi's括约肌——胆绞痛。③降低子宫张力——延长产妇分娩过程。④提高膀胱外括约肌和膀胱张力——尿潴留。⑤心血管系统：扩张血管，降低外周阻力。

（3）抑制免疫系统。

2. 应用　①疼痛。②心源性哮喘（小剂量）。③腹泻。④咳嗽。

3. 不良反应

（1）一般反应：治疗量的吗啡有恶心、呕吐、呼吸抑制、嗜睡、眩晕、便秘、尿潴留、直立性低血压和免疫功能下降等副作用。

（2）耐受性及依赖性。

（3）急性中毒：表现为昏迷、针尖样瞳孔、高度呼吸抑制、血压降低，甚至休克。

4. 禁忌证 禁用于分娩止痛、哺乳妇女止痛、支气管哮喘、肺心病、颅脑损伤致颅内压增高、肝功能严重减退等患者。

二、人工合成镇痛药

1. 哌替啶

（1）作用特点：主要激动 μ 型阿片受体，作用性质与吗啡相似。

①中枢神经系统：镇痛、镇静、抑制呼吸等。

②心血管系统：有明显的抗 M 胆碱受体作用。

③平滑肌：与吗啡相似。

（2）应用：①镇痛。②心源性哮喘。③麻醉前给药。④人工冬眠。

2. 其他常用镇痛药作用特点

（1）美沙酮：镇痛效价强度与吗啡相同，作用持续时间明显长于吗啡，耐受性和成瘾性发生慢，戒断症状轻。

（2）芬太尼：镇痛效价强度约为吗啡的80倍，用于各种剧痛；对呼吸抑制作用轻，成瘾性较弱。与氟哌利多合用产生"神经松弛镇痛"效果，适用于某些小手术或医疗检查。

（3）喷他佐辛（镇痛新）：几乎无成瘾性，用于各种慢性疼痛和术后镇痛。其镇痛的效价强度为吗啡的1/3，呼吸抑制的效价强度为吗啡的1/2。镇静作用弱，较高剂量时甚至出现噩梦、幻觉、烦躁不安等症状；大剂量可使心率增快、血压升高。

第十二单元　解热镇痛药

一、阿司匹林

（1）作用：①解热、镇痛。②抗炎、抗风湿。③防止血栓形成（小剂量可抑制环氧酶活性，减少血小板中血栓素 A_2 的生成）。

（2）应用：①疼痛。②发热。③风湿及类风湿关节炎。④防止血栓形成。

（3）不良反应：①胃肠道反应（最常见）。②出血和凝血障碍。③水杨酸反应。④过敏反应。⑤瑞夷综合征。

二、其他解热镇痛药

1. 对乙酰氨基酚

（1）作用特点：①解热和镇痛作用与阿司匹林相似。②几乎不具有抗炎、抗风湿作用。③对血小板和凝血时间无影响。

（2）应用：①临床用于感冒发热、关节痛、头痛、神经痛和肌肉痛等。②对于有阿司匹林过敏、消化性溃疡、阿司匹林诱发哮喘的患者，可选用对乙酰氨基酚代替阿司匹林。③WHO 推荐儿童或因病毒感染引起发热、头痛需使用 NSAIDs 时，应首选对乙酰氨基酚。④本药不能单独用于抗炎或抗风湿治疗。

2. 布洛芬

（1）作用特点：①解热、镇痛和抗炎作用强。②主要用于风湿及类风湿关节炎；也可用于一般解热镇痛，疗效与阿司匹林相似。③严重不良反应发生率明显低于阿司匹林、吲哚美辛等。④少数患者出现过敏、血小板减少和视力模糊。一旦出现视障应立即停药。

（2）应用：主要用于风湿及类风湿关节炎，也可用于一般解热

镇痛。

3. 塞来昔布

（1）作用特点：选择性抑制COX-2，胃损伤轻。

（2）应用：用于风湿和类风湿关节炎和骨关节炎；也用于手术后疼痛、牙痛、痛经等。

第十三单元　抗组胺药

一、H_1受体阻滞药

1. 作用　①阻断H_1受体：完全对抗组胺引起的支气管、胃肠道平滑肌收缩。②抑制中枢。③其他作用。

2. 常用药物及其特点

（1）第一代：包括苯海拉明、异丙嗪、氯苯那敏（扑尔敏）。中枢抑制作用强。第二代：包括阿司咪唑、美克洛嗪、西替利嗪、布克利嗪、氯雷他定。无中枢抑制作用或较弱，作用较持久，广泛用于临床。

3. 应用

（1）皮肤黏膜变态反应性疾病：①皮肤Ⅰ型变态反应（荨麻疹、过敏性鼻炎、血管神经性水肿）。②昆虫咬伤、药疹、接触性皮炎。

（2）晕动病及呕吐：常用苯海拉明、异丙嗪、布克利嗪、美克洛嗪。

（3）镇静、催眠：常用苯海拉明、异丙嗪。

二、H_2受体阻滞药

常用药有西咪替丁（甲氰咪胍）、雷尼替丁、法莫替丁、尼扎替丁、罗沙替丁等。

（1）作用：①选择性阻断壁细胞H_2受体，拮抗组胺引起的胃酸分泌。②调节免疫。

（2）应用：消化性溃疡（首选药）、胃肠道出血、胃酸分泌过多

症（卓-艾综合征）和反流性食管炎等。

第十四单元　利尿药、脱水药

一、利尿药

1. 分类及常用药

（1）高效利尿药（髓袢利尿药）：呋塞米、依他尼酸、布美他尼、托拉塞米。

（2）中效利尿药（噻嗪类利尿药）：氢氯噻嗪、氢氟噻嗪。

（3）低效利尿药（保钾利尿药）：乙酰唑胺、螺内酯和氨苯蝶啶。

2. 呋塞米

（1）作用：①利尿。②扩张血管。

（2）应用：①严重水肿。②急、慢性肾功能衰竭。③急性药物中毒。④高钾血症和高钙血症。⑤急性肺水肿和脑水肿。

（3）不良反应：①水和电解质紊乱。②耳毒性。③高尿酸血症。④胃肠道反应。⑤其他，如过敏反应等。

3. 氢氯噻嗪

（1）作用：①利尿。②抗利尿。③降压。

（2）应用：①水肿。②高血压。③尿崩症。④特发性高钙尿症和肾结石。

（3）不良反应：①电解质紊乱。②代谢异常。③高尿酸血症。④加重肾功能不良。⑤过敏。

4. 螺内酯

（1）作用：①排钠留钾的利尿作用。作用弱，起效缓慢而持久。②其作用的发挥依赖体内醛固酮的存在，因而对切除肾上腺的动物无利尿作用。

（2）应用：①治疗伴有醛固酮升高的顽固性水肿。②治疗充血性

心力衰竭。

（3）不良反应：不良反应较轻，少数患者可出现头痛、困倦、精神错乱等。

5.氨苯蝶啶

（1）作用：排钠保钾利尿。对切除肾上腺的动物仍有保钾利尿作用

（2）应用：常与排钾利尿药合用治疗顽固性水肿。

（3）不良反应：不良反应较少，长期服用可致高钾血症。

二、脱水药

1.脱水药

（1）特点：①静脉注射后不易透过毛细血管进入组织。②易经肾小球滤过，但不易被肾小管重吸收。③在体内不易被代谢。④无明显的其他药理作用。⑤对机体无毒性作用和过敏反应。

（2）常用药：甘露醇、山梨醇、高渗葡萄糖等。

2.甘露醇

（1）作用：①脱水。②利尿。

（2）应用：①脑水肿及青光眼。②预防急性肾功能衰竭。

（3）不良反应：少见。静脉注射过快可引起一过性头痛、眩晕、视力模糊和注射部位疼痛。

第十五单元　抗高血压药

一、利尿降压药

氢氯噻嗪

（1）降压作用：温和、缓慢、持久，降压过程平稳。

（2）应用：①适用于轻、中度高血压。②防止其他降压药引起的水钠潴留。

（3）不良反应：小剂量应用无明显不良反应；长期大剂量应用可

导致电解质紊乱。

二、肾素-血管紧张素系统抑制药

1.分类特点及常用药

（1）血管紧张素转化酶抑制药（ACEI）：卡托普利、依那普利、培哚普利、福辛普利。

（2）血管紧张素II受体阻断药（ARB）：氯沙坦、缬沙坦、厄贝沙坦、替米沙坦。

（3）肾素抑制药（通过降低肾素活性，进而抑制Ang I的形成，降低血压）：瑞米吉仑。

2.卡托普利

（1）作用：具有轻、中等强度的降压作用（对正常血压也有降压作用）。

（2）应用：①高血压。②慢性心功能不全。③心肌梗死。④糖尿病肾病。

（3）不良反应：毒性小，耐受性良好。每日剂量在150mg以下时不良反应少，一般有低血压反应；长期用药可致血锌降低，引起嗅觉缺损、脱发、皮疹等。

3.厄贝沙坦

（1）作用：强效、长效的阻断AT_1受体。

（2）应用：高血压合并糖尿病肾病。

（3）不良反应：本药除不会引起咳嗽及血管神经性水肿外，其余不良反应与ACEI相似。

三、β受体阻滞药

美托洛尔

（1）降压作用：持久。

（2）应用：高血压和心绞痛。

（3）不良反应：不良反应较少，偶有胃部不适、眩晕、头痛、疲倦、失眠等。哮喘患者不宜大剂量服用。

四、钙通道阻滞药

1. 钙通道阻滞药

（1）作用：选择性阻滞电压依赖性钙通道，抑制细胞外 Ca^{2+} 内流，使血管平滑肌细胞缺乏足够的 Ca^{2+}，导致血管平滑肌松弛，血管扩张，血压下降。

（2）常用药：硝苯地平、尼群地平、氨氯地平。

2. 硝苯地平控释制剂（拜新同）

（1）降压作用：长效。

（2）应用：①高血压。②冠心病、慢性稳定型心绞痛。

（3）不良反应：不良反应较轻，常见有面部潮红、头痛、头晕、心悸、低血压、踝部水肿等。

五、α_1 受体阻滞药

哌唑嗪

（1）降压作用：中等偏强。

（2）应用：①各型高血压。②慢性心功能不全。③其他，如嗜铬细胞瘤。

（3）不良反应：主要不良反应为"首剂现象"。部分患者首次用药在 90 分钟内出现直立性低血压，表现为心悸、晕厥、意识消失。

六、交感神经末梢阻滞药

利血平

（1）降压作用：缓慢、温和、持久。

（2）应用：用于轻度的高血压，与噻嗪类利尿药合用可提高疗效。

（3）不良反应：较多。可引起副交感神经功能亢进，如鼻塞、胃酸过多、胃肠运动增加、腹泻等；长期用药可引起抑郁症及性功能障碍等。

七、中枢降压药

可乐定

（1）降压作用：中等偏强。

（2）应用：①治疗中度高血压，适用于兼有溃疡病的高血压及肾性高血压。②吗啡类成瘾药物的戒毒药。③治疗开角型青光眼。

（3）不良反应：常见不良反应有口干、便秘等；其他如嗜睡、头痛、勃起障碍等；久用可引起水钠潴留。

八、血管扩张药

1. 肼屈嗪

（1）降压作用：对舒张压的降低作用强于收缩压，作用快而强，给药一次可维持 12 小时。

（2）应用：中、重度高血压，常与其他降压药联用。

（3）不良反应：常见不良反应较多，有头痛、眩晕、面色潮红、心悸、低血压等血管扩张反应及反射性交感活性升高。

2. 硝普钠

（1）降压作用：起效快，作用强，维持时间短。

（2）应用：①高血压急症。②慢性心功能不全。

（3）不良反应：静脉滴注过快可引起血压过度降低，表现为头痛、心悸、恶心、呕吐等，停药后可消失。长期或大剂量用药，其代谢产物硫氰酸盐在体内积蓄可引起中毒反应，可用硫代硫酸钠抢救。

九、抗高血压药物的合理应用

1. 选药

①平稳降压和长期治疗。②根据高血压程度选择药物。③根据并发症与不良反应的特点选择药物。

2. 联合用药

①轻、中度高血压初始采用单独用药。②二联用药，以利尿药为基础，加用 β 受体阻断药、ACEI、AT_1 受体阻断药、α_1 受体阻断药和钙通道阻滞药。③三联用药，即在二联用药的基础上加上中枢性降压药或血管扩张药。

第十六单元 抗心律失常药

1. 分类及常用药

（1）钠通道阻滞药

①Ⅰa类（适度阻滞钠通道）：奎尼丁、普鲁卡因胺。

②Ⅰb类（轻度阻滞钠通道）：利多卡因、苯妥英钠。

③Ⅰc类（重度阻滞钠通道）：普罗帕酮、氟卡尼。

（2）β肾上腺素受体阻滞药：普萘洛尔、美托洛尔。

（3）延长动作电位时程药：胺碘酮、索他洛尔。

（4）钙通道阻滞药：维拉帕米、地尔硫䓬。

2. 奎尼丁

（1）作用：①降低自律性。②减慢传导速度。③延长有效不应期（ERP）。④其他：竞争性地阻断M受体，具有抗胆碱作用。

（2）应用：适用于心房纤颤、心房扑动、室上性心动过速的转复和预防，以及频发室上性室性期前收缩的治疗。

3. 利多卡因

（1）作用：①降低自律性。②改变传导速度。③相对延长ERP。

（2）应用：用于治疗室性心律失常；特别适用于危急病例，是治疗急性心肌梗死引起的室性心律失常的首选药。

4. 苯妥英钠

（1）作用：①降低自律性。②与强心苷竞争Na^+、K^+-ATP酶，抑制强心苷中毒所致的室性心律失常。

（2）应用：用于治疗室性心律失常（特别是强心苷中毒引起的室性心律失常）。

5. 美托洛尔

（1）作用：抑制窦房结及房室结的自律性、传导性。

（2）应用：用于儿茶酚胺诱发的室性和室上性心律失常。

6. 胺碘酮

（1）作用：①降低自律性。②减慢传导。③显著延长动作电位时程（APD）和ERP。

（2）应用：用于各型期前收缩、室上性心动过速、室性心动过速、房扑、房颤和预激综合征所致的房室折返性心动过速。

7. 维拉帕米

（1）作用：①降低自律性。②减慢传导速度。③显著延长APD和ERP。④抑制心肌收缩力、扩张冠脉、扩张外周血管。

（2）应用：治疗室上性和房室结折返引起的心律失常，为阵发性室上性心动过速治疗的首选药。

第十七单元 抗慢性心功能不全药

一、强心苷类

（1）常用药物：地高辛、洋地黄毒苷、毒毛花苷K等。

（2）作用

①增强心肌收缩力。

②减慢心率。

③对传导组织和心肌电生理特性的影响：降低窦房结自律性，提高浦肯野纤维的自律性，减慢房室结传导速度，缩短心房有效不应期。

④对心电图的影响：Q-T间期缩短，反映心室兴奋过程缩短；P-R间期延长，反映房室传导减慢；P-P间期增大，反映窦性心律减慢；T波幅度变小或倒置，反映各部心肌动作电位2相时程缩短；S-T段下降呈鱼钩状，反映动作电位2相时程缩短。

⑤其他作用：收缩血管平滑肌、利尿、抑制肾素 – 血管紧张素 – 醛固酮（RAAS）系统、影响神经

系统。

（3）应用：①慢性心功能不全。②心律失常（心房颤动、心房扑动、阵发性室上性心动过速）。

（4）不良反应

①胃肠道反应：为强心苷中毒最常见的早期表现。

②中枢神经系统反应：包括眩晕、头痛、疲倦、失眠、谵妄及视力模糊、黄视症和绿视症等。视色障碍是强心苷中毒时的特有症状，为停药的指征。

③心脏反应：室性早搏及联律最常见且最早出现，属中毒先兆，为停药指征。

（5）中毒的防治

1）预防：低血 K^+、低血 Mg^{2+}、高血 Ca^{2+}、心肌缺氧和肾功能低下等均是强心苷中毒的诱发因素，用药过程中需加以注意。

2）治疗：首先应停用强心苷。

①快速型心律失常，应及时补钾，可选用苯妥英钠。

②室性心律失常，还可选用利多卡因解救。

③窦性心动过缓或传导阻滞，可用阿托品治疗。

④最严重的地高辛中毒，可静脉注射地高辛抗体 Fab 片段。

二、减负荷药

1.利尿药

（1）作用特点：①促进 Na^+、水的排泄，减少血容量，降低心脏前负荷，改善心功能。②降低静脉压，消除或缓解静脉淤血及其引发的肺水肿和外周水肿。

（2）常用药物：氢氯噻嗪、呋塞米等。

2.血管扩张药

（1）作用特点：明显降低心脏的前后负荷，降低心肌耗氧量，改善心脏的泵血功能。

（2）常用药物：硝普钠、肼屈

嗪、硝酸甘油及 α_1 受体阻断药哌唑嗪等。

三、血管紧张素转化酶抑制药（ACEI）和血管紧张素Ⅱ受体（AT$_1$）阻滞药

1.ACEI作用特点　①减少血液循环和局部组织中 Ang Ⅱ 的产生和醛固酮的产生，降低交感神经活性，加强利尿药的利尿作用。②增加缓激肽的水平。③调节心脏重构的过程。

2.AT$_1$ 阻滞药作用特点　①扩张血管以减轻心脏负荷。②抑制慢性心力衰竭（CHF）时的心肌重构，逆转心室肥厚，改善心肌的顺应性和舒张功能。

四、β 受体阻滞药

1.常用药物：美托洛尔、卡维地洛、比索洛尔等。

2.应用意义：常规治疗无效或合并高血压、心律失常、冠心病、心肌梗死等时，才谨慎使用。

第十八单元　抗心绞痛药

一、硝酸酯类

1.硝酸酯类药物的常用药　硝酸甘油、硝酸异山梨酯、单硝酸异山梨酯和戊四硝酯。

2.硝酸甘油

（1）作用特点：①降低心肌耗氧量。②改善心肌血液分布，增加缺血区供血。③抑制血小板聚集和黏附，抗血栓形成。④直接松弛各种平滑肌，尤其是血管平滑肌。

（2）应用：①心绞痛。②急性心肌梗死。③慢性心功能不全。④急性呼吸衰竭及肺动脉高压。

（3）不良反应：主要因扩张外周血管引起，以颜面潮红最常见；大剂量可反射性兴奋交感神经，使

心率加快心肌收缩力增加而增加心肌耗氧量，导致心绞痛加重。超剂量可引起高铁血红蛋白症。

二、β受体阻滞药

（1）作用：①降低心肌耗氧量。②增加缺血区供血。③改善心肌代谢。④促进氧合血红蛋白解离。

（2）应用：①心绞痛。②心肌梗死。

（3）常用药物：普萘洛尔、美托洛尔、阿替洛尔。

三、钙通道阻滞药

（1）作用：①对缺血心肌的保护作用。②降低心肌耗氧量。③增加缺血区心肌供血。④抑制血小板聚集。

（2）应用：用于稳定型和不稳定型心绞痛，对变异型心绞痛最有效。

（3）常用药物：维拉帕米、硝苯地平、地尔硫䓬、普尼拉明（心可定）和哌克昔林。

第十九单元 血液系统药

一、抗贫血药

1. 铁制剂

（1）应用：预防和治疗缺铁性贫血。

（2）不良反应：①口服铁剂：常见胃肠道刺激症状（饭后服用可减轻）、便秘（减少了 HS 对肠壁的刺激作用）。②注射铁剂：可出现心悸、胸闷、血压下降等过敏反应。

2. 叶酸

（1）作用：作为甲基供给体，传递一碳单位，参与嘌呤和嘧啶的形成。

（2）应用：①巨幼红细胞性贫血。②小剂量叶酸（＜0.8mg/d）可预防胎儿神经管畸形。③对维生素 B_{12} 缺乏所致的"恶性贫血"，大剂量叶酸可纠正血象，但不能改善神经症状。

3. 维生素 B_{12}

（1）作用：维生素 B_{12} 为细胞分裂和维持神经组织髓鞘完整所必需的物质。

（2）应用：用于恶性贫血及巨幼红细胞性贫血。

二、止血药

维生素 K

（1）作用：促进肝脏合成凝血因子（Ⅱ、Ⅶ、Ⅸ、Ⅹ）。

（2）应用：①治疗维生素 K 缺乏引起的出血。②其他：维生素 K_1 有解痉止痛作用，可用于胆道蛔虫所致的胆绞痛；大剂量维生素 K_1 用于抗凝血类灭鼠药中毒的解救。

三、抗凝血药

1. 肝素

（1）作用：①抗凝。②其他：如抗血小板聚集、抗动脉粥样硬化。

（2）应用：①血栓栓塞性疾病。②缺血性心脏病。③弥散性血管内凝血（DIC）。④体外抗凝。

（3）不良反应：①自发性出血。②血小板减少症。③其他：可引起过敏反应，孕妇使用可引起早产和胎儿死亡等。

2. 香豆素类（华法林）

（1）作用：①阻止维生素 K 的循环再利用而产生抗凝作用。②具有抑制凝血酶诱导的血小板聚集作用。

（2）应用：①血栓栓塞性疾病。②心肌梗死的辅助用药。

（3）不良反应：过量可发生自发性出血，可给予维生素 K，输注

新鲜血、血浆或凝血酶原复合物治疗。亦有皮肤和软组织坏死、胃肠道反应、粒细胞增多等。

四、纤维蛋白溶解药

（1）常用药物：链激酶、尿激酶、阿替普酶、瑞替普酶。

（2）作用：直接或间接激活纤溶酶原成为纤溶酶，促进纤维蛋白溶解。但对形成已久，并已机化的血栓无效。

（3）应用：血栓栓塞性疾病。

五、抗血小板药

1. 阿司匹林

（1）作用：属解热镇痛抗炎药。小剂量（每日75mg）可通过抑制血小板环氧酶，使 TXA_2 减少，抑制血小板聚集。

（2）应用：①预防手术后血栓形成及心肌梗死。②对急性心肌梗死或变异型心绞痛患者，可降低其死亡率及梗死率。③对缺血性脑血管病患者，能减少其短暂性脑缺血的发生率。

2. 双嘧达莫（潘生丁）

（1）作用：主要是激活腺苷酸环化酶，抑制磷酸二酯酶，提高血小板内 cAMP 含量，抑制血小板的聚集。

（3）应用：主要用于防治血栓形成，与阿司匹林合用效果更好。

3. 氯吡格雷

（1）作用：抑制血小板聚集。

（2）应用：主要用于防治血栓形成。

4. 依前列醇

（1）作用：具有抗血小板和舒张血管作用。

（2）应用：用于治疗某些心血管疾病以防高凝状态，防止血栓形成。

第二十单元 消化系统药

一、抗消化性溃疡药

1. 抗酸药

（1）作用：中和胃酸，抑制胃蛋白酶活性，降低或消除胃酸、胃蛋白酶对胃、十二指肠黏膜的侵蚀和对溃疡面的刺激，缓解疼痛和促进溃疡面愈合。

（2）常用药物：氢氧化镁、三硅酸镁、氧化镁、氢氧化铝、碳酸钙、碳酸氢钠等。

2. H_2 受体阻滞药

（1）作用：选择性阻断壁细胞 H_2 受体，抑制胃酸分泌。

（2）应用：消化性溃疡。

3. 常用质子泵抑制药　奥美拉唑、兰索拉唑、泮托拉唑和雷贝拉唑。

（1）作用：①抑制胃酸分泌。②保护胃黏膜。③抗幽门螺杆菌。

（2）应用：胃和十二指肠溃疡的治疗。

4. 常用黏膜保护药

（1）米索前列醇

1）作用：①促进黏液和碳酸氢盐分泌，增强黏膜屏障。②抑制胃酸和胃蛋白酶分泌。③增加局部血流量，促进胃黏膜受损上皮的增殖和修复。

2）应用：①预防非甾体抗炎药引起的慢性胃出血。②用于溃疡等引起的消化道出血。

（2）硫糖铝

1）作用：①黏附于溃疡面，保护溃疡面。②增加细胞和黏膜碳酸氢盐屏障。③促进溃疡愈合。④抑制幽门螺杆菌（Hp）繁殖，降低 Hp 在黏膜中的密度。

2）应用：消化性溃疡、幽门螺杆菌感染、反流性食道炎。

（3）枸橼酸铋钾

1）作用：形成保护胶体，促进黏液分泌，抗Hp。

2）应用：①主要用于慢性胃炎、胃及十二指肠溃疡。②与抗菌药物合用治疗Hp感染。

5. 抗幽门螺杆菌

（1）常用药：抗菌药、质子泵抑制药和铋剂。

（2）应用：消化性溃疡和慢性胃炎。

二、止吐药分类和常用药物

1. 抗胆碱药 东莨菪碱。

2. 抗组胺药 苯海拉明、茶苯海明、异丙嗪、美克洛嗪、羟嗪和布克利嗪等。

3. 抗精神失常（抗多巴胺）药 氯丙嗪、丙氯拉嗪、硫乙拉嗪、舒必利、阿立必利等。

4. 胃肠促动力药 甲氧氯普胺、多潘立酮、西沙必利等。

5. 5-HT₃受体阻断药 昂丹司琼、格拉司琼、托烷司琼等。

第二十一单元　呼吸系统药

一、镇咳药分类、常用药作用

1. 中枢性镇咳药

（1）成瘾性镇咳药：吗啡、可待因。用于支气管癌或主动脉瘤引起的剧烈咳嗽；急性肺梗死或急性左心衰竭伴有的剧烈咳嗽。

（2）非成瘾性镇咳药：右美沙芬、喷托维林、氯哌斯汀。用于各种原因引起的干咳。

2. 外周性镇咳药 盐酸那可汀。用于肺牵张反射引起的咳嗽。

二、祛痰药分类、常用药作用

（1）促进黏液分泌药：氯化铵、碘化钾、酒石酸锑钾、愈创甘油醚、桔梗、远志等。适用于急性呼吸道

炎症痰稠难于咳出者。

（2）黏痰溶解药：溴己新、乙酰半胱氨酸、泰洛沙泊。用于痰液黏稠引起的呼吸困难、咳痰困难。

三、平喘药

1. 常用β₂受体激动药

（1）沙丁胺醇（舒喘灵）

1）作用：选择性兴奋支气管平滑肌β₂受体，对心脏β₁受体作用弱。

2）应用：①气雾吸入：迅速缓解哮喘症状，是哮喘急性发作的首选。②口服：控制频发性或慢性哮喘。

（2）沙美特罗

1）作用：长效β₂受体激动药，吸入给药可产生12小时的支气管扩张作用。

2）应用：控制夜间和运动诱发的哮喘，不适合于急性哮喘发作。

2. 氨茶碱

（1）作用：①抑制磷酸二酯酶（PDE）。②阻断腺苷受体。③增加内源性儿茶酚胺的释放。④免疫调节作用与抗炎作用。⑤增加膈肌收缩力并促进支气管纤毛运动。

（2）应用：①支气管哮喘。②慢性阻塞性肺疾病。③中枢型睡眠呼吸暂停综合征。

（3）不良反应：①胃肠道不良反应。②中枢兴奋。③急性中毒。

3. 色甘酸钠平喘药

（1）作用：①稳定肥大细胞膜。②抑制气道感觉神经末梢功能与气道神经源性炎症。③阻断炎症细胞介导的反应。

（2）应用：预防哮喘的发作。

4. 糖皮质激素

（1）平喘作用：①抗炎。②抑制气道高反应性。③增强支气管及血管平滑肌对儿茶酚胺的敏感性。

（2）应用：用于支气管扩张药不能有效控制的慢性哮喘患者。

（3）主要不良反应：局部副作用包括口腔真菌感染（鹅口疮）与声音嘶哑。吸入剂量过大，会对下丘脑－垂体－肾上腺皮质轴功能产生抑制作用。

第二十二单元　糖皮质激素

1.药理作用

（1）对物质代谢的影响

①糖代谢：增加肝糖原、肌糖原含量并升高血糖。

②蛋白质代谢：促进分解，抑制合成。

③脂肪代谢：促进代谢，抑制合成。

④水和电解质代谢：保钠排钾，抑制小肠对钙的吸收。

（2）抗炎作用。

（3）免疫抑制与抗过敏。

（4）抗内毒素。

（5）抗休克。

（6）影响血液与造血系统：刺激骨髓造血功能，使血液中淋巴细胞减少。

（7）其他：如解热、兴奋中枢、促进消化。

2.应用　①肾上腺皮质功能不全（小剂量替代疗法）。②严重感染。③休克。④防止某些炎症的后遗症。⑤自身免疫性疾病、过敏性疾病和器官移植。⑥血液病及肿瘤。⑦皮肤病。

3.不良反应

（1）长期大剂量应用引起的不良反应：①医源性肾上腺皮质功能亢进症（库欣综合征）。②诱发或加重感染。③消化系统并发症。④心血管系统并发症（高血压和动脉粥样硬化）。⑤骨质疏松、肌肉萎缩、延缓伤口愈合。⑥糖尿病。⑦白内障、青光眼。⑧其他：影响儿童生长发育等。

（2）停药反应：①医源性肾上腺皮质萎缩和功能不全。②反跳现象。③糖皮质激素抵抗。

4.禁忌证　抗菌药物不能控制的病毒或真菌等感染、活动性结核病、胃或十二指肠溃疡、严重高血压、动脉硬化、糖尿病、角膜溃疡、骨质疏松、孕妇、创伤或手术修复期、骨折、肾上腺皮质功能亢进症、严重的精神病和癫痫、心或肾功能不全等禁用。

第二十三单元　抗甲状腺药

常用硫脲类药物 甲硫氧嘧啶、丙硫氧嘧啶、甲巯咪唑（他巴唑）、卡比马唑（甲亢平）。

（1）作用：抗甲状腺的作用，抑制甲状腺素的合成。

（2）应用：①甲状腺功能亢进症。②甲状腺手术前准备。③甲状腺危象的辅助治疗。

（3）不良反应：甲硫氧嘧啶不良反应较多；丙硫氧嘧啶和甲巯咪唑不良反应发生较少。常见的有皮肤瘙痒、发热、荨麻疹等轻度过敏反应；可有厌食、呕吐、腹痛、腹泻等消化道反应；最严重的是粒细胞缺乏症。

第二十四单元　降血糖药

一、降糖药的分类及常用药物

（1）胰岛素。

（2）磺酰脲类：甲苯磺丁脲、氯磺丙脲、格列本脲（优降糖）、格列吡嗪、格列齐特。

（3）双胍类：二甲双胍（甲福明）、苯乙双胍（降糖灵）。

（4）α-葡萄糖苷酶抑制剂：阿卡波糖、伏格列波糖、米格列醇。

（5）胰岛素增敏剂：吡格列酮、环格列酮、恩格列酮。

（6）餐时血糖调节剂：瑞格

列奈。

二、胰岛素

（1）常用制剂：速效胰岛素（普通胰岛素）、中效胰岛素（低精蛋白锌胰岛素、珠蛋白锌胰岛素）、长效胰岛素（精蛋白锌胰岛素）。

（2）作用：①降血糖。②对脂肪代谢的影响：促进脂肪合成，抑制脂肪分解。③对蛋白质代谢的影响：促进蛋白质合成，抑制蛋白质分解。④钾转运：促进 K^+ 进入细胞内，增加细胞内 K^+ 浓度，有利于纠正细胞缺钾症状。

（3）应用：①糖尿病。②心律失常。③胰岛素与 ATP、辅酶 A 组成能量合剂用于心、肝、肾等疾病的辅助治疗。④脓毒症。

（4）不良反应：①低血糖反应。②过敏反应。③胰岛素抵抗。④脂肪萎缩。

三、口服降血糖药

1. 常用磺酰脲类药物

（1）作用：①降血糖。②抗利尿。③影响凝血功能。

（2）应用：①糖尿病（单用饮食控制无效的 2 型糖尿病）。②尿崩症。

（3）不良反应：①低血糖。②胃肠道反应。③中枢反应。④其他：体重增加等。

2. 二甲双胍

（1）作用：降血糖。

（2）应用：①2 型糖尿病。②预防糖尿病。

（3）不良反应：①胃肠道反应。②过敏反应。③乳酸血症。

3. 常用 α – 葡萄糖苷酶抑制药

（1）作用：降血糖。

（2）应用：用于 2 型糖尿病，尤其适用于空腹血糖正常而餐后血糖明显升高者。

（3）不良反应：胃肠道反应。

4. 常用胰岛素增效药

（1）作用：①降血糖。②纠正脂质代谢紊乱。

（2）应用：用于有胰岛素抵抗的 1 型糖尿病或 2 型糖尿病。

第二十五单元　合成抗菌药

一、氟喹诺酮类药物

常用氟喹诺酮类药物有：诺氟沙星、环丙沙星、氧氟沙星、左氧氟沙星、莫西沙星。

1. 抗菌作用

（1）第一代抗菌谱窄：大肠杆菌、伤寒杆菌、变形杆菌、痢疾杆菌等革兰阴性菌。

（2）第二代抗菌谱广：对肠杆菌科细菌有强大的杀菌活性，有较弱的抗铜绿假单胞菌活性，对革兰阳性菌作用较差。

（3）第三代抗菌谱扩大：对革兰阳性（G^+）球菌（金黄色葡萄球菌、肺炎链球菌、溶血性链球菌、肠球菌等）及衣原体、支原体、结核分枝杆菌均有较强活性，对革兰阴性（G^-）菌的作用进一步增强。

（4）第四代抗菌谱进一步扩大：对部分厌氧菌亦有效，对革兰阳性菌的活性明显提高，并存在抗菌作用后效应。

2. 应用

（1）泌尿生殖系统感染：环丙沙星、氧氟沙星与 β 内酰胺类同为治疗单纯淋菌性尿道炎或宫颈炎的首选药。

（2）呼吸系统感染：万古霉素与左氧氟沙星或莫西沙星联合用药是治疗青霉素高度耐药肺炎链球菌感染的首选药。

（3）肠道感染与伤寒：首选用于治疗志贺菌引起的急、慢性菌痢和中毒性菌痢，以及鼠伤寒沙门菌、猪霍乱沙门菌、肠炎沙门菌引起的

胃肠炎（食物中毒）。

（4）骨、关节和软组织感染。

3.不良反应 ①胃肠道反应。②中枢神经系统反应（失眠、头昏、头痛、共济失调等）。③光敏反应（光毒性）。④软骨损害。⑤心脏毒性。

二、磺胺类药物

磺胺类药物的特点：对多数革兰阳性菌和阴性菌都有抑制作用。对A群链球菌、肺炎链球菌、脑膜炎奈瑟菌、淋病奈瑟菌、流感嗜血杆菌、鼠疫耶尔氏菌和诺卡菌属等敏感。

三、甲氧苄啶（TMP）

甲氧苄啶的抗菌增效作用：可增强四环素、庆大霉素等多种抗生素的抗菌作用。

TMP常制成复方制剂，如复方甲噁唑片（复方新诺明）、联磺甲氧苄啶。用于敏感菌所致的感染。

四、硝咪唑类

1.甲硝唑

（1）作用：抗厌氧菌。

（2）应用：①敏感厌氧菌所致的腹腔、盆腔感染，牙周脓肿，鼻旁窦炎，骨髓炎，脓毒性关节炎，脓胸，肺脓肿等的治疗。②幽门螺杆菌所致的消化性溃疡。③与广谱青霉素或氨基糖苷类抗生素合用预防术后厌氧菌感染。④是治疗急慢性阿米巴痢疾、阿米巴肝脓肿的首选药。⑤用于女性和男性泌尿生殖道滴虫感染。⑥是目前最有效的抗贾第鞭毛虫药，用于贾第鞭毛虫引起的感染。

（3）不良反应：消化道不良反应多见。大剂量见头痛、头晕等神经系统症状，偶有感觉异常、肢体麻木、共济失调和多发性神经炎等。

2.替硝唑

（1）作用：抗厌氧菌和原虫的活性较甲硝唑强。

（2）应用：同甲硝唑。

（3）不良反应：相对较小。

五、硝基呋喃类

1.呋喃唑酮应用 主要用于菌痢、肠炎、霍乱等消化道感染，也适用于胃溃疡的幽门螺杆菌感染。栓剂可治阴道滴虫病。

2.呋喃妥因应用 主要用于急、慢性泌尿道感染。

第二十六单元 抗生素

一、青霉素类

1.青霉素G

（1）抗菌作用：抗菌作用强，但抗菌谱较窄。抗菌谱为：①大多数G^+球菌。②G^+杆菌，如白喉杆菌、炭疽杆菌、破伤风杆菌、产气荚膜杆菌。③G^-球菌，如淋病奈瑟菌和脑膜炎奈瑟菌。④部分放线菌、螺旋体（梅毒螺旋体、钩端螺旋体、回归热螺旋体、鼠咬热螺旋体等）。

（2）应用：治疗敏感的G^+球菌、杆菌，G^-球菌，螺旋体所致的感染。

（3）不良反应：①变态反应。②青霉素脑病。③赫氏反应。④其他：高钾、高钠血症、肌注出现局部刺激症状。

（4）过敏性休克的防治：①详细询问过敏史，对青霉素过敏者禁用。②注射前必须做皮肤过敏试验，包括中途更换批号、生产厂家及用药间隔24小时以上重新用药。③皮肤阳性者禁用，要警惕个别患者在皮试中发生过敏性休克。③避免局部用药和饥饿时用药。④注射液要现用现配。⑤皮试及给药前应准备好抢救药品和设备。⑥给药后应观

察 30 分钟以上，一旦出现过敏性休克，必须及时就地抢救，肌注肾上腺素 0.5～1.0mg，严重者可静脉给药，必要时可给予糖皮质激素、抗组胺药等，呼吸困难者应给予吸氧或做气管切开。

2. 常用半合成青霉素

（1）耐酸青霉素（青霉素 V）

①作用：抗菌谱与青霉素 G 相似，抗菌活性不及青霉素 G，不耐酶。

②应用：用于敏感菌引起的轻度感染及预防用药。

（2）耐酶青霉素（苯唑西林、甲氧西林、氟氯西林）

①作用：不易被青霉素酶水解，抗菌谱与青霉素 G 相似，抗菌活性不及青霉素 G。

②应用：用于产青霉素酶的葡萄球菌感染如肺炎、心内膜炎、败血症等。

（3）广谱青霉素（氨苄西林、阿莫西林）

①作用：耐酸，不耐酶，广谱，对 G$^+$菌和 G$^-$菌均有杀灭作用。

②应用：主要用于敏感菌等引起的呼吸道、消化道、泌尿道、胆道感染及伤寒、副伤寒。

（4）抗铜绿假单胞菌广谱抗生素（哌拉西林、羧苄西林）

①作用：对铜绿假单胞菌和变形杆菌作用较强，对 G$^+$菌和 G$^-$菌药效不如青霉素和氨苄西林。

②应用：用于铜绿假单胞菌、变形杆菌、大肠埃希菌，以及其他肠杆菌所致的感染。

（5）主要作用于革兰阴性菌的青霉素（美西林、匹美西林）

①作用：对 G$^+$菌作用弱，对 G$^-$菌敏感。

②应用：用于治疗敏感 G$^-$菌感染。

二、头孢菌素类

1. 抗菌作用

（1）第一代头孢菌素：①对 G$^+$菌作用强，对大多数 G$^+$球菌及耐药金黄色葡萄球菌敏感，对大肠埃希菌、奇异变形杆菌、肺炎杆菌、沙门菌、痢疾杆菌也有一定活性。②对 G$^-$细菌效果差。③对青霉素酶稳定。④可被多种 G$^-$细菌产生的 β 内酰胺酶破坏。

（2）第二代头孢菌素：①对 G$^+$菌的作用略差。对多数 G$^-$菌作用增强，部分药物对厌氧菌有效，但对铜绿假单胞菌无效。③对 G$^-$菌产生的 β 内酰胺酶稳定。

（3）第三代头孢菌素：①对 G$^+$菌作用不如第一、二代。②对 G$^-$菌包括肠杆菌菌属和铜绿假单胞菌及厌氧菌均有较强的作用，对流感嗜血杆菌、淋病奈瑟菌亦有良好的抗菌活性。③对多种 β 内酰胺酶有较高的稳定性。

（4）第四代头孢菌素：①对 G$^+$细菌、G$^-$细菌均有高效，对铜绿假单胞菌有效，对耐第三代头孢菌素的 G$^-$杆菌有效。对耐甲氧西林金色葡萄球菌、耐甲氧西林表皮葡萄球菌无效。②对 β 内酰胺酶的稳定性更高。

2. 应用

（1）第一代头孢菌素：用于革兰阳性菌及耐药金黄色葡萄球菌引起的各种感染，亦可用于预防外科手术后感染。

（2）第二代头孢菌素：用于治疗大肠埃希菌、克雷伯菌、肠杆菌、变形杆菌等敏感菌所致的肺炎、胆道感染、尿路感染、菌血症，以及流感嗜血杆菌、肺炎球菌、各种链球菌引起的呼吸道感染。

（3）第三代头孢菌素：用于革兰阴性杆菌引起的脑膜炎；肠杆菌科细菌引起的全身严重感染，如肺

药理

513

炎、脊髓炎、败血症等，尤其是耐药菌感染和院内感染；病原菌尚未查明的严重感染。

（4）第四代头孢菌素：其适应证与第三代相似。因其对 β 内酰胺酶尤其超广谱酶和染色体介导的 I 型酶稳定，可用于对某些第二代或第三代头孢菌素耐药的革兰阴性杆菌所致的感染，对革兰阳性球菌作用优于第三代头孢菌素。

3. 不良反应 ①过敏反应。②肾毒性（第一代和第二代）。③凝血功能障碍。④双硫仑样反应。⑤二重感染（第二代、第三代）。⑥其他：胃肠道反应等。

三、大环内酯类

1. 分类及常用药物

（1）14 元环大环内酯类：①天然：红霉素。②半合成：克拉霉素、罗红霉素、地红霉素。

（2）15 元环大环内酯类：半合成——阿奇霉素。

（3）16 元环大环内酯类：①天然：麦迪霉素、螺旋霉素、乙酰螺旋霉素。②半合成：罗他霉素、交沙霉素。

2. 阿奇霉素

（1）抗菌作用：抗菌谱较红霉素广；对革兰阳性菌作用弱，与红霉素相仿；对革兰阴性菌的活性较强，对流感嗜血杆菌、淋病奈瑟菌、军团菌作用增强，对肺炎支原体、弯曲菌的作用强，对衣原体、螺旋体、弓形虫均有效。

（2）应用：①敏感菌所致的中耳炎、鼻窦炎、咽炎、扁桃体炎、支气管炎、肺炎等呼吸道感染。②皮肤和软组织感染。③沙眼衣原体或非多耐沙眼衣原体奈瑟菌所致的单纯性生殖系统感染。

（3）不良反应：轻、中度胃肠道反应，偶见肝功能异常与轻度中性粒细胞减少症。

四、林可霉素类

林可霉素与克林霉素

（1）抗菌作用：①对各类厌氧菌有强大的抗菌作用。②对葡萄球菌、各型链球菌、肺炎球菌等革兰阳性球菌有显著活性。③对白喉杆菌、破伤风杆菌、产气荚膜杆菌、人型支原体、沙眼衣原体及多数放线菌属敏感。④对恶性疟原虫和弓形虫亦有一定作用。⑤对革兰阴性杆菌无效。

（2）应用：①首选用于金黄色葡萄球菌引起的骨髓炎。②用于厌氧菌，包括脆弱拟杆菌、产气荚膜梭菌、放线菌等引起的口腔、腹腔和妇科感染。③用于革兰阳性敏感菌引起的感染，如咽喉炎、中耳炎、肺炎、心内膜炎、败血症等，可作为青霉素的替代药物。

（3）不良反应：①胃肠道反应。②过敏反应。③其他：如黄疸和肝损伤等。

五、氨基糖苷类

1. 庆大霉素

（1）抗菌作用：抗菌范围广，抗菌活性强，是治疗各种革兰阴性杆菌感染的主要抗菌药，尤其对沙雷菌作用更强，为氨基糖苷类的首选药。

（2）应用：①革兰阴性杆菌感染。②铜绿假单胞菌感染，常与羧苄西林合用。③细菌性心内膜炎：与青霉素合用治疗肠球菌、草绿色链球菌引起的心内膜炎。④原因未明的严重感染，常与羧苄西林或头孢菌素类合用。⑤口服可用于胃肠道术前消毒，治疗肠道感染、幽门螺杆菌引起的慢性胃炎及消化性溃疡。⑥还可局部用于皮肤、黏膜表面感染和眼、耳、鼻部感染等。

（3）不良反应：①耳毒性。②肾毒性。③过敏反应。④神经肌

514 性粒细胞减少症。

肉病痹。⑤其他：面部、口唇发麻、周围神经炎等。

2.链霉素 兔热病和鼠疫的首选药物。

六、四环素类及氯霉素

1.抗菌作用特点 抗菌谱广，对革兰阳性菌和阴性菌、立克次体、衣原体、支原体、螺旋体和阿米巴原虫等均有抑制作用。

2.不良反应

（1）四环素类：①局部刺激。②二重感染。③影响骨、牙的生长。④其他：过敏反应、肝损害等。

（2）氯霉素：①抑制骨髓造血功能：可逆性的血细胞减少、再生障碍性贫血。②灰婴综合征。③其他：胃肠道反应、过敏反应等。

第二十七单元 抗真菌药与抗病毒药

一、常用抗真菌药

1.两性霉素B

（1）作用特点：对所有真菌都有抗菌活性，是广谱抗真菌药。

（2）应用：静脉滴注用于治疗深部真菌感染，脑膜炎时还可配合鞘内注射。口服仅用于肠道真菌感染。局部应用可治疗浅部真菌感染。

2.咪康唑

（1）作用特点：对多数皮肤癣菌、念珠菌、粗球孢子菌、荚膜组织胞浆菌等均有抑制作用，并可抑制葡萄球菌、链球菌、炭疽杆菌等。

（2）应用：静脉滴注用于治疗多种深部真菌感染（仅作为两性霉素B无效或不能耐受时的替代药物）。局部应用可治疗五官、皮肤、阴道的念珠菌感染。

二、抗病毒药

1.分类 广谱抗病毒药、治疗

艾滋病的抗人类免疫缺陷病毒药和治疗疱疹病毒、流感病毒及肝炎病毒等感染的其他抗病毒药。

2.阿昔洛韦

（1）作用：广谱抗疱疹病毒药，其中对单纯疱疹病毒（HSV）的作用最强，对乙型肝炎病毒也有一定作用。

（2）应用：为治疗HSV感染的首选药，用于防治HSV引起的皮肤和黏膜感染，也用于治疗带状疱疹病毒感染。

3.利巴韦林

（1）作用：具有广谱抗病毒作用，对多种DNA、RNA病毒有效。

（2）应用：临床用于治疗流感病毒引起的呼吸道感染、疱疹性角膜炎、结膜炎、口腔炎、小儿病毒性肺炎等。对急性甲型和丙型肝炎也有一定疗效。

第二十八单元 抗菌药物的耐药性

1.抗菌药耐药性产生的原因 ①产生灭活酶。②改变抗菌药物作用靶位。③降低外膜的通透性。④加强主动流出系统。⑤基因突变。

2.抗菌药的合理应用

（1）治疗性应用

①明确病原诊断，合理选择药物。

②掌握药物特点，合理选择用药。

③了解患者情况，合理选择药物。

④抗菌药物的预防应用原则：旨在防止可能出现的细菌感染，但不适当的预防用药可能导致高度耐药的产生，甚至继发难以控制的感染。

⑤防止抗菌药物的不合理使用：除非皮肤感染必须局部使用抗菌药物，应尽量避免皮肤黏膜的局部应

用。剂量要适宜，疗程要足够。

（2）抗菌药物的联合应用：Ⅰ类为繁殖期杀菌药，如青霉素类、头孢菌素类、万古霉素等。Ⅱ类为静止期杀菌药，如氨基糖苷类、喹诺酮类及多黏菌素类等。Ⅲ类为速效抑菌药，如四环素类、氯霉素类、大环内酯类等。Ⅳ类为慢效抑菌药，如磺胺类。

Ⅰ类与Ⅱ类合用可获得协同作用。Ⅰ类与Ⅲ类合用可出现拮抗作用。Ⅰ类与Ⅳ类合用可出现相加或无关作用。Ⅱ类与Ⅲ类合用可获得相加或协同作用。Ⅱ类与Ⅳ类合用可出现无关或相加作用。Ⅲ类与Ⅳ类合用可获得相加作用。

第二十九单元　抗结核病药

1.分类及常用药物

（1）一线抗结核药：异烟肼、利福平、乙胺丁醇、链霉素和吡嗪酰胺。

（2）二线抗结核药：氨基水杨酸、乙硫异烟胺、丙硫异烟胺、卡那霉素、卷曲霉素、阿米卡星、环丝氨酸、紫霉素及氟喹诺酮类等。

2.异烟肼

（1）药物代谢动力学特点：口服吸收出而完全，生物利用度达90%，1～2小时血浆浓度达高峰。

（2）应用：对全身各部位各种类型的结核病均有效，是抗结核病的首选药。单用于早期轻症肺结核的治疗或作为预防用药。

（3）不良反应：①周围神经炎（最常见）。②中枢神经系统障碍。③肝脏毒性（最严重）。④其他：过敏反应、粒细胞减少、血小板减少和溶血性贫血等。

3.利福平

（1）抗菌作用：抗菌谱广，对结核杆菌和麻风杆菌作用强，对繁殖期和静止期的结核杆菌都有效。

（2）应用：一线抗结核药，治疗各种类型的肺结核。

4.链霉素的抗结核病作用特点
对快速繁殖期的结核菌抑制作用强、穿透力强，对细胞内和脑脊液中的结核杆菌作用弱，易产生耐药性。

5.乙胺丁醇

（1）应用：一线抗结核药，治疗各型肺结核和肺外结核。

（2）不良反应：①视神经炎（视力降低、红绿色盲）。②其他：胃肠道反应、过敏反应及高尿酸血症。

6.抗结核药的合理应用
结核病治疗的五项原则是：早期、联用、适量、规律和全程。

第三十单元　抗恶性肿瘤药

一、分类及常用药物

1.细胞毒类抗恶性肿瘤药

（1）根据药物化学结构和来源分类

①烷化剂：氮芥类、乙烯亚胺类、亚硝脲类。

②抗代谢药：叶酸、嘧啶、嘌呤类似物等。

③抗肿瘤抗生素：蒽环类抗生素、丝裂霉素、博莱霉素类、放线菌类等。

④抗肿瘤植物药：长春碱类、喜树碱类、紫杉醇类、三尖杉生物碱类、鬼臼毒素衍生物等。

⑤其他：铂类配合物和酶等。

（2）根据抗肿瘤作用的生化机制分类

①干扰核酸生物合成的药物：抗代谢药等。

②直接影响DNA结构与功能的药物：烷化剂、铂类配合物、丝裂霉素、博莱霉素类等。

③干扰转录过程和阻止RNA

成的药物：蒽环类抗生素等。

④干扰蛋白质合成与功能的药物：三尖杉生物碱类、门冬酰胺酶等。

（3）根据药物作用的周期或时相特异性分类

①细胞周期非特异性药物：烷化剂、抗肿瘤抗生素及铂类配合物等。

②细胞周期特异性药物：作用于 S 期细胞的抗代谢药，作用于 M 期的长春碱类，作用于 G2 期、M 期的紫杉醇类等。

2. 非细胞毒类抗恶性肿瘤药。

二、主要不良反应

1. 近期毒性反应

（1）共有毒性反应：①骨髓抑制。②消化道毒性。③脱发。

（2）特有毒性反应：①心、肺、肝、泌尿及神经系统的毒性。②过敏反应。

2. 远期毒性反应 ①第二原发恶性肿瘤。②引起不育症或致畸胎。

传染病学

第一单元　传染病学总论

一、感染与免疫

1. 感染的概念　感染是病原体对人体的一种寄生过程，是某些微生物和寄生虫感染人体后与人体形成了相互适应、互不损害的共生状态。

2. 感染过程的表现　①病原体被清除。②病原携带状态。③隐性感染。④潜伏性感染。⑤显性感染。

3. 感染过程中病原体的作用

（1）侵袭力：病原体侵入机体并在体内生长、繁殖的能力称为侵袭力。

（2）毒力：病原体释放毒素和毒力因子的能力称为毒力。

（3）数量：对同一种病原体来说，致病力与病原体的数量成正比。

（4）变异性：环境、药物和遗传等因素可导致病原体发生变异。

4. 感染过程中免疫应答的作用

（1）非特异性免疫：①天然屏障：外部屏障，如皮肤和黏膜；内部屏障，如血脑屏障和胎盘屏障。②吞噬作用。③体液因子。

（2）特异性免疫：①细胞免疫。②体液免疫。

5. 感染病的发病机制

（1）传染病的发生与发展：①入侵部位。②机体内定植。③排出途径。

（2）组织损伤的发生机制：①直接侵犯。②毒素作用。③免疫机制。

二、传染病的流行过程

1. 流行过程的基本条件

（1）传染源：患者、隐性感染者、病原携带者、受感染动物。

（2）传播途径：呼吸道传播、消化道传播、接触传播、虫媒传播、血液和体液传播、母婴传播、土壤传播、医源性感染。

（3）易感人群。

2. 影响流行过程的因素

（1）自然因素：地理、气象、生态环境等对传染病的发生与发展有重要的影响。

（2）社会因素：社会制度、经济与生活条件、文化水平等，对传染病的流行过程有决定性作用。

三、传染病的特征

1. 基本特征　①病原体。②传染性。③流行病学特征：流行性、季节性、地方性、外来性。④感染后免疫。

2. 临床特征

（1）病程发展的阶段性

①潜伏期：是指从病原体侵入人体起，至开始出现症状为止的时期。

②前驱期：是从起病至症状明显期开始为止的时期。

③症状明显期：在此期间，传染病所特有的症状和体征通常都获得充分表达。

④恢复期：机体免疫力增加到一定程度，体内病理生理过程基本终止，患者的症状及体征基本消失。

⑤复发与再燃：有些传染病患者进入恢复期后，已稳定退热一段

时间，由于潜伏于组织内的病原体再度繁殖至一定程度，使发热等初发症状再度出现，称为复发。有些患者在恢复期，体温已稳定下降至正常，又再度升高，此为再燃。

⑥后遗症：在恢复期结束后机体功能仍长期不能恢复正常。

（2）常见的症状与体征：①发热。②皮疹。③毒血症状。④单核－吞噬细胞系统反应。

四、传染病的诊断

1. 流行病学资料 传染病的地区分布：有些传染病局限在一定的地区范围，如黑热病、血吸虫病；有些传染病可由一些特定的动物为传染源或传播媒介，在一定条件下才能传染给人或家畜。②传染病的时间分布：不少传染病的发生有较强的季节性和周期性，如流行性乙型脑炎好发于夏、秋季。③传染病的人群分布：许多传染病的发生与年龄、性别、职业有密切关系，如百日咳和猩红热多发于1～5岁儿童，林业工人易被蚊虫叮咬而感染虫媒传播传染病（如森林脑炎、莱姆病）。

2. 临床资料 ①病史及症状。②体格检查。

3. 实验室检查与其他检查

（1）常规检查：包括血、尿、粪三大常规检查和生化检查。

（2）病原体检查：病原体的直接检出或分离培养出病原体常是传染病病原学诊断的"金指标"。

（3）分子生物学检测：是传染病病原学诊断发展的方向。

（4）血清学检查：免疫学检查大大增加了传染病患者病原体的检出率，起"补漏"作用。

（5）其他检查：如内镜检查、影像学检查、组织病理学检查。

五、传染病的治疗

1. 治疗原则 强调早期治疗、防治结合、综合治疗的原则。

（1）治疗、护理与隔离、消毒并重。

（2）一般治疗、对症治疗与特效治疗结合。

（3）中医中药积极参与。

2. 治疗方法

（1）一般及支持治疗：包括隔离、护理及心理治疗。

（2）病原疗法及特效治疗：包括抗菌疗法、化学制剂疗法、抗病毒药物疗法、血清疗法。

（3）对症治疗：包括降温、镇静、强心、改善微循环。

（4）康复疗法：包括理疗、高压氧疗、针灸治疗、康复锻炼等。

六、传染病的预防

1. 管理传染源 传染病报告制度：甲类传染病——强制管理——发现后2小时内上报；乙类传染病——严格管理——发现后24小时内上报；丙类传染病——监测管理——发现后24小时内报告。对患者早发现、早诊断、早报告、早隔离、早治疗（做到"五早"）。

2. 切断传播途径 重点是做好消毒与隔离工作。切断传播途径通常是起主导作用的预防措施。

3. 保护易感人群 关键还是要通过防疫接种提高人群的特异性免疫力。儿童计划免疫对传染病的预防起关键作用。潜伏期药物预防是一种有效的挽救措施。

第二单元　病毒感染

一、病毒性肝炎

1. 病原学和流行病学

（1）甲型、戊型肝炎（RNA

病毒）

传播源：急性期患者和亚临床感染者。

传播途径：粪－口途径。

乙型肝炎（DNA病毒）和丙型、丁型肝炎（RNA病毒）

传播源：急、慢性患者和无症状的HBsAg携带者。

传播途径：①输血及血制品。②母婴传播。③性传播。

2. 发病机制与病理

（1）发病机制

①甲型肝炎：免疫应答损伤。

②乙型肝炎：免疫应答损伤。

③戊型肝炎：免疫应答损伤。

④丙型肝炎：免疫应答损伤＋直接损害。

⑤丁型肝炎：免疫应答损伤＋直接损害。

（2）基本病理改变：①肝细胞变性和坏死。②炎症渗出反应。③肝细胞再生。④纤维组织增生。

3. 临床表现

（1）急性肝炎

①急性黄疸型肝炎（甲、戊型肝炎多见）：黄疸前期（消化道症状明显，传染性强）、黄疸期（发热好转，出现黄疸；尿黄、眼黄、皮肤黄染，巩膜首先出现黄染）、恢复期。

②急性无黄疸型肝炎（丙型肝炎多见）：食欲减退，恶心呕吐，肝区胀痛，腹胀。

（2）慢性肝炎（病史超过半年）

①轻度：病程超过半年，肝功能轻度异常，或反复波动。

②中度：症状和体征介于轻度和重度之间。

③重度：明显或持续的肝炎症状（乏力、食欲不振、尿黄、便溏），肝病面容，蜘蛛痣，脾大，无门脉高压。

（3）重型肝炎、淤胆型肝炎、肝炎肝硬化

1）重型肝炎：①极度乏力，明显消化道症状。②肝性脑倾向。③神经精神症状（烦躁谵妄）。④黄疸迅速加深。⑤肝缩小。⑥以急性黄疸型肝炎起病。

2）急性重型肝炎：重型肝炎症状＋病程2周内＋肝臭。

3）亚急性重型肝炎：重型肝炎症状＋病程2～24周＋因肝性脑病、肝肾综合征而死亡。

4）慢性重型肝炎：重型肝炎症状＋在慢性肝病基础上发病。

5）淤胆型肝炎（起病类似急性黄疸型肝炎）：梗阻性黄疸为主要表现，如乏力、皮肤瘙痒、肝大、大便发白；消化道症状较轻。

6）肝炎肝硬化：肝门静脉高压（腹腔积液、脾大和侧支循环的建立）。

4. 实验室检查与其他检查

（1）肝生化指标检测：①血清丙氨酸（ALT/AST）↑。②碱性磷酸酶（ALP）↑。③转肽酶（γ-GT）↑。④胆碱酯酶↓。⑤蛋白质：白蛋白↓，球蛋白↑，A/G↓。⑥血清胆红素↑。⑦凝血酶原时间（PT）↑。⑧凝血酶原活动度（PTA）↓。⑨甲胎蛋白（AFP）↑。⑩血胆固醇（Ch）：肝病病情严重↓，淤胆型肝炎↑。⑪重型肝炎、肝性脑病者血氨↑。⑫肝炎活动时胆汁酸↑。

（2）影像学检查：B超有助于鉴别梗阻性黄疸、脂肪肝及肝内占位性病变。CT、MRI及超声造影对肝内占位性病变的诊断价值优于B超。

（3）肝穿刺活组织学检查：肝活检对病毒性肝炎的诊断和分型十分重要，可依据一般的病理形态进行诊断及鉴别诊断，了解炎症活动度及纤维化分期，估计预后，随访其演变及评估疗效。

HBV 血清标志物检测常见结果的临床意义

HBsAg	抗-HBs	HBeAg	抗-HBe	抗-HBc	HBV DNA	临床意义
-	-	-	-	-	-	未感染过 HBV
-	-	-	-	+	-	既往感染未能检测出抗-HBs
-	+	-	-	+	-	注射过乙肝疫苗,有免疫力,既往感染
+	-	-	-	+	-	急性 HBV 感染、慢性 HBsAg 携带者,有传染性
-	+	-	+	+	-	既往感染过 HBV,急性 HBV 感染恢复期,传染性低
+	-	+	-	+	-	"大三阳",急性或慢性乙肝,HBV 复制,传染性强
+	-	-	+	+	-	"小三阳",急性 HBV 感染趋向恢复,慢性 HBsAg 携带者,传染性低
-	-	-	+	+	-	急性 HBV 感染后恢复期,正在产生免疫性
-	+	-	+	-	+	急性 HBV 感染,恢复期
+	-	+	-	+	+	急性 HBV 感染早期,HBV 复制活跃
-	-	-	-	+	+	表面抗原、e 抗原变异

5. 诊断 病毒性肝炎的临床表现复杂,应根据流行病学、临床表现、实验室检查及影像学检查结果,结合患者具体情况及动态变化进行综合分析,并根据特异性检查结果作出病原学诊断;对诊断不明确者应争取行肝穿刺活组织检查。

6. 治疗

（1）甲肝（多为急性）:自限性疾病,以对症治疗为主。

（2）乙肝（多为慢性）:①一般治疗:适当休息、合理饮食、心理平衡。②抗病毒治疗:干扰素和核苷（酸）类似物。③免疫调节治疗。

（3）丙肝（急性或慢性）:①一般治疗。②抗病毒治疗:目前临床上使用的抗丙肝病毒药物主要有三种:IFN-α、利巴韦林和直接抗病毒药物（DAA）。

慢性肝炎:①一般药物治疗:非特异性护肝药、降酶药、退黄药。②抗肝纤维化治疗。

（5）重型肝炎（肝衰竭）:因病情发展快、病死率高（50% ~ 70%）,应积极抢救。重型肝炎（肝衰竭）治疗原则:病情发展的不同时期（早、中、晚期）予以支持、对症、抗病毒等内科综合治疗,早期免疫控制,中、晚期预防并发症及免疫调节为主,辅以人工肝支持系统疗法,争取适当时期进行肝移植治疗。具体措施:①支持和对症治疗。②病因治疗。③其他治疗:糖皮质激素、促肝细胞生长治疗、微生态调节治疗。④并发症（脑水肿、肝性脑病、上消化道出血、继发感染、肝肾综合征等）的防治。⑤人工肝支持系统。⑥肝移植。

（6）淤胆型肝炎:早期治疗同急性黄疸型肝炎;黄疸持续不退时,可加用泼尼松 40 ~ 60mg/d 口服,或静脉滴注地塞米松 10 ~ 20mg/d,2 周后如血清胆红素显著下降,可

传染

（7）肝炎肝硬化：参照慢性肝炎和重型肝炎的治疗，有脾功能亢进或门脉高压明显时可选用手术或介入治疗。

（8）慢性乙型和丙型肝炎病毒携带者：可照常工作，但应定期检查，随访观察，有条件者可行肝穿刺活检，以便进一步诊断和指导治疗。丙型肝炎病毒携带者应给予抗病毒治疗。

8. 预防

（1）管理传染源。

（2）切断传播途径。

（3）保护易感人群：①甲型肝炎：HAVAb-IgG 阴性者可以接种甲肝疫苗。对近期有与甲型肝炎患者密切接触的易感者，可用人丙种球蛋白进行被动免疫预防注射。②乙型肝炎：接种乙型肝炎疫苗是我国预防和控制乙型肝炎流行的最关键措施。③戊型肝炎：我国已研制成功"重组戊型肝炎疫苗（大肠埃希菌）"。④其他：丁型肝炎可通过注射乙肝疫苗来预防。目前对丙型肝炎尚缺乏特异性免疫预防措施。

二、流行性感冒

1. 病原学　流感病毒属正黏病毒科；100℃ 1 分钟或者 56℃ 30 分钟可灭活。

2. 流行病学

（1）传染源：流感患者、隐性感染者。

（2）传播途径：呼吸道－空气飞沫传播。

（3）易感人群：普遍易感。

（4）流行特征：突然暴发，迅速蔓延，波及面广，有季节性，流行 3～4 周自然停止。甲流——暴发流行，乙流——局部流行/散发。

3. 发病机制与病理　病毒在呼吸道上皮细胞内复制，使其变性、坏死、溶解，产生炎症反应。

4. 临床表现

（1）单纯型流感：骤起畏寒、发热、头痛、咽干、乏力等全身症状明显，呼吸道症状轻。

（2）肺炎型流感：发病后 24 小时内出现高热、烦躁、呼吸困难、咳血痰和明显发绀。

（3）并发症：①呼吸道并发症：细菌性气管炎、细菌性支气管炎、细菌性肺炎。②肺外并发症：Reye 综合征、中毒性休克、骨骼肌溶解、心肌炎。

5. 实验室检查与其他检查　白细胞计数正常或降低（中性粒细胞显著减少，淋巴细胞相对增加）；病毒特异抗原及其核酸检查。

6. 诊断　流行期间出现发热伴呼吸道症状等多可作出临床诊断；散发或轻型病例，或在流行初期的病例的诊断较困难；依据病原学、血清学检测结果可确诊。

7. 治疗　①原则：隔离，早期治疗，支持治疗，防治并发症，儿童忌用阿司匹林。②抗病毒药物治疗——奥司他韦。

8. 预防

（1）控制传染源。

（2）切断传播途径。

（3）保护易感人群：①疫苗接种：是预防流感的基本措施。②药物预防：奥司他韦可用于甲型和乙型流感的预防。

三、人感染高致病性禽流感

1. 病原学　H5 和 H7 亚型的部分毒株属高致病性，人感染后可致重症肺炎。其中 H5N1 引起的人禽流感病情最为严重，病死率高。

2. 流行病学

（1）传染源：主要为病禽、携带病毒的家禽。

（2）传播途径：主要经呼吸道传播。

（3）易感人群：人类对禽流感

病毒普遍不易感，偶可感染人。

（4）流行特征：一年四季均可发生，但冬、春季节多暴发流行。

3. 发病机制与病理

（1）发病机制：①禽流感病毒的致病性：H5N1具有高致病性。②致病性的分子生物学基础。③触发免疫"风暴"，使支气管和肺泡上皮的促炎细胞因子和趋化因子水平明显增高，可引起反应性嗜血细胞综合征，导致各器官严重的病理损伤。

（2）病理：人禽流感病毒性肺炎的病理特征为肺泡和支气管黏膜严重损伤，肺实质出血和坏死，肺泡内有透明膜形成。

4. 临床表现

潜伏期一般为1～3天，通常在7天以内。急性起病，早期表现类似流感，主要为发热，体温大多持续在39℃以上，热程1～7天，多为3～4天，可伴有眼结膜炎、流涕、鼻塞、咳嗽、咽痛、头痛和全身不适。部分患者可有恶心、腹痛、腹泻、稀水样便等消化道症状。重症患者病情发展迅速，可出现肺炎、急性呼吸窘迫综合征、肺出血、胸腔积液、全血细胞减少、多脏器功能衰竭、休克及Reye综合征。

5. 实验室检查与其他检查

多数患者外周血白细胞、淋巴细胞和血小板不同程度减少。重症患者胸部X线检查可显示单侧或双侧肺炎，严重者呈"白肺"，少数可伴有胸腔积液等。

6. 诊断

符合1项主要标准或≥3项次要标准可诊断为重症病例。

（1）主要标准：①需要气管插管行机械通气治疗。②脓毒症休克经积极液体复苏后仍需要血管活性药物治疗。

（2）次要标准：①呼吸困难，成人休息状态下呼吸频率≥30次/分。②氧合指数（OI）低于

250mmHg（1mmHg=0.133kPa）③多肺叶浸润。④意识障碍和/或定向障碍。⑤收缩压＜90mmHg，需要积极的液体复苏。⑥血尿素氮≥7.14mmol/L。

7. 治疗

（1）隔离治疗。

（2）对症治疗：重症病例积极给予呼吸功能支持治疗，依据病情采取氧疗或机械通气治疗。

（3）抗病毒治疗：尽早应用抗流感病毒药物以达到最佳疗效。

四、艾滋病

1. 病原学

人免疫缺陷病毒（HIV）属于反转录病毒，为单链RNA病毒。

2. 流行病学

（1）传染源：艾滋病患者和无症状HIV感染者是本病的传染源。

（2）传播途径：①性接触传播：最主要的传播途径。②血源传播。③母婴传播。

（3）易感人群：人群普遍易感。男性同性恋者、性乱者、静脉注射吸毒者、血友病患者和多次输血者为高危人群。

3. 发病机制与病理

主要是HIV侵犯和破坏CD4[+]T淋巴细胞。艾滋病可累及全身多系统器官，病理变化复杂。淋巴结可出现反应性病变，如滤泡增生性淋巴结肿。胸腺可有萎缩、退行性或炎症性病变。中枢神经系统有神经胶质细胞灶性坏死、血管周围炎及脱髓鞘等。

4. 临床表现

（1）急性HIV感染期

①时期：初次感染HIV的2～4月。

②临床表现：部分感染者出现HIV病毒血症和免疫系统急性损伤的症状；大部分患者症状轻微，通常持续1～3周后缓解。发热为最常见的临床表现，可伴有全身不

适、咽痛、盗汗、恶心、呕吐、腹泻、肌痛、关节痛、皮疹、淋巴结肿大和神经系统症状等。患者血液中可检测出 P24 抗原和 HIV RNA，CD_4^+T 淋巴细胞可出现一过性减少，CD_4^+T/CD_8^+T 比值倒置。部分患者可有轻度白细胞、血小板减少和肝功能异常，而 HIV 抗体需要感染后数周才能出现。

（2）无症状感染期

①时期：一般持续 6～8 年。

②临床表现：临床无明显症状，由于病毒在感染者体内不断复制，CD_4^+ 淋巴细胞计数逐渐下降。此期具有传染性。

（3）艾滋病期

①时期：感染 HIV 的最终阶段。

②临床表现：HIV 相关症状、各种机会性感染及肿瘤。患者 CD_4^+ 淋巴细胞计数多 < 200/μL，HIV 血浆病毒载量明显升高。

5. 实验室检查与其他检查

（1）免疫学检查：T 淋巴细胞绝对计数降低，功能下降，CD_4^+T 淋巴细胞减少，$CD_4^+T/CD_8^+T ≤ 1.0$。CD_4^+T 淋巴细胞计数是判断疾病进展、临床用药、疗效和预后的重要指标。

（2）病原学检查：①抗原检测：有利于早期诊断。②抗体检测：HIV-1/2 抗体检测是诊断 HIV 感染最常用的指标和"金标准"。

（3）核酸检测：核酸检测结果高于检测值下限，可诊断为 HIV 现症感染。

6. 诊断

（1）成人及 18 个月龄以上儿童，符合下列一项者即可诊断：①HIV 抗体筛查试验阳性和 HIV 补充试验阳性。②分离出 HIV。

（2）18 个月龄及以下儿童，符合下列一项者即可诊断：①HIV 感染母亲所生和 HIV 分离试验结果阳

性。②HIV 感染母亲所生和两次 HIV 核酸检测均为阳性（第二次检测需在出生 4 周后进行）。

（3）各期诊断标准

1）急性期：患者近期有流行病学史，符合急性期临床表现，结合实验室检查 HIV 抗体由阴性转为阳性即可诊断，或仅实验室检查 HIV 抗体由阴性转为阳性即可诊断。

2）无症状期：有流行病学史，实验室检查 HIV 抗体阳性即可诊断，或仅实验室检查 HIV 抗体阳性即可诊断。

3）艾滋病期：有流行病学史，实验室检查 HIV 抗体阳性，符合下列任意一项即可诊断：①原因不明的不规则发热，体温高于 38℃ 1 个月以上。②慢性腹泻（> 3 次/日），持续一个月以上。③体重在 6 个月内下降 10% 以上。④反复发作的各种感染，如带状疱疹病毒感染、肺孢子菌肺炎等。⑤中枢神经系统占位性病变。⑥中青年人出现痴呆。⑦反复发作的各种感染。⑧皮肤黏膜或内脏的卡波西肉瘤、淋巴瘤。

8. 预防 ①管理传染源。②切断传播途径。③保护易感人群。④预防职业暴露。

五、流行性出血热

1. 病原学 汉坦病毒，为负性单链 RNA 病毒，呈圆形或卵圆形。汉坦病毒的抵抗力较弱，不耐酸，不耐热，对脂溶剂及一般消毒方法都较敏感。

2. 流行病学

（1）传染源：鼠类为主要传染源，人不是主要传染源。

（2）传播途径：①呼吸道传播。②消化道传播。③接触传播。④胎盘传播。⑤虫媒传播。

（3）人群易感性：人群普遍易感，隐性感染率低。

（4）流行特征：有明显的地区

性和季节性。主要流行于亚欧大陆，我国为疫情最严重的国家。本病发病有一定的周期性。

3. 发病机制与病理

（1）发病机制：迄今仍未完全阐明。①病毒直接作用。②免疫损伤作用：Ⅰ、Ⅱ、Ⅲ、Ⅳ变态反应及细胞免疫反应。③细胞因子和介质的作用：原发性休克、全身广泛性出血。

（2）病理：以小血管、肾脏最为明显，其次为心、肺、肝和脑。

①小血管：内皮细胞肿胀、变性，管腔不规则收缩、扩张，甚至坏死、崩解，或有微血栓形成。

②肾脏：肾脂肪囊出血、水肿，肾皮质苍白，肾髓质暗红色，肾小球充血，肾小管肿胀。

③心脏：病变以右心房为多见，心壁细胞变性、浸润及出血。

④肺：充血、出血、水肿和炎症变化，血管内亦可见微血栓。

4. 临床表现

（1）发热期：急性起病，畏寒，发热，体温多为39～40℃，以稽留热和弛张热多见。

①全身中毒症状：全身酸痛，"三痛"（头痛、腰痛和眼眶痛），烦躁、谵妄等中毒症状，食欲不振、腹泻、呃逆等胃肠道症状。

②毛细血管损害征：为充血、出血和渗出水肿征。表现为颜面、颈部、胸部皮肤潮红的"三红"征。

③肾损害：蛋白尿，镜检可发现管型等。

（2）低血压休克期：第4～6病日。随着低血压进行性加剧，出现面色苍白、四肢厥冷、口唇及肢端发绀、脉搏细弱、尿量减少等休克表现。

（3）少尿期：第5～8病日，持续时间2～5日。少尿或无尿，可引起尿毒症、酸中毒、水和电解质紊乱、高血容量综合征和肺水

肿等。

（4）多尿期：第9～14病日，持续时间7～14日。根据尿量和氮质血症的情况可分为以下三期：①移行期。②多尿早期。③多尿后期。

（5）恢复期：每日尿量恢复至2000mL以下，症状基本消失。

5. 实验室检查与其他检查

（1）血常规：早期白细胞计数多正常，第3病日后逐渐升高，初期中性粒细胞增多，重者呈类白血病反应，可见幼稚细胞，淋巴细胞增多，有异型淋巴细胞；后期血压原，血红蛋白和红细胞升高，血小板减少；少尿期后开始逐渐恢复，可见异形血小板。

（2）尿常规：第2病日可出现蛋白尿，镜检可见红细胞和管型。尿沉渣中可发现巨大融合细胞，可检出汉坦病毒抗原。

（3）生化检查：①尿素氮和肌酐在低血压休克期开始升高，少尿期和多尿期达到高峰。②血气分析在发热期以呼吸性碱中毒为主，休克期和少尿期以代谢性酸中毒为主。③血钠、氯、钙在各期多数偏低，少尿期可见高钾血症。

（4）凝血功能检查：血小板减少。

（5）免疫学检查：在第1～3病日能检出特异性抗体IgM；双份血清检测其抗体由阴性转为阳性或滴度升高4倍及以上有确诊价值。

病毒核酸检测：用逆转录聚合酶链反应（RT-PCR）检测汉坦病毒RNA，可早期诊断。

6. 诊断

（1）诊断

①流行病学资料：在发病季节，病前2个月内曾进入疫区，有与鼠类或其他宿主动物接触史。

②临床表现：包括发热、出血和肾损害三大主征，"三红""三

痛"，热退后症状加重。典型患者有发热期、低血压休克期、少尿期、多尿期和恢复期五期经过，可越期或叠期。

③实验室检查：血清特异性 IgM 抗体阳性，血或尿标本病毒抗原或病毒 RNA 阳性可确定诊断。

7. 治疗 "三早一近"，即早发现、早休息、早治疗和就近治疗。要把好"休克、出血及肾衰竭"三关。

（1）发热期：抗病毒，减轻外渗，改善中毒症状，预防 DIC。

（2）低血压休克期：补充血容量，纠正酸中毒，改善微循环。

（3）少尿期：稳定内环境，利尿，导泻，透析。

（4）多尿期：移行期和多尿早期的治疗同少尿期，多尿后期要维持水和电解质平衡，防治继发感染。

（5）恢复期：补充营养，注意休息，逐渐恢复运动量，定期体检复查。

（6）并发症：①腔道出血：针对病因治疗。②ARDS：可用大剂量糖皮质激素。③心衰、肺水肿：控制或停止输液，应用强心剂，必要时可进行导泻或透析治疗。④脑水肿及颅内出血：出现抽搐时应用地西泮或戊巴比妥钠静脉注射；颅内高压时应用甘露醇静脉注射。⑤自发性肾破裂：外科手术治疗。

8. 预防 ①疫情监测。②防鼠灭鼠。③做好食品卫生和个人卫生。④注射疫苗。

六、狂犬病

1. 病原学 狂犬病毒形似子弹，中心为单股负链 RNA，重要抗原：①病毒外膜上的糖蛋白抗原。②内层的核蛋白抗原。狂犬病毒易被紫外线、甲醛、碘酒、高锰酸钾、70% 乙醇、汞和季胺类化合物（如苯扎溴铵）等灭活；不耐热，

加热 100℃ 2 分钟可灭活；在冰冻、干燥条件下可保存数年。

2. 流行病学

（1）传染源：我国主要是病犬；发达国家野生动物如狐狸为重要传染源。

（2）传播途径：病兽咬伤、抓伤传播，器官移植，宰杀病兽。病毒不能侵入没有损伤的皮肤。

（3）易感人群：人群普遍易感。

①咬伤部位：咬伤头面、颈部者发病率较高，咬伤手臂者次之。

②创伤程度：伤口深而大者发病率高，头面深部伤者可达 80% 左右。

③局部处理情况：咬伤后迅速彻底清洗者发病率低。

④注射疫苗情况：及时、全程、足量注射狂犬疫苗者发病率低。

⑤其他：被咬伤者免疫功能低下或免疫缺陷者发病率高。

3. 发病机制与病理

（1）发病机制：①局部组织内繁殖期：病毒在伤口处聚集繁殖。②侵入中枢神经期：③向各器官扩散期：尤以唾液腺、舌部味蕾等处病毒含量较多。

（2）病理：主要为急性弥漫性脑脊髓炎，脑实质可见充血、水肿和微小出血灶。其特异性病变是在镜下发现内基小体。

4. 临床表现 潜伏期一般为 1～3 个月，极少数短至 2 周以内或长至 1 年以上。

（1）前驱：①发热、头痛、疲劳、厌食、周身不适，对声、光、风、痛等过敏，并有咽喉紧缩感。②伤口及其附近有麻、痒、痛或蚁走感较有诊断意义。本期持续 2～4 日。

（2）急性神经症状期：出现典型的狂犬病临床表现，分为狂躁型与麻痹型两种。

①狂躁型：发热，伴明显神

系统体征，如极度恐惧、恐水、怕风。恐水、怕风是本病的特征性症状，但并非每例都出现。本期持续1～3日。

（2）麻痹期：无典型的兴奋期和恐水表现，而以高热、头痛、呕吐、咬伤处疼痛开始，继而出现肢体软弱、腹胀、共济失调、肌肉瘫痪、大小便失禁等横断性脊髓炎或上升性脊髓麻痹表现。

（3）麻痹期：痉挛减少或停止，患者由安静进入昏迷状态，并出现弛缓性瘫痪，尤以肢体软瘫多见。最终因呼吸麻痹和循环衰竭而死亡。本期一般持续6～18小时。

本病进展迅速，整个自然病程一般不超过5日。死因常为咽肌痉挛而窒息或呼吸循环衰竭。

5.实验室检查

（1）血、尿常规：外周血白细胞计数轻至中度升高，中性粒细胞占80%以上。

（2）脑脊液：压力正常或轻度升高，细胞淋巴细胞为主，蛋白轻度升高，糖和氯化物正常。

（3）抗原检测：免疫荧光法检测抗原，阳性率可达98%。还可采用快速狂犬病酶联免疫吸附法检测抗原。

（4）病毒分离：取患者的唾液、脑脊液或死者脑组织混悬液接种动物，分离病毒，经中和试验鉴定可以确诊，但阳性率较低。

（5）内基小体检查：用死者脑组织印压涂片或做病理切片，镜检查找内基小体，阳性率为70%～80%。

（6）核酸测定：采用PCR法测定狂犬病毒RNA，以唾液标本检测阳性率较高。

（7）抗体检测：ELISA法检测血清中特异性抗体，病后2周该抗体几乎全部阳性。

6.诊断与鉴别诊断

（1）诊断：①依据有被病兽咬伤、抓伤史及典型的临床表现，即可作出临床诊断。②在疾病早期、儿童及咬伤不明确者易误诊。③确诊有赖于病原学检查或尸检发现脑组织中的内基小体。

（2）鉴别诊断：①与破伤风、病毒性脑炎、脊髓灰质炎等疾病相鉴别。流行病学资料和特殊症状是鉴别要点。②本病瘫痪型还需与接种狂犬疫苗后反应相鉴别，后者也可出现发热、肢麻、瘫痪的表现，但停止接种疫苗并应用肾上腺皮质激素后大多恢复。

7.治疗

（1）隔离患者。

（2）对症治疗：监护患者生命体征，营养支持，维持水及电解质的平衡，做好对症处理。必要时采用气管切开、人工呼吸机等措施维持呼吸。

（3）抗病毒治疗。

8.预防

（1）伤口处理：被咬伤后尽快用20%肥皂水或0.1%苯扎溴铵（新洁尔灭）彻底冲洗伤口至少半小时，力求去除狗涎，挤出污血。彻底冲洗后用5%碘酊或75%酒精反复涂擦伤口。伤口不宜缝合包扎，以便排血引流，伤及大血管需紧急止血者除外。

（2）预防接种

①疫苗接种：可用于暴露前预防或暴露后预防。

②免疫球蛋白注射：以人狂犬病免疫球蛋白最佳。抗狂犬病血清使用前应做皮肤过敏试验。

七、流行性乙型脑炎

1.病原学　乙型脑炎病毒呈球形，易被乙醚、消毒等灭活，不耐热，耐低温和干燥，用冰冻干燥法在4℃冰箱中可保存数年。

传染

2. 流行病学

（1）传染源：猪是主要的传染源。蚊虫是乙脑病毒的储存宿主，被感染的候鸟、蝙蝠可携带病毒，是乙脑病毒的越动宿主。

（2）传播途径：主要是蚊虫叮咬，三带喙库蚊是主要的传播媒介。形成蚊→动物（人）→蚊循环。

（3）易感人群：人群普遍易感，感染后多不发病，婴儿可由母体获得保护性抗体。

（4）流行特征：东南亚和西太平洋地区是乙脑主要流行区。发病人群以10岁以下儿童为主，2～6岁儿童发病率最高。

3. 发病机制与病理

（1）发病机制：①乙脑病毒的直接侵袭作用，导致神经细胞坏死、胶质细胞增生和炎细胞浸润。②体液免疫产生的特异性IgM抗体与病毒抗原结合形成抗原-抗体复合物沉积于脑实质和血管壁，激活补体和细胞免疫，导致血管壁破坏，附壁血栓形成，引起脑组织供血障碍和坏死。

（2）病理：神经细胞形成镂空筛网状软化灶；淋巴细胞、单核细胞和浆细胞围绕变性坏死的神经元形成炎症灶，或围绕血管周围间隙形成血管套；小胶质细胞弥漫性增生形成小胶质细胞结节；脑组织水肿。

4. 临床表现

（1）临床分期

①初期：病程第1～3日。体温39～40℃，伴头痛、食欲不振、恶心、呕吐等，可有倦怠和嗜睡等非特异性症状。

②极期：病程第4～10日。在初期症状基础上，出现脑实质受损表现，如高热、意识障碍、惊厥或抽搐、呼吸衰竭、脑膜刺激征。高

热、抽搐和呼吸衰竭是乙脑极期的严重表现，三者相互影响，其中呼吸衰竭常为死亡的主要原因。

③恢复期：病程第8～12日。体温逐渐下降，神经系统症状和体征逐渐好转，一般于2周左右完全恢复。

④后遗症期：发病半年后。5%～20%重症患者留有后遗症，主要表现为意识障碍、痴呆、失语、肢体瘫痪、扭转痉挛和精神失常等，经积极治疗可有不同程度的恢复。癫痫后遗症可持续终生。

（2）临床分型：流行期以轻型和普通型多见。

①轻型：体温38～39℃，神志清楚，无抽搐，脑膜刺激征不明显，病程5～7日。

②普通型：体温39～40℃，嗜睡或浅昏迷，偶有抽搐及病理反射阳性，脑膜刺激征较明显，病程7～14日，多无后遗症。

③重型：体温40℃以上，昏迷，反复或持续抽搐，浅反射消失，深反射先亢进后消失，病理征阳性，可有肢体瘫痪和呼吸衰竭，病程多在2周以上。

④极重型（暴发型）：起病急骤，体温于1～2日内升至40℃以上，出现抽搐，伴深度昏迷，迅速出现中枢性呼吸衰竭、脑疝等。多数患者在极期死亡，幸存者常留有严重后遗症。

5. 实验室检查与其他检查

（1）血象：白细胞计数增高，常为（10～20）×10⁹/L，中性粒细胞比例80%以上。部分患者血象始终正常。

（2）脑脊液检测：脑脊液压力增高，外观无色透明或微混浊，白细胞计数升高。

（3）血清学检测

①特异性 IgM 抗体测定：脑脊液中最早在病程第 2 日出现，2 周达高峰，可作为早期诊断指标。

②血凝抑制试验：血凝抑制体出现早，抗体水平维持 1 年以上，可用于临床诊断及流行病学调查。

③补体结合试验：特异性较高，多在 4～7 周出现阳性，急性期与恢复期双份血清抗体效价呈 4 倍或以上增长阳性，主要用于回顾性诊断或流行病学调查。

（4）病原学检测

①病毒分离：病程第 1 周内死亡患者的脑组织中可分离出病毒，但脑脊液和血不易分离出病毒。

②乙脑病毒抗原或核酸检测：采用直接免疫荧光或聚合酶链反应（PCR）检测组织、血液或其他体液中的乙脑病毒抗原或 RNA，可早期诊断。

6. 诊断

（1）流行病学资料：严格的季节性（夏秋季），10 岁以下儿童多见。

（2）典型临床表现：起病急、高热、头痛、呕吐、意识障碍、抽搐、病理征阳性等。

（3）实验室检查：外周血白细胞及中性粒细胞增高，脑脊液检查符合无菌性脑膜炎改变，血清或脑脊液特异性 IgM 抗体或血凝抑制试验阳性即可作出诊断，检测到乙脑病毒抗原或 RNA 亦可确诊。

7. 治疗

（1）隔离及一般治疗。

（2）对症治疗：①降温：物理降温为主，药物降温为辅，同时降低室温至 30℃ 以下，使肛温控制在 38℃ 左右。②镇静止痉。③防治呼吸衰竭。

（3）恢复期及后遗症期的治疗：①加强护理，防止出现压疮和继发

感染。②进行功能训练。

第三单元 细菌感染

一、流行性脑脊髓膜炎

1. 病原学 脑膜炎奈瑟菌（又称脑膜炎球菌）属奈瑟菌属，革兰染色阴性，呈肾形双球菌，有荚膜、无芽孢，不活动。该菌对干燥、湿热、寒冷、阳光、紫外线及一般消毒剂均极敏感，在体外易自溶而死亡。

2. 流行病学

（1）传染源：带菌者和流脑患者是本病的传染源。

（2）传播途径：呼吸道传播。

（3）人群易感性：本病隐性感染率高，人群普遍易感，以 5 岁以下儿童尤其是 6 个月～2 岁的婴幼儿发生率最高。

（4）流行特征：本病遍布全球，在温带地区可出现地方性流行，全年散发，但以冬、春季多发。

3. 发病机制与病理

（1）发病机制：细菌释放的内毒素是本病致病的重要因素。病原菌自鼻咽部侵入人体，内毒素引起全身的施瓦茨曼反应，激活补体，血清炎症介质明显增加，导致循环障碍和休克。脑膜炎球菌突破血脑屏障，进入脑脊液，释放内毒素等引起脑膜和脊髓膜化脓性炎症及颅内压升高，出现惊厥、昏迷等症状。严重脑水肿时脑疝形成，可迅速致死。

（2）病理：败血症期主要病变是血管内皮损害，血管壁炎症、坏死和血栓形成及血管周围出血。脑膜炎期主要病变部位在软脑膜和蛛网膜，表现为血管充血、出血、炎症和水肿。暴发型脑膜脑炎病变主要在脑实质，可见脑组织坏死、充血、出血和水肿。

529

4. 临床表现

（1）普通型

①前驱期（上呼吸道感染期）：低热、鼻塞、咽痛。持续1～2天。

②败血症期：突发寒战、高热，全身毒血症状，头痛及全身痛，精神萎靡，可见皮肤黏膜瘀点。持续1～2天。

③脑膜炎期：高热、毒血症，脑膜刺激征，重者表现出谵妄、抽搐及意识障碍。持续2～5天。

④恢复期：体温逐渐下降至正常，意识及精神状态改善，皮肤瘀点、瘀斑吸收或结痂愈合，神经系统检查均恢复正常。持续1～3周。

（2）暴发型

①休克型：急骤起病，寒战高热，头痛，呕吐，短时间内出现遍及全身的瘀点、瘀斑，可迅速增多融合成片，随后出现面色苍白、唇指发绀、皮肤花斑、四肢厥冷、脉搏细速、呼吸急促。

②脑膜脑炎型：主要表现为脑膜及脑实质损伤，患者除高热、剧烈头痛、喷射样呕吐外，意识障碍加深，且迅速陷入昏迷，频繁惊厥，锥体束征阳性，血压可持续升高，视盘可见水肿，严重者可发生脑疝而致呼吸衰竭。

③混合型：可先后或同时出现休克型和脑膜脑炎型的症状，是本病最严重的一型，病死率最高。

（3）轻型：多见于流脑流行后期，病变较轻微。临床表现为低热、轻微头痛及咽痛等上呼吸道症状，皮肤黏膜可见少量出血点。脑脊液多无明显变化，咽拭子培养病原菌常可呈阳性。

（4）慢性型：极少见。

5. 实验室检查

（1）血常规：白细胞计数明显增加，中性粒细胞升高，并发DIC者血小板减少。

（2）脑脊液检查：是诊断的重要方法。典型的脑膜炎期，脑脊液压力增高，外观呈混浊米汤样甚或脓样。

（3）细菌学检查

①涂片检查：是早期诊断的重要方法。皮肤瘀点处的组织液或离心沉淀后的脑脊液做涂片染色，阳性率为60%～80%。

②细菌培养：取瘀斑组织液、血或脑脊液进行细菌培养，阳性可确诊。应在使用抗菌药物前采集标本。

（4）血清免疫学检查：常用对流免疫电泳法、乳胶凝集试验、反向间接血凝试验、ELISA法等进行脑膜炎奈瑟菌抗原检测，主要用于早期诊断，阳性率在90%以上。

6. 诊断

（1）疑似病例：有流脑流行病学史。冬、春季节发病（2～4月份为流行高峰），1周内有流脑患者密切接触史，或当地有本病发生或流行；既往未接种过流脑菌苗；临床表现及脑脊液检查符合化脓性脑膜炎的表现。

（2）临床诊断病例：有流脑流行病学史；临床表现及脑脊液检查符合化脓性脑膜炎表现，伴有皮肤黏膜瘀点、瘀斑；或虽无化脓性脑膜炎表现，但在感染、中毒性休克表现的同时伴有迅速增多的皮肤黏膜瘀点、瘀斑。

（3）确诊病例：在临床诊断病例的基础上，细菌学或流脑特异性血清免疫学检查阳性。

7. 治疗

（1）普通型流脑的治疗

①一般及对症治疗：强调早期诊断，就地住院隔离治疗，密切监护。做好护理，预防并发症。保证液体量、热量及电解质供应。

②病原治疗：在30分钟内给予抗菌治疗，常选用青霉素、头孢菌素、氯霉素等抗菌药物。

（2）暴发型流脑的治疗

①休克型：病原治疗（尽早），抗休克治疗，DIC的治疗（肝素），糖皮质激素的使用（毒血症），保护重要脏器功能。

②脑膜脑炎型：病原治疗，脑水肿治疗，防治呼吸衰竭。

③混合型：在积极抗感染治疗的同时，兼顾休克和脑水肿的治疗，针对具体病情，有所侧重。

（3）中医药治疗：初期卫气同病证多用银翘散合白虎汤加减；中期气营两燔证用清瘟败毒饮；热入营血证选用犀角地黄汤加减；神昏窍闭可用"三宝"清心开窍；后期气阴两虚证予青蒿鳖甲汤加减。

8. 预防

（1）控制传染源。

（2）切断传播途径。

（3）保护易感人群：①疫苗预防。②药物预防：可用磺胺甲噁唑进行药物预防。利福平、头孢曲松、氧氟沙星等也能起到良好的预防作用。

二、伤寒

1. 病原学 伤寒沙门菌属于沙门菌属D群，也称伤寒杆菌，革兰染色阴性，呈短杆状，有鞭毛，能活动，无芽孢和荚膜，耐低温，对光、热、干燥和消毒剂敏感。

2. 流行病学

（1）传染源：患者及带菌者。

（2）传播途径：消化道传播（水源污染）。

（3）易感人群：人群普遍易感。

（4）流行特征：世界各地均有本病发生，以热带及亚热带地区和发展中国家多见。全年均可发病，夏、秋季高发。发病人群以儿童和青壮年为主。

3. 发病机制与病理

（1）发病机制：未被胃酸杀灭的伤寒杆菌进入小肠后，入侵肠黏膜，部分进入小肠集合淋巴结和肠系膜淋巴结，经胸导管进入血流，引起短暂的菌血症，即第一次菌血症。此阶段无临床表现，相当于临床潜伏期。若免疫力低下，则细菌随血流进入肝、胆、脾、肾、骨髓及回肠末端的孤立淋巴结，继续在单核-吞噬细胞系统内大量繁殖，再次进入血流，形成第二次菌血症，并释放内毒素，患者即出现发热、全身不适、玫瑰疹和肝脾肿大等。在胆道系统内大量繁殖的细菌随胆汁排至胆道，部分排出体外，部分再次侵入原已致敏的肠壁淋巴组织，引起更严重的炎症反应，导致溃疡形成，甚至引起肠出血或肠穿孔等并发症。伤寒杆菌也可随血流扩散至各脏器和组织，引起肾脓肿、胆囊炎、骨髓炎、脑膜炎、心包炎等。

（2）病理：主要是全身单核-吞噬细胞系统的增生反应，以回肠末端的集合淋巴结和孤立淋巴滤泡最显著。

4. 临床表现

（1）典型伤寒

1）初期：起病缓慢，体温呈阶梯形上升，3～7日内达到39～40℃，伴全身不适、食欲减退、头痛、乏力、腹部不适等症状。

2）极期：呈典型伤寒表现。①高热（稽留热型）。②神经系统症状：表情淡漠、呆滞，耳鸣或听力减退。③相对缓脉。④肝脾肿大。⑤消化道症状：常见便秘，少数可有腹泻。⑥玫瑰疹。

3）缓解期：体温开始下降，症状好转。

4）恢复期：体温正常，症状消失，食欲好转，常需1个月左右完全恢复健康，少数患者可转为带菌者。

（2）其他临床类型

①轻型：全身毒血症状轻，病程短，2周左右痊愈。易被误诊和

漏诊。

②迁延型：发热呈弛张型或间歇热型，肝脾肿大较显著。多见于合并乙肝、胆道结石和慢性血吸虫病者。

③逍遥型：全身毒血症状轻，无明显异常体征，患者可照常生活、工作。

④暴发型（重型）：起病急，发展快，毒血症状严重，病情凶险。

（3）特殊伤寒

①小儿伤寒：年龄越小，症状越不典型。起病急，病情重。常有呕吐、腹痛、腹泻、不规则高热伴惊厥，肝脾大明显，相对缓脉和玫瑰疹较少见，白细胞和中性粒细胞计数常无明显减少。

②老年伤寒：症状多不典型，低热，虚弱明显。病程迁延，恢复慢，病死率高。

③复发：少数患者热退后 1～3 周再次出现发热、食欲减退等症状，血培养又可转为阳性。症状比初发轻，病程较短。由潜伏在巨噬细胞内的伤寒杆菌重新繁殖入血所致。

④再燃：部分患者在缓解期，体温已下降而未降至正常时又突然升高，持续 5～7 天退热，症状加剧，血培养可再次阳性。再燃的机制与复发相似。

5. 实验室检查

（1）常规检查

①血常规：白细胞计数常为 $(3～5)×10^9/L$，中性粒细胞减少，嗜酸性粒细胞减少甚至消失，血小板计数可降低。

②尿常规：可见少量尿蛋白，偶见管型。

③粪常规：合并肠出血时隐血试验阳性或见肉眼血便。

（2）细菌学检查：是确诊的依据，应尽量争取早做。包括：①血培养。②骨髓培养：尤适用于已用抗菌药物治疗而血培养阴性者。

③粪便培养：对慢性带菌者价值高。

④尿培养。

（3）血清学检查：①肥达反应。②其他：酶联免疫吸附试验、被动血凝试验、协同凝集反应等等。

6. 诊断

1）流行病学特点：夏、秋季发病，当地有无伤寒疫情，有无与伤寒患者接触史，既往是否患过伤寒等。

2）特征性临床表现。

3）实验室检查：临床疑似伤寒的病例如有以下项目之一可确诊：①血、骨髓、尿、粪便或玫瑰疹刮取物中任何一种标本分离到伤寒杆菌。②血清特异性抗体阳性，肥达反应 "O" 抗体效价 ≥ 1∶80，"H" 抗体效价 ≥ 1∶160；如恢复期效价增高 4 倍以上者则更具诊断意义。

7. 治疗

以抗菌治疗为主，注意对患者及带菌者隔离，防治并发症。

（1）一般治疗：①隔离与休息。②营养和饮食（高热量、高营养、易消化）。

（2）对症治疗

①高热：物理降温；慎用退热药，以防虚脱。

②便秘：用开塞露或生理盐水低压灌肠。禁用高压灌肠和泻剂。

③腹胀：应减少牛奶及糖类的食用。可用松节油腹部热敷和肛管排气；或黄连素 0.3g 口服，每日 3 次。禁用新斯的明类药物。

④严重毒血症：在足量有效抗菌药物治疗下可使用糖皮质激素；对兼有毒血症状和明显鼓肠和腹胀的患者，慎用糖皮质激素。

（3）病原治疗：许多抗菌药物对伤寒杆菌有效。目前推荐药物主要是第三代喹诺酮类或第三代头孢菌素类。

（4）带菌者的治疗：根据药敏结果选择抗菌药物，一般选择氧氟

沙星或环丙沙星。

（5）并发症的治疗：①肠出血。②肠穿孔。③中毒性心肌炎。

三、细菌性痢疾

1. 病原学 志贺菌属于肠杆菌科志贺菌属，革兰阴性杆菌，无芽孢，无荚膜，无鞭毛，多数有菌毛，为嗜性厌氧菌。痢疾志贺菌的毒力最强，病情最重。抵抗力以宋内志贺菌最强，痢疾志贺菌最弱。内毒素是引起全身反应（如发热、毒血症及休克）的重要因素。痢疾志贺菌可产生外毒素，又称为志贺肠毒素，有肠毒性、细胞毒性和神经毒性，可导致相应的临床表现。

2. 流行病学

（1）传染源：患者和带菌者。

（2）传播途径：主要是粪－口途径传播。

（3）易感人群：人群普遍易感，以学龄前儿童和青壮年多发。

（4）流行特征：本病全年均有发生，呈明显的夏、秋季发病高峰。

3. 发病机制与病理

（1）发病机制：志贺菌经口进入肠道，在结肠黏膜上皮细胞内生长，经基底膜进入固有层，并在其中繁殖、释放毒素，引起炎症反应和小血管循环障碍，导致肠黏膜炎症、坏死及溃疡。由黏液、细胞碎屑、中性粒细胞、渗出液和血液形成黏液脓血便。志贺菌裂解释放的内毒素入血后，引起发热和毒血症，并可释放各种血管活性物质，引起急性微循环衰竭，进而引起感染性休克、DIC 及重要脏器功能衰竭，临床表现为中毒性痢疾（休克型）。

（2）病理：主要发生于结肠，以乙状结肠和直肠为主，严重者可以波及整个结肠甚至回肠末端。慢性菌痢的病理变化为肠黏膜水肿和肠壁增厚，肠黏膜溃疡不断形成和修复，导致瘢痕和息肉形成，少数

病例出现肠腔狭窄。

4. 临床表现

（1）急性菌痢：起病急，畏寒，发热，可伴乏力、头痛、纳差等毒血症状，腹泻，腹痛，里急后重，黏液或脓血便，左下腹部压痛。急性中毒型以 2～7 岁儿童多见。

（2）慢性菌痢：①慢性迁延型。②急性发作型。③慢性隐匿型：此型在流行病学上具有重要意义。

5. 实验室检查与其他检查

（1）血常规：白细胞计数可轻至中度增多。

（2）粪便常规：脓血便或黏液便。

（3）细菌培养：粪便培养出志贺菌时确诊的主要依据。

6. 诊断 ①不洁饮食史。②临床表现为腹泻、黏液脓血便或稀水样便，伴里急后重。③粪便镜检白细胞或脓细胞 ≥ 15/HP。④除外其他原因引起的腹泻。⑤粪便培养志贺菌阳性。

7. 治疗

①一般治疗：消化道隔离，卧床休息，注意饮食。

②抗菌治疗：抗生素如喹诺酮类（首选环丙沙星）、头孢曲松、阿奇霉素。

③对症治疗：口服补液，物理降温，使用糖皮质激素、颠茄片或阿托品等。

四、霍乱

1. 病原学

（1）生物学特性：霍乱弧菌为兼性厌氧菌，革兰染色阴性。肠毒素是导致剧烈腹泻的关键物质。

（2）分类：①O₁ 群霍乱弧菌：是霍乱的主要致病菌。②非 O₁ 群霍乱弧菌。③不典型 O₁ 群霍乱弧菌：无致病性。

2. 流行病学

（1）传染源：患者及带菌者。

（2）传播途径：患者和带菌者的粪便或呕吐物污染的食物或水源。

（3）易感人群：人群普遍易感，病后能获得一定免疫力。

3. 发病机制与病理 霍乱肠毒素是引起霍乱患者腹泻的主要物质。霍乱的主要病理变化为严重脱水。

4. 临床表现

（1）临床分期

①泻吐期：腹泻为本病的第一个症状；一般为喷射状呕吐。

②脱水期：脱水，肌肉痉挛，低血钾，尿毒症，酸中毒，循环衰竭。

③恢复（反应）期。

（2）临床分型

①轻型：无明显脱水表现，腹痛，腹泻。

②中型：粪便为水样或"米泔水"样。

③重型：腹泻剧烈，伴有休克表现。

5. 实验室检查与其他检查

（1）一般检查：①血常规：外周红、白细胞计数均升高。②尿常规：可有少量尿蛋白。③血生化检测：血尿素氮、肌酐升高，碳酸氢根离子下降。

（2）病原学检查：①粪便涂片染色－镜检可见革兰阴性弧菌，呈"鱼群"样排列。②悬滴检的动力试验、制动试验阳性。③增菌培养。④分离培养：确定菌型。⑤霍乱弧菌快速辅助检测：提高检出率。⑥PCR检测。

（3）血清学检测：抗菌抗体中的抗凝集素抗体在病后第5天出现，1～3周达高峰。若双份血清抗凝集素抗体滴度增长4倍以上，有诊断意义。

6. 诊断与鉴别诊断

（1）诊断：剧烈腹泻，水样便，呕吐，脱水，循环衰竭及肌肉痉挛；与霍乱患者或带菌者有密切接触史；

霍乱弧菌试验阳性。

（2）鉴别诊断：本病应与细菌性食物中毒、急性细菌性痢疾、大肠埃希菌性肠炎、病毒性胃肠炎等相鉴别。

7. 治疗 严格隔离，及时补液（补充液体和电解质是治疗本病的关键），辅以抗菌及对症治疗。

五、结核病

1. 病原学 结核分枝杆菌（简称结核杆菌）对人致病的主要为人型，牛型少见。结核杆菌细长而稍弯，两端微钝，无芽孢，无鞭毛，不能活动，严格需氧。结核杆菌体含类脂质、蛋白质和多糖类。耐药性是结核杆菌重要的生物学特性，按其产生机制可分为选择性突变耐药、适应性耐药、质粒介导耐药及交叉耐药等类型；从细菌流行病学角度可分为原发性和继发性耐药。

2. 流行病学

（1）传染源：排菌的患者和动物（主要是牛）。结核病的开放性肺结核患者是主要传染源。

（2）传播途径：以空气传播为主。

（3）易感人群：人群普遍易感。婴幼儿、青春后期及老年人发病率较高。

（4）流行特征：耐多药肺结核危害日益凸显，结核杆菌/HIV双重感染患者人数持续增加，防治工作更待加强。

3. 发病机制与病理

（1）发病机制：吸入肺泡的结核杆菌可被吞噬细胞吞噬和杀灭。当结核杆菌数量多或毒力强时，因其大量繁殖导致肺泡吞噬细胞溶解、破裂，释放出的结核杆菌可再感染其他吞噬细胞和局部组织。经吞噬细胞处理的结核杆菌特异性抗原传递给T淋巴细胞使之致敏，机体可产生两种形式的免疫反应，即细胞

介导的免疫反应和迟发型超敏反应，对结核病的发病、演变及转归起着决定性的作用。

（2）病理：有渗出、增生和变质三种基本病变。结核结节和干酪性坏死是特征性病变。

4. 临床表现

（1）临床类型：结核病可分为五型：原发型肺结核（Ⅰ型）、血行播散型肺结核（Ⅱ型）、继发型肺结核（Ⅲ型）、结核性胸膜炎（Ⅳ型）、肺外结核（Ⅴ型）。

（2）症状与本征

①全身症状：发热为结核最常见的全身症状，常提示结核病的活动和进展。

②呼吸系统症状：咳嗽、咳痰、咯血和胸痛等。

③其他系统表现：淋巴结结核常出现无痛性淋巴结肿大，可坏死液化、破溃、形成瘘管等。结核性心包炎有心前区疼痛、呼吸困难、心界扩大、颈静脉怒张等表现。结核性脑膜炎多有头痛、意识障碍等表现。结核性腹膜炎常有腹腔积液或腹膜粘连，表现为发热、腹痛、腹胀、腹壁揉面感等。肠结核以回盲部多见，表现为消瘦、腹泻与便秘交替、腹部包块等。肾、输尿管与膀胱结核有膀胱刺激征、血尿及脓尿等。肝、脾结核表现为发热、消瘦、贫血、肝脾肿大等。

5. 实验室检查与其他检查

（1）一般检查：外周血细胞计数一般正常，可有血红蛋白降低。在急性进展期白细胞可增多，重症感染时可发生类白血病反应。血沉可增快，但无特异性。

（2）其他检查：①涂片镜检。②病原菌分离：分离培养法检出率高于涂片镜检法，同时可鉴别非结核分枝杆菌，是诊断标准。③特异性核酸检测：核酸探针、PCR及DNA印迹杂交等可检测结核杆菌DNA。

（3）影像学检查：X线胸片可见斑点状、密度较高、边缘清楚的结节影，或云雾状、密度较浅、边界模糊的渗出灶，或环形透光的空洞。CT显示纵隔肺门淋巴结、肺隐蔽区病灶与结节、空洞、钙化、支气管扩张等。

（4）内镜检查。

（5）活体组织检查。

6. 诊断与鉴别诊断

（1）肺结核的诊断：肺结核的诊断须结合流行病学资料、临床表现与实验室、影像学辅助检查综合分析，主要的诊断依据为胸部X线、CT检查及痰液细菌涂片检查。

（2）肺外结核的诊断：肺外结核由于发病的部位不同，会出现不同的症状和体征，且结核分枝杆菌的检出率低，因此肺外结核的诊断应综合分析临床表现、治疗效果和辅助检查，必要时可通过各种途径的活检，经病理学证实来确诊。

六、布鲁菌病

1. 病原学

（1）布鲁氏菌属是一组球杆状的革兰阴性菌，没有鞭毛，不形成芽孢或荚膜。布鲁氏菌的脂多糖在致病中起重要作用。该菌对常用的物理消毒方法和化学消毒剂敏感，但在自然环境中生存力较强，在水及乳制品、皮毛中能长时间存活。

（2）分类：①牛种（流产布鲁氏菌）。②猪种。③羊种（马耳他布鲁氏菌）。④犬种。⑤绵羊附睾种。⑥沙林鼠种。

2. 流行病学

（1）传染源：目前已知有60多种家畜、家禽、野生动物是布鲁氏菌的宿主。与人类有关的传染源主要是羊、牛及猪，其次是犬、鹿、马、骆驼等。

（2）传播途径：皮肤及黏膜接

触传染、消化道传染、呼吸道传染、苍蝇携带、蜱虫叮咬等。

（3）人群易感性：人群普遍易感。

3. 发病机制与病理

（1）发病机制：细菌自皮肤或黏膜侵入人体，随淋巴液到达淋巴结，细菌在胞内生长繁殖，形成局部原发病灶。细菌在吞噬细胞内大量繁殖导致吞噬细胞破裂，随之大量细菌进入淋巴液和血液循环形成菌血症。在血液里细菌又被血流中的单核细胞吞噬，并随血流带至全身，在肝、脾、淋巴结、骨髓等处的单核－吞噬细胞内繁殖，形成多发性病灶。在机体各因素的作用下，病原菌释放出内毒素及菌体其他成分，可造成临床上的菌血症、毒血症和败血症。内毒素在病理损伤、临床症状方面起着重要作用。机体免疫功能正常，通过细胞免疫及体液免疫清除细菌而获得痊愈。如果免疫系统功能不健全，或感染的菌量大、毒力强，则部分被吞噬的细菌被吞噬带入各组织器官形成新感染灶。感染灶的细菌生长繁殖再次入血，导致疾病复发，如此反复成为慢性感染。此外，变态反应可引起病理损伤。

（2）病理：本病的病理变化极为广泛，几乎所有器官组织均可被侵犯，其中以单核－吞噬细胞最为常见。在急性期常有弥漫性细胞增生，慢性期则可出现由上皮细胞、巨噬细胞、浆细胞及淋巴细胞组成的肉芽肿。其他如心血管系统、运动系统、生殖系统、神经系统等均有轻重不等的病变。

4. 临床表现

（1）亚临床感染：常发生于高危人群，血清学检测30%以上有高水平的抗布鲁氏菌抗体，不能追溯明确的临床感染史。

（2）急性和亚急性感染：起病多缓，主要症状为发热、多汗、乏力、关节痛、睾丸肿痛等。

（3）慢性感染：可由急性期发展而来，也可无急性病程而直接表现为慢性。本期表现更是多种多样，基本上可分两类：一类是全身性非特异性症状，类似神经官能症和慢性疲劳综合征；另一类是器质性损害，其中以骨骼－肌肉系统最为常见。

（4）局灶性感染：布鲁菌病可以局限在几乎所有的器官，最常局限在骨、关节、中枢神经系统，表现为相应临床症状和体征。

（5）复发：经抗菌治疗后约10%的患者出现复发。复发往往发生在初次治疗结束后3～6个月。复发往往与细菌的耐药性、细菌在细胞内的定位及不规范治疗有关。

5. 实验室检查与其他检查

（1）外周血象：白细胞计数正常或偏低，淋巴细胞相对或绝对增加，可出现少数异型淋巴细胞；血沉在急性期加快，慢性期则正常或偏高，持续增速提示有活动性。

（2）病原学检查：取血液、骨髓、组织、脑脊液等做细菌培养，急性期培养阳性率高。

（3）免疫学检查：①平板凝集试验。②试管凝集试验（SAT）。③补体结合试验（CFT）。④抗人球蛋白试验（Coomb）。

（4）特殊检查：并发骨关节损害者可行X线检查。有心脏损害可做心电图。肝损伤做肝功能检查。对于肿大的淋巴结必要时可做淋巴结活检。有脑膜或脑实质病变者可做脑脊液及脑电图检查。

6. 诊断

急性、亚急性感染可通过流行病学接触史、临床表现和实验室检查作出诊断：①流行病学接触史：有传染源密切接触史或疫区生活史。②具有该病临床症状和体征并排除其他疑似疾病。③实验

室检查：病原分离、试管凝集试验等检查阳性。

凡具备①、②项和第③项中的任何一项检查阳性即可确诊为布鲁菌病。慢性感染者和局灶性感染者诊断有时相当困难，获得细菌培养结果最为可靠。

7. 治疗

（1）急性和亚急性感染：对症治疗，一般治疗，病原治疗。

（2）慢性感染：治疗较为复杂，包括病原治疗、脱敏治疗及对症治疗。

第四单元　消毒与隔离

一、消毒

1. 消毒的概念　消毒是用物理、化学或生物的方法，消除或杀灭体外环境中病原微生物的一系列方法，借以切断病原微生物的传播途径，阻止和控制传染病的发生和播散。

2. 消毒的目的　①防止病原体播散到社会中引起传染病的流行；②防止患者发生交叉感染，出现并发症；③保护医护人员免受感染。

3. 消毒的种类

（1）疫源地消毒：①随时消毒（预防交叉感染的重要措施之一）。②终末消毒。

（2）预防性消毒。

4. 消毒方法

（1）灭菌法：可杀灭一切微生物。

（2）高效消毒法：能杀灭一切细菌繁殖体，包括分枝杆菌、病毒、真菌、细菌芽孢在内。

（3）中效消毒法：能杀灭除菌芽孢以外的微生物。

（4）低效消毒法：只能消灭细菌繁殖体、亲脂性病毒和部分真菌。

5. 消毒方法的监测　消毒效果是评价消毒方法合理性和可靠性重要的指标。

（1）消毒效果检查方法：①物理监测法。②化学监测法。③生物监测法。采样标本：肠道传染病以大肠杆菌为指标，呼吸道传染病以溶血性链球菌为指标。⑤无菌检测法。

（2）消毒效果的监测：①医疗用品消毒效果的监测。②压力蒸汽灭菌效果的监测。③消毒液的监测。④紫外线消毒效果的监测。⑤餐具消毒效果的监测。⑥卫生洁具消毒效果监测。⑦洗衣房衣物、医用污染物消毒效果监测。

二、隔离

1. 隔离的概念　隔离是指把传染期内的患者或病原携带者置于不能传染给他人的条件之下，防止病原体向外扩散，便于管理、消毒和治疗。

2. 隔离的种类　①严密隔离。②呼吸道隔离。③肠道隔离。④接触隔离。⑤血液－体液隔离。⑥虫媒隔离。⑦保护性隔离。

3. 隔离的期限　①甲肝：发病起隔离 21 日。②乙肝：急性期应隔离到 HBsAg 转阴。③流行性感冒：退热后 48 小时解除隔离。④流行性脑脊髓膜炎：至症状消失后 3 日，但不少于发病后 7 日。⑤伤寒：体温正常后 15 日或症状消失后 5 日、10 日便培养 2 次阴性。⑥细菌性痢疾：症状消失后隔日 1 次便培养，连续 2 次阴性。⑦霍乱：症状消失后隔日 1 次便培养，连续 3 次阴性。

三、医院感染

1. 医院感染的概念　医院感染是指住院患者在医院内获得的感染，包括在住院期间发生的感染和在医院内获得但在出院后发生的感染，但不包括入院前已经开始或入院时已经存在的感染。

2. 医院感染的防护原则

（1）建立、健全医院感染管理体系，是加强医院感染管理的关键。

（2）建立医院的监测制度。

（3）预防控制措施：①建立和健全有关规章制度。②培训医生、护士和其他有关人员医院感染方面的知识。③合理应用抗菌药物。④制定针对常见的医院感染或有局部暴发可能的感染的控制措施。

医学伦理学

第一单元　医学伦理学与医学目的、医学模式

一、医学伦理学

1.伦理学　也称道德哲学，是研究社会道德现象、本质及其规律的学说。

（1）伦理学是以道德和规则为研究对象的。

（2）伦理学可分为规范伦理学、描述伦理学和元伦理学。

2.医学伦理学　医学伦理学是运用一般伦理学原理去研究医学领域中的道德现象和道德关系的科学，是医学与伦理学交叉的学科。

3.医学道德　狭义的医学道德是指医学职业道德。广义的医学道德包括医学职业道德、医学科学道德、卫生管理道德及患者道德。

（1）特点：①全人类性与阶级性的统一。②继承性与时代性的统一。③稳定性与变动性的统一。④理论性与实践性的统一。

（2）作用：①对医学人际关系的协调作用。②对医疗质量的保障作用。③对医学学科的促进作用。④对社会文明的推动作用。

4.医学伦理学的研究对象
①医学道德现象。②医学道德关系。

5.医学伦理学的研究内容
①医学道德的基本理论。②医学道德的规范体系。③医学道德的基本实践。

二、医学模式、医学目的

1.医学目的的内涵

（1）预防疾病，减少发病率，促进和维护健康。

（2）治疗疾病，解除由疾病引起的疼痛和疾苦。

（3）照料患者，维护患者尊严，延长寿命，追求安详死亡。

（4）提高生命质量，优化生存环境，增进身心健康。

2.医学模式的类型

（1）神灵主义医学模式。

（2）自然哲学医学模式。

（3）机械论医学模式。

（4）生物医学模式。

（5）生物-心理-社会医学模式。

第二单元　中国医学的道德传统

1.中国古代医学道德思想的发展过程

（1）《黄帝内经》中阐释了医者对病人应满怀同情与仁爱，尊重与珍爱病人的生命。

（2）《伤寒杂病论》自序中提出"上可疗君亲之疾，下可救贫贱之厄，中可保身长全"。

（3）晋代杨泉《医论》对从医者角度明确了道德要求。

（4）唐代孙思邈全面论述了医者的行为准则，是我国医学史上最全面、最系统的医学道德文献，是我国医学道德思想发展史上的一座里程碑。

（5）明代陈实功《外科正宗》中提出了十分具体的医学道德规范。

2. 中国医学道德的优良传统

（1）以德为先，无德不可为医。

（2）仁者爱人，博施济众。

（3）重义轻利，义以上。

（4）好学乐学，自强不息。

（5）尽职尽责，竭诚敬业。

3. 中国近现代医学伦理学的发展

（1）鸦片战争以后，中医面临巨大冲击。

（2）1932年6月出版的《医业伦理学》是我国第一部较系统的医学伦理学专著，表明我国已由传统医德学进入到近现代医学伦理学阶段。

（3）中华人民共和国成立后，形成了"防病治病，救死扶伤，全心全意为人民群众服务"的医学伦理思想和医学伦理原则。

（4）"文革"使社会主义医学人道主义精神受到严重破坏。

（5）20世纪80年代我国医学伦理学开始蓬勃发展。1988年有关安乐死和生殖技术的伦理、法律和社会问题学术研讨会的举办，标志着生命伦理学在中国大陆的兴起。

第三单元　医学伦理学的理论基础

一、生命论

1. 生命神圣论　是认为人的生命具有最高道德价值，强调人的生命价值至高无上，神圣不可侵犯的伦理观。

2. 生命质量论　是主张具备一定质量、符合一定标准的生命才是值得保存和保护的生命，认为应根据人的自然素质的优劣以及生命对自身、他人、社会的效用而采取不同对待的生命伦理观。

3. 生命价值论　主张以生命的价值来衡量生命存在的意义，强调生命对社会、人类的价值，要求根据生命对自身、他人和社会的效用如何，采取不同的对待方式。

二、人道论

1. 医学人道主义的含义　这是关于为人之道的基本观点，简而言之就是应当把人当作人来对待的基本观念。

2. 医学人道主义的核心内容　尊重病人的生命；尊重病人的人格；平等对待病人；尊重病人的生命价值。其中尊重病人的生命是医学人道主义最基本的或最根本的思想；尊重病人平等的医疗保健权利是医学人道观的基本主张和重要目标。

三、美德论

1. 美德论　美德是指一种比较稳定和持久地履行道德规范的个人秉性和气质，即人的道德品质。美德论又称为德行论或品德论，是关于道德品质的学说，主要研究做人应具有的品格、品德。

2. 医德品质　医学道德修养的境界是指医务人员从一定的医德观念出发，在医德修养过程中所形成的医德修养水平和医德品质状况，是调整医务人员与病人、医务人员之间以及与社会之间关系的行为准则。

3. 医德品质的内容　仁慈、诚挚、严谨、公正和奉献。

四、功利论

1. 功利论的含义　功利论是一种以实际功利或效用作为行为原则和评价标准的伦理学说，是与义务论相对立的一种有重大影响的伦理学理论。

2. 功利论的主要特征

（1）用"功利"来定义善的

内涵。功利是指对有感受力的存在者而言的利益、好处、快乐、善或幸福。

（2）强调行为的结果，不重视行为的动机，即判断道德正确与否的标准是看这一行为是否带来了善的结果，并且要看这一后果是否实现了"善"总量的最大化，亦即"最大多数人的最大幸福"原则。

五、道义论

1.道义论的含义 道义论又叫义务论，是关于责任、担当的理论。道义论具体研究道德准则或规范，即根据那些标准来判断行为的行为是否正当以及行为者的道德责任。

2.医学道义论 医学道德义务是医学界的职业道德责任，指医务人员对患者、社会所负有的医学道德责任。医学道德的责任主体是整个医学界；基本的责任主体是医务人员；责任客体是服务对象；基本的服务对象是患者。医学道德义务require医务人员要维护患者的生命与健康利益；对患者负有是其绝对义务。

（1）特点：①医学道德义务依靠非权力强制力量维系。②医学道义的务的履行不以获取权利为前提。③医学道德义务涉及的范围广泛。

（2）意义：①有利于医务人员明确自己对社会和患者所应承担的职业责任。②有利于医患关系的和谐构建。

第四单元 医学道德的规范体系

一、医学道德原则

1.尊重

（1）含义：尊重原则是有关尊重自主者决策能力的规范，也称尊重自主原则。尊重患者的自主权是

求医务人员以及包括患者家属在内的其他人员尊重和遵从患者本人做出的医疗决定。

（2）内容：尊重患者的人格；尊重患者的自主决定权；尊重患者的隐私权。

（3）意义：①医患双方相互尊重，有利于相互理解，维护双方利益。②尊重患者是尊重患者的人格尊严，提供人性化服务。③医务人员尊重患者的自主决定，有利于医患合作，建立和谐的医患关系，提高治疗效果。④医务人员尊重患者的隐私保护权，可以减少医务人员可能要承担的民事和刑事责任。

2.无伤

（1）含义：无伤原则是指在医学服务中，不使患者受到不应有的、可以避免的伤害，如因医务人员的疏忽大意及技术不熟练所造成的伤害。

（2）内容：①不滥用辅助检查。②不滥用药物。③不滥施手术。④选择最优化的方案。

（3）意义：强调培养医务人员为患者高度负责、保护患者健康和生命的理念和作风，正确对待诊治伤害现象，在医学实践中努力使患者避免不应有的伤害。

3.公正

（1）含义：公正原则是公平分配福利、风险和成本的规范。公正，即公平或正义的意思。在医学界，公正原则是指医务人员公平、正直地对待每一位患者，患者享有公平医疗资源的伦理原则。

（2）内容：①公正分配卫生资源。②公正对待患者：医务人员应树立平等观，即平等、公平地对待患者，这是患者的不容侵犯的正当权益。医务人员对每一位患者的人格、权利、正当健康需求应给予同样的尊重和关心，特别是对老年病人、精神病人、残疾人、婴幼

儿等弱势群体，应给予更多的真诚的医学关怀。③公正解决医患纠纷。④正确把握公正的相对性与绝对性的关系。

（3）意义：①有利于调节日趋复杂的医患关系。②有利于解决人们日益增长的健康需求与有限的可供分配的医疗卫生资源之间的矛盾。

二、医学道德规范

1. 医学道德规范的含义

（1）医务人员在各种医学活动中应遵守的行为准则。

（2）医学道德基本原则的具体体现。

（3）医务人员道德行为和道德关系普遍规律的反映。

2. 医学道德规范的内容

（1）救死扶伤，忠于医业。

（2）钻研医术，精益求精。

（3）一视同仁，平等待患。

（4）慎言守密，礼貌待人。

（5）廉洁奉公，遵纪守法。

（6）互学互尊，团结协作。

三、医学道德范畴

1. 医学道德权利

（1）含义：医学道德权利是指在医学道德活动中，医学道德主体所享有的道义上允许使用的权利和应享受的利益。既包括医务人员的权利，又包括患者的权利。

（2）作用：①医务人员正当的职业道德权利受到尊重和维护，可保证医学职业的声誉和社会地位，也可以调动和提高广大医务人员履行职业道德义务的积极性和主动性，有利于医务人员在维护和促进人类健康中发挥更大的作用。②患者的道德权利受到尊重和维护，有利于患者道德义务的履行，可以促进患者配合诊疗的积极性，提高治疗效果，有利于医患关系的和谐。

2. 医学道德义务

（1）含义：医学道德义务是指在医学道德活动中，医学道德主体对他人和社会所应承担的责任。医务人员依据医学道德的原则和规范的要求，对患者、集体和社会所负的道德责任，以应有的行为履行自己的职责。

（2）作用：①可以增强医务人员的责任感，使之自觉、愉快地履行自己的职业义务，并逐渐变成自己的内心信念。②有利于在维护和提高人类健康水平方面做出贡献，不断使医务人员的医学道德境界得到升华。③有利于医患关系的和谐。

3. 医学道德情感

（1）含义：医学道德情感是指医务人员对医学事业和服务对象所持的态度和内心体验，主要包括同情感、责任感和事业感。

（2）作用：医学道德情感对医务人员的医学道德行为起着调节作用。

①医学道德情感中的同情感，可以促使医务人员关怀、体贴患者，并对处于病痛危难之际的患者竭尽全力地进行抢救；也可以使患者产生良好的心理效应，有利于其早日康复。

②医学道德情感中的责任感可弥补同情感随时间推移逐渐淡化的不足，使医务人员的行为具有稳定性，真正履行对患者的道德责任。

③医学道德情感中的事业感能激励医务人员为医学事业的发展发愤图强，不计较个人得失，为患者的利益甘担风险，为医学事业做出更大的贡献。

4. 医学道德良心

（1）含义：医学道德良心是指医务人员在履行义务的过程中，对自己行为应负道德责任的自觉认识和自我评价能力。

（2）作用：①良心在行为前对动机的检查作用。②良心在行为中的监督作用。③良心在行为后的反思作用。

5. 医学道德审慎

（1）含义：医学道德审慎是指医务人员在行为之前的周密思考及行为之中的小心谨慎。

（2）作用：①有利于医务人员养成良好的医护作风，提高责任感，从而避免因疏忽大意、敷衍塞责而酿成医疗差错事故。②促使医务人员钻研业务知识和医疗技术。③促进医务人员以高度负责的精神对待患者，以医学道德的原则、规范严格要求自己和加强自身道德修养，从而不断地提高自身的医学道德水平。

6. 医学道德保密

（1）含义：医学道德保密是指医务人员在医护活动中应当具有对医疗和护理保守秘密的职业道德品质。

（2）作用：①体现了患者对医务人员的无比信任。②体现了医务人员对患者人格和权利的尊重。③有利于建立良好的医患关系。④有利于医疗工作的开展和医护质量的提高。⑤可以避免因泄密而给患者带来危害和发生医患纠纷。

7. 医学道德荣誉

（1）含义：医学道德荣誉是指医务人员履行了自己的职业义务后，获得他人、集体或社会的赞许、表扬和奖励。

（2）作用：①促使医务人员关心自己行为的社会后果，并严格要求自己。②作为一种精神力量，激励广大医务人员关心荣誉、争取荣誉，从而形成一种积极向上的正气并推动广大医务人员不断进步。

8. 医学道德幸福

（1）含义：幸福是同人生目的、意义，以及现实生活和理想联系最

密切的道德现象。

（2）作用：①促使医务人员自觉地履行医学道德义务。②促使医务人员树立正确的苦乐观。

第五单元 处理与患者关系的道德要求

一、医患关系的特点

1. 医患关系 医患关系是指以医务人员为主体的群体与以患者为中心的群体之间所建立起来的医疗卫生保健供求关系。它有狭义和广义之分。

（1）狭义：特指医生与患者之间的相互关系。

（2）广义：指以医生为中心的群体（医方）与以患者为中心的群体（患方）之间的医疗人际关系。

2. 医患关系的模式

（1）维奇模式：①纯技术模式（工程模式）。②权威模式（教士式）。③合作模式。④契约模式。

（2）布朗斯坦模式：①传统模式。②人道模式（人本模式）。

（3）萨斯、荷伦德模式：①主动-被动型。②指导-合作型。③共同参与型。

3. 影响医患关系的主要因素

（1）医务人员方面：医生的医疗观、道德修养、服务态度和责任感等。

（2）患者方面：患者期望值过高，不当维权等。

（3）管理、社会方面：医院管理制度上的缺陷，国家对卫生事业的资金投入不足，社会上的不正之风仍然存在，卫生法规不够健全等。

二、与患者沟通的道德要求

1. 医患沟通的意义

（1）医患沟通是医患之间不可缺少的交流。

（2）有助于患者疾病的诊断和治疗。

（3）满足患者对医疗信息的需要。

（4）密切医患关系，减少医疗纠纷。

2. 医患冲突的原因

（1）患方对疗效期望值过高。

（2）医疗成本高高不下。

（3）医疗体制改革设计不周全。

（4）医疗保障制度建设滞后。

（5）医患双方维权意识不断增强。

3. 医患冲突的防范

（1）建立良好制度。

（2）健全医疗服务组织体系。

（3）医学教育过程中加入人文关怀教育，加强全科医师培训。

（4）医患之间加强沟通。

（5）加强医德医风建设。

（6）加强医学常识宣传，媒体正确引导。

第六单元 处理医务人员之间关系的道德要求

一、正确处理医务人员之间关系的意义

1. 有利于提高医疗服务水平。

2. 有利于医务人员成才。

二、正确处理医务人员之间关系的道德原则

1. 互相尊重。

2. 互相支持。

3. 互相监督。

4. 互相学习。

第七单元 临床诊疗的道德要求

一、临床诊疗的道德原则

1. 临床诊疗的道德内涵 临床

诊疗道德是医务人员在诊疗过程中应该遵循的道德准则，是医学伦理学原则、规范在临床医疗实践中的具体体现，是衡量医务人员医学道德水平的重要尺度。

2. 临床诊疗的道德原则 包括最优化原则、知情同意原则、保密原则、生命价值原则。

二、临床诊断的道德要求

1. 中医四诊的道德要求

（1）举止端庄，态度和蔼。

（2）语言得当，通俗易懂。

（3）耐心体贴，循循善诱。

（4）专心致志，慎言守密。

（5）安神定志，细致入微。

2. 体格检查的道德要求

（1）全面系统，严肃认真。

（2）尊重患者，爱护病体。

3. 辅助检查的道德要求

（1）综合考虑，合理选择。

（2）全面分析，科学判断。

（3）严谨求实，及时准确。

三、临床治疗的道德要求

1. 诊治急症患者的道德要求

（1）争分夺秒，当机立断。

（2）忘我无私，果敢坚定。

（3）团结协作，竭尽全力。

2. 药物治疗的道德要求

（1）对症下药，因人施治。

（2）合理配伍，适时调整。

（3）药以致用，药心从严管理。

（4）忠于职守，从严管理。

3. 手术治疗的道德要求

（1）高度重视，充分准备。

（2）严肃认真，精益求精。

（3）齐心协力，密切配合。

（4）密切观察，加强监护。

4. 心理治疗的道德要求

（1）真诚相待，取信患者。

（2）全面了解，统筹治疗。

（3）明确诊断，灵活施治。

（4）注重修养，宽容忍让。

5.康复治疗的道德要求

（1）高度同情，热情帮助。

（2）体谅宽容，耐心诊疗。

（3）搞好老年人的医疗保健工作。

6.临终关怀的道德要求

（1）重视生命并承认死亡是一种正常过程。

（2）既不加速，也不延后死亡。

（3）提供解除临终痛苦和不适的办法。

四、新技术临床应用的道德要求

1.实施人类辅助生殖技术的伦理原则

（1）有利于患者的原则。

（2）知情同意的原则。

（3）保护后代的原则。

（4）维护社会公益的原则。

（5）保密与互盲的原则。

（6）严防商业化的原则。

（7）伦理监督的原则。

2.人体器官移植的伦理原则

（1）知情同意原则。

（2）尊重原则。

（3）效用原则。

（4）禁止商业化原则。

（5）保密原则。

（6）伦理审查原则。

3.人类胚胎干细胞研究和应用的伦理原则

（1）尊重原则。

（2）知情同意原则。

（3）安全和有效原则。

（4）防止商品化原则。

4.基因诊断和基因治疗的伦理原则

（1）尊重与平等原则。

（2）知情同意原则。

（3）保护隐私原则。

（4）以治疗为目的原则。

第八单元　医学研究的道德要求

一、医学科研工作的基本道德要求

1.道德准则　实事求是，真减协作。

2.工作作风　严肃的治学态度，严格的工作作风，严密的科学手段。

二、人体试验的道德要求

1.人体试验

（1）按应用价值分为临床人体试验和非临床人体试验。

（2）按控制情况分为实验室人体试验和自然人体试验。

（3）按意愿表达分为自愿人体试验和强迫人体试验。

（4）按性质分为正当人体试验和不正当人体试验。

2.人体试验的道德原则

（1）维护受试者利益原则。

（2）医学目的原则。

（3）知情同意原则。

（4）科学性原则：①对照原则。②随机原则。③重复原则。④均衡原则。⑤盲法原则。

（5）公平合理原则：①受试者的纳入和排除必须是公平的。②受试者参与研究有权利得到公平的回报。

（6）伦理审查原则。

第九单元　医学道德的评价与良好医德的养成

一、医学道德评价

1.医学道德评价的标准

（1）疗效标准。

（2）社会标准。

（3）科学标准。

2. 医学道德评价的依据

（1）动机与效果统一。

（2）目的和手段统一。

3. 医学道德评价的方式

（1）医学道德评价方式的概念：对医学行为的道德评价，既可以是医学界的自我评价，又可以是服务对象乃至整个社会的非自我评价。医学道德评价方式有两种：自我评价和非自我评价。自我评价就是良心，非自我评价就是名誉。

（2）医学道德评价方式的种类：①良心。②名誉。

二、医学道德教育

1. 医学道德教育的意义

（1）有助于形成医务人员的内在品质，把医学道德原则和规范转化为内心信念。

（2）有助于培养医务人员的人文素养和道德情操，形成良好的医德医风。

（3）有助于培养高素质的医学人才，促进卫生健康事业发展。

2. 医学道德教育的方法

（1）提高医德认识。

（2）培养医德情感。

（3）锻炼医德意志。

（4）坚定医德信念。

（5）养成医德行为习惯。

三、医学道德修养

1. 医学道德修养的意义 医学道德修养是指医务人员在医德方面勤奋学习和涵养锻炼的过程，以及经过长期的医学实践和自我锻炼，所达到的一种能力和思想品质。

2. 医学道德修养的途径

（1）医学道德修养需要结合实践。

（2）医学道德修养重在自觉慎独。

（3）医学道德修养必须持之以恒。

第十单元　医学伦理学文献

一、国外文献

1.《赫尔辛基宣言》（涉及人类受试者医学研究的伦理准则）（2000年修订） ①必须保护受试者准则。②必须符合医学目的的准则。③必须经受试者知情同意准则。④必须接受伦理审查准则。

2. 生命伦理学《吉汉宣言》（2000年） 坚决主张科技必须考虑公共利益。意识到生物学可能的巨大进展，保证人权的迫切需要，滥用这个进展可能给人类带来的危险。

3.《国际性研究中的伦理与政策问题：发展中国家的临床试验》（2001年） ①对临床试验伦理行动的基本要求。②提供已确定的有效治疗作为对照。③公平对待和尊重参加者。④获得试验后利益。⑤在国际性临床试验中确保保护研究参加者。

4. 国际人类基因组组织（HUGO）伦理委员会关于人类基因组数据库的声明（2002年） 建议：①人类基因组数据库是全球的公共财产。②个人、家庭、社群、商业实体、机构和政府应促进这项公共财产。③应该鼓励数据的自由流动以及从使用数据库研究中所获益的公平和公正的分配。④应尊重个人、家庭与社群的选择和隐私。⑤应保护个人、家庭与社群，防止歧视和侮辱。⑥研究人员、机构与商业实体有权为数据库做出智力和财政贡献而获得公正回报。

5. 国际医学科学组织委员会《人体生物医学研究国际道德指南》（2002年8月修订） 本指南由21条指导原则组成，旨在规范各国的人体生物医学研究政策，根据各地情

况应用伦理标准，以及确立和完善伦理审查机制。

二、国内文献

1.《突发公共卫生事件应急条例》(2003年5月9日国务院375号令) 包括：①总则。②预防与应急准备。③报告与信息发布。④应急处理。⑤法律责任。⑥附则。

2. 中华人民共和国卫生部《人类辅助生殖技术和人类精子库伦理原则》(2003年) 包括：①有利于患者的原则。②知情同意原则。③保护后代的原则。④社会公益原则。⑤保密原则。⑥严防商业化的原则。⑦伦理监督的原则。

3. 中华人民共和国科技部、卫生部《人胚胎干细胞研究伦理指导原则》(2003年) 该文件明确了人胚胎干细胞的来源定义、获得方式、研究行为规范等，并再次申明中国禁止进行生殖性克隆人的任何研究，禁止买卖人类配子、受精卵、胚胎或胎儿组织。

4. 中华人民共和国国家中医药管理局《中医药临床研究伦理审查管理规范》(2010) 该文件对开展中医药临床研究的医疗机构、科研院所、高等院校的伦理委员会建设和受试者安全作出了具体要求。

5. 中华人民共和国卫生与计划生育委员会《涉及人的生物医学研究伦理审查办法》(2016) 该文件进一步明确了医疗卫生伦理委员会的职责和任务，补充了伦理审查的原则、规程、标准和跟踪审查的相关内容，进一步阐述了知情同意的基本内容和操作规程。

卫生法规

第一单元　卫生法概述

一、卫生法的概念和渊源

1. 卫生法的概念　卫生法是国家制定或认可的，并以国家强制力保障实施的，旨在保护人体健康的法律规范的总称。

2. 卫生法的渊源　主要有宪法、卫生法律、卫生行政法规、卫生部门规章、地方性卫生法规、卫生自治条例和单行条例、特别行政区有关卫生事务的法律规定、国际卫生条约等几种形式。

二、卫生法的基本原则和作用

1. 卫生法的基本原则　①保护公民生命健康。②预防为主。③中西医协调发展。④动员全社会参与。⑤国家卫生监督。

2. 卫生法的作用　①确保国家卫生政策的有效实施和卫生事业的发展。②实现卫生行政管理的有序化、科学化。

第二单元　卫生法律责任

一、卫生民事责任

1. 卫生民事责任的概念及其特征

（1）概念：卫生法中民事责任是指医疗机构和卫生工作人员，或从事与卫生事业有关的机构违反卫生法律规定，侵害公民的健康权利时，应向受害者承担损害赔偿责任。

（2）特征：①主要是财产责任。②是一方当事人对另一方的责任。③是补偿当事人的损失。④在法律允许的条件下，民事责任可以由当事人协商解决。

2. 卫生民事责任的构成　①损害的事实存在。②行为的违法性。③行为人有过错。④损害事实与行为人的过错有直接的因果关系。

3. 卫生民事责任的承担方式　《民法典》规定承担民事责任的方式有：停止损害；排除妨碍；消除危险；返还财产；恢复原状；修理、重做、更换；继续履行；赔偿损失；支付违约金；消除影响、恢复名誉；赔礼道歉。

卫生法所涉及的民事责任以"赔偿损失"为主要形式。

二、卫生行政责任

1. 卫生行政责任的概念及其种类　卫生行政责任是指卫生行政法律关系主体违反卫生行政法律规范，尚未构成犯罪所应承担的法律后果。其种类包括行政处罚和行政处分两种。

2. 卫生行政处罚的概念及其种类　卫生行政处罚是指卫生行政机关或者法律法规授权组织在职权范围内对违反卫生行政管理秩序而尚未构成犯罪的公民、法人和其他组织实施的一种卫生行政制裁。其种类主要有警告、罚款、没收非法财物、没收违法所得、责令停产停业、暂扣或吊销有关许可证等。

3. 卫生行政处分的概念及其种类　卫生行政处分是指有管辖权的国家机关或企事业单位的行政领导对所属一般违法失职人员给予的一

种行政制裁。其种类主要有警告、记过、记大过、降级、撤职、开除等形式。

三、卫生刑事责任

1.卫生刑事责任的概念 卫生刑事责任是指违反卫生法的行为侵害了《刑法》所保护的社会关系，构成犯罪所应承担的法律后果。

2.实现刑事责任的方式 实现刑事责任的方式是刑罚。

3.违反卫生法的刑事责任

（1）生产、销售假药、劣药罪。

（2）生产、销售不符合安全标准的食品罪。

（3）生产、销售不符合保障人体健康标准的医疗器械、医用卫生材料罪。

（4）非法行医罪。未取得医师执业资格的人非法行医。

（5）妨害传染病防治罪。违反《传染病防治法》的规定，引起甲类传染病传播或者有传播严重危险。

（6）非法采集、供应血液罪或者制作、供应血液制品罪。

（7）妨害国境卫生检疫罪。违反国境卫生检疫规定，引起检疫传染病传播或有传播严重危险。

（8）传染病菌种、毒种扩散罪。

（9）医疗事故罪。医务人员由于严重不负责任，造成就诊人死亡或严重损害就诊人身体健康。

另外，法律还规定了玩忽职守的犯罪、危害环境的犯罪等。

第三单元 《中华人民共和国执业医师法》

一、执业医师的概念及职责

1.执业医师的概念 执业医师是取得执业医师资格或执业助理医师资格，经注册后在医疗、预防、保健及计划生育技术服务等专业机构中执业的专业医务人员。

2.执业医师的职责 医师应当具备良好的职业道德和医疗执业水平，发扬人道主义精神，履行防病治病、救死扶伤、保护人民健康的神圣职责。

二、医师资格考试制度

1.执业医师资格考试的条件

（1）具有高等学校医学专业本科以上学历试用期满1年的。

（2）取得执业助理医师执业证书后，具有高等学校医学专科学历，工作满2年的。

（3）取得执业助理医师执业证书后，具有中等专业学校医学专业学历，工作满5年的。

（4）以师承方式学习传统医学满三年或经多年实践医术确有专长的，经县级以上人民政府卫生行政部门确定的传统医学专业组织或者医疗、预防、保健机构考核合格并推荐。

2.执业助理医师资格考试的条件 具有高等学校医学专科学历或具有中等专业学校医学专业学历，试用期满1年的。

三、医师执业注册制度

1.执业医师注册的条件及办理

（1）条件：取得医师资格的，可以向所在地县级以上人民政府卫生行政部门申请注册。

（2）办理：①受理申请的卫生行政部门应当自收到申请之日起30日内准予注册，并发给由国务院卫生行政部门统一印制的医师执业证书。②医疗、预防、保健机构可以为本机构中的医师集体办理注册手续。

2.不予注册的情形

（1）不具有完全民事行为能力的。

（2）因受刑事处罚，自刑罚执

行完毕之日起至申请注册之日止不满2年的。

（3）受吊销医师执业证书行政处罚，自处罚决定之日起至申请注册之日止不满2年的。

（4）健康状况不适应或不能胜任医疗、预防、保健业务工作的。

（5）重新申请注册，考核不合格的。

（6）卫生部门规定不宜从事医疗、预防、保健业务的其他情形的。

四、执业医师的权利、义务和执业规则

1. 执业医师的权利

（1）在注册的执业范围内，进行医学诊查、疾病调查、医学处置、出具相应的医学证明文件，选择合理的医疗、预防、保健方案。

（2）按照国务院卫生行政部门规定的标准，获得与本人执业活动相当的医疗设备基本条件。

（3）从事医学研究、学术交流，参加专业学术团体。

（4）参加专业培训，接受医学继续教育。

（5）在执业活动中，人格尊严、人身安全不受侵犯。

（6）获得工资报酬和津贴，享受国家规定的福利待遇。

（7）对所在机构的医疗、预防、保健工作和卫生行政部门的工作提出意见和建议，依法参与所在机构的民主管理。

2. 执业医师的义务

（1）遵守法律、法规，遵守技术操作规范。

（2）树立敬业精神，遵守职业道德，履行医师职责，尽职尽责为患者服务。

（3）关心、爱护、尊重患者，保护患者的隐私。

（4）努力钻研业务，更新知识，提高专业技术水平。

（5）宣传卫生保健知识，对患者进行健康教育。

3. 医师执业规则

（1）医师实施医疗、预防、保健措施，签署有关医学证明文件，必须亲自诊查、调查，并按照规定及时填写医学文书，不得隐匿、伪造或者销毁医学文书及有关资料。医师不得出具与自己执业范围无关或者与执业类别不相符的医学证明文件。

（2）对急危患者，医师应当采取紧急措施及时进行诊治，不得拒绝急救处置。

（3）医师应当使用经国家有关部门批准使用的药品、消毒药剂和医疗器械。除正当治疗外，不得使用麻醉药品、医疗用毒性药品、精神药品和放射性药品。

（4）医师应当如实向患者或者其家属介绍病情，但应注意避免对患者产生不利后果。医师进行实验性临床医疗，应当经医院批准并征得患者本人或者其家属同意。

（5）医师不得利用职务之便，索取、非法收受患者财物或者牟取其他不正当利益。

（6）遇有自然灾害、传染病流行、突发重大伤亡事故及其他严重威胁人民生命健康的紧急情况时，医师应当服从县级以上人民政府卫生行政部门的调遣。

（7）医师发生医疗事故或者发现传染病疫情时，应当依照有关规定及时向所在地机构或者卫生行政部门报告。医师发现患者涉嫌伤害事件或者非正常死亡时，应当按照有关规定向有关部门报告。

（8）执业助理医师应当在执业医师的指导下，在医疗、预防、保

健机构中按照其执业类别执业。在乡、民族乡、镇的医疗、预防、保健机构中工作的执业助理医师，可以根据医疗诊治的情况和需要，独立从事一般的执业活动。

五、《执业医师法》规定的法律责任

1. 民事责任 医师在医疗、预防、保健工作中造成事故的，依照法律或国家有关规定处理。未经批准擅自开办医疗机构行医或者非医师行医，给患者造成损害的，依法承担赔偿责任。

2. 行政责任 （1）以不正当手段取得医师执业证书的，予以吊销。

（2）《执业医师法》第三十七条规定，医师在执业活动中，有下列行为之一的，由县级以上人民政府卫生行政部门给予警告或责令暂停6个月以上1年以下执业活动；情节严重的，吊销执业证书：①违反制度或规范，造成事故的。②不负责任延误抢救，造成严重后果的。③造成医疗责任事故的。④未经亲自诊查，签署证明文件的。⑤伪造销毁医学资料的。⑥使用未经批准的药品、消毒药剂和医疗器械的。⑦不按照规定使用麻醉药品、医疗用毒性药品、精神药品和放射性药品的。⑧未经同意，对患者进行实验性临床医疗，⑨泄露患者隐私，造成严重后果的。⑪索取财物或谋取不正当利益的。发生紧急情况时，不服从卫生行政部门调遣的。⑫发生医疗事故不按照规定报告的。

（3）未经批准擅自开办医疗机构行医或非医师行医的，予以取缔，没收其违法所得及其药品、器械，处10万元以下的罚款；对医生吊销其执业证书。

（4）医疗、预防、保健机构对属于注销情形而未履行报告职责的，给予警告、行政处分。

（5）卫生行政部门工作人员弄虚作假、玩忽职守，尚不构成犯罪的，给予行政处分。

（6）阻碍医师依法执业，干扰医师正常工作、生活的，依照治安管理处罚的规定处罚。

3. 刑事责任 包括医疗事故罪、非法行医罪和非法进行节育手术罪。

第四单元 《中华人民共和国药品管理法》

一、概述

1.《药品管理法》的立法目的 加强药品监督管理，保证药品质量，保障公众用药安全，维护人民身体健康和用药的合法权益。

2. 药品的法定含义 药品是指用于预防、治疗、诊断人的疾病，有目的地调节人的生理机能并规定有适应证或者功能主治、用法和用量的物质。

3. 药品必须符合法定要求 ①药品生产、经营企业是合法的生产、经营企业。②生产药品须经国务院药品监督管理部门批准并发给药品批准文号。③药品必须符合国家药品标准。

二、禁止生产（包括配制）、销售假药与劣药

1. 禁止生产（包括配制）、销售假药 有下列情形之一的，为假药：

（1）药品所含成分与国家药品标准规定的成分不符。

（2）以非药品冒充药品或者以他种药品冒充此种药品。

（3）变质的药品。

（4）药品所标明的适应证或者

功能主治超出规定范围。

2. 禁止生产（包括配制）、销售劣药 有下列情形之一的，为劣药：

（1）药品成分的含量不符合国家药品标准。

（2）被污染的药品。

（3）未标明或者更改有效期的药品。

（4）未注明或者更改产品批号的药品。

（5）超过有效期的药品。

（6）擅自添加防腐剂、辅料的药品。

（7）其他不符合药品标准的药品。

三、特殊药品的管理

1. 特殊药品的分类 麻醉药品、精神药品、医疗用毒性药品、放射性药品。

2. 麻醉药品和精神药品管理的相关规定

（1）《麻醉药品和精神药品管理条例》的相关规定：①国家对麻醉药品药用原植物以及麻醉药品和精神药品实行管理。②麻醉药品和第一类精神药品不得零售；禁止使用现金进行麻醉药品和精神药品交易，但是个人合法购买麻醉药品和精神药品的除外。③第二类精神药品零售企业应当凭执业医师出具的处方，按规定剂量销售，并将处方保存2年备查；禁止超剂量或者无处方销售第二类精神药品；不得向未成年人销售第二类精神药品。

（2）《处方管理办法》的相关规定：①麻醉药品、第一类精神药品：注射剂，每张处方为1次常用量；控缓释制剂，每张处方不得超过7日常用量；其他剂型，每张处方不得超过3日常用量。②第二类精神药品：一般每张处方不得超过

7日常用量。③为门（急）诊癌症疼痛患者和中、重度慢性疼痛患者开具的麻醉药品、第一类精神药品：注射剂，每张处方不得超过3日常用量；控缓释制剂，每张处方不得超过15日常用量；其他剂型，每张处方不得超过7日常用量。④对于需要特别加强管制的麻醉药品：盐酸二氢埃托啡处方为1次常用量，仅限于二级以上医院内使用；盐酸哌替啶处方为1次常用量，仅限于医疗机构内使用。⑤普通处方、急诊处方、儿科处方保存期限为1年；医疗用毒性药品、第二类精神药品处方保存期限为2年；麻醉药品和第一类精神药品处方保存期限为3年。

3. 医疗用毒性药品管理的相关规定 医疗单位供应和调配毒性药品，凭医师签名的正式处方。每次处方剂量不得超过2日极量。

四、《药品管理法》及相关法规、规章对医疗机构及其人员的有关规定

1. 医疗机构药品使用的管理规定

（1）医疗机构配制的制剂，批准后方可配制、进行质量检验，不得在市场上销售。

（2）医疗机构购进药品，必须建立并执行进货检查验收制度；必须有药品购进记录。

（3）医疗机构向患者提供的药品应当与诊疗范围相适应，个人设置的医疗机构不得配备常用药品和急救药品以外的其他药品。

2. 处方的管理规定 ①全程监督管理。②处方应当遵循安全、有效、经济的原则。③处方书写要求：患者一般情况、临床诊断。④每张处方限于一名患者。⑤字迹清楚，

不得涂改。⑥药品名称应当使用规范的中文名称书写。⑦患者年龄应当填写实足年龄。⑧中药饮片应当单独开具处方。⑨每张处方不得超过5种药品。⑩药品用法、用量应当按照规定使用，特殊情况注明原因并再次签名。⑪不得自行编制药品缩写名称或是使用药品代号。⑫注明临床诊断。⑬开具处方后的空白处画一斜线以示处方完毕。⑭处方医师的签名式样和专用签章不得任意改动。

3. 关于禁止药品购销中账外暗中给予、收受回扣或者其他利益的规定　禁止药品的生产企业、经营企业和医疗机构在药品购销中账外暗中给予、收受回扣或者其他利益。

五、《药品管理法》规定的法律责任

1. 民事责任　药品的生产企业、经营企业、医疗机构违反本法规定，给药品使用者造成损害的，依法承担赔偿责任。

2. 行政责任

（1）生产、销售假药的，没收违法生产、销售的药品和违法所得，责令停产停业整顿，吊销药品批准证明文件，并处违法生产、销售的药品货值金额十五倍以上三十倍以下的罚款；货值金额不足十万元的，按十万元计算。

（2）生产、销售劣药的，没收违法生产、销售的药品和违法所得，并处违法生产、销售的药品货值金额十倍以上二十倍以下的罚款。违法生产、批发的药品货值金额不足十万元的，按十万元计算。违法零售的药品货值金额不足一万元的，按一万元计算。

（3）药品使用单位使用假药、劣药的，按照销售假药、零售劣药的规定处罚。

（4）医疗机构违反本法规定，将其配制的制剂在市场上销售的，责令改正，没收违法销售的制剂和违法所得，并处违法销售制剂货值金额两倍以上五倍以下的罚款。

3. 刑事责任　生产、销售假药、劣药，构成犯罪的，依法追究刑事责任。

4. 有关单位或者个人在药品购销中违法给予、收受回扣应承担的法律责任　医疗机构的负责人、药品采购人员、医师、药师等有关人员收受药品上市许可持有人、药品生产企业、药品经营企业或者代理人给予的财物或者其他不正当利益的，由卫生健康主管部门责令或者本单位给予处分，没收违法所得；情节严重的，还应当吊销其执业证书。

第五单元　《中华人民共和国传染病防治法》

一、概述

1.《传染病防治法》的立法目的　预防、控制和消除传染病的发生与流行，保障人体健康，保障公共卫生。

2. 我国对传染病防治实行的方针　国家对传染病防治实行预防为主的方针，防治结合，分类管理，依靠科学，依靠群众。

3. 法定传染病的分类　《传染病防治法》根据传染病的传播方式、速度及对人类危害的程度不同，将其分为甲、乙、丙三类。

甲类传染病的病种包括鼠疫、霍乱，共2种，为强制管理传染病。

乙类传染病的病种有传染性非典型肺炎、艾滋病、病毒性肝炎、脊髓灰质炎、人感染高致病性禽流

感、麻疹、流行性出血热、狂犬病、流行性乙型脑炎、登革热、炭疽、细菌性和阿米巴性痢疾、肺结核、伤寒和副伤寒、流行性脑脊髓膜炎、百日咳、白喉、新生儿破伤风、猩红热、布鲁菌病、淋病、梅毒、钩端螺旋体病、血吸虫病、疟疾、H7N9禽流感、新型冠状病毒肺炎，共27种，为严格管理传染病。

丙类传染病的病种有流行性感冒、流行性腮腺炎、风疹、急性出血性结膜炎、麻风病、流行性和地方性斑疹伤寒、黑热病、包虫病、丝虫病、除流行性和地方性伤寒和副伤寒外的感染性腹泻病、手足口病，共11种，为监测管理传染病。

对乙类传染病中传染性非典型肺炎、炭疽中的肺炭疽和新型冠状病毒肺炎，采取本法所称甲类传染病的预防、控制措施。

二、传染病预防与疫情报告

1. 国家建立传染病预防的相关制度 ①国家实行有计划的预防接种制度。②国家建立传染病监测制度。③国家建立传染病预警制度。④国家建立传染病菌种、毒种库。

2. 各级医疗机构和疾病预防控制机构在传染病预防控制中的职责

（1）各级医疗机构必须严格执行国务院卫生行政部门规定的管理制度、操作规范，防止传染病的医源性感染和医院感染。

（2）各级疾病预防控制机构在传染病预防控制中履行下列职责：①实施传染病预防控制规划、计划和方案。②收集、分析和报告传染病监测信息，预测趋势。③开展调查、现场处理及其效果评价。④开展传染病实验室检测、诊断、病原学鉴定。⑤实施免疫规划。⑥普及传染病防治知识。⑦指导、培训开

展传染病监测工作。⑧提供技术咨询。

3. 传染病疫情报告 遵循疫情报告属地管理原则，按照国务院卫生行政部门规定的内容、程序、方式和时限报告。个人发现传染病患者应当及时向附近的疾病预防控制机构或者医疗机构报告。

4. 传染病疫情的通报和公布

（1）向本行政区域内的疾病预防控制机构和医疗机构通报传染病疫情以及监测、预警的相关信息。

（2）国家建立传染病疫情信息公布制度。国务院卫生行政部门定期公布全国传染病疫情信息。

三、传染病疫情控制措施及医疗救治

1. 医疗机构发现传染病时应采取的措施 隔离治疗，隔离期限根据医学检查结果确定。

2. 疾病预防控制机构发现或接到传染病疫情报告时应采取的措施 进行流行病学调查，提出划定疫点、疫区的建议，卫生处理被污染的场所，向卫生行政部门提出疫情控制方案。

3. 各级政府部门在传染病发生时应采取的紧急措施 按照预防控制方案要求，切断传染病的传播途径。甲类、乙类传染病暴发、流行时，宣布本行政区域部分或者全部为疫区。

4. 医疗救治 设置传染病医院；对使用的医疗器械进行消毒；一次性医疗器械用后予以销毁；提供医疗救护、现场救援和接诊治疗，书写病历记录，并妥善保管；医疗机构应当实行传染病预检、分诊制度。

四、相关机构及其人员违反《传染病防治法》有关规定应承担的法律责任

1. 民事责任　①尊重传染病患者隐私权。②不得歧视传染病患者。③违反《传染病防治法》规定,应承担民事责任。

2. 行政责任　医疗机构违反本法规定的下列情形之一的,依法追究其行政责任:①未依法履行传染病监测职责。②未依法履行传染病疫情报告、通报职责。③未主动收集传染病疫情信息,或者未及时进行分析核实的。④故意泄露传染病患者有关信息、资料的。⑤未对本单位内被病原体污染的场所、物品以及医疗废物实施消毒或者无害化处置的。⑥一次使用的医疗器具未予销毁,再次使用的。⑦未按照规定保管医学记录资料的。

3. 刑事责任　引起甲类传染病传播或者有传播危险的处3年以下有期徒刑或者拘役;后果特别严重的,处3年以上7年以下有期徒刑。

第六单元　《突发公共卫生事件应急条例》

一、概述

1. 突发公共卫生事件的概念　突发公共卫生事件(以下简称"突发事件")是指突然发生,造成或者可能造成社会公众健康严重损害的重大传染病疫情、群体性不明原因疾病、重大食物和职业中毒,以及其他严重影响公众健康的事件。

2. 突发公共卫生事件应急工作的方针及原则

(1)方针:预防为主,常备不懈。

(2)原则:统一领导,分级负责,反应及时,措施果断,依靠科学,加强合作。

二、突发公共卫生事件的预防与应急准备

1. 突发公共卫生事件应急预案的制定与预案的主要内容　突发事件应急预案的内容主要包括突发事件应急处理指挥部的组成,相关部门的职责,突发事件的监测与预警,信息的收集、分析、报告、通报,现场控制,应急调度等。

2. 突发公共卫生事件预防控制体系　国家建立统一的突发事件预防控制体系;县级以上人民政府建立和完善突发事件监测与预警系统;县级以上卫生行政部门指定机构负责开展突发事件的日常监测。

三、突发公共卫生事件的报告与信息发布

1. 突发公共卫生事件应急报告制度与报告情形

(1)国家建立突发事件应急报告制度;国务院卫生行政主管部门制定突发事件应急报告规范,建立重大、紧急疫情信息报告系统。

(2)突发事件的报告情形和报告时限要求:突发事件监测机构、医疗卫生机构和有关单位发现有下列情形之一的,应当在2小时内向所在地县级人民政府卫生行政部门报告:①发生或者可能发生传染病暴发、流行的。②发生或者发现不明原因的群体性疾病的。③发生传染病菌种、毒种丢失的。④发生或者可能发生重大食物和职业中毒事件的。

2. 突发公共卫生事件的信息发布　国务院卫生行政主管部门负责向社会发布突发事件的信息。

四、突发公共卫生事件的应急处理

1. 应急预案的启动 突发事件发生后，卫生行政主管部门应对突发事件进行综合评估，由国务院卫生行政主管部门报国务院批准后实施。

2. 应急预案的实施 医疗卫生机构、监测机构和科学研究机构开展相关的科学研究工作。突发事件应急处理指挥部有权紧急调集人员、储备的物资、交通工具以及相关设施、设备，必要时实行封锁。工作人员应按照规定，采取卫生防护措施。医疗卫生机构应当提供医疗救护和现场救援，防止交叉感染和污染，采取医学观察措施，依法报告。有关部门、医疗卫生机构应当对传染病做到早发现、早报告、早隔离、早治疗，切断传播途径，防止扩散。

五、《突发公共卫生事件应急条例》规定的法律责任

1. 医疗机构违反《突发公共卫生事件应急条例》规定应追究的法律责任 医疗卫生机构未依照规定履行报告职责，隐瞒、缓报或者谎报的；未依照规定及时采取控制措施的；未依照规定履行突发事件监测职责的、拒绝接受隔离的、拒不服从突发事件应急处理指挥部调度的，由卫生行政主管部门给予警告。情节严重的吊销"医疗机构执业许可证"，对主要负责人给予降级或者撤职处分；造成严重危害后果的，构成犯罪的，依法追究刑事责任。

2. 在突发事件处理工作中有关单位和个人未履行职责应承担的法律责任 有关单位和个人未依照规定履行报告职责，隐瞒、谎报，阻碍公务，不配合调查者，对有关责任人员依法给予行政处分或者纪律处分。构成犯罪的，依法追究刑事责任。

3. 在突发事件发生期间扰乱公共秩序应追究的法律责任 在突发事件发生期间，散布谣言、扰乱社会秩序的，依法给予处罚。构成犯罪的，依法追究刑事责任。

第七单元 《医疗纠纷预防和处理条例》

一、概述

1. 医疗纠纷的概念 本条例所称医疗纠纷，是指医患双方因诊疗活动引发的争议。

2. 医疗纠纷的处理原则 处理医疗纠纷，应当遵循公平、公正、及时的原则，实事求是，依法处理。

3. 医疗纠纷的合作共治中的部门责任 县级以上人民政府应当加强对医疗纠纷预防和处理工作的领导、协调，将其纳入社会治安综合治理体系，建立部门分工协作机制，督促部门依法履行职责。

卫生主管部门负责指导、监督医疗机构做好医疗纠纷的预防和处理工作，引导医患双方依法解决医疗纠纷。司法行政部门负责指导医疗纠纷人民调解工作。公安机关依法维护医疗机构治安秩序，查处、打击侵害患者和医务人员合法权益以及扰乱医疗秩序等违法犯罪行为。财政、民政、保险监督管理等部门和机构按照各自职责做好医疗纠纷预防和处理的有关工作。

二、医疗纠纷的预防

1. 预防医疗纠纷的原则 医疗机构及其医务人员在诊疗活动中应当以患者为中心，加强人文关怀，

严格遵守医疗卫生法律、法规、规章和诊疗相关规范、常规，恪守职业道德。

医疗机构应当对其医务人员进行医疗卫生法律、法规、规章和诊疗相关规范、常规的培训，并加强职业道德教育。

2. 医疗机构的职责 医疗机构应当制定并实施医疗质量安全管理制度，设置医疗服务质量监控部门或者配备专（兼）职人员，加强对诊断、治疗、护理、药事、检查等工作的规范化管理，优化服务流程，提高服务水平。

医疗机构应当加强医疗风险管理，完善医疗风险的识别、评估和防控措施，定期检查措施落实情况，及时消除隐患。

医疗机构应当按照国务院卫生主管部门制定的医疗技术临床应用管理规定，开展与其技术能力相适应的医疗技术服务，保障临床应用安全，降低风险；采用医疗新技术的，应当开展技术评估和伦理审查，确保安全有效、符合伦理。

医疗机构应当依照有关法律、法规的规定，严格执行药品、医疗器械、消毒药剂、血液等的进货查验、保存等制度。禁止使用无合格证明文件、过期等不合格的药品、医疗器械、消毒药剂、血液等。

3. 医务人员的责任 医务人员在诊疗活动中应当向患者说明病情和医疗措施。需要实施手术，或者开展临床试验等有一定危险性、可能产生不良后果的特殊检查、特殊治疗的，医务人员应当及时向患者说明医疗风险、替代医疗方案等情况，并取得其书面同意；在患者处于昏迷等无法自主作出决定的状态或者病情不宜向患者说明等情形下，应当向患者的近亲属说明，并

取得其书面同意。

紧急情况下不能取得患者或者其近亲属意见的，经医疗机构负责人或者授权的负责人批准，可以立即实施相应的医疗措施。

4. 患者的权利与义务 患者有权查阅、复制其门诊病历、住院志、体温单、医嘱单、化验单（检验报告）、医学影像检查资料、特殊检查同意书、手术同意书、手术及麻醉记录、病理资料、护理记录、医疗费用及国务院卫生主管部门规定的其他属于病历的全部资料。

患者要求复制病历资料的，医疗机构应当提供复制服务，并在复制的病历资料上加盖证明印记。复制病历资料时，应当有患者或者其近亲属在场。医疗机构应患者的要求为其复制病历资料，可以收取工本费，收费标准应当公开。

患者死亡的，其近亲属可以依照本条例的规定，查阅、复制病历资料。

患者应当遵守医疗秩序和医疗机构有关就诊、治疗、检查的规定，如实提供与病情有关的信息，配合医务人员开展诊疗活动。

三、医疗纠纷的处理

1. 医疗纠纷的处理途径 发生医疗纠纷，医患双方可以通过下列途径解决：①双方自愿协商。②申请人民调解。③申请行政调解。④向人民法院提起诉讼。⑤法律、法规规定的其他途径。

2. 医疗纠纷中患者的权利 发生医疗纠纷，医疗机构应当告知患者或者其近亲属下列事项：①解决医疗纠纷的合法途径。②有关病历资料、现场实物封存和启封的规定。③有关病历资料查阅、复制的规定。

患者死亡的，还应当告知其近

亲属有关尸检的规定。

3.病历资料、现场实物等的封存与处理　发生医疗纠纷需要封存、启封病历资料的，应当在医患双方在场的情况下进行。封存的病历资料可以是原件，也可以是复制件，由医疗机构保管。病历尚未完成需要封存，对已完成病历先行封存；病历按照规定完成后，再对后续完成部分进行封存。对封存的病历开列封存清单，由医患双方签字或者盖章，各执一份。

病历资料封存后医疗纠纷已经解决，或者患者在病历资料封存满3年未再提出解决医疗纠纷要求的，医疗机构可以自行启封。

疑似输液、输血、注射、用药等引起不良后果的，医患双方应当共同对现场实物进行封存、启封，封存的现场实物由医疗机构保管。需要检验的，应当由双方共同委托依法具有检验资质的检验机构进行检验；双方无法共同委托的，由医疗机构所在地县级人民政府卫生主管部门指定。

疑似输血引起不良后果，需要对血液进行封存保留的，医疗机构应当通知提供该血液的血站派员到场。

现场实物封存后医疗纠纷已经解决，或者患者在现场实物封存满3年未再提出解决医疗纠纷要求的，医疗机构可以自行启封。

4.医疗纠纷的人民调解　申请医疗纠纷人民调解的，医患双方共同向医疗纠纷人民调解委员会提出申请；一方申请调解的，医疗纠纷人民调解委员会在征得另一方同意后进行调解。

申请人可以书面或者口头的形式申请调解。书面申请的，申请书应当载明申请人的基本情况、申请调解的争议事项和理由等；口头申请的，医疗纠纷人民调解员应当当场记录申请人的基本情况、申请调解的争议事项和理由等，并经申请人签字确认。

医疗纠纷人民调解委员会获悉医疗机构内发生重大医疗纠纷，可以主动开展工作，引导医患双方申请调解。

当事人已经向人民法院提起诉讼并且已被受理，或者已经申请卫生主管部门调解并且已被受理的，医疗纠纷人民调解委员会不予受理；已经受理的，终止调解。

设立医疗纠纷人民调解委员会，应当遵守《中华人民共和国人民调解法》的规定，并符合本地区实际需要。医疗纠纷人民调解委员会应当自设立之日起30个工作日内向所在地县级以上地方人民政府司法行政部门备案。

医疗纠纷人民调解委员会调解医疗纠纷时，可以根据需要咨询专家，并可以从本条例第三十五条规定的专家库中选取专家。

5.医疗损害鉴定　医疗纠纷人民调解委员会调解医疗纠纷，需要进行医疗损害鉴定的，由医患双方共同委托医学会或者司法鉴定机构进行鉴定，也可以经医患双方同意，由医疗纠纷人民调解委员会委托鉴定。

医学会或者司法鉴定机构接受委托从事医疗损害鉴定，应当由鉴定事项所涉专业的临床医学、法医学等专业人员进行鉴定；医学会或者司法鉴定机构没有相关专业的，应当从本条例规定的专家库中抽取相关专业专家进行鉴定。

医学会或者司法鉴定机构开展医疗损害鉴定，应当执行规定的标准和程序，尊重科学，恪守职业道

德，对出具的医疗损害鉴定意见负责，不得出具虚假鉴定意见。医疗损害鉴定的具体管理办法由国务院卫生、司法行政部门共同制定。

鉴定费预先由医患双方收取，最终按照责任比例承担。

医疗损害鉴定专家库由设区的市级以上人民政府卫生、司法行政部门共同设立。专家库应当包含医学、法学、法医学等领域的专家。聘请家进入专家库，不受行政区域的限制。

医学会、司法鉴定机构作出的医疗损害鉴定意见应当载明并详细论述下列内容：①是否存在医疗损害以及损害程度。②是否存在医疗过错。③医疗过错与医疗损害是否存在因果关系。④医疗过错在医疗损害中的责任程度。

6. 医疗纠纷的行政调解 医患双方申请医疗纠纷行政调解的，应当参照本条例的规定向医疗纠纷发生地县级人民政府卫生主管部门提出申请。卫生主管部门应当自收到申请之日起5个工作日内作出是否受理的决定。当事人已经向人民法院提起诉讼并且已被受理，或者已经申请医疗纠纷人民调解委员会调解并且已被受理的，卫生主管部门不予受理；已经受理的，终止调解。

卫生主管部门应当自受理之日起30个工作日内完成调解。需要鉴定的，鉴定时间不计入调解期限。超过调解期限未达成调解协议的，视为调解不成。

四、法律责任

1. 医疗机构的法律责任 医疗机构篡改、伪造、隐匿、毁灭病历资料的，对直接负责的主管人员和其他直接责任人员，由县级以上人民政府卫生主管部门给予或者责令

给予降低岗位等级或者撤职的处分，对有关医务人员责令暂停6个月以上1年以下执业活动；造成严重后果的，对直接负责的主管人员和其他直接责任人员给予或者责令给予开除的处分，对有关医务人员由原发证部门吊销执业证书；构成犯罪的，依法追究刑事责任。

医疗机构将未通过技术评估和伦理审查的医疗新技术应用于临床的，由县级以上人民政府卫生主管部门没收违法所得，并处5万元以上10万元以下罚款，对直接负责的主管人员和其他直接责任人员给予或者责令给予降低岗位等级或者撤职的处分，对有关医务人员责令暂停6个月以上1年以下执业活动；情节严重的，对直接负责的主管人员和其他直接责任人员给予或者责令给予开除的处分，对有关医务人员由原发证部门吊销执业证书；构成犯罪的，依法追究刑事责任。

2. 医务人员的法律责任 医疗机构及其医务人员有下列情形之一的，由县级以上人民政府卫生主管部门责令改正，给予警告，并处1万元以上5万元以下罚款；情节严重的，对直接负责的主管人员和其他直接责任人员给予或者责令给予降低岗位等级或者撤职的处分，对有关医务人员可以责令暂停1个月以上6个月以下执业活动；构成犯罪的，依法追究刑事责任：①未按规定制定和实施医疗质量安全管理制度。②未按规定告知患者病情、医疗措施、医疗风险、替代医疗方案等。③开展具有较高医疗风险的诊疗活动，未提前预备应对方案防范突发风险。④未按规定填写、保管病历资料，或者未按规定补记抢救病历。⑤拒绝为患者提供查阅、复制病历资料服务。⑥未建立投诉

接待制度、设置统一投诉管理部门或者配备专（兼）职人员。⑦未按规定封存、保管、启封病历资料和现场实物。⑧未按规定向卫生主管部门报告重大医疗纠纷。其他未履行本条例规定义务的情形。

3. 鉴定机构、尸检机构的法律责任 医学会、司法鉴定机构出具虚假医疗损害鉴定意见的，由县级以上人民政府卫生、司法行政部门依据职责没收违法所得，并处 5 万元以上 10 万元以下罚款，对该医学会、司法鉴定机构和有关鉴定人员责令暂停 3 个月以上 1 年以下医疗损害鉴定业务，对直接负责的主管人员和其他直接责任人员给予或者责令给予降低岗位等级或者撤职的处分；情节严重的，该医学会、司法鉴定机构和有关鉴定人员 5 年内不得从事医疗损害鉴定业务或者撤销登记，对直接负责的主管人员和其他直接责任人员给予或者责令给予开除的处分；构成犯罪的，依法追究刑事责任。

尸检机构出具虚假尸检报告的，由县级以上人民政府卫生、司法行政部门依据职责没收违法所得，并处 5 万元以上 10 万元以下罚款，对该尸检机构和有关尸检专业技术人员责令暂停 3 个月以上 1 年以下尸检业务，对直接负责的主管人员和其他直接责任人员给予或者责令给予降低岗位等级或者撤职的处分；情节严重的，撤销该尸检机构和有关尸检专业技术人员的尸检资格，对直接负责的主管人员和其他直接责任人员给予或者责令给予开除的处分；构成犯罪的，依法追究刑事责任。

4. 医疗纠纷人民调解员的法律责任 医疗纠纷人民调解员有下列行为之一的，由医疗纠纷人民调解委员会给予批评教育、责令改正；情节严重的，依法予以解聘：①偏袒一方当事人。②侮辱当事人。③索取、收受财物或者牟取其他不正当利益。④泄露医患双方个人隐私等事项。

5. 卫生行政机关及人员的法律责任 县级以上人民政府卫生主管部门和其他有关部门及其工作人员在医疗纠纷预防和处理工作中，不履行职责或者滥用职权、玩忽职守、徇私舞弊的，由县级人民政府卫生等有关部门或者监察机关责令改正；依法对直接负责的主管人员和其他直接责任人员给予处分；构成犯罪的，依法追究刑事责任。

第八单元 《中华人民共和国中医药法》

一、概述

1.《中医药法》制定目的、适用范围

（1）制定目的：为了继承和弘扬中医药，保障和促进中医药事业发展，保护人民健康，制定本法。

（2）适用范围：本法所称中医药，是包括汉族和少数民族医药在内的我国各民族医药的统称，是反映中华民族对生命、健康和疾病的认识，具有悠久历史传统和独特理论及技术方法的医药学体系。

2. 发展中医药事业的原则、方针

中医药事业是我国医药卫生事业的重要组成部分。国家大力发展中医药事业，实行中西医并重的方针，建立符合中医药特点的管理制度，充分发挥中医药在我国医药卫生事业中的作用。

发展中医药事业应当遵循中医药发展规律，坚持继承和创新相结

560

合，保持和发挥中医药特色和优势，运用现代科学技术，促进中医药理论和实践的发展。

国家鼓励中医、西医相互学习，相互补充，协调发展，发挥各自优势，促进中西医结合。

二、中医药服务

1. 中医药服务体系和能力建设

县级以上人民政府应当将中医药服务机构建设纳入医疗机构设置规划，举办规模适宜的中医医疗机构，扶持有中医药特色和优势的医疗机构发展。合并、撤销政府举办的中医医疗机构或者改变其中医疗性质，应当征求上一级人民政府中医药主管部门的意见。

政府举办的综合医院、妇幼保健机构和有条件的专科医院、社区卫生服务中心、乡镇卫生院，应当设置中医药科室。

县级以上人民政府应当采取措施，增强社区卫生服务站和村卫生室提供中医药服务的能力。

国家支持社会力量举办中医医疗机构。社会力量举办的中医医疗机构在准入、执业、基本医疗保险、科研教学、医务人员职称评定等方面享有与政府举办的中医医疗机构同等的权利。

2. 中医诊所、中医医师的准入管理制度

举办中医医疗机构应当按照国家有关医疗机构管理的规定办理审批手续，并遵守医疗机构管理的有关规定。

举办中医诊所的，将诊所的名称、地址、诊疗范围、人员配备情况等报所在地县级人民政府中医药主管部门备案后即可开展执业活动。中医诊所应当将本诊所的诊疗范围、中医医师的姓名及其执业范围在诊所的明显位置公示，不得超出备案

范围开展医疗活动。具体办法由国务院中医药主管部门拟订，报国务院卫生行政部门审核、发布的方式或者在医疗机构内从事中医医疗活动。国务院中医药主管部门应当根据中医药技术方法的安全风险拟订本款规定人员的分类考核办法，报国务院卫生行政部门审核、发布。

从事中医医疗活动的人员应当依照《中华人民共和国执业医师法》的规定，通过中医医师资格考试取得中医医师资格，并进行执业注册。中医医师资格考试的内容应当体现中医药特点。

以师承方式学习中医或者经多年实践，医术确有专长的人员，由至少两名中医医师推荐，经省、自治区、直辖市人民政府中医药主管部门组织实践技能和效果考核合格后，即可取得中医医师资格；按照考核内容进行执业注册后，即可在注册的执业范围内，以个人开业的方式或者在医疗机构中从事中医医疗活动。

3. 保持中医药服务的特色

开展中医药服务，应当以中医药理论为指导，运用中医药技术方法，并符合国务院中医药主管部门制定的中医药服务基本要求。

4. 中医药服务的政策支持、保障

县级以上人民政府应当发展中医药预防、保健服务，并按照国家有关规定将其纳入基本公共卫生服务项目统筹实施。县级以上人民政府应当发挥中医药在突发公共卫生事件应急工作中的作用，加强中医药应急物资、设备、设施、技术与人才资源储备。医疗卫生机构应当在疾病预防与控制中积极运用中医药理论和技术方法。

5. 中医医疗广告管理

医疗机构发布中医医疗广告，应当经所在

地省、自治区、直辖市人民政府中医药主管部门审查批准；未经审查批准，不得发布。发布的中医医疗广告内容应当与经审查批准的内容相符合，并符合《中华人民共和国广告法》的有关规定。

6. 中医药服务的监督　县级以上人民政府中医药主管部门应当加强对中医药服务的监督检查，并将下列事项作为监督检查的重点：

（1）中医医疗机构、中医医师是否超出规定的范围开展医疗活动。

（2）开展中医药服务是否符合国务院中医药主管部门制定的中医药服务基本要求。

（3）中医医疗广告发布行为是否符合本法的规定。

中医药主管部门依法开展监督检查，有关单位和个人应当予以配合，不得拒绝或者阻挠。

三、中药保护与发展

1. 中药材质量管理制度　国家制定中药材种植养殖、采集、贮存和初加工的技术规范、标准，加强对中药材生产流通全过程的质量监督管理，保障中药材质量安全。

国家鼓励发展中药材规范化种植养殖，严格管理农药、肥料等农业投入品的使用，禁止在中药材种植过程中使用剧毒、高毒农药，支持中药材良种繁育，提高中药材质量。

国家建立道地中药材评价体系，支持中药材品种选育，扶持道地中药材生产基地建设，加强道地中药材生产基地生态环境保护，鼓励采取地理标志产品保护等措施保护道地中药材。

国务院药品监督管理部门应当组织并加强对中药材质量的监测，定期向社会公布监测结果。国务院

有关部门应当协助做好中药材质量监测有关工作。

采集、贮存中药材，以及对中药材进行初加工，应当符合国家有关技术规范、标准和管理规定。

国家鼓励发展中药材现代流通体系，提高中药材包装、仓储等技术水平，建立中药材流通追溯体系。药品生产企业购进中药材应当建立进货查验记录制度。中药材经营者应当建立进货查验和购销记录制度，并标明中药材产地。

2. 中药饮片管理制度　国家保护中药饮片传统炮制技术和工艺，支持应用传统工艺炮制中药饮片，鼓励运用现代科学技术开展中药饮片炮制技术研究。

对市场上没有供应的中药饮片，医疗机构可以根据本医疗机构医师处方的需要，在本医疗机构内炮制、使用。医疗机构应当遵守中药饮片炮制的有关规定，对其炮制的中药饮片的质量负责，保证药品安全。医疗机构炮制中药饮片，应当向所在地设区的市级人民政府药品监督管理部门备案。

根据临床用药需要，医疗机构可以凭本医疗机构医师的处方对中药饮片进行再加工。

3. 促进中药制剂发展管理制度　国家鼓励和支持中药新药的研制和生产。国家保护传统中药加工技术和工艺，支持传统剂型中成药的生产，鼓励运用现代科学技术研究开发传统中成药。

生产符合国家规定条件的来源于古代经典名方的中药复方制剂，在申请药品批准文号时，可以仅提供非临床安全性研究资料。具体管理办法由国务院药品监督管理部门会同中医药主管部门制定。

国家鼓励医疗机构根据本医疗

机构临床用药需要配制和使用中药制剂，支持应用传统工艺配制中药制剂，支持以中药制剂为基础研制中药新药。

医疗机构配制中药制剂，应当依照《中华人民共和国药品管理法》的规定取得医疗机构制剂许可证，或者委托取得药品生产许可证的药品生产企业、取得医疗机构制剂许可证的其他医疗机构配制中药制剂。委托配制中药制剂，应当向委托方所在地省、自治区、直辖市人民政府药品监督管理部门备案。

医疗机构对其配制的中药制剂的质量负责；委托配制中药制剂，委托方和受托方对所配制的中药制剂的质量分别承担相应责任。

医疗机构配制的中药制剂品种，应当依法取得制剂批准文号。但是，仅应用传统工艺配制的中药制剂品种，向医疗机构所在地省、自治区、直辖市人民政府药品监督管理部门备案后即可配制，不需要取得制剂批准文号。

医疗机构应当加强对备案的中药制剂品种的不良反应监测，并按照国家有关规定进行报告。药品监督管理部门应当加强对备案的中药制剂品种配制、使用的监督检查。

四、中医药人才培养与科学研究、中医药传承与文化传播

1. 完善学历教育 国家完善中医药学校教育体系，支持专门实施中医药教育的高等学校、中等职业学校和其他教育机构的发展。中医药学校教育的培养目标、修业年限、教学形式、教学内容、教学评价和学术水平评价标准等，应当体现中医药学科特色，符合中医药学科发展规律。

2. 增强人才培养的针对性 国

家加强对中医医师和城乡基层中医药专业技术人员的培养和培训。国家发展中西医结合教育，培养高层次的中西医结合人才。

3. 鼓励中医药师承教育 国家发展中医药师承教育，支持有丰富临床经验和技术专长的中医医师、中药专业技术人员在执业、业务活动中带徒授业，传授中医药理论和技术方法，培养中医药专业技术人员。

4. 鼓励中医药科学研究 国家鼓励科研机构、高等学校、医疗机构和药品生产企业等，运用现代科学技术和传统中医药研究方法，开展中医药科学研究，加强中西医结合研究，促进中医药理论和技术方法的继承和创新。

5. 中医药传承 对具有重要学术价值的中医药理论和技术方法，省级以上人民政府中医药主管部门应当组织遴选本行政区域内的中医药学术传承项目和传承人，并为传承活动提供必要的条件。传承人应当开展传承活动，培养后继人才，收集整理并妥善保存相关的学术资料。属于非物质文化遗产代表项目的，依照《中华人民共和国非物质文化遗产法》的有关规定开展传承活动。

国家建立中医药传统知识保护数据库、保护名录和保护制度。

6. 中医药文化传播 县级以上人民政府应当加强中医药文化宣传，普及中医药知识，鼓励组织和个人创作中医药文化和科普作品。

开展中医药文化宣传和知识普及活动，应当遵守国家有关规定。任何组织或者个人不得对中医药作虚假、夸大宣传，不得冒用中医药名义牟取不正当利益。

广播、电视、报刊、互联网等

媒体开展中医药知识宣传，应当聘请中医药专业技术人员进行。

五、保障措施与法律责任

1. 中医药事业发展的政策支持与条件保障 县级以上人民政府应当为中医药事业发展提供政策支持和条件保障，将中医药事业发展经费纳入本级财政预算。

县级以上人民政府及其有关部门应当按照法定价格管理权限，合理确定中医医疗服务的收费项目和标准，体现中医医疗服务成本和专业技术价值。

县级以上地方人民政府有关部门应当按照国家规定，将符合条件的中医医疗机构纳入基本医疗保险定点医疗机构范围，将符合条件的中医诊疗项目、中药饮片、中成药和医疗机构中药制剂纳入基本医疗保险基金支付范围。

2. 中医药标准体系 国家加强中医药标准体系建设，根据中医药特点对需要统一的技术要求制定标准并及时修订。中医药国家标准、行业标准由国务院有关部门依据职责制定或者修订，并在其网站上公布，供公众免费查阅。

国家推动建立中医药国际标准体系。

3. 中医药行政部门的法律责任 县级以上人民政府中医药主管部门及其他有关部门未履行本法规定的职责的，由本级人民政府或者上级人民政府有关部门责令改正；情节严重的，对直接负责的主管人员和其他直接责任人员，依法给予处分。

4. 中医医疗机构的法律责任 违反本法规定，中医诊所超出备案范围开展医疗活动的，由所在地县级人民政府中医药主管部门责令改正，没收违法所得，并处1万元以

上3万元以下罚款；情节严重的，责令停止执业活动。

中医诊所被责令停止执业活动的，其直接负责的主管人员自处罚决定作出之日起5年内不得在医疗机构内从事管理工作。医疗机构聘用上述不得从事管理工作的人员从事管理工作的，由原发证部门吊销执业许可证或者由原备案部门责令停止执业活动。

5. 中医医师（考核取得）的法律责任 违反本法规定，经考核取得医师资格的中医医师超出注册的执业范围从事医疗活动的，由县级以上人民政府中医药主管部门责令暂停6个月以上1年以下执业活动，并处1万元以上3万元以下罚款；情节严重的，吊销执业证书。

第九单元 《医疗机构从业人员行为规范》

1. 总则 为规范医疗机构从业人员行为，根据医疗卫生有关法律法规、规章制度，结合医疗机构实际，制定本规范。

（1）管理人员：指在医疗机构及其内设各部门、科室从事计划、组织、协调、控制、决策等管理工作的人员。

（2）医师：指依法取得执业医师资格或执业助理医师资格，经注册在医疗机构从事医疗、预防、保健及临床、科研、教学等工作的人员。

（3）护士：指经执业注册取得护士执业证书，依法在医疗机构从事护理工作的人员。

2. 医疗机构从业人员基本行为规范 以人为本，践行宗旨；遵纪守法，依法执业；尊重患者，关爱生命；优质服务，医患和谐；廉洁

自律，恪守医德；严谨求实，精益求精；爱岗敬业，团结协作；乐于奉献，热心公益。

3. 管理人员行为规范 牢固树立科学的发展观和正确的业绩观，提高服务水平；努力提高管理能力；科学、民主决策，自觉接受监督；遵循公平、公正、公开原则；严格落实医疗机构各项内控制度；建立健全医疗风险管理机制；尊重人才，恪尽职守，严格自律，发挥表率作用。

4. 医师行为规范 遵循医学科学规律，规范行医，对患者实行人文关怀，认真执行医疗文书书写与管理制度，依法履行法定报告职责，努力防范和控制医疗责任差错事件，不违规临床应用新的医疗技术，充分保障患者本人或其家属的知情同意权。

5. 护士行为规范 不断更新知识，提高专业技术能力和综合素质，尊重关心爱护患者，体现人文关怀，严格落实各项规章制度，为患者提供安全优质的护理服务，工作严谨、慎独，对执业行为负责，严格执行医嘱，按照要求及时准确、完整规范书写病历。

6. 医技人员行为规范 认真履行职责，积极配合临床诊疗，实施人文关怀，尊重患者，保护患者隐私，爱护仪器设备，正确运用医学术语，指导和帮助患者配合检查，对接触传染性物质或放射性物质的相关人员进行告知并给予必要的防护，合理采集、使用、保护、处置标本。

7. 药学技术人员行为规范 严格执行药品管理法律法规，科学指导合理用药，保障用药安全、有效。

8. 其他人员行为规范 热爱本职工作，认真履行岗位职责，增强为临床服务的意识，保障医疗机构正常运营。刻苦学习，钻研技术，熟练掌握本职业务技能，认真执行各项具体工作制度和技术操作常规。严格执行财务、物资、采购等管理制度，认真做好设备和物资的计划、采购、保管、报废等工作，廉洁奉公，不谋私利。严格执行临床教学、科研有关管理规定，保证患者医疗安全和合法权益，指导实习及进修人员严格遵守服务范围，不越权越级行医。严格执行医疗废物处理规定，不随意丢弃、倾倒、堆放、使用、买卖医疗废物。严格执行信息安全和医疗数据保密制度，加强医院信息系统药品、高值耗材统计功能管理，不随意泄露、买卖医学信息。勤俭节约，爱护公物，落实安全生产管理措施，加强环境卫生，为患者提供安全整洁、舒适便捷、秩序良好的就医环境。

9. 实施与监督 医疗机构行政领导班子负责本规范的贯彻实施。主要责任人要以身作则，模范遵守本规范，同时抓好本单位的贯彻实施。医疗机构相关职能部门协助行政领导班子抓好本规范的落实，纪检监察纠风部门负责对实施情况进行监督检查。各级卫生行政部门要加强对辖区内各级各类医疗机构及其从业人员贯彻执行本规范的监督检查。医疗卫生有关行业组织应结合自身职责，配合卫生行政部门做好本规范的贯彻实施，加强行业自律性管理。医疗机构及其从业人员实施和执行本规范的情况，应列入医疗机构校验管理和医院年度考核、医德考评和医师定期考核的重要内容，作为医疗机构等级评审、医务人员职称晋升、评先评优的重要依据。医疗机构从业人员违反本规范的，由所在单位视情情节轻重，

给予批评教育、通报批评、取消当年评优评职资格或低聘、缓聘、解职待聘、解聘。其中需要追究党纪、政纪责任的，由有关纪检监察部门按照党纪政纪案件的调查处理程序办理；需要给予行政处罚的，由有关卫生行政部门依法给予相应处罚；涉嫌犯罪的，移送司法机关依法处理。

图书在版编目（CIP）数据

中西医结合执业医师资格考试考点速记掌中宝 / 王诗源，孟庆岩主编 . —北京：中国中医药出版社，2023.12
（执业医师资格考试通关系列）
ISBN 978-7-5132-8415-8

Ⅰ . ①中… Ⅱ . ①王… ②孟… Ⅲ . ①中西医结合—资格考试—自学参考资料 Ⅳ . ① R2-031

中国国家版本馆 CIP 数据核字（2023）第 177682 号

中国中医药出版社出版
北京经济技术开发区科创十三街 31 号院二区 8 号楼
邮编：100176
传真 010-64405721
北京联兴盛业印刷股份有限公司印刷
各地新华书店经销

开本 880×1230 1/64 印张 9 字数 758 千字
2023 年 12 月第 1 版 2023 年 12 月第 1 次印刷
书号 ISBN 978 - 7 - 5132 - 8415 - 8

定价 59.00 元
网址 www.cptcm.com

服 务 热 线 010-64405510
购 书 热 线 010-89535836
维 权 打 假 010-64405753

微信服务号 zgzyycbs
微商城网址 https://kdt.im/LIdUGr
官方微博 http://e.weibo.com/cptcm
天猫旗舰店网址 https://zgzyycbs.tmall.com

执业医师资格考试通关系列

U0651876

中西医结合执业医师
资格考试考点速记掌中宝

主　编	王诗源	孟庆岩	
副主编	颜培正	常占国	汤继芹
	尹永田	张长利	赵　辰
编　委	刘长玥	孟宁宁	王钰恒
	续冠胜	王振洲	刘圆圆
	常　山	王　雨	高贵现
	包　祺	周　跃	

全国百佳图书出版单位
中国中医药出版社
·北 京·